实用生殖超声医学

Practical Reproductive Ultrasonography

主　审｜刘吉斌　王金锐　徐辉雄　董凤群

主　编｜彭成忠　舒　静　王军梅

副主编｜罗　红　周凤英　王金萍　余松远　杨炜敏

人民卫生出版社
·北　京·

图书在版编目（CIP）数据

实用生殖超声医学 / 彭成忠，舒静，王军梅主编
. —北京：人民卫生出版社，2024.1
ISBN 978-7-117-35399-1

Ⅰ．①实… Ⅱ．①彭… ②舒… ③王… Ⅲ．①泌尿生
殖系统–泌尿系统疾病–超声波诊断 Ⅳ．①R690.4

中国国家版本馆 CIP 数据核字（2023）第 188326 号

人卫智网	www.ipmph.com	医学教育、学术、考试、健康，
		购书智慧智能综合服务平台
人卫官网	www.pmph.com	人卫官方资讯发布平台

实用生殖超声医学
Shiyong Shengzhi Chaosheng Yixue

主　　编：彭成忠　舒　静　王军梅
出版发行：人民卫生出版社（中继线 010-59780011）
地　　址：北京市朝阳区潘家园南里 19 号
邮　　编：100021
E - mail：pmph @ pmph.com
购书热线：010-59787592　010-59787584　010-65264830
印　　刷：北京华联印刷有限公司
经　　销：新华书店
开　　本：889×1194　1/16　印张：44
字　　数：1301 千字
版　　次：2024 年 1 月第 1 版
印　　次：2024 年 2 月第 1 次印刷
标准书号：ISBN 978-7-117-35399-1
定　　价：468.00 元
打击盗版举报电话：010-59787491　E-mail：WQ @ pmph.com
质量问题联系电话：010-59787234　E-mail：zhiliang @ pmph.com
数字融合服务电话：4001118166　E-mail：zengzhi @ pmph.com

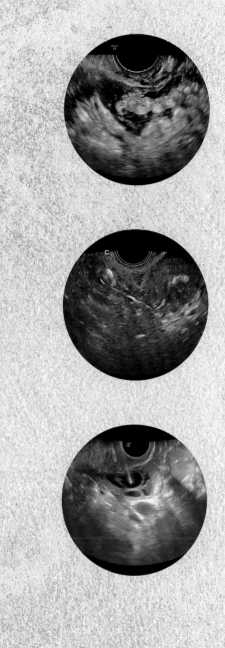

Practical Reproductive Ultrasonography

编 者（按姓氏笔画排序）

王　力　浙江省人民医院（杭州医学院附属人民医院）
王　锟　河北生殖妇产医院
王军梅　浙江大学医学院附属妇产科医院
王金萍　安徽中医药大学第一附属医院
王金锐　北京大学第三医院
邢莉莉　浙江省人民医院（杭州医学院附属人民医院）
吕亚儿　浙江省人民医院（杭州医学院附属人民医院）
朱　晶　浙江省人民医院（杭州医学院附属人民医院）
任　嵘　杭州医学院
刘　畅　同济大学附属第十人民医院
刘吉斌　美国托马斯杰斐逊大学（Thomas Jefferson University, USA）
刘琳娜　同济大学附属第十人民医院
孙丽萍　同济大学附属第十人民医院
李　敏　浙江中医药大学附属杭州市中医院
李明奎　浙江萧山医院
杨炜敏　河北生殖妇产医院
杨高怡　杭州市第一人民医院
杨黎明　浙江大学医学院附属邵逸夫医院
何晓东　浙江省人民医院（杭州医学院附属人民医院）
何雪威　浙江中医药大学附属杭州市中医院
余芝芝　浙江省人民医院（杭州医学院附属人民医院）
余松远　同济大学附属第十人民医院
邹　彦　浙江省人民医院（杭州医学院附属人民医院）
邹旭彤　复旦大学附属中山医院
张会丽　同济大学附属第十人民医院
张峰彬　浙江大学医学院附属妇产科医院
张盛敏　宁波大学附属第一医院
陆蓓蕾　复旦大学附属中山医院
陈　冲　浙江大学医学院附属妇产科医院
陈　欣　四川大学华西第二医院
陈红坚　云南省第三人民医院
陈丽霞　温州医科大学附属第一医院
陈晓艺　安徽中医药大学第一附属医院
罗　红　四川大学华西第二医院
罗佳敏　浙江省人民医院（杭州医学院附属人民医院）
金碧辉　浙江省人民医院（杭州医学院附属人民医院）

周凤英　北京市朝阳区妇幼保健院
周柳花　浙江中医药大学
郑　珉　浙江省人民医院（杭州医学院附属人民医院）
项尖尖　浙江大学医学院附属第一医院
俞　珺　杭州市妇产科医院
秦　川　复旦大学附属金山医院
耿　聪　北京市朝阳区妇幼保健院
柴慧慧　同济大学附属第十人民医院
徐　栋　浙江省肿瘤医院
徐　虹　中国人民解放军总医院第一医学中心
徐　莉　浙江大学医学院附属妇产科医院
徐子宁　浙江省人民医院（杭州医学院附属人民医院）
徐维海　浙江大学医学院附属第一医院
徐辉雄　复旦大学附属中山医院
殷　骅　宁波市第二医院
姬萌霞　浙江省人民医院（杭州医学院附属人民医院）
黄　凯　杭州医学院
黄琼晓　浙江省人民医院（杭州医学院附属人民医院）
崔艾琳　浙江省人民医院（杭州医学院附属人民医院）
彭成忠　同济大学附属第十人民医院
董　曦　复旦大学附属中山医院
董凤群　河北生殖妇产医院
傅晓华　浙江省人民医院（杭州医学院附属人民医院）
舒　静　浙江大学医学院附属第一医院
鲁科峰　浙江省人民医院（杭州医学院附属人民医院）
鲁海鸥　中国人民解放军北部战区总医院
谢文杰　广东省珠海市人民医院
谢阳桂　江苏省南通医学院附属医院
雷志锴　浙江中医药大学附属第一医院（浙江省中医院）
簿　犀　国家卫生健康委药具管理中心
漆玖玲　复旦大学附属中山医院
潘　农　浙江中医药大学附属杭州市中医院
潘　美　浙江大学医学院附属邵逸夫医院
薛淑雅　杭州医学院

制　图　柯　琼　周　毅

序 一

医学发展日新月异,生殖医学的知识和技术更是突飞猛进,参与生殖医学的临床和研究队伍不断壮大,涉及生殖医学的相关学科群也越来越广。超声医学和生殖医学是紧密相连的两个学科,生殖医生是以能掌握超声技术作为基本技能的。从卵巢功能评估、卵泡发育监测、取卵、子宫内膜容受性评估到受孕后的妊娠监测、产前诊断、减胎术等,都离不开超声,可以说是生殖医生的另一双眼睛。近些年,超声技术更新迭代,特别是三维技术、造影技术以及新近的人工智能技术的汇入,为不孕不育的原因排查和辅助生殖的过程管理提供了更加先进的无创影像学手段。然而,到目前为止,还没有特别好的专著来系统性介绍超声在生殖医学中的应用。生殖医生使用的超声技能还比较初级,超声医生对生殖临床也缺乏系统了解。今看到《实用生殖超声医学》的书稿,由衷欣喜于眼前这本设计周密、制作精美的专业书籍。内容编排上,从男女生殖生理入手,到各生殖外科与助孕技术的介绍,再到超声技术在男女不孕不育原因的排查、辅助生殖过程的超声监测、助孕后妊娠期超声评估以及各项超声介入技术的应用,由基础到纵深、由临床到超声,周到全面,逻辑缜密。展示形式上,书中配套了大量的超声图片、手术图片和动态视频,示意图片绘制精美,丰富多样,创新形态。感谢作者团队在编写过程所付出的辛苦劳动!

诚然,生殖医学与超声医学也都还在不断地快速发展中,书中也难免有不足之处,还需要广大读者的关心和呵护,进一步提出宝贵的意见和建议。

借此机会,也祝愿我们生殖和超声两个学科携手同心,逐梦前行,共创生殖医学和超声医学的美好未来,共同守护我们的生殖健康!

黄荷凤
复旦大学附属妇产科医院
2023 年 1 月于上海

序 二

人类的繁衍是社会存在并发展的基石。然而,不孕不育一直是困扰人类的重大医学问题。1978 年通过体外受精技术诞生了世界第一例"试管婴儿",生殖医学迈出了历史性的一步,此后与生殖相关的学科群也迎来了蓬勃的发展。超声医学历经半个多世纪的发展,从可视化的诊断工具到介入性的治疗手段,初步形成了完整的学科体系。现代超声技术以高分辨力、实时可视、无辐射、经济、便携、可移动等优势,在生殖领域有着独特的应用价值,覆盖着不孕不育从诊断到治疗的方方面面。

然而,由于学科间的知识壁垒,超声技术在生殖中的价值发挥受到一定的制约。如何让临床专科医生更好理解超声知识,让超声医生更好提高临床思维,又如何让多种学科的同道更好地融合与推进,正是我们需要认真思考的问题。今天,这本《实用生殖超声医学》的面世,正是基于这些考量和目的推出的。全书在生殖医学的临床和超声医学的技术层面作了详尽的解读和良好的融合,相信大家在认真阅读全书后,对于不孕不育病因的超声诊断、辅助生殖技术的超声监测、辅助生殖后孕期管理的超声运用、介入超声技术在生殖领域的应用等方面会有更好的理解和认识。对超声医生和生殖医生的实际临床工作会有更好的指导和帮助,为未来生殖超声领域的进一步科学研究和技术开发奠定很好的基础。

在此,向专业、严谨、辛勤耕耘的各位专家作者表示敬意!让我们共同努力,期待超声医学在人类生殖医学领域做出更大的贡献。

刘吉斌
托马斯杰斐逊大学 超声教育研究所
2023 年 1 月于美国费城

前　言

　　生殖医学经历了人工授精、体外受精 - 胚胎移植等辅助生殖技术，其发展速度一直处于医学研究的最前沿。随着三维超声、子宫输卵管超声造影、宫腔水造影、盆腔水造影、血管超声造影、弹性成像以及人工智能等技术的快速发展，超声医学在生殖领域从诊断到治疗各方面的应用环环相扣，密不可分。为了更好地推动超声技术在生殖医学中的普及和进步，我们组织了全国在生殖超声领域有深入研究并积累了丰富经验的专家编写此书。

　　全书从生殖临床技术与超声技术、女性不孕与男性不育因素超声评估、辅助生殖技术超声监测、助孕后妊娠期超声评估、生殖超声介入应用等方面进行系统论述。在国内外文献研究基础上，充分融入了专家们丰富的知识和宝贵的经验，内容重点覆盖了男女生殖系统引起不孕不育常见疾病的形态或功能异常的超声诊断和介入处理、辅助生殖技术实施过程的超声动态监测与并发症判断、辅助生殖后妊娠的超声评估和相关并发症的介入处理，同时也覆盖了生殖生理、生殖外科、助孕技术等临床常识。期望通过超声技术和临床思维的有机融合，对从事这一领域的超声医生、生殖医生、妇科医生、产科医生有所帮助和借鉴。

　　本书自筹划到制作历时 2 年有余，在编写过程中，各位参编作者在异常繁忙的工作中加盟撰稿，通力合作，对本书的出版倾注了极大的热情和心血。同时，编写过程得到了刘吉斌、王金锐、毓星等专家的悉心指导。借此机会，向全体作者和所有专家表示衷心的感谢，并向参与书籍设计、图片绘制、资料收集等工作人员表示真诚的谢意。谨以此书献给所有参与、支持和帮助过我们的人们，献给每一位热爱生殖医学和超声医学的人们。

　　生殖超声医学的临床应用仍处于快速发展阶段，该领域的研究工作方兴未艾，知识和内容将不断更新。由于时间仓促，编者的水平有限，书中内容难免有疏漏甚至错误之处，祈望学界同仁和读者不吝赐教。

　　本书获得国家自然科学基金（编号：82272005）、上海市"科技创新行动计划"（编号：21Y21901200）、浙江省妇科重大疾病精准诊治研究重点实验室开放基金（编号：ZDFY2021-MGD/RH-00015）等支持。

彭成忠　舒　静　王军梅
2023 年 1 月

目 录

▌第一篇 总 论

第二篇 女性不孕因素超声评估

第六篇　生殖超声介入应用

登录中华临床影像库步骤

第一篇

总　论

第一章 生殖医学与超声医学

生育是人类永恒的主题,不孕不育的诊断和治疗一直处于人类医学研究的前沿。当前,随着结婚与生育年龄的延迟,环境及生活习惯的改变,不孕症的发生率在逐渐升高。2017 年的一份统计数据表明,中国人群育龄年龄的总体不孕症发生率达 15.5%,其中原发性不孕和继发性不孕发生率分别为 9.5% 和 6.0%;而在正准备生育的人群中,不孕症发生率更是高达 25.0%,其中原发性不孕和继发性不孕的发生率分别为 15.3% 和 9.7%。1978 年 7 月 25 日 23 时 47 分,一位重约 2.6kg 的女婴通过剖宫产在英国曼彻斯特郊外的奥尔德姆总医院降生,这位有着蓝色大眼睛,金色卷发的小女孩,就是世界第一例通过"试管婴儿"技术诞生的路易丝·布朗。自此,辅助生殖技术(assisted reproductive technology, ART)为不孕不育的治疗和新生命形成的探究开辟了崭新的篇章,生殖医学作为一个学科体系进入了全新的时代。

广义的生殖医学泛指与子代繁衍相关的任何医学问题,它涵盖了妇科与产科学、生殖内分泌学、生殖外科学、泌尿男科学、胚胎发育学、生殖细胞生物学、生殖免疫学、生殖遗传学、生殖心理学、生殖伦理学等。超声医学是声学与医学相结合,将超声技术应用于生殖医学各领域而形成的学科延伸出了生殖超声医学,渗透于生殖医学的诸多环节中,在不孕症的诊治系统中起着至关重要的作用。

第一节 生殖医学概况

不孕不育的诊治最早是作为妇产科学的一门亚专科逐渐发展而来。随着基础研究的进步和医学技术的发展,越来越多的生殖机制被揭示,越来越多的生殖障碍被攻克,近几十年来,生殖医学进入了前所未有的迅猛发展阶段,不孕不育症诊断和治疗的效率获得了非常大的提升。

一、现代不孕不育的诊断技术

造成不孕不育的原因复杂繁多,影响配子产生、输送、结合的各种因素,以及影响胚胎着床、宫内发育的各种问题,都会导致生命之旅受阻。因此,不孕不育症的病因涉及范围极广,包括男方精液质量、女方排卵功能、卵巢储备、输卵管通畅度、子宫环境、盆腔环境、全身内分泌代谢和免疫状况、个体遗传信息等与生殖相关各要素,都要根据病史和体格检查的提示来选择评估。随着生殖外科和生殖内分泌诊断技术突飞猛进,针对不同原因的检测精度和深度也在不断拓展。以子宫内膜的评估为例,可以采用超声、宫腔镜、常规病理、免疫组化、电镜超微结构,甚至通过基因芯片微阵列检测等各项技术,来识别子宫内膜对胚胎的容受性。

二、现代不孕不育的治疗技术

除了生殖外科和生殖内分泌治疗技术在不断获得巨大的发展,ART 的横空出世更是实现了生殖障碍治疗的伟大变革。ART 是指对卵子、精子、胚胎或者基因物质经体内外系统操作以达到受孕并获得新生命目的的技术,目前主要包括人工授精(artificial insemination,AI)技术、体外受精 - 胚胎移植(in vitro fertilization-embryo transfer,IVF-ET)技术以及其他各种衍生技术。AI 技术是指将男性精液通过非性交的方式经人工注入女性生殖道内,使精子和卵子在体内自然受精而达到妊娠的目的。IVF-ET 是最重要的 ART 技术,是将女性卵子与男性精子分别取出体外后,经培养使其受精并发育成胚胎,再置入母体子宫内发育成胎儿的技术,即俗称的试管婴儿技术。这项技术是不孕症治疗史上的里程碑,从萌芽到全世界大规模推广,短短 40 年内不断地实现了各种"不可能"。另外,长期保存生殖细胞的深低温冷冻技术(精子冷冻、卵子冷冻、胚胎冷冻、卵巢组织冷冻、睾丸组织冷冻)使得生育力保存获得可能,让不孕症的治疗具有了跨越时空的能力。

第二节　超声医学技术与生殖医学

超声具有无创、简便、经济、无辐射等优势,是生殖系统影像学检查的首选手段,覆盖了辅助生殖技术的前、中、后全过程。高频超声和腔内超声的应用为女性生殖系统和男性生殖系统的检查带来了革命性的改变。近距离贴近目标器官的检查,可以获得高分辨力的二维超声和多普勒超声影像,大大推进了对生殖系统器官的结构及功能的认识。近年来,三维超声、宫腔水造影、子宫输卵管超声造影、盆腔水造影、血管超声造影、弹性成像、人工智能等技术的快速发展,对包括子宫畸形、宫腔病变、输卵管通畅性、盆腔粘连、病变微循环血供等传统二维超声较难评估的领域也有了较大的突破,尤其是将这些技术整合于一体的"一站式"超声检查体系,更是为系统地排查不孕症的原因提供了很大的帮助。同时,超声介入技术的发展同样为生殖领域的精准诊断和微创治疗提供了一条全新的途径。

一、超声检查在辅助生殖前的应用

病史、性激素检测、精液检测、超声检查是排查不孕不育原因的最常用手段,其中超声作为最重要的影像学方法可以直观地观察引起不孕不育的男性与女性生殖系统的常见形态学或功能性改变,包括子宫先天性异常、子宫肌层病变、子宫腔病变、子宫内膜容受性异常、输卵管不通、卵巢排卵障碍、卵巢储备功能低下、子宫内膜异位症等女性常见不孕原因,以及睾丸、附睾、输精管、精囊、前列腺、阴茎等男性生殖系统的先天性异常、炎症、肿瘤、梗阻等常见男性不育原因。

二、超声检查在辅助生殖中的应用

辅助生殖技术的实施过程同样离不开超声的监测和引导。在评估子宫内膜容受性判断内膜是否适合种植,判断有无卵巢过度刺激综合征及卵巢扭转等并发症中发挥了重要的作用,同时还参与了 IVF-ET 控制性超促排卵过程的卵泡动态监测、取卵及胚胎移植等重要环节。

三、超声检查在辅助生殖后的应用

在辅助生殖后的孕期管理中,超声技术是最重要的影像学监测手段。超声技术的应用包括移植后观察是否受孕,受孕后孕囊的位置、大小、绒毛膜性、发育状况,判断有无流产、多胎妊娠、异位妊娠等并发症。并通过对子宫颈(简称宫颈)长短和子宫颈管(简称宫颈管)形态的观察,进而评估有无宫颈机能不全以及宫颈环扎术后的效果。

四、介入超声在生殖医学中的应用

介入超声是现代超声医学的重要组成部分,是在实时超声的监视或引导下,完成各种穿刺活检、置管引流、药物注射、肿瘤消融等操作,从而以微小的创伤达到精准诊断或治疗的一门新兴技术。

介入超声同样贯穿辅助生殖的全过程。对于因子宫肌瘤、子宫腺肌病、卵巢子宫内膜异位囊肿等疾病诱发的不孕症,微创的超声引导下子宫肌瘤或子宫腺肌病消融术或硬化术、卵巢子宫内膜异位囊肿抽液硬化治疗术的开展,对提升辅助生殖成功率、改善妊娠结局等都有很好的帮助。经阴道超声或经腹部超声引导下的取卵术是获取卵子的关键环节;超声引导下的抽吸胚芽术、机械绞杀术、胎心注药术、脐带阻断术等超声介入技术在辅助生殖后的孕期管理中发挥着重要的作用;超声引导下的绒毛活检术、羊水穿刺术、脐带穿刺术为早中孕期发现有先天缺陷或遗传性疾病的高风险胎儿的诊断提供了明确的诊断依据;超声引导下的瘢痕妊娠硬化治疗对于避免产妇大出血、感染等严重并发症提供了技术保障。

总之,生殖医学是一门综合性医学学科,超声医学作为生殖医学学科群里的一个重要组成成分,在不孕不育患者的原因排查、辅助生殖过程的监测、辅助生殖后的孕期管理、超声引导下的介入操作等方面都发挥着重要的作用。随着探头技术、三维技术、造影技术、人工智能技术等超声硬件和软件技术的不断开发应用,超声医学与生殖医学的联系将更加紧密,超声在人类子代繁衍的医学长河中也将有着越来越多的贡献。

（刘吉斌　王金锐　徐辉雄　董凤群　彭成忠　舒　静）

――――――――――――――――――【参考文献】――――――――――――――――――

1. ZHOU Z, ZHENG D, WU H, et al. Epidemiology of infertility in China: a population-based study. BJOG, 2018, 125（4）: 432-441.

2. NIEDERBERGER C, PELLICER A, COHEN J, et al. Forty years of IVF. Fertil Steril, 2018, 110（2）: 185-324.

3. KOWALCZYK K, KOWALCZYK D, KLIMEK M, et al. A comprehensive use of ultrasound examination in infertility workup. Ginekol Pol, 2021, 92（6）: 453-459.

4. SIHAG P, TANDON A, PAL R, et al. Sonography in male infertility: a look beyond the obvious. J Ultrasound, 2018, 21（3）: 265-276.

5. KLENOV V E, VAN VOORHIS B J. Ultrasound in Infertility Treatments. Clin Obstet Gynecol, 2017, 60（1）: 108-120.

6. 罗丽兰. 不孕与不育. 2版. 北京: 人民卫生出版社, 2009.

7. 毓星. 超声在计划生育/生殖保健中的应用及进展. 中国计划生育学杂志, 2012, 20（4）: 284-285.

第二章 生殖生理与不孕不育

第一节 女性生殖系统生理

一、女性生殖系统在各时期的特点

女性从胎儿到衰老是一个渐进的生理过程,根据其生理特点通常人为划分为7个阶段,每个个体进入各阶段的时间点存在个体差异。

(一)胎儿期

女性胚胎6周开始原始性腺分化,至胚胎8~10周出现卵巢结构。卵原细胞在20周左右停止减数分裂,成为初级卵母细胞并形成原始卵泡。胎儿期中肾管退化,中肾旁管发育成女性生殖器官。

(二)新生儿期及儿童期

新生儿期及儿童期指出生后到12岁。此阶段,下丘脑-垂体-卵巢轴的功能处于抑制状态。此时卵泡无雌激素分泌,生殖器官为幼稚型。在儿童后期约8岁起,卵巢开始分泌性激素,女性特征开始初现。

(三)青春期

青春期指月经初潮至生殖器官逐渐发育成熟的阶段。世界卫生组织(WHO)规定青春期为10~19岁。初潮是青春期开始的一个重要标志。这一时期的生理特点有体格与生殖器官发育、第二性征发育以及月经来潮,初步具备生育能力及女性特有体态。

(四)性成熟期

性成熟期即女性育龄期。一般自18岁左右开始,历时约30年,此期卵巢功能成熟,有周期性排卵和规律月经来潮,生殖器各部和乳房也按照月经周期变化产生不同程度的周期性改变。

(五)绝经过渡期

绝经过渡期多数发生于45~55岁之间,卵巢功能逐渐衰退,出现月经不规律,常为无排卵性月经,最终卵巢功能衰竭并绝经。我国妇女的绝经平均年龄为49岁,约80%在44~54岁之间。

(六)绝经后期

绝经后期又称老年期,在早期阶段,卵巢间质仍能分泌少量的雄激素,在外周转化为雌酮,是循环中的重要雌激素。60岁后进入老年期的晚期阶段,生殖器官进一步萎缩老化。由于骨代谢失常引起骨质疏松,在高龄期易发生骨折。

二、月经及月经期的临床表现

(一)月经相关的定义

月经是指伴随卵巢周期性变化而出现的子宫内膜周期性脱落及出血。

1. 月经初潮 月经第一次来潮称月经初潮。月经初潮年龄多在13~14岁之间,16岁以后月经尚未来潮者应当引起临床重视。初潮的迟早,受各种内外因素影响。

2. 月经周期 出血的第 1 天为月经周期的开始,两次月经第 1 天的间隔时间称 1 个月经周期,一般为 25~35 天,平均 28 天,周期长短因人而异。

3. 经期及出血量 每次月经持续时间称经期,一般为 2~8 天,平均 3~5 天。经血量正常为 20~50ml,超过 80ml 为月经过多。

(二)月经血的特征

月经血一般呈暗红色,除血液外,还有子宫内膜碎片、宫颈黏液及脱落的阴道上皮细胞。因含有前列腺素和大量纤维蛋白溶酶,因此月经血一般不凝固。

(三)月经期的症状

一般月经期无特殊症状。部分妇女可有下腹及腰骶部下坠不适或子宫收缩痛,并可出现腹泻及轻度胃肠功能紊乱症状。少数患者可有头痛及轻度神经系统不稳定症状。

三、卵巢的功能及其周期性变化

卵巢的主要功能是产生卵子并排卵和分泌女性性激素,分别称为生殖功能和内分泌功能。

(一)卵巢的排卵功能

1. 卵泡的发育及成熟 人类卵巢中卵泡的发育始于胚胎时期,新生儿出生时卵巢大约有 200 万个卵泡。每时每刻都有一些原始卵泡进入生长期,但由于进入窦卵泡阶段,卵泡的发育需要垂体分泌的卵泡刺激素(follicle-stimulating hormone,FSH)和黄体生成素(luteinizing hormone,LH)的推进。因此,儿童期多数启动生长的卵泡最终退化,近青春期只剩下 30 万个卵泡。青春期开始后,垂体分泌的 FSH 每月募集一批卵泡继续生长,因存在负反馈机制,最终只有一个优势卵泡发育成熟。

2. 排卵 优势卵泡发育成熟后,分泌的雌激素达到高峰,可以对垂体产生正反馈作用,激发 LH 高峰,于是优势卵泡发生排卵。排卵前卵泡体积增大,直径可达 15~20mm,突向卵巢表面,其结构由外向内依次为卵泡外膜、卵泡内膜、颗粒细胞、卵泡腔、卵丘、放射冠。排卵多发生在下次月经来潮前 14 天左右,卵子可由两侧卵巢轮流排出,也可由一侧卵巢连续排出。

3. 黄体形成及退化 排卵后,卵泡液流出,卵泡腔内压下降,卵泡壁塌陷,卵泡壁的卵泡颗粒细胞和卵泡内膜细胞向内侵入,周围有结缔组织的卵泡外膜包围,共同形成黄体。排卵后 7~8 天(相当于月经周期第 22 天左右)黄体体积达最高峰,直径为 1~2cm,外观色黄。若卵子未受精,黄体在排卵后 9~10 天开始退化,退化时黄体细胞逐渐萎缩变小,逐渐被结缔组织所代替,组织纤维化,外观色白称白体。从青春期开始到绝经前,卵巢周期性排卵,这个在形态和功能上发生的周期性变化称卵巢周期。

(二)卵巢的内分泌功能

卵巢能合成及分泌类固醇激素和肽类激素。类固醇激素主要为雌激素、孕激素和少量的雄激素。

1. 卵巢类固醇激素的化学结构 属于类固醇激素,类固醇激素结构的基本化学成分是环戊烷多氢菲环。卵巢分泌的类固醇激素按碳原子数目分成 3 个组:孕激素含 21 个碳原子,为孕烷衍生物,如孕酮;雄激素含 19 个碳原子,为雄烷衍生物,如睾酮;雌激素含 18 个碳原子,为雌烷衍生物,如雌二醇、雌酮及雌三醇。

2. 卵巢类固醇激素的生物合成过程 卵巢组织有直接摄取血液循环中的胆固醇合成性激素的酶系,由胆固醇合成的孕烯醇酮被认为是所有类固醇激素生物合成的前体物质。孕烯醇酮经 3β- 羟甾脱氢酶的作用转变为孕酮。孕烯醇酮经 17α- 羟化酶可以转变为脱氢表雄酮,然后转变为雄烯二酮、睾酮等雄激素。雄烯二酮、睾酮经芳香化酶作用分别转变为雌酮和雌二醇,雌激素的生物活性以雌二醇最强,雌酮次之,雌三醇为其降解产物,三者生物活性依次为 100∶10∶3。雌激素、雄激素及孕激素之间关系密切。

3. 卵巢类固醇激素的代谢 类固醇激素主要在肝脏降解,并以硫酸盐或葡萄糖醛酸盐的结合形式经肾脏排出。

4. 卵巢类固醇激素分泌的周期性变化 在卵泡开始发育时,雌激素分泌量很少,至月经第 7 天卵泡分泌雌激素迅速增加,于排卵前形成一高峰,排卵后分泌稍减少,排卵后 1~2 天黄体分泌雌激素与孕激素,在排卵后 7~8 天黄体成熟时,雌激素形成又一高峰,同时孕激素分泌量也达最高峰。此后黄体萎缩,雌孕激素水平急剧下降,在月经前达最低水平。

5. 卵巢类固醇激素的生理作用

(1)雌激素的生理作用

1)对卵泡发育的作用:雌激素在卵泡局部能协同 FSH 促进卵泡发育。雌激素还能通过对下丘脑的正负反馈调节,控制促性腺激素的分泌来调节卵泡的生长和排出。

2)对于子宫的作用:雌激素能使子宫内膜腺体及间质修复、增生,使宫颈口松弛,宫颈黏液分泌增加,质变稀薄,富有弹性易拉成丝状。在妊娠期,雌激素能促使子宫肌细胞的增生和肥大,使肌层增厚,血运增加,促使和维持子宫发育,并使子宫收缩力增强以及增加子宫平滑肌对缩宫素的敏感性。

3)对于输卵管的作用:雌激素促进输卵管发育及上皮细胞的分泌活动,加强输卵管节律性收缩的振幅。

4)对于阴道的作用:雌激素使阴道上皮细胞增生和角化,使黏膜变厚并增加细胞内糖原含量,增强局部的抵抗力。

5)其他:雌激素使阴唇发育、丰满、色素加深。使乳腺腺管增生,乳头、乳晕着色。促进其他第二性征的发育。促进钠与水的潴留,促进肝脏高密度脂蛋白合成,抑制低密度脂蛋白合成,降低胆固醇水平,维持和促进骨基质代谢。

(2)孕激素的生理作用

1)对卵泡发育的作用:孕激素在月经中期具有增强雌激素对垂体 LH 的正反馈作用,在黄体期对下丘脑、垂体有负反馈作用,抑制促性腺激素的分泌。

2)对子宫的作用:使增生期子宫内膜转化为分泌期内膜,为受精卵着床做好准备。使宫颈口闭合,黏液减少、形状变黏稠。在妊娠期,孕激素能降低子宫平滑肌的兴奋性和对缩宫素的敏感性,因此能抑制子宫收缩,利于胚胎及胎儿的生长发育。

3)对输卵管的作用:抑制输卵管肌节律性收缩的振幅。

4)对阴道的作用:使阴道上皮细胞脱落加快。

5)其他:在已有雌激素影响的基础上,促进乳腺腺泡发育成熟。孕激素能兴奋下丘脑体温调节中枢,使体温升高。正常妇女在排卵前基础体温低,排卵后基础体温可升高 0.3~0.5℃,可作为排卵的重要指标。孕激素能促进水与钠的排泄。

(3)雄激素的生理作用

1)对卵泡发育的作用:雄激素是合成雌激素的前体物质,合理的雄激素水平是卵泡发育所必需的。雄激素过度缺乏和过度增高,都会导致卵泡发育停滞。

2)对第二性征的影响:雄激素能促进阴蒂、阴唇和阴阜的发育,促进阴毛和腋毛的生长。但雄激素过多对雌激素有拮抗作用,长期雄激素高水平状态可出现男性化的表现。青少年高雄激素,易导致骨骺过早闭合。

3)对代谢功能影响:雄激素有促进蛋白合成的作用,还可使基础代谢率增加,并刺激骨髓中红细胞的增生,促进肌肉生长。

6. 卵巢多肽激素 卵巢能合成抑制素、激活素、卵泡抑制素,这些多肽激素对垂体 FSH 的合成和分泌具有反馈调节作用,并在卵巢局部调节卵泡膜细胞对促性腺激素的反应性。卵巢局部还能合成生长因子,可以调节细胞的增殖和分化。

四、子宫内膜的周期性变化

卵巢的周期性变化使子宫内膜也发生周期性变化,具有组织学与生物化学的显著特征。

（一）子宫内膜的组织学的周期性变化

子宫内膜在结构上分为基底层和功能层,基底层直接与子宫肌层相连,此层不受月经周期中激素变化的影响,在月经期不发生脱落。功能层靠近子宫腔,它受卵巢激素的影响呈周期性变化,此层月经期坏死脱落。以正常 1 个月经周期 28 天为例,其组织形态的周期性改变可分为 3 期。

1. 增殖期　月经周期的第 5~14 天,相当于卵泡发育成熟阶段,在卵泡期雌激素作用下,子宫内膜上皮与间质细胞呈增生状态,称增殖期。增殖期又分早、中、晚期 3 期。

增殖早期在月经周期第 5~7 天,此期内膜较薄,仅 1~2mm。增殖中期在月经周期第 8~10 天,此期内膜腺体开始增生变厚。增殖晚期在月经周期第 11~14 天,此期单层内膜增厚至 3~5mm,表面高低不平,略呈波浪形。

2. 分泌期　月经周期的第 15~28 天。黄体形成后,在孕激素作用下,子宫内膜呈分泌反应称分泌期。分泌期也分早、中、晚期 3 期。

分泌早期在月经周期第 15~19 天,此期内膜腺体更长,屈曲更明显。分泌中期在月经周期第 20~23 天,内膜较前更厚并呈锯齿状。分泌晚期在月经周期第 24~28 天,此期为月经来潮前期。子宫内膜增厚呈海绵状。此期螺旋小动脉迅速增长超出内膜厚度,也更弯曲,血管管腔也扩张。

3. 月经期　月经周期的第 1~4 天。此时雌激素、孕激素水平下降,使内膜中前列腺素的合成活化,刺激子宫肌层收缩而引起内膜功能层的螺旋小动脉持续痉挛,内膜血流减少。受损缺血的坏死组织面积渐扩大,促使组织坏死剥脱。变性、坏死的内膜与血液相混而排出,形成月经血。

（二）子宫内膜的生物化学的周期性变化

在卵泡期,雌激素能促使内膜间质细胞合成酸性黏多糖（acid mucopolysaccharide, AMPS）,并使之聚合。AMPS 能发挥支架作用,维持增殖期子宫内膜的生长。排卵后孕激素产生,抑制 AMPS 的合成和聚合,使内膜间质变得疏松,通透性增强,有利于胚胎着床。孕激素随黄体萎缩撤退,溶酶体膜稳定性下降,于是释放一系列的水解酶,能破坏内膜使之剥脱,这对月经来潮起着至关重要的作用。

五、生殖器其他部位的周期性变化

（一）阴道黏膜的周期性变化

排卵前,阴道上皮在雌激素的影响下逐渐增厚,表层细胞出现角化,其程度在排卵期最明显。阴道内菌群以乳酸杆菌为主,能分解细胞内糖原形成乳酸,使阴道内保持一定酸度,可以防止致病菌的繁殖。排卵后,在孕激素的作用下,表层细胞开始脱落。雌孕激素对阴道上皮的影响以阴道上段上皮最明显。

（二）宫颈黏液的周期性变化

卵泡期早期宫颈管分泌的黏液量很少。随着卵泡的进行性发育,雌激素水平不断提高,宫颈黏液分泌量逐渐增加,至排卵期达到高峰,黏液拉丝度高。排卵后,受孕激素影响,黏液分泌量逐渐减少,质地变黏稠而混浊,拉丝度差,易断裂。

（三）输卵管的周期性变化

输卵管的周期性变化包括形态和功能两方面,均受到激素调控。在雌激素的作用下,输卵管黏膜上皮纤毛细胞生长,体积增大,非纤毛细胞分泌增加,为卵子提供营养物质,雌激素还促进输卵管发育及输卵管肌层的节律性收缩。孕激素则能增加输卵管的收缩速度,减少输卵管的收缩频率。

六、下丘脑 - 垂体 - 卵巢轴

下丘脑 - 垂体 - 卵巢轴是一个完整而协调的神经内分泌系统,它的每个环节均有其独特的神经内分泌功能,并且互相调节、互相影响。下丘脑节律性分泌促性腺激素释放激素(gonadotropin-releasing hormone,GnRH),刺激垂体促性腺激素(FSH 和 LH)的分泌,从而调控卵巢功能。同时,卵巢分泌的性激素对下丘脑 - 垂体又有正负反馈作用。下丘脑、垂体与卵巢间相互调节、相互影响,形成一个完整而协调的神经内分泌系统,称为下丘脑 - 垂体 - 卵巢轴(hypothalamic pituitary ovarian axis,HPOA)(图 2-1-1)。

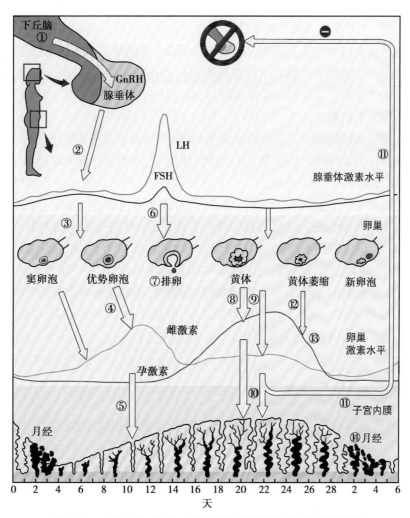

图 2-1-1 下丘脑 - 垂体 - 卵巢轴神经调节和激素反馈机制

①下丘脑分泌促性腺激素释放激素(GnRH)作用于垂体;②~⑤垂体分泌卵泡刺激素(FSH)和黄体生成素(LH)促进卵泡生长,卵巢分泌雌激素,促使子宫内膜呈增殖期改变;⑥⑦垂体分泌 LH、FSH 达高峰,卵巢排卵;⑧~⑩卵巢排卵后形成黄体,并分泌孕激素和雌激素,促使子宫内膜转为分泌期改变;⑪同时,通过负反馈机制抑制下丘脑分泌促性腺激素释放激素,垂体分泌 FSH 和 LH 显著减少;⑫~⑭卵巢黄体萎缩,血中孕激素、雌激素显著下降,子宫内膜失去激素支持而脱落形成月经。

(一)下丘脑促性腺激素释放激素

下丘脑分泌的 GnRH 是一种十肽激素,通过垂体门脉系统进入垂体,调节垂体分泌 FSH 与 LH。下丘脑是 HPOA 的启动中心,GnRH 的分泌受垂体和卵巢激素的反馈调节。反馈调节有长反馈、短反馈和超短反馈。长反馈是指卵巢分泌性激素的反馈;短反馈是指垂体激素对下丘脑 GnRH 分泌的负反馈;超短反馈是指 GnRH 对其本身合成的抑制。促使下丘脑兴奋并分泌性激素增多者称正反馈;反之,促使下丘脑抑制并分泌性激素减少者称负反馈。

(二)腺垂体生殖激素

1. 促性腺激素　FSH 和 LH 均为糖蛋白,呈脉冲式分泌,能刺激卵泡成熟、排卵,促使排卵后的卵泡变成黄体,并产生孕激素与雌激素。

2. 垂体催乳素(prolactin,PRL)　PRL 是由 198 个氨基酸组成的多肽激素,具有促进乳汁合成的功能。下丘脑分泌的催乳素抑制因子能抑制催乳素的分泌,而促甲状腺激素释放激素除能促使垂体分泌甲状腺激素外,还能刺激催乳素的分泌。

(三)卵巢激素的反馈作用

卵巢分泌的性激素对下丘脑 GnRH 和垂体促性腺激素的合成和分泌具有反馈作用。小剂量雌激素产生负反馈,大剂量雌激素既可产生正反馈又可产生负反馈;孕激素主要产生负反馈。排卵前卵巢分泌的大量雌激素产生正反馈,刺激下丘脑 GnRH 和垂体 LH、FSH 的大量释放,形成排卵前 LH、FSH 峰。排卵后,升高的雌激素和孕激素联合作用产生负反馈,FSH、LH 的合成和分泌受到抑制。

(四)月经周期的调节机制

上一周期月经周期的黄体萎缩后,雌孕激素降至最低水平,对下丘脑和垂体的抑制解除,下丘脑开始分泌 GnRH,使垂体 FSH 分泌增加。在少量 LH 的协同作用下,卵泡发育分泌雌激素,子宫内膜发生增殖期变化。随着雌激素逐渐增加,对下丘脑的负反馈作用增强,抑制下丘脑 GnRH 的释放,使垂体 FSH 的分泌减少,发挥卵泡选择效应,优势卵泡呈现。之后,仅有优势卵泡能进一步发育成熟,分泌的雌激素出现高峰,对下丘脑产生正反馈作用。垂体释放大量 LH,大量的 LH 与一定量的 FSH 协同作用,使成熟卵泡排卵。排卵后,LH 和 FSH 急剧下降,在少量 LH 和 FSH 的协同作用下,黄体形成并发育成熟。黄体主要分泌孕激素,促使子宫内膜向分泌期转变。黄体也能分泌雌激素,大量孕激素和雌激素共同发挥负反馈作用,垂体分泌的 LH 和 FSH 减少。若未孕,黄体开始萎缩,孕激素和雌激素分泌减少,子宫内膜失去激素支持发生坏死、脱落,形成月经。孕、雌激素的减少,解除了对下丘脑、垂体的负反馈抑制,FSH、LH 分泌增加,又一批卵泡开始发育,新的周期开始。

七、女性激素的测定、分析与解读

临床上常通过测定性激素水平来了解女性内分泌功能和诊断生殖内分泌失调相关的疾病。通常检测的性激素六项是指卵泡刺激素(FSH)、黄体生成素(LH)、雌二醇(E_2)、孕酮(P)、睾酮(T)、垂体催乳素(PRL)。可用于评估卵巢功能、预测卵泡发育、排卵时间,对月经失调、不孕不育原因的诊断和鉴别诊断具有重要意义。

(一)性激素检测时间和注意事项

性激素检测前至少 1 个月内未用过性激素类药物(雌孕激素治疗或促排卵治疗后复查除外)。同时,性激素检测时间点很重要,不同时间的数据有不一样的意义。根据不同的检查目的,通常在以下 3 个时间段进行检测。

1. 月经周期的第 2~5 天内测定,了解卵巢基础状态。对于月经稀少或闭经患者,如尿妊娠试验阴性、阴道超声检查双侧卵巢无 >10mm 的卵泡、子宫内膜(EM)厚度 <5mm 时,也可作为基础状态。

2. 月经中期测定,了解卵泡发育及排出状态,通常需要结合超声监测。

3. 排卵后的第 6~7 天测定,了解黄体功能状态。

(二)促性腺激素(FSH、LH)测定的意义

FSH、LH 都是垂体前叶嗜碱性细胞分泌的一种糖蛋白激素,FSH 的主要功能是促进卵巢的卵泡发

育和成熟,LH 的主要功能是促使排卵和黄体生成,在 FSH 的协同作用下,形成黄体并分泌孕激素。促性腺激素受下丘脑 GnRH 和卵巢分泌的雌孕激素共同调节,在生育年龄随月经而出现周期性变化。FSH 和 LH 基础值均为 5~10IU/L。排卵前两者均达到高峰值,LH 峰值可达 40~200IU/L。FSH 峰值为基础值 2 倍,一般不超过 30IU/L。排卵后则迅速下降至卵泡期水平。FSH 和 LH 测定的主要意义如下。

1. 协助判断闭经原因

(1)FSH 及 LH 水平低于正常(即 <5IU/L),如果除外高催乳素血症及口服避孕药的影响,提示闭经原因在腺垂体或下丘脑。

(2)FSH 及 LH 水平高于正常(即 >20IU/L)甚至达到绝经水平(>40IU/L),病变在卵巢,如卵巢早衰、卵巢发育不良、双侧卵巢切除术后或其他原因引起的卵巢功能受损等。

2. 协助诊断多囊卵巢综合征 测定 LH/FSH 比值,如 LH/FSH>3(LH 呈高值,FSH 处于低水平),有助于诊断多囊卵巢综合征并指导临床治疗,卵泡期 LH 升高易造成不孕和流产,因此需纠正后再促排卵助孕治疗。

3. 协助诊断真性和假性性早熟 真性性早熟由促性腺激素分泌增加引起,FSH 和 LH 呈周期性变化,应考虑中枢性原因;假性性早熟 FSH 及 LH 水平较低,且无周期性变化,应考虑外周原因,如卵巢功能性肿瘤或外源激素及环境影响等所致。

4. 预测排卵 测定 LH 峰值,可以估计排卵时间及了解排卵情况。排卵前 LH≥40IU/L 时提示 LH 峰出现,峰值持续 16~24 小时后迅速下降至早卵泡期水平,排卵多发生在血 LH 峰后 24~36 小时。尿 LH 峰(排卵试纸)一般较血 LH 峰晚 3~6 小时。LH 结合 B 超、宫颈评分等预测排卵更为准确。

(三)雌二醇测定的意义

月经周期正常的女性,基础雌二醇(E_2)值在卵泡早期多介于 25~45pg/ml 之间,在排卵前 1~2 天 E_2 迅速上升到第 1 次峰值,达 250~500pg/ml 之间,称为排卵峰。雌二醇排卵峰通常在 LH 峰前 1 天出现,多提示 48 小时左右可能排卵。在 LH 峰后 6~8 天 E_2 再次快速上升到第 2 次峰值,多在 125~250pg/ml 之间,称为黄体峰。如未妊娠,排卵后 14 天左右雌二醇与孕酮值同时下降至早卵泡期水平。

雌二醇异常有以下临床意义。

1. 判断闭经原因 雌激素持续低水平,表明卵巢无卵泡发育,闭经可能由于卵巢早衰或继发于下丘脑、垂体功能失调、高催乳素血症或药物抑制。雌激素水平符合正常的周期变化,表明卵泡发育正常,应考虑子宫性闭经。

2. 判断有无排卵 雌激素持续在早、中期卵泡水平,无周期性变化,常见于无排卵性功能失调性子宫出血、多囊卵巢综合征、某些绝经后子宫出血等。

3. 协助判断卵巢功能 卵巢早衰隐匿期常有基础 E_2 升高,此时 FSH 仍然正常,至卵巢功能衰竭期才出现基础 E_2 下降伴 FSH 升高(≥40IU/L)。因此,在体外受精-胚胎移植时高基础 E_2 常常预示控制性超促排卵效果不佳及妊娠率下降。

4. 协助诊断性早熟 8 岁以前出现第二性征发育,如 E_2 水平常高于正常值(≥75pg/ml)更可能存在女性性早熟。

5. 监测胎儿-胎盘功能 孕期连续动态地观察雌二醇的变化可协助判断胎盘功能。

6. 其他 卵巢颗粒细胞瘤或使用促排卵药物如氯米芬、人绒毛膜促性腺激素、尿促性素等可使雌二醇达到超生理水平,卵巢浆液性囊腺瘤、肝硬化、SLE 等其他疾病均可能存在雌二醇升高。卵巢切除、化学治疗时卵巢功能受损均可使雌二醇水平下降。

(四)孕激素测定的意义

育龄期女性在非孕期,孕激素主要为卵巢黄体分泌的孕酮,主要功能是促使子宫内膜从增殖期转变为分泌期。妊娠期主要来源于黄体和胎盘,其中妊娠早期主要来源于卵巢的妊娠黄体,妊娠 8~9 周后主要由胎盘滋养细胞合成。分娩后 24 小时内孕酮迅速减退至微量。

育龄期女性卵泡期孕酮低,常常 <1ng/ml。排卵前孕酮开始上升,出现 LH 峰时颗粒细胞在 LH 峰作用下黄素化,孕酮的初始上升是即将排卵的重要提示。排卵后 5~7 天,血孕酮值达高峰(15.0~32.2ng/ml)或更高。如未妊娠,排卵后 9~11 天黄体开始萎缩,孕酮浓度骤减,于月经前 4 天降至卵泡期水平。

孕酮测定有以下临床意义。

1. 了解有无排卵　正常月经周期中排卵后 7 天孕酮水平达高峰,血孕酮大于 5ng/ml,提示有排卵或黄素化卵泡。若孕酮水平符合有排卵,而无其他原因的不孕者,需配合 B 超检查观测卵泡发育及排卵过程,以除外未破卵泡黄素化综合征。使用促排卵药时,可从孕酮水平观察促排卵效果。应注意原发性或继发性闭经、无排卵性月经或无排卵性功能失调性子宫出血、多囊卵巢综合征、口服避孕药或长期使用 GnRH 激动剂,因为无排卵均可表现为孕酮水平下降。

2. 了解黄体功能　黄体期孕酮水平低于生理值,通常采用黄体中期 <10ng/ml 或排卵后第 6、8、10 天测 3 次孕酮总和 <30ng/ml 提示黄体功能不足;月经来潮 4~5 天孕酮仍高于生理水平,提示黄体萎缩不全。正常妊娠早期孕酮多数 >25ng/ml,但有 10% 的正常妊娠孕酮值低于 25ng/ml。如妊娠早期孕酮浓度降低常提示黄体功能不全或胚胎发育异常,或两者兼而有之。但因为孕酮分泌有节律性波动,并且孕酮的效应不一定与血液中的含量成正比,因此不能完全根据检测值来判断黄体功能,需要结合病史做决定。

3. 协助判断妊娠情况和胎盘功能　妊娠期胎盘功能减退时,血中孕酮水平下降。异位妊娠时,由于绒毛活性低,孕酮水平较低。如单次血清孕酮水平小于 5ng/ml,多数提示妊娠物已死亡。先兆流产时,孕酮值若呈连续下降趋势更有可能流产。

4. 血中孕酮升高也可见于肾上腺皮质功能亢进或肾上腺肿瘤。

(五)雄激素测定的意义

正常育龄期女性体内雄激素约 50% 由外周雄烯二酮转化而来,约 25% 来源于肾上腺皮质,仅 25% 来自卵巢。女性体内雄激素有睾酮(T)、雄烯二酮(A)、脱氢表雄酮(DHEA)、硫酸脱氢表雄酮(DHEAS)几种形式,其活性以睾酮(T)为最高。女性体内的睾酮 98% 以结合形式存在,仅 1%~2% 游离而具生物学活性。

雄激素异常有以下临床意义。

1. 评价功能性卵巢肿瘤　卵巢产生雄激素的肿瘤,如睾丸母细胞瘤、细胞瘤,血睾酮水平明显增高。多表现为短期内进行性加重的雄激素过多症状,血睾酮水平通常大于 1.5ng/ml。

2. 评价迟发型 21- 羟化酶缺陷　血睾酮值升高并伴 DHEAS 升高。

3. 评价多毛症　约半数患者血睾酮水平正常,40%~50% 总睾酮升高,考虑毛囊对雄性激素敏感所致。

4. 评价多囊卵巢综合征的疗效　多囊卵巢综合征患者血清雄激素可能正常,也可能升高,若治疗前升高,治疗后血睾酮水平应有所下降,可判断治疗效果。

5. 肾上腺皮质增生或肿瘤血睾酮水平异常增高。

(六)垂体催乳素(PRL)测定的意义

催乳素是由腺垂体嗜酸性的 PRL 细胞合成和分泌的一种多肽蛋白激素,受下丘脑催乳素抑制激素和催乳素释放激素的双重调节。主要功能是促进乳腺的增生、乳汁的生成及乳汁分泌,还参与机体的多种功能。各实验室正常值不一,正常多为 25~30ng/ml。女性体内影响催乳素水平的因素很多。妊娠与哺乳时催乳素水平升高,妊娠期可升高达正常值 10 倍以上。产后如不哺乳,产后 4 周左右降至正常;如果产后哺乳,3~6 个月恢复正常(仅哺乳时增高)。机体处于应激时,催乳素可升高数倍,但持续时间通常 <1 小时。饥饿、饱食后、刺激乳房、性交、妇产科手术等均可使其升高。雌激素是催乳素的刺激因子,雌激素水平高,催乳素水平高。催乳素分泌呈脉冲式并有日节律变化,高峰多位于深睡眠期凌晨,低

谷位于晨起清醒后 2~3 小时。因此测定催乳素宜在晨 9~11 时,空腹静息状态下,并避开排卵期和黄体中期。

催乳素异常有以下临床意义。

1. **高催乳素血症**　表现为闭经、不孕及月经紊乱,可有或无泌乳,测血 PRL 升高。

2. **垂体催乳素瘤**　男女患病比例约为 1∶14.5。PRL 兴奋或抑制试验可以区别 PRL 增高是由于下丘脑、垂体功能失调,还是由于垂体肿瘤。功能失调者受药物兴奋及抑制的影响明显,而垂体催乳素瘤的激素分泌有相对自主性,缺乏对一般药物兴奋、抑制的反应。需注意多数患者 PRL 水平高低与有无催乳素瘤及其大小成正比。PRL 高于 50ng/ml 并低于 100ng/ml 者,仅约 20% 有催乳素瘤;而 PRL 高于 200ng/ml 者,90% 以上存在微腺瘤,必须做垂体 CT 或磁共振检查。

3. **药物影响**　所有影响多巴胺的药物均可能引起催乳素水平改变。例如:抗精神病药,如利培酮、氯丙嗪、舒必利、氟哌啶醇等;降压药,如甲基多巴、利血平、维拉帕米等;激素类,如雌孕激素、甲状腺素、肾上腺素等;胃药,如甲氧氯普胺、西咪替丁等。但是药物所致 HPRL 一般小于 100ng/ml,且停药后 3~6 个月可自行恢复正常。

4. **特发性高催乳素血症**　所有除外上述生理、药物、垂体肿瘤或其他器质性疾病导致的 PRL 升高,大多数仅轻度升高(<100ng/ml),病程长,部分可自行恢复。尤其 PRL 明显升高而无症状者,应判断是否为 "巨分子 PRL 血症"(约占 20%),无需特殊治疗。

5. **其他 PRL 水平升高**　还见于性早熟、原发性甲状腺功能减退、卵巢早衰、黄体功能欠佳、慢性肾功能不全、肝功能不全、神经精神刺激等因素。带状疱疹、淋巴细胞性垂体炎等感染或引起 PRL 异常分泌的肿瘤,如支气管癌、肾癌、畸胎瘤等均可引起 PRL 升高。PRL 降低较少见,多为垂体功能减退、单纯性催乳素分泌缺乏症等。

总之,性激素六项检测,各项激素之间既相互制约又相互依赖。其分泌有月经周期变化,又有脉冲波动,一定不可单看某项激素改变,要综合各项激素值判断,并关注各项激素之间是否矛盾,激素测定和其他检查是否矛盾,激素测定结果和临床表现是否吻合等,综合判断得出结论。

（杨炜敏　董　曦）

第二节　男性生殖系统生理

男性睾丸产生精子和分泌雄性激素,精子先贮存于附睾,当射精时经输精管、射精管和尿道排出体外。精囊、前列腺和尿道球腺的分泌物参与精液的组成,有供给精子营养、有利于精子的活动及润滑尿道等作用。

一、男性生殖系统的发育分期

1. **胚胎期**　Y 染色体携带性别决定基因,称为 Y 染色体性别决定区(又称 SRY 基因),决定胎儿发育为男性。可分为 3 个阶段:①怀孕第 6 周出现原始性腺、原始生殖管道及中性外生殖器原基;②怀孕第 8 周开始,原始性腺向原始睾丸分化并分泌雄激素;③怀孕第 9 周开始,原始生殖管道发育成输精管、精囊,中性外生殖器原基发育成阴茎和阴囊,至第 14 周左右,内外生殖器官形成。

2. **儿童期**　0~12 岁,生殖器官处于休眠状态,生长缓慢。

3. 青春期　12~18 岁,下丘脑觉醒,分泌促性腺激素释放激素(GnRH)。GnRH 作用于腺垂体,分泌 LH 和 FSH;作用于睾丸,生成雄激素和精子。在雄激素的作用下,男性生殖器官生长发育,第二性征改变,肌肉及骨骼快速生长。

4. 成年期　18 岁以后,生殖器官发育成熟,具备正常的性功能及生育功能。

二、精子的生成及调控

1. 下丘脑-垂体-睾丸轴　下丘脑分泌 GnRH,使垂体合成与释放 FSH 和 LH,作用于睾丸,LH 刺激睾丸间质细胞,产生睾酮(T),促使生精细胞发育成精子,睾酮被 5α- 还原酶和芳香化酶分别转化为双氢睾酮(DHT)和雌二醇(E$_2$);FSH 刺激睾丸支持细胞,产生抑制素 B(INH B)。睾酮和抑制素 B 可对下丘脑和垂体产生负反馈作用。睾酮主要负反馈抑制 GnRH 和 LH 的合成和分泌,而对 FSH 分泌无影响;抑制素 B 主要负反馈抑制 FSH 的合成和分泌,而对 LH 的分泌无影响(图 2-2-1)。

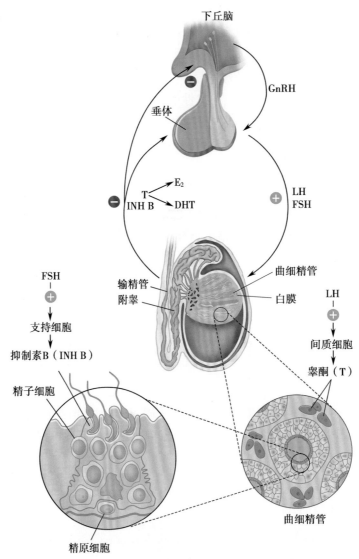

图 2-2-1　下丘脑-垂体-睾丸轴

(+). 兴奋;(-). 抑制;GnRH. 促性腺激素释放激素;FSH. 卵泡刺激素;LH. 黄体生成素;T. 睾酮;INH B. 抑制素 B;DHT. 双氢睾酮;E$_2$. 雌二醇。

2. 睾丸功能　睾丸内主要包括支持细胞、生精细胞、间质细胞,其功能分别如下。

（1）支持细胞:①提供物理支架,使生精细胞沿该支架发育并向管腔迁移;②支持细胞间紧密连接,形成血睾屏障;③支持细胞提供生精细胞成熟所必需的微环境,支持、营养和保护生精细胞;④分泌雄激素结合蛋白、生精小管管腔液及少量雌激素;⑤吞噬、消化退化的生精细胞和精子形成过程中产生的残余胞质。

（2）生精细胞:包括精原细胞、初级精母细胞、次级精母细胞、精子细胞和精子。精原细胞演变为精子,大约72天。

（3）间质细胞:间质细胞是一种内分泌细胞,男性90%以上的雄激素（睾酮）由间质细胞分泌,睾酮促使生精细胞发育成精子,促使人体肌肉的合成,促进男性生殖器官发育,维持男性第二性征和性功能。

3. 精子发生　精子发生的过程包括精原细胞的增殖分化、精母细胞的减数分裂和精子形成三个阶段。在人类,从精原细胞发育成精子,大约需要72天（图2-2-2）。

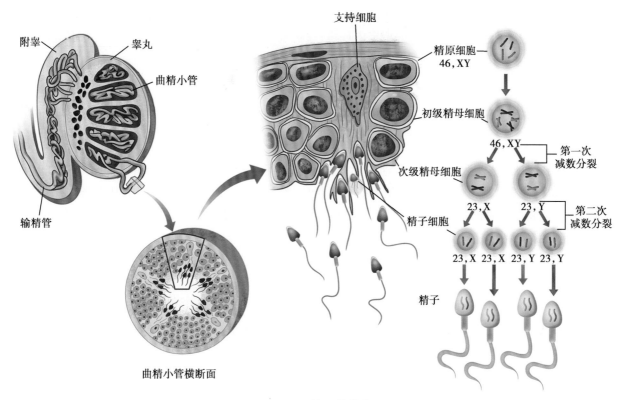

图 2-2-2　精子的发生

（1）精原细胞（spermatogonium）:在青春期前,生精小管中的生精细胞仅有精原细胞。青春期开始,在脑垂体产生的促性腺激素作用下,精原细胞不断增殖发育。一部分始终保持原始的干细胞状态,称 A 型精原细胞;另一部分则发育分化为 B 型精原细胞。后者经过数次有丝分裂后,分化发育为初级精母细胞。

（2）初级精母细胞（primary spermatocyte）:初级精母细胞经过 DNA 复制,经历复杂而历时较长的分裂前期,同源染色体分离,分别进入两个子细胞中。初级精母细胞的核型为 46,XY;完成第一次成熟分裂,形成两个次级精母细胞。由于此阶段历时较长,故在生精小管的切面中常见到处于不同增殖阶段的初级精母细胞。

（3）次级精母细胞（secondary spermatocyte）:次级精母细胞无 DNA 复制,姐妹染色单体分离,分别进入两个子细胞。次级精母细胞的核型为 23,X 或 23,Y;迅速完成第二次成熟分裂,形成两个精子细胞;睾丸切片上不易见到。

（4）精子细胞（spermatid）：其核型为 23，X 和 23，Y。精子细胞不再分裂，经过变形成为精子，此过程称为精子形成。精子形成过程复杂，包括：①精子细胞染色质高度螺旋化，核浓缩并移向细胞的一侧，成为精子头的主要结构；②由高尔基复合体形成囊泡覆盖于精子头形成顶体；③位于顶体对侧的中心粒发出轴丝，形成精子尾部的主要结构；④线粒体聚集、缠绕在尾部中段形成线粒体鞘；⑤多余胞质汇向尾侧，最后脱落。

（5）精子（sperm）：精子形成后，脱离管壁进入管腔。精子头部呈扁梨形，由高度浓缩的核和覆盖于头前 2/3 的顶体组成。顶体为特殊的溶酶体，内含顶体酶、透明质酸酶等多种水解酶。精子尾部，又称鞭毛，是精子的运动器官，可分为颈段、中段、主段及末段 4 部分。构成尾部全长的轴心是轴丝，由 9+2 排列的微管组成。颈段短，起连接作用；中段的中轴是轴丝，轴丝外有 9 根纵行外周致密纤维包绕，外侧再包有一层线粒体鞘；主段最长，由轴丝、纤维鞘构成；末段仅有轴丝。

（6）血睾屏障（blood-testis barrier）：生精小管管腔内外进行物质交换的一道可透性屏障。组成：①支持细胞间的紧密连接和生精小管的基膜；②睾丸间质中结缔组织；③毛细血管的基膜及内皮。作用：①形成和维持生精上皮分裂和分化的特定内环境；②阻止血浆中的药物、毒素、免疫因子等不适合物质进入生精小管；③阻止精子相关抗原逸出生精小管而引发自身免疫反应。

三、精索的作用

精索的主要功能是将睾丸和附睾悬吊于阴囊之内，保护睾丸和附睾不受损伤。精索提供了睾丸、附睾的血液供应，神经支配和淋巴回流。通过睾丸静脉的散热作用以及提睾肌的舒缩功能，调节睾丸温度，有利于精子的发生。当外伤或感染而引起精索病变时，睾丸和附睾血液供应被破坏，从而影响睾丸和附睾的功能；当精索的淋巴管发生堵塞时，也可造成睾丸和附睾功能减退；当发生精索静脉曲张时，精索静脉内血液瘀滞，影响睾丸血液循环，导致睾丸缺氧，酸碱度改变，造成畸形精子增多、精子数量及活力下降等。

精索的提睾肌有提升睾丸的作用。性兴奋时，可激发提睾肌收缩，使睾丸上升，是性反应的一种表现。用手指或笔尖由上而下或由下而上轻划大腿内侧皮肤时，可引出睾丸迅速上提，这种正常反应称为提睾反射。它是一种皮肤浅反射，反映支配外阴皮肤和精索的神经与腰节段神经通路情况。提睾反射减退或消失提示该神经通路有病变。

四、男性附属性腺功能

男性附属性腺包括附睾、精囊、前列腺和尿道球腺，其主要功能如下述。

1. 附睾的功能

（1）产生甘油磷酸胆碱、肉毒碱、酸性磷酸酶等，促进精子成熟，提高精子活力。

（2）雄激素在附睾集中，保证精子成熟。

（3）精子在附睾内平均待 12 天，近半数精子储存在附睾尾部。

（4）将精子从附睾头输送至附睾尾，再输送至输精管。

2. 精囊的功能　精囊分泌白色或淡黄色液体，其主要功能如下。

（1）精囊液是精液的主要组成部分，呈弱碱性，约占精液总量的 70%，可以稀释和保护精子。

（2）精囊分泌果糖、多种氨基酸、纤维蛋白原、前列腺素和柠檬酸，为精子运动提供能量，营养精子增强活力。

（3）精囊液可中和阴道的酸性物质，维持精子在阴道和子宫内的活力。

3. 前列腺的功能

（1）成年人的前列腺液为稀薄的乳白色液体，呈弱酸性（pH=6.5），占精液总量的20%~30%，富含蛋白水解酶、纤维蛋白溶酶，这些成分与精子的运动、顶体反应等功能活动有关，可促进精液液化。

（2）前列腺液含高浓度的锌、钙、柠檬酸和酸性磷酸酶，有抗菌和保护精子的作用。

（3）前列腺环状平滑肌纤维围绕尿道，可控制排尿。

（4）射精时，前列腺及周围肌肉收缩，将精液排出体外，参与射精。

4. 尿道球腺的功能

（1）性兴奋时尿道球腺液进入尿道，起滑润作用，为射精做准备。

（2）尿道球腺液占精液的1%~2%。

（3）尿道球腺液中含半乳糖、唾液酸、甲基戊糖和ATP酶等，可保护精子。

五、阴茎的勃起和射精

1. 阴茎勃起的类型

（1）心理性勃起：在心理或视、听、嗅、触觉刺激下，阴茎内动脉及海绵体舒张，血流增加，阴茎勃起。

（2）反射性勃起：阴茎受到直接或直肠膀胱刺激时，可以通过骶髓的低级勃起中枢引起反射性勃起。

（3）夜间勃起：健康男性夜间睡眠时会有4~6次、每次20~40分钟的勃起，称为夜间勃起，是阴茎正常生理功能的标志。

2. 阴茎勃起的神经传导及血管变化　首先，下丘脑前部神经冲动到达骶髓，再沿骶神经发出的副交感神经纤维到达阴茎内动脉及海绵体，阴茎血流量增加，充血胀大，压迫白膜下环状静脉，静脉流出关闭，促使阴茎勃起。其次，下丘脑后部神经冲动，通过脊髓的胸腰段神经、传出交感神经纤维到达腹神经丛，支配阴茎神经，使阴茎内动脉及海绵体平滑肌收缩，环状静脉开放，使阴茎疲软。骶髓发出运动神经到达阴茎背神经，支配球海绵体肌及坐骨海绵体肌，可以诱发射精。骶髓的感觉神经到达阴茎背神经，支配阴茎龟头及包皮，可以感受阴茎的性刺激。总的来说，性刺激可以刺激副交感神经，促使阴茎勃起。焦虑、紧张可以抑制副交感神经，同时兴奋交感神经，使阴茎不能勃起。平滑肌舒张、动脉血流量增加及静脉血流出受阻是阴茎勃起的3个要素。

3. 阴茎勃起的化学信号　神经冲动至阴茎海绵体，副交感神经末梢及血管内皮细胞合成释放一氧化氮（NO），NO进入平滑肌细胞内激活鸟苷酸环化酶，环磷酸鸟苷（cGMP）增多，作用于钙离子通道，使细胞内钙离子浓度降低，平滑肌细胞舒张。平滑肌内的cGMP由5型磷酸二酯酶降解成GMP而失去活性。西地那非和他达拉非为5型磷酸二酯酶抑制剂，因此可减少cGMP的降解，使平滑肌持续舒张，维持阴茎勃起。

4. 射精的调控　交感神经释放肾上腺素，输精管及附睾尾的平滑肌收缩，精液进入后尿道。副交感神经和阴部神经使球海绵体肌收缩，精液从尿道射出；上行感觉神经冲动至大脑，产生性高潮。射精后，交感神经释放去甲肾上腺素，阴茎动脉血流减少，静脉流出增加，阴茎疲软。

男性的性功能和生精功能受到精密调控和多种因素影响，如果出现异常将导致性功能和生育功能障碍。

六、男性精液分析与解读

精液分析是男性不育检查的重点项目，精液分析包括精液量、pH、液化时间、精子浓度、精子总数、精子前向运动（PR）百分率、精子非前向运动（NP）百分率、精子不活动（IM）百分率以及精子形态。精浆生化检测包括精浆生化检查及精子功能检查，是对精液分析的深化和补充，主要有抗精子抗体、精子顶体酶、精浆中性 α- 葡糖苷酶、精浆果糖、酸性磷酸酶、精浆白细胞等，可进一步了解精子的功能和附属性腺（附睾、精囊、前列腺）的功能，对寻找男性不育的病因能提供重要的参考。对少精子症、弱精子症、畸形精子症、无精子症、前列腺炎、精囊炎及不明原因不育患者可有选择性地检查部分项目。依据《世界卫生组织人类精液检查与处理实验室手册》（第 5 版）标准，精液检查的各项参考数据如表 2-2-1。

表 2-2-1 精液分析参考值范围（WHO，第五版）

参数	参考下限
精液体积 /ml	≥1.5（1.4~1.7）
精子浓度 /（ ×10^6·ml^{-1} ）	≥15（12~16）
精子总数（一次射精）/（ ×10^6 ）	≥39×（33~46）
精子前向运动（PR）百分率 /%	≥32（31~34）
精子总活力（PR+NP）百分率 /%	≥40（38~42）
精子正常形态百分率 /%	严格标准下≥4（3.0~4.0）
其他共识临界值	
pH	≥7.2
过氧化物酶阳性白细胞 /（ ×10^6·ml^{-1} ）	<1.0
免疫珠实验（与免疫珠结合的活动精子）/%	<50
MAR 试验（与颗粒结合的活动精子）/%	<50
精浆锌（一次射精）/μmol	≥2.4
精浆果糖（一次射精）/μmol	≥13
精浆中性 α- 葡糖苷酶（一次射精）/mU	≥20

（张峰彬）

第三节 不孕与不育

不孕症是一种临床症状，指一对配偶未采取避孕措施，有规律性生活至少 12 个月未能获得临床妊娠的状态。其中，临床妊娠是指停经后血人绒毛膜促性腺激素（HCG）水平升高，并经超声检查证实存在 1 个或以上妊娠囊。异常的临床妊娠包括异位妊娠（包括宫颈妊娠和瘢痕子宫妊娠）、胚胎停止发育、早期和晚期流产、死胎、早产、过期妊娠、死产，但不包括生化妊娠。广义的不孕症包括不能妊娠和不能获得活产两个方面，本书主要涉及不能妊娠的相关内容。对于女性，不能自然受孕，或虽能受孕但因种种原因导致流产、死胎而不能获得存活婴儿的称为不孕症。对于男性，不能使女方自然受孕或获得存活婴儿，临床上习惯统称为男性不育症。

自然受孕是一个复杂的生理过程，需具备下列基本条件：①卵巢能排出正常的卵子；②精液正常，有足够数量活力正常的成熟精子；③卵子和精子能在输卵管内相遇并结合成受精卵；④受精卵能顺利进入子宫腔，并且子宫内膜适合受精卵着床；⑤受精卵能生长发育为胚胎；⑥卵巢能分泌足量的激素支持内膜的蜕膜反应。上述基本条件任何一个环节有障碍，均可能导致不孕。

不孕症根据不同分类方法可分为多种类型。按婚育史可将不孕症分为原发性不孕症和继发性不孕症。原发性不孕症是指不孕夫妇从未受孕过。继发性不孕症是指夫妇双方曾有妊娠，之后夫妇双方性生活正常且未避孕又经 1 年以上未能再受孕者。按治疗后受孕的可能性可将不孕症分为绝对不孕症和相对不孕症。绝对不孕症是指夫妇一方有先天或后天解剖生理方面的缺陷，或者是基因的突变，或者携带有其他影响生育功能的基因，无法纠正而不能受孕。相对不孕症是指夫妇一方因某种因素以致生育能力降低或妨碍受孕，如该因素得到纠正而仍有可能受孕。按不孕原因的性质可将不孕症分为生理性不孕和病理性不孕。生理性不孕指青春前期、妊娠期、哺乳期和绝经期不孕。病理性不孕指由各种疾病引起的不孕。

不孕症按病因可分为单纯女性因素、单纯男性因素、双方共同因素和原因不明不孕症。

一、女性因素不孕症

引起女性不孕的常见原因包括子宫、输卵管、卵巢等女性生殖器官因素，以及中枢、免疫、精神、环境等全身性因素。通过影响卵母细胞的生成、发育、排出、运送、受精，或胚胎的早期发育、着床等过程，进而导致不孕。

（一）子宫因素

子宫因素所致的不孕约占不孕症的 10%~15%。

1. 子宫位置　正常子宫前倾前屈，子宫颈口向后，性交后子宫颈口浸泡在精液中有利于受孕。如子宫过度后倾后屈，使子宫颈口向前向上可能导致受孕率降低。

2. 子宫畸形　常见的子宫畸形包括单角子宫、双角子宫、纵隔子宫、双子宫等，宫腔形态异常会影响受精卵着床，造成不孕。还有很小一部分的子宫畸形比较严重，例如先天性无子宫、始基子宫和幼稚子宫是无法生育的。

3. 子宫肌瘤或腺肌瘤　较大的子宫肌瘤或者腺肌瘤导致宫腔形态异常会影响受精卵着床，造成不孕。

4. 子宫内膜器质性疾病　子宫内膜炎症、粘连、息肉等均可影响孕卵着床。

5. 子宫内膜容受性　子宫内膜厚度、回声、运动、血供等因素决定了其接受胚胎定位、黏附、侵袭、穿透、着床的能力，也是影响不孕的重要因素之一。

6. 子宫颈因素　由于慢性宫颈炎或雌激素水平低，子宫颈黏液可变黏稠或含有大量白细胞，不利于精子的活动和通过，可影响受孕。此外，子宫颈息肉或子宫颈肌瘤能堵塞子宫颈管，影响精子的通过。子宫颈口狭窄也可能是不孕的原因。

（二）输卵管因素

输卵管在捡拾卵子和运输卵子、精子和受精卵方面发挥着重要作用。输卵管也是精子获能，精卵相遇、受精的场所。感染和手术操作极易使输卵管黏膜受损，进而导致纤毛消失、蠕动障碍以及输卵管阻塞或与周围组织粘连，影响输卵管的通畅性功能。因此，输卵管阻塞或通而不畅是女性不孕的重要原因。

1. 感染　盆腔感染是导致输卵管性不孕的主要因素。输卵管炎症粘连可引起输卵管阻塞阻碍卵子和精子相遇而致不孕。同时，瘢痕形成，可造成输卵管壁僵硬和输卵管周围粘连，改变其与卵巢的关系，影响输卵管的拾卵及运送功能。感染的病原体可有需氧菌或厌氧菌，也可有衣原体、结核分枝杆菌、淋病双球菌、支原体等。

2. 子宫内膜异位症　盆腔子宫内膜异位症、卵巢子宫内膜异位症可形成腹膜粘连带，使输卵管伞端外部粘连或卵巢周围粘连,使成熟卵泡不能被摄入输卵管。引起的广泛粘连还可影响受精卵的运行。

3. 输卵管结核　输卵管结核在生殖器结核中最常见,表现为输卵管增粗肥大、伞端外翻如烟斗状,甚至伞端封闭;输卵管呈僵直、结节状,部分可见干酪样团块或腹膜有粟粒样结节。约半数输卵管结核患者同时有子宫内膜结核。

4. 输卵管绝育术后　输卵管绝育术后引起输卵管积水较常见,成为输卵管复通术后影响功能的重要因素。绝育术后输卵管近端组织和细胞的病变与绝育时间长短有关,因此绝育术后时间越长,复通成功率越低。

5. 输卵管发育异常　非常少见,通常与子宫发育异常同时存在,常见的类型有输卵管缺失、输卵管发育不良、单侧或双侧双输卵管。输卵管发育异常就有可能影响受精过程,从而影响生育功能。

（三）卵巢因素

卵巢因素主要表现为排卵障碍,其发生率占不孕症的 25%~35%。女性下丘脑 - 垂体 - 卵巢轴任一环节的器质性病变或功能异常,导致卵巢没有足够的卵泡产生、卵泡消耗过快、卵泡和卵母细胞不能生长和成熟、卵母细胞不能排出、黄体功能不足等各种病理情况,都可产生临床上的排卵障碍性不孕。

1. 下丘脑性排卵障碍　包括:①进食障碍性闭经;②过度肥胖或消瘦、过度运动;③特发性低促性腺激素性闭经;④卡尔曼综合征(Kallmann syndrome);⑤药物因素等。

2. 垂体性排卵障碍　包括特发性高催乳素血症、垂体腺瘤、希恩综合征(Sheehan syndrome)、空蝶鞍综合征等。

3. 卵巢性排卵障碍　包括:①早发性卵巢功能不全,由遗传因素、自身免疫性疾病、手术和放化疗导致的医源性因素等;②多囊卵巢综合征(PCOS),表现为稀发排卵或月经稀发、临床和 / 或生化高雄激素血症、代谢紊乱等临床特征;③特纳综合征(Turner syndrome);④先天性性腺发育不全;⑤功能性卵巢肿瘤,异常分泌雄激素和雌激素的内分泌性肿瘤。

（四）其他因素

1. 全身内分泌疾病　包括先天性肾上腺皮质增生症、库欣综合征(Cushing syndrome)、肾上腺皮质功能减退症、甲状腺功能减退等。

2. 免疫因素　近年来认为与不孕有关的自身抗体分两类:非器官特异性自身抗体和器官特异性自身抗体。前者指针对存在于不同组织的共同抗原的抗体,如抗磷脂抗体、抗核抗体、抗 DNA 抗体等;后者指只针对某个特异性器官组织自身抗原的抗体,如抗精子抗体、抗卵巢抗体、抗子宫内膜抗体和抗绒毛膜促性腺激素抗体等。自身免疫病病情常与不明原因不孕及反复自然流产密切相关。常见的自身免疫病包括系统性红斑狼疮、未分化结缔组织病、抗磷脂综合征、干燥综合征、系统性硬化症、类风湿性关节炎等。

3. 精神因素　包括抑郁、焦虑、精神分裂等精神因素。

4. 重要器官疾病　心脏、肺、肝脏、肾脏等全身重要脏器严重的疾病或者功能不全,或恶性肿瘤,不适合生育者。

5. 不良生活习惯　不注意卫生（尤其是性卫生）、不规律的生活作息、吸烟、饮酒、长期服用咖啡因等不良的生活习惯都有可能影响生育。

6. 环境及社会因素　职业相关危险因素如麻醉性气体、抗肿瘤药物、重金属和溶剂等。社会因素是因个人、职业或经济等社会因素推迟生育计划,而高龄导致生育力下降。

二、男性因素不育症

男性因素不育症主要是由于精液异常和 / 或男性性功能障碍所致,前者包括无精子症、少精子症、弱精子症、畸形精子症、单纯性精浆异常。后者包括射精功能异常和勃起功能障碍。

（一）精液异常

1. 无精子症 2次及2次以上精液分析及离心镜检未找到精子,称为无精子症。如在精液中未检测到精子而在离心沉渣中发现精子的称为隐匿精子症。另外,无精子症需要与不射精症、逆行射精相区别,后两者是存在射精功能障碍或失调,而非真正意义上的无精子症。

无精子症分为梗阻性无精子症（OA）、非梗阻性无精子症（NOA）、混合型无精子症和特殊原因导致的无精子症等四类。梗阻性无精子症是指睾丸有正常生精功能,由于双侧输精管道梗阻或缺失导致精液或射精后的尿液中未见精子或生精细胞,其梗阻部位可细分为睾丸内梗阻、附睾梗阻、输精管梗阻、射精管梗阻等。非梗阻性无精子症（NOA）指各种原因引起睾丸生精功能障碍,但输精管道通畅的无精子症。睾丸体积往往较小,精子成熟阻滞（MA）者体积可能正常。血清FSH水平可根据不同病因表现为升高、低下或正常。睾丸内可能存在局灶性精子发生。两者的鉴别诊断的金标准为睾丸活检是否能发现精子。随着现代男科显微技术发展,梗阻性无精子症治疗扩展到以各种显微吻合技术为主的精道再通;而非梗阻性无精子症则是显微取精手术与辅助生殖技术相结合。混合型无精子症患者可能同时存在睾丸生精功能障碍及部分输精管道梗阻,或者一侧睾丸生精功能障碍,另一侧睾丸生精功能正常但输精管道梗阻。特殊原因引起的无精子症是指病因确切但目前治疗效果不佳的无精子症,主要病因包括Y染色体微缺失、克氏综合征或46,XX性反转综合征。

2. 少精子症 连续2次及2次以上精液分析提示精子浓度<1 500万/ml,或精子总数<3 900万,同时大于零,称为少精子症。少精子症需要与少精液症相区别,部分患者精液量少,但精子数目指标合格,并不能诊断为少精子症。临床上依据精子浓度进行严重程度的分级。$10\times10^6/ml\leq$精子浓度$<16\times10^6/ml$者为轻度少精子症;$5\times10^6/ml\leq$精子浓度$<10\times10^6/ml$者为中度少精子症;$1\times10^6/ml\leq$精子浓度$<5\times10^6/ml$为重度少精子症;$\leq1\times10^6/ml$为极度少精子症。

少精子症的原因可主要分两个方面:一是睾丸生精功能受损,二是精道存在部分梗阻因素。具体可能因素如下:①环境与职业暴露,如工作于长期暴露于氯仿、杀虫剂、焊接等环境;②不良行为生活方式,如摄入蔬菜、水果少,长期抽烟、喝酒及熬夜等;③感染因素,如腮腺炎、睾丸炎、附睾炎及前列腺炎等;④内分泌因素,如促性腺激素分泌不足引起的疾病等;⑤遗传因素,常染色体、性染色体或基因畸变,如Y染色体AZFc（无精子症因子c区段）缺失等;⑥其他因素,如精索静脉曲张、泌尿生殖器手术创伤、恶性肿瘤放化疗后等。

3. 弱精子症 连续2次及2次以上精液分析提示精子前向运动百分率<32%,或总活力（精子前向运动百分率+非前向运动百分率）<40%,称为弱精子症。临床上依据精子前向运动百分率进行严重程度的分级:20%≤前向运动百分率<32%为轻度弱精子症;10%≤前向运动百分率<20%为中度弱精子症;1%≤前向运动百分率<10%为重度弱精子症;前向运动百分率<1%为极重度弱精子症。

做出弱精子症的诊断应先排除影响检测结果的因素,如劳累、熬夜、抽烟、酗酒、感冒、服药、高温作业及禁欲天数少等。生殖系统的仔细查体、染色体检查、性激素检查、精浆生化检查及B超筛查,可了解有无合并无菌性炎症、内分泌异常、染色体异常、精索静脉曲张或者附睾炎性结节等。精液、前列腺液及尿液分析应作为常规项目检查,可明确是否合并感染。

需要强调,弱精子症并不能完全判断患者生育力,部分患者存在精子数量超过标准较多,精子前向运动百分率小于32%,从临床诊断的角度可以诊断为弱精子症,但其前向精子总数（精子总数×前向运动百分率）却并不少,患者受孕的概率也需要重新评估。

导致弱精子症的原因是复杂的,目前有50%的弱精子症并不能明确病因。目前能够明确的病因可以分为:①内分泌性病因,患者的生育力损害继发于体内激素失衡,如高催乳素血症、甲状腺功能亢进（简称甲亢）、库欣综合征等;②睾丸病因,比如隐睾、睾丸的炎症或创伤,以及全身性疾病、射线、药物、食

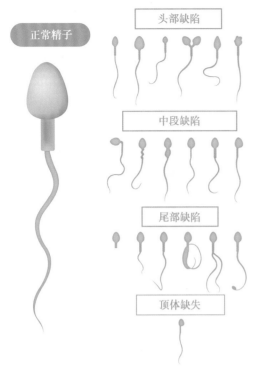

正常精子

头部缺陷

中段缺陷

尾部缺陷

顶体缺失

图 2-3-1　精子形态模拟图

物、生活和工作环境等因素对睾丸造成伤害；③血管性因素，精索静脉曲张在不育症患者中的发病率近 40%。此外，还有免疫性因素等。

4. 畸形精子症　通过严格的精子形态学染色（巴氏染色）分析，正常形态精子百分率小于 4% 为畸形精子症。该标准对正常精子形态有严格的定义，不符合标准的均为畸形精子。正常形态精子头部为椭圆形，前端顶体区可以释放顶体酶，是进入卵子完成受精所必需的；尾部细长，与头部成一定的比例。精子头部的形状最为重要，与受精相关；精子尾（中段和主段）主要与精子游动能力有关。异常形态的精子包括头部缺陷、中段缺陷、尾部缺陷、顶体缺失等（图 2-3-1）。

5. 单纯性精浆异常　精液中精子浓度、活动力、总数和形态正常，但精浆的物理性状、生化性质、细菌内容物异常，多为特发性，除了精液不液化可能影响自然受孕过程外，其他异常与不育的发生缺少足够的证据。

（二）射精功能障碍

1. 早泄　早泄是指男性控制射精能力变差，从性生活开始到射精的持续时间变短的现象。早泄可分为原发性早泄、继发性早泄及主观性早泄。男性从第一次性交开始，在阴茎插入阴道之前或插入阴道后大约 1 分钟以内就射精，称之为原发性早泄；如果既往射精时间较长，后来逐渐或突然变短，通常小于 3 分钟，称之为继发性早泄。部分男性总是感觉持续时间不够长，或射精控制力不够强，但实际阴道内射精时间在正常范围或高于正常，这种情况则称之为主观性早泄，注意这并不是真正的早泄。

早泄主要由以下几个因素造成：①大脑中枢的神经递质紊乱，大脑中枢中 5- 羟色胺（5-HT）的神经递质减少，导致大脑的兴奋性增高，容易导致射精；②阴茎头敏感性高，原发性早泄患者阴茎背神经分支比正常人多，兴奋性高，导致性交时阴茎比较敏感，更容易射精；③遗传因素，原发性早泄患者往往有家族性，其父亲、兄弟或儿子比一般人更容易发生早泄；④精神心理因素，心理因素和人际关系因素可能导致或加剧早泄，比如曾遭受性虐待、情感表达障碍、抑郁、性伴侣之间矛盾冲突等；⑤甲状腺疾病，甲亢可以导致继发性早泄，与原发性早泄无关；⑥生殖系统慢性炎症，据研究分析，约有一半的前列腺炎患者有射精过快的情况出现，同时继发性早泄的患者常常伴有前列腺炎症状，因此前列腺炎与继发性早泄有一定的关系。

2. 逆行射精　逆行射精是指性生活或手淫时阴茎可以勃起，能达到性高潮，但精液逆流进入膀胱，并没有射出体外或射出精液量极少的现象。逆行射精的最终诊断需要在手淫或性交达到性高潮后立即排尿，在离心的尿液中检查发现精子，并且 3 次检查中至少有 1 次发现精子。另外，性高潮后的尿液经果糖定性检测呈阳性也能证实存在逆行射精。

人类在性兴奋阴茎勃起时，射精管、精囊及前列腺的平滑肌节律收缩蠕动，精子、附睾液、精囊液及前列腺被排入后尿道，当性高潮时盆底肌及球海绵体肌强力收缩，将精液挤出尿道排出体外，这时候膀胱出口是关闭的，尿液不能流出，精液也不能进入膀胱，整个过程需要神经的精确控制。如果某些原因导致盆腔神经控制调节紊乱，射精时膀胱出口不能完全关闭，精液就会向压力低的部位流动，进入膀胱从而导致逆行射精。其中最常见的原因是糖尿病，糖尿病可以损害人体的末梢神经，使正常射精生理过程不能精确控制。因此，如果男性出现射精量减少或无精液时要检查空腹血糖，排除糖尿病。其次的原因是后腹膜或盆腔手术导致控制射精的神经受损，也可出现逆行射精。膀胱、后尿道或前列腺手术也是导致逆行射精的一种原因。还有少数是先天性膀胱后尿道发育异常,膀胱出口关闭不紧导致。

3. 不射精症　不射精症是指性生活或手淫时阴茎可以勃起,但是不能达到性高潮,也没有精液射出的现象。不射精症也分为两种,一种是手淫或特殊手法可以射精,但插入阴道后不能射精,称为不完全性不射精症,另一种是用手淫或插入阴道后均不能射精,称为完全性不射精症。

人类和哺乳动物大脑内有射精中枢,射精由大脑射精中枢进行控制,当性兴奋达到一定程度时,射精中枢发出射精指令,产生射精冲动,我们称之为射精阈值。射精阈值存在个体差异,当阈值过低时会导致早泄,当阈值过高时不易射精,甚至导致不射精症。不完全性不射精症最常见的原因是在有性生活前有较长时间的手淫,导致大脑和阴茎适应了手刺激模式,对阴道刺激不敏感。也有少部分人是由于大脑射精中枢阈值偏高、性兴奋度不够或女性阴道松弛引起。完全性不射精症多数是由于大脑射精中枢阈值较高,难以达到性高潮和射精,少数人可能与慢性酒精中毒、脑部疾病、外伤或腹部手术有关。

（三）勃起功能障碍

勃起功能障碍（erectile dysfunction, ED）是指在性交过程中阴茎勃起硬度不足,不能插入阴道,或者插入阴道后不能射精即萎软,时间持续 3 个月以上,俗称阳痿。

阴茎勃起由神经和血管控制,当受到性刺激时大脑中枢产生性兴奋,神经冲动沿脊髓传导至阴茎勃起神经,释放神经递质至阴茎动脉,阴茎动脉扩张使血流成倍增加;阴茎海绵体为有弹性的海绵状组织,平时血流缓慢,受到神经信号刺激后海绵体动脉也会扩张,海绵体明显充血增大,压迫海绵体边缘的静脉导致血液回流减少,从而使阴茎呈持续充血状态而表现为勃起和变硬。当射精后,性刺激减弱或消失,神经不再释放递质,阴茎动脉和海绵体逐渐收缩,血流减少,静脉逐渐开放,阴茎不再充血而逐渐变软。当整个生理过程中的任一环节出现问题,均可导致勃起功能障碍。

导致勃起功能障碍的原因有很多,大体可以分为心理因素、血管因素、神经因素、内分泌因素、药物因素、创伤因素、发育异常及全身疾病等。人类的勃起功能受心理因素影响很大,只有心情平和、兴奋或激动等正面情绪作用下神经冲动才能传导至阴茎,比较容易勃起。当受到恐惧、担心、焦虑、愤怒及沮丧等负面情绪影响时,人对性的兴趣大大降低,则会出现勃起困难或完全不能勃起。阴茎勃起受神经和血管支配,当遇到疾病（如糖尿病）、创伤（如骨盆骨折、脑外伤后遗症）或手术（盆腔或后腹膜手术）导致阴茎勃起神经或血管受损,阴茎便无法勃起。糖尿病和高血压等疾病可导致血管硬化,血管腔变细,供血不足,阴茎勃起困难。糖尿病还可导致末梢神经受损,神经冲动传导受阻,进一步加重勃起功能障碍。某些内分泌异常,如高催乳素血症、垂体瘤、先天性睾丸发育不良、肾上腺疾病、甲亢等,也可引起勃起功能异常。某些药物,如抗高血压药、二甲双胍、非那雄胺等可以降低性欲,导致勃起功能障碍。尿道下裂、尿道上裂、阴茎弯曲畸形、小阴茎、阴茎硬结症等导致阴茎勃起困难或阴茎畸形。

三、原因不明不孕症

经系统检查后仍有 10% 左右的男女双方均未发现明显不孕原因的不孕症称为原因不明不孕症。推测可能的病因包括不良的宫颈分泌物影响、子宫内膜对早期胚胎的接受性较差、输卵管的蠕动功能不良、输卵管伞端拾卵功能缺陷、轻微的激素分泌欠佳（如黄体功能不足）、精子和卵子受精能力受损、轻度子宫内膜异位症、免疫因素（如抗精子抗体、抗透明带抗体或抗卵巢抗体、腹膜巨噬细胞功能异常）、腹腔液中抗氧化功能受损等,但应用目前的检查手段无法确定。

（杨炜敏　张峰彬）

────────────────── 【参考文献】 ──────────────────

1. 丰有吉,沈铿,马丁.妇产科学.3版.北京:人民卫生出版社,2015.

2. 罗丽兰.不孕与不育.2版.北京:人民卫生出版社,1998.

3. 中华医学会男科学分会.中国男科疾病诊断治疗指南与专家共识(2016版).北京:人民卫生出版社,2016.

4. 熊承良,商学军,刘继红.人类精子学.北京:人民卫生出版社,2013.

5. 陈振文,谷龙杰.精液分析标准化和精液质量评估——WHO《人类精液检查与处理实验室手册》(第5版)出版.中国
计划生育学杂志,2012,20(1):58-62.

6. 熊承良,乔杰.临床生殖医学.2版.北京:人民卫生出版社,2022.

第三章 生殖外科与助孕技术

第一节 生殖外科

一、概述

生殖外科一般指的是通过对与生殖相关的器官组织进行手术来协助不孕不育症的诊断和治疗。生殖外科手术种类广泛,涉及男女双方。按手术的目的可分为不孕不育症原因探查、不孕不育症对因治疗、协助辅助生殖技术等。不孕不育症原因探查手术常见的有腹腔镜盆腔探查术、宫腔镜检查术,用于前期检查未发现明显阳性致不孕证据需要进一步排查隐匿的盆腔子宫内膜异位症、轻度输卵管粘连、慢性子宫内膜炎等。不孕不育症对因治疗手术常见的有盆腔粘连松解、盆腔子宫内膜异位病灶去除、卵巢囊肿剥除、卵巢打孔、输卵管整形、子宫肌瘤剔除、宫腔粘连分离、宫颈机能重建、输精管吻合术、精索静脉曲张结扎术等。协助辅助生殖技术手术通常是为了获得配子、提高辅助生殖妊娠率和处理辅助生殖并发症等,如睾丸取精术、输卵管积水切除术、取卵后卵巢扭转复位术等。

二、生殖相关妇科手术

(一)宫腔镜手术

宫腔镜技术是采用膨宫介质扩张子宫腔,然后通过纤维导光束和透镜将冷光源经子宫镜导入宫腔内进行观察及治疗的技术。

1. 宫腔镜手术在生殖临床中的适应证

(1)不孕症原因排查:通过宫腔镜检查和宫腔镜下输卵管插管通液术(图 3-1-1),可以全面评估宫颈管、宫腔内环境及双侧输卵管开口和通畅度,能镜下定位取内膜送组织学检查,发现可能影响妊娠的因素。

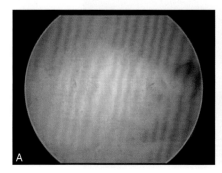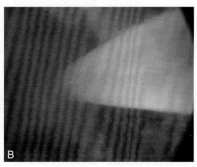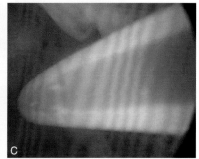

图 3-1-1 宫腔镜下输卵管插管通液术

A. 宫腔镜直视下显示的宫腔和输卵管口;B. 宫腔镜下经输卵管口插管通液;C. 经输卵管口注入亚甲蓝,评估输卵管通畅性。

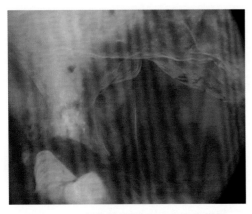

图 3-1-2 宫腔镜下显示子宫不全纵隔

（2）宫腔畸形的诊断和治疗：双子宫、纵隔子宫、双角子宫、单角子宫等宫腔畸形可以通过宫腔镜确诊，部分畸形能在宫腔镜下矫治，如宫腔镜下子宫纵隔切开术（图 3-1-2）。

（3）宫腔内占位的发现与鉴别诊断：如子宫颈管内息肉、子宫内膜息肉、黏膜下肌瘤、子宫内膜癌、宫腔内妊娠残留物和异物等，通过宫腔镜检查可进行确认、定位、活检和鉴别，并予以相应治疗（图 3-1-3）。

（4）宫腔粘连的诊断和治疗：在宫腔镜直视下可明确是否存在宫腔粘连，并判断粘连的部位、面积和程度，同时可以通过冷刀或电切等手术操作进行分离。对于严重粘连的患者可于术后宫腔内放置球囊等方式预防再次粘连，同时辅以人工周期能够有效促进内膜生长，减少再次粘连的发生（图 3-1-4）。

（5）异常子宫出血的鉴别诊断：对月经过多、月经过频、经期延长、不规则子宫出血等患者，宫腔镜检查不仅能够准确定位病灶，对可疑病变进行直视下活检，大大提高疾病诊断的准确率，还可以通过刮宫等操作对异常子宫出血进行对症治疗。

2. 宫腔镜手术在生殖临床中的禁忌证

（1）生殖系统或全身感染的急性期，包括生殖道结核未经抗结核治疗者。

（2）明确的生殖器官恶性肿瘤。

（3）凝血功能障碍且无补救治疗方法。

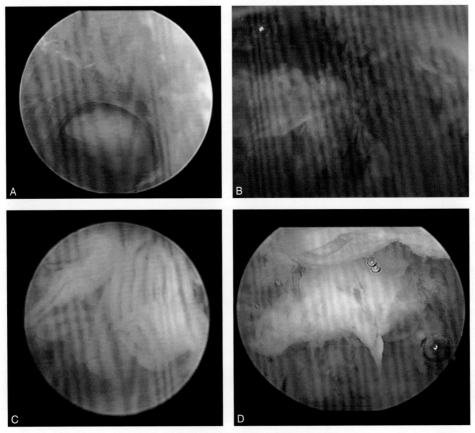

图 3-1-3 宫腔镜检查发现与鉴别宫腔内占位

A. 宫腔镜下显示子宫内膜息肉；B. 宫腔镜下显示子宫黏膜下肌瘤；C. 宫腔镜下显示子宫内膜癌；D. 宫腔镜下显示宫腔内妊娠残留物。

（4）宫颈瘢痕狭窄无法扩张者。

（5）严重脏器功能障碍或严重骨盆畸形,不能耐受手术和截石位摆放。

3. 宫腔镜手术时机和术前准备

（1）手术时机:根据不同的手术目的,宫腔镜手术时机不同。常规的宫腔镜检查应于月经干净后 2~7 天内进行,此时子宫内膜较薄,宫腔形态、小赘生物最易显现;如需要观察种植窗口期子宫内膜情况的,则选择黄体中期进行宫腔镜手术;如有明显占位需要及时明确病变的,可随时进行宫腔镜检查;持续宫腔内出血,如手术目的就是探查出血原因和止血,可在出血时检查,否则应尽可能选择在出血量相对少时进行手术,并可酌情使用抗生素预防感染。

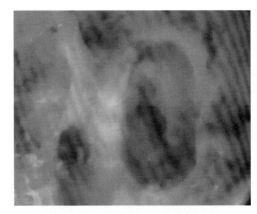

图 3-1-4　宫腔镜下显示宫腔粘连

（2）术前准备:术前与患者沟通病情及宫腔镜手术的目的和方法,获得知情同意。完善常规术前化验,如白带常规、血常规、凝血功能、肝肾功能、传染病检查等。一般无需备皮和肠道准备,根据麻醉方式选择是否禁食。

4. 宫腔镜镇痛及麻醉　宫腔镜手术麻醉方式很多,如宫颈旁神经阻滞麻醉、硬膜外麻醉或脊椎麻醉（俗称腰麻）、镇痛或静脉麻醉均可选择。一般而言,使用外径≤5mm 的诊断性宫腔镜,无需扩张宫颈即可进入宫腔,可以不采用麻醉,甚至可以在门诊完成;使用外径 5~8mm 的宫腔镜操作,一般需要扩张宫颈,可以使用宫颈管局部麻醉;使用外径 >8mm 的宫腔镜或患者宫颈组织弹性差、颈管狭窄,建议预先经阴道或直肠放置米索前列醇以软化宫颈,可以选择全身麻醉（简称全麻）。

5. 宫腔镜的膨宫介质　宫腔镜的膨宫介质分为等渗电解质溶液和等渗非电解质溶液。等渗电解质溶液包括生理盐水和乳酸林格液等,常用于使用激光、双极能量器械的宫腔镜手术。等渗非电解质溶液包括 5% 甘露醇溶液和 5% 葡萄糖溶液等,常用于使用单极电切镜的宫腔镜手术。

6. 生殖宫腔镜的基本操作

（1）排空膀胱,取膀胱截石位,双合诊了解子宫大小及位置。

（2）常规消毒外阴、阴道,铺无菌孔巾。

（3）使用阴道扩张器扩张阴道,再次消毒阴道,宫颈钳钳夹宫颈,消毒宫颈管。

（4）如宫腔镜外径纤细,可以不扩张宫颈。如扩张宫颈,也尽量避免器械擦伤内膜,影响对宫腔原始状态的观察。

（5）宫腔镜装置连接完毕后,打开进水阀门,将导水管内的气泡排净,置入宫颈管,在直视下边观察、边进入宫腔。适时开启出水阀门,保持宫腔压力相对恒定和冲刷血水以获得清晰图像,按顺序观察宫底、双侧宫角、输卵管开口、宫腔四壁,判断宫腔形态、内膜性状,边退边观察宫颈内口及宫颈管（ER 3-1-1）。

（6）如需进行输卵管通畅度检查,可以在宫腔镜指示下分别向左右两侧输卵管开口置管,注入亚甲蓝稀释液,感受推注阻力和观察反流液体量来判断是否存在输卵管梗阻。如同时有超声或腹腔镜监测,可以更准确判断。

（7）如需组织活检,可以在宫腔镜下定位后,置入小抓钳获取组织。

（8）超声对宫腔镜操作的辅助作用:超声可以显示进入宫腔的路线,观察到宫腔镜所不能看到的子宫壁和盆腔内的情况,能很好地协助宫腔镜的操作和诊断,保障手术的安全性。例如:引导宫腔镜进入过度倾屈的子宫;协助鉴别宫腔镜下输卵管插管注入的液体是否导致输卵管积水,是否顺利流入盆腔;指示未突出宫腔的黏膜下肌瘤,并监视宫腔镜手术的切割深度,避免子宫穿孔;对于宫腔镜纵隔切开和重度粘连分离,超声也可以引导切割方向,保证宫腔正确成形。但一般的宫腔镜检查和手术,如术者完全有把握,不需要常规备超声监测。

7. 常见的生殖宫腔镜手术

（1）宫腔镜下纵隔切开术（ER 3-1-1）

ER 3-1-1　宫腔镜下纵隔切开术

1）基本操作同前。

2）通过操作孔置入电极或微型剪刀进行纵隔切除。

3）从纵隔的最低点开始切割，保持切割位置在纵隔的中间，切割直至双侧输卵管开口显示基本平齐。

4）如系完全纵隔，可以通过一侧宫腔置入球囊或引导棒，另一侧宫腔置镜，观察球囊或引导棒指示位置切开，打通两侧宫腔后判断正确切割线再继续手术。

5）术后要采取防粘连和促进内膜修复的措施，如人工周期和放置球囊。

（2）宫腔镜下粘连分离术（ER 3-1-2）

ER 3-1-2　宫腔镜下粘连分离术

1）基本操作同前。

2）仔细观察宫腔粘连的性质、部位和面积。

3）如宫腔形态可辨，先用冷刀进行分离，如粘连分离出血多，也可局部应用电切。

4）如宫腔完全变形，不可分辨正常腔面，需要超声引导指示分离方向。

5）采取人工周期、放置球囊或防粘连剂避免重新粘连，一般需要二次宫腔镜探查，必要时再次行粘连分离术。

（3）宫腔镜下息肉摘除术

1）基本操作同前。

2）如系单发息肉，可以选择电切或抓钳扭除，注意剔净根部。

3）如系多发息肉，可以用刮匙或吸引管吸刮宫腔一周，然后镜检，残留息肉用抓钳抓除。如用电切，避免损伤内膜面过多，严防造成宫腔粘连。

4）息肉复发率高，需要关注病理结果决定后续处理。

（4）宫腔镜下黏膜下肌瘤剔除术（ER 3-1-3）

ER 3-1-3　宫腔镜下黏膜下肌瘤剔除术

1）基本操作同前。

2）如为带蒂的黏膜下肌瘤（0型），可以直接采用钳夹扭除、剪切、电切、激光汽化或刨削粉碎等方法。

3）如为基底较宽的黏膜下肌瘤（1型），可以采用电切、激光汽化或刨削粉碎方法，或先分离基底部再钳夹扭除。

4）如为大部分体积在肌壁间的黏膜下肌瘤（2型），推荐采用刨削粉碎方法，或切开肌瘤表面组织，分离肌瘤与肌壁间隙，加强宫缩，等肌瘤膨出宫腔再电切、汽化或粉碎。如肌瘤较大较深，可以分次手术。

5）宫腔镜下黏膜下肌瘤剔除要注意保护内膜，术后需要采取预防出血、防粘连和促进内膜修复的措施。

（二）腹腔镜手术

腹腔镜是妇科微创外科的代表，具有创伤小、患者术后疼痛少、恢复快等特点，应用广泛。目前与生殖功能修复相关的手术常规采用腹腔镜完成。

1. 腹腔镜在生殖临床中的适应证

（1）用于不孕症的查因：腹腔镜手术可以细致观察盆腔腹膜，诊断发现不孕症初级检查无法发现的轻度盆腔和输卵管粘连、早期盆腔子宫内膜异位症等（图 3-1-5）。

（2）用于修复盆腔不孕因素：如分离盆腔粘连，吻合或修复输卵管，恢复盆腔脏器正常解剖位置；去除盆腔子宫内膜异位症病灶、卵巢巧克力囊肿剥除或切排；剥除肌瘤或腺肌瘤恢复子宫结构；其他还有剖宫产瘢痕修复、高位宫颈环扎等。

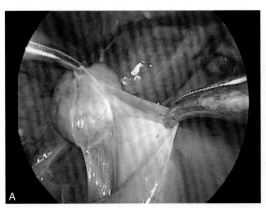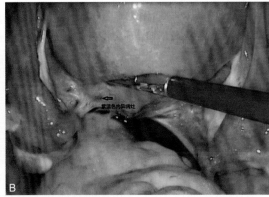

图 3-1-5　腹腔镜手术排查不孕症原因

A. 腹腔镜下显示输卵管与盆腔的粘连带；B. 腹腔镜下显示早期子宫内膜异位症的腹膜紫蓝色病灶。

（3）处理辅助生殖技术并发症：针对卵巢扭转、黄体破裂、输卵管妊娠、宫角妊娠等情况的手术（图 3-1-6）。

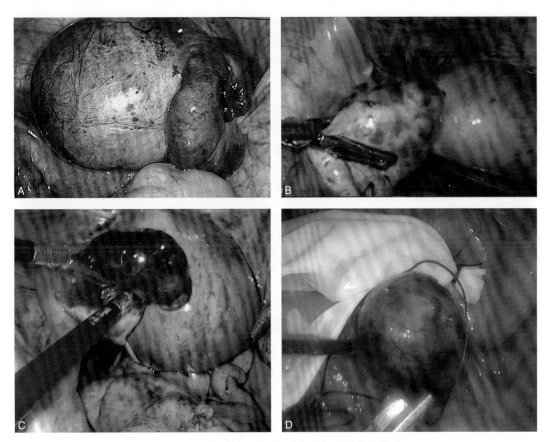

图 3-1-6　腹腔镜手术处理辅助生殖技术并发症

A. 腹腔镜下显示卵巢扭转，卵巢肿大青紫；B. 腹腔镜下显示卵巢黄体破裂出血；C. 腹腔镜下显示输卵管妊娠；D. 腹腔镜下显示宫角部妊娠。

2. 腹腔镜手术禁忌证　生育年龄妇女做腹腔镜手术的禁忌证很少，但仍需要关注是否存在颅内压升高、脑室腹腔分流和青光眼等腹腔镜禁忌证。腹腔镜操作过程中患者采用头低脚高位常可使上述病情加重。

3. 腹腔镜手术时机和术前准备

（1）手术时机：常规腹腔镜手术安排在月经干净后 3~7 天，避开月经期以及快来月经前的时间，以避免盆腔充血及术后快速月经来潮对手术创面的影响。急诊手术可根据疾病的紧急情况随时安排。

（2）术前准备：提前设计与患者整体助孕策略相符合的手术方案和备选方案，需要夫妇双方知情同意；完善术前化验，如血、尿常规，血型，凝血功能，感染疾病筛查，肝、肾功能，心电图，胸部 X 线检查；完善肠道准备，术前 1 天下午口服缓泻剂，可选用含电解质的口服洗肠液，术前禁食、禁水 6~8 小时；完善皮肤准备，通常无需备皮，但需要彻底清洁脐部污垢，必要时应用液体石蜡棉球处理，清洁时务必不要损伤脐部皮肤。

4. 腹腔镜手术麻醉 全麻是腹腔镜手术最安全、舒适的麻醉方式，可满足头低脚高位、肌肉松弛、气腹等手术条件，麻醉中采用气管插管、呼吸机辅助通气。目前已极少采用硬膜外麻醉或脊椎麻醉。

5. 生殖腹腔镜手术的基本操作

（1）消毒及皮肤准备：生殖相关的大部分手术为宫腹腔镜联合手术，因此手术体位采取膀胱截石位，手术消毒范围应包括下腹部术野和外阴部。注意脐部应彻底消毒，同时留置尿管。

（2）腹腔穿刺与气腹形成：由于脐部皮肤无皮下脂肪和肌肉，是气腹针的最佳插入位置（在特殊情况下也可选择其他位置）。在确定气腹针进入腹腔后，连接 CO_2 装置的进气管，低流量充气。良好的气腹是腹腔镜手术成功进行的保证，腹腔内压力在整个手术过程中应设定在 12~15mmHg（1mmHg=0.133kPa）之间。附属穿刺套管的安放位置取决于患者的解剖、手术方案和术者习惯。探查术一般只需 1~2 个辅助操作孔。如需要精细的腔内缝合等修复生殖功能的操作，需要至少 3 个辅助操作孔。穿刺点的位置多放置在腹直肌外缘耻骨联合上 4~5cm 水平处，第三辅助孔一般置于左腹相应麦克伯尼点（简称麦氏点）位置。这些穿刺套管应在直视下插入以减少腹内脏器、子宫和血管损伤。

（3）生殖腹腔镜手术的器官保护原则

1）保护卵巢：卵泡个数在出生后不可再生，并且随年龄增长逐渐消耗殆尽，手术保护卵巢非常重要，尤其对卵巢低储备的人群。要避免分离粘连时损伤卵巢皮质，剥除囊肿时要注意囊壁的界线，避免带走过多的卵巢组织和损伤髓质的血供，切除输卵管时避免过多损伤子宫动脉的上行支和输卵管系膜通向卵巢门的血管。

2）保护输卵管：首先需要决定输卵管是否保留，结合术中输卵管粘连和纤毛存留情况，以及患者体外受精条件和自身意愿做出判断。如需要保留输卵管的生殖功能，手术时应避免过度钳夹和拉扯，需要用精细剪刀修剪表面粘连，精准止血，保护伞端纤毛。

3）保护子宫：常见的保留生育功能的子宫手术有肌瘤剔除、腺肌瘤剔除、宫角妊娠物取出、剖宫产瘢痕修复术。

4）止血方式：电外科止血是最方便有效的止血方法。因为生殖手术需要保护器官血供和避免粘连，因此电凝止血必须精准，应避免大面积盲目电凝。如点状电凝不能保证止血效果，对卵巢和子宫的出血应用腹腔镜下缝合技术。对腹膜渗血可采取压迫止血方式。可以用垂体后叶激素来预防和控制输卵管和子宫的小血管和毛细血管的出血，如输卵管吻合术和异位妊娠的保守手术。

（4）生殖腹腔镜手术的术后处理：与其他妇科手术相同的是，密切观察患者生命体征和一般情况的变化，如疼痛明显可适当给予镇静或止痛剂。因为生殖腹腔镜手术对腹腔脏器影响比较小，鼓励患者尽早活动，尽早恢复饮食，尽早出院，尽可能采取日间手术。通常保留尿管至术后次日晨，术后 6 小时半流质饮食，次日可进普食，根据需求补液。放置腹部引流管者，注意引流液的量、色泽和性质等，引流液每日 <100ml 后可拔除引流管（一般在术后 24~48 小时）。

（5）超声对腹腔镜手术的辅助作用：一般情况下腹腔镜手术无需超声监测，但在无隆起的肌壁间子宫肌瘤或腺肌瘤手术时需要阴道超声或腹腔镜下超声引导，有时小的卵巢囊肿也需要腹腔镜下超声指示以免误伤过多的卵巢组织。

6. 常见的生殖腹腔镜手术

（1）腹腔镜下子宫内膜异位症病灶电灼术（ER 3-1-4）

ER 3-1-4 腹腔镜下子宫内膜异位症病灶电灼术

1）形成气腹的基本操作同前。

2）置镜后，全面探查盆腔和上腹部，仔细观察盆腔积液的量和性状、盆腔有无粘连、腹膜表面有无子宫内膜异位病灶、子宫骶韧带是否挛缩，探查卵巢、输卵管及子宫的形态、位置、活动度。子宫内膜异位症患者的盆腔液有时会呈现暗血性，量偏多。典型的腹膜表面子宫内膜异位病灶为点片状的出血斑块、紫蓝色或蓝棕色结节、水泡样渗出、局部纤维化瘢痕、腹膜皱缩粘连造成腹膜缺损样外观。

3）分离粘连，电灼子宫内膜异位病灶，必要时可以切除局部病灶。

4）大量生理盐水冲洗盆腔。

5）术后根据生育计划辅以其他药物治疗，如 GnRH 类似物、口服避孕药、孕激素。

（2）腹腔镜下输卵管造口术（ER 3-1-5）

ER 3-1-5 腹腔镜下输卵管造口术

1）形成气腹、置镜、探查的基本操作同前。

2）先初步分离输卵管周围的粘连，恢复输卵管与子宫、卵巢的正常解剖关系。

3）从宫腔向输卵管注入亚甲蓝稀释液，观察流出道。如亚甲蓝能从伞端小孔溢出，以这个小孔为突破口，切开造口；如输卵管末端完全闭锁，亚甲蓝注入后呈积水膨大，一般最薄弱处是伞端闭合处，予以剪开，扩大造口。

4）外翻缝合，观察伞端纤毛恢复情况。

5）全面分离粘连，恢复盆腔解剖，进行输卵管造口后的评分。

6）术后处理同常规，交代术后试孕计划，一般术后 2 个月经周期后可以开始试孕，自然试孕 1 年未孕转体外受精 - 胚胎移植。如存在卵巢低储备、输卵管评分低和丈夫精液问题，酌情缩短自然试孕时间，尽早转体外受精 - 胚胎移植。

（3）腹腔镜下卵巢囊肿剥除术（ER 3-1-6、ER 3-1-7）

ER 3-1-6 腹腔镜下卵巢囊肿剥除术

1）术前需要根据肿瘤标志物和影像学资料初步判断囊肿性质，明确卵巢囊肿剥除术可行方能手术。

2）形成气腹、置镜、探查的基本操作同前。根据探查结果，进一步判断囊肿是否与术前预期一致。

3）如判断为子宫内膜异位囊肿，可以先用粗口径的穿刺吸引器抽吸囊液，生理盐水反复冲洗后，再剪开囊壁，观察囊腔有无异常赘生物，然后仔细辨别囊壁与卵巢组织的界限，细心剥离，尽量不带走卵巢组织，点状止血或缝合止血，切忌大面积电凝，剥离的囊壁装入标本袋取出。如果卵巢储备功能本身已经低下，也可仅采用内膜异位囊肿切排术。

ER 3-1-7 腹腔镜下卵巢囊肿切排术

4）如判断为畸胎瘤或其他良性卵巢囊肿，可以先用电切轻轻切开囊肿表面皮质，分出囊肿与卵巢的界限，然后逐步游离，直至完整剥除囊肿。囊肿装入标本袋中再抽吸囊内容物，分块取出。

5）卵巢用可吸收线成形缝合。

6）处理盆腔粘连，恢复盆腔解剖。

7）术后关注病理结果，根据囊肿性质和患者夫妇双方不孕情况制订相应生育计划。

（4）腹腔镜下子宫肌瘤剔除术（ER 3-1-8）

1）术前需要应用超声对肌瘤的个数、大小、位置进行精准详尽的描绘，设计手术方案，评估是否适合腹腔镜手术，判断肌层可能切开的深度和术后避孕时间。

ER 3-1-8 腹腔镜下子宫肌瘤剔除术

2）形成气腹、置镜、探查的基本操作同前，如肌瘤位置深无法判断最佳切口位置时需要术中超声引导。

3）向子宫肌壁注射垂体后叶激素，肌层收缩后，肌瘤部位会明显膨出，在肌瘤表面用电刀或剪刀切开肌瘤表面肌层，找到肌瘤与假包膜的界限，钝性分离直至蒂部，电凝切断蒂部。

4）连续缝合肌层切口,如切口较深可以分2层缝合,必须兜底缝合。

5）肌瘤绞碎取出。为避免偶见的平滑肌恶性肿瘤播散,建议将肌瘤装入标本袋中绞碎取出。

6）术后应用缩宫素减少出血风险,关注病理结果,根据患者夫妇双方不孕情况和子宫手术情况制订相应生育计划。

（三）宫腹腔镜联合手术在生殖领域的应用

单纯腹腔镜或单纯宫腔镜对不孕症的诊断与治疗都有一定的局限性和片面性。单独的腹腔镜只能处理盆腔内的问题,单独的宫腔镜只能处理宫腔内的问题。宫腹腔镜联合手术则能相互弥补、一举多得。首先,双"镜"齐下,医生能一目了然地进行多角度"视察",可以准确全面地评估盆腔及宫腔病变,清楚

ER 3-1-9 宫腹腔镜下输卵管通液术

直观地发现不孕原因。如宫腔镜下进行输卵管插管通液,腹腔镜可以同时观察液体在输卵管中的流动,为检验输卵管通畅性的"金标准"（ER 3-1-9）。其次,宫腹腔镜联合探查术能同时纠正宫腔和盆腔的不孕因素,如一次性治疗临床常见的盆腔子宫内膜异位症合并子宫内膜息肉、黏膜下合并浆膜下或肌壁间肌瘤的患者,能明显增加术后不孕患者的妊娠率。另外,腹腔镜监视还可以降低宫腔操作时子宫穿孔的风险,减少宫腔镜手术的并发症。

三、生殖相关男科手术

生殖相关男科手术主要包括两大类:一类是协助生殖技术获得精子,包括经皮附睾穿刺取精术（percutaneous epididymal sperm aspiration, PESA）、显微镜下附睾取精术（microsurgical epididymal sperm aspiration, MESA）、经皮睾丸穿刺取精术（percutaneous testicular sperm aspiration, TESA）、睾丸切开取精术（testicular sperm extraction, TESE）和显微镜下睾丸取精术（microsurgical testicular sperm extraction, MTSE）等,获取精子后进行卵胞质内单精子注射（ICSI）;另一类是针对男性不育症进行对因治疗的手术,常见的有输精管吻合术、输精管附睾吻合术、精索静脉曲张结扎术、精囊镜手术、经尿道射精管口切开术等。

（一）经皮附睾穿刺取精术

1. 手术适应证

（1）无精子症患者在人工辅助生育前确定是否可以获得精子。

（2）梗阻性无精子症患者,由于勃起功能障碍或射精功能障碍无法正常排出精子的患者,这些患者行人工辅助生育时可以通过附睾穿刺抽吸获得精子。

2. 手术步骤（图 3-1-7A）

（1）常规消毒,术者用左手固定睾丸,绷紧阴囊皮肤,用 10ml 注射器在待手术区域的阴囊前壁皮肤和皮下组织注射 1% 利多卡因 1~2ml 进行局部麻醉,接着注射 3~5ml 在输精管周围,阻滞精索神经。

（2）用 7 号输液头皮针连接 20ml 或 30ml 注射器预先吸取精子分离液 2ml。

（3）术者左手固定一侧睾丸和附睾,右手握头皮针经麻醉部位的阴囊皮肤穿刺附睾,由助手抽吸注射器,持续施加负压,一边穿刺一边抽吸,直至针头端有淡黄浑浊附睾液体抽出;如未见液体抽出,改变头皮针方向进行多点穿刺,重复上述抽吸步骤。尽量避免有血污染,以免影响视野和寻找精子困难。

（4）将抽吸附睾液和精子分离液注入小培养皿,在倒置显微镜下寻找活动的成熟精子。如有精子,将抽出液于 1 500r/min 离心 10 分钟,取沉渣,寻找精子于取卵当天进行卵胞质内单精子注射（ICSI）。如提取液中无精子或无活动精子,则行重复穿刺或行对侧附睾穿刺,如仍无精子,考虑行睾丸取精术。

（二）显微镜下附睾取精术

1. 手术适应证

（1）梗阻性无精子症、勃起功能障碍或射精功能障碍无法正常排出精子的患者,当这些患者通过 PESA 手术无法获得精子时。

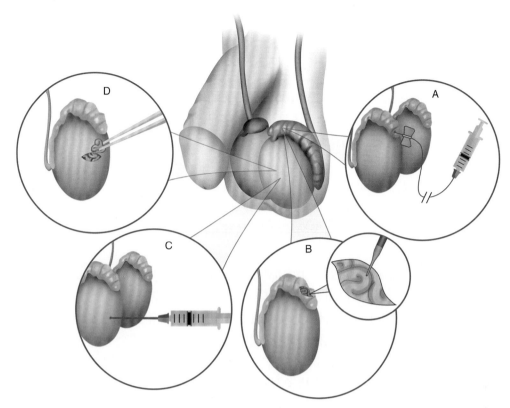

图 3-1-7　常见协助卵胞质内单精子注射（ICSI）获得精子的手术示意图

A. 经皮附睾穿刺取精术（PESA）；B. 显微镜下附睾取精术（MESA）；C. 经皮睾丸穿刺取精术
（TESA）；D. 睾丸切开取精术（TESE）。

（2）附睾输精管吻合术中检查。

2. 手术步骤（图 3-1-7B）

（1）采用骶管麻醉或全麻。

（2）常规消毒，术者取阴囊中线切口或双侧阴囊切口。打开鞘膜后，在 16~25 倍手术显微镜下观察附睾，找到扩张的附睾管后，用 15° 显微刀打开附睾被膜，双极电刀精确止血。游离扩张的附睾管，切开直径 0.3~0.5cm 的切口。用无菌载玻片蘸取从切口溢出的附睾液，加 1 滴生理盐水，在显微镜下检查是否有精子存在。如果没有发现精子，用双极电刀封闭附睾小管和附睾被膜，重新选取扩张的附睾管切开检查，也可在输出小管水平切开检查。

（3）发现活动精子后，取 1~2 支干燥的微量移液管，置于切口内，附睾液可通过虹吸作用进入微量移液管。微量移液管通过硅管被连接到一个抽吸装置上，它由一个 1ml 塑料注射器和一个 10ml 玻璃注射器构成。显微穿刺针的尖端尺寸为 250~350μm。只要轻轻抽吸，附睾液就可进入微管，经过硅管后流入塑料注射器。连续行更近端的穿刺直到获得期望的精子质量。

（三）经皮睾丸穿刺取精术

经皮睾丸穿刺取精术（TESA）即经皮穿刺抽吸睾丸组织，可用活检枪及 19 号、21 号或更细的穿刺针完成。

1. 适应证

（1）梗阻性无精子症患者，采用附睾取精手术未找到精子者。

（2）双侧慢性附睾炎、附睾结节或附睾结核患者，估计在附睾中找不到精子者。

2. 手术步骤（图 3-1-7C）

（1）精索阻滞麻醉。

（2）术者左手固定睾丸，右手将 7 号蝶形头皮针（连接 20ml 注射器）或者直接用连接 20ml 注射器的 12 号针头直接穿刺进入睾丸内。

（3）由助手保持注射器负压，然后缓慢退出，将抽吸的生精小管轻轻拉出，约有 1~2cm 长时用无菌剪子贴近睾丸表面剪断生精小管。

（4）将吸出的生精小管和睾丸液放入含有精子分离液的培养皿中，显微镜下寻找精子。

（5）也可通过活检钳的方式垂直穿刺进入睾丸，然后张开活检钳，夹取少量睾丸生精小管。

（四）睾丸切开取精术

1. 手术适应证

（1）无精子症患者在人工辅助生育前确定是否可以获得精子。

（2）梗阻性无精子症患者，采用附睾取精手术未找到精子者。

（3）双侧慢性附睾炎、附睾结节或附睾结核患者，估计在附睾中找不到精子者。

2. 手术步骤（图 3-1-7D）

（1）采用精索阻滞麻醉，方法见上述。手术部位宜选在睾丸上极两侧血管分布较少的部位。

（2）术者左手拇指与示指固定并压挤睾丸使其贴近皮肤，将附睾置于术野后方。

（3）用尖刀在阴囊皮肤切开 4cm 横切口，将睾丸挤向切口，血管钳提起鞘膜缘，以利于显露。依次切开睾丸肉膜、精索外筋膜、提睾肌、精索内筋膜及鞘膜，直至睾丸白膜。

（4）用尖刀将白膜划开约 3cm 切口，挤出少量生精小管，用无菌剪子贴近白膜表面剪断生精小管。

（5）将取出的睾丸生精小管放入含有精子分离液的培养皿中，显微镜下寻找精子。用于诊断用途时，可将取出的睾丸生精小管送病理检查。

（6）缝合白膜切口，观察有无出血。依次缝合鞘膜、肉膜和皮肤，皮肤伤口用无菌纱布包扎。

（五）显微镜下睾丸取精术

显微镜下睾丸取精术是指将睾丸从赤道平面切开，在显微镜下寻找发育相对良好的"局部生精灶"进行取精的手术。主要适用于通过常规的睾丸活检没有发现精子的非梗阻性无精子症患者，以及患者本身的睾丸体积较小、不适合行睾丸活检的非梗阻性无精子症患者。其优势在于将睾丸剖开，充分地暴露，可以完整观察有无"局部生精灶"；同时，通过显微镜的放大作用，有助于在手术过程中发现"局部生精灶"。

1. 适应证

（1）非梗阻性无精子症（包括特发性无精子症），尤其是睾丸活检证实为无精子症或极少精子、按照常规方法无法获取精子的患者。

（2）梗阻性无精子症，通过 PESA、MESA、TESA、TESE 等方法取精失败时。

2. 手术步骤（图 3-1-8）

（1）采用骶管麻醉或全麻。

（2）常规消毒，术者用尖刀作阴囊前中部横切口，挤出睾丸，切开肉膜及以下组织，直至显露白膜。

（3）术者用左手固定睾丸，将附睾置于术野后方，在 10 倍显微手术放大镜下用 15° 眼科刀于睾丸前中部近赤道线、血管间的白膜作 5~10mm 的横切口，小心勿切入睾丸实质，电凝白膜下横过的血管。于切口突出的睾丸组织内观察是否存在相对饱满的生精小管，若有则钳起送镜检观察有无精子。若镜检未见精子，则扩大切口，显露更多睾丸组织，用双极电刀电凝止血活动性出血点，检查并确定有无白色或黄色生精小管，这些生精小管内可能含有比棕褐色小管内更多的精子。若镜检发现精子，即改为 25 倍手术显微镜贴近睾丸组织观察，确定可能含精子的生精小管，用眼科虹膜剪将其剪出，电凝止血出血点。

（4）标本置于光镜（40 倍）下镜检，标本不染色，估计精子浓度、存活率和活力。若未找到精子，做对侧手术。若仍找不到精子，则进一步扩大创口显露更多睾丸组织寻找。较大、充盈的睾丸生精小管内往往含有精子，薄而萎陷的生精小管内则不含精子。

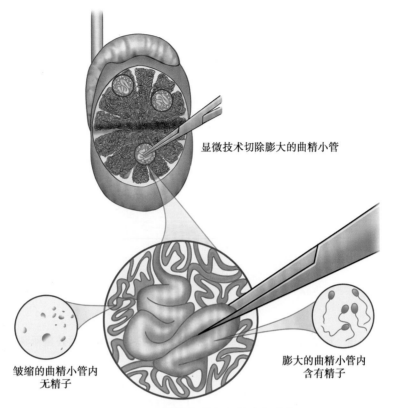

显微技术切除膨大的曲精小管

皱缩的曲精小管内
无精子

膨大的曲精小管内
含有精子

图 3-1-8 显微镜下睾丸取精术示意图

沿睾丸前面中部横向切开睾丸,显微镜下可以观察到手术视野中含有精
子的相对饱满的生精小管和无精子的皱缩的生精小管。

(5)在获取足够精子后,彻底电灼止血,用带角针的 5-0 缝线缝合白膜切口及皮肤切口。

(6)皮肤伤口用无菌纱布包扎。将精子置于含培养液小容器内备用或冷藏。

(六)输精管吻合术

1. 手术适应证

(1)输精管绝育术需再生育。

(2)绝育术后附睾淤积症经非手术治疗无效。

(3)外伤或手术意外损伤输精管。

(4)输精管阻塞性无精子症。

2. 手术步骤(图 3-1-9)

(1)局部麻醉或椎管内麻醉。

(2)于靠近输精管病变处切开阴囊皮肤及肉膜,挤出睾丸,游离出输精管,在病变区域两端切断输精管,远侧端行通畅试验,近侧端按摩附睾取液送检。

(3)确认远侧段输精管通畅,近侧端按摩液检出精子后,显微镜下固定输精管两断端,吻合输精管。注意:如输精管近侧端按摩液送检未见精子,精道造影提示附睾尾部阻塞,应改行输精管附睾吻合术。

(七)显微镜下精索静脉曲张低位结扎术

精索静脉结扎术可分为高位结扎术和低位结扎术。高位结扎术主要适用于:阴茎、阴囊表面静脉无扩张,平卧位曲张静脉明显减少,压迫腹股沟管内环,尔后立刻站立,阴囊内静脉不立即扩张者,此手术方式在内环以上部位单支静脉结扎即可。低位结扎术主要适用于:压迫腹股沟管内环,不能控制阴囊内静脉扩张者,此手术方式需结扎所有曲张静脉。目前临床上以显微镜下精索静脉曲张低位结扎术为常见术式。

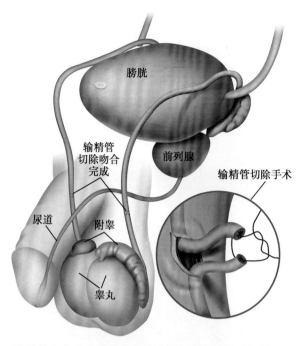

图 3-1-9 输精管吻合术示意图（在病变区域两端切断输精管并重新吻合）

1. 适应证

（1）成年临床型精索静脉曲张同时具备以下 3 个条件：①存在不育；②精液质量异常；③女方生育能力正常，或虽患有引起不孕的相关疾病，但可能治愈。

（2）精索静脉曲张所伴发的相关症状（如会阴部或睾丸坠胀、疼痛等）较严重，明显影响生活质量，经保守治疗改善不明显。

（3）青少年型精索静脉曲张存在以下情况者：①Ⅱ度或Ⅲ度精索静脉曲张；②患侧睾丸容积低于健侧 20%；③睾丸生精功能下降；④由精索静脉曲张引起较严重的相关症状。儿童期及青少年期精索静脉曲张应积极寻找有无原发疾病。

2. 手术步骤（显微镜下精索静脉曲张低位结扎术）（图 3-1-10）

（1）一般取腹股沟外环下横切口，切开皮肤、腹外斜肌腱膜、提睾肌，打开腹股沟管，游离精索，将精索提出体表，固定。

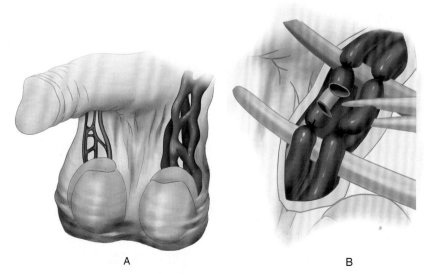

A B

图 3-1-10 显微镜下精索静脉曲张低位结扎术

A. 精索静脉曲张示意图；B. 精索静脉曲张结扎术示意图。

（2）10倍显微手术放大镜下游离输精管并做好保护。游离精索静脉丛,仔细分离精索静脉的每一支,通常是3~4支,提起曲张的精索静脉,然后分段结扎,注意保护输精管、睾丸动脉及淋巴管。

（3）确定无静脉漏扎后,还纳精索,缝合提睾肌筋膜、腹外斜肌腱膜,重建外环口（仅可容小指）,缝合皮肤。

（八）精囊镜

1. 适应证

（1）持续或反复发作血精症状超过3~6个月以上,经4周以上抗生素及相关规范药物治疗无效者。

（2）精液量显著减少、水样精液伴无精子症、少精子症、弱精子症等精液异常,怀疑射精管存在梗阻者。

（3）经相关检查高度怀疑存在射精管区域囊肿、结石及肿瘤等病变者。

2. 基本设备和器械 包括多种型号的输尿管镜、普通电切镜或等离子电切镜、钬激光碎石设备、异物钳和活检钳、斑马导丝或泥鳅导丝、灌洗压力泵、影像及摄像系统等。常用设备有6~8F输尿管镜,3~6F输尿管导管及冲洗装置。

3. 手术步骤（图3-1-11） 进镜方式包括经射精管自然开口逆行进镜、经前列腺小囊内异常开口进镜、经前列腺小囊内开窗进镜、射精管远端切开后进镜等。常用的为经射精管自然开口逆行进镜。在精道内镜下可见精阜区域的射精管自然开口,导丝引导下经射精管自然开口置入精道内镜,可以观察射精管、精囊内的情况和输精管壶腹开口的情况。

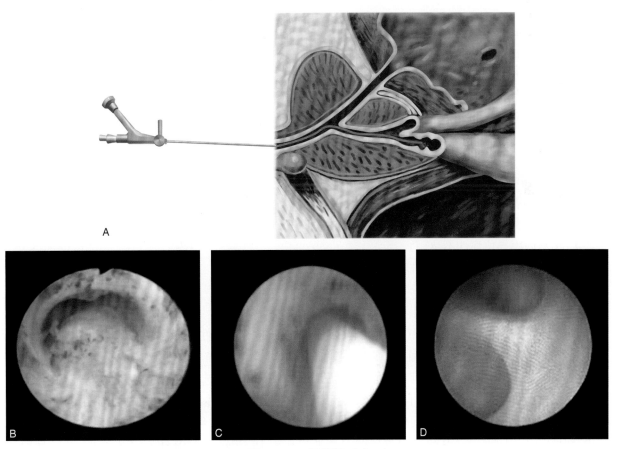

图 3-1-11 精囊镜手术

A. 精囊镜手术示意图；B. 精囊镜下显示精阜；C. 精囊镜下扩张输精管开口；D. 精囊镜下观察左侧或右侧精囊。

（余芝芝 郑珉 舒静）

第二节 促排卵技术

在不孕症的治疗中,卵巢刺激及相关药物在其中起到了非常关键的作用,卵巢刺激通常称为促排卵。促排卵技术除了应用于治疗排卵障碍性不孕症之外,也是辅助生殖实施的重要环节之一。在自然周期中,卵泡的生长由卵泡刺激素(FSH)及黄体生成素(LH)相互影响并进一步作用于卵泡膜细胞及颗粒细胞,通过一系列的反馈机制最终导致优势卵泡的发育与排出。促排卵技术,则是通过不同机制的药物,作用于下丘脑 - 垂体 - 卵巢轴的不同水平,最终促使单个或多个卵泡发育。

卵巢刺激一般分为诱导排卵(ovulation induction,OI)和控制性卵巢刺激(controlled ovulation stimulation,COS)。OI 主要针对于排卵障碍女性,诱导不超过 2 个优势卵泡的发育成熟和排卵。不孕症夫妇中18%~25% 有排卵障碍,表现为卵泡不发育、卵泡发育但不排卵、稀发不规律排卵或卵泡功能不良等,自然受孕概率低。排除其他不孕因素外,OI 是其主要治疗方式。COS,又称控制性超促排卵(Controlled Ovarian Hyperstimulation,COH),是指在药物的作用下使促性腺激素处于超生理状态,促使 1 个周期中有多个优势卵泡同步发育,适用于体外受精治疗周期,以便在 1 个周期中获取多个卵子,能得到较多个可供移植的胚胎。

一、诱导排卵

(一)适应证

1. 排卵障碍性不孕　根据 1993 年 WHO 对于排卵障碍的分类,主要适用于:①WHO I 型排卵障碍,即低促性腺激素性排卵障碍,表现为 FSH、LH 水平低下,内源性雌激素水平低落;②WHO II 型排卵障碍,表现为 FSH、LH 水平基本正常,但内源性 FSH、LH 周期性变化功能失调,可导致稀发排卵、不排卵或闭经,高达 90% 的 WHO II 型排卵障碍患者为多囊卵巢综合征(polycystic ovary syndrome,PCOS);③其他内分泌腺异常,高催乳素血症、甲状腺、肾上腺皮质功能异常可引起排卵障碍。

2. 月经不规律,周期长(≥35 天)。

3. 卵泡发育异常史或未破卵泡黄素化综合征(LUFS)。

4. 子宫内膜异位症性不孕。

5. 不明原因性不孕,应用促排卵治疗可以增加妊娠率。

6. 自然周期人工授精失败后。

(二)诱导排卵的药物及方案

诱导排卵常见方案有氯米芬(CC)方案,来曲唑(LE)方案、促性腺激素(Gn)方案、CC+Gn 方案、LE+Gn 方案等,可以配合指导自然同房或人工授精试孕。

1. 氯米芬(CC)　最常用的口服诱导排卵药物。为非甾体类选择性雌激素受体调节剂,具有类雌激素和抗雌激素两种特性。可竞争性结合下丘脑内雌激素受体,促使下丘脑反馈性产生 GnRH,从而刺激垂体分泌 FSH 和 LH,促使卵泡发育。一般在自然周期月经来潮后或孕激素撤退出血后的第 2~5 天开始,用药 5 天。B 超监测主导卵泡达平均直径 18~20mm 时,用 HCG 诱发排卵,并指导同房时间。

2. 来曲唑(LE)　属强效、可逆的竞争性非甾体类芳香酶抑制剂。通过阻断雄激素向雌激素转化,使体内雌激素相对不足,反馈性引起 Gn 分泌增加而刺激卵泡发育;同时,雄激素在局部卵泡内积聚,也可促进窦前卵泡生长,抑制颗粒细胞凋亡。有研究显示,使用 LE 诱导排卵,患者单卵泡发育率、排卵率及活产率优于 CC,同时多胎妊娠率低于 CC,出生缺陷两者无统计学差异。但 LE 促排卵应用属其说明书适应证外用药,需签署知情同意书。来曲唑的使用方法同氯米芬。

3. 促性腺激素(Gn)　为单独 FSH 或同时包含 FSH 或 LH 的促排卵药物。与氯米芬及来曲唑不同,促性腺激素为注射型药物,人绝经期促性腺激素(hMG)是最常用的同时具有 FSH 和 LH 样作用的促排卵药。促性腺激素是 WHO Ⅰ型低促性腺激素性排卵障碍的首选用药,Ⅱ型排卵障碍的二线治疗方案,用于一线促排卵无效,或经多次促排未孕患者。促性腺激素促排卵效果好,但治疗中容易发生多胎妊娠和卵巢过度刺激综合征等医源性风险。若在 B 超监测中有 >3 枚优势卵泡(卵泡直径≥14mm)出现,建议患者取消该周期且严格避孕,或直接转 IVF 治疗。

二、控制性卵巢刺激

(一)适应证
适用于拟开展 IVF-ET 及其衍生技术治疗。

(二)常用 COS 药物
可用的卵巢刺激药物类型同诱导排卵,如氯米芬、来曲唑、促性腺激素等。用于控制促排卵过程中 LH 峰的药物主要是促性腺激素释放激素激动剂(GnRH agonist,GnRH-a)及促性腺激素释放激素拮抗剂(GnRH antagonist,GnRH-A)。

1. GnRH-a　GnRH-a 为一类合成药物,目前有长效和短效两种制剂。GnRH-a 与 GnRH 受体高度亲和,使用后可产生以下两种效应。①结合早期:GnRH-a 与受体结合后对垂体造成短暂刺激,垂体分泌 Gn 增加,进而促进卵巢雌激素的合成和分泌。②结合后期:GnRH-a 可以对抗蛋白酶的降解作用,其在垂体细胞表面的持续作用可导致受体脱敏,对 GnRH-a 的刺激敏感性下降,即所谓的垂体降调节(pituitary down-regulation)。内源性 Gn 分泌被抑制,雌激素水平低下。通常 GnRH-a 持续作用 7~14 天可以达到药物性的垂体 - 卵巢去势。一般停药 6 周后,垂体功能可逐渐恢复。

2. GnRH-A　与 GnRH-a 不同,GnRH-A 与垂体 GnRH 受体紧密结合,可以直接抑制垂体 Gn 释放,特别是抑制 LH 峰。此类药物作用时间短、起效快并可逆,停药后垂体反应可快速恢复。GnRH-A 的抑制作用具有剂量依赖性,用药初期也不具有刺激 Gn 释放的功能,即不存在短暂性升高(flare up)作用。

(三)常用 COS 方案
详见本章第四节"体外受精 - 胚胎移植技术"。

三、扳机的选择和实施

(一)扳机的时机
扳机是指注射促排卵药物 HCG 或 GnRH-a 以模拟 LH 高峰从而促使排卵发生。无论是 OI 还是 COS,准确掌握扳机时机对后续获卵及妊娠都至关重要。一般来说,判断扳机时间主要参考卵泡直径的大小、数目及外周血激素水平。其中 OI 周期以诱导单个优势卵泡排卵为目的,可 B 超监测卵泡直径发育至 18~20mm,根据血清激素水平选择等候其自行出现 LH 峰或辅助注射 HCG。在 COS 周期,当 2~3 个主导卵泡直径达 18mm 左右,平均每成熟卵泡 E_2 水平为 200~300pg/ml 时,晚上 10~12 点注射 HCG 或 GnRH-a 扳机。

(二)扳机药物
1. OI 周期　多采用人绒毛膜促性腺激素(HCG),为妊娠后合体滋养细胞合成的糖蛋白激素。HCG 与 LH 的化学结构和功能近似,注射 HCG 可以模拟人体 LH 高峰并刺激排卵,同时起黄体支持作用。一般在给药后 32~36 小时发生排卵。

2. COS 周期　扳机方案比较复杂多样,常与卵泡个数、是否新鲜移植有关系(具体参看本章第四节"体外受精 - 胚胎移植技术")。

(朱　晶　舒　静)

第三节　人工授精技术

人工授精(artificial insemination, AI)技术是指将男性精液通过非性交的方式由人工注入女性生殖道内,使精子和卵子在体内自然受精而达到妊娠的目的。人工授精最初主要用于因男性病因所导致的不育夫妇,近年随着生殖相关知识的深入、诊疗方案的改进、检测技术的不断完善及精液处理方法的更新,其适用范围也不断扩展。目前,因其操作简单、价格低廉以及非侵入性等优点,人工授精技术在全世界范围内应用广泛。

一、分类

1. 根据精液来源分类　可以分为夫精人工授精(artificial insemination with husband semen, AIH)、供精人工授精(artificial insemination with donor semen, AID)、混精人工授精(artificial insemination with mixed semen, AIM)。

2. 根据精液贮存时间长短分类　可以分为鲜精人工授精(artificial insemination with fresh semen)、冻精人工授精(artificial insemination with frozen semen)。

3. 根据授精部位分类　可以分为阴道内人工授精(intravaginal insemination, IVI)、宫颈管人工授精(intracervical insemination, ICI)、宫内人工授精(intrauterine insemination, IUI)、腹腔内人工授精(direct intraperitoneal insemination, DIPI)、卵泡内人工授精(direct intrafollicular insemination, DIFI)、经阴道输卵管内人工授精(transvaginal intratubal insemination, TITI)。

二、适应证

1. 因心理因素或其他生殖器功能异常导致的性交不能而引起的不孕。

2. 男性因少精子症、弱精子症、畸形精子症及精液液化异常导致的不孕　参照《WHO 人类精液及精子 - 宫颈黏液相互作用实验室检验手册》(第 5 版,2010 年),至少需要两次精液化验的结果证实。

3. 女性因宫颈因素异常导致的不孕　反复多次性交后试验结果异常并排除其他不孕致病因素时,可以进行宫内人工授精。

4. 免疫性不孕　是指不育夫妇有抗生育免疫证据存在,并排除其他不孕致病因素。当男性精浆中或女方宫颈黏液中存在精子抗体干扰生育时,可尝试行宫内人工授精。

5. 原因不明不孕　目前无统一的诊断标准,为排除性诊断,发生率随着采用的检查技术的提高而下降。目前包括精液检查、排卵及黄体功能检查、输卵管检查等均未发现异常而不孕的情况。

6. 其他　经腹腔镜诊断和治疗后的盆腔子宫内膜异位症、轻度的输卵管粘连术后、PCOS 排卵障碍患者经多次成功促排卵(3~6 次)后仍未孕的患者也可选择人工授精技术助孕来增加妊娠率。

三、禁忌证

1. 女方因双侧输卵管病变造成的精子和卵子结合障碍。
2. 女方患有生殖泌尿系统急性感染或性传播疾病，或男方患急性附睾睾丸炎。
3. 女方患有严重的遗传、躯体疾病或精神心理疾病，不宜妊娠。
4. 女方接触致畸量的射线、毒物、药品并处于作用期。
5. 女方具有酗酒、吸毒等严重不良嗜好。
6. 夫妇双方对人工授精尚有顾虑者。

四、技术流程

（一）术前评估

人工授精方案确定之前，医师需对夫妻双方进行全面评估，明确病因诊断，选择适应证，排除禁忌证，完善助孕前各种身体常规检查。与拟接受人工授精的夫妻签署知情同意书，内容包括指征、并发症风险、妊娠率、子代安全性和费用等。根据我国辅助生殖技术规范，还需要查验夫妇双方身份证及结婚证。

（二）周期方案制订

分为自然周期和促排卵周期。

1. 自然周期　对于月经正常，排卵正常的患者，特别是单纯男方因素的患者，首先考虑采用自然周期。基于既往月经规律，从优势卵泡出现开始 B 超监测卵泡生长及子宫内膜厚度，当优势卵泡达到 16~20mm，血雌激素水平达到 270~300pg/ml，血黄体生成素水平开始上升大于基础值 2 倍以上时，安排在 12~36 小时后行人工授精。

2. 促排卵周期　对于有排卵障碍的患者，人工授精可以与诱导排卵联合应用以提高治疗效果，但禁止以多胎为目的的应用促排卵药物。诱导排卵适应证：①排卵障碍：如 PCOS 和下丘脑性排卵障碍；②月经不规律，周期长（≥35 天）；③卵泡发育异常史；④未破卵泡黄素化综合征。诱导排卵常用的促排卵药物：①氯米芬，月经第 5 天起口服 50~100mg/d，连用 5 天；②来曲唑，月经第 3~7 天开始用药，剂量通常是 2.5~5.0mg/d，连用 5 天；③他莫昔芬，与氯米芬相比，可有效改善子宫内膜厚度、形态与宫颈黏液的评分，提高妊娠率；④人类绝经期促性腺激素（hMG），月经第 3 天起 75~150IU/d 肌内注射；⑤氯米芬+hMG，月经第 3 天起用氯米芬 5 天，后期加用 hMG 75IU/d 肌内注射，至卵泡成熟；⑥其他方案。用药要个体化，及时调整用量。

（三）人工授精时机选择

B 超是最准确、最直观的监测卵泡发育的方法。促排卵周期的超声检查通常在周期 3~5 天进行；若是自然周期，可以选择优势卵泡开始出现的时间启动超声监测；由于在排卵前 48 小时至排卵后 12 小时内进行人工授精成功率最高，因此可根据月经周期、超声监测、激素测定排卵等方法来预测排卵时间，自然周期排卵通常发生于 LH 开始升高后 36 小时或者出峰后 24 小时，促排卵周期中 LH 上升前人工注射 HCG 10 000IU 诱导排卵，注射后 36~40 小时排卵。可以采用 B 超观察卵泡是否破裂，必要时安排再次人工授精。如果排卵前优势卵泡数量过多，即 >14~15mm 的卵泡 >3 个，为避免多胎发生，建议取消本次人工授精周期或转至开展 IVF 的生殖中心取卵改行 IVF-ET。

（四）精液优化处理

1. 精液采集　如果为夫精人工授精，取精前应该有 2 天以上 7 天以内的禁欲时间。人工授精日一般采用手淫法采集标本，采精前排尿，清洗双手将精液射入清洁广口的玻璃或者塑料容器内，容器上必须标记受检者姓名、编码、采集日期和时间。为避免精液暴露于存在有温度波动的环境时间过久而影响质量，精液采集应该安排在邻近精液处理室的私密房间内。为避免人工授精日患者发生勃起不坚甚至无法勃起、不射精等情况而导致取精失败，可建议术前先予冻精保存，或者在手术日男科医生采用药物等对症处理。如果为供精或者预先冷冻的精液，可于人工授精当日解冻。

2. 精液处理　阴道内人工授精只需要将精液液化后注入女性阴道。而宫内人工授精需要采用恰当的处理技术将精子从精浆中分离出来，从而提高精子活力，减少精浆因素对精子功能的不良影响以及对受精过程的干扰，防止精浆中致病微生物对女性产生潜在危害，提高妊娠率。现有多种技术可用于 IUI 治疗中的精液处理，如标准化精子洗涤法、上游法、密度梯度离心法、精子下游法等。不同方法各有优缺点，实验室技术人员应根据精液的性状、精子浓度、活力等参数，选择适当的精液处理方法。夫精人工授精常采用新鲜采集的精液，一般建议活动精子总数 5×10^6、精子前向运动百分率 30% 和正常形态精子百分率 5% 作为适用于 IUI 治疗的正常精液标准。供精人工授精（AID）的精液主要来源于精子库经过 6 个月以上检疫隔离的冻存精液。冷冻复苏后的精液，若用于行宫颈管人工授精，要求精子前向运动百分率不低于 40%、精子前向运动总数不低于 20×10^6；用于行宫内人工授精，其精子前向运动总数不得低于 10×10^6。

（五）人工授精的操作

1. 经阴道授精　患者摆放体位，消毒外阴，常规铺巾。抽吸液化的精液注入阴道后穹隆深处。

2. 经宫颈授精　患者摆放体位，消毒外阴，常规铺巾。窥阴器暴露宫颈后，轻柔地将授精导管尽可能地深入宫颈，缓慢推注精液。

3. 宫内人工授精（图 3-3-1）　生理盐水清洁阴道，干棉球吸干。人工授精管接 1ml 针筒，抽吸 0.4~0.5ml 重悬精液，顶端不吸入空气，也不用排气。随后轻柔地将人工授精管沿子宫的弯曲度送入，一般距离宫颈外口 3.5cm 处为宫腔与宫颈的连接处（宫颈子宫角或宫颈内口），突破宫颈内口再进入约 1~2cm 即可，缓慢推注处理后的精液至完全注入。导管深入不要超过 6cm，防止损伤子宫壁。若授精管遇到阻力应适当变换角度，当子宫曲度较大或者患者情绪紧张时，可能出现插管困难，不可强行进入，以

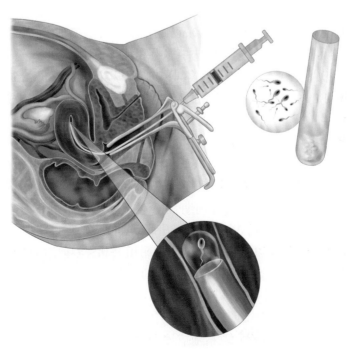

图 3-3-1　宫内人工授精操作示意图

免刺激子宫内膜,引起出血。可通过调节窥阴器位置、抬高或者压低宫颈或让患者做瓦尔萨尔瓦动作(Valsalva maneuver)(又称屏气法);必要时宫颈钳钳夹牵拉宫颈或换用可弯曲硬芯等。IUI 授精中插管失败比较少见,确实存在置管困难,可采用 B 超监护或者行宫颈高位授精迫使液体进入宫腔。术后患者高臀平卧 30 分钟,即可离院。

(六)人工授精后黄体支持

自然周期人工授精后是否需要黄体支持存在争议,但是对于促排卵周期人工授精、年龄 >35 岁、黄体功能不全、原因不明不孕等患者术后可考虑行黄体支持。黄体支持方法有:①孕激素,可采用口服、经阴道或者肌内注射途径给药,从 B 超确认排卵日开始,14 天后验血或尿 HCG,妊娠后继续使用至孕 8~10 周逐渐减量停药;②人绒毛膜促性腺激素,2 000U/ 次,从 B 超确认排卵日开始每 2~3 天肌内注射 1 次,直至确认妊娠。某些患者可考虑联合应用或加用雌激素类药物,卵巢过度刺激综合征(OHSS)高危患者不用 HCG 进行黄体支持。

(七)人工授精后随访

人工授精术后 14 天验血 HCG 确定是否妊娠,术后 35 天超声确定临床妊娠。孕 16~18 周超声检查了解胎儿发育情况。如果为高序多胎妊娠(≥3 个),建议减胎,因此促排卵治疗前需签署减胎知情同意书。妊娠后需要随访至分娩后 2 年。

(傅晓华　舒　静)

第四节　体外受精 - 胚胎移植技术

体外受精 - 胚胎移植(in vitro fertilization and embryo transfer, IVF-ET),俗称试管婴儿,是指将女性卵子与男性精子分别取出体外后,置于培养液中使其受精并发育成胚胎,再将胚胎置入母体子宫内发育成胎儿。根据技术的发展历程以及受精方法、治疗对象的不同,可分为三代试管婴儿技术。第一代试管婴儿技术,即传统的 IVF-ET,是指将卵子和精子取出后在体外受精培养皿中进行自然的受精,然后将受精后的胚胎移植到宫腔,避开了生理情况下精子与卵子在输卵管结合的过程,主要适用于女性输卵管不通的患者,由英国科学家 Steptoe 和 Edwards 在 1978 年首先开辟应用。第二代试管婴儿技术,即卵胞质内单精子注射(intracytoplasmic sperm injection, ICSI)技术,是指将卵子和精子取出后,通过显微穿刺针的方式将精子直接注射入卵子进行受精,主要是适用于少精子症、弱精子症、畸形精子症等诸多男性因素引发的不育问题,由比利时科学家 Palermo 在 1992 年首次成功应用。近年来,随着分子生物学技术的发展,胚胎植入前遗传学检测(preimplantation genetic testing, PGT)开始发展并应用于临床,俗称第三代试管婴儿技术。该技术是在第一代和第二代试管婴儿技术基础上派生出来的一项新技术,即在体外培育的胚胎植入前,对囊胚进行细胞活检,以检查是否携带异常基因或存在染色体异常,以排除有家族遗传病史的染色体或基因异常,从而达到优生的目的。

IVF-ET 技术过程包括控制性超促排卵(控制性卵巢刺激)、取卵、精液获取、体外受精与胚胎移植环节,体外受精环节又包括常规体外受精(IVF)和卵胞质内单精子注射(ICSI)两种方式(图 3-4-1)。PGT 则增加了囊胚活检进行遗传学诊断的步骤,大体过程是在将胚胎移植到母体子宫前,先从每个胚胎取少量细胞检测其染色体或基因情况,检测合格的胚胎才被移植。

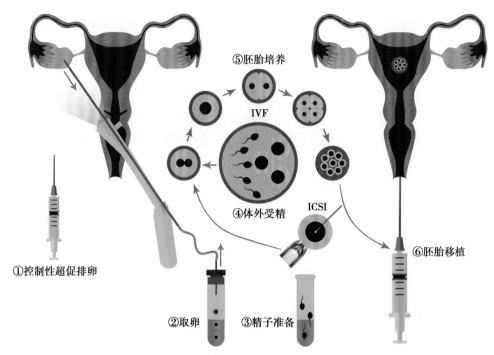

图 3-4-1 体外受精 - 胚胎移植（IVF-ET）示意图

包括①控制性超促排卵、②取卵、③精液获取（精子准备）、④体外受精（包含传统 IVF 和 ICSI 两种方式）、⑤胚胎培养、⑥胚胎移植共 6 个环节。

一、适应证与禁忌证

（一）适应证

1. 女方各种因素导致的配子运输障碍

（1）炎症引起的输卵管阻塞或通而不畅。

（2）双侧输卵管切除。

（3）输卵管结扎术后或复通后妊娠失败。

2. 顽固性排卵障碍

（1）诱导排卵或温和卵巢刺激 6 次以上仍不排卵。

（2）促排卵后有排卵 6 次未孕。

（3）结合宫内人工授精技术 3 次治疗后仍未获妊娠者。

（4）未破卵泡黄素化综合征。

3. 子宫内膜异位症和子宫腺肌病

（1）子宫内膜异位症Ⅲ、Ⅳ期合并 EFI 低于 5 分者。

（2）Ⅰ、Ⅱ期经手术治疗后试孕 6~12 个月未获妊娠者。

（3）子宫内膜异位症合并生殖高龄或卵巢低储备者。

（4）子宫腺肌病合并不孕患者。

4. 男方因素

（1）少精子症：$5 \times 10^6/\text{ml} \leqslant$ 精子浓度 $<10 \times 10^6/\text{ml}$，可考虑行 AIH-IUI 或 IVF 治疗；$1 \times 10^6/\text{ml} \leqslant$ 精子浓度 $<5 \times 10^6/\text{ml}$，可考虑行 IVF 或 ICSI 治疗；精子浓度 $<1 \times 10^6/\text{ml}$，直接行 ICSI 治疗。

（2）弱精子症：轻度弱精子症（20%≤前向运动百分率<32%）选择 AIH-IUI；中度弱精子症（10%≤前向运动百分率<20%）选择 AIH-IUI 或 IVF；重度弱精子症（1%≤前向运动百分率<10%）选择 IVF 或 ICSI；极重度弱精子症（前向运动百分率<1%）选择 ICSI。

（3）畸形精子症：轻度畸形精子症（3%~4%）可采用 AIH-IUI 助孕；中重度畸形精子症（1%~<3%）选择 AIH-IUI 或者 IVF；极重度畸形精子症（<1%）选择 ICSI。

（4）上述少精子症、弱精子症、畸形精子症经 3 次宫内人工授精技术治疗仍未获得妊娠。

5. 遗传因素　由于遗传性疾病需行植入前诊断，如血友病、地中海贫血等。

6. 免疫性不孕症　排除其他不孕因素，如男方精液或女性宫颈黏液内存在抗精子抗体者、卵巢自身免疫者、透明带免疫者等。这些患者在其他治疗无效时可行体外受精。

7. 原因不明性不孕　经过人工授精 3 个周期以上仍未妊娠者。合并卵巢低储备（AMH≤1.1）、生殖高龄（>38 岁）、不孕年限超过 3 年或合并其他可能降低生育力的疾病者，可以适当减少人工授精周期数或直接转体外受精。

8. 生育力保存

（1）女性癌症患者化疗或放疗前的胚胎冻存。

（2）男性癌症患者化疗或放疗前的胚胎冻存。

（二）禁忌证

1. 男女任何一方患有严重的精神疾病、泌尿生殖系统急性感染、性传播疾病。

2. 患有《中华人民共和国母婴保健法》规定的不宜生育的、目前无法进行胚胎植入前遗传学诊断的遗传性疾病。

3. 男女任何一方具有酗酒、吸毒等严重不良嗜好。

4. 男女任何一方接触致畸量的射线、毒物、药品并处于作用期。

5. 女方子宫不具备妊娠功能或严重躯体疾病不能承受妊娠。

二、术前评估

为使不孕不育的夫妇能安全地分娩健康的下一代，对要求进行 IVF 治疗的不育夫妇在进入 IVF-ET 治疗流程之前，需进行系统的评估和检查，以明确不孕原因，确定治疗方案，确认患者具备恰当的 IVF/ICSI 适应证而无禁忌证。

1. 男方检查

（1）精液检查［参照《世界卫生组织人类精液检查与处理实验室手册》（第 5 版）标准］。

（2）生殖内分泌功能检查及染色体检查：反复多次精液检查提示少精子症、弱精子症或畸形精子症者需性激素测定。外周血染色体检查可排除因染色体异常所致的生精障碍。有条件者，加做 Y 染色体微缺失分析。

（3）睾丸活检：无精子症患者应进行男科体检及评估睾丸穿刺的价值，如穿刺有成熟精子，可行经皮睾丸穿刺取精卵胞质内单精子注射（TESA-ICSI）。

2. 女方检查

（1）排卵的评估：通过月经史大致了解患者是否有排卵；也可以通过抽血查孕酮（P）水平，如 P>3ng/ml 则表示该周期有排卵；基础体温如提示双相型且高温相持续 12 天以上表示有排卵；尿 LH 检测如出现阳性亦提示有排卵可能；超声下连续监测卵泡生长发育可作为是否有排卵的直观检查。

（2）卵巢储备功能的评估：抗米勒管激素（AMH）、月经来潮第 2~3 天进行基础生殖内分泌功能测定和超声下双侧卵巢窦卵泡计数（AFC）。

（3）输卵管通畅性的评估：应在男方精液检查及女方排卵评估之后进行，选择月经干净 3~7 天避开性生活后进行，通常选择 X 线下子宫输卵管造影或超声下子宫输卵管造影等，因后者具备可同时观察子宫及宫腔内病变的优势，近年来得到越来越多的应用。如造影仍不能明确者建议可能宫腹腔镜联合探查术。

（4）子宫内膜容受性的检查：内膜活检不作为首选，近年来随着超声技术的蓬勃发展和亚专科化建设，超声下子宫内膜容受性的检查应用越来越广泛，包括宫腔容积、内膜厚度、内膜病变、内膜下血供等多方面综合评估。

（5）重要器官功能检查：为保证药物使用的安全性及妇女妊娠后的健康，在 IVF 治疗前应进行常规检查，包括血常规、尿常规、肝功能、肾功能、甲状腺功能、胸部 X 线检查、乳腺检查、心电图、宫颈癌筛查等。

三、IVF 控制性超促排卵及卵泡监测

（一）控制性超促排卵的目的

IVF 过程中控制性超促排卵是在药物作用下使 IVF 周期中有多个卵泡发育，以一次获取较多的卵子，得到较多可供移植的胚胎。

（二）控制性超促排卵前的卵巢反应性评估

治疗前需根据患者的年龄、基础性激素状态和窦卵泡计数等对卵巢反应性进行充分的评估。其目的是：①预测卵巢对外源性促性腺激素（Gn）刺激的反应性，指导 Gn 的应用剂量；②预测进行体外受精时的获卵数目；③预测 OHSS 发生风险；④预测妊娠率；⑤预测活产率。

1. 年龄　年龄是预测卵巢储备和反应性的首选粗略标准。年龄超过 38 岁预示卵巢储备下降，年龄超过 40 岁是公认的卵巢低反应高危因素。年龄是预测卵子质量的较好指标，高龄尤其是 >40 岁卵子质量下降，将明显影响 IVF 的妊娠结局。

2. 基础生殖激素

（1）基础 FSH 水平：指自然月经周期第 2~3 天（即卵泡早期）的血清 FSH 水平。妇女的基础 FSH 水平在不同月经周期可能有所波动，并受多种因素包括抑制素、活化素、雌激素和卵泡抑制素的调节；FSH 水平正常 ≤8IU/L，为卵巢正常反应；若基础 FSH 水平 >8~10IU/L，预示卵巢低反应。

（2）基础 E_2 水平：指自然月经周期第 2~3 天期间的血清 E_2 水平。基础 E_2 水平升高提示卵巢储备降低，预测卵巢低反应的基础血清 E_2 值大于 50ng/L。

（3）基础 FSH/LH：基础 FSH/LH 比值 ≥2.0，对促排卵反应较差，周期取消率增加；LH 水平降低可能影响卵巢对 Gn 的反应，在 COS 中需要添加 LH。

3. 颗粒细胞分泌蛋白的测定

（1）抑制素 B（INH B）：卵巢储备功能减退者基础 INH B 的降低早于基础 FSH 的升高，故认为 INH B 比 FSH 更能敏感反映卵巢储备，但对卵巢反应性也仅有中度预测能力。基础 INH B 阈值并无统一标准，文献报道大多为 <40ng/L 至 56ng/L 之间，INH B 水平还受个体脂肪量的影响；INH B 有周期内变异，在 COS 周期 INH B 受 Gn 调控，故测定 INH B 可对卵巢反应性做出及时评价。

（2）抗米勒管激素（AMH）：AMH<1.1ng/ml 是卵巢低反应的风险因素；AMH 在月经周期中保持较恒定的水平，既能在卵泡期又能在黄体期进行测定，不受 Gn 的调控。

4. 卵巢超声检查

（1）基础窦卵泡计数（AFC）：基础 AFC 系早卵泡期阴道超声下检测到的直径 2~10mm 的窦卵泡数目，直接反映本周期募集到的卵子数，间接反映卵泡池中剩余的原始卵泡数。双侧基础 AFC 合计 <7 个

是卵巢低反应的风险因素。AFC受避孕药、GnRH-a及操作者等影响,也存在周期内和周期间变异。对年轻、有排卵的妇女,若AFC低,应谨慎解释,也许并不代表卵巢储备降低。年龄<35岁,AFC>15个的瘦型女性,发生卵巢过度刺激综合征的概率大。

（2）卵巢体积及平均卵巢直径（MOD）：通用的卵巢体积的计算方法是经阴道超声测量卵巢3个平面的最大径线D1、D2和D3,体积$V=D1 \times D2 \times D3 \times \pi /6$。卵巢体积<3cm³,增加IVF的取消率。应用卵巢最大平面的平均卵巢直径（MOD）替代卵巢体积的测量,MOD与卵巢体积的相关性高达90%。以20mm作为MOD的界值,小于该值的患者IVF治疗结局较差。

（3）卵巢血流：观测指标包括卵巢基质内动脉收缩期血流速度峰值（PSV）、阻力指数（RI）、搏动指数（PI）、收缩期/舒张期流速比值（S/D）等。原始卵泡无单独的血供,需由基质血管传输营养物质和激素。基础状态下卵巢基质血管收缩期PSV与卵巢反应性正相关。至少一侧未检测到卵巢间质基础血流考虑与卵巢低反应相关。在IVF治疗周期前测量卵巢基质的血流灌注情况,对预测卵巢反应性有参考价值,动态测定卵巢基质血流参数可能对卵巢反应性更有预测价值。

5. 体重和既往促排卵反应情况　高体重和既往有低反应促排卵经历预示低反应风险;低体重和既往有高反应促排卵经历预示高反应风险。

6. 卵巢刺激实验

（1）氯米芬刺激试验（CCCT）：月经周期第5~9天每天口服氯米芬50mg,给药前后（即月经周期的第3天和第10天）检测血清FSH水平。卵巢储备和卵巢反应性良好的妇女,其卵巢生长发育的卵泡可产生足量的INH B和E_2对抗氯米芬激发的血FSH水平过度上升。若刺激周期第10天FSH水平>10IU/L或给药前后血清FSH水平之和>26IU/L,为CCCT异常,预示卵巢储备下降和卵巢低反应。

（2）外源性FSH卵巢储备试验（exogenous FSH ovarian reserve test, EFORT）：也称FSH刺激试验（FSH challenge test, FCT）,系在月经周期的第3天使用FSH 300IU,并在FSH给药前和给药后24小时分别采集标本检测血清E和/或INH B水平的卵巢刺激试验。若FSH刺激24小时后血清E_2水平的增值<100pmol/L和/或INH B水平的增值<100ng/L,为EFORT阴性（异常）,预示卵巢储备下降和卵巢低反应。EFORT直接反映卵巢对FSH的敏感性,是预测卵巢反应性较准确的指标。EFORT对高反应的预测优于CCCT,CCCT对卵巢低反应的预测优于EFORT。

（3）GnRH-a刺激试验（GAST）：GAST系在月经周期第2或3天早卵泡期使用超生理剂量的短效GnRH-a制剂1次,并在给药前和给药后24小时分别检测血清E_2水平。GnRH-a对垂体的短暂刺激作用,可使垂体分泌Gn增加,激发卵巢E_2的合成和分泌,使血E_2水平上升。若第3天的E_2较第2天的E_2增加1倍,考虑为卵巢储备功能正常。若在GnRH-a刺激24小时后血清E_2水平的增值<180pmol/L、血清E_2水平增幅<1倍或FSH水平>10IU/L、给药前后血清FSH水平之和>26IU/L,为GAST异常,预示卵巢储备下降和卵巢低反应。

卵巢高反应诊断标准：①COS过程中E_2>5 000pg/ml;②获卵数>15枚或由于卵泡数目过多取消周期;③COS过程中>12~14mm优势卵泡数目超过20个;④COS后出现中重度OHSS。高反应患者以预防卵巢过度刺激为主,推荐采用GnRH拮抗剂方案或GnRH-a长方案。

卵巢低反应（POR）诊断标准：博洛尼亚共识提出,需要至少满足以下3条中的2条可诊断POR。①高龄（≥40岁）或者存在卵巢反应不良的其他危险因素;②前次IVF周期中卵巢低反应,应用常规方案获卵数≤3个;③卵巢储备能力下降（AFC<5~7个或AMH<0.5~1.1ng/ml）。如果年龄或卵巢储备功能正常,患者连续两个周期最大化的卵巢刺激方案仍出现POR也可诊断。对于年龄≥40岁患者,卵巢储备功能检查异常,即AFC和/或AMH异常,在未行IVF周期之前,也应诊断为预期的（疑似的）POR。

（三）控制性超促排卵前的预处理

1. 卵巢囊肿　可在COH前行腹腔镜下卵巢囊肿剥除术或者对于复发性卵巢囊肿可考虑B超引导

下经阴道卵巢囊肿抽吸术。

2. 输卵管积水　因输卵管积水可使胚胎种植率下降1倍,建议胚胎移植前处理除去积水。可以在COH前进行,也可选择冻胚移植前进行。去除方式可采纳输卵管切除、造口、阻断、穿刺。根据患者的卵巢功能和盆腔粘连状态决定。

3. 子宫内膜病变　宫腔息肉可在COS前行宫腔镜手术,子宫内膜炎需要先抗炎治疗,若有病理提示异常增生需要按妇科规范进行治疗。

（四）控制性超促排卵常用方案

1. GnRH-a降调节方案　有长方案、短方案、超长方案、超短方案。

（1）长方案:适用于预期卵巢正常反应患者。在启用Gn促排的前一周期的月经期、卵泡期或黄体中期(排卵后1周)开始应用GnRH-a(采用长效或短效GnRH-a制剂均可),一直持续至扳机日。患者降调节后,根据LH值调整剂量。在下一周期的第2天返诊检查FSH、LH、E_2水平,若FSH、LH均小于<5IU/L,E_2<50ng/ml,双侧卵巢内卵泡直径<5mm,内膜厚度<5mm提示降调节满意,可以开始给予外源Gn促排卵。一般剂量控制在150~300IU/d,根据卵泡个数、AMH值、体重、既往促排卵反应记录进行剂量调整。Gn注射3~4天后返诊进行卵泡监测,并查性激素LH、E_2评估卵泡发育情况和降调节情况,调整药物继续促排,酌情安排B超复查时间。一般Gn注射10~13天,当最大卵泡直径达18mm左右,评估整个卵泡群有效卵泡的最大募集数量再决定是否扳机。扳机时机的判断需要根据卵泡均匀性、促排卵的持续时间、卵泡的增长速度和雌孕激素水平综合而定。扳机日停用GnRH-a,酌情注射Gn,一般在晚上10~12点安排注射HCG。次日查血HCG、雌二醇、孕酮,扳机后34~36小时取卵。

（2）短方案:利用了GnRH-a的短时间激发作用,一般适用于低反应患者。经典的短方案通常于月经的第2天开始应用短效GnRH-a 0.05~0.10mg/d至扳机日,同时于月经第3天开始给予Gn,以后根据卵巢的反应性调整Gn用量,根据卵泡发育情况决定HCG使用的时间(同长方案)。

（3）超短方案:同样也是利用GnRH-a的激发作用,一般适用于卵巢低反应的患者。一般于月经的2~4天应用短效GnRH-a 0.1mg/d,于月经第3天开始给予Gn促排卵,以后根据卵巢的反应性调整Gn用量,根据卵泡发育情况决定扳机时机。

（4）超长方案:常用于子宫内膜异位症、子宫腺肌病、高LH或高睾酮的PCOS患者,对低反应患者慎用。长效GnRH-a每28天注射1次(3.6mg或1.8mg),一般注射2~3次。末次肌内注射后第28~35天开始查血FSH、LH、E_2和B超。当血E_2达20~30pg/ml时,卵泡直径达4~5mm或FSH和LH开始升高,则可开始Gn启动。根据卵泡数确定Gn启动剂量,根据LH变化情况决定是否需要补充降调节。根据主导卵泡群个数、Gn使用时间、卵泡生长状况及E_2水平变化情况决定扳机日(同长方案)。

2. 拮抗剂方案　采用GnRH-A来抑制垂体LH峰,作用迅速,用药时间较短。相较于GnRH-a,拮抗剂方案Gn用量少、时间短,卵巢过度刺激风险低,并未显著降低活产率;且对垂体降调节时间短,出现低雌激素症状少。目前临床上主导方案之一,预期卵巢正常反应、低反应或高反应患者均适用。

月经第2天查HCG、基础FSH、LH、E_2、P,B超检查无囊肿,血激素水平处于基础状态时,于月经第2~3天开始用Gn。根据患者年龄、卵巢功能及既往用药情况决定Gn剂量,一般150~225IU。GnRH-A可固定在Gn刺激后6~8天开始用,也可以根据患者的反应灵活应用,主导卵泡直径达14mm或者LH≥10IU/L或达基线水平2倍时,开始每天注射GnRH-A直至扳机日。目前拮抗剂均为短效,需要每日注射。决定扳机的条件同长方案。扳机可选择GnRH-a和/或HCG。有过度刺激倾向或拟继续黄体期促排的建议选择GnRH-a扳机。

3. 微刺激方案　应用抗雌激素药物、芳香化酶抑制剂、低剂量外源性Gn联合或不联合GnRH-A控制LH峰,卵母细胞获得数目一般少于5~8个。

月经周期第 3 天开始口服 CC 50~100mg/d（或 LE 2.5~5.0mg/d），可同时联合使用 Gn（一般不超过 150IU），扳机日用 HCG 或 GnRH-a，酌情可使用 COX-2 抑制剂（非甾体抗炎药）来预防卵泡提前破裂。32~36 小时后经阴道超声引导下取卵。

4. 其他方案　适用于卵巢低反应或既往促排周期卵子质量不佳更改方案选择。

（1）纯自然周期：未用任何促排卵药和降调节药，自然 LH 峰后取卵。月经第 6~8 天开始监测卵泡生长，根据 LH、E₂、PRG 的值来判断是否扳机，决定取卵时机。

（2）改良自然周期：月经周期第 12 天开始监测卵泡发育，当优势卵泡直径为 12~17mm 时使用 GnRH-A 来抑制提早出现的 LH 峰以及应用 Gn 来维持晚期卵泡的继续生长，当优势卵泡达到 18~20mm 时肌内注射 HCG，若出现 LH 峰则 24h 后取卵，若未出现则 36h 后取卵，取卵后常规进行 IVF-ET。

（3）黄体期促排：排卵后 1~3 天内，卵巢内有 3 个左右 <8mm 的卵泡的患者，可使用此方案。黄体期促排需要的 Gn 量较大，一般用 CC 50~100mg/d 或 LE 2.5mg/d 协同 Gn 促排，Gn 剂量 150~300IU/d。若促排时间长，在黄体萎缩前加用甲羟孕酮 10mg/d，以避免月经出血。雌激素的判断受孕酮的干扰。扳机日的选择主要根据卵泡大小，当 3 个卵泡到达 18mm 或 1 个卵泡到达 20mm，使用 GnRH-a 扳机。对于 POR 患者还有一种双重刺激方案，即在卵泡期用微刺激方案促排，对直径大于 17mm 主导卵泡进行取卵；黄体期继续对直径小于 13mm 的卵泡行黄体期促排。此方案提高了周期内患者取卵数，对于临床预后较差、肿瘤患者生育力保存等时间较为紧迫的患者，有一定优势。

（五）控制性超促排卵方案的选择

1. 高反应者以预防卵巢过度刺激为主，推荐采用 GnRH 拮抗剂方案、联合刺激、高孕激素下促排、微刺激方案，用 GnRH-a 扳机。

2. 低反应者以尽量获得高质量卵子为主，推荐拮抗剂方案，也可选择联合刺激方案、GnRH-a 短方案。微刺激、自然周期也可应用。根据患者卵泡发育特点进行个性化选择。

3. 正常反应者首选黄体期或卵泡期长方案或拮抗剂方案，也可采用其他任何一种方案。

4. 子宫内膜异位症若评估卵巢为正常反应，中重度子宫内膜异位症首周期推荐超长方案，IVF 前应用 GnRH-a 3~6 个月可提高 IVF 成功率。若同时合并高反应风险或低储备推荐拮抗剂、高孕激素、联合刺激方案，冻存胚胎，再调整子宫内膜异位症不良盆腔环境后移植。

（六）排卵监测

控制性超促排卵过程中为避免卵巢过度刺激和提早排卵的风险，需要严密监测血清激素水平和卵巢超声检查。在运用 Gn 控制性超促排卵治疗时，临床医生可根据不同的需求和卵巢反应性，选择、维持或调整 Gn 用量，以后再重新评估，不断调整。

（七）扳机的选择和实施

1. 扳机的时机　当卵泡直径有 1 个 18mm 以上，2 个 17mm 以上，3 个 16mm 以上，多数卵泡在 14mm 以上，平均每成熟卵泡 E₂ 水平为 200~300ng/L 时，当天晚上 10~12 点注射 HCG 或 GnRH-a 扳机。扳机后 36~38 小时取卵。

2. 扳机药物

（1）uHCG/rHCG：uHCG 10 000IU 及 rHCG 250μg 给药后 32~36 小时发生排卵。消除半衰期为（77.26±45.17）小时。

（2）GnRH-a：注射曲普瑞林 0.2mg，在给药 48 小时内 LH 上升 10 倍。其生物半衰期为（7.60±1.67）小时，可替代 HCG 诱发成熟卵泡排卵，尤其适合用于有过度刺激倾向或拟继续黄体期促排的患者，不可用于长方案。

（3）双扳机：rHCG 250μg 加 GnRH-a 0.1mg，可同时增加内源和外源性 LH，诱发排卵，并降低 OHSS 风险。

四、取卵

一般注射 HCG 和 / 或短效 GnRH-a 后 34~36 小时取卵,也可根据患者既往取卵、获卵的实际情况推迟或提前取卵时间。自发 LH 峰出现,取卵时机判断比较困难,可以参考 LH、E_2、P 的数值,由有经验的医生决定。超声引导下取卵术详见第二十四章第一节。

五、取卵日男方精液获取

(一)取精前准备

1. 取精前应该有 2 天以上 7 天以内的禁欲时间,这个时间内不应该有任何遗精、手淫和性交发生。

2. 取精前应避免影响精子质量的因素,如劳累、熬夜、抽烟、酗酒、感冒、服药、高温作业等。

3. 为了取得干净的精液,应嘱咐患者在采精前排尿、清洗双手,采集过程中注意避免尿道、龟头和手上残留的细菌对精液的污染。

4. 为了限制精液暴露于温度波动的环境时间过久影响精液质量以及出于伦理监督的原因,精液采集应该安排在邻近精液处理室的私密房间内采集标本,患者着无口袋衣服指纹核对身份后进入。

(二)精液的获取

一般采用手淫法采集标本,精液射入专用容器内,该批次容器应被验证过对精子无毒性。标本容器应该保持在 20℃ ~37℃ 环境中,以避免精子射入容器后,由于大幅度的温度变化对精子产生影响。容器上必须标记患者姓名、编码、采集日期和时间,如果标本不完整,尤其是富含精子的初始部分丢失时,要在记录单上注明。如果精液量太少可以通过分段取精法留取精液。精液标本可能含有危险的传染性病原体,例如人类免疫缺陷病毒(HIV)、肝炎病毒或者单纯疱疹病毒,因此应视为生物危险品处理。处理标本过程中必须使用无菌物品和无菌技术,严格遵守实验室规范。

六、实验室操作

1. 精子的优化处理 精子优化处理方式根据精子的来源和精液质量决定,一般正常的精液多采用密度梯度离心法进行处理,少精子症患者的精液采用直接离心法进行处理。

2. 拾卵 接受负压穿刺下获取的卵泡液,迅速转移至平皿中,在体视显微镜下快速寻找卵冠丘复合体(COCs),然后将找到的 COCs 经受精培养液漂洗后,转移至受精培养皿中,置入培养箱内备受精。

3. 受精 在 HCG 注射后 39~40 小时,按 2 000 精子 / 卵在 COCs 周围加入精子,让精子和卵子在受精培养皿中进行自然受精。卵胞质内单精子注射(ICSI)受精方式详见本节第九部分。

4. 受精、胚胎培养和发育观察

(1)受精后 16~18 小时,用合适口径的剥卵针脱除颗粒细胞,转至卵裂培养液中(ICSI 直接转入卵裂培养皿),在倒置显微镜下观察受精情况,确定原核数。

(2)第 2 天和第 3 天晨观察胚胎卵裂情况,包括卵裂球数目和均匀度、碎片比例以及是否存在其他异常结构。

(3)对于需要囊胚培养者,在第 3 天将胚胎转入囊胚培养液中。继续培养至第 5~6 天,观察囊胚形成情况,并对囊胚进行评分。

七、胚胎移植

（一）胚胎移植时机

根据患者子宫内膜、激素水平以及胚胎数量、质量等情况，可选择第 3 天的卵裂胚或第 5 天的囊胚进行移植。从时间和形态上，取卵日为第 0 天，卵裂期胚胎为取卵后第 2~3 天的胚胎，第 2 天的胚胎一般在 4 个细胞左右，第 3 天胚胎一般在 8 个细胞左右。囊胚是取卵后第 5~6 天的胚胎，囊胚的细胞数较多，一般在数十个甚至 100 个以上（图 3-4-2）。

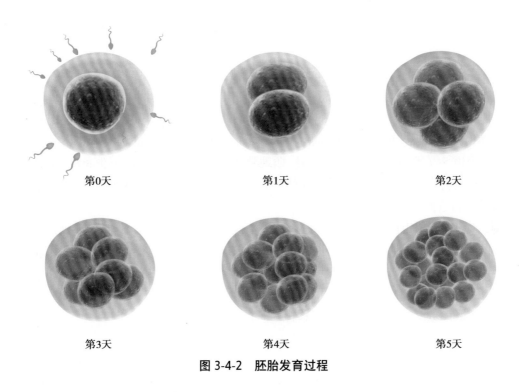

第0天　　　　　　　　第1天　　　　　　　　第2天

第3天　　　　　　　　第4天　　　　　　　　第5天

图 3-4-2　胚胎发育过程

1. 第 3 天卵裂胚移植　第 3 天的胚胎体外培养的时间短，可以获得较多的优质胚胎，但对胚胎的选择程度有限，胚胎的形态学不一定反映胚胎的活力。在正常自然妊娠时，第 3 天的胚胎仍位于输卵管腔，只有发育到囊胚阶段的胚胎才进入子宫腔开始着床。此时移植的胚胎与正常生理情况下相比，过早地进入子宫腔，与子宫内膜的发育不同步，胚胎着床之前在宫腔里悬浮一段时间，一般 2 天后才开始着床，因而胚胎停止发育甚至发生宫外孕的可能性相对较大。选择 2 个胚胎进行移植可以在一定程度上提高临床妊娠率，但这也增加了多胎妊娠的风险。

2. 第 5 天囊胚移植　胚胎发育至第 5 天时，胚胎变成囊胚，主要优点是具有染色体异常的大多数胚胎不能进入第 5 天，能够发育到第 5 天的胚胎在形态学评分要比第 3 天更准确，可以更精确地选择具有最佳植入潜力的胚胎。同时，囊胚移植与子宫内膜容受窗同步，植入当日即开始着床，可以提高胚胎移植的成功率。由于提高了着床率，使得单囊胚移植成为可能，因此可避免移植多个胚胎造成多胎妊娠的风险。但缺点是由于延长体外培养的时间，存活下来的胚胎有可能减少，特别是当卵子数量较少，胚胎数量较少的情况下，有可能无胚胎可用，从而导致胚胎移植取消率升高。

（二）胚胎移植方式

根据移植的胚胎是新鲜的还是冷冻的可分为新鲜胚胎移植或者冻融胚胎移植（frozen thawed embyo，FET）。前者是在取卵、体外受精、胚胎培养后，将胚胎直接移植到子宫腔内。后者则在胚胎培养后，使用胚胎冷冻技术，将胚胎冷冻保存。在取卵周期后的某个月经周期内的特定时间点，将胚胎解冻复苏，然后移植入子宫腔的过程。胚胎冷冻的适应证主要有：①保存 IVF 周期中多余优质胚胎；②有重度 OHSS 倾向者，为避免其进一步加重，可将胚胎冷冻，留待以后移植；③胚胎移植时插管入宫腔非常困难者；④胚胎植入前遗传学诊断（PGD）后等待诊断结果；⑤IVF 周期中移植时患者有感染发热、严重腹泻等内科并发症；⑥肿瘤患者在治疗病情控制后保存生育功能；⑦保存患者年轻时胚胎，供年纪大时移植（时控生育）。

（三）内膜准备方式

1. 新鲜胚胎移植无需准备。

2. 冻融胚胎移植

（1）自然周期：适用于月经周期规律且排卵正常者。于月经第 10 天进行超声检测卵泡及内膜，当卵泡直径 >14mm 时，注意监测血清 LH、E_2、P 水平，当子宫内膜≥8mm，于排卵后根据冷冻胚胎龄选择相应的胚胎行 FET。

（2）激素替代周期：适用于各种原因导致的无自然排卵，如多囊卵巢综合征、卵巢功能衰竭等情况。可使用雌激素递增或恒量方案。月经来潮或药物撤退性出血第 3 天，超声监测盆腔情况，若子宫卵巢无异常，开始口服雌激素戊酸雌二醇 3mg，每天 2 次，1 周后超声监测内膜厚度。如内膜超过 8mm，继续雌激素使用，持续时间≥12 天；超声检查若内膜厚度 <7mm，E_2 低于 150pg/ml，加用雌二醇片（芬吗通白片）0.5~1.0mg/d 塞阴道 5~7 天，酌情加用阿司匹林、西地那非等。当内膜够厚（至少≥8mm）或雌激素水平已超过 300pg/ml 但内膜已无法增厚时，给予黄体酮（口服、阴道塞、肌内注射形式均可），按首次注射日算取卵日计算，选择符合胚胎龄的日期移植。

（3）促排卵周期：适用于外源性雌激素不敏感，替代和自然周期内膜不理想，或前两种方案均未获妊娠。月经第 3 天开始给予他莫昔芬、来曲唑或 hMG 促排，超声监测卵巢及内膜情况，监测方法同自然周期。

（四）移植胚胎数

1. 常规移植胚胎数≤2 个，35 岁以上可移植≤3 个。

2. 以下情况选择单胚胎移植　身高低于 155cm；体重≤40kg 或≥90kg；有子宫手术史，如瘢痕子宫（剖宫产后瘢痕子宫推荐移 1 个）、严重宫腔粘连分离术后、子宫畸形（单角子宫、双角子宫、T 形子宫、双子宫等）、子宫畸形矫正手术、宫颈机能不全行孕前环扎术后、宫颈成形术后、宫颈部分切除术后；既往有宫颈机能不全导致的晚期流产或早产史；既往有产科并发症（如妊娠高血压综合征）或合并症（如糖尿病等）；PGD 或植入前遗传学筛查（PGS）等。

3. 以下情况推荐单胚胎移植　35 岁以下；拥有≥2 枚优胚；首次 IVF 或既往 IVF 有妊娠史。

4. 以下情况建议全胚冷冻　有发生重度 OHSS 可能者：扳机日 E_2>3 000pg/ml，实际获卵数超过 15 个或预计取卵数大于 20 个；胚胎移植日，患者出现腹胀，腹水或血细胞比容 >45%。采用不适合新鲜周期移植的促排卵方案（如应用 CC 的方案、高孕激素促排方案等）。采用 GnRH-a 单扳机。有不良子宫内膜因素：取卵日子宫内膜回声欠均匀或宫腔积液；移植日发现子宫内膜过薄或子宫内膜回声不均。HCG 注射日 P≥1.5ng/ml 或 COH 过程中 2 次及以上 P>1.5ng/ml。COH 过程 Gn 使用时间≥12 天或≤6 天。取卵日穿刺针穿过子宫体、靠近或经过内膜。取卵日出现需住院治疗的膀胱及其他穿刺损伤；白带异常；患者出现发热、感冒、腹泻等其他原因所致的身体不适。有输卵管积水，拟先行输卵管手术再移植。新鲜周期移植困难者取消移植。既往有 IVF 治疗失败史，拟改善内膜容受性后移植。患有不宜处于高雌激素状态的疾病。本次治疗有优质胚胎但数量少，要求积累胚胎。患者要求冻胚移植。移植日患病或不能来医院等特殊原因。

（五）胚胎移植前准备

1. 由手术室护士及胚胎实验室人员核对患者身份，向夫妇双方详细解释胚胎移植的全过程，避免紧张情绪。向患者交代胚胎移植的时间并嘱充盈膀胱。

2. 根据宫探结果进行胚胎移植操作,宫探显示困难者应在超声引导下移植,必要时憋尿。

（六）胚胎移植操作

1. 阴道准备 患者取膀胱截石位,术者戴无菌手套,生理盐水擦洗外阴后铺无菌巾,阴道扩张器充分暴露宫颈,生理盐水擦去阴道及宫颈分泌物,小棉签蘸少许胚胎培养液轻轻擦去宫颈口黏液。如宫颈分泌物黏稠,在宫颈内形成黏液栓,应用棉签清除擦净。

2. 困难宫探患者需助手腹部超声扫描,纵切显示子宫位置、宫腔形态及子宫内膜(宫探顺利者可略去此步)。

3. 插外套管 胚胎移植管拆封后,一般分为内管和外管。外管可在内管或硬芯引导下通过宫颈内口。注意拿套管时,术者不可碰触导管前端。外套管插入宫颈内口后,迅速通知实验室用移植内管吸胚胎。

4. 移植 由实验室人员再次核对患者身份无误,将吸有胚胎的移植内管顺着移植外管插入宫腔,将内管前端插入到距宫底 1.0~1.5cm 处,静止片刻(15~30 秒),缓慢推注注射器活塞将胚胎注入宫腔,保持推注力缓慢撤管(图 3-4-3)。

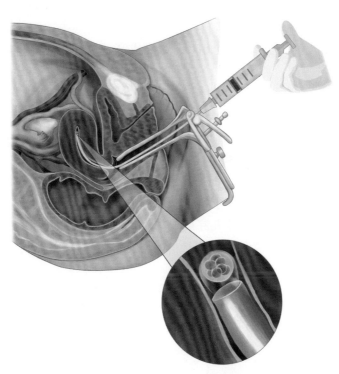

图 3-4-3 胚胎移植示意图

5. 取出移植内外管,送实验室检查有无胚胎残留,如有胚胎残留可再次移植。

6. 临床医生和实验室人员按照胚胎移植记录单的内容逐项填写移植过程。

（七）胚胎移植后处理

1. 移植后患者静卧 0.5 小时,无不适后即可离院。嘱患者移植后避免剧烈运动,但不必完全卧床休息,注意预防感冒。嘱患者若有腹胀、恶心、呕吐、体重明显增加等卵巢过度刺激综合征症状,立即回院。

2. 其他注意事项 移植有疼痛或宫缩者,可注射间苯三酚或阿托西班;移植特别困难者,应将胚胎冷冻保存,进一步行宫探,查明确原因;移植后 10~12 天抽血验 HCG。

3. 黄体支持 新鲜胚胎移植患者取卵后即开始黄体支持,最晚不超过移植日。移植后 10~12 天如 HCG 检查显示妊娠,继续应用黄体支持至 ET 后 5 周左右行早孕期超声检查,确定宫内妊娠后可考虑逐步减量,至妊娠 10~12 周停止黄体支持。

八、卵胞质内单精子注射

卵胞质内单精子注射(ICSI),也称第二代试管婴儿技术,是在体外受精 - 胚胎移植(IVF-ET)基础上发展起来的显微受精技术,通过直接将精子注射入卵母细胞胞质内,来达到助孕目的,主要解决精液因素导致的男性不育。

(一)适应证

1. 严重的少精子症、弱精子症、畸形精子症 如重度少精子症(精液中精子浓度 $<5 \times 10^6/ml$);重度弱精子症(精子前向运动百分率 <10%);极重度畸形精子症(精液中正常形态精子百分率 <1%);或者精液优化后精子前向运动总数 $<5 \times 10^6$。

2. 阻塞性无精子症或非阻塞性无精子症 通过附睾或睾丸手术获得数目很少或活动力很差的精子。

3. 取卵后不能射精又无备用精子,并拒绝冻卵,不得已可在征求患者和家属意见的情况下,采用附睾或睾丸精子进行 ICSI,作为一种补救措施。

4. 前次 IVF 受精异常 前次 IVF 不受精、低受精或高比例的多精受精,前次低受精(受精率 <30%)。

5. 卵子存在特殊情况 如冷冻保存卵和未成熟而经体外培养的卵子授精。成熟卵子经冷冻保存后,或不成熟卵子经体外培养成熟后,透明带变硬,精子不易穿透。建议行 ICSI 辅助授精。

6. 其他经冻存的精子可能会有损伤,有时需经 ICSI 辅助授精。拟进行 PGT 的胚胎需 ICSI 受精。

(二)基于 ICSI 的 IVF-ET 技术操作流程

和常规 IVF-ET 技术类似,基于 ICSI 的 IVF-ET 技术操作流程同样包括控制性超促排卵、取卵、精液获取、体外受精 - 胚胎移植环节,区别在于精子获取的方式和体外受精的方式。ICSI 的精子获取常借助经皮附睾穿刺取精术(PESA)、经皮睾丸穿刺取精术(TESA)、显微镜下睾丸取精术(MTSA)、睾丸切开取精术(TESE)等技术,而体外受精的方式是借助卵胞质内单精子注射技术辅助精子和卵子受精(图 3-4-4)。

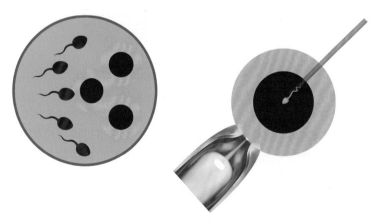

图 3-4-4 常规体外受精(IVF)示意图(左)和卵胞质内单精子注射(ICSI)示意图(右)

(三)ICSI 技术过程

1. 取卵后 38 小时,将 COCs 移入透明质酸酶中快速吹打,去除大多数颗粒细胞后,用合适的剥卵针去除剩余的颗粒细胞,平衡 30 分钟以上。

2. 在显微注射装置上安装持卵针和显微注射针,使两者处于同一水平。

3. 在精子制动液中加入精子,置于显微镜下,下降显微注射针,轻柔地划伤精子尾部 2/3 处,进行制动。

4. 从精子尾部将精子吸入显微注射针,将视野移入显微注射微滴,调整显微注射针和持卵针至同一水平后,用持卵针固定卵子,使其极体位于 6 点或 12 点方向,推动注射针,将精子注入卵子,撤针。

九、胚胎植入前遗传学检测

胚胎植入前遗传学检测(PGT),也称第三代试管婴儿技术,指在 IVF-ET 的胚胎移植前,取胚胎的遗传物质进行分析,筛选健康胚胎进行移植的方法,包括胚胎植入前非整倍体检测(PGT-A)和胚胎植入前单基因遗传学检测(PGT-M)等。

(一)适应证

1. 胚胎植入前非整倍体检测(PGT-A)

(1)夫妇双方或一方存在染色体疾病,如染色体平衡易位、罗伯逊易位、倒位、性染色体数目异常、染色体微缺失等,需要选择染色体平衡的胚胎移植。

(2)既往生育过染色体异常的孩子。

(3)既往流产或引产,胚胎经检测发现染色体异常。

(4)复发性流产。

(5)反复 IVF 治疗失败。

(6)女方高龄。

(7)严重畸形精子症。

2. 胚胎植入前单基因遗传学检测(PGT-M)　由于家族存在遗传性单基因病需行植入前诊断,如血友病、地中海贫血等。

(二)实验室操作

1. 准备活检皿(卵裂球活检使用无 Ca^{2+}、Mg^{2+} 的活检液)。

2. 在显微注射装置上安装持卵针和活检针,使两者处于同一水平。

3. 将卵子、卵裂期胚胎或者囊胚置于活检微滴中,进行下一步相应的极体、卵裂球或者滋养层细胞活检;活检囊胚建议在培养至第 4 天用激光辅助孵化仪进行透明带单点打孔。

4. 活检

(1)极体或卵裂球活检:确定活检位置,驱动持卵针在目标对侧固定卵子或胚胎;用激光辅助孵化仪在邻近活检目标的透明带单点打孔,将活检针通过该孔移动至活检目标处,使用负压轻轻吸取活检材料后,撤出活检针,将材料从活检针中吹入活检液。

(2)滋养层细胞活检:确定活检位置,驱动持卵针在目标对侧固定囊胚;对于滋养层细胞已孵出者,用活检针吸住待检细胞后,用激光辅助孵化仪的活检模式切割滋养细胞,切割细胞数在 5~8 个,活检获得的材料从活检针中吹入活检液。若囊胚已扩张但未孵出,用激光辅助孵化仪在邻近活检目标的透明带单点打孔,将活检针通过该孔移动至活检目标处,轻轻吸取滋养细胞并逐步拖至透明带外,然后按已孵出囊胚的操作流程获取活检材料。

(徐维海　黄琼晓　舒　静)

第五节 其他辅助生殖衍生技术

一、深低温冷冻技术

生殖细胞的深低温冷冻技术是将生殖细胞或组织置于冷冻保护剂中,通过脱水并降温,最终使细胞或组织在深低温条件下呈玻璃化状态,确保低温保存下存活的操作过程。当冷冻的生殖细胞或组织在临床治疗中需要使用时,可通过逐步移除冷冻保护剂,实现复苏和利用。常用的深低温冷冻方法主要包括程序化冷冻和玻璃化冷冻,目前已广泛应用于精子、卵子、胚胎以及卵巢和睾丸组织的保存,是生殖细胞长期保存的安全方法。

(一)精子和卵子冷冻

1. 卵子的冷冻 可用于卵子库的建立、肿瘤患者放化疗治疗前卵子保存、治疗过程中因各种原因不能获得安全有效的精子而采取的应急保存等。由于卵子细胞大小和成分的特殊性,对其冷冻的技术要求较高,应用程序化冷冻法进行卵子冷冻存活率较低。玻璃化冷冻法是目前常用的卵子冷冻手段,复苏率已达到较满意的水平。

2. 精子的冷冻 可应用于:①精子库的建立;②肿瘤患者放化疗治疗前精子保存;③取精困难者预存精子;④各种原因的精子获得困难者精子的预存,如睾丸手术获得的精子及隐匿性无精子症的精子。常规的精子冷冻方法简单,在生殖治疗机构广泛应用。近年来针对稀少精子或睾丸组织取精等人群开展的稀少精子冷冻和单精子冷冻,大大提高了精子的利用效率,有效解决了获取精子困难男性的生育问题。

(二)胚胎冷冻

控制性超促排卵技术主导下的辅助生殖技术常出现胚胎和子宫内膜发育不同步的现象,不孕女性的子宫内膜疾病也可造成胚胎种植困难,上述人群未进行充分的内膜准备使胚胎种植机会降低,造成胚胎浪费,对获得的胚胎进行冷冻可为内膜准备提供充足的时间。另外,辅助生殖治疗常收获较多的胚胎,移植后剩余胚胎的冻存利用可大大提高取卵周期的累计妊娠率。因此胚胎的冷冻技术是对辅助生殖治疗技术的极大补充和完善,也是开展辅助生殖治疗必备的技术。

胚胎冷冻方法主要包括程序化冷冻技术和玻璃化冷冻技术。程序化冷冻法是通过在不同浓度的冷冻保护剂和不断缓慢下降的温度下,完成细胞的脱水并形成玻璃态,实现冷冻保存。该方法是早年胚胎冷冻的主要方法,但由于方法学自身因素及在操作过程中对避免冰晶形成环节的技术要求较高,容易出现技术性胚胎损伤或死亡。玻璃化冷冻技术高浓度冷冻保护剂的使用,有效解决了困扰胚胎冷冻的冰晶形成及由此带来的胚胎损伤问题,大大提高了胚胎的存活率,已成为目前胚胎冷冻的主要方法。

(三)卵巢组织的冷冻技术

卵巢组织冷冻主要应用于肿瘤放化疗前、各种原因的外伤造成卵巢切除患者的卵巢组织保存。首例来自冷冻卵巢组织的婴儿于 2004 年出生,近年来由于肿瘤的高发及年轻化趋势,使卵巢组织冷冻技术开展的前景受到重视。

与胚胎冷冻技术一样,目前使用卵巢组织冷冻方法也包括玻璃化冷冻和程序化冷冻两种,目前出生的婴儿多数来自程序化冷冻的卵巢组织。但随着玻璃化冷冻技术应用中相关程序的进一步完善,玻璃化冷冻技术细胞高存活率的优势日益凸显,其应用比例也日益提高。

二、辅助孵化技术

囊胚孵出困难造成种植失败是降低辅助生殖技术治疗成功率的一个重要因素,辅助生殖治疗技术可在多个方面影响透明带的功能,比如促排卵治疗造成的高激素状态、体外培养过程以及胚胎冷冻和复苏过程均可造成透明带硬化;体外培养获得胚胎发育潜力降低也造成囊胚孵出困难。此外,女性年龄增长和个体卵子因素可以造成透明带结构和功能异常,影响囊胚孵出。应用近红外激光技术、机械切割等手段对透明带进行辅助孵化,造成透明带厚度减小或者直接使透明带形成小孔,可使形成的囊胚容易从透明带中孵出,增加囊胚种植的可能。

三、卵母细胞体外成熟

该技术主要应用于 PCOS 卵巢高反应人群预防促排卵治疗出现多个卵泡生长引起的 OHSS、卵巢组织冷冻技术中不成熟卵子的体外成熟、体内促性腺激素不敏感者、激素敏感性肿瘤的辅助生殖治疗。通过取出卵巢内的不成熟卵母细胞,在体外给予合适的成熟培养条件使其完全成熟,然后通过体外受精获得胚胎并进行移植,实现生育。

四、卵母细胞体外激活

精子和卵子的相互激活是实现受精的重要条件,其中 Ca^{2+} 的振荡频率和强度起到重要作用,对于 Ca^{2+} 振荡强度不足引起的受精困难,通过给予 Ca^{2+} 载体增加细胞外离子向卵细胞内转移、调动细胞内储备 Ca^{2+} 的释放,使细胞质 Ca^{2+} 振荡的频率增加、强度增强,从而激活卵子。常用的激活剂包括钙离子载体 A23187、锶氯化物等。

五、卵母细胞重构技术

卵子细胞器功能障碍可降低生育能力,并也可导致多种细胞器因素疾病的发生,并且根治困难。目前解决细胞器功能障碍最有效的手段是卵母细胞重构技术,通过胞质置换、核置换、细胞器移植等技术,重构一个健康的卵子,实现生育正常后代的目的。

（徐维海　舒　静）

───────────── 【参考文献】 ─────────────

1. AMERICAN COLLEGE OF OBSTETRICIANS AND GYNECOLOGISTS. The Use of Hysteroscopy for the Diagnosis and Treatment of Intrauterine Pathology: Committee Opinion Summary, Number 800. Obstet Gynecol, 2020, 135（3）: 754-756.

2. CHENG G, LIU B J, SONG Z, et al. A novel surgical management for male infertility secondary to midline prostatic cyst. BMC Urology, 2015, 15（1）: 18.

3. GUDELOGLU A, PAREKATTIL S J. Update in the evaluation of the azoospermic male. Clinics（Sao Paulo）, 2013, 68（Suppl 1）: 27-34.

4. RAMASAMY R, RICCI J A, LEUNG R A, et al. Successful repeat microdissection testicular sperm extraction in men with nonobstructive azoospermia. J Urol, 2011, 185（3）: 1027-1031.

5. DIEGIDIO P, JHAVERI J K, GHANNAM S, et al. Review of current varicocelectomy techniques and their outcomes. Bju Int, 2011, 108（7）: 1157-1172.

6. TANRIKUT C, GOLDSTEIN M. Obstructive azoospermia: a microsurgical success story. Semin Reprod Medicine, 2009, 27（2）: 159-164.

7. VAN PEPERSTRATEN A, PROCTOR M L, JOHNSON N P, et al. Techniques for surgical retrieval of sperm prior to intra-cytoplasmic sperm injection（ICSI）for azoospermia. Cochrane Database Syst Rev, 2008, 2008（2）: CD002807.

8. BOIVIN J, BUNTING L, COLLINS J A, et al. International estimates of infertility prevalence and treatment-seeking: Potential need and demandfor infertility medical care. Hum Reprod, 2007, 22（6）: 1506-1512.

9. MEACHAM R B, HELLERSTEIN D K, LIPSHULTZ L I. Evaluation and treatment of ejaculatory duct obstruction in the infertile male. Fertil Steril, 1993, 59（2）: 393-397.

10. 徐晓旭, 郁琦, 孙爱军, 等. 宫腹腔镜联合检查在原因不明不孕症诊断和治疗中的临床价值. 中华妇产科杂志, 2020, 55（1）: 15-20.

11. 中华医学会妇产科学分会加速康复外科协作组. 妇科手术加速康复的中国专家共识. 中华妇产科杂志, 2019, 54（2）: 73-79.

12.《精索静脉曲张诊断与治疗中国专家共识》编写组. 中华医学会男科学分会. 精索静脉曲张诊断与治疗中国专家共识. 中华男科杂志, 2015, 22（11）: 1035-1042.

13. 涂响安, 孙祥宙, 邓春华, 等. 显微男科手术学. 北京: 人民卫生出版社, 2014.

14. 中华医学会妇产科学分会妇科内镜学组. 妇科宫腔镜诊治规范. 中华妇产科杂志, 2012, 47（7）: 555-558.

15. 中华医学会妇产科学分会妇科内镜学组. 妇科腹腔镜诊治规范. 中华妇产科杂志, 2012, 47（9）: 716-718.

16. LI P S, DONG Q, GOLDSTEIN M. 显微外科技术治疗梗阻性无精子症的新进展. 中华男科学杂志, 2004, 10: 643-650.

17. FATEMI H M, BLOCKEEL C, DEVROEY P. Ovarian stimulation: today and tomorrow. Curr Pharm Biotechnol, 2012, 13（3）: 392-397.

18. HULL M G, GLAZENER C M, KELLY N J, et al. Population study of causes, treatment and outcome of infertility. Br Med J（Clin Res Ed）, 1985, 291（6510）: 1693-1697.

19. 胡琳莉, 黄国宁, 孙海翔, 等. 促排卵药物使用规范. 生殖医学杂志, 2017, 26（4）: 302-307.

20. RODRIGUES J K, NAVARRO P A, ZELINSKI M B, et al. Direct actions of androgens on the survival, growth and secretion of steroids and anti-Müllerian hormone by individual macaque follicles during three-dimensional culture. Hum Reprod, 2015, 30（3）: 664-674.

21. VENDOLA K A, ZHOU J, ADESANYA O O, et al. Androgens stimulate early stages of follicular growth in primate ovary. J ClinInvest, 1998, 101（12）: 2622-2629.

22. CASPER R F, MITWALLY M F. Use of the aromatase inhibitor letrozole for ovulation induction in women with polycystic ovarian syndrome. Clin Obstet Gynecol, 2011, 54（4）: 685-695.

23. LEGRO R S, BRZYSKI R G, DIAMOND M P, et al. Letrozole versus clomiphene for infertility in the polycystic ovary syndrome. NEng J Med, 2014, 371（2）: 119-129.

24. MITWALLY M F, CASPER R F. Aromatase Inhibitors in Ovulation Induction. Semin Reprod Med, 2004, 22（1）: 61-78.

25. 黄荷凤. 实用人类辅助生殖技术. 北京: 人民卫生出版社, 2018.

26. KOLIBIANAKIS E M, VENETIS C A, KALOGEROPOULOU L, et al. Fixed versus flexible gonadotropin-releasing hormone antagonist administration in in vitro fertilization: a randomized controlled trial. FertilSteril, 2011, 95（2）: 558-562.

27. SU H I. Measuring ovarian function in young cancer survivors. Minerva Endocrinol, 2010, 35（4）: 259-270.

28. Özkan Z S. Ovarian Stimulation Modalities in Poor Responders. Turk J Med Sci, 2019, 49（4）: 959-962.

29. OUDENDIJK J F, YARDE F, EIJKEMANS M J, et al. The poor responder in IVF: is the prognosis always poor? a systematic review. Hum Reprod Update, 2012, 18（1）: 1-11.

30. VAIARELLI A, CIMADOMO D, ARGENTO C, et al. Double Stimulation in the Same Ovarian Cycle (DuoStim) to Maximize the Number of Oocytes Retrieved From Poor Prognosis Patients: A Multicenter Experience and SWOT Analysis. Front Endocrinol (Lausanne), 2018, 9: 317.

31. MADANI T, HEMAT M, ARABIPOOR A, et al. Double mild stimulation and egg collection in the same cycle for management of poor ovarianresponders. J GynecolObstet Hum Reprod, 2019, 48 (5): 329-333.

32. QUAAS A M, LEGRO R S. Pharmacology of Medications Used for Ovarian Stimulation. Best Pract Res Clin Endocrinol Metab, 2019, 33 (1): 21-33.

33. 武学清, 孔蕊, 田莉, 等 . 卵巢低反应专家共识 . 生殖与避孕, 2015, 35 (2): 71-79.

第四章　生殖超声技术

随着三维超声、宫腔水造影、子宫输卵管超声造影等新兴技术的发展,超声在生殖领域的应用越来越广泛,传统二维超声诊断困难的宫腔细小病变、输卵管通畅性、盆腔粘连等问题得到了较好的解决。同时,因超声技术具有便捷、经济、安全等优势,目前已广泛应用于不孕症病因诊断、辅助生殖过程监测、受孕后监测、介入诊断和治疗等生殖医学的各个领域。本章着重从二维超声、三维超声、宫腔水造影、子宫输卵管超声造影、盆腔水造影、血管超声造影、直肠超声造影、超声弹性成像、超声人工智能等生殖领域新兴技术做一基本介绍。

第一节　二维超声

二维灰阶超声,用于探查人体脏器的二维结构,实时、直观显示人体组织的解剖结构图像。彩色和能量多普勒超声可以显示感兴趣区的血流信号,频谱多普勒则以频谱图的形式对相关区域的血流速度、阻力等进行定量分析。二维超声在生殖医学中的应用价值将在后续章节中详细叙述,本章将着重从超声设备参数调节方面做一介绍。

一、二维超声图像优化

清晰、恰当的生殖超声图像来自超声设备的合理设置,操作者在进行生殖系统超声检查前,需要熟悉超声设备的特点。若成像参数应用不当,可能会影响图像的分辨率,导致不准确的诊断结果。在此讨论生殖超声检查中二维灰阶成像的优化步骤。

(一)增益

增益(gain)主要针对回波信号的幅度进行调节,用于改变图像亮度(回声强度),为后处理过程。其调节因人、因检查部位而异,也会受到超声检查环境亮度的影响。增益设定过高会使图像过亮,设定过低又会造成图像缺失。增益的过高或过低都会造成漏诊,在检查过程中应随时进行调节(图4-1-1),如检查高回声的内膜息肉等可适当调低增益,检查无回声的囊肿等可适当调高增益。

(二)时间增益补偿

超声波的能量在传播过程中会随着深度的增加而逐步衰减,为了弥补这种衰减造成的信号减弱,超声仪器都能够随着深度的增加而人为地将回声信号的增益提高。因为深度增加反映的是超声波传播时间的增加,所以这种增益的提高实际上是通过超声波的传播时间而增加的,因此称为时间增益补偿(time gain compensation,TGC)。TGC主要补偿因深度造成的声衰减,一般由8~10组键组成,可以分段调节不同深度范围的图像明亮度,从而使灰阶图像前后场的亮度均匀平滑。因皮肤等反射强,需减小近场TGC;对于空腔含液性病变,如较大的盆腔囊肿,因存在囊肿后壁的强反射,可以适当减小远场TGC;三维或实时三维输卵管超声造影时,适当减小二维的远场TGC,可以降低造影图像的背景噪声；远场出现声衰减时，如较大的子宫肌瘤，则可以适当增大 TGC 以利于检查远场病灶（图 4-1-2）。

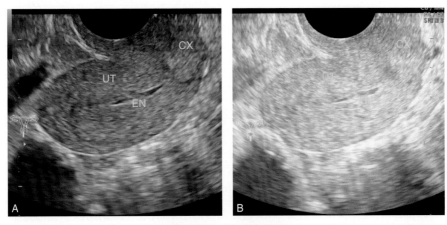

图 4-1-1　增益的调节

A. 子宫正中矢状切面，二维增益设置为合适的水平，容易区分子宫肌层、宫颈和内膜；B. 二维增益过高，无法清晰显示子宫肌层和内膜。UT. 子宫；CX. 宫颈；EN. 内膜。

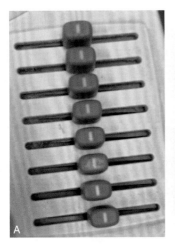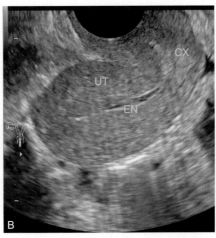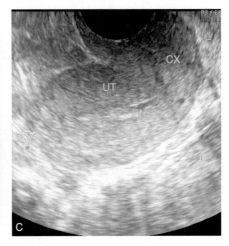

图 4-1-2　TGC 的调节

A. TGC 调节键；B. 子宫正中矢状切面，将近远场 TGC 调整到合适的水平，子宫肌层和内膜显示较清晰；C. 降低近场 TGC，增大远场 TGC，无法清晰显示子宫肌层和内膜。UT. 子宫；CX. 宫颈；EN. 内膜。

（三）深度和局部放大

深度（depth）是声束穿透介质的距离，在图像上体现在纵轴方向的显示范围。深度大时，声束传播的距离加大，传播时间延长，导致帧频降低，同时，由于远场的声束扩散和组织对声波的吸收等因素影响，远场的分辨力会降低。深度调节的基本原则是清楚显示目标的前提下使用尽可能小的深度（图 4-1-3）。对生殖系统进行超声检查时，常用的深度一般为 6~7cm。如果在常规深度调节上对于观察目标的细节显示不清时，可以采用局部放大功能，对感兴趣的二维图像进行局部放大，从而更清楚地进行观察。按下"Zoom"键，二维图像上出现一个取样框，移动取样框位置选取感兴趣的目标区域，改变取样框大小到完全包含感兴趣图像后，再次按下"Zoom"键，即进入图像放大后的工作模式，有利于对一些细节的观察。

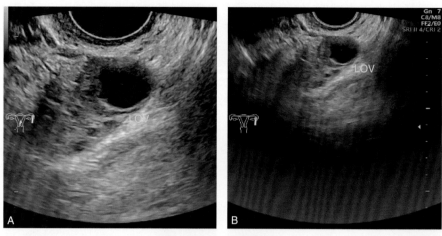

图 4-1-3 深度的调节

A. 深度合适,左侧卵巢纵切面,深度调整到合适水平,左侧卵巢的间质和卵泡显示
较清晰;B. 深度过深,图像显示偏小,影响卵巢结构的显示。LOV. 左侧卵巢。

(四)动态范围

动态范围是指探头接收的回波幅度信号压缩到可用于显示器显示的范围。探头能够接收的最大有
用信号电压幅度与最小有用信号电压幅度之间存在巨大差异,采用对数形式对进行压缩,用其对数值代
替绝对值来显示,这些对数值的范围即是动态范围(单位为分贝,dB)。动态范围大,获得的回波信息量
多,灰阶的差异过渡小,图像柔和,对比度弱,有利于细节层次的观察。动态范围小,灰阶的差异过渡大,
图像锐利,对比度强,有利于观察脏器和病灶轮廓边界。在生殖超声应用中,为了更有利于子宫肌层和内
膜的识别、卵巢内卵泡和实质的区别,一般要求相比肝脏等器官更高一些的对比度,可以将动态范围设置
得略低一些,但同样需要在合适的动态范围内(图 4-1-4)。

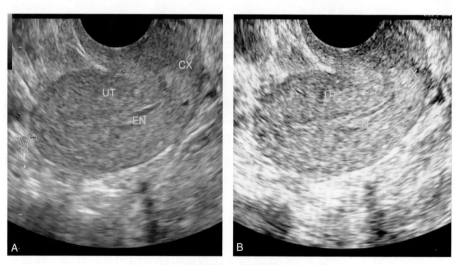

图 4-1-4 动态范围对二维超声的影响

A. 子宫正中矢状切面,动态范围调整到合适的水平,清晰显示子宫肌层、宫颈和内
膜;B. 动态范围过小,对比度过强,不利于子宫肌层和内膜细节的观察。UT. 子宫;
CX. 宫颈;EN. 内膜。

(五)探头频率、焦点与空间分辨力

探头频率的选择主要与空间分辨力和探测深度有关。一般频率越高,空间分辨力越高,但探测深度
越低;而频率降低,空间分辨力下降,但可以探测更深的深度。而电子聚焦技术,在一定的范围内可以

使发射的超声束变窄,通过焦点的调节,同样也可以提高焦点处的空间分辨力。空间分辨力指超声图像上能够分辨的两个点之间的最小距离。依据分辨最小间距的空间方向不同,可分为纵向分辨力、侧向分辨力和横向分辨力(图 4-1-5)。

1. 纵向分辨力 也称轴向分辨力,是指超声束轴线平面声束传播方向上分辨两个点的最小距离,对应超声图像上垂直方向的分辨力。纵向分辨力决定于声波的频率(即声波的波长),与频率成正比,频率越高(波长越短),纵向分辨力越高,频率越低(波长越长),纵向分辨力越低。理论上,纵向分辨力约等于波长的 1/2。例如:5MHz 的超声在人体软组织中的波长为 0.3mm,其纵向分辨力的理论值为 0.15mm;10MHz 的超声在人体软组织中的波长为 0.15mm,其纵向分辨力的理论值为 0.075mm。但实际上,由于受发射声脉冲持续时间的影响,实际分辨力要低于理论分辨力,10MHz 的超声的实际分辨力一般为 1~2mm。生殖超声常用的探头有经腹部的凸阵探头和经阴道的腔

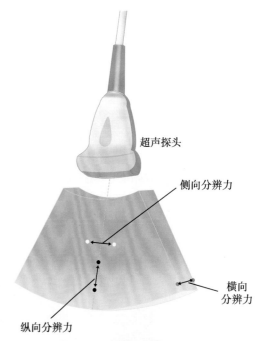

图 4-1-5 空间分辨力示意图

内探头。一般凸阵探头频率范围为 1~6MHz,腔内探头的频率为 5~9MHz,因此,腔内探头的纵向分辨力高于凸阵探头。为了获得更高的纵向分辨力,在没有无性生活史、阴道出血等禁忌的情况下,生殖超声检查建议首选经阴道途径。当然,频率越高,衰减越快,穿透深度越低,如果遇到较大的子宫或肿块,或卵巢位置较远,受腔内探头探测深度的限制而远场显示不清时,可以改为经腹部的凸阵探头进行探测。

2. 侧向分辨力 是指超声束轴线平面上与声束传播方向相垂直的探头长轴方向上能辨别两个目标的最小间距,对应超声图像水平方向的图像分辨力。侧向分辨力主要取决声束的宽度,声束越窄,侧向分辨力越高。可以通过聚焦的方式使声束变窄以增加侧向分辨力,焦点处常常是声束最窄之处,也是侧向分辨力最高之处。通过调节焦点(focus)的位置和数目可以调节相应区域的侧向分辨力。

3. 横向分辨力 又称厚度分辨力,是指与侧向分辨力相垂直的探头短轴方向上能辨别两个目标的最小间距。和侧向分辨力一样,横向分辨力主要取决于声束厚度,也可以通过焦点的调节来提高横向分辨力。二维超声图像上无法直接反映横向分辨力,但由于超声波束存在一定的厚度,会将探头短轴方向相邻的组织叠加在一幅超声图像上,从而带来部分容积效应等超声伪像。

(六)时间分辨力

时间分辨力是指超声的成像速度,即获得一幅图像的时间间隔的长短,以单位时间内的成像数量,即帧频(F)表示,单位是帧 /s。帧频越高,获取图像的时间越短,成像速度越快,图像显示越实时和平稳。时间分辨力受扫描线数(N)、探测深度(R)和声速(c)的影响,与声速成正比,与扫描线数和探测深度成反比。一般情况下,人体软组织内声速是恒定的,帧频主要取决扫描线数(与线密度和扫描的角度大小 2 个因素有关)和探测深度,扫描线数越多、探测深度越深,帧频越慢。另外,帧频还与扫描的宽度、焦点的数目有关,扇形扫描角度越大,焦点数目越多,图像帧频越低。彩色多普勒成像模式时,由于受彩色取样框大小等因素影响,帧频会明显下降。在生殖超声应用中,二维帧频达到 20~25 帧 /s,彩色帧频达到 10~15 帧 /s,即可显示为较实时的图像。而在输卵管实时三维超声造影时,由于扇形扫描角度常达到 180°,容积角度常达到 120°,并需要同时处理容积图像、造影图像,帧频则会大幅下降,一般只有 0.8~2.0 帧 /s,目前仍无法实现真正的实时效果。

（七）边缘增强

边缘增强（edge enhancement）是将图像相邻区域的灰度值相差较大的边缘处加以突出处理，经边缘增强后的图像能更清晰地显示组织的边界（图4-1-6）。在生殖超声应用中，为了更好分辨肌层与内膜的边界，及肠道气体背景中的卵巢回声，在恰当的前提下，可以加大边缘增强，来获得更清晰的图像。

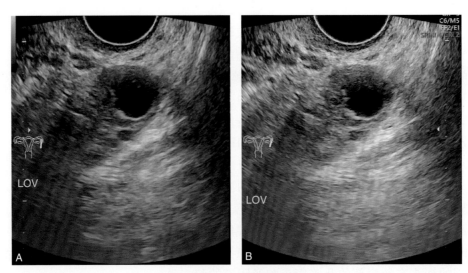

图4-1-6　边缘增强的调节

A. 左侧卵巢纵切面，边缘增强调整到合适水平，左侧卵巢的间质和卵泡显示较清晰；

B. 边缘增强偏大，对比度偏强。LOV. 左侧卵巢。

（八）谐波成像

声波在组织中非线性传播时，会产生多倍于发射频率的信号（二次谐波，三次谐波等），但声能逐渐变弱。我们通常把系统初始发射的固有频率的声波称为基波，而谐波是指频率等于基波频率的整数倍的正弦波，包括二次谐波（频率为基波的2倍）、三次谐波（频率为基波的3倍）等。谐波成像（harmonic imaging）是采用超宽频带的探头，接收组织通过非线性传播所产生的高频信号及组织细胞的谐波信号，对多频段信号进行实时平行处理，由于接收频率提高，对较深组织的分辨力也有了提高，明显增强了对细微病变的显现力，改善图像质量，提高信噪比。如果仪器通过带通滤波，只提取二次谐波信号进行成像，称为二次谐波成像。在生殖超声应用中，由于容易受到肠道等干扰，常设置为谐波成像，以获得更好的图像质量（图4-1-7）。

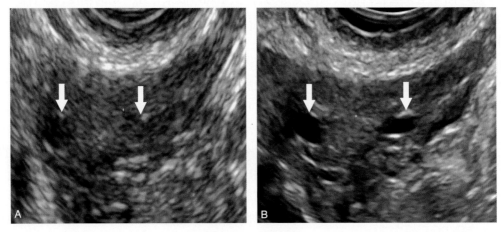

图4-1-7　谐波成像

A. 基波超声，卵巢内卵泡仅隐约可见；B. 叠加谐波成像后清晰显示卵巢内卵泡回声。

二、彩色及能量多普勒超声优化

彩色和能量多普勒检查的准确性受仪器的调节影响较大,不同的仪器、不同的条件设置常会出现不同的显示效果。因此,对于相关参数的合适调节和优化非常重要。

(一)取样框大小

彩色及能量多普勒成像必须考虑成像质量与帧频的折中,增大彩色取样框,会降低超声成像的质量,并导致帧频减低,成像速度减慢(图 4-1-8)。在生殖超声应用中,虽不如心脏超声成像对高帧频的要求那么重要,但在内膜及内膜下、病灶的血流显示时,高分辨的图像质量和实时的显示是成像的关键。建议适当减小取样框,尽可能保持帧频在 10~15 帧 /s,肉眼观察呈"实时"的图像。

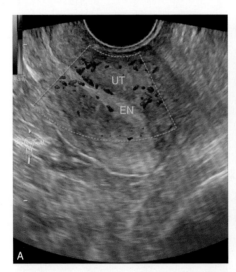
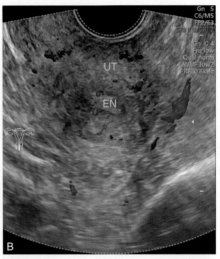

图 4-1-8　取样框的调节

A. 子宫正中矢状切面,选择合适的取样框大小,帧频为 16 帧 /s,成像速度合适,内膜及肌层的血流信息显示满意;B. 取样框过大,帧频 7 帧 /s,图像显示稀疏,成像速度较慢。UT. 子宫;EN. 内膜。

(二)速度标尺

速度标尺(scale)或脉冲重复频率(PRF)用来确定取样框内的平均速度范围。调节的一般原则是与目标器官血管内血流速度相匹配,以尽可能显示低速度的血流,但不出现混叠现象为宜。如检查子宫动脉时,由于流速较快,可以增大 scale 或 PRF,选择高速度范围,如果选择过低的 scale 或 PRF,则会出现血流出现速度和方向失真的混叠现象;当检查内膜及内膜下血流时,由于流速较慢,应减少 scale 或 PRF,选择低速度范围,此时如果选择了高的 scale 或 PRF,则会导致血流显示暗淡或缺失(图 4-1-9)。

(三)彩色余辉

彩色余辉使得当前图像可以覆盖前面的图像信息,叠加不同时间段的彩色信号,使每帧彩色图像的过渡更平滑,没有前后图像之间的突兀,但过高的余辉会产生图像"滞后"感,影响观察。对于心脏超声需要高帧频,会设定低彩色余辉,获得更强的"实时"感。而生殖超声的应用中,对于帧频的要求是中等水平,所以根据实际的临床需求,选择合适的余辉设置即可。

(四)彩色增益

彩色增益指的是屏幕显示的彩色亮度,与灰阶增益功能相似,彩色增益设定过高会导致血流信号过溢而出现杂乱彩色信号（图4-1-10）；而彩色增益设定过低则会导致真实的血流显示暗淡或缺失。生殖超声应用中，彩色增益的设置原则一般开始先设置为较低状态，然后慢慢调高，直至达到能清晰显示血流而不会血流外溢时为准。

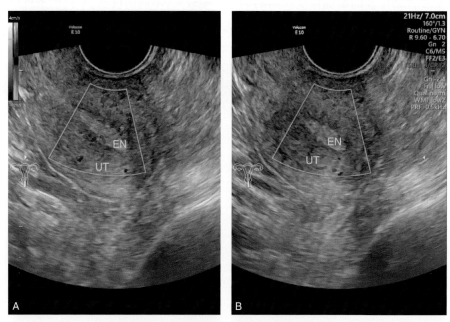

图4-1-9　速度标尺对彩色多普勒的影响

A. 速度标尺设置合适（PRF=0.9kHz），可以清晰显示内膜及肌层的血流；B. 速度标尺过高（PRF=1.3kHz），内膜及肌层的血流稀少。UT. 子宫；EN. 内膜。

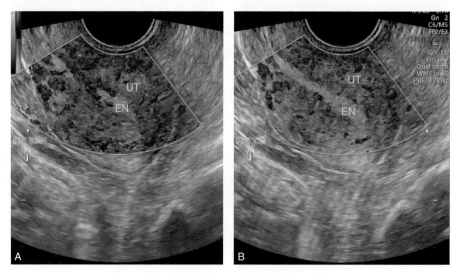

图4-1-10　彩色增益对彩色多普勒的影响

A. 彩色增益过高，显示内膜及肌层的血流出现明显杂乱彩色信号；B. 降低彩色增益到合适的水平，显示合适的内膜及肌层血流。UT. 子宫；EN. 内膜。

（五）能量多普勒的调节

　　彩色多普勒利用血管内的红细胞流动产生的多普勒频移信号生成彩色图像，这种频移依赖超声波束和血管内血流方向所形成的角度，当观察的血管结构和血流方向与声束入射方向存在较大的角度时，多普勒频移信号会明显减弱，当超声波束垂直入射血管时，多普勒信号几乎为零，从而影响真实血流的显示或无法显示血流。

　　能量多普勒是利用血管内红细胞产生的多普勒信号幅度进行成像,可以不受限于超声入射角度,彩色成像更敏感,且不容易出现彩色混叠(图 4-1-11)。能量多普勒的图像参数优化相似于彩色多普勒,彩窗大小、速度标尺、能量增益都是至关重要的,也需要在图像质量与帧频中找到平衡点,既有较高的成像质量,又兼顾可接受的帧频,掌握各种参数的作用和调节方法,从而获得满意的图像质量。

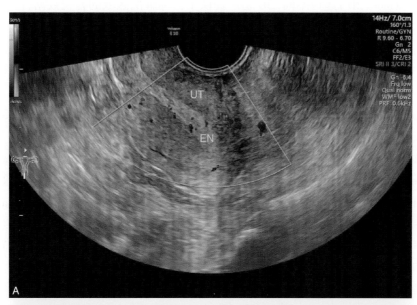

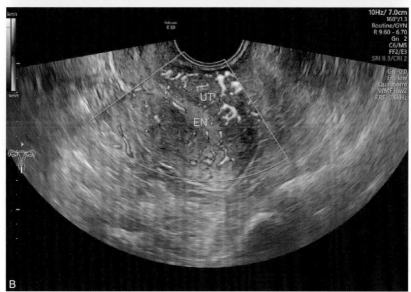

图 4-1-11　彩色多普勒和能量多普勒的区别

A. 设置同样的速度标尺,PRF=0.6kHz,适当的增益,彩色多普勒显示的内膜及肌层血流,血流信号较稀疏;B. 能量多普勒显示的内膜及肌层血流,血流更充盈,血流信号丰富。UT. 子宫;EN. 内膜。

（周柳花　黄　凯）

第二节　三　维　超　声

随着近 20 年超声技术的进步,三维(three dimension, 3D)超声在生殖领域的应用已越来越普及,与传统二维(two dimension, 2D)超声不同,3D 超声提供了目标解剖区域的容积数据,包含多切面的 2D 图像。3D 超声技术有赖于先进的机械及电子探头的发展以及计算机计算能力的提升,探头内的元件扫描获取容积数据,并且经计算机快速处理后在极短的时间内显示所获得的数据。所获取的 3D 数据可以通过 2D 图像的形式进行多平面显示,或以 A、B、C 平面以及重建后的 3D 结构的形式显示组织器官解剖结构的空间特点。

3D 超声分为静态三维成像和实时三维成像。静态三维成像是指探头完成一次的 3D 容积扫查。实时三维成像是在静态三维成像基础上增加了时间因素,即在单位时间内进行连续的 3D 扫查,又称之为四维(four dimension, 4D)超声成像。3D 超声的成像模式包括渲染成像(render mode)、多平面成像(multiplanar mode)、超声断层成像(tomographic ultrasound imaging, TUI)、容积对比成像(volume contrast imagine, VCI)、自由解剖切面成像(omniview)、虚拟器官计算机辅助分析(virtual organ computer-aided analysis, VOCAL)等模式。3D 超声在全身包括心脏、腹部、血管、产科等领域均有较多的应用。本章节将着重探讨 3D 超声在生殖医学中的基本应用(由于不同仪器的参数设置有所不同,本章节技术参数以 GE Voluson 系列超声作为基本参照)。

一、三维容积数据采集

（一）静态三维容积采集

静态三维容积采集是三维容积的静态采集模式,所获得的容积数据包含了在采集方向上连续的 2D 静态图像信息,但无时间运动信息。目前这种方式是生殖领域常用的容积采集模式。以子宫三维为例,以子宫正中矢状切面作为基准切面,可以从右至左连续获得子宫纵切面图像,从而将子宫完整地包络在三维容积图像内,重建后可以方便地在 X、Y、Z 轴上对子宫进行 A 平面(矢状面)、B 平面(横切面)、C 平面(冠状面)的任意角度分析。静态 3D 成像的采集时间根据扫描角度、容积角度、成像质量的不同而不同,一般需 0.5~7.0s,并可以与彩色、能量多普勒或二维灰阶血流(B-Flow)结合来评价容积内的血流情况。其不足之处在于缺乏时间因素,无法评价解剖结构在不同时相的运动情况。同时,在 3D 采集过程中患者呼吸等运动以及检查者手持探头不稳定等因素可能会导致所获取的 3D 图像出现伪像。

3D 容积数据采集前需要获得高质量的 2D 图像,可根据如下步骤优化 2D 图像:①在超声设备中使用生殖超声的预设条件;②满足探测深度的前提下使用尽量小的深度;③调整焦点位置至观察目标的中间偏远场区域;④调整探头位置获取较好的基准切面,如子宫三维成像时,常以子宫正中矢状切面作为基准切面。

接着启动 3D,获取静态 3D 容积数据。在进行 3D 容积数据采集时,着重考虑的是下列 3 个因素的调节:感兴趣区(ROI)、容积角度(vol angle)、采集质量(quality)(图 4-2-1)。

1. ROI 取样框　ROI 决定 3D 容积的 2 个参数,高度和宽度,分别对应 X 轴和 Y 轴,应在能包络目标容积所有结构的前提下使用尽量小的 ROI,这样可以确保尽量快的容积采集速度,同时减少伪像的产生。

2. 容积角度　容积角度(vol angle)是指 3D 扫描过程,探头扫查从初始平面到结束平面所形成的角度为容积角,决定 3D 容积的纵深度,对应 Z 轴(图 4-2-2)。位于初始平面和结束平面中间的平面为中心

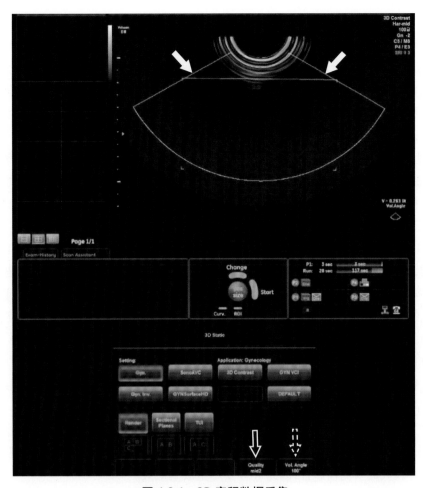

图 4-2-1 3D 容积数据采集

实心箭头所指为感兴趣区（ROI）取样框；虚线空心箭头所指为容积角度（vol angle）；实线空心箭头所指为采集质量（quality）。

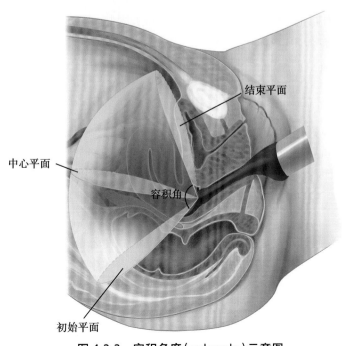

结束平面

中心平面

容积角

初始平面

图 4-2-2 容积角度（vol angle）示意图

平面,为 3D 扫描启动前的基准切面。3D 扫描一般首先定位中心平面,启动 3D 扫描后,容积探头从中心平面一侧的初始切面向另一侧的结束平面方向摆动。容积角度的调节原则是在满足采集内容的前提下角度尽量小,从而可以获取尽量快的容积采集速度,并减少伪像的产生。选择 3D 容积角度时,要对所采集部位的解剖结构有充分了解,目前根据超声设备和探头的不同,容积探头的扫描角度从 10° 到 120° 不等。以子宫三维容积采集为例,一般以子宫正中矢状切面作为"中心切面",预估从右至左能显示完整子宫的信息的角度,一般 80° ~100° 就可以满足需求。

3. 采集质量 采集质量(quality)是容积内获取的图像质量。在 3D 容积数据采集时,质量分为低(low)、中等 1(mid1)、中等 2(mid2)、高(high)四种,质量越高,采集的时间越长,获取的图像空间分辨力越高。为了获得更好的空间分辨力,静态 3D 常选择尽可能高的采集质量。

(二)实时三维容积采集

实时三维(4D)容积成像是通过连续采集不同时相的 3D 容积数据达到实时动态 3D 成像的效果,除了三维空间结构,增加了空间结构随时间变化的信息。在生殖领域应用最具代表性的是子宫输卵管实时三维超声造影。电子矩阵探头已经在腹部及心脏领域有了应用,但在目前的技术条件下,阴道容积探头的实时三维还是使用机械探头获取。机械马达驱动对于最大容积角度、容积采集速度及容积图像分辨率都有一定的制约,目前实时三维输卵管超声造影的帧频为 0.8~2.0 帧/s,与真正的实时状态仍有一定的距离,所获得的 3D 图像空间分辨力也较静态 3D 模式低。

在进行四维容积数据采集时,着重考虑的也是下列 3 个重要因素(以子宫输卵管超声造影为例):感兴趣区(ROI)、容积角度(vol angle)、采集质量(quality)。

1. ROI 取样框 原理与静态 3D 容积采集相似,但应尽量使用大的 ROI 来包络住所有的目标结构,这样会减慢容积采集的速度,同时会增加伪像,但 4D 造影的首要原则是确保包络常规二维超声难以显示的可能走行差异较大的双侧输卵管,因此 ROI 要尽量放到最大。

2. 容积角度 和静态三维容积采集不同,由于二维超声对输卵管显示的不确定性,子宫输卵管实时三维超声造影常将容积角度设置为最大,一般仪器的最大角度可达 120°,从而尽可能完整地显示输卵管的走行。

3. 采集质量 在 ROI、容积角度的选择上,4D 容积采集都选的最大,为了减少对容积数据采集速度的影响,提高 4D 的帧频,因此采集质量一般选低质量(low),因此,4D 成像的空间分辨力会相对较低,对于细微结构的观察常需要静态 3D 成像作为补充。

二、容积的显示和操作

(一)渲染成像

渲染成像(render mode)是对所获取的三维容积图像进行外部或内部的表面显示。在渲染成像时,所获得的容积图像内会设置取样框,有参考边界(以绿色线条显示),代表表面成像重建的方向。操作者可以调节表面成像的方向及容积内目标结构的取样框厚度,来获得感兴趣区域的图像(图 4-2-3)。

渲染成像有多种表面重建模式,如"表面(surface)模式""表面光滑(surface smooth)模式""梯度光线(gradient light)模式"等,临床上多用于显示胎儿面部图像。在生殖领域中,渲染成像常用于宫腔形态展示,可以较为清晰地展示了宫腔病变的大小、范围、位置及其与周围组织的关系。三维超声冠状面成像对于单角子宫、双角子宫、中隔子宫、双子宫、弓形子宫等子宫畸形有较好的诊断价值。同时,对于子宫输卵管造影等需要宫腔置管环节的操作,在操作前先行三维超声检查评估宫颈和宫腔的位置、数目,对于置管的方向、数目的选择有重要的指导价值。

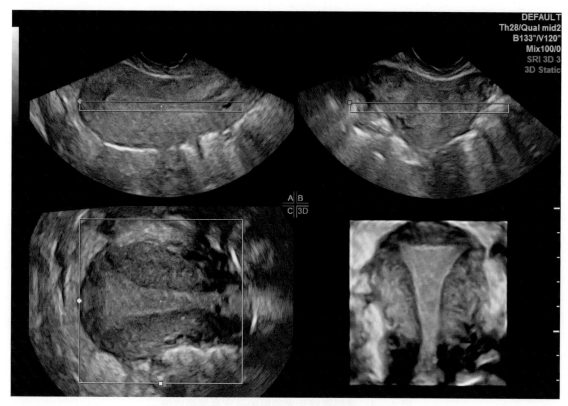

图 4-2-3　渲染成像（render mode）

显示子宫 A、B、C 平面和重建后的 3D 模式，其中 A、B 平面上的绿色线条代表表面成像重建方向的参考边界，绿色和黄色线条之间的厚度代表容积对比成像的取样厚度。

（二）容积对比成像

容积对比成像（VCI）应用于三维超声扫查后的重建平面，通过调整重建平面的成像厚度，叠加邻近组织的图像，增强重建平面解剖结构的图像信息，提高分辨率和对比度，减少斑点噪声和伪像，可与多平面成像、TUI、Ominview 联合使用。VCI 使薄层结构获得更好的对比度，可用于显示宫腔形态、辨别不同类型的子宫畸形、宫内节育器的位置或其他宫内病变，如肌瘤、息肉等。VCI 的厚度为 1~20mm 不等，使用者根据图像需要进行调节。

（三）多平面成像

多平面模式对三维容积数据的显示建立在 3 个互相垂直的二维图像基础上，通常称之为 A 平面、B平面和 C 平面（图 4-2-4）。A 平面位于左上角是图像采集的基准切面，B 平面和 C 平面是根据图像内的参考点而形成的 2 个相互垂直的平面。参考点可以在三个平面中的任一平面进行推移，其余 2 个垂直平面的图像亦随之同步变动。

多平面的显示方式与二维的显示方式类似，容易理解。根据二维参考平面获得的容积数据进行操作，相对简单，可以直观显示 3 个正交平面的图像特征。通过对获取到的容积数据进行平移和旋转，即沿着 X 轴或 Y 轴旋转，能序列地展示众多诊断切面，比如宫颈、宫腔及宫底的各正交切面。4D 输卵管超声造影时，对子宫及双侧卵巢进行三维预扫描用的也是多平面成像，扫描过程中，需要借助多平面动态观察子宫和双侧卵巢是否包络在容积框内以及卵巢与子宫的相对位置。

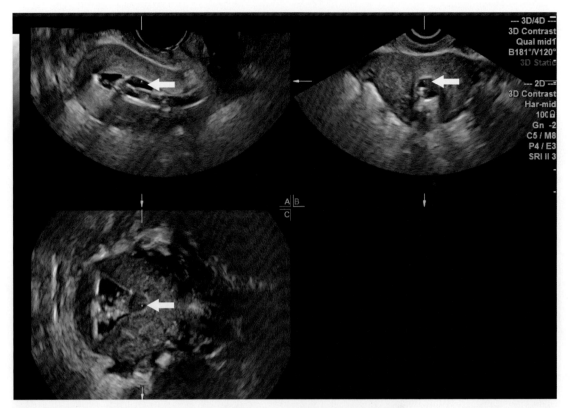

图 4-2-4 宫腔置管后水造影的子宫多平面成像

A 平面为图像采集的基准切面（子宫正中矢状切面），B 平面和 C 平面是根据 A 平面中的参考点（箭头所指）而形成的 2 个相互垂直的平面（子宫横切面、子宫冠状切面）；三个平面中任一个平面的参考点（箭头所指）均可以任意推移，其他 2 个平面则会随之同步移动。

（四）超声断层成像

超声断层成像（TUI）是一种多层面的显示模式，将已取得的三维容积数据库以其中一个切面为基准，自动等距离分割为与之垂直的多个平行切面。一般超声屏幕可以显示 4~9 幅图像，其中左上角的图像为定位指示图，其余的图像为分割的断面图。断面图之间的层间距、每个层面的厚度以及屏幕上显示的切面数量均可以自行调节（图 4-2-5）。TUI 层间距一般的调节范围为 0.5~10.0mm，应根据容积数据和需要显示脏器的大小进行相应的调节，例如小的病灶或结构复杂的病灶，需要把层间距调小，对于大的病灶或结构单一的病灶，如单房或多房性的卵巢囊肿等，则可以调大层间距。TUI 也常与 VCI 联合应用，可以对每个层面的厚度进行调节，以达到更合适的效果。由于屏幕实际显示的切面数量会少于分割的断层切面，在左上角的定位指示图上，对屏幕显示的切面和未显示的切面的分割线分别用实线和虚线表示。

（五）自由解剖切面成像

自由解剖切面成像（omniview）可以通过直线、曲线、折线和轨迹的方式，沿着脏器的形态进行描记，提取 3D 或 4D 容积数据的任意切面，从而更加接近真实曲度地显示解剖结构（图 4-2-6）。VCI 技术贯穿于容积数据采集和分析的整个过程，为平面增加厚度信息，提升组织边界的显示。由于不同个体的子宫弯曲程度不同，如前倾前屈、后倾后屈等，常规的渲染成像较难清晰显示完整的宫腔形态，自由解剖切面成像通过曲线或折线描记的方式则可以很好地对弯曲状态下的宫腔冠状面进行显示，弥补了渲染成像的不足。

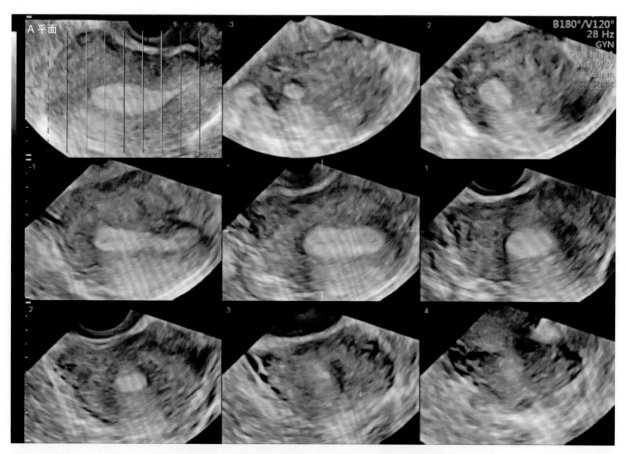

图 4-2-5 超声断层成像（TUI）显示子宫连续横切面

参考平面为 A 平面——子宫正中矢状切面，A 平面以层间距 7.0mm 展开，显示从宫颈延续至宫底的相互平行的子宫横切面图像。

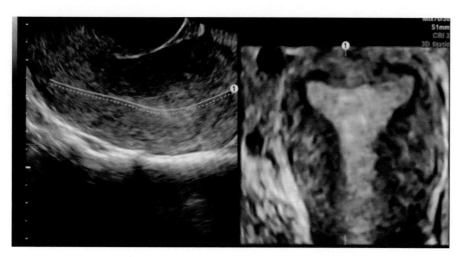

图 4-2-6 自由解剖切面成像 + 容积对比成像

沿宫腔中部以折线方式在子宫矢状切面的图像上描记，右侧可以获得子宫冠状面图像，加入 VCI 3mm，内膜的边界和形态显示更清晰。

（六）卵泡体积自动测量

卵泡体积自动测量（SonoAVC）功能可自动辨认、测量和分析卵泡,尤其是受促排卵刺激的卵泡,将每个卵泡的立体形状方便直观地显示出来,并计算相关指标,减少操作者之间的差异,免除逐个测量卵泡的烦琐过程,增加卵泡超声监测的有效性。应用 SonoAVC 可获得各卵泡的以下指标：各卵泡 X、Y、Z 轴的直径、平均直径、容积及根据容积通过球体公式反推得出的球体直径 $d(v)$（图 4-2-7）。并可进行一些自定义的容积优化,即可得出卵泡的数据报告。需要注意的是,使用 SonoAVC 功能时,首先需要通过感兴趣区（ROI）取样框定义卵巢,确保 ROI 框能包含全部卵巢,但又尽可能少的包含非卵巢组织,以增加卵泡超声识别和测量的准确性及可重复性。

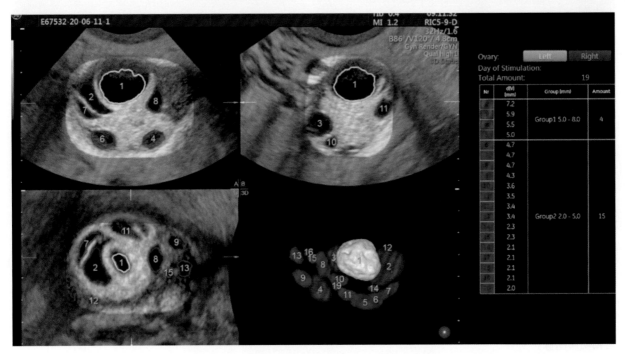

图 4-2-7　卵泡体积自动测量（SonoAVC）功能

自动辨认卵巢内的卵泡,用不同的颜色展示各个卵泡的形态和位置,并自动测量各个卵泡的平均直径等参数。

（七）虚拟器官计算机辅助分析技术

虚拟器官计算机辅助分析（VOCAL）技术是在三维容积数据基础上实现的体积测量功能,主要用于不规则物体的体积测量。选取 A、B 和 C 中的任一平面作为测量参考平面,手动描记所测区域的组织边界,图像每隔一定的度数进行旋转,共描记（180/ 度数）次后计算机模拟出组织的立体形态,并显示其体积。对于越不规则的脏器,选取的间隔度数越小,如 5°,所得到的体积越准确。对于卵巢或内膜,常选用 15°~30° 作为间隔进行测量（图 4-2-8,图 4-2-9）。VOCAL 不同于 3 个径线按公式进行的体积计算,真正在三维容积数据的基础上,模拟真实的解剖形态,获得定量的体积测量,获取的体积测值更加可靠。

（八）三维血流技术

在彩色 / 能量 / 超微血流等成像模式下进行三维重建,可以获得目标组织区域的空间血流信息,并可同时获取目标区域的灰阶容积和血流定量指标,包括血管指数（vascularization index, VI）、血流指数（flow index, FI）和血管血流指数（vascularization flow index, VFI）（图 4-2-10）。其中 VI 是指目标区域内彩色体素数量与体素总数量的比值,反映目标区内血管的密度；FI 是指目标区域内彩色体素强度总和与彩色体素数量的比值,即目标区域内彩色体素血流强度的平均值,反映的是目标区域内血流量的多少；VFI 是指目标区域内彩色体素强度总和与体素总数量的比值,即目标区域内所有体素血流强度的平均值,反映的是目标区域内血流灌注情况（彩色体素数量：目标区域内彩色部分的像素总和。彩色体素强

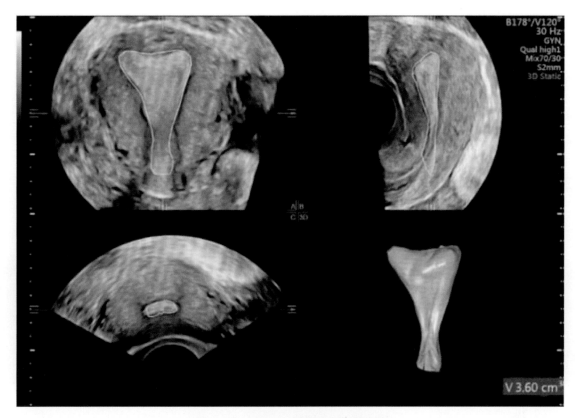

图 4-2-8 VOCAL 测量子宫内膜体积

以 30°为间隔,共描记 6 次,测得内膜的体积为 3.60cm³,并显示内膜的立体形态。

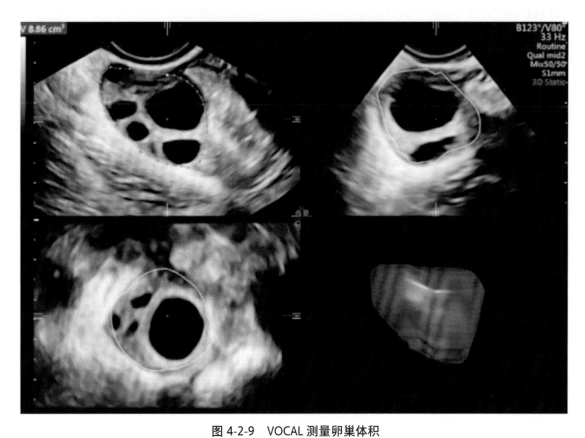

图 4-2-9 VOCAL 测量卵巢体积

以 15°为间隔,共描记 12 次,测得卵巢的体积为 8.86cm³,并可显示卵巢的立体形态。

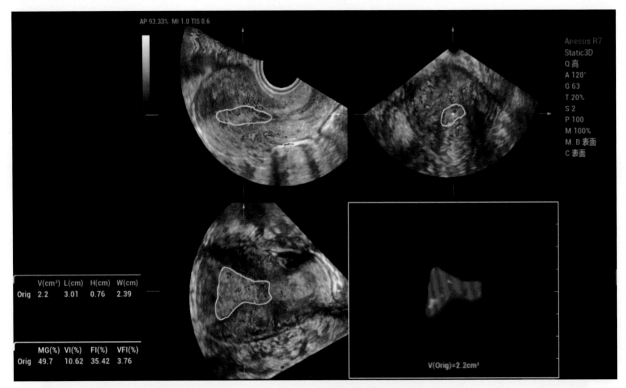

图 4-2-10 子宫内膜三维血流成像及所获得的灰阶容积和血流定量指标（VI、FI、VFI）

度：对体现血流速度的彩色明暗度按照 1~100 等分，计算折算后的明暗度分值。体素总数量：目标区域内彩色部分和灰阶部分所有像素的总和）。目前，三维血流技术在卵巢、内膜以及内膜下血流的研究较多，但对 IVF 治疗妊娠结局的价值仍未统一。

（周柳花 任 嵘）

第三节 宫腔水造影

目前用于评价宫腔病变的超声技术方法包括经腹部二维/三维超声、经阴道二维/三维超声、子宫输卵管超声造影、宫腔水造影等。其中，宫腔水造影是指通过向宫腔内注入生理盐水，使原本处于闭合状态的宫腔充分分离和扩张，以无回声液体为背景，通过超声清晰、直观地显示宫腔形态和宫腔结构，从而评估宫腔病变的一种技术方法。国内外研究高度肯定了宫腔水造影对于宫腔病变的诊断价值，认为其诊断效果不亚于宫腔镜，同时能观察后者无法观察的子宫肌层和子宫外轮廓。它既可作为一项独立检查的技术，也可作为包括二维超声、三维超声、宫腔水造影、输卵管超声造影、盆腔水造影在内的"一站式"子宫输卵管超声造影体系的环节之一。

一、适应证及禁忌证

（一）适应证

1. 不孕症宫腔因素排查。

2. 经腹部或经阴道常规超声未能获取理想的子宫内膜声像图。

3. 经腹部或经阴道常规超声发现子宫先天性畸形,但未能明确诊断或区分亚型。

4. 临床高度怀疑宫腔病变,经腹部或经阴道常规超声不能明确诊断或没有阳性发现的病例。

5. 与宫腔相关的手术的效果评估。

(二)禁忌证

1. 月经期、子宫或宫颈异常出血期。

2. 停经尚未排除妊娠。

3. 生殖道急性、亚急性炎症,结核活动期。

4. 盆腔术后 8 周内、流产或刮宫后 6 周内。

5. 生殖道恶性肿瘤。

6. 体温超过 37.5℃或有严重的全身疾病不能耐受检查。

二、造影前检查

血常规、传染病四项(乙型肝炎、丙型肝炎、梅毒、艾滋病)、白带常规为宫腔水造影前必须检查项目。同时,需排除妊娠,在月经干净后到检查前禁止性生活。

三、造影时间窗

对于月经周期为 28 天左右的女性,宜选择在经净后第 3~7 天检查;周期长于 35 天者,可适当顺延;周期较短者,根据基础体温曲线,也可根据既往周期规律,安排在卵泡中期至排卵前检查。

四、宫腔置管

宫腔置管是宫腔水造影的必需环节,是后者得以顺利进行的前提条件,一般在符合超声介入要求的超声检查室或妇科、生殖科门诊手术室内完成。建议宫腔置管环节与超声检查环节同步完成。优点如下:在超声实时引导下,能够及时调整造影管置入角度、水囊大小和位置,提高置管效率;减少由于带管行走所带来的宫腔压力变化,降低了人流综合征的发生风险;置管成功后可即刻进行造影,缩短了检查时间,减少了感染、出血等并发症的概率。在人员配备方面,该环节一般由 1 名置管医生、1 名超声医生和 1 名护士协同完成。置管医生负责宫腔置管和围置管期的管理,护士负责器械和用品的准备与生理盐水的推注,超声医生负责对置管过程的实时引导。

(一)器械和用品

1 块洞巾、1 块无菌治疗巾、1 个窥阴器、2 把卵圆钳、1 把宫颈钳、1 把血管钳、1 根双腔造影管、2 个弯盘、无菌纱布与无菌棉球若干、1~2 个 50ml 针筒、1 个 5ml 针筒、1 袋 250ml 生理盐水、1 瓶碘伏溶液、宫颈扩张器、子宫探针(图 4-3-1)。条件允许者可配备 37℃恒温箱。

(二)操作步骤

1. 基本准备　嘱患者排空尿液,取膀胱截石位。超声医师应用经阴道二维 / 三维超声了解盆腔全貌。

2. 消毒　将全部无菌棉球充分浸泡在碘伏溶液中,右手持夹有棉球的第 1 把卵圆钳依次消毒小阴唇、大阴唇、阴阜、大腿内侧上 1/3、肛门。消毒原则为由内而外、自上而下、自前向后,最后消毒肛门。共消毒 3 遍,每次消毒范围不得超过前一次。

3. 铺巾　将无菌治疗巾垫于患者臀部下方;洞巾覆盖包括会阴部、双侧腹股沟、双侧大腿上 1/3 在内的部位,充分暴露外阴。

4. 妇科检查　窥阴器扩张阴道,充分暴露宫颈及阴道后穹隆部。

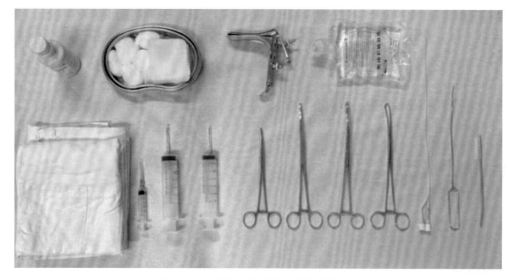

图 4-3-1 宫腔水造影常用器械和用品

5. 再次消毒 手持夹有棉球的第 2 把卵圆钳,自内向外地消毒宫颈和阴道 3 遍。

6. 造影管的选择 选择活塞乳胶或硅胶双腔造影管,管径粗细一般以 10~12F 为宜,对年龄小、宫口紧、精神紧张的患者,选择较细(如 8F)的双腔造影管。使用之前需确认双腔造影管的主腔通畅性和水囊的充盈能力。

7. 宫腔置管 左手持宫颈钳,固定宫颈,如果为前位子宫,一般钳夹于 6 点或 9 点位置;如果为后位子宫,一般钳夹于 12 点或 3 点位置。右手持血管钳夹持双腔造影管,轻柔、缓慢地由宫颈外口向宫腔内置送造影管。如置管困难,需借助子宫探针探明子宫方位,如宫颈内口较紧,需借助宫颈扩张器适当扩张宫颈。置管成功后,可以向水囊内注入 0.5~1.0ml 的生理盐水以避免造影管滑脱导致二次置管,注水后水囊形态呈圆形或椭圆形,上下径占宫腔长度的 1/5~1/4(图 4-3-2)。水囊下缘与宫颈内口平齐,以轻拉造影管不会滑脱为宜。在置管过程中,由超声医师应用经腹部超声进行超声实时引导。

8. 撤除窥阴器 在超声确认置管成功后,撤除窥阴器。

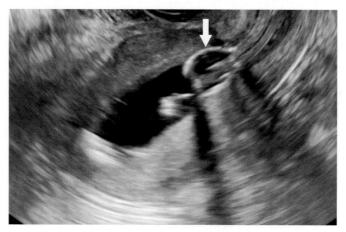

图 4-3-2 宫腔造影管水囊位置与大小

五、宫腔水造影的技术类型和正常表现

(一)二维宫腔水造影操作技巧

在宫腔置管完成后,用 50ml 注射器经由造影管向宫腔缓慢注入生理盐水 10~30ml 直至宫腔被充分

分离和扩张,生理盐水的温度以接近人体温度为宜。同时,多角度摆动探头,清楚、完整显示包括宫角在内的宫腔全貌。由于注入宫腔的生理盐水会迅速经由输卵管进入盆腔或宫颈阴道反流,液体难以长时间在宫腔内积聚。因此,在观察过程中,需以不引起患者明显不适为前提,持续性缓慢推注生理盐水,确保宫腔处于稳定的扩张状态。如果有小水囊存在的,水囊自身可能会影响宫腔下段及宫颈管病变的发现,因此当造影即将结束时,首先抽出水囊中液体,然后在缓慢撤管的同时,仍持续向宫腔注液,以便尽可能完整地显示宫腔和宫颈管的全貌。

（二）三维宫腔水造影操作技巧

在二维宫腔水造影基础上,获取水造影模式下的宫腔三维容积图像。以无回声液体作为背景,对病变进行 A、B、C 平面(矢状面、横断面、冠状面)空间复合关系进行立体观察。

操作方法:选择经阴道超声子宫正中矢状切面作为基准切面,启动 3D 获取容积成像,一般成像质量设置为 mid2~high,扇形扫描角度设置为 160°~180°,容积角度设置为 100°~120°。然后选择 omniview 模式和 Polyline 选项,在获取的容积图像上沿着宫腔线长轴描绘曲线,上缘达宫底部外缘,下缘达宫颈水平,应用容积对比模式(volume contrast imaging, VCI),微调层厚,使宫腔边缘清晰显示,调节 X、Y、Z 轴,直到获取满意的宫腔三维重建冠状切面图;也可以应用 render 模式,调节取样框大小,包络子宫内膜区域,点亮 curve,使弧形的绿色取样线尽量与宫腔线吻合,调节 X、Y、Z 轴,直到显示满意的宫腔三维重建冠状切面。

（三）宫腔水造影正常超声表现

在宫腔水造影前,宫腔呈闭合状态,前后壁内膜贴合,表现为整体的内膜回声(图 4-3-3A)。向宫腔

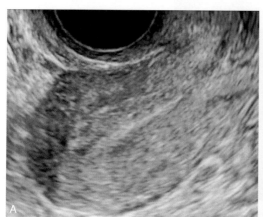 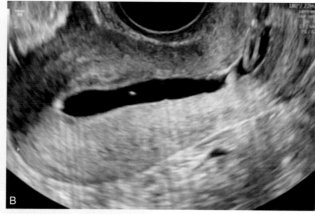

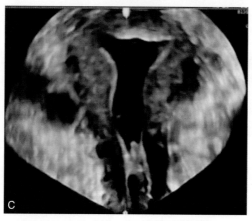

图 4-3-3　宫腔水造影正常超声表现

A. 经阴道二维超声,宫腔闭合,子宫前后壁内膜贴合;B. 二维宫腔水造影,宫腔扩张,前后壁内膜分离,前后壁内膜厚度一致,内膜面光滑完整;C. 三维宫腔水造影,宫腔呈倒三角形,底部平坦,侧壁内膜厚度一致,内膜面光滑完整,宫角清晰锐利。

内注入无回声的生理盐水后,二维超声显示宫腔呈扩张状态,前后壁内膜分离,前后壁内膜厚度一致,内膜面光滑完整(图4-3-3B)。三维超声显示宫腔的冠状切面呈倒三角形,底部平坦或稍凹陷(凹陷最低点距双侧宫角连线<5mm),侧壁内膜厚度一致,内膜面光滑完整,宫角清晰锐利,无受压或占位性病变,造影管呈等号样高回声位于宫腔下段和宫颈管内,0.5~1.0ml 小水囊表现为造影管头端的环形无回声区(图4-3-3C)。正常的宫腔容积约5ml左右。

六、宫腔水造影评估内容

1. 宫腔形态　宫腔内正常或异常的腔室、管道结构在造影之前基本处于闭合状态,水造影能够分离和扩张宫腔,有助于评价宫腔的形态学改变。

(1)子宫先天性畸形及其亚型(图4-3-4)。

(2)子宫瘢痕缺陷实际累及范围和前峡部残余肌层厚度(图4-3-5)。

(3)子宫纠形术或子宫瘢痕缺陷修补的术后疗效评估。

2. 宫腔器质性病变　以无回声生理盐水为背景,提高宫腔内实体病灶的显示效果。

(1)宫腔粘连的数量、部位、范围、类型(图4-3-6)。

(2)子宫内膜占位性病变的数量、部位、范围(图4-3-7、图4-3-8)。

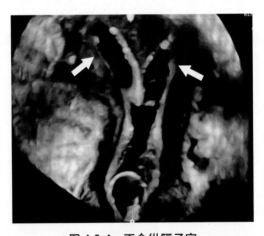

图 4-3-4　不全纵隔子宫

三维宫腔水造影子宫冠状切面显示不全纵隔子宫的纵隔深度、宽度。

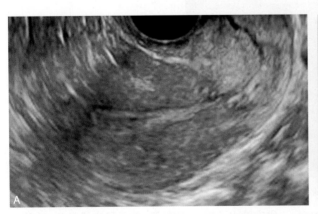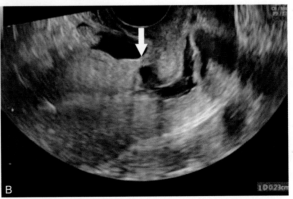

图 4-3-5　子宫瘢痕缺陷

A. 经阴道二维超声,子宫正中矢状切面,前峡部肌层未见明显异常回声;B. 二维宫腔水造影,同一病例,前峡部肌层相当于剖宫产切口处可见液性暗区,后缘与宫腔相通,前峡部肌层较薄处厚度约 0.23cm。

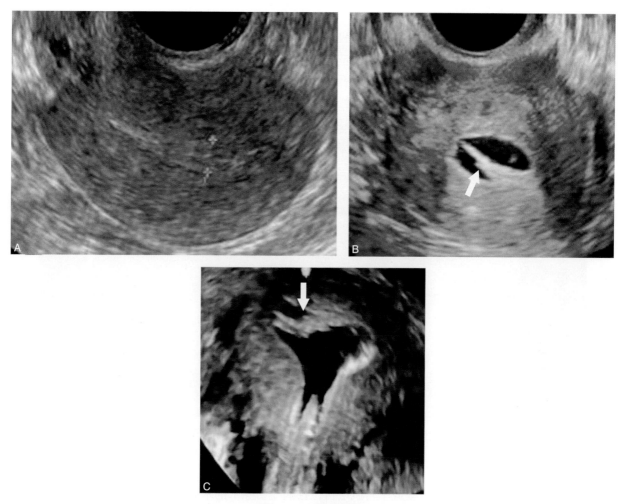

图 4-3-6 宫腔粘连

A. 经阴道二维超声显示子宫内膜未见明显异常；B. 二维宫腔水造影显示宫腔底部粘连光带；C. 三维宫腔水造影显示宫腔底部粘连光带的累及范围。

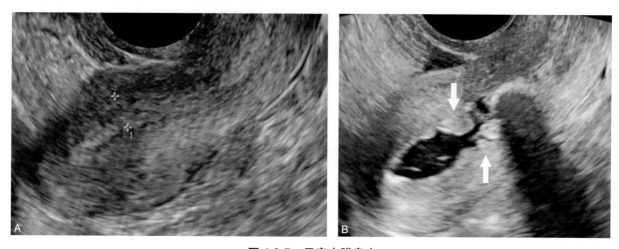

图 4-3-7 子宫内膜息肉

A. 经阴道二维超声显示子宫内膜回声不均；B. 二维宫腔水造影显示子宫内膜数个隆起性病变。

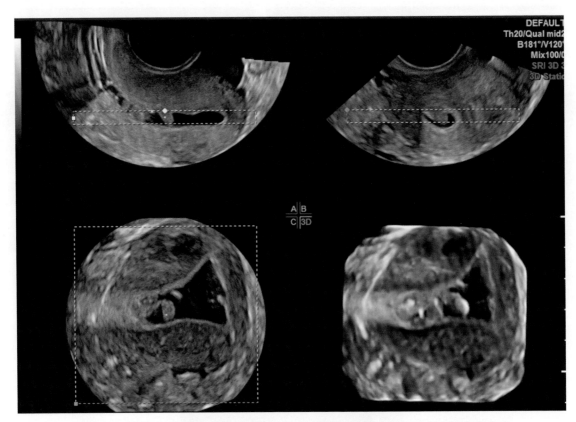

图 4-3-8　宫腔水造影状态下的三维 A、B、C 平面和 3D 模式显示子宫内膜多发息肉

（3）子宫肌层占位性病变影响宫腔的范围、位置、程度。

（4）宫腔粘连松解术、子宫内膜或子宫肌层占位性病变切除术的术后疗效评估。

（徐子宁　薛淑雅）

第四节　子宫输卵管超声造影

一、概述

子宫输卵管超声造影（hysterosalpingo-contrastsonography，HyCoSy）是指通过宫腔置管向宫腔内注入超声微泡造影剂混悬液，实时显示宫腔形态、输卵管走行以及卵巢周围和盆腔弥散情况，以评估子宫腔病变、输卵管通畅性、卵巢周围及盆腔病变的一种检查方法。随着二维超声、三维超声、实时三维超声，以及谐波超声造影、基波超声造影等多种技术手段的有机融合，子宫输卵管超声造影得到了快速的发展，目前已成为输卵管通畅性评估的常用筛查方法。在 2018 年中华医学会生殖医学分会编写的《输卵管性不孕诊治的中国专家共识》中，子宫输卵管超声造影被列为评估输卵管通畅性的 2B 类证据。

二、适应证及禁忌证

（一）适应证

1. 输卵管通畅性评估。

2. 下腹部手术史、盆腔炎史、子宫内膜异位症等疑有盆腔粘连者。

3. 子宫输卵管通液术、输卵管再通术或其他治疗后的疗效评估。

（二）禁忌证

1. 内外生殖器官急性、亚急性炎症或活动期结核。

2. 月经期、子宫或宫颈出血。

3. 停经尚未排除妊娠。

4. 正常分娩、流产或刮宫后 6 周内；刮取子宫内膜 4 周内。

5. 宫颈、宫腔或附件有恶性肿瘤。

6. 体温超过 37.5℃。

7. 严重的全身疾病不能耐受检查者。

8. 有微泡造影剂过敏史。

三、造影前准备

（一）患者准备

1. 检查时间　月经干净后 3~7 天。

2. 无阴道出血，无急性盆腔炎或慢性盆腔炎急性发作，无发热及全身严重器质性病变。

3. 经净后检查前禁止同房。

4. 检查指标　血常规、凝血功能、传染病四项、白带检查、心电图检查。

附：患者检查后注意事项。

（1）造影结束后休息半小时，如无不适可离开。

（2）常规口服抗生素 2~3 天预防感染。

（3）造影后两周内禁止同房、盆浴、游泳。

（4）造影检查后 1 周内可能有少量阴道出血，如无其他不适属正常现象，如出血量较多超过月经量或有其他不适时，及时与就诊医生联系。

（二）医生准备

1. 全面了解患者的既往史及相关检查，尤其注意患者的月经情况、孕产史、不孕史、妇科疾病及宫外孕或盆腔手术情况。

2. 核对白带常规、血常规、凝血功能、传染病四项、心电图等检查、检验数据。

3. 签署知情同意书　耐心向患者介绍造影流程、造影中及造影后可能出现的并发症等，并让患者签署知情同意书。

（三）仪器与器械准备

1. 专用妇科检查床　具备整体升降、半身倾斜、托脚等功能，配备无影灯，另需配置留观室，供检查完成后不适患者休息观察。

2. 支持实时三维超声造影的超声诊断仪，并配备腔内容积探头。

3. 无菌包　无菌治疗巾 2 块、洞巾 1 块、窥阴器 1 个、宫颈钳 1 把、卵圆钳 2 把、弯盘 2 个、消毒大棉签 2 根、消毒棉球及消毒纱布若干。

4. 12F 双腔双侧孔宫腔造影管 1 根,头端带水囊。

5. 如需自动推药的,配备子宫输卵管超声造影专用推注与测压仪,具备可调推注速度、监测宫腔压力等功能。

6. **恒温箱**　为了避免造影剂混悬液温度过低刺激输卵管痉挛导致假阳性,以免造影过程中患者出现腹部不适等不良反应,建议配置恒温箱,一般将注入体内的生理盐水温度维持在 37℃左右。

(四)药物准备

1. **微泡造影剂**　新型微泡造影剂包括 Ecovist、Levovist、Optison、声诺维、雪瑞欣等,具有粒径小,稳定性好,显影维持时间长等优点。目前临床常用的超声造影剂为声诺维(SonoVue),为磷脂包裹的六氟化硫微泡,为干粉剂,呈白色粉末状。配制方法:首先用 5ml 生理盐水注入声诺维干粉剂震荡摇匀,然后再以 1∶10 的比例(根据不同仪器条件可酌情增减)稀释于生理盐水中配制成 20~50ml 不等的造影

ER 4-4-1　造影剂配制过程

剂混悬液,并保持合适的温度备用(ER 4-4-1),使用前需再次震荡摇匀使其呈均匀浑浊状态。

2. **250ml 生理盐水(0.9% 氯化钠)1 袋**　配制造影剂混悬液、宫腔水造影及盆腔水造影时使用。

3. **麻醉剂或解痉剂**　可以配制利多卡因凝胶宫颈涂抹;或阿托品 0.5mg,检查前半小时肌内注射。

四、输卵管造影的流程及操作步骤

子宫输卵管超声造影有经腹部和经阴道超声造影两种方式,由于腹部超声造影一般需要充盈膀胱,且受肠道气体及腹壁厚度等干扰,影响输卵管显影的效果,临床上常用经阴道超声造影。在平位子宫、输卵管位置较高等特殊情况,经阴道超声显示输卵管困难的时候,可以考虑经腹部超声造影。

(一)造影前常规二维、三维超声检查

ER 4-4-2　二维超声观察卵巢与子宫相对移动度

首先选择腔内容积探头行二维超声检查,重点了解子宫、卵巢及盆腔的基本情况,预估子宫、卵巢位置、空间关系及卵巢与子宫的相对移动度(ER 4-4-2)。接着采集子宫三维容积成像,获得子宫冠状切面,评估子宫形态学,对于双子宫、完全性纵隔子宫,完全性双角子宫等畸形需要对两侧的宫腔分别放置造影管进行造影。

(二)宫腔置管

宫腔置管流程详见本章第二节。置管后一般需要二维超声多切面多角度扫查或者进行三维成像,观察造影管的位置和水囊的大小,重点观察造影管头端的位置、朝向以及与两侧宫角的关系,观察造影管侧孔的朝向以及与子宫侧壁的关系,评估有没有可能堵塞输卵管开口,避免造影过程中出现假阳性。造影管的水囊内根据宫腔大小注入生理盐水 1~3ml,一般理想的水囊形态呈圆形或椭圆形,上下径占宫腔长度的 1/3~1/2,水囊下缘紧贴宫颈内口水平,轻拉造影管不会从宫颈管滑脱。造影管置入宫腔之前需先冲水检查造影管是否通畅,并充分排气以避免管腔内气体对图像的干扰(图 4-4-1)。

(三)三维预扫描

宫腔置管后首先进行三维预扫描,以预判断接下来的输卵管超声造影环节的容积扫描范围是否能够完整包绕双侧输卵管可能的走行区域。以同时显示双侧宫角水平并能看到双侧卵巢的宫底部子宫横切面作为预扫描的基准切面(图 4-4-2),激活 3D 功能,调节取样框至最大、扫描角度至最大(一般 180°)、容积角调至最大(一般 120°),启动 3D 扫描。扫描过程中,动态观察子宫和双侧卵巢是否在容积框内以及卵巢与子宫的相对位置(ER 4-4-3)。如双侧卵巢内外空间位置距离子宫较远,或者两侧卵巢的前后空间位置距离较大,扫描过程中无法同时包含两侧卵巢时,可对左右侧盆腔分别扫查。

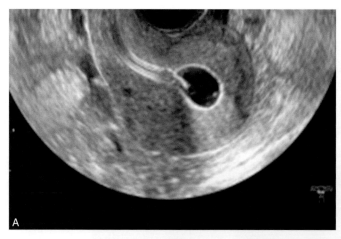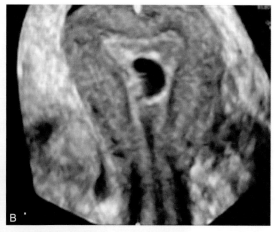

图 4-4-1 二维超声和三维超声评估宫腔造影管情况
A、B. 根据超声所见可适当调节造影管位置和水囊大小。

ER 4-4-3 三维预扫描评估能否完整包络子宫和双侧卵巢

3D 扫描过程,探头扫查从初始平面到结束平面所形成的角度为容积角(图 4-2-2),容积角越大,其扫查的范围越广,包络输卵管空间走行的可能性越大。一般情况下,容积角应达到 120°,若容积角过小,有可能无法完整包络输卵管的空间走行。位于初始平面和结束平面中间的平面为中心平面。3D 扫描一般首先定位中心平面,即预扫描的基准切面,启动 3D 扫描后,容积探头从中心平面一侧的初始切面向另一侧的结束平面方向摆动,按照容积角为 120° 的空间扫查能力,中心平面距离初始切面和结束平面的角度分别为 60°。

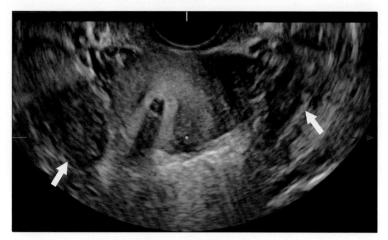

图 4-4-2 三维预扫描
预扫描基准切面一般选择在能同时显示双侧卵巢(实心箭头)的宫角水平子宫横切面。

(四)实时三维子宫输卵管超声造影

预扫描结束后,首先进行实时三维子宫输卵管超声造影。激活"contrast"进入低机械指数造影状态,此时注意调节图像的背景维持在较低的增益水平,一般以脏器包膜线隐约可见,并且前后场均匀一致为宜。激活 4D 模式，点击轨迹球上方的"change"键至"size"状态，滚动轨迹球调节取样框，A、B、C 平面取样框均为最大范围（图 4-4-3）。接着向助手发出指令开始缓慢推注微泡造影剂混悬液，可以手工推注，也可以通过专用压力注射仪进行推注，一般以均匀速度注入造影剂 10~20ml，注射过程动态观察造影剂从造影管注入宫腔经输卵管腔到盆腔弥散的全过程，同时需注意是否有造影剂肌层逆流或阴道反流等情形，并注意推注造影剂时的压力大小，观察患者有无不良反应。图像采集时间根据输卵管的通畅程度和患者的耐受情况而异，一般以造影管开始显影为图像采集的起点，以获得较为稳定的盆腔弥散图像为图像采集的终点，在输卵管通而不畅或不通的情况下，以患者无法耐受或宫腔推注仪超过警戒压力作为

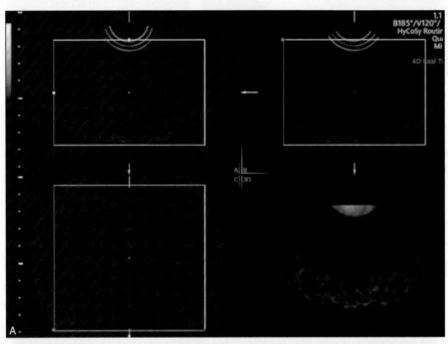

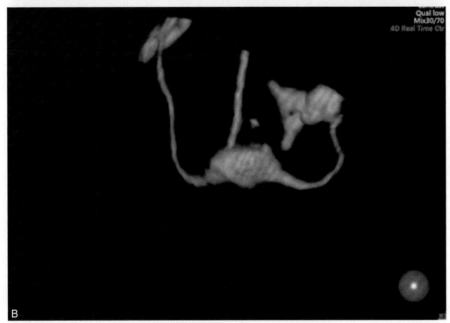

图 4-4-3　实时三维子宫输卵管超声造影

A. 实时三维超声造影前的图像设置：图像的背景维持在前后场均匀的较低的增益水平，A、B、C 平面的取样框调至最大范围。B. 造影过程仅显示造影剂所到达的造影管管腔、宫腔、输卵管腔和盆腔的影像，腔道周围的解剖结构不显示。

终点,一般约数十秒,检查结束按存储键将容积图像存在机器硬盘内。在造影过程中,可以旋转 X 轴将图像调至合适角度,使前位子宫双侧宫角朝上,后位子宫则反之,需要注意的是在调整角度过程中尽量使用 X 轴旋转,不要旋转 Y 轴,以免左右反向。

(五)二维子宫输卵管超声造影

实时三维超声造影结束后,在"contrast"下激活【Coded PI CIS】按钮,进入双屏对照的二维造影模式,动态评估造影剂的轨迹与周围解剖的相互关系,重点观察双侧卵巢包绕及盆腔弥散情况(图 4-4-4)。为了避免对侧盆腔造影剂弥散后带来的干扰,一般从可疑病变侧,即卵巢周围包绕比较差的那一侧先开始观察,再观察包绕相对比较良好的另一侧,根据卵巢周围的包绕情况可间接判断输卵管的通畅程度和盆腔的粘连情况。

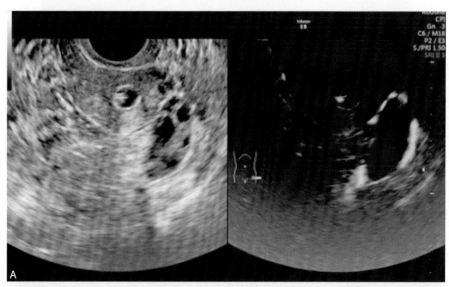
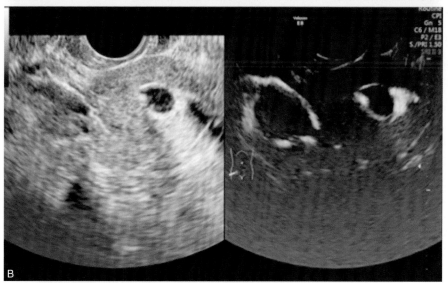

图 4-4-4 二维造影模式显示双侧卵巢周围造影剂包绕情况

A. 左侧;B. 右侧。

(六)(静态)三维子宫输卵管超声造影

在前述实时三维、二维超声造影评估基础上,可以进一步采集静态三维超声造影进行补充。由于实时三维超声造影为了保证时间分辨力,常在仪器条件预设值中将图像质量(quality)设置为低质量水平(low),由此带来图像的空间分辨力有所下降(尽管如此,目前实时三维输卵管超声造影的时间分辨力也仅有 0.8~2.0 帧 /s,仍达不到真正的实时状态)。静态三维超声造影因为无需考虑时间因素,在仪器条件预设值中将图像质量设置为高水平 (high),因而可以获得更高的空间分辨力,可以更加清晰地显示输卵管形态、走行的细节。为了完整获取输卵管的影像,一般是在助手推注造影剂后 1~2 秒启动 3D 扫查,并持续推注造影剂到 3D 扫查结束。一般建议左右侧输卵管分别进行采集,同样也是从可疑病变侧的输卵管开始,以避免过多盆腔造影剂弥散后带来对诊断的干扰(图 4-4-5)。

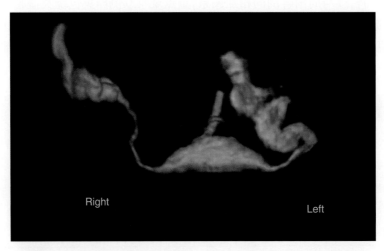

图 4-4-5　静态三维超声造影可以获得更高的图像空间分辨力

（七）子宫输卵管基波超声造影

前述二维、静态三维、实时三维超声造影都是在低机械指数状态下完成,此时把常规二维超声所显示的结构过滤,只显示造影剂在腔道内的运行轨迹,尽管可以更清楚地观察腔道结构,但无法同时观察与周围组织结构的关系。为了避免这一不足,可以采用基波超声造影的模式。基波超声造影是指在常规二维高机械指数状态下,直接注入微泡造影剂混悬液,在清晰显示二维超声解剖结构的同时,实时追踪造影剂在子宫腔、输卵管腔内的运行轨迹及在卵巢周围和盆腔的弥散情况,从而可以更加直观地评估腔道通畅性与其周围解剖结构之间的相互关系。微泡造影剂的强反射在超声图像上所表现出的强回声和周围软组织结构的中等回声之间形成了鲜明的对比,为这一技术的开展提供了基础。当然,在基波显示的基础上叠加应用谐波功能,可以增强造影剂显示的效果(图 4-4-6、ER 4-4-4)。

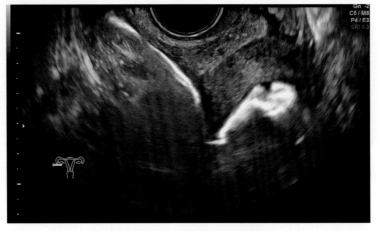

图 4-4-6　二维基波超声造影
腔道内强回声的造影剂和周围软组织的中等回声形成鲜明对比。

ER 4-4-4　二维
基波超声造影

（八）盆腔水造影

通过前述 4 种基于微泡造影剂（阳性造影剂）的超声造影模式的综合评估,基本可以判断输卵管的通畅性,但由于周围肠道等的干扰,对输卵管伞端以及输卵管周围关系的观察仍难以实现。此时,可以在前述造影的基础上,进一步通过阴性造影剂（即生理盐水）的使用实现盆腔水造影,以弥补这一不足。盆腔水造影是指通过宫腔造影管注入生理盐水 50~100ml,此时的生理盐水通过输卵管首先积聚于输卵管伞端周围和盆腔内,从而在无回声生理盐水的背景下可以较好地评估输卵管伞端的形态学以及盆腔粘连等情况,详见本章第 4 节。

五、图像的后处理

造影结束后,可以从超声仪器的硬盘内调取 3D 或 4D 容积图像进行数据分析。为了减少周围杂乱图像的干扰,可以使用剪辑功能对无关的图像进行裁剪编辑,只保留对诊断有价值的影像信息。一般是在 "Render" 模式下,激活剪辑功能,选择 "Inside Contour" 等模式,通过旋转 X、Y、Z 轴及前后平移键多角度调整图像,裁剪掉感兴趣区以外的部分,直到获得满意的图像（ER 4-4-5）。需要注意的是,当对 4D 图像进行处理时,需要先全局观察所有帧的图像,因为造影剂从宫腔进入盆腔是一个渐进过程,需要避免因为有价值的造影剂还没到达之前就裁剪掉这一区域的影像,从而影响图像的判断。

ER 4-4-5　图像后处理过程

六、输卵管通畅性评估技巧

输卵管是一条物理通道,一端连接宫角部,一端游离位于卵巢周围,是捡拾卵子、精子和卵子受精以及输送受精卵到宫腔的重要通道,其通畅性如何是决定能否正常受孕的重要因素。在通畅性评估过程,除了输卵管管腔自身的变化外,包括输卵管及其伞端的形态学,宫腔、盆腔以及患者感受等也都会有相应的变化。一般可以从输卵管方位、输卵管活动度、输卵管显影时间、输卵管内径、输卵管长度、输卵管整体形态、输卵管末端形态、输卵管伞端、卵巢周围包绕、盆腔弥散、宫腔宽度、宫腔压力、患者疼痛度等多个维度进行综合分析判断。

（一）输卵管活动度

正常输卵管是一条柔顺的结构,对其推动或管腔内压力的变化均会引起输卵管一定程度的位置、形态变化,如果因为炎症、粘连等因素导致输卵管僵硬固定,则这种形态、位置的变化会减弱甚至消失。在二维超声下,手持探头轻轻推移子宫和卵巢,观察卵巢与子宫的相对运动,可以初步评估输卵管的活动度情况。在输卵管造影过程,也可以通过相同的动作评估输卵管活动度。如果因诊断需要先后做了两次输卵管造影,两次造影所显示的输卵管形态、位置也可能会出现一定的变化（图 4-4-7）,这是正常输卵管良好活动度的一种表现。

（二）输卵管方位

输卵管方位是指输卵管相对于子宫而言的上下、前后、内外的关系（图 4-4-12）。输卵管的走行方位不固定,上下关系可以走行于子宫底部水平以上、底部水平、体部水平或低至颈部水平;前后关系可以走行于子宫前方、侧方或后方;内外关系可以紧贴子宫甚至位于子宫体前后方,也可以远离子宫接近侧盆壁方向（图 4-4-8）。

（三）输卵管显影时间

输卵管显影时间是指造影剂从开始推注到双侧输卵管间质部、伞端、盆腔内开始显影分别所需要的

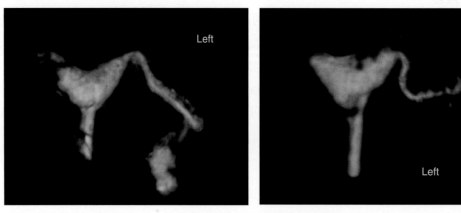

图 4-4-7 正常输卵管活动度

同一患者的先后两次输卵管超声造影显示左侧输卵管的形态、位置出现差异

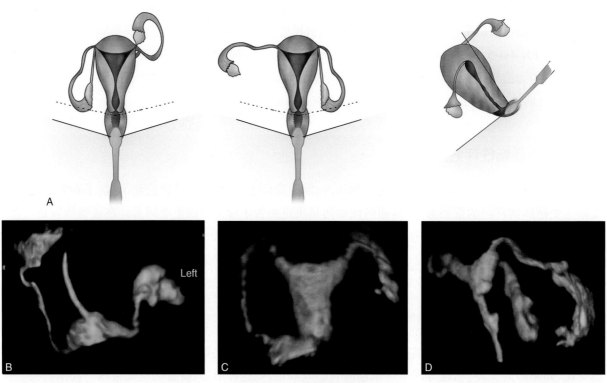

图 4-4-8 输卵管方位

A. 输卵管相对于子宫的上下、前后、内外方位关系的示意图；B. 左侧输卵管走行于子宫体部水平，右侧输卵管走行于宫颈水平（上下方位）；C. 右侧输卵管走行于子宫前方，左侧输卵管走行于子宫后方（前后方位）；D. 左侧输卵管内收，紧贴子宫并向内后方走行，左侧输卵管外展，向侧盆壁方向走行（内外方位）。

时间。一般通畅情况下，造影剂从开始推注到输卵管间质部显影需数秒时间，再到伞端显影和盆腔显影同样是数秒时间。一旦输卵管存在不通或通而不畅的情形，显影时间则会延长，甚至不显影。与此同时，双侧输卵管显影的时间差也是需要关注的一个重要参数，正常情况双侧输卵管几乎同时显影，或显影的时间差一般在 2~3 秒之内，如果一侧输卵管的显影时间明显晚于另一侧，需要考虑该侧输卵管存在通而不畅或不通的可能（图 4-4-9）。当然，输卵管显影时间除了与通畅性有关外，还与很多因素有关，如造影管的位置和开口方向、造影剂用量、推注时间、推注的压力、输卵管长度以及盆腔粘连等，需要综合进行分析。

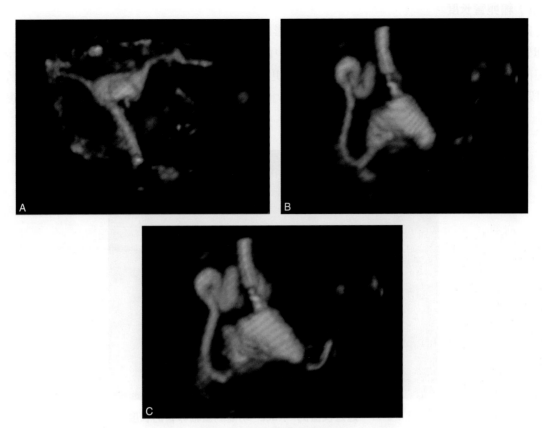

图 4-4-9　输卵管显影时间

A. 双侧输卵管同时显影；B. 右侧输卵管首先显影；C. 左侧输卵管约在 6 秒后开始显影（B 和 C 为同一病例）。

（四）输卵管内径

正常输卵管内径在不同解剖位置有不同的粗细，间质部为输卵管腔最细的一段，内径为 0.5~1.0mm；峡部内径为 0.9~2.0mm；壶腹部是输卵管各部中最长、管径较粗的一段，内径由近端向远端逐渐增宽，在峡部壶腹部连接处为 1~2mm，近伞部的内径可达约 10mm。超声造影上比较难精确区分间质部、峡部、壶腹部还是伞部，但一般间质部和峡部位于近段，壶腹部和伞部位于远段，测量近段和远段输卵管宽度基本上能反映输卵管整体的内径变化（图 4-4-10），尤其需要关注的是远段的内径，如果远段内径超过 10mm，需警惕积水可能，如果远段内径过细，则需警惕粘连或狭窄的可能。

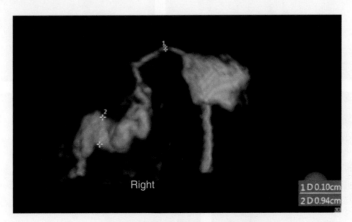

图 4-4-10　输卵管内径的测量

近段代表间质部和峡部内径，远段代表壶腹部的内径。

（五）输卵管长度

育龄期女性输卵管的总长度为8~16cm。造影时,理论上我们可通过仪器的"Trace"功能大致测量输卵管的绝对长度(图4-4-11),但在实际操作中由于输卵管的局部扭曲、盘旋等导致精确的测量存在一定的难度。因此,我们在评估输卵管长度时,更多的是评估输卵管的相对显影范围,如输卵管不显影、近段显影(间质部、峡部)、近中段显影(间质部、峡部、壶腹部)、全程显影(间质部、峡部、壶腹部、伞部)等。

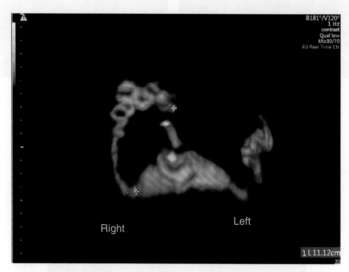

图 4-4-11　通过仪器的"Trace"功能测量输卵管的长度

（六）输卵管大体形态

正常输卵管腔近段纤细,远段增宽,走行自然、柔顺,呈稍弯曲的条带状强回声结构。当由于炎症、积水、周围粘连等影响时,输卵管可出现明显粗大、扭曲、僵硬、盘曲、角状反折,或结节状、粗细不均等各种形态(图4-4-12)。

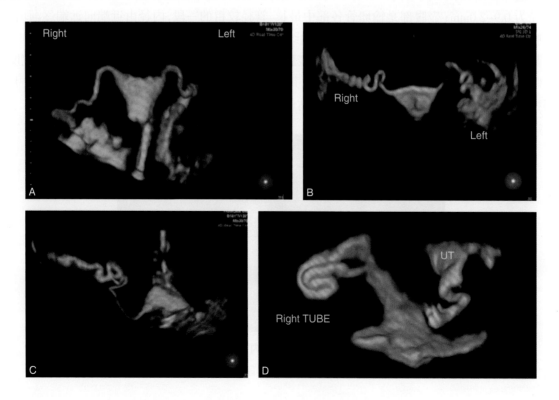

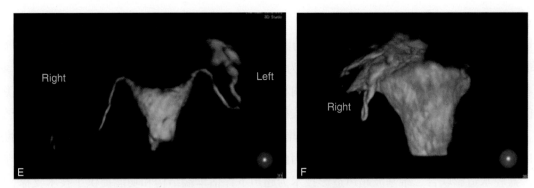

图 4-4-12　输卵管大体形态
A. 自然柔顺形态；B. 扭曲形态；C、D. 盘曲形态；E. 角状反折形态；F. 麻花形态。

（七）输卵管末端造影形态

正常通畅的输卵管当造影剂进入输卵管后快速从伞端溢出并向盆腔内弥散，因此超声造影显示其末端形态无固定的边界，呈放射状或片状影像特征。当输卵管近端不通时，造影剂无法进入输卵管，超声造影图像上表现为输卵管缺失征，仅显示宫腔的倒三角形，而未显示输卵管的影像。当输卵管中远段不通时，造影剂无法进入盆腔而积聚于输卵管腔内，其末端常膨大并呈一固定边界的形态，表现为"葫芦征""圆弧征""截断征"等形态（图 4-4-13）。

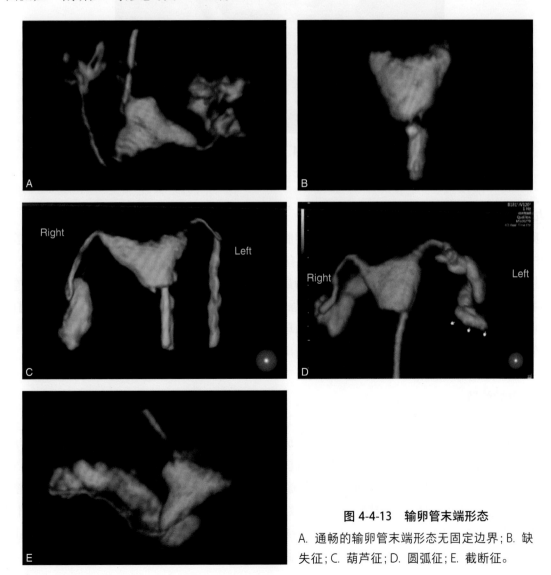

图 4-4-13　输卵管末端形态
A. 通畅的输卵管末端形态无固定边界；B. 缺失征；C. 葫芦征；D. 圆弧征；E. 截断征。

（八）输卵管伞端结构

输卵管壶腹部向外逐渐膨大呈漏斗状,称为漏斗部(也称伞端)。漏斗部中央的开口即输卵管腹腔口,其周缘有多个放射状的不规则指状突起,称为输卵管伞。伞的长短不一,一般为1.0~1.5cm。伞内面覆盖有黏膜,其中较大的伞有纵行黏膜襞,并向内移行至漏斗部黏膜纵襞,其中有1个最长的黏膜纵襞亦为最深的指状突起,常与卵巢的输卵管端相接触,称为卵巢伞,起着主要的拾卵作用。排卵后由于孕激素的作用,输卵管伞端分散、充血,输卵管收缩强度增加,加上伞端离排卵点很近以及伞端大量纤毛的摆动,几分钟内卵子即可被迅速送至输卵管壶腹部。因此,对于伞端的结构和功能评价是不孕症原因排查的重要环节。盆腔水造影联合二维基波超声造影技术为超声下评估伞端结构和功能提供了技术支撑,主要从伞端指状突起的数目、大小、回声类型、活动度、造影剂喷射方向及其与卵巢的相互方位关系等方面进行综合评估(图4-4-14),详见本章第四节盆腔水造影的相应部分。

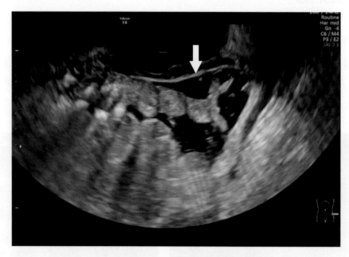

图4-4-14 盆腔水造影

通过盆腔内无回声生理盐水的衬托,直观显示输卵管及其伞端的形态结构。

（九）卵巢包绕

输卵管伞端常紧搭着卵巢,造影剂从输卵管腹腔口喷出后首先环绕于卵巢周围再向盆腔内弥散,常在卵巢周围形成环形包绕区。观察卵巢周围造影剂有无包绕,以基波模式和造影模式双屏对照的低机械指数二维超声造影,或高机械指数的基波超声造影为最佳观察方式。在输卵管通畅且盆腔无明显粘连时,超声造影上表现为卵巢周围的造影剂环形或近环形强回声包绕。如果输卵管存在病变仅少量造影剂自伞端溢出或卵巢周围有明显的粘连存在,卵巢周围的环形包绕常不完整,强回声光带相对纤细不连续。如果输卵管发生堵塞,则无造影剂从输卵管伞端溢出,超声造影时表现为卵巢周围完全无造影剂强回声(图4-4-15)。

（十）盆腔弥散

造影剂自伞端溢出后,经卵巢周围在后盆腔向直肠子宫陷凹方向快速弥散,表现为盆腔内片状造影剂强回声,当两侧的造影剂在盆腔内汇合后,则形成子宫腔、双侧输卵管腔、盆腔造影剂覆盖所形成的连续性的闭合环状结构。随着盆腔内造影剂增多,进一步弥散至肠道间隙和前盆腔等区域,此时会对子宫输卵管自身病变的观察带来一定的干扰。当由于输卵管存在通而不畅等病变导致造影剂进入盆腔较少,或者盆腔存在明显粘连带时,造影剂在盆腔内弥散速度减缓或分布不均匀,呈强回声区域稀疏、不连续、双侧不对称等表现(图4-4-16)。当输卵管不通畅时,则无造影剂溢出盆腔,盆腔内无造影剂强回声显示。需要注意的是,当一侧输卵管有病变,另一侧输卵管通畅时,造影剂在盆腔内容易由通畅侧向病变侧

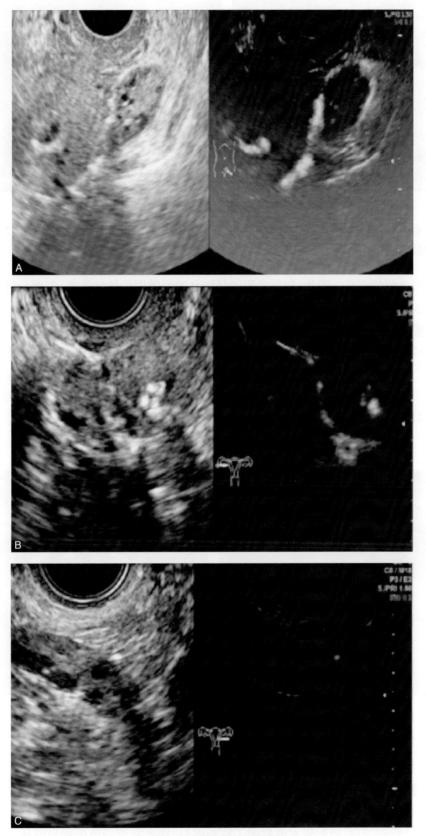

图 4-4-15　卵巢造影剂包绕

A. 输卵管通畅,卵巢周围呈环形包绕;B. 输卵管通而不畅,卵巢呈断续的半
环形包绕;C. 输卵管不通畅,卵巢周围无环形强回声。

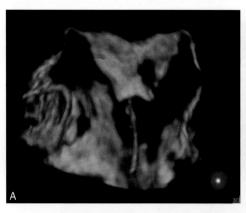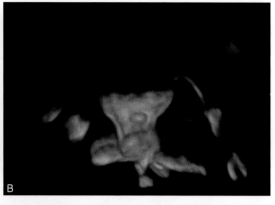

图 4-4-16　盆腔弥散

A. 盆腔弥散佳,子宫腔、输卵管腔、盆腔造影剂显影形成闭合环状结构;B. 盆腔弥散差,造影
剂在盆腔内稀疏显影。

弥散,从而影响病变侧的观察。因此,超声造影的早期盆腔弥散图像特别重要,需要分析病变侧的造影剂
是对侧盆腔弥散过来还是病变侧自身的造影剂溢出所致。

（十一）宫腔宽度

造影剂混悬液经过宫腔造影管首先进入宫腔,再进入输卵管腔和盆腔,因此,输卵管腔的通畅性也将
影响到造影剂在宫腔内的积聚情况。输卵管通畅时,造影剂能顺畅地进入输卵管腔和盆腔,在宫腔内积
聚少,宫腔张力低,分离宽度小,一般小于造影剂水囊的宽度;当输卵管明显通而不畅或不通时,造影剂
无法顺畅进入输卵管腔和盆腔,造影剂在宫腔内积聚,导致宫腔张力高,宫腔分离明显,常接近或超过造
影管水囊的宽度,且可见造影剂在宫腔内的翻滚现象(图 4-4-17)。

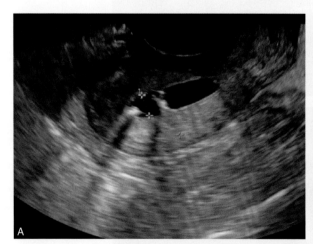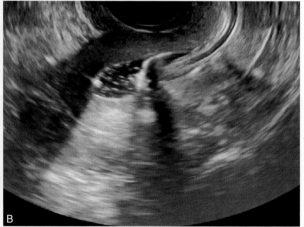

图 4-4-17　宫腔宽度

A. 正常情况下,注入造影剂后宫腔分离宽度小于水囊宽度,无造影剂翻滚现象;B. 输卵管阻塞时,宫腔分离宽度大
于水囊宽度,造影剂可出现翻滚现象。

（十二）宫腔压力

子宫腔共有 3 个出口,1 个是连接宫颈管的宫颈内口,另 2 个是与双侧输卵管腔相通的输卵管口,在
子宫输卵管超声造影时,宫腔造影管水囊封闭了宫颈内口,注入宫腔的造影剂只能从双侧输卵管口进入
输卵管腔,因此,当输卵管存在通畅性问题时,常导致宫腔压力也会发生相应的变化。宫腔压力的评估可
以通过手动评估或专用注射和压力监测仪器进行评估。手动评估为助手用手动的方式推注造影剂,根据
手上感觉到的压力高低大致评估宫腔的压力情况。仪器评估为使用专用的仪器进行注射造影剂和相应

的压力监测,可以获得推注速度、注入液体量、宫腔压力等数据,并可进一步获取时间压力变化曲线、液量压力变化曲线等参数(图4-4-18)。一般输卵管通畅时,宫腔压力低,助手推注造影剂时阻力小,仪器监测到的宫腔压力常在30kPa以内,压力上升缓慢;当输卵管通而不畅或不通时,宫腔压力高,助手推注造影剂时阻力增大,仪器监测到的宫腔压力常快速升高,甚至到达压力预警值而自动停止注射。需要注意的是,有时在推注时阻力较大,压力曲线快速上升,但在某一瞬间后,推注阻力突然减小,压力曲线快速下降,此时常常为输卵管开始时有一些轻微的堵塞,在造影剂推注过程由于压力的升高对输卵管腔起到了一定的疏通作用而达到了一定的治疗效果。

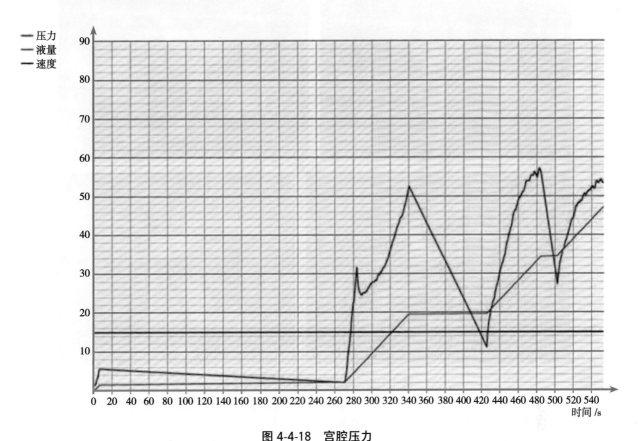

图 4-4-18 宫腔压力

专用推注仪器在造影过程中自动监测造影剂注入速度(蓝色曲线)、注入液体量(绿色曲线)与宫腔压力(红色曲线)之间的变化关系。

(十三)患者疼痛度

子宫输卵管超声造影过程患者可出现一定程度的疼痛,其疼痛常发生在2个环节:一个是置管环节,由于置管操作对宫颈和宫腔的刺激可能会导致一定的疼痛;另一个环节是推注造影剂环节,由于推注造影剂后宫腔内压力升高对子宫刺激而产生的疼痛。在推注环节产生的疼痛在一定程度上也可以反映患者的输卵管通畅性。当输卵管通畅时,宫腔压力低,患者疼痛不明显;当输卵管通而不畅或不通时,宫腔压力常会快速升高,导致患者疼痛明显,且与通畅性的严重程度呈正相关关系。为了让患者更好地配合检查,有条件的医院也可以采用静脉麻醉等方式进行无痛的子宫输卵管超声造影检查。

七、正常输卵管超声造影表现

正常宫腔形态呈倒三角形,外形饱满,边缘锐利,宫角清晰,宫腔下段可见因水囊压迫无造影剂充填形成的圆形或椭圆形充盈缺损区。输卵管从双侧宫角部自然延伸而出,近段略纤细,远段略粗大,走行柔顺连续,可见自然的生理曲度。造影剂从伞端溢出后首先环绕于卵巢周围,表现为卵巢周围的环形增强,接着沿盆腔间隙弥散,表现为子宫与输卵管周围片状均匀高增强。根据造影剂出现的先后顺序,可以分为子宫相、输卵管相、卵巢相、盆腔相 4 个时限(图 4-4-19)。

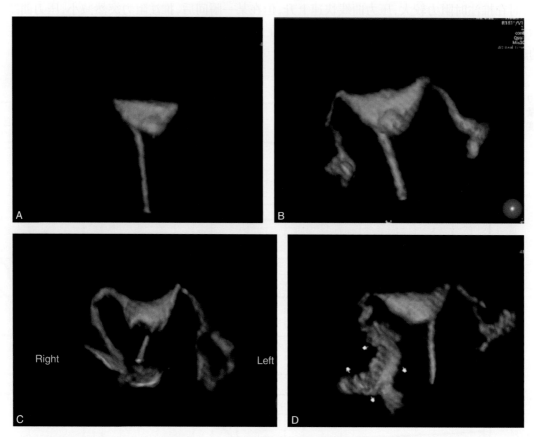

图 4-4-19 正常输卵管超声造影表现

A. 子宫相:显示倒三角形的宫腔形态。B. 输卵管相:双侧输卵管从宫角部延伸而出,自然柔顺。
C. 卵巢相:造影剂从输卵管伞端喷出后在卵巢周围形成环形包绕。D. 盆腔相:造影剂在盆腔内弥散形成片状高增强区域。

八、输卵管显影的干扰因素和应对策略

(一)造影剂宫颈阴道反流

宫颈阴道反流是由于水囊与宫颈内口封堵不良、宫颈松弛、宫腔下段或宫颈管内机械性梗阻病变、宫腔压力过大等原因,导致造影剂通过宫颈反流入阴道的现象。超声造影时表现为宫颈管和阴道内的造影管的管径明显增粗或呈"双管征"(图 4-4-20)。由于宫颈阴道反流常导致宫腔压力不足,造影剂无法进入输卵管或进入输卵管困难,增加输卵管显影不成功的概率。宫颈阴道反流时主要的应对措施有:①增大水囊,增强水囊与宫颈内口之间的密封性;②减慢造影剂注入速度,避免宫腔压力上升过快;③临床先处理宫腔下段或宫颈管内病变。

(二)造影剂子宫肌层或宫旁静脉逆流

各种导致子宫内膜不完整和宫腔压力过大的原因,如内膜菲薄、内膜异位、内膜结核、医源性损伤(宫腔手术史、造影时推液速度过快或反复抽吸),或输卵管不通等都会导致宫腔内的造影剂进入肌层及宫旁静脉而导致逆流。造影剂逆流常表现为源于宫腔向肌层、宫旁静脉区域走行的条索状、放射状、网格

状杂乱强回声区域（图 4-4-21），常干扰输卵管的观察。应对措施：①原则上在经净后第 3~7 天检查，并避免内膜过薄时造影；②置管时动作轻柔，避免损伤内膜；③缓慢低压推注造影剂；④宫旁静脉逆流发生后，需逐帧回放实时三维声像图，追踪输卵管走行。

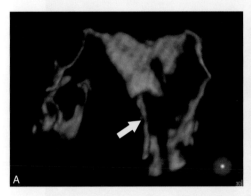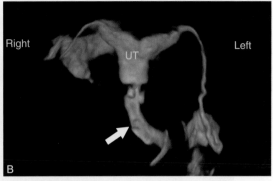

图 4-4-20　造影剂宫颈阴道反流

A. 正常宫腔造影管管腔纤细，边缘规则锐利；B. 宫颈阴道反流时，造影管管径明显增粗或呈"双管征"，边缘不规则。

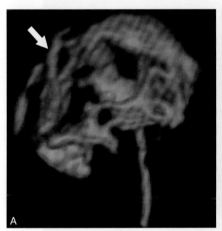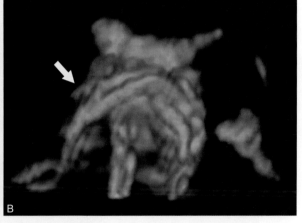

图 4-4-21　造影剂逆流

A. 宫底部肌层和宫旁静脉逆流所形成的网格状杂乱强回声区域；B. 左下宫体肌层和宫旁静脉逆流所形成的放射状杂乱强回声区域。

（三）输卵管全程不显影假阳性的因素

输卵管全程不显影时，首先需排除以下导致假阳性的因素，包括：①内膜碎片、黏液栓、宫腔占位性病变等的阻塞；②输卵管痉挛；③造影管水囊位置过高、过低或过大、过小；④造影管开孔远侧的头端距离过长、置入过深或头端开孔方向等因素；⑤造影剂显著的宫颈阴道反流、显著的子宫肌层或宫旁静脉逆流。

（四）经阴道输卵管超声造影时，输卵管显影效果不理想的应对策略

在平位子宫、输卵管位置过高、输卵管走行方向与声束平行等特殊情况下，经阴道途径常难以完整清晰显示输卵管，此时可以改为经腹部途径进行超声造影，通过调整视角、探头频率、显示深度，弥补经阴道途径的局限，改善显影效果（图 4-4-22）。

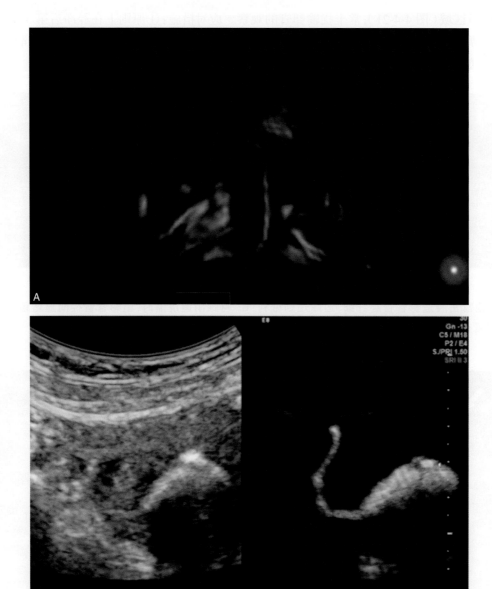

图 4-4-22　经阴道输卵管超声造影时显影效果不理想的应对策略

A. 平位子宫,经阴道途径超声造影难以显示宫角和输卵管;B. 改为经腹部途径,清楚显示输卵管的走行。

九、子宫输卵管超声造影的不良反应及处理

子宫输卵管超声造影过程中的不良反应分为药物性不良反应和非药物性不良反应。药物性不良反应参照超声造影剂的使用说明书,主要包括过敏等。目前超声造影剂在非血管途径的不良反应未见报道。非药物性不良反应主要有下腹痛、阴道出血、人流综合征、置管困难、感染等,多数情况经过休息或对症治疗可以缓解。

（一）腹痛

在宫腔置管及造影过程中,偶有腹痛,一般患者都能忍受,休息后得到缓解。依据 WHO 标准及临床表现,患者造影过程中的疼痛可分四级。0 级:无不适,安静合作好。Ⅰ级:轻微疼痛,能耐受。Ⅱ级:中度疼痛,难忍受,痛苦表情。Ⅲ级:严重疼痛,不能耐受检查,不合作。

（二）人流综合征

因子宫及宫颈受机械性刺激导致迷走神经兴奋,出现心动过缓、心律失常、血压下降、面色苍白、大汗、头晕、呕吐、抽搐等一系列症状。临床又分为轻度反应、中度反应及重度反应。轻度反应仅有下腹坠胀感或隐痛,可伴恶心。中度反应疼痛明显,能耐受,可伴有恶心呕吐。重度反应疼痛较重,恶心呕吐,出冷汗,面色苍白,血压下降,脉搏减慢。

有学者结合人流综合征和疼痛判断标准,把输卵管造影检查不良反应分为0~4级（表4-4-1）。

表 4-4-1　超声造影不良反应及处理表

分级	症状及处理方式
0 级	无明显不适及不良反应,不需处理
1 级	疼痛与经期疼痛相似,热敷或休息观察
2 级	疼痛重于经期疼痛,不伴迷走神经反应,热敷及留观床静卧
3 级	严重疼痛或伴迷走神经反应,热敷、静卧、建议急诊
4 级	明显迷走神经反应（昏厥或抽搐）,立即送急诊

温馨的检查环境,全程的人文关怀,轻柔的操作,术前半小时给予阿托品肌内注射或置管前予以宫颈局部麻醉处理,有助于预防人流综合征的发生。如果出现人流综合征,轻者嘱患者平卧休息、并予以吸氧等措施,一般患者都能自行缓解;重者需要阿托品 0.5mg 静脉注射,并做好相应的抢救准备。建议造影结束后常规留观 30 分钟,有助于及时发现和处理人流综合征。

（三）出血

阴道出血是子宫输卵管超声造影围检查期最常见的不良反应,其原因多为置管等操作对宫颈及子宫内膜的损伤。也有一部分患者因合并有宫颈息肉、子宫内膜息肉、子宫黏膜下肌瘤、瘢痕子宫及宫腔粘连等基础疾病,术后可并发与这些病变相关的阴道流血。少量阴道出血常无需特殊处理,多于术后 1 周之内停止。术后若出现多于经量的阴道出血需要排查出血原因,到妇科门诊复查进行对症治疗。

（四）置管困难

由于宫颈粘连、子宫过度屈曲以及子宫壁肌纤维僵硬及手术等原因导致造影管软管无法顺利置入宫腔,可调整方向及力量后多次置管,或进行探针及扩张棒等妇科处理后再进行置管。

（五）感染

考虑到宫腔、输卵管通过阴道与外界相通,同时操作过程中可能造成宫颈或内膜损伤,存在潜在感染的风险,注意检查前的炎症排查、检查时的无菌操作,造影结束后可酌情预防性服用抗生素 3 天。

（六）造影剂过敏

以六氟化硫微泡为例,目前国内尚未见应用于输卵管超声造影的过敏报道,仅在血池造影应用中偶有过敏报道,主要表现为皮疹、脸色潮红,甚至气促、血压下降等,检查中一旦出现过敏反应,立即停止造影,并根据患者出现的临床症状采取相应的治疗方案。

（吕亚儿　李　敏　崔艾琳　彭成忠）

第五节 盆腔水造影

一、概述

盆腔水造影是指将适量的生理盐水注入盆腔中,在无回声液体的衬托下,更直观地在超声下观察输卵管、卵巢以及盆腔情况的一种技术。实现盆腔水造影有两种途径:一种途径是通过宫腔注水,即首先在宫腔内置入造影管,然后通过造影管向宫腔内注入液体,注入的液体由宫腔经过输卵管进入盆腔,一般注入液体量 50~200ml 即可达到液体在输卵管周围和盆腔内积聚的效果。该方法的优点就是操作简便,缺点是对于双侧输卵管不通的患者则无法完成检查。另一种途径是通过盆腔穿刺或后穹隆穿刺注水,该方法的优点是不受输卵管通畅性的限制均可以达到造影的目的,缺点是属于有创性操作。本节主要介绍经宫腔途径的盆腔水造影,一般安排在子宫输卵管超声造影结束后继续通过宫腔造影管注入生理盐水 50~200ml 完成检查。

二、适应证及禁忌证

(一)适应证

1. 不孕症患者输卵管超声造影无法确定输卵管伞端病变。
2. 不孕症患者输卵管超声造影无法确定盆腔病变。
3. 慢性盆腔痛的原因排查。

(二)禁忌证

同子宫输卵管超声造影的相关禁忌证(参见第四章第四节)。

三、盆腔水造影技术类型

根据超声成像的原理和借助的造影剂类型,在盆腔内水造影基础上,可以通过基波二维超声、基波三维超声以及结合微泡超声造影等技术形式,综合来评估输卵管和盆腔的情况。

(一)基波二维超声

从宫腔造影管注入的生理盐水,经过双侧输卵管从伞端喷出,首先积聚于伞端周围,并向后盆腔方向弥散和积聚,有利于推开周围肠管干扰,从而突出显示输卵管全程及其伞端、盆腔的情况。常规基波二维超声在无回声液体的背景下,可以清晰显示输卵管形态、走行,伞端指状突起的形态、结构,伞端周围、卵巢周围、直肠子宫陷凹区域的回声情况等(图 4-5-1A)。利用阴道内超声探头的推动,可以观察输卵管及其伞端的活动度(ER 4-5-1)。为了让液体主要在盆腔的积聚从而更有利于超声对盆腔情况的观察,可以让患者略保持头高脚低的体位。

(二)基波三维超声

在前述常规基波二维超声的基础上,通过三维成像,可以更直观地显示输卵管及其伞端的空间结构(图 4-5-1B)。

(三)基波微泡超声造影

在前述盆腔水造影常规基波二维超声基础上,经过宫腔造影管再次注入微泡造影剂,实时超声下,可以观察强回声的微泡造影剂在输卵管内走行直至伞端喷出的全过程,从而进一步评估输卵管的通畅性以及输卵管管腔和周围结构的关系(图 4-5-1C、ER 4-5-2)。

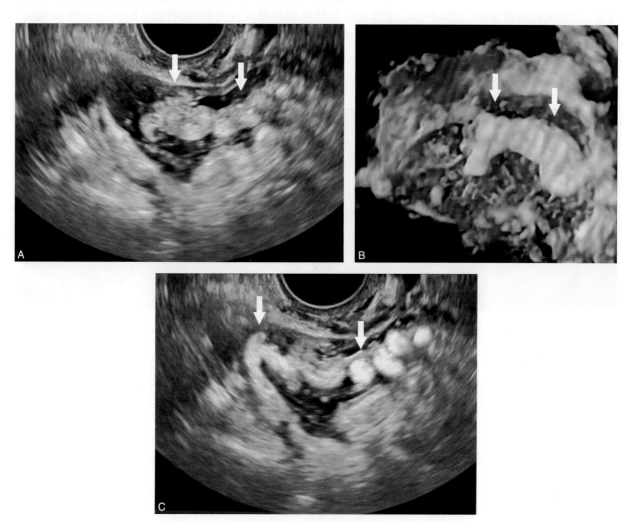

图 4-5-1　盆腔水造影

A. 在无回声液体衬托下,基波二维超声清晰显示输卵管壶腹部及伞端; B. 基波三维成像显示输卵管壶腹部及伞端的空间结构; C. 强回声的微泡造影剂在输卵管壶腹部内走行和伞端喷出。

ER 4-5-1　盆腔水造影
显示输卵管伞端随着阴道内探头的推动而飘动。

ER 4-5-2　盆腔水造影联合微泡超声造影
在盆腔内液体的衬托下清晰显示输卵管壶腹部和伞部的形态、结构,同时,结合微泡超声造影,可动态显示强回声的微泡造影剂在输卵管腔内走行和伞端喷出的过程。

四、盆腔水造影超声表现

盆腔水造影评价体系主要包括输卵管评估和盆腔评估两部分。

(一)输卵管的评估

盆腔水造影时液体一般首先积聚在输卵管伞端周围,从而实现在无回声液体的衬托下清晰显示输卵管及其伞端的形态、结构,同时借助动态显示的微泡超声造影,评估输卵管的管腔通畅性。

　　1. 正常输卵管结构、输卵管通畅　输卵管走行自然弯曲,峡部细小,壶腹部自然膨大,伞端漂浮在液体中,指状突起清晰显示(图 4-5-2)。正常伞端指状突起的超声特征有:①数量 >3 个;②长径 4~8mm,其中 1 个可长达 8~15mm;③宽径 2~4mm;④界限清晰,内部呈均匀或欠均匀低回声;⑤朝向卵巢方向;⑥探头推动时可见指状突起间相互独立的自如活动;⑦伞周可伴膜状光带,但不超过 1 条;⑧推注微泡造影剂时可见造影剂呈一股强回声顺畅地从伞端中央区域喷出,推注无阻力(ER 4-5-3)。

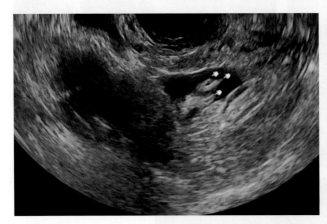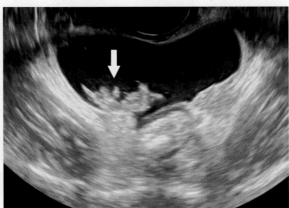

图 4-5-2　盆腔水造影显示正常输卵管伞端指状突清晰可见

ER 4-5-3　正常输卵管盆腔水造影联合微泡超声造影表现

A. 盆腔水造影显示双侧正常输卵管伞端指状突起;B. 微泡超声造影显示强回声造影剂顺畅地从双侧输卵管口喷出。

　　2. 输卵管结构异常合并输卵管通而不畅　伞端与周围组织部分粘连固定,指状突起增大增厚或变小变细,或局部结构显示不清,输卵管管壁可出现增粗增厚,回声不均匀,输卵管管腔内可有一定量的积液,从宫腔内推注液体时阻力较大,常从伞端一侧偏心性溢出(图 4-5-3、ER 4-5-4)。

　　3. 输卵管结构异常合并输卵管不通　伞端指状突变形、萎缩或消失,与周围组织包裹粘连无法清晰显示,几乎无活动,液体推注阻力明显增加,伞端无液体溢出,输卵管管腔内可形成积水(图 4-5-4、ER 4-5-5)。

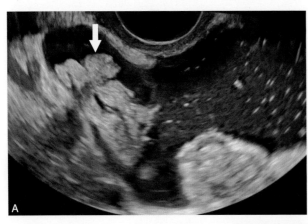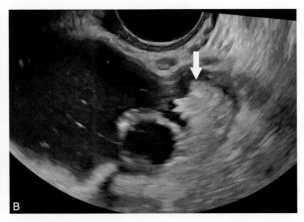

图 4-5-3　输卵管结构异常合并输卵管通而不畅

A. 盆腔水造影显示输卵管壶腹部管壁增厚,管腔内少许积液,伞端指状突起明显增粗,部分粘连;B. 盆腔水造影显示输卵管壶腹部饱满,外形不规则,管壁明显增厚,回声不均匀指状突起短小。

ER 4-5-4　输卵管结构异常合并输卵管通而不畅
A. 输卵管壶腹部、伞端增厚合并伞端周围输卵管系膜囊肿；B. 输卵管壶腹部增厚，伞端指状突起短小。

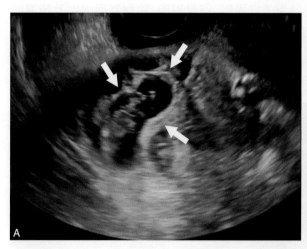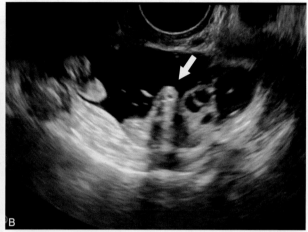

图 4-5-4　输卵管结构异常合并输卵管不通

A. 输卵管伞端圆钝，指状突起消失，壶腹部管腔内可见局限性积液；B. 卵巢内侧输卵管伞端圆钝，指状突起消失，壶腹部内可见数个小暗区。

ER 4-5-5　输卵管结构异常合并输卵管不通

　　此外，还需注意观察输卵管伞部指状突朝向与卵巢的关系。在自然状态下，输卵管伞端朝向卵巢方向，并通过指状突的摆动与同侧卵巢表面接触（图 4-5-5A）。如伞端指状突朝向与卵巢的位置出现异常，呈现背向关系，需要引起临床重视，进一步评估是否影响到输卵管的拾卵功能（图 4-5-5B、ER 4-5-6）。

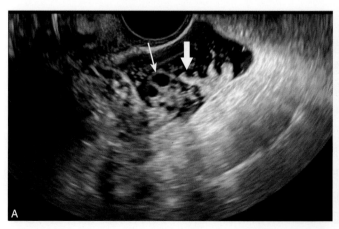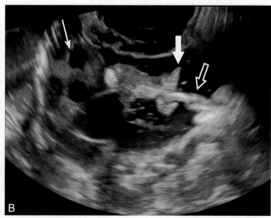

图 4-5-5　输卵管伞部指状突朝向与卵巢的关系

A. 输卵管伞端（粗箭头）朝向卵巢（细箭头）方向，其中一个指状突起紧贴卵巢表面；B. 输卵管伞端（粗箭头）开口背向卵巢（细箭头）方向，造影剂向侧盆壁方向喷出（空心箭头）。

ER 4-5-6　输卵管伞端开口背向卵巢,微泡造影剂喷出方向朝向侧盆壁

（二）盆腔的评估

在盆腔水造影无回声液体的衬托下,盆腔粘连表现为子宫周围、卵巢周围、输卵管周围以及肠道间的条带状高回声,通过注水及探头在阴道内的推动可见光带飘动（图 4-5-6、ER 4-5-7）。同时,盆腔水造影时盆腔内积聚的液体,也为观察盆腔深部浸润型子宫内膜异位症,比如子宫骶韧带内膜异位症、肠壁子宫内膜异位症等,提供了良好的声窗。

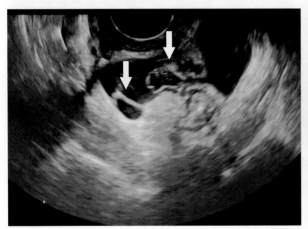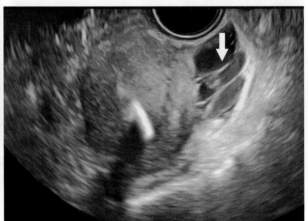

图 4-5-6　盆腔粘连

盆腔水造影显示盆腔内多发纤细的粘连带

ER 4-5-7　盆腔粘连

五、盆腔水造影优势与不足

盆腔水造影的优势主要有:①二维成像可清晰显示伞端的指状突起及其浮动状态,三维成像可更加清晰显示伞端形态结构,并全面评估伞端的形态学特点;②结合基波微泡超声造影,在形态学评估基础上可更直观地评估输卵管通畅性;③可直观评估输卵管伞端与周围组织的关系及伞端开口方向与卵巢位置的关系,为临床评估输卵管的拾卵功能提供更多的依据;④盆腔粘连和盆腔深部浸润型子宫内膜异位症的评估一直是影像学评估的困惑,盆腔水造影为这些评估提供了一条可行的途径。

盆腔水造影的不足之处主要有:①目前应用盆腔水造影对输卵管和盆腔的评估尚处于初步阶段,其价值仍需大样本循证医学证据来支持;②并非所有患者都能够耐受盆腔水造影检查,双侧输卵管不通患者无法完成水造影,存在明通而不畅患者在注水过程也有可能出现明显疼痛而选择放弃此项检查;③盆腔水造影注入液体量目前尚无统一标准,通常根据操作者的临床经验来执行,而注入液体量与诊断效果之间的关系也需要进一步研究和探讨。

（吕亚儿　刘琳娜　彭成忠）

第六节 血管超声造影

血管超声造影（contrast-enhanced ultrasound, CEUS）（以下简称超声造影）是指经外周静脉注入超声造影剂（ultrasound contrast agent, UCA），增强微血管血流灌注信号，实时动态地观察组织的微循环血流灌注信息，从而提高超声诊断敏感度和特异度的一种成像技术，被誉为继二维超声、彩色多普勒超声之后超声医学史上的"第三次革命"。近年来，CEUS 在妇科疾病的应用越来越广泛，成为十分重要的临床诊断手段。

一、超声造影剂

超声造影剂本质上是一种微气泡，是可以溶于液体的直径为几微米的含有惰性气体带有包膜的气泡。注入血管的造影剂微气泡跟随红细胞进入各组织器官，在超声波的作用下，微气泡发生共振，散射出强声波信号，根据捕捉到的强烈背向散射信号在超声图像上显示，从而获得相应组织器官的微循环血流信息。

早期的超声造影剂是含二氧化碳氧气或者空气的微气泡，主要是通过手振生理盐水获得，由于直径较大无法通过肺循环，仅能用于右心系统的显像。近来采用变性的白蛋白、脂质体、多聚体以及各种表面活性剂等材料包裹的微泡造影剂，直径与红细胞大小接近，可以跟随红细胞通过肺循环，从而实现了左心系统的造影显像。

依据造影剂的发展历程和微泡内包裹气体的种类可以分为第一代和第二代造影剂。第一代造影剂微泡内含空气，包膜一般为白蛋白或半乳糖等聚合体，代表药物有 Albunex、利声显（Levovist）等。由于其包膜较厚，弹性差，而且包裹的空气易溶于水等物理特性，决定了其容易破裂，持续时间较短，从而限制了临床应用中观察的时间。第二代超声造影剂为包裹高密度惰性气体为主的外膜薄而柔软的气泡，直径一般在 2~5μm，振动及回波特性好，稳定时间长，代表药物有声诺维（SonoVue）、示卓安（Sonazoid）等，也是目前最常用的超声造影剂。以 SonoVue 为例，为一种由单分子磷脂作为外壳包裹的六氟化硫（SF_6）气体，微泡平均直径 2.5μm，通用名为注射用六氟化硫微泡，2004 年开始在国内应用于临床。药品内含白色粉末及无色气体，六氟化硫气体 59mg，冻干粉末 25mg，冻干粉末主要为聚乙二醇 4000、二硬脂磷脂酰胆碱、棕榈酸等辅料作为赋形剂。使用前加入注射用生理盐水 5ml 振摇后溶解，形成乳白色混悬液。超声造影剂混悬液经外周静脉注入后，通过腔静脉进入右心，又经肺循环进入左心及外周循环，最后经肺呼气排出体外，属于纯血池造影剂，不进入组织间隙，不经肝肾代谢，对肝肾功能几乎无影响。SonoVue 在体内的平均半衰期为 12 分钟（范围为 2~33 分钟）。注射后 15 分钟，几乎所有的六氟化硫气体都已排出。超声造影对人体无辐射，过敏等不良反应发生率极低，且具有实时动态、快速便捷、可多次重复等特点，是一种安全、高效的检查手段，与 CT 增强、MRI 增强等技术手段优势互补，形成了完整的影像学增强检查体系。

二、超声造影常用成像技术

超声造影成像方法的关键在于提取回波信号中微泡的非线性成分。方法大致可以分为两类：一种是正反脉冲的二次谐波成像，通过发射 1 次正脉冲和 1 次同样幅度的负脉冲，将两次回波信号相加，抵消其中的线性基波成分,得到非线性谐波信号;另一种是多脉冲成像,发射 3 个或更多的脉冲波,但幅度及相位不同,接收时抵消其中的线性成分,留下非线性成分。不同的厂家超声成像技术有不同的名称,比如编码相位反转技术(coded phase inversion, CPI)、脉冲反相谐波技术(pulse inversion harmonics, PIH)、对比脉冲系列成像技术(contrast puls-sequencing technology, CPS)、超宽带非线性造影成像 UWN+ 技术、采用"纯净"波发射接收的 X-CnTI 造影技术、高帧率造影成像技术(high frequency rate contrast enhanced ultrasound, HiFR CEUS)等。

1. 编码相位反转技术(coded phase inversion, CPI) CPI 是一种低机械指数(mechanical index, MI)的造影模式。在低 MI 状态下,组织谐波信号被减到最小。此时,采用相位反转技术,能将组织基波信号滤掉,保留造影剂的宽带谐波信号;而采用编码技术则进一步增强造影剂微泡的信号。通过上述技术的结合可极大地增加造影剂信号与周围组织信号的对比,从而获得不同时期所要观察区域造影剂灌注图像。CPI 模式不仅能提高造影成像的分辨率及敏感度,而且可提高其穿透力。使用 CPI 模式建议 MI 范围调至 0.08~0.20 之间(声输出功率为 3%~6%),对于位置表浅者,可采用更低的 MI。建议采用单点聚焦,并将其置于观察目标的底部下方。

2. 脉冲反相谐波技术(pulse inversion harmonics, PIH) PIH 是在声波发射阶段先后发射 2 个相位相反的相同脉冲信号。在接收到的信号中来源于组织的 2 个脉冲信号与发射信号相同两者叠加之后为零。相反,来源于微泡的 2 个脉冲信号为非线性信号,与发射信号不同,叠加之后仍不为零。通过这种方法能更好地将来源于组织的信号清除。另外这种技术是利用发射阶段的非线性特征,而不是接收阶段的滤波技术,所以保留了宽频带的信息,图像的空间分辨力较高。

3. 对比脉冲系列成像技术(contrast pulse-sequencing technology, CPS) Haider 等提出用最小二乘方逆运算模型作基本波形的多项式展开,并用多脉冲导出检出基频(f_0)的非线性能量的概念。以这一概念为基础,利用造影脉冲的序列化(CPS)方法,从多个发射脉冲中处理多种信号。从造影剂回声的基频波频带中提取出基频的非线性能量。为了获取发射超声基频中的非线性能量,在扫描过程中利用脉冲编码技术向同一方向发射多个脉冲,并在发射脉冲数中插入振幅调制和位相调制信息,每次发射的脉冲有不同的幅度或相位。因此 CPS 能同时利用造影剂微泡产生的非线性基波及非线性谐波的成分成像,这样在显著提高造影成像的信噪比同时保证成像的穿透力。

4. 高帧率造影成像技术(high frequency rate contrast enhanced ultrasound, HiFR CEUS) 受制于聚焦发射、逐线成像模式,传统的超声造影帧频一般在 10~15 帧 /s,对于捕获完整的造影剂动态灌注过程有一定的限制。近年来,借助域平台采用非聚焦、全域发射的方式,实现了高帧率造影成像(HiFR CEUS),在保证图像质量的同时,可以将造影的帧频提升到传统技术的 4~17 倍。域平台目前具备两种域成像技术:平面波(plane-wave, PW)技术和 ZST+(zone sonography technology plus)技术。平面波技术采用全阵元发射与全域接收的成像模式,每发射 1 次即可获得 1 帧完整的图像。相较于传统的聚焦波造影成像,平面波技术的发射次数显著减少,从而明显提升了成像的帧率。平面波技术可以看作域发射技术的终极形态,但其要求探头必须为线型阵列,因而只适用于线阵探头对应的浅表器官造影,其他情景下的高帧率造影实现则主要依托于 ZST+ 技术。ZST+ 是一种发射接收技术,在前端采用弱聚焦发射,所形成的发射波束宽于传统聚焦成像技术,因而能够以更少的发射次数来完成对整个成像区域的激励,是其能够实现高帧率造影成像的关键。同时,借助相干发射合成技术,发射端减少发射次数,接收端每条接收线均由相邻多次发射回波进行加权复合。因此,ZST+ 技术能够在保证图像质量的同时达到提升造影帧率的目的。

三、妇科超声造影适应证和禁忌证

（一）适应证

1. 了解子宫及附件器官微循环血流灌注信息。
2. 常规超声检查发现盆腔内异常团块回声，无法确定囊性成分或实性成分。
3. 常规超声检查发现盆腔内异常团块回声，需要进一步鉴别其良恶性以及组织来源。
4. 需协助判断肿瘤的浸润范围、程度以及对周围脏器侵犯情况。
5. 常规超声发现子宫腔内病变，需要进一步鉴别内膜增厚、息肉、黏膜下肌瘤、组织残留及内膜癌等。
6. 子宫肌瘤、子宫腺肌病等妇科疾病介入治疗的术中效果评估和术后随访。

（二）禁忌证

超声造影是一种安全的检查手段，对于既往有超声造影剂过敏史的患者、正常妊娠期或哺乳期妇女禁用，其余一般无特殊禁忌证。

四、妇科超声造影检查方法

1. 检查前准备　经腹部超声检查者，患者检查前排空粪便，适度充盈膀胱。经阴道超声检查患者避开月经期，排空膀胱。选用配备有低机械指数超声造影功能及造影定量分析软件的超声仪器，经腔内检查探头频率一般为 3.0~11.0MHz，经腹部检查探头频率一般为 1.0~6.0MHz。

2. 常规超声检查　通过二维超声观察子宫、卵巢、附件区及盆腔情况，并记录病灶的位置、大小、数目、形态、边界、内部回声及血流情况。

3. 超声造影检查（以 SonoVue 为例）　将仪器调节到超声造影模式，一般将机械指数设置在 0.12~0.15 之间（不同的超声仪器有所不同），并降低增益至隐约显示子宫包膜或卵巢包膜。接着经肘正中静脉以弹丸式注射的方式注入超声造影剂，同时尾随 5ml 生理盐水快速推入。对于造影剂的给药剂量，一般经腹部检查推荐 1.5~2.4ml，经阴道检查推荐 2.4~4.8ml。当然，不同的仪器对造影剂的用量也有不同的要求，部分仪器经腹部检查用量可减少至 1.0~1.5ml，经阴道检查减少至 1.5~2.4ml，也可获得优异的超声造影图像。在弹丸式注射造影剂的同时启动超声仪器的计时功能，并固定探头，实时记录靶目标内造影剂进入与消退的全过程。

4. 超声造影数据处理与分析　超声造影检查结束后，调出存储的原始动态影像，分析病灶的增强时间、增强水平、增强形态等指标。或者可以进入时间 - 强度分析软件，通过对感兴趣区（region of interest，ROI）进行取样并生成相应曲线，不同曲线对应不同感兴趣区域。目前不同的超声设备会提供相应的在机版本的造影定量分析软件，如迈瑞 QA、GE TIC、Philips Q-Lab、Siemens ACQ、Toshiba/Canon CHI-Q、Esaote Q-pack 等；也有一些专业性的脱机版本的造影定量分析软件，如 TomTec SonoTumer/SonoLiver、Bracco vuebox 等。造影定量分析在生成曲线的过程中有两种拟合方式，即伽马方程拟合和指数方程拟合。伽马方程拟合公式适用于弹丸式注射法，造影剂信号先升后降；指数方程拟合公式适用于滴注法，造影剂信号只升不降。以迈瑞 QA 为例，采用的是伽马拟合的超声造影时间 - 强度曲线（time-intensity curve，TIC），其主要的造影参数如下。

（1）拟合度（goodness of fit，GOF）：计算拟合曲线的拟合程度，取值范围为 0~1，取值 1 表示拟合曲线和原始曲线完全吻合。拟合度的高低将影响全部参数的准确性，一般建议拟合度不应低于 75%

（2）基线强度（base intensity，BI）：造影剂未到达时的基本强度。

（3）到达时间（arrival time，AT）：造影强度开始出现的时间点，实际取值常为比基线强度高出 10% 的时间值。

（4）达峰时间（time to peak，TTP）：造影强度到达峰值的时间点。

（5）峰值强度（peak intensity，PI）：造影达峰值时的强度。

（6）上升斜率（ascending slope，AS）：造影的上升斜率，曲线上病灶灌注起始到峰值两点间的斜率。

（7）下降斜率（descending slope，DS）：曲线的下降斜率。

（8）峰值强度减半时间（descending time/2，DT/2）：过峰值后强度降至峰值一半的时间点。

（9）曲线下面积（area under curve，AUC）：计算造影过程时间强度曲线的曲线下面积。

（10）平均渡越时间（mean transit time，MTT）：造影剂由上升支 50% 峰值强度到下降支 50% 峰值强度所需要的时间。

　　当然，超声造影定量参数受影响的因素也较多。不同超声仪器设置的造影参数不同，导致超声造影定量分析结果会差异较大。另外，以下几个因素也是影响超声造影定量分析结果的常见因素，超声造影时应尽量注意避免：①ROI 的深度，相同深度的定量参数才具有可比性，而 ROI 的大小及形状则对定量参数也有一定的影响；②病灶选取部位不同，也会影响造影参数的分析结果，从而不能准确反映病灶的血供情况；③造影剂剂量与注射速度的不同会明显影响 TTP、峰值强度等参数；④机体血流动力学及呼吸位移的影响。

五、妇科超声造影观察内容

1. 造影时相　妇科经静脉超声造影将造影时相划分为增强早期和增强晚期。增强早期指子宫动脉开始灌注至子宫肌层灌注，强度逐渐增强达峰值的过程；增强晚期指自子宫肌层峰值强度开始减退至造影前水平的过程。

2. 观察指标　在造影过程中，需要观察及记录病灶增强时间、增强水平及增强形态。病灶增强时间以子宫肌层为参照，分为早增强、同步增强及迟增强；增强水平以子宫肌层为参照，分为高增强、等增强、低增强和无增强；增强形态可分为均匀性增强和不均匀性增强。此外，通过 TIC 分析，可以获得造影剂 GOF、BI、AT、TTP、PI、AS、DS、DT/2、AUC、MTT 等多种定量参数（图 4-6-1）。

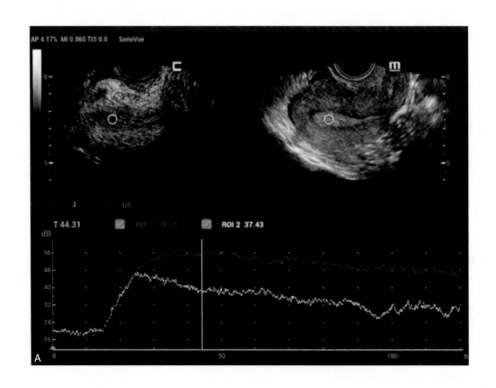

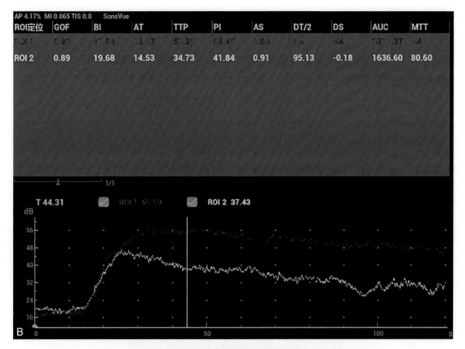

ROI定位	GOF	BI	AT	TTP	PI	AS	DT/2	DS	AUC	MTT
ROI 1	0.93	17.93	13.67	51.20	65.46	0.83	NA	NA	1377.37	NA
ROI 2	0.89	19.68	14.53	34.73	41.84	0.91	95.13	-0.18	1636.60	80.60

图 4-6-1　子宫超声造影时间 - 强度曲线（TIC）分析

A. 红色曲线和黄色曲线为子宫肌层和内膜层分别作为感兴趣区所获得的拟合曲线；
B. 根据 TIC 所获得的 AT、TTP、PI、AS、DS、AUC、MTT 等定量参数（南京大学医学院附属鼓楼医院超声科提供）。

六、妇科超声造影表现

（一）正常子宫超声造影表现

子宫为富血管的器官，其血液供应主要来源于子宫动脉及其分支。子宫动脉进入子宫肌层后，先后发出第一级分支弓状动脉（肌层外 1/3），第 2 级分支放射状动脉（肌层中内 2/3）和第 3 级分支螺旋动脉（内膜区域）。

1. 增强早期　子宫动脉主干及其分支首先灌注呈高增强，随之子宫开始增强，依次从浆膜层→肌层→内膜层递进性增强，即从弓状动脉向放射状动脉再向螺旋动脉的增强过程，整体增强后造影剂呈均匀分布，肌层增强程度略高于内膜层（图 4-6-2）。

2. 增强晚期　造影剂的减退与增强顺序相反，依次从内膜层→肌层→浆膜层递减，内膜层增强水平始终低于肌层。

（二）常见妇科疾病超声造影表现

1. 子宫肌瘤　子宫肌瘤可发生在子宫任何部位，90% 以上肌瘤生长在子宫体部，少数发生于宫颈、阔韧带等部位。子宫肌瘤的血供主要来源于子宫动脉及其分支。肌瘤超声造影表现多为动脉灌注期先显示供血血管，瘤体周边开始向中央增强，如未出现变性坏死等病变，肌瘤整体增强后多表现为整体稍高增强或等增强，增强晚期瘤体略低于子宫肌层（图 4-6-3）。

2. 子宫内膜息肉　子宫内膜息肉是由于子宫内膜结缔组织和局部血管增生形成的息肉样赘生物，内部血管通过蒂部与子宫肌层的子宫动脉分支相连。常常导致患者阴道不规则出血、不孕、早产等症状。超声造影常表现为与子宫内侧肌层同步增强或略晚于子宫肌层，但早于子宫内膜增强，增强水平与子宫肌层接近或略低于肌层水平（图 4-6-4）。

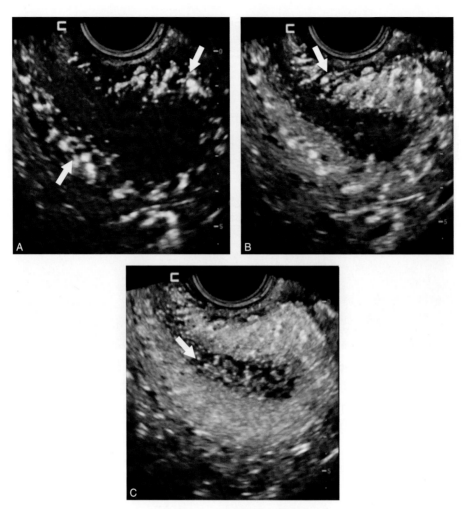

图 4-6-2 正常子宫超声造影

A. 12s 子宫肌层弓形动脉首先增强；B. 18s 子宫肌层放射状动脉开始增强；C. 25s 子宫内膜螺旋动脉开始增强（中山大学附属第三医院超声科提供）。

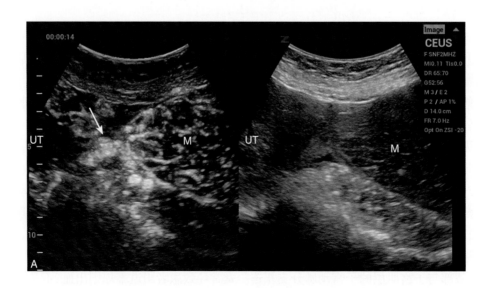

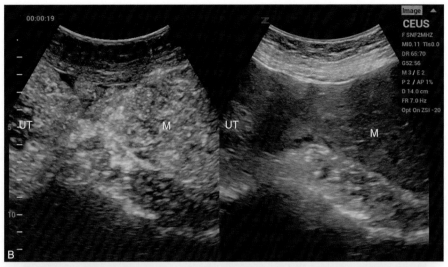

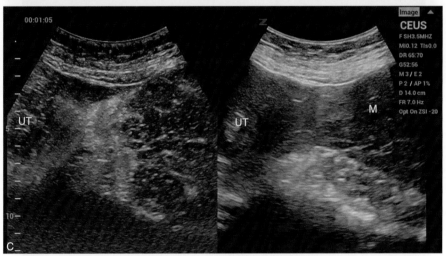

图 4-6-3 阔韧带肌瘤超声造影表现

A. 增强早期,肿块与子宫之间出现条状增强血管为子宫动脉分支(箭头),肿块(M)周边出现环状增强并逐渐向中央填充,子宫(UT)肌层亦开始增强;B. 肌瘤整体增强后增强强度稍高于子宫肌层;C. 增强晚期,瘤体内部造影剂消退较正常肌层快,呈低增强,而假包膜消退相对较慢始终呈稍高增强,有明显包膜感。

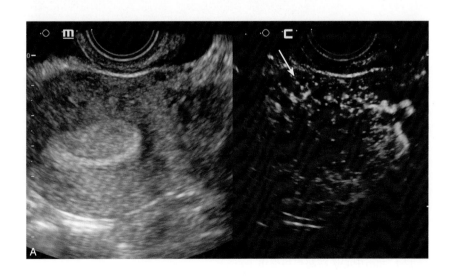

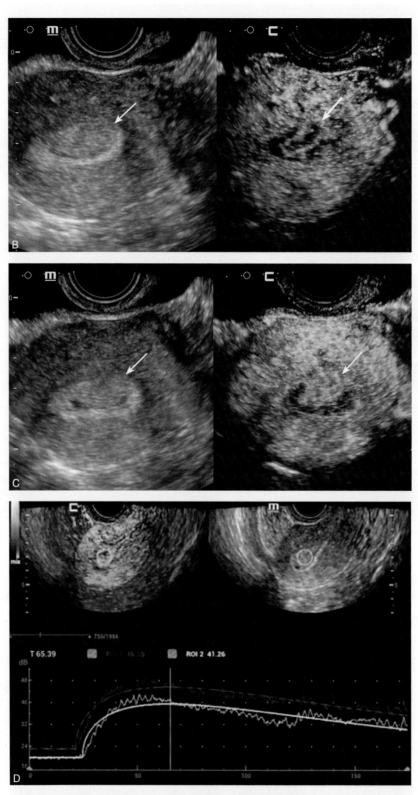

图 4-6-4 子宫内膜息肉超声造影表现

A. 注射造影剂后子宫外侧肌层首先增强；B. 内膜息肉略晚于子宫肌层开始增强，但早于周边的子宫内膜增强；C. 息肉整体增强后增强强度略低于子宫肌层，高于周边的内膜增强强度；D. TIC 曲线显示内膜息肉增强时间晚于子宫肌层，强度略低于子宫肌层（红色曲线为子宫肌层取样，黄色曲线为内膜息肉取样）（广元市中心医院超声科提供）。

3. 卵巢子宫内膜异位囊肿　临床习惯称为巧克力囊肿,主要临床表现为经期腹痛及不孕等。常规超声表现为不规则或卵圆形囊肿,囊内充满细密光点回声,也可表现为类实性。超声造影对于鉴别囊性成分和实性成分有重要意义,子宫内膜异位囊肿主要表现为囊壁呈环状增强,囊内为持续无增强(图 4-6-5)。

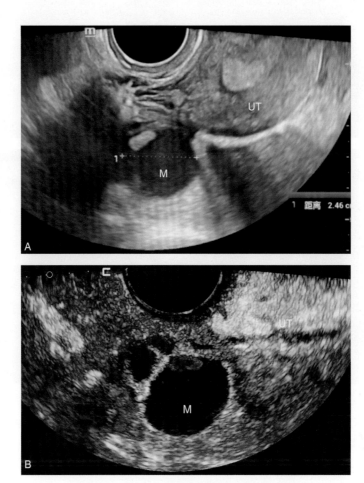

图 4-6-5　子宫内膜异位囊肿超声造影表现
A. 常规超声显示左卵巢内可见一囊实混合回声团块(M),内部回声不均匀;B. 超声造影显示团块周边及分隔与子宫(UT)同步增强,内部持续无增强。

4. 卵巢纤维瘤　属卵巢性索间质性肿瘤,主要由纤维和成纤维细胞组成,因其富含纤维,常规超声检查时易与浆膜下子宫肌瘤和卵巢其他肿瘤相混淆,超声造影具有重要的鉴别价值。卵巢纤维瘤的增强时间常较晚,且表现为持续的低增强(图 4-6-6)。

5. 卵巢浆液性肿瘤　属于卵巢上皮性肿瘤,良性、交界性与恶性浆液性肿瘤的二维超声常存在一定的交叉表现,都可出现乳头样凸起。超声造影可敏感地显示卵巢肿块的血流灌注特点,微循环血供特点对于鉴别良恶性肿块有一定的帮助。一般良性或交界性肿瘤超声造影多表现为等增强(图 4-6-7);而恶性肿瘤在注射造影剂后开始增强时间、到达峰值时间常早于良性肿块,消退时间也早于良性肿块。

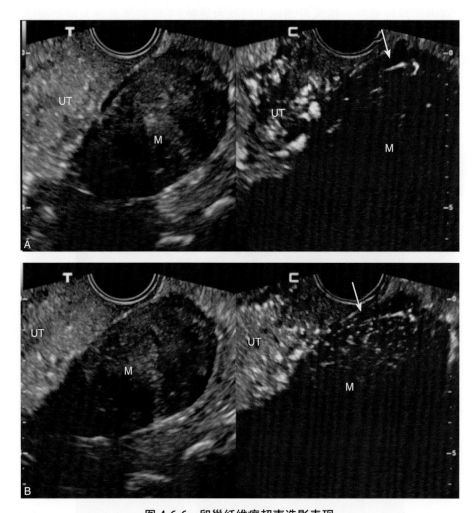

图 4-6-6 卵巢纤维瘤超声造影表现

A. 增强早期显示子宫（UT）肌层增强，团块（M）内仅少许增强；B. 团块在造影过程呈持续低增强（运城市中心医院超声科提供）。

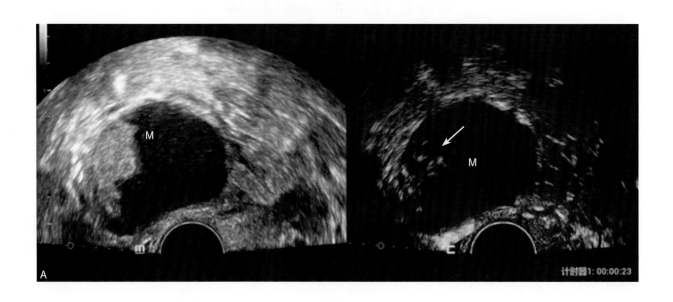

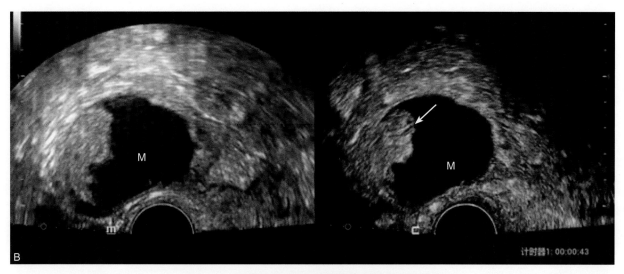

图 4-6-7　卵巢交界性浆液性囊腺瘤超声造影表现
A. 23s 时团块（M）囊壁及囊内乳头状结构同时增强；B. 增强晚期囊壁及囊内乳头结构呈持续等增强。

（王　力　秦　川　彭成忠）

第七节　直肠双重超声造影

直肠及直肠周围病变受肠道内容物和肠腔内气体的干扰,常规超声常难以清晰显示和明确诊断。随着直肠超声双重造影即联合应用直肠腔内灌注造影和静脉注射造影技术的开展,直肠及其周围病变的超声诊断效率有了明显的提升。直肠灌注超声造影是指通过向直肠腔内灌注胃肠充盈超声造影溶剂,充盈肠腔,排除肠道内容物和气体的影响,利于对肠腔、肠壁和直肠周围病变的二维超声观察的一种技术。直肠双重超声造影是指在直肠灌注超声造影基础上,通过静脉注射微泡超声造影剂,观察肠壁及病灶微循环血供情况的一种技术。

一、适应证和禁忌证

（一）适应证

1. 直肠肿瘤性病变　包括：①恶性肿瘤,如直肠癌等；②交界性肿瘤,如间质瘤等；③良性肿瘤,如息肉、腺瘤等。

2. 直肠及周围炎症性病变　如肛周脓肿、盆腔脓肿、直肠壁肉芽肿等。

3. 直肠子宫内膜异位症。

4. 直肠周围病变　如盆底部病变、阴道病变等。

（二）禁忌证

1. 结直肠活动性大出血。

2. 肠梗阻。

3. 肛门或直肠狭窄。

4. 全身情况差,无法耐受检查。

5. 孕妇或哺乳期妇女、儿童。

6. 对超声造影剂过敏。

二、仪器和材料准备

仪器采用彩色多普勒超声诊断仪,配备腔内探头且具有超声造影功能。目前能用于直肠腔内检查的腔内探头有端扫探头、双平面探头和环形扫查探头,可以静脉超声造影的主要是端扫探头和双平面探头。

直肠灌注超声造影剂选用胃肠声学造影剂,包括回声型和无回声型二类。回声型声学造影剂声像图上显示为均匀的中等回声,常用的有胃窗声学造影剂等,按说明配置成混悬液。无回声型主要有水、中药制剂等。

静脉超声造影剂选用微泡造影剂声诺维(SonoVue),通用名为注射用六氟化硫微泡,使用前注入生理盐水 5ml,震荡混匀后待用。

三、经直肠超声造影检查方法

1. 空腹 8~12 小时,检查前 1~2 小时清洁灌肠,排空肠内容物。

2. 检查时患者屈膝左侧卧位,先经肛门向直肠内置入 1 根一次性肛管,然后置入直肠腔内探头,此时可以向肛管头端水囊内注入生理盐水 2ml 以防止肛管滑脱。

3. 灌注超声造影　抽取胃肠声学造影剂混悬液 100~150ml 通过肛管向直肠内灌注,同时观察直肠及其周边组织器官的灰阶超声表现。

4. 在直肠腔内灌注超声造影基础上,经肘部浅静脉弹丸式注射微泡造影剂声诺维 2.4ml,观察肠壁及病灶的微循环灌注情况。

四、经直肠超声造影表现

(一)正常直肠

正常直肠长 12~15cm,上端在第 3 骶椎水平与乙状结肠相接,向下沿骶骨前方下行,移行于肛管。临床上,常把直肠分为 3 段:上段距离肛缘 12~16cm,前面和两侧有腹膜覆盖;中段距离肛缘 8~12cm,仅在前面有腹膜并折返成直肠膀胱陷凹或直肠子宫陷凹;下段距离肛缘 8cm 以下,全部位于腹膜外;肛管长 3~4cm。男性直肠的前方邻近膀胱、前列腺、精囊,女性直肠的前方邻近子宫和阴道。直肠壁在组织学上分 4 层,由内而外分别为黏膜层、黏膜下层、固有肌层、外膜层(上段大部分、中段前壁为浆膜,其余部分为纤维膜)。

直肠的血液供应来自直肠上动脉、直肠下动脉和骶正中动脉。直肠供血动脉垂直进入直肠壁,分别在外膜层和黏膜下层构成直肠外膜层微动脉网和直肠黏膜下层微动脉网,黏膜下微动脉进一步分支、相互吻合并进入黏膜,形成黏膜层毛细血管网。直肠静脉与同名动脉伴行,黏膜层静脉首先汇入黏膜下层构成黏膜下静脉丛,黏膜下静脉丛汇成数支小静脉穿过直肠肌层,在外膜下形成大量的斜行静脉,即外膜下静脉丛,外膜下静脉丛最终汇成直肠上静脉,经肠系膜下静脉汇入门静脉。直肠黏膜下层的毛细血管丛为整个直肠壁血供的核心层次。

1. 灌注超声造影表现　直肠腔内灌注超声造影模式下,直肠腔内声学造影剂呈中等均匀回声,灌注过程造影剂随着压力变化而移动,与静态的直肠壁形成相对运动。直肠壁显示为高回声与低回声相互交替的 5 层结构,由内侧到外侧分别为:第 1 层高回声对应肠腔造影剂与黏膜表层间形成的声学界面,第 2 层低回声对应黏膜层,第 3 层高回声对应黏膜下层,第 4 层低回声对应固有肌层,第 5 层高回声对应外膜层(图 4-7-1A)。

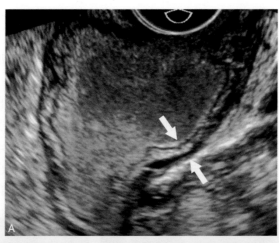

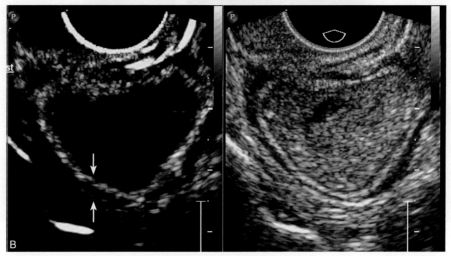

图 4-7-1　正常直肠超声表现

A. 灰阶超声显示正常直肠壁为高低回声交替的 5 层结构,由内而外分别为声学界面、
黏膜层、黏膜下层、固有肌层和外膜层;B. 静脉超声造影显示直肠壁为 3 层结构,内
侧高增强层为黏膜和黏膜下层、中央低增强层为固有肌层、外侧高增强层为外膜。

　　2. 静脉超声造影表现　　静脉超声造影模式下,直肠腔无增强,直肠周围脂肪组织低增强,直肠壁由高低增强交替的 3 层结构组成,内侧高增强带对应相对富血供的黏膜与黏膜下层,中间低增强带对应相对乏血供的固有肌层,外侧高增强带对应相对富血供的外膜层(图 4-7-1B)。

　　（二）直肠癌

　　直肠癌是目前世界上最常见的恶性肿瘤之一。早期直肠癌可无明显症状,随着肿瘤逐渐增大,会出现一系列表现。便血、里急后重等直肠刺激症状以及大便变形、肠梗阻等肠腔狭窄症状是其常见的临床症状。实验室检查血清癌胚抗原(CEA)常升高,直肠指检是诊断直肠癌简单有效的方法,CT、MRI 和腔内超声是术前评估肿瘤浸润深度和淋巴结转移的重要手段,而肠镜下病理活检是明确直肠癌诊断的可靠方法。直肠癌的大体病理表现可分为隆起型、溃疡型、浸润型和胶样型。直肠癌为上皮性肿瘤,根据肠壁浸润的深度进行 T 分期：T_{is} 期原位癌；T_1 期肿瘤侵及黏膜下层；T_2 期肿瘤侵及固有肌层；T_3 期肿瘤穿透肌层至浆膜层或无腹膜覆盖之直肠周围组织；T_4 期肿瘤穿透脏腹膜或侵及邻近器官或组织。

　　1. 灌注超声造影表现　　直肠癌表现为局部肠壁增厚或突入肠腔的低回声团块,外形不规则,局部肠壁层次紊乱或消失,肿瘤表面形成溃疡时可见不规则凹陷,内充填中等回声胃肠声学造影剂,呈壁龛征,肿瘤外侧缘不规则,侵犯到肠周脂肪层时,常表现为毛刺状；彩色多普勒超声显示肿瘤内部丰富的血流信号,血管形态多样,呈点状、条状、栅栏状、树枝状等分布特征。

　　2. 静脉超声造影表现　直肠癌为富血供肿瘤。病灶先于直肠壁开始增强,增强初期可见条状、树枝状或栅栏状粗大血管,接着快速整体增强,5~15秒后增强达高峰,增强常不均匀,随后逐渐消退,较大肿瘤出现坏死则表现为无增强区。表面形成溃疡时由于局部无微泡造影剂灌注,肿瘤表面形成较大的凹陷,呈火山口征。

　　3. 肿瘤 T 分期　采用直肠超声双重造影结合灌注造影模式下的灰阶超声和静脉超声造影的微循环灌注模式,综合判断肿瘤的浸润深度。T_1 期肿瘤局限于黏膜下层,灌注造影模式下灰阶超声显示黏膜下层高回声完整,静脉超声造影模式下显示肠壁内侧高增强带完整(图 4-7-2);T_2 期肿瘤侵犯到固有肌层,但未突破外膜层,灌注造影模式下灰阶超声显示外膜层高回声完整,静脉超声造影模式下的肠壁外侧高增强带完整(图 4-7-3)。T_3 期肿瘤侵犯肠壁全层并累及直肠周围脂肪组织,灌注造影模式下灰阶超声

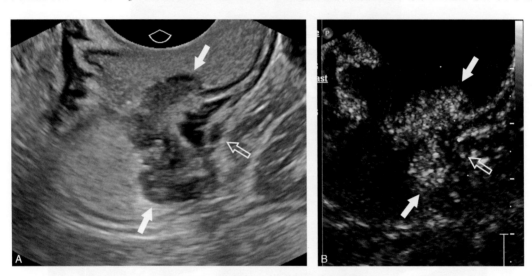

图 4-7-2　直肠癌 T_1 期（直肠腺瘤恶变）

A. 直肠腔内灌注超声造影显示向直肠腔内突起的低回声团,基底部局限于黏膜层和黏膜下层,肌层和外膜层连续完整;B. 静脉超声造影模式下显示肿瘤呈高增强,与肠壁内侧高增强带相延续,局部肠壁肌层低增强带和浆膜层高增强带连续完整。

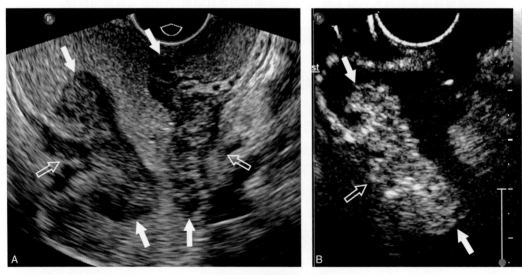

图 4-7-3　直肠癌 T_2 期

A. 直肠腔内灌注超声造影显示直肠壁两侧向腔内突起的低回声团,局部肠壁黏膜层、黏膜下层和肌层界限不清,外膜层连续完整;B. 静脉超声造影模式下显示肿瘤呈高增强,与肠壁内侧高增强带相延续,并有部分高增强区域突向肠壁肌层。

显示肠壁正常层次消失,外缘通常不规则,呈毛刺状突起,静脉超声造影显示高增强的肿瘤不规则突入到低增强的直肠周围脂肪组织(图4-7-4)。T$_4$期肿瘤侵犯到前列腺等邻近的组织或器官,与邻近组织器官界限不清。

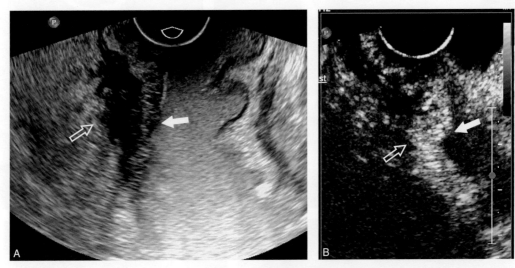

图 4-7-4　直肠癌 T$_3$ 期

A. 直肠腔内灌注超声造影显示直肠壁局限性明显增厚,内部呈低回声,局部肠壁层次消失,肠壁外侧呈锯齿状改变突向肠周组织中;B. 静脉超声造影模式下显示肿瘤所在段肠壁整体高增强,局部肠壁层次消失。

(三)直肠间质瘤

胃肠道间质瘤(gastrointestinal stromal tumor,GIST)是一类独立的来源于胃肠道原始间叶组织的非定向分化的肿瘤,可发生于消化道任何一个部位,60%~70% 发生在胃,20%~30% 发生在小肠,而发生于结直肠的 <5%。确诊主要依据病理检查及免疫组织化学标志物 CD117 和 CD34 的检测,其中 CD117 被认为是最特异的指标。影像学是术前诊断 GIST 的重要手段,直肠双重超声造影可以为直肠间质瘤提供较明确的诊断依据。

1. 灌注超声造影表现　肠壁肌层内向肠腔内或者肠腔外突起的实质性团块,界限清晰,圆形或椭圆形,也可呈分叶状,大部分肿块内部以低回声为主,部分表现为内部高低混合性回声,也可出现无回声区,局部肠壁黏膜层、黏膜下层、外膜层连续完整。

2. 静脉超声造影表现　肠壁肿块内部以低增强为主,也可出现不均匀高增强或无增强区,局部肠壁黏膜、黏膜下层及外膜高增强层连续完整。

对于直肠间质瘤的病理分级主要是通过肿瘤的大小和核分裂象。根据直肠双重超声造影也可见直肠间质瘤分为影像学高危型和低危型。低危型多表现为体积较小(<5cm),形态规则,呈整体均匀低增强,中心多无液化、坏死;高危型则通常表现为体积较大(≥5cm),形态多规则,可呈分叶状,呈整体不均匀明显增强,并可见丰富或增粗的血管,出血、坏死较多见(图4-7-5)。

(四)直肠子宫内膜异位症

子宫内膜异位症是一种由于在子宫外出现具有生长活性及功能的子宫内膜组织所导致的病变。子宫内膜组织侵犯直肠者称为直肠子宫内膜异位症,属于深度浸润型子宫内膜异位症。根据经血逆流种植学说,子宫内膜首先黏附种植于腹膜表面,接着向腹膜深部浸润,并刺激平滑肌及纤维结缔组织增生,从而形成实性结节。直肠子宫内膜异位症是从腹膜向肠壁内浸润性生长,因此首先受累的是直肠外膜层,接着向肌层侵犯,一般黏膜层和黏膜下层保持完整,这也是有别于直肠癌的最主要特点。直肠癌是黏膜层首先受累,逐渐再向黏膜下层、肌层和外膜层侵犯。少数直肠子宫内膜异位症病变较严重者可出现黏

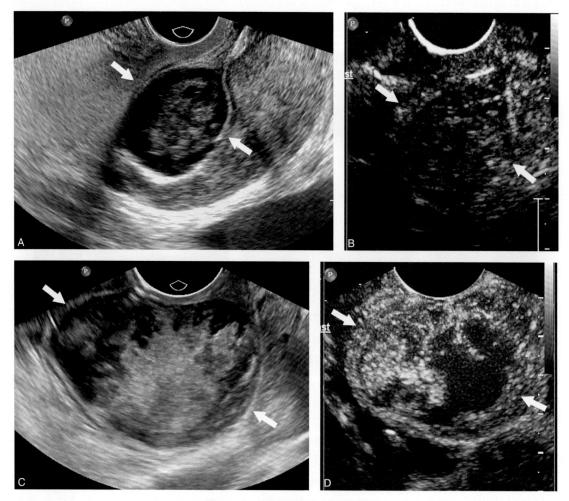

图 4-7-5 直肠间质瘤超声表现

A、B. 影像学低危型直肠间质瘤,灌注超声造影显示肿块呈椭圆形,最大径 2.5cm,局部肠壁黏膜面及外膜面完整,静脉超声造影显示肿块呈低增强,肠壁黏膜面及外膜面呈完整高增强带;C、D. 影像学高危型直肠间质瘤,灌注超声造影显示团块最大径 5.5cm,内部呈高低混合性回声,并见液化坏死区,局部肠壁黏膜面及外膜面完整,静脉超声造影显示肿块呈高增强,并间有片状无增强液化坏死区。

膜层破溃,甚至出血糜烂,易与直肠癌混淆。直肠子宫内膜异位症病变隐匿,特征性的临床表现少,特异性差,较容易出现误诊或漏诊,有报道术前正确诊断率不到 10%。直肠子宫内膜异位症具有子宫内膜异位症的常见症状和肠道症状,多表现为痛经、经量过多或月经不规则,其次为性交痛,有 30%~50% 患者有原发性或继发性不孕。肠道症状多表现为排便痛,腹部不适,腹泻等。

1. 灌注超声造影表现 直肠外膜层回声连续性中断,与周围组织界限不清,固有肌层局限性增厚,呈均匀低回声,无明显团块感,黏膜层及黏膜下层回声连续完整(图 4-7-6A)。该表现与直肠癌首先侵犯黏膜层,再出现黏膜下层、肌层和外膜层的连续中断有着显著的区别。

2. 静脉超声造影表现 增厚的肌层内低回声区域和外膜层中断区域呈低增强,而黏膜和黏膜下层呈连续完整的带状高增强(图 4-7-6B)。根据黏膜层和黏膜下层的高增强带是否连续完整也是鉴别直肠癌和直肠子宫内膜异位症的重要依据。

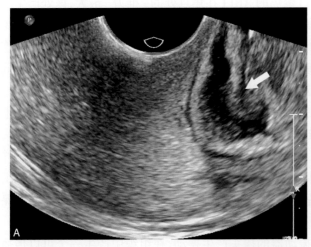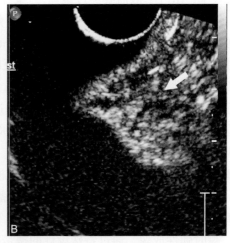

图 4-7-6　直肠子宫内膜异位症超声表现

A. 灌注造影模式下表现为直肠外膜层回声连续性中断,固有肌层局限性增厚,呈片状低回声区,与直肠周围组织界限不清,局部肠壁黏膜层及黏膜下层连续完整;B. 静脉超声造影模式显示肌层内增厚的低回声区域呈低增强,黏膜和黏膜下层呈连续完整的带状高增强。

（王　力　彭成忠）

第八节　超声弹性成像

超声弹性成像(ultrasonic elastography)是指通过给组织施加激励后,对组织的形变进行追踪而实现的一种成像技术,在常规超声诊断图像基础上增加了组织硬度信息,也被称为 E 型超声。由于组织硬度改变广泛伴随于不同的临床疾病或组织损伤的进展过程中,弹性成像技术的应用领域也从早期的乳腺、甲状腺、肝脏领域,逐渐拓展至心脏、肌肉、前列腺、妇科等新的领域。

一、超声弹性成像模式

根据技术原理的不同,超声弹性成像主要有 3 类模式,分别是应变式弹性成像、剪切波弹性成像和瞬时弹性成像。

1. 应变式弹性成像　最早由 Ophir 基于力学的胡克定律于 1991 年提出,是通过给组织施加一定的外力(如超声探头加压、心血管搏动或呼吸运动等),组织随之产生形变,原始纵向长度为 L1 的组织,形变后变为 L2,形变量 L2-L1 与原长度 L1 的比值即为应变(strain),使用彩色编码把取样框内组织的应变通过红绿蓝等不同的颜色展示出来的一种成像模式。应变弹性成像为实时的弹性成像模式,可以较为有效地分辨出组织内的不同硬度,但其所反映的并不是被测体的绝对硬度值,而是取样框内与周围组织的相对硬度值,因此也易受操作的影响,不同人的操作技巧和不同的压力可能会出现不同的应变结果。为了获得稳定的可重复的弹性图像结果,应变式弹性技术对临床操作过程有较高的要求。

2. 剪切波弹性成像　是通过超声探头发射声辐射力脉冲(acoustic radiation force impulse, ARFI)激励组织产生传播方向与介质质点的振动方向垂直的剪切波(又称横波),记录感兴趣区内剪切波引起的组织位移,获得剪切波的传播速度,以及由此推导出组织的弹性模量的一种成像模式。为提高声辐射力的激励效率,ARFI 一般需要经过聚焦,一束经过聚焦的 ARFI 在焦点处的"推力"最大,该处产生的剪切波也最强,传播距离也最远。通过检测 ARFI 焦点处产生的剪切波在组织中的传播速度来分析组织弹性和硬度的方式称为点剪切波弹性成像法(point shear-wave elastography,p-SWE)。点剪切波弹性成像法为非实时的弹性成像模式,其优点是可以定量反映靶目标的硬度值,而不依赖于周围组织的硬度比,同时对操作者的依赖性也较小,测量值的可靠性和重复性相对较好。

近年来,通过对 ARFI 实施多点聚焦,经过聚焦的 ARFI 就会产生一束柱状的"推力",并产生一个较大范围的较强的剪切波,同时采用超宽带波束追踪技术,可以一次获取整个感兴趣区内的数据,进行快速成像,也能实现实时的二维剪切波成像。二维剪切波弹性成像是将组织的弹性值进行编码并叠加于 B 超图像之上而产生的,其标尺根据杨氏模量 E(单位为 kPa)的大小而定,一般将较硬的组织用红色显示,较软的组织用蓝色显示(不同的设备表示方法可能不同)。弹性值硬度图与二维图像保持实时更新。

3. 瞬时弹性成像 通过特殊设计的携带振动器的探头产生振动,在组织中产生一个可以传播的形变(剪切波),并使用超声束对该形变的运动过程进行成像并显示定量测量结果(杨氏模量)。适合对较均匀的弥漫性病变进行弹性检测,目前主要应用于评估各种原因导致的脂肪肝、肝纤维化、肝硬化等慢性肝病的肝脏弹性状态。

二、超声弹性成像操作技巧

超声弹性成像的方法学直接影响组织定性、定量分析结果,掌握技巧、减少伪像,熟练操作是保证弹性图像质量的关键。根据欧洲医学和生物学超声协会联盟(EFSUMB)、世界医学和生物学超声联合会(WFUMB)关于弹性成像的相关指南及建议,操作者应获得常规超声操作经验和弹性方法中足够的理论知识和操作培训。由于不同厂家所应用的超声弹性成像技术并不完全一致,超声弹性成像研究前,也需要对相应超声仪器的弹性成像方法、外力类型、施力方法及所测物理参数、质控方式等进行充分了解(本章节技术参数以迈瑞 Resona 系列超声作为基本参照)。

(一)应变弹性成像的操作技巧(以探头施压为外力类型为例)

1. 图像参数 根据检查部位的不同调节获取最佳的超声灰阶图像的参数,包括优化深度、增益、频率等条件,再进入应变式弹性成像模式。

2. 检查者体位 与正常超声检查保持一致,检查者状态需保持相对静止,以获得稳定的图像。

3. 弹性取样框 弹性目标病变区域的选择应尽量靠近探头(<3~4cm),组织各向同性、质地相对均匀。取样框上方与组织边界应保持一定距离;取样框大小可根据感兴趣区域进行设置,通常需要包括结节及周围部分正常组织,尽量包含大于病灶 1.5 倍的观察区域。

4. 操作者手法 启动应变式弹性成像后,根据组织受到的外力情况(如超声探头加压、心血管搏动或呼吸运动等),关注屏幕上图像的均质性及稳定性。当使用超声探头施压时,可用绿色的压力棒反映组织受到压力的大小,压力棒的波动反映出组织受到的压力是否稳定。当探头与组织接触不好时,压力棒显示为灰色。

5. 图像分析 冻结图像后应回放图像,选择信号最佳的图像进行观察及测量。在同等压力下,硬的组织弹性系数大、受压后位移变化小,弹性图上显示为红色;软的组织弹性系数小、受压后位移变化大,弹性图上显示为蓝色;而弹性系数中等的组织显示为绿色。当然,不同的仪器有不同的颜色定义,具体的需要参照弹性图上彩阶图(图 4-8-1)。

(二)剪切波弹性成像的操作技巧

1. 图像参数 根据检查部位的不同调节获取最佳的超声灰阶图像的参数,包括优化深度、增益、频率等条件,再进入剪切波弹性成像模式;

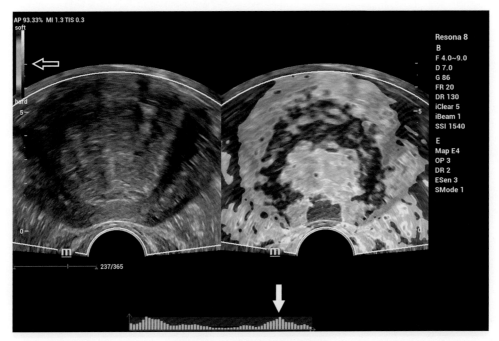

图 4-8-1　应变式弹性成像图

实心箭头所指为施压质控曲线，绿色柱状条为压力棒，代表施加压力的大小；空心箭头所指
为弹性的彩阶，上方的蓝色代表硬度较软，下方的红色代表硬度较硬，中间的绿色代表硬度
中等水平。

2. 检查者体位　与正常超声检查保持一致，检查者状态需保持相对静止，以减少呼吸运动对图像的
影响。

3. 弹性取样框　弹性目标病变区域的选择应尽量靠近探头；取样框内避免气体、液体等减弱应力的
结构；取样框大小根据感兴趣区域/病灶大小调节设置。若希望得到病灶与周围正常组织的硬度对比，
ROI 框内应包括病灶和周围相对正常的组织，但 ROI 框不宜过大，过大的 ROI 框有可能会导致成像质量
的下降和伪像的增加。

4. 操作者手法　手持探头时需注意始终保持稳定，避免对皮肤施加压力而造成伪像，采集时嘱患者
屏气。

5. 弹性标尺（scale）　根据感兴趣区的硬度不同，调节合适的 scale。对于硬度高的，需要调高 scale，
此时如果过低的 scale，图像上会表现为均一的红色为主的色调而无法表达出较硬组织间的硬度层次差
别；硬度偏软的，需要调低 scale，此时如果过高的 scale，图像上会表现为均一的蓝色为主的色调而无法
表达出较软组织间的硬度层次差别。

6. 图像分析　启动二维剪切波弹性成像后，需关注屏幕上的运动稳定性指数（M-STB Index）、可
信度图（RLB Map）、可信度指数（RLB Index）等成像质控指标，确保弹性图像为有效情况下进行测量。
M-STB Index 实时显示，当运动干扰过大时，M-STB Index 提示为红色；运动干扰小或无时，M-STB Index
提示为绿色；运动干扰越小，绿色星星数越多。可信度图实时反映剪切波图像中数据结果的可靠区域和
非可靠区域，可信度高的区域被显示为绿色，可信度低的区域被显示为紫色。可信度指数以百分比的方
式显示当前剪切波图像的可信程度，代表了可信区域占整个感兴趣区域的百分比（图 4-8-2）。除了以上
质控指标外，还需要结合与二维超声图像之间的均质性判定弹性图像质量的好坏。

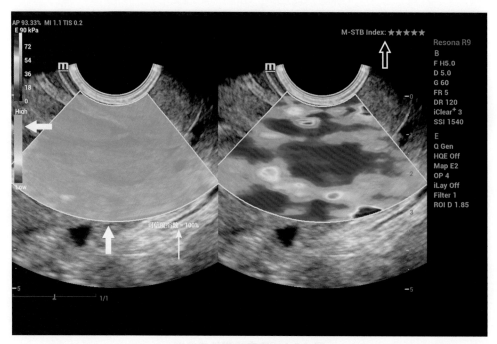

图 4-8-2　二维剪切波弹性成像图

实心粗箭头所指为可信度图,可信度高的区域被显示为绿色,可信度低的区域被显示为紫色(对应图像左侧下方的彩阶);实心细箭头所指为可信度指数,代表可信区域占整个感兴趣区域的百分比;空心箭头所指为运动稳定性指数,运动干扰过大时为红色,运动干扰小或无时为绿色,运动干扰越小,绿色星星数越多。

三、弹性成像定量评估

(一)应变式弹性成像的半定量分析方法

应变比(strain ratio,SR)是临床对于应变式弹性成像常用的半定量指标,为靶目标内两个不同区域的应变比率。以图 4-8-3 的乳腺病例为例,分别描记肿块区域 A 和正常腺体区域 B(ROI 框通常要求选取同一深度),即可得出应变比,为 B 处的应变与 A 处应变的比值(SR=B strain/A strain)。此外,还可以使用壳(Shell)工具获得肿块周边区域与正常组织之间的应变比(SR=B strain/Shell strain),分析病灶及周边区域的相对硬度情况。壳的厚度可以根据情况进行调节,如 0.5mm、1.0mm 等(图 4-8-3)。

(二)剪切波弹性成像的定量分析方法

剪切波弹性成像的主要定量指标包括:杨氏模量 E(单位 kPa);剪切波速度 c_s(单位 m/s)、剪切模量 G(单位 kPa)。其中杨氏模量是最常使用的参数。剪切波在人体组织中的传播速度一般为 1~10m/s(声波在人体软组织中的传播速度约为 1 540m/s)。杨氏模量(E)定义为剪切波的纵向应力(stress)与纵向应变(strain)的比值,剪切模量(G)定义为剪切波的剪切应力与剪切应变的比值,两者均与组织的密度(ρ)和剪切波在其中的传播速度(c)有关。$G=\rho c_s^2$,$E=2G(1+\upsilon)\approx 3G=3\rho c_s^2$($\rho$:组织密度;$c_s$:剪切波的传播速度;$\upsilon$:泊松比,人体组织近似为 0.5)。杨氏模量是纵向应变的函数,可以理解为使物体拉伸;剪切模量是横向应变的函数,可理解为使物体扭曲,与拉伸相比,扭曲所需的力更小。因此,剪切模量总是小于杨氏模量。对于大部分组织而言,杨氏模量约为剪切模量的 3 倍(图 4-8-4)。

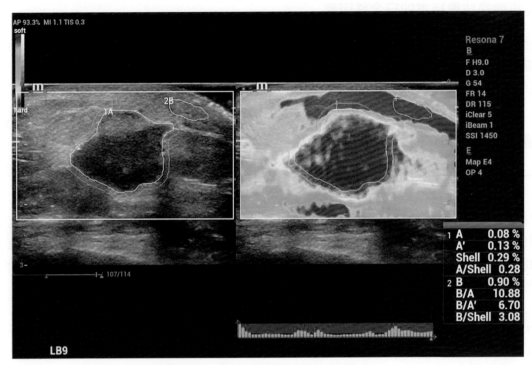

图 4-8-3　应变式弹性成像的半定量分析

分别描记肿块区域 A 和正常腺体或脂肪组织区域 B，并通过 Shell 功能，可以计算出肿块的应变比（B strain /A strain）和肿块周边区域的应变比（B strain/Shell strain）。

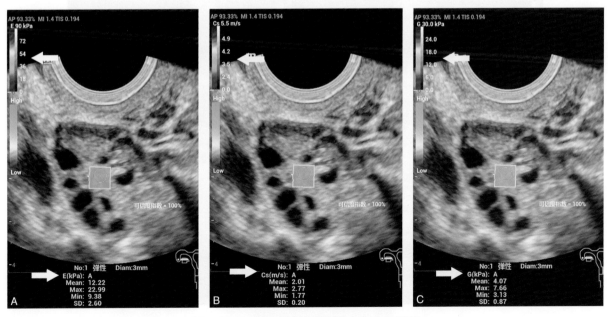

图 4-8-4　剪切波弹性成像的主要定量指标

A. 杨氏模量 E（单位 kPa）；B. 剪切波速度 c_s（单位 m/s）；C. 剪切模量 G（单位 kPa）。

127

四、超声弹性成像技术的安全性因素

应变式弹性成像方式与传统灰阶超声的安全性因素基本相同。基于声辐射力的剪切波弹性成像方式,其温度指数较传统灰阶超声略高,但仍然在美国超声医学会(AIUM)安全范围限制之内,对于一些敏感的组织(如眼睛及胎儿)的应用需慎重,其余部位也无特别的限制。

五、超声弹性成像在生殖领域的临床应用

(一)超声弹性成像在女性不孕症中的应用现状

1. 子宫内膜的评估 有研究者将超声弹性成像技术应用于正常子宫内膜在不同月经周期(增殖期及分泌期)的弹性模量值差异分析中,发现分泌期子宫内膜厚度明显较增生期增厚,弹性平均值明显较增生期低。在正常子宫内膜弹性研究基础上,学者还将弹性成像技术应用于生殖中评估复发性流产患者子宫内膜的容受性差异,子宫内膜增生及占位性病变的组织弹性及硬度变化,结合常规超声图像特点,提高了子宫内膜疾病诊断及鉴别诊断的准确性(图 4-8-5)。

2. 卵巢的评估 超声弹性成像技术在卵巢方面的应用较新,经阴道超声弹性成像在早发性卵巢功能不全的诊断价值、多囊卵巢综合征的辅助诊断及治疗效果观察等方面有一定的研究价值(图 4-8-6)。

3. 宫颈的评估 超声弹性成像技术在宫颈的应用相对成熟,包括对宫颈良恶性病变的诊断、非孕期宫颈机能不全的辅助诊断、自发性早产的预测评估等方面有一定的帮助(图 4-8-7)。

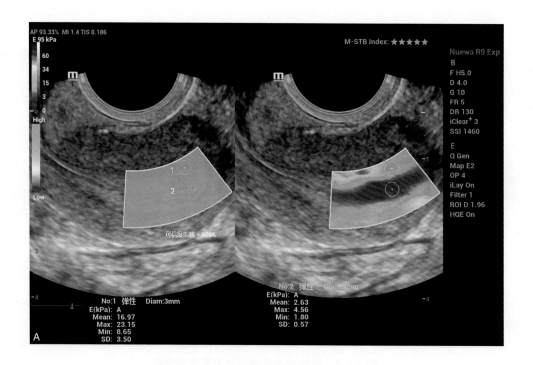

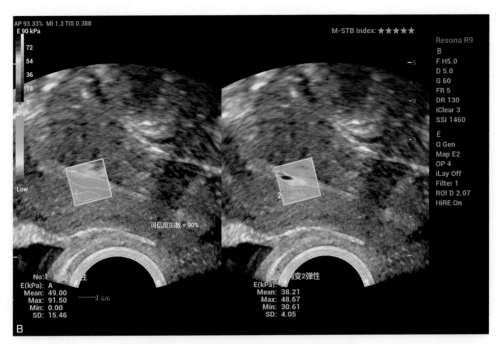

图 4-8-5　子宫内膜超声剪切波弹性成像

A. 正常子宫内膜,显示检测区域杨氏模量平均值 2.63kPa;B. 不孕症患者子宫内膜,显示检测区域杨氏模量平均值 49.00kPa。

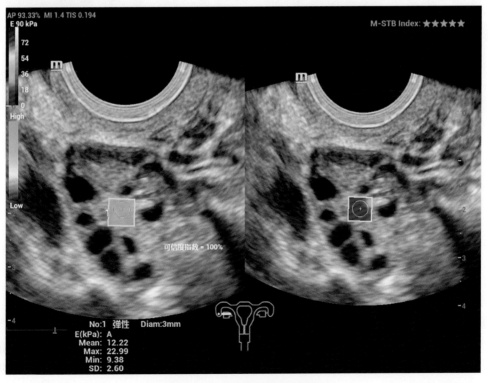

图 4-8-6　卵巢超声弹性成像

剪切波弹性成像测得卵巢实质的杨氏模量平均值为 12.22kPa。

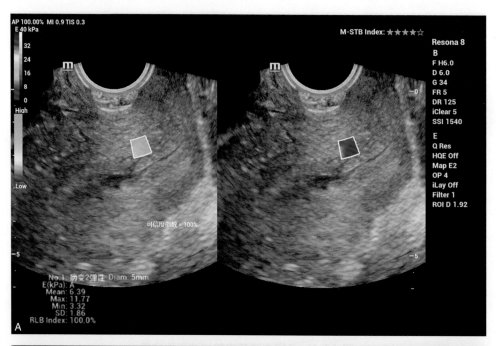

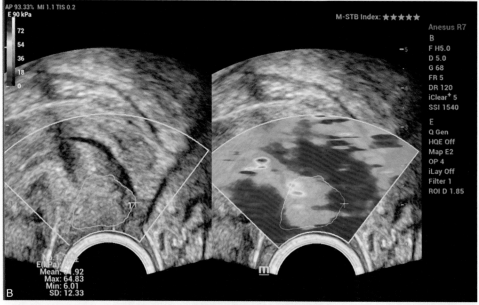

图 4-8-7 剪切波弹性显示宫颈的弹性

A. 正常宫颈, 显示杨氏模量平均值为 6.39kPa; B. 宫颈癌, 显示杨氏模量平均值 31.92kPa。

（二）超声弹性成像在男性不育症中的应用现状

剪切波弹性成像可定量评估少、弱精子症患者的睾丸组织硬度, 睾丸硬度与睾丸病变的严重程度呈正相关, 少精子症、弱精子症程度越重, 睾丸弹性值越高, 因此能为临床诊断少精子症、弱精子症提供补充信息。此外, 在睾丸占位性病变中, 剪切波弹性成像可对病变的良恶程度进行评估, 为临床早期明确睾丸病变性质提供依据（图 4-8-8）。

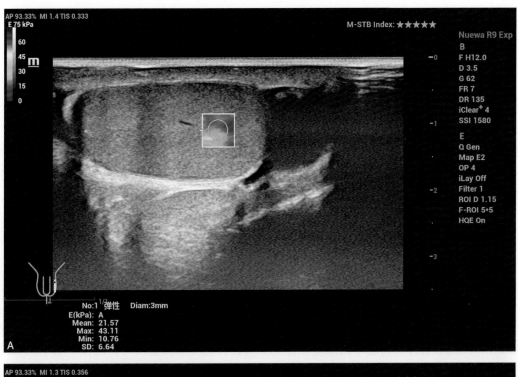

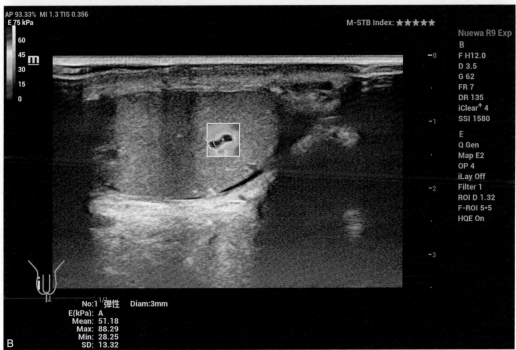

图 4-8-8　睾丸超声弹性成像

A. 正常睾丸,显示杨氏模量平均值 21.57kPa;B. 睾丸微石症,显示杨氏模量平均值 51.18kPa。

综上所述,超声弹性成像技术目前在生殖领域的应用仍处于初步阶段,弹性分级、应变比及杨氏模量等参数尚无统一参考范围,也尚缺少多中心大样本的数据支持。

（温　静　陆蓓蕾　彭成忠）

第九节 超声人工智能

人工智能(artificial intelligence, AI)是基于计算机来模拟人类的思维过程和智能行为的一门学科。随着大数据、超级计算、移动互联网等领域的新理论、新技术、新应用取得了突破性进展,AI 技术再次迎来质的进步,甚至被誉为第四次工业革命的代表性技术。近年来,AI 在医学影像领域也得到了快速发展,主要表现在医疗影像设备图像的获取、影像诊断及其智能服务等诸多方面。AI 在容积图像获取方面,可实现全自动容积信息获取与目标区域自动切割与数据分析;在超声影像诊断方面,实现了对甲状腺结节及乳腺病灶的辅助诊断。目前,在生殖领域,也逐渐开发出了一些超声 AI 应用,如基于临床场景识别的 AI 全流程自动化技术,并在此基础上开发的子宫内膜容受性和卵巢储备功能的超声 AI 自动评估等。

一、基于临床场景识别的 AI 全流程自动化技术

通过 AI 先进算法和大量超声影像数据对不同组织器官的超声图像特征进行深度分析,实现不同临床应用场景的自动识别,并可自适应匹配差异化的全流程自动图像测量及分析流程。基于该 AI 技术,仪器能够通过当前所在图像切面,识别出图像内的主要解剖结构标准切面,比如子宫或者卵巢,从而启动不同部位相应的超声检查工作流。该功能同时支持二维和三维成像模式,二维模式下支持自动识别子宫或者卵巢并进行相应的二维及血流测量计算,三维模式下支持自动识别子宫、卵巢,或者产科及盆底切面,并进行相应的自动容积感兴趣区(region of interest, ROI)设置、自动容积成像、自动切面获取、自动参数定量分析计算等全流程图像分析和测量。

下面以迈瑞的子宫内膜容受性智能分析(smart endometrial receptivity analysis, Smart ERA)为例说明 AI 全流程自动化技术工作原理。

Smart ERA 功能使用的三维分割算法框架如图 4-9-1 所示。首先,将三维体数据等角度的放射状采样(radially resampling)成若干个二维剖面(算法中使用 20 个),再对二维切面做语义分割,生成二维分割掩膜(mask);通过对二维掩膜轮廓插值拟合,生成三维掩膜,即可得到三维分割结果。为实现高精度的二维子宫内膜分割,在 Smart ERA 算法中使用了基于机器学习(machine learning)的前沿分割算法,共使用了超过 16 000 张带标记的图像训练机器学习模型。学习模型可以从训练数据中学习拟合得到最佳模型参数。实际使用时,输入二维子宫图像,模型会自动计算输出分割的二维掩膜。分割获得 20 个切面的掩膜后,对切面进行轮廓提取,再对轮廓按照放射采样的角度进行插值拟合,得到三维轮廓。获得三维轮廓后,可以使用简单的图像处理算法计算三维轮廓的方向,从而得到子宫内膜冠状面的方向和成像结果;子宫内膜的容积,厚度,血流灌注指标都可以通过三维分割结果简单计算出来。整套 Smart ERA 功能全部计算完成只需要 2~3 秒(ER 4-9-1)。

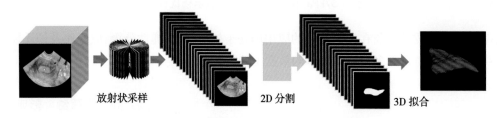

放射状采样　　2D 分割　　3D 拟合

图 4-9-1　三维子宫内膜分割算法流程图

ER 4-9-1　Smart ERA 操作流程

二、子宫内膜容受性分析功能 AI 超声评估技术

超声影像评估子宫内膜容受性具有无创性、不影响移植、方便快捷、成本低等多种优点,在临床中使用广泛。超声评估子宫内膜容受性评估指标繁多,包括内膜厚度、容积、形态、血流灌注等,需要耗费较多时间才能完成全部测量项,同时测量项一致性也受较多因素的影响。一套操作方便,计算快捷的自动子宫内膜容受性分析工具可以提升超声子宫内膜容受性分析临床工作流的效率和质量。

(一)基于二维的子宫内膜 AI 评估技术

基于场景识别和自动化测量评估技术,可以实现二维超声子宫内膜的相关快速自动化评估。当获取到子宫内膜矢状切面二维图像时,仪器可自动匹配内膜场景操作界面,并自动获取内膜的厚度数据;若进入彩色血流、能量多普勒或者超微血流成像模式,仪器会根据场景自动设置彩色 ROI 框,可自动描记内膜区域,并获得内膜面积、内膜血流像素比、内膜 Shell 面积(Shell 可以位于靶目标的外侧或内侧,厚度也可以自定义)、内膜 Shell 血流像素比等参数(ER 4-9-2、图 4-9-2)。在使用过程中应注意速度标尺和增益对结果的影响,速度标尺一般推荐设置在 3~5cm/s 水平,彩色增益一般先调至稍溢出,再稍微回调至无外溢伪像,此时为最佳增益。

ER 4-9-2　二维模式的子宫内膜 AI 自动化评估过程

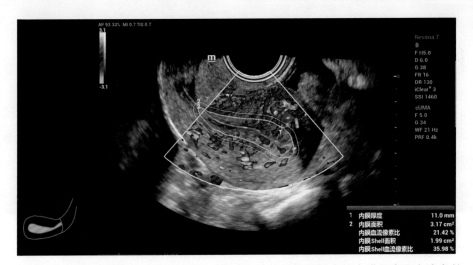

图 4-9-2　彩色血流模式的子宫内膜 AI 自动化评估并获得相应的内膜厚度和血流参数

(二)基于三维成像的子宫内膜 AI 评估技术

目前,子宫内膜容积主要靠 VOCAL 技术进行测量,但 VOCAL 操作较为烦琐,根据设定的间隔角度,需要手动勾勒出至少 6 个切面的内膜边缘包络线(当间隔角度设置为 30° 时为 6 个切面,当角度为 6° 时,则需要 30 个切面),再由软件计算出最终的容积结果,而且在手动勾勒过程也容易出现边缘的误勾勒。近年来,智能容积测量(smart volume,Smart V)和 Smart ERA 等基于三维成像的子宫内膜 AI 技术的出现,大大缩减了三维超声子宫内膜容积评估所需的操作步骤,同时也尽可能避免了手工勾勒过程容易出现的勾勒错误。

1. Smart V　Smart V 属于半自动化的一种内膜容积测量方法,在容积数据的 3 个正交剖面上手动勾勒至少两个切面后,算法自动分割出靶目标的三维轮廓,并自动给出容积测量结果。相比 VOCAL 技术,明显减少了勾勒的切面数量,操作更加简单省时,适用于边界分割相对明显的目标,如子宫内膜、卵巢等,在三维彩色成像模式下采集时,还可同时获得 VI、FI、VFI 等参数。

操作流程:采集子宫矢状切面,启动 3D 采集容积数据;获取容积数据后在触摸屏上按下【Smart V】

ER 4-9-3 子宫内膜 Smart V 操作过程

功能按钮进入容积处理界面,在 A 平面上(子宫长轴切面)沿着子宫内膜边界进行描迹,描迹结束后,B、C 平面上会出现与之相应的定位点,用以明确组织边界。在 B 平面(子宫短轴切面)与 C 平面(子宫冠状面)上进一步完成内膜边界的描迹,完成描迹后点击触摸屏上【计算】按键,可自动生成子宫内膜的三维渲染图,并自动生成容积等测量数据(ER 4-9-3、图 4-9-3)。

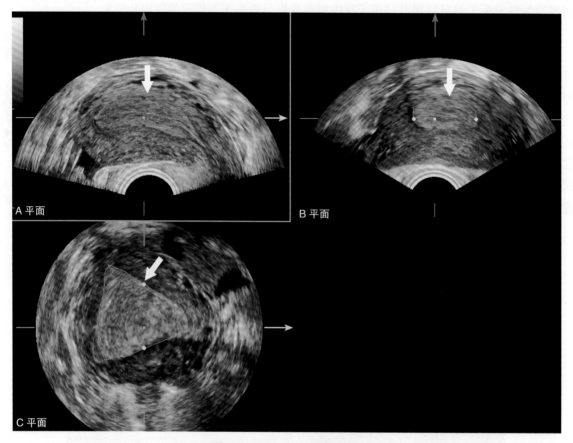

图 4-9-3 Smart V 操作过程
在三个正交的 A、B、C 平面上分别沿着子宫内膜边界进行描迹,系统即可自动生成内膜容积数据。

2. Smart ERA Smart ERA 是全自动内膜容积数据分析工具,在超声扫查过程中呈现子宫内膜矢状面时,系统便可自动识别并进入内膜工作流,自动获取子宫冠状面、子宫内膜三维成像数据,并自动测量内膜厚度、内膜容积;如果采集数据内包含血流信号,可同时自动计算 VI、FI、VFI 数据;若开启 Shell 功能,可同时计算内膜及内膜下的 VI、FI、VFI 数据。

操作流程:探头扫查到子宫矢状切面(子宫长轴)后,启动 3D 采集;在触摸屏上按下【Smart Scene】功能按钮,系统会自动识别当前场景为子宫,并自动设置三维采样 ROI 框大小及位置;按下【update】完成三维子宫数据的采集。采集完成后,系统会自动调用 Smart ERA 功能,在等待 2~3 秒之后计算完成,然后进入 Smart ERA 功能页。进入 Smart ERA 功能后,默认会在【渲染视图】(【Render View】)下,此时会显示子宫内膜冠状面,子宫内膜三维渲染图以及容积和厚度测量结果;可手动切换到【分割视图】(【Seg View】),分割视图下可以在 20 个任意剖面查看子宫内膜的三维分割结果,此外还可获得子宫内膜的长、宽、厚(L,W,H)测量结果,其中 L 代表子宫内膜宫底到宫颈内口长度,W 代表宫角间宽度,H 代表内膜的最大厚度值。同时对于带血流信号的容积数据会显示感兴趣区的平均灰阶值(mean gray,MG)以及 VI、FI、VFI 等参数(图 4-9-4、图 4-9-5)。当自动分割的三维结果不满足用户要求时,可以在【分割视图】

下点击【编辑】按钮进入编辑模式;编辑模式下,支持用户手动修改20个剖面中分割错误的剖面,再重新拟合计算,得到更新后的三维分割结果。

三、卵巢储备功能 AI 超声评估技术

窦卵泡数量、卵巢容积、卵巢血流是超声评估卵巢储备功能的3个主要指标。传统二维超声评估卵巢体积主要依据卵巢三径按照椭球体体积公式计算而来,存在一定的测量误差,三维 VOCAL 技术测量体积尽管提高了测量的精确性,但由于需要多切面勾勒卵巢轮廓,操作较为烦琐。对于卵泡的数量和体积计算既往主要依赖 SonoAVC 功能,但该功能是基于灰阶值来判断是否为卵泡,受二维超声灰阶的调节和卵泡大小的影响,存在较为明显的识别错误,尤其是 10mm 以内的窦卵泡。近来,基于 AI 技术的智能卵泡(smart follicle, Smart FLC)等技术的出现,为卵巢储备功能的评估提供了一个新的选择手段。

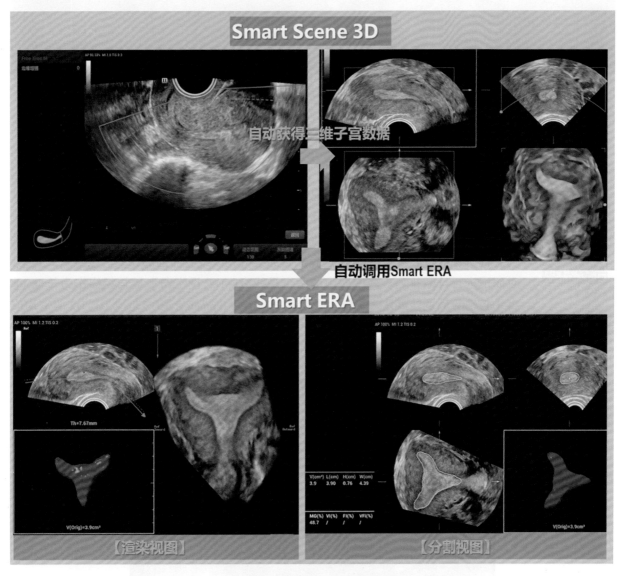

图 4-9-4　Smart ERA 工作流程

通过自动场景识别功能——Smart Scene 3D 一键获取三维子宫体数据;三维数据采集完成后,自动调用 Smart ERA 功能,计算内膜厚度,容积等测量项,同时自动显示子宫冠状面的三维剖面成像图。

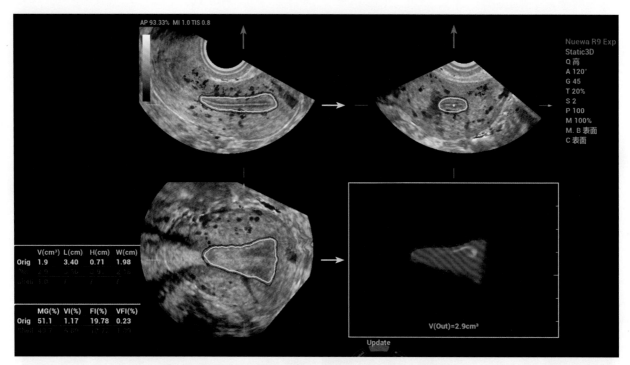

图 4-9-5 彩色血流模式下的 Smart ERA 功能

可以同时获得子宫内膜长、宽、厚、容积以及 VI、FI、VFI 等参数

(一)基于二维的卵巢储备功能 AI 自动化评估技术

基于 AI 的场景识别和 Smart FLC 自动化测量评估技术,当获取到卵巢二维图像时,仪器可自动匹配卵巢场景操作界面,自动识别和标记卵巢、卵泡,同时支持自动计算卵泡的个数与大小等参数,并可对卵泡按设定的大小进行分组。

操作流程:在获取目标卵巢二维图像后,在触摸屏上按下【Smart FLC】功能按钮,系统会自动进入卵巢操作界面,可选择测量卵巢的径线或者卵泡的径线。按照从大到小,对卵泡进行计数排列。其中卵泡的两个径线 D1、D2,设定卵泡最长径线作为长轴,垂直于长轴的最宽处默认为短轴。平均径线(mean diameter, MD)是取 D1、D2 的平均值(ER 4-9-4、图 4-9-6)。

ER 4-9-4 二维模式下的 Smart FLC 操作过程

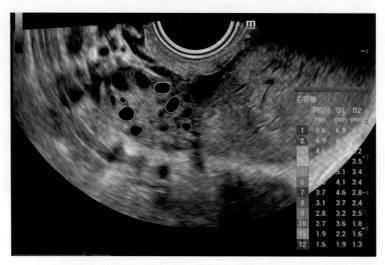

图 4-9-6 二维模式下 Smart FLC 功能所标记的卵泡和自动获得的各卵泡大小数据

（二）基于三维的卵巢储备功能 AI 自动化评估技术

三维模式下的 Smart FLC（smart follicle）功能是全自动卵巢和卵泡容积数据分析工具。在超声扫查过程呈现卵巢切面时，系统便可自动识别并进入卵巢工作流，自动获取卵巢和卵泡三维成像数据，自动识别和标记卵巢、卵泡，同时支持自动计算卵巢体积、卵泡的个数与体积、卵巢间质比等参数，并可对卵泡按设定的大小进行分组；如果采集数据内包含血流信号，可同时自动计算卵巢血流的 VI、FI、VFI 数据；若开启 shell 功能，可同时计算卵泡周围血流的 VI、FI、VFI 数据。

操作流程：探头扫查到卵巢切面后，进入 3D 并在触摸屏上按下【Smart Scene 3D】功能按钮，系统会自动识别当前场景为卵巢，并自动设置三维采样 ROI 框大小及位置；启动采集可完成三维卵巢数据的采集。采集完成后，Smart Scene 会自动调用 Smart FLC 功能，在等待 2~3 秒之后计算完成，然后进入 Smart FLC 功能页。进入 Smart FLC 功能后，默认会在【渲染视图】（【Render View】）下，此时会显示卵巢三维成像结果，卵巢、卵泡的三维容积形态以及测量结果。获得的数据有卵巢的 3 个径线（D1, D2, D3）与平均径线（MD）、卵巢体积（V）、卵泡个数与体积、卵巢间质比（S/A）。其中 D1, D2, D3 是把容积目标进行椭球拟合得到的 3 个相互垂直的径线，MD 为三径线的平均值；V 是根据分割轮廓进行精确计算；S/A 计算公式为 S/A=（卵巢体积 - 卵泡体积）/ 卵巢体积。对于带血流信息的三维数据则会显示 VI、FI、VFI 等三维血流相关参数（ER 4-9-5、图 4-9-7）。

ER 4-9-5　三维模式下的 Smart FLC 操作过程

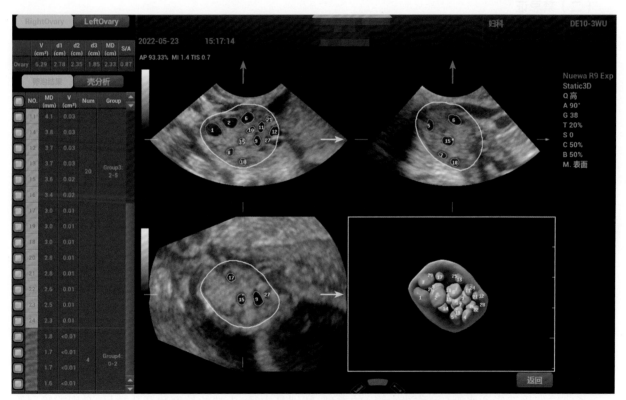

图 4-9-7　三维模式下 Smart FLC 功能所标记的卵巢和卵泡，
以及自动获得的卵巢和各卵泡的大小、容积等数据

以不同颜色进行分组，玫红色代表 <2mm 卵泡，橘色代表 2~5mm 卵泡，绿色代表 5~10mm 的卵泡。

（孙丽萍　邹旭彤　彭成忠）

第十节 不孕症"一站式"子宫输卵管超声造影检查体系

不孕症"一站式"子宫输卵管超声造影检查体系是指有机整合二维超声、三维超声、宫腔水造影、输卵管超声造影,必要时辅以盆腔水造影以及直肠双重超声造影等技术,对包括子宫、输卵管、卵巢在内的女性内生殖器官或盆腔的常见不孕原因进行系统性筛查的检查体系,为临床提供相对全面的诊断信息,为制订合理的治疗方案提供重要依据。

一、"一站式"子宫输卵管超声造影检查体系的适应证和禁忌证

(一)适应证

1. 女性不孕的原因评估 包括:①输卵管通畅性的评估;②子宫、输卵管、卵巢器质性病变的评估;③盆腔粘连的评估。

2. 输卵管修复成形术、复通术、输卵管妊娠治疗后等疗效评估。

(二)禁忌证

同子宫输卵管超声造影的相关禁忌证(参见第四章第四节)。

二、"一站式"子宫输卵管超声造影检查体系的准备工作

(一)"一站式"子宫输卵管超声造影前的检查项目

血常规、凝血功能、传染病学检查(乙肝、丙肝、梅毒、艾滋病等)、白带常规、心电图为造影前常规检查项目。同时,需排除妊娠,要求在月经干净后到检查前禁止同房。

(二)"一站式"子宫输卵管超声造影时间窗

一般选择在卵泡期(内膜增殖期)进行检查较为理想。对于月经规则、周期在 28 天左右的女性,宜选择月经干净后第 3~7 天;周期长于 35 天者,可适当顺延;周期较短者,根据基础体温曲线,也可根据既往周期规律,安排在卵泡中期至排卵前检查。

(三)"一站式"子宫输卵管超声造影前解痉镇痛方案

为缓解患者在造影过程中的不适程度,减少输卵管痉挛的可能性,降低人流综合征的发生率,予以一定的解痉镇痛措施是必要的。建议检查前半小时肌内注射阿托品或间苯三酚等平滑肌解痉药物或异丁芬酸类非甾体抗炎药(酮咯酸氨丁三醇注射液),或者检查时宫颈局部涂抹利多卡因胶浆等局部麻醉药物。

(四)子宫输卵管造影通水管的选择

子宫输卵管造影通水管(简称造影管)的类型,特别是内径、头端的长度和开孔数目,会影响输卵管造影结果。造影管有一侧开孔和双侧开孔两种类型(图 4-10-1)。一侧开孔的造影管,当开孔朝向相对通畅的输卵管时,由于造影剂容易快速进入该侧输卵管,造成背向开孔侧的输卵管不显影或显影不佳的假象。而开孔远侧造影管头端距离较长的造影管,由于容易插入一侧宫角或抵住宫腔底部,同样引起同侧输卵管不显影或显影不佳的假象。管径粗细一般以 10~12F 为宜,对年龄小、宫口紧、精神紧张的患者,应选择较细(如 8F)的造影管,以减轻患者的痛苦和插管的阻力。因此,建议选择头端有 2 个侧孔、开孔处远侧头端距离较短、粗细适中的活塞乳胶或硅胶造影管。

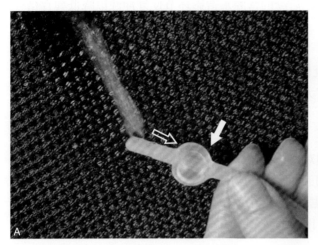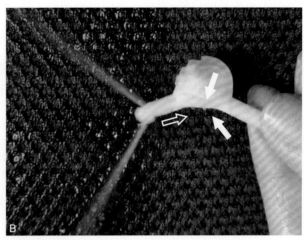

图 4-10-1 子宫输卵管造影通水管类型

A. 造影管头端一侧开孔(实心箭头),造影剂从一侧开孔处喷出,且开孔处距离造影管最顶端(空心箭头)距离较长;B. 造影管头端双侧开孔(实心箭头),造影剂从双侧开孔喷出,且开孔处距离造影管最顶端(空心箭头)距离较短。

(五)造影剂的类型与配制

宫腔水造影和盆腔水造影的造影剂为生理盐水(阴性造影剂),子宫输卵管超声造影的造影剂为声学微泡造影剂(阳性造影剂,如六氟化硫微泡)。配置方法以六氟化硫微泡为例。首先向六氟化硫粉剂内注入 5ml 生理盐水振荡摇匀,然后抽取造影剂混悬液和生理盐水进行稀释,一般建议稀释比例为 1∶10(根据不同仪器条件可酌情增减),注入宫腔前确保微泡造影剂稀释液处于均匀浑浊状态。考虑到造影剂温度过低会引起输卵管痉挛等不适,建议将生理盐水和造影剂稀释液在注射前加温至与体温接近的37℃左右。

(六)造影剂的推注方式

造影剂推注包括手动和仪器两种方式。前者由助手人工推注造影剂,不需要专用仪器。后者借助于专用推注仪器,可以预设推注速度,并实时监测推注液量及宫腔压力变化。

三、"一站式"子宫输卵管超声造影检查体系的操作流程与技术价值

"一站式"子宫输卵管超声造影检查体系由二维超声、三维超声、宫腔置管、宫腔水造影、输卵管超声造影以及盆腔水造影等技术按照一定的顺序进行操作,必要时辅以直肠双重超声造影检查,各技术相辅相成,优势互补,从而达到系统排查女性不孕原因的目的。

一般首先进行的是常规二维超声,接着进行子宫三维成像,然后消毒和宫腔置管,置管后立即进行宫腔水造影,再接着进行输卵管超声造影,最后行盆腔水造影,即"二维超声→三维超声→宫腔置管→宫腔水造影→输卵管超声造影→盆腔水造影(非必需)"的顺序。宫腔水造影环节也可以放到最后,也就是按照"二维超声→三维超声→宫腔置管→输卵管超声造影→盆腔水造影(非必需)→宫腔水造影"的顺序。如果怀疑后盆腔病变的,可以再增加直肠双重超声造影环节。

有关宫腔水造影和输卵管超声造影的先后顺序,先做宫腔水造影,后做输卵管超声造影的优势是宫腔的显示不受造影剂微气泡干扰,成像质量好;同时,在水造影状态下三维成像,观察造影管与宫腔的相对空间关系,有助于避免置管因素造成的假阳性。但由于为了观察宫腔全貌,此时宫腔内造影管的水囊内常不注入液体,容易导致造影管的滑脱,当然,为了防止造影管滑脱,也可以向水囊内注水约 0.5~1.0ml形成一小水囊。先做输卵管超声造影,后做宫腔水造影的优势是有利于评估输卵管的原始状态,且不容

易发生造影管的滑脱,但由于微泡造影剂的干扰,需在后续的宫腔水造影环节反复冲洗以降低残存微气泡对观察宫腔病变的影响。

(一)二维超声检查

二维超声是"一站式"子宫输卵管超声造影检查体系中最基础的超声检查,对子宫大小、形态、肌层、内膜的评估,卵巢大小、卵泡、实质的评估,输卵管有无明显的增粗、积水,盆腔有无积液等都有着明确的价值。

(二)三维超声检查

子宫三维超声的主要优势是可以通过冠状切面观察子宫的形态学改变,排除有无子宫先天性畸形,对于纵隔子宫、双角子宫、双子宫等畸形的类型和程度的明确,还为后续的宫腔置管环节是置入一根造影管还是两根造影管,或左右两侧分开造影提供了依据。同时,在置管后也能明确置入宫腔的造影管是否位于宫腔内合适位置,避免置管因素造成的假阳性(图 4-10-2)。

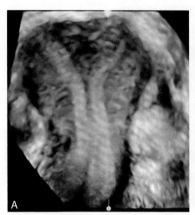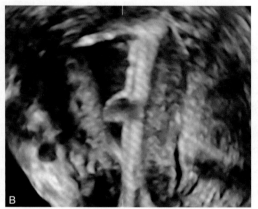

图 4-10-2　子宫三维超声在"一站式"子宫输卵管超声造影的价值

A. 子宫三维超声显示完全纵隔子宫,需要在后续的造影中置入两根造影管或左右两侧分开造影;B. 子宫三维成像显示造影管位置过高,抵住左侧宫角部,需要调整造影管位置。

(三)宫腔置管

宫腔置管是实现"一站式"子宫输卵管超声造影的必需环节,只有通过置入的宫腔管注入液体才能实现宫腔水造影、输卵管超声造影、盆腔水造影等检查。

宫腔置管的场所对于"一站式"子宫输卵管超声造影流程的完整执行较为重要,建议宫腔置管在符合超声介入要求的超声检查室同步完成。造影管置入宫腔的位置、水囊的大小对检查过程和结果同样有较大的影响。在宫腔水造影环节,为了达到既能看清宫腔全貌又避免造影管滑脱,宜向水囊内注入0.5~1.0ml 液体,水囊上下径占宫腔长度的 1/5~1/4 为宜。输卵管超声造影环节为了密闭宫颈内口,水囊注入液体 1~3ml,水囊上下径占宫腔长度的 1/3~1/2,水囊下缘位于宫颈内口水平,形态呈圆形或椭圆形,轻拉造影管不会滑脱为宜(图 4-10-3)。造影管置入宫腔之前需先行冲水排气以避免管腔内气体对图像的干扰。

(四)宫腔水造影检查

宫腔水造影是"一站式"子宫输卵管超声造影的重要环节,特别是对于评估子宫内膜和宫腔病变,尤其是常规二维、三维超声难以明确的病变,如内膜多发性息肉、宫腔膜性粘连、黏膜下肌瘤等,具有明显优势(图 4-10-4)。为了保持宫腔呈持续扩张状态,建议边注水边检查。

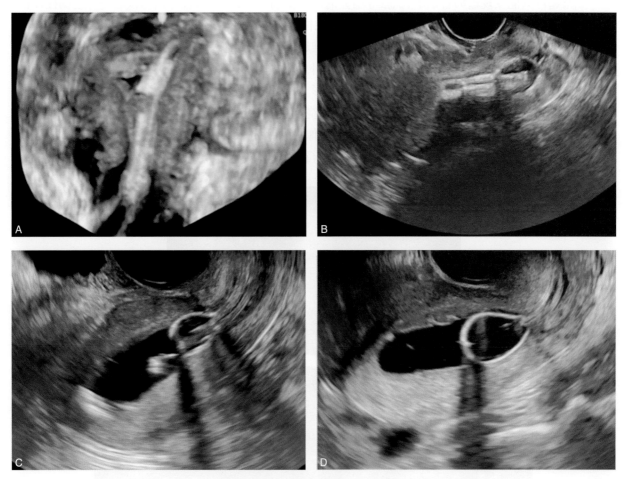

图 4-10-3 宫腔置管的影响因素

A. 造影管位置过高,头端抵住左侧宫角处;B. 造影管位置过低,水囊位于宫颈管内;C、D. 造影管位置适中,水囊下缘位于宫颈内口水平(C 为宫腔水造影环节的水囊大小,注入液体量 0.5~1.0ml;D 为子宫输卵管超声造影环节的水囊大小,注入液体 1.0~3.0ml)。

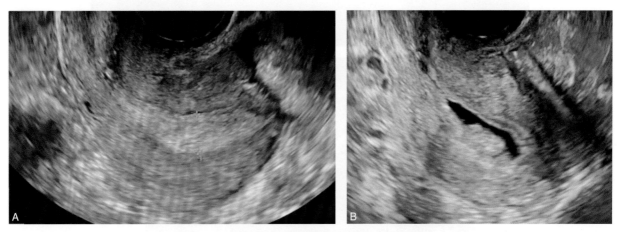

图 4-10-4 宫腔水造影的价值

A. 常规二维超声显示子宫内膜未见明显占位性病变;B. 同一病例宫腔水造影显子宫内膜息肉。

（五）输卵管超声造影检查

二维超声只能发现输卵管积水、积脓等明显的形态学病变,对于输卵管评估的核心——通畅性评估,主要依赖输卵管超声造影。输卵管超声造影根据机械指数分为低机械指数超声造影和高机械指数基波超声造影。前者根据成像模式进一步分为实时三维超声造影、静态三维超声造影和实时二维超声造影(图4-10-5)。各种模式各有优势,为了达到优势互补的目的,建议整合上述成像模式并推荐操作流程如下:首先,在低机械指数状态进行实时三维超声造影,观察造影剂从宫腔注入盆腔弥散的全过程;其次,进行二维超声造影,侧重观察造影剂的卵巢周围包绕和盆腔弥散情况;再次,分别采集左右输卵管静态三维超声造影图像,获取输卵管的高分辨力容积图像;最后,进入高机械指数基波状态进行二维超声造影,了解造影剂和周边解剖结构的关系并追踪其运行轨迹,作为前述低机械指数造影模式的重要补充。

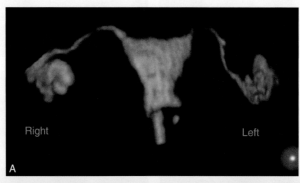

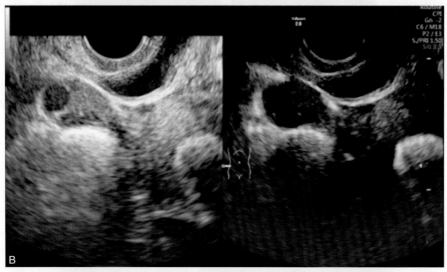

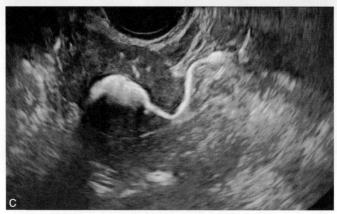

图 4-10-5 输卵管超声造影的技术类型

A. 低机械指数三维超声造影(含实时三维和静态三维);B. 低机械指数二维超声造影;C. 高机械指数基波超声造影。

（六）盆腔水造影检查

盆腔水造影是指在输卵管超声造影基础上，通过原造影管继续注入生理盐水 50~200ml，无回声液体经由输卵管进入盆腔并积聚于盆腔，提高对输卵管轮廓结构尤其是伞端结构，以及盆腔病变的显示率，对于输卵管的外形、结构、伞端形态，盆腔粘连等的评估都有着重要的价值（图 4-10-6）。当然，这项技术尚处于初步探索阶段，同时受输卵管通畅性的限制，不是所有患者都能顺利完成检查，只作为"一站式"子宫输卵管超声造影中的一个可选环节。

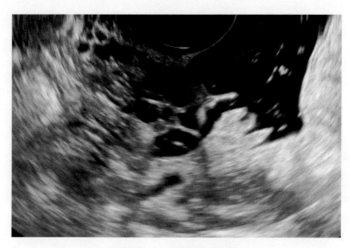

图 4-10-6　盆腔水造影

在盆腔内无回声的生理盐水衬托下，清楚显示输卵管伞端的指状突起。

（七）静脉超声造影和直肠双重超声造影检查

在前序"一站式"序列超声检查基础上，如果发现后盆腔可疑病变，特别是可疑深部浸润型子宫内膜异位症时，可以通过联合直肠灌注超声造影和静脉超声造影，对病变进一步予以评估和确定。静脉超声造影还对实质性病变的鉴别诊断，如子宫肌瘤与腺肌瘤的鉴别、子宫内膜病变与宫腔内病变的鉴别、卵巢肿瘤的鉴别等有着重要意义。

四、"一站式"子宫输卵管超声造影检查典型病例

（一）基本病史

患者，女，28 岁，原发不孕 2 年。

（二）超声检查

1. 超声所见　二维超声显示子宫前位，大小正常，肌层回声均匀，内膜区域可见偏高回声结节，大小约 1.1cm×0.5cm×0.6cm，边界清（图 4-10-7A），宫腔水造影显示该结节向宫腔内突起（图 4-10-7B）。另于左侧附件区可见迂曲走行的管状回声，管壁增厚、毛糙，范围约 4.2cm×2.3cm×2.7cm，内透声可（图 4-10-7C）。实时三维输卵管超声造影显示双侧输卵管近段走行扭曲，中远段膨大，末端呈圆弧形边界（图 4-10-7D）。二维超声造影和基波超声造影显示左侧卵巢实质内造影剂强回声区域（图 4-10-7E、图 4-10-7F），卵巢周围未见造影剂环绕，盆腔内未见明显造影剂回声（图 4-10-7G、图 4-10-7H）。

2. 超声诊断

（1）子宫内膜息肉。

（2）双侧输卵管不通（远端阻塞）。

（3）左侧输卵管卵巢粘连伴囊肿形成。

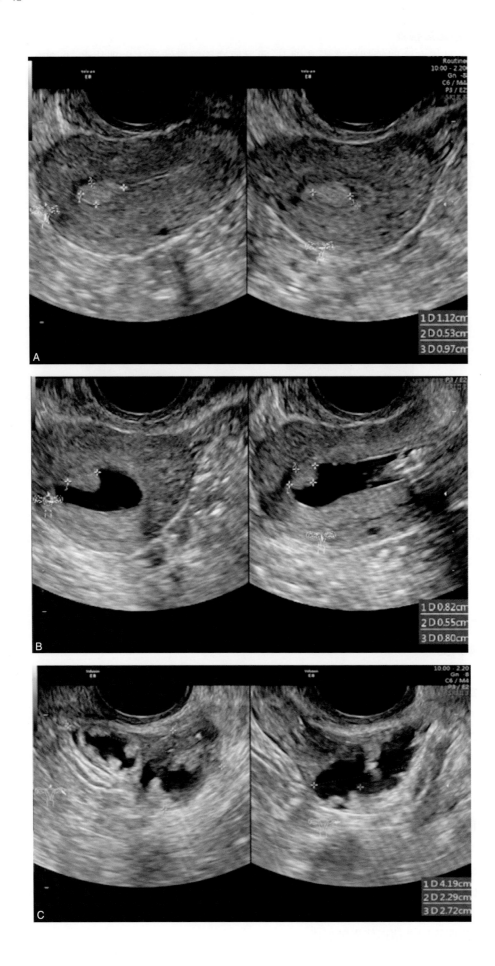

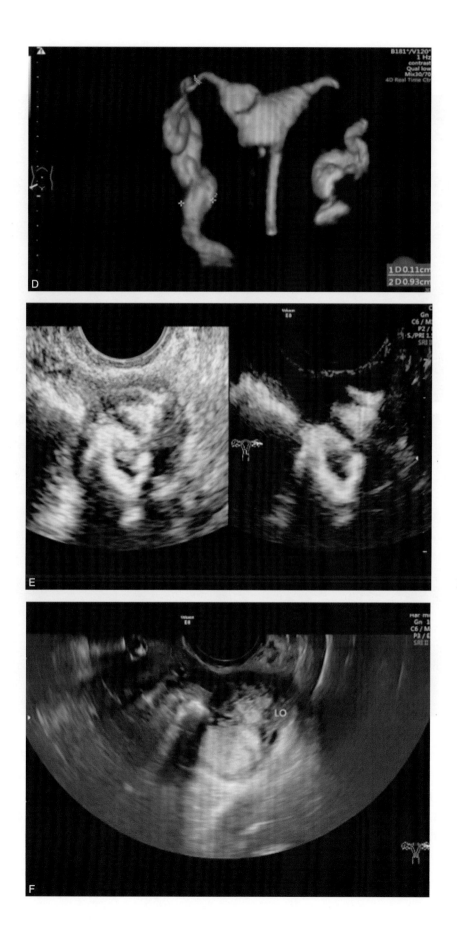

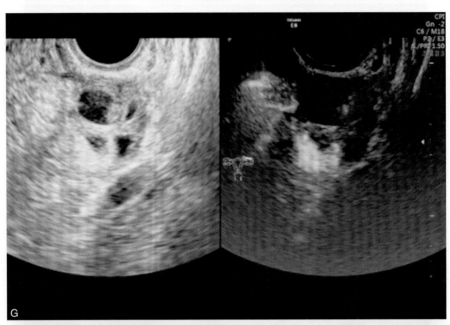

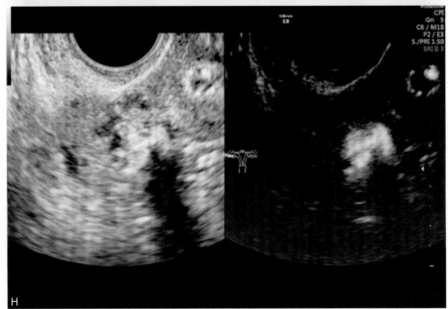

图 4-10-7 "一站式"子宫输卵管超声造影检查典型病例超声表现

A. 二维超声显示宫腔内偏高回声结节;B. 宫腔水造影显示宫腔内偏高回声结节;
C. 二维超声显示左侧附件区迂曲走行的暗区;D. 输卵管超声造影显示双侧输卵管
近段走行扭曲,中远段膨大,末端呈圆弧形边界;E. 三维超声造影显示左侧卵巢内
部片状高增强区;F. 基波超声造影显示左侧卵巢实质内造影剂强回声;G. 二维超
声造影左侧卵巢周围无环形增强;H. 二维超声造影右侧卵巢周围无环形增强。

（三）宫、腹腔镜联合手术

1. 手术所见　子宫前位，正常大小，后壁与盆腔后壁膜状粘连（图 4-10-8A），直肠子宫陷凹封闭。左侧输卵管与左侧卵巢广泛粘连，部分疏松，部分致密，左侧输卵管质地略僵硬，走行扭曲，伞端闭锁，致密粘连于左侧卵巢，壶腹部增粗，直径约 2cm，与左侧卵巢形成输卵管卵巢囊肿（图 4-10-8B）。右侧输卵管与右侧卵巢、盆壁广泛膜状粘连，质地略僵硬，走行尚自然，伞端闭锁，壶腹部增粗，直径约 1.5cm（图 4-10-8C）。宫腔内可见直径 1.0cm 的息肉样赘生物（ER 4-10-1、ER 4-10-2）。

2. 术后诊断

（1）子宫内膜息肉。

（2）双侧输卵管伞端闭锁伴积水，左侧输卵管卵巢囊肿形成。

（3）盆腔粘连。

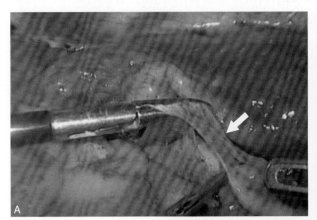
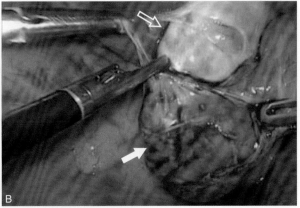
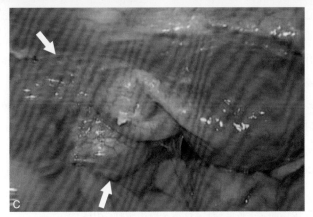

图 4-10-8　"一站式"子宫输卵管超声造影检查典型病例腹腔镜表现

A. 盆腔内膜状粘连带；B. 右侧输卵管伞端闭锁伴积水（实心箭头：输卵管，空心箭头：卵巢）；C. 左侧输卵管卵巢囊肿形成。

ER 4-10-1　"一站式"子宫输卵管超声造影检查典型病例腹腔镜手术录像
盆腔粘连、右侧输卵管伞端闭锁伴积水。

ER 4-10-2　"一站式"子宫输卵管超声造影检查典型病例腹腔镜手术录像
左侧输卵管卵巢囊肿。

附：不孕症"一站式"子宫输卵管超声造影正常报告模板

超声所见：

经阴道二维/三维超声：子宫前位，大小约__cm×__cm×__cm，肌层回声均匀，宫腔线居中，双层内膜厚度约__cm，子宫内膜冠状切面呈倒三角形，边缘光整，宫角清晰锐利，无明显受压、中断，CDFI显示未见明显异常血流信号。左/右卵巢大小约__cm×__cm×__cm，内见数枚卵泡，较大的大小约__cm×__cm×__cm；双侧卵巢活动度良好；双侧附件区无明显包块。

宫腔水造影：宫腔充盈良好，边缘光整，宫角清晰锐利，宫腔内未见明显异常回声。

经阴道子宫输卵管超声造影：经宫腔造影管注入造影剂__ml。患者无明显不适，全程耐受。

宫腔最高压力：____kPa。宫腔呈倒三角形，边缘光整，宫角清晰锐利，双侧输卵管同时显影，全程显示，走行自然柔顺，粗细协调，伞端可见造影剂快速溢出，双侧卵巢周围造影剂呈环形包绕。盆腔造影剂弥散均匀。

盆腔水造影（非必需）：经宫腔造影管注入生理盐水__ml，输卵管周围及盆腔内可见无回声区。双侧输卵管伞端指状突起摆动自然、无明显受限。盆腔内未见明显条带状或异常团块回声。

超声提示：

1. 子宫、附件未见明显异常。
2. 双侧输卵管通畅。

（彭成忠 吕亚儿 刘 畅）

───────────────── 【参考文献】 ─────────────────

1. SCHULMAN H, WINTER D, FARMAKIDES G, et al. Doppler examinations of the umbilical and uterine arteries during pregnancy. Clin Obstet Gynecol, 1989, 32（4）: 738-745.

2. NICHOLS W W, O'ROURKE M F. McDonald's blood flow in arteries. London: A Hodder Arnold Publication, 1990.

3. ADAMSON S L, LANGILLE B L. Factors determining aortic and umbilical blood flow pulsatility in fetal sheep. Ultrasound Med Biol, 1992, 18（3）: 255-266.

4. HELING K S, CHAOUI R, BOLLMANN R. Advanced dynamic flow-a new method of vascular imaging in prenatal medicine. A pilot study of its applicability. Ultrascball Med, 2004, 25（4）: 280-284.

5. 李泉水, 李建国. 现代超声显像诊断学. 北京: 科学技术文献出版社, 2011.

6. WATRELOT A, HAMILTON J, GRUDZINSKAS J G. Advances in the assessment of the uterus and fallopian tube function. Best Pract Res Clin Obstet Gynaecol, 2003, 17（2）: 187-209.

7. 涂美琳, 彭成忠, 姚洁, 等. 三维超声造影联合压力监测法评估不孕症患者输卵管功能. 中华医学超声杂志（电子版）, 2016, 13（7）: 528-530.

8. BENACERRAF B R, SHIPP T D, BROMLEY B. Improving the efficiency of gynecologic sonography with 3-dimensional volumes: a pilot study. J Ultrasound Med, 2006, 25: 165-171.

9. DEUTCH T D, ABUHAMAD A Z, MATSON D O, et al. Automated calculation of ovarian follicular diameters using three-dimensional sonography in women undergoing in vitro fertilization（IVF）: a prospective evaluation of a novel software. Fertility and Sterility, 2007, 88: S80.

10. RAINE-FENNING N, JAYAPRAKASAN K, CLEWES J, et al. SonoAVC: a novel method of automatic volume calculation. Uhrasound Obstet Gynecol, 2008, 31: 691-696.

11. RIZZO G, CAPPONI A, PIETROLUCCI M E, et al. Sonographic automated volume count（SonoAVC）in volume measurement of fetal fluid-filled structures：comparison with Virtual Organ Computer-aided Analysis（VOCAL）. Ultrasound Obstet Gynecol, 2008, 32（1）：111-112.

12. 张慧, 周凤英, 耿聪. 宫腔水造影在子宫及输卵管四维超声造影中的价值. 中国医疗设备, 2018, 33（11）：76-78.

13. PADILLA O, ARYA S, NOBLE L S, et al. Saline Infusion Sonography：Tips and Tricks for Improved Visualization of the Uterine Cavity. Donald School Journal of Ultrasound in Obstetrics and Gynecology, 2018, 12（1）：32-51.

14. ANDRISANIL A, VITAGLIANOL A, VIRDIS G, et al. Accuracy of transvaginal ultrasound, saline infusion sonohysterography, and office hysteroscopy in the diagnosis of endometrial polyps. Clinical and Experimental Obstetrics & Gynecology, 2019, 46（4）：623-625.

15. NIEUWENHUIS L L, JR HERMANS F, BIJ DE VAATE A J M, et al. Three-dimensional saline infusion sonography compared to two-dimensional saline infusion sonography for the diagnosis of focal intracavitary lesions. Cochrane Database of Systematic Reviews.2017, 5（5）：CD011126.

16. SITIMANIL A, CHAWLAL I, VOHRA P. Saline infusion sonography in evaluation of uterine cavity abnormalities in infertility：a comparative study. International Journal of Reproduction, Contraception, Obstetrics and Gynecology, 2016, 5（9）：2993-3000.

17. SESHADRI S, KHALIL M, OSMAN A, et al. The evolving role of saline infusion sonography（SIS）in infertility. European Journal of Obstetrics & Gynecology, 2015, 185：66-73.

18. 王莎莎. 子宫输卵管超声造影. 北京：军事医学科学出版社, 2014.

19. 邹彦, 彭成忠, 吕亚儿, 等. 子宫输卵管超声造影联合盆腔水造影在输卵管通畅性及伞端评估中的应用价值. 中华医学超声杂志（电子版）, 2020, 17（2）：124-130.

20. 彭成忠, 舒静. 不孕症"一站式"子宫输卵管超声造影技术专家共识. 中华医学超声杂志（电子版）, 2020, 17（02）：108-114.

21. 王欢, 蔡爱露, 鲁海鸥, 等. 动态三维对子宫输卵管超声造影通畅性的评价. 中国超声医学杂志, 2014, 30（1）：51-54.

22. 李偲琦, 刘焕玲, 苏小微, 等. 经阴道实时三维子宫输卵管超声造影改良法在评估不孕症患者输卵管通畅性上的临床价值. 中国超声医学杂志, 2019, 35（9）：840-844.

23. WANG W Q, ZHOU Q L, GONG Y F, et al. Assessment of Fallopian Tube Fimbria Patency With 4-Dimensional Hysterosalpingo-Contrast Sonography in Infertile Women. J Ultrasound Med, 2017, 36（10）：2061-2069.

24. 陈智毅. 生殖超声诊断学. 北京：科学出版社, 2018.

25. HONG Q Q, CAI R F, CHEN Q J, et al. Three-Dimensional HyCoSy With Perfluoropropane-Albumin Microspheres as Contrast Agents and Normal Saline Injections Into the Pelvic Cavity for Morphological Assessment of the Fallopian Tube in Infertile Women. J Ultrasound Med, 2017, 36（4）：741-748.

26. YALCINKAYA T M, ROWAN S P, AKAR M E. Culdocentesis followed by saline solution-enhanced ultrasonography：technique for evaluation of suspected ectopic pregnancy. J Minim Invasive Gynecol, 2010, 17（6）：754-759.

27. 中国医师协会超声医师分会妇产学组. 妇科超声造影临床应用指南. 中华医学超声杂志（电子版）, 2015,（2）：94-98.

28. STOELINGA B, JUFFERMANS L, DOOPER A, et al. Contrast-Enhanced Ultrasound Imaging of Uterine Disorders：A Systematic Review. Ultrason Imaging, 2021, 43（5）：239-252.

29. LI Z M, ZHANG P L, SHEN H M, et al. Clinical value of contrast-enhanced ultrasound for the differential diagnosis of specific subtypes of uterine leiomyomas. J Obstet Gynaecol Res. 2021, 47（1）：311-319.

30. 彭成忠, 范小明, 王力, 等. 正常直肠腔内灌注超声造影和静脉超声造影表现. 临床超声医学杂志, 2014, 16（2）：86-88.

31. 彭成忠, 范小明, 王力, 等. 超声双重造影评估直肠癌术前T分期的价值. 中华超声影像学杂志, 2014, 23（4）：312-315.

32. 彭成忠, 黄品同, 王力, 等. 超声双重造影对直肠癌大体分型的评估及其意义. 中华医学超声杂志（电子版）, 2013, 10（9）：746-750.

33. 王力,范小明,彭成忠,等 . 超声双重造影诊断直肠间质瘤的价值 . 中华医学超声杂志(电子版),2015,12(7):526-530.

34. SHI H, YU X H, GUO X Z, et al. Double contrast-enhanced two-dimensional and three-dimensional ultrasonography for evaluation of gastric lesions. World J Gastroenterol.2012,18(31):4136-4144.

35. 华医学会放射学分会介入专委会妇儿介入学组 . 子宫输卵管造影中国专家共识 . 中华介入放射学电子杂志,2018,6(3):185-187.

36. HOSNY A, PARMAR C, QUACKENBUSH J, et al. Artificial intelligence in radiology. Nature Reviews Cancer, 2018,18(8):500-510.

37. OPHIR J, CÉSPEDES I, PONNEKANTI H, et al. Elastography:a quantitative method for imaging the elasticity of biological tissues. Ultrason Imaging, 1991,13(2):111-134.

38. SIGRIST R M S, LIAU J, KAFFAS A E, et al. Ultrasound Elastography:Review of Techniques and Clinical Applications. Theranostics,2017,7(5):1303-1329.

39. GENNISSON J L, CATHERINE S, CHAFFAÏ S, et al. Transient elastography in anisotropic medium:Application to the measurement of slow and fast shear wave speeds in muscles. J Acoustical Society of America, 2003,114(1):536-541.

40. 梁萍,姜玉新 . 超声 E 成像临床应用指南 . 北京:人民卫生出版社,2018.

第二篇

女性不孕因素超声评估

第五章 外阴、阴道、宫颈性不孕超声评估

女性外阴、阴道、宫颈的解剖结构异常或炎症性病变等原因致使性交不能或性交困难、性交后精液不能进入宫颈宫腔而造成的女性不孕,在不孕症病因构成中占一定的比例,其中外阴、阴道畸形引起的不孕症占 1%~5%。超声诊断技术依托经腹壁、经阴道、经直肠、经会阴等多途径检查渠道,高频探头、腔内探头、容积探头等多探头模式和二维超声、三维超声等多种成像技术,有助于对造成外阴、阴道、宫颈性不孕的疾病的诊断、鉴别诊断及治疗方案的制订。

第一节 正常外阴、阴道与宫颈

一、正常外阴

(一)外阴正常解剖

外阴即女性外生殖器,是女性生殖器官的外露部分。左右介于两侧生殖股褶,前后介于阴阜和会阴体及肛门之间,包括阴阜、大小阴唇、阴蒂、阴道前庭、尿道口、阴道口、处女膜、前庭球、前庭大腺等(图 5-1-1)。

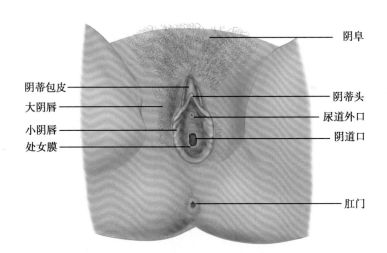

图 5-1-1 女性正常外阴解剖示意图

1. 阴阜 为耻骨联合前方的隆起部分,由皮肤、皮下脂肪构成。育龄期妇女阴阜皮下脂肪肥厚,皮肤上阴毛浓密呈倒三角形,是女性第二性征的表现之一。

2. 大阴唇 为一对由脂肪和纤维组织组成的长圆形隆起皱褶。前端形成前联合连于阴阜,后端形成后联合止于会阴体,内侧达小阴唇形成阴唇间沟,外侧移行于生殖股皱褶。性成熟期丰满圆润,外侧面皮肤表面生长有阴毛,内侧面皮肤湿润似黏膜,缺乏毛囊,但含有大量的皮脂腺。皮下脂肪层内含血管、淋巴管和神经。受伤后易出血形成血肿。

3. 小阴唇　位于大阴唇内侧的一对黏膜皱褶。两侧的前端融合并分叉形成前后两叶包绕阴蒂,前叶形成阴蒂包皮,后叶形成阴蒂系带。小阴唇后端与大阴唇后端会合形成阴唇系带。小阴唇黏膜下方富含神经末梢,感觉敏感。

4. 阴蒂　位于双侧小阴唇前方的顶端,内含具有勃起功能的海绵体组织,具有丰富的静脉丛和神经末梢,对刺激敏感易兴奋。

5. 阴道前庭　为两侧小阴唇所围成的菱形区域。前端为阴蒂,后端为阴唇系带。表面黏膜覆盖,尿道开口于前部,阴道开口于后部。阴道口与阴唇系带之间为舟状窝。此区域各结构分述如下。

（1）阴道口和处女膜:阴道口位于阴道前庭后部、会阴体前方,性交时阴茎由此进入阴道。阴道口由处女膜封闭,其上有一小孔,可呈多种形状,经血由此流出。处女膜的厚薄、膜孔的大小因人而异。性交、运动损伤及分娩后,黏膜上留下处女膜痕。

（2）尿道口:位于阴道前庭前部、阴蒂的后方,为一不规则椭圆形小口,尿液由此排出。尿道旁腺位于其后壁,并在此开口,分泌黏液润滑尿道口。此腺体常有细菌潜伏,故易感染。

（3）前庭球:又称球海绵体,具有勃起功能。位于前庭部阴道口两侧皮肤下方,前连于阴蒂,后接前庭大腺,表面为球海绵体肌覆盖。

（4）前庭大腺:也称巴氏腺,位于阴道下端、大阴唇左右两侧的后部。腺管细长（1~2cm）,开口于小阴唇与处女膜间沟。腺管内皮大部分为鳞状上皮,最里端有少量柱状上皮。性兴奋时分泌黏液润滑阴道口,有利于阴茎插入。若腺管堵塞,可形成囊肿或脓肿。

外阴血供丰富。动脉来源于髂内动脉分出的阴部内动脉分支和由股动脉分出的阴部外动脉分支。阴部静脉形成广泛的静脉丛,回流到阴部内静脉和阴部外静脉。

（二）外阴的正常声像图

女性外阴部解剖结构多而表浅,通常可通过临床医生视诊、触诊和探针等器械完成物理检查。超声检查可根据临床物理诊断的部位选择超声检查的部位。

1. 检查方法　高频浅表彩色多普勒超声检查。

2. 检查前准备　检查前无需特殊准备。

（1）患者平卧于检查床,双腿微分、弯曲呈"截石位"。必要时垫高臀部。

（2）消毒外阴,探头戴上保护套,涂上消毒耦合剂,检查医生戴隔离手套。

3. 阴阜和大阴唇正常声像图　超声探头置于阴阜和大阴唇表面,采用纵切、横切移行扫查。声像图显示皮肤层呈线状高回声,皮下脂肪层呈不均匀的高回声（图 5-1-2）。

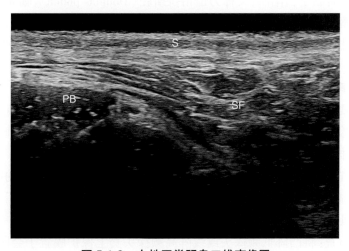

图 5-1-2　女性正常阴阜二维声像图
S. 皮肤;SF. 皮下脂肪;PB. 耻骨联合。

二、正常阴道

（一）阴道正常解剖

阴道为位于真骨盆下部中央的肌性管道,属于女性内生殖器的一部分(图 5-1-3)。上端与子宫颈部相连,下端连于外阴,开口于阴道前庭后部。作为性交器官参与人类的生殖行为,也是经血排出和胎儿娩出的通道。

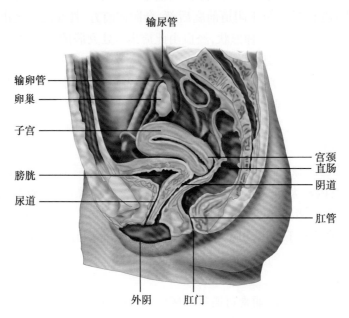

图 5-1-3　女生殖器的位置

阴道前方为尿道和膀胱、后方为肛管及直肠壶腹部。阴道壁由内层黏膜、中层平滑肌和纤维外膜构成。正常情况下前后壁松弛互相紧贴、侧壁较坚硬分离,内壁有较大横纹皱襞,在性交和分娩时阴道充分伸展扩张。阴道矢状面呈上段后下弯、下段略前屈的弧形,横断面呈"H"形;前壁长 7~9cm,后壁长 9~12cm;上端较宽大,围绕宫颈部分形成前、后、左、右 4 部分的环形腔隙,称为阴道穹隆。后穹隆位置最深、易扩张,截石位时位置最低,有利于正常性交后精液储存和向宫颈外口方向泳动。阴道后穹隆后上方为盆腔最低部位直肠子宫陷凹,又称为道格拉斯腔(Douglas pouch),临床可经此处行穿刺引流。

阴道的动脉来自髂内动脉分支子宫动脉子宫颈 - 阴道支或子宫动脉阴道支,以及膀胱下动脉、痔中动脉及阴道内动脉,互相吻合。阴道的静脉多,口径大,在阴道侧面形成丰富的静脉丛。阴道静脉汇入髂内静脉腹下静脉系。

（二）阴道的正常声像图

1. 检查方法　主要采用经腹超声检查,需要时可行经会阴超声或经直肠超声检查。

2. 检查前准备　检查前排空大便,适当充盈膀胱;经直肠超声检查无需充盈膀胱。

3. 阴道的正常二维声像图

（1）经腹超声检查:耻骨联合上纵切,于膀胱后方可见宫颈下方向下延伸的阴道长轴,呈平行的狭长的低回声带,中间见高回声气线(图 5-1-4A)。耻骨联合上横切,由于阴道前后壁之间存在气体,表现为阴道中央呈线状高回声,周边呈唇样低回声结构(图 5-1-4B)。

（2）经会阴超声检查:将凸阵低频探头或线阵高频探头套上保护膜置于会阴部进行检查。声像图显示阴道为尿道后方、直肠前方的长条形低回声结构,阴道前后壁之间可见线状气体高回声(图 5-1-5)。该切面也是盆底结构超声检查的重要切面。

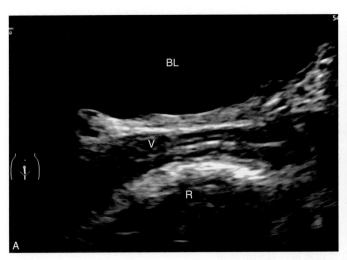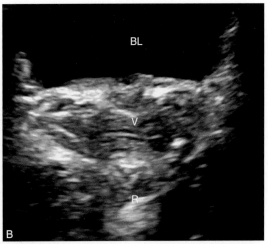

图 5-1-4　阴道正常声像图

A. 经腹超声耻骨联合上纵切显示阴道长轴切面；B. 经腹超声耻骨联合上横切显示阴道短轴切面。BL. 膀胱；V. 阴道；R. 直肠。

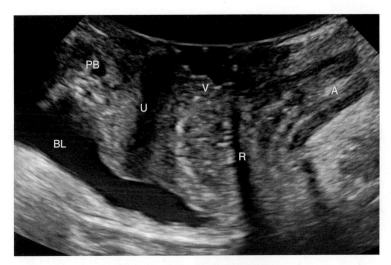

图 5-1-5　经会阴超声显示阴道

阴道位于尿道和直肠、肛管之间，表现为低回声阴道壁和中央的高回声阴道气线。PB. 耻骨；BL. 膀胱；U. 尿道；V. 阴道；R. 直肠；A. 肛管。

三、正常宫颈

（一）宫颈的正常解剖

宫颈位于耻骨联合后下方阴道内，是子宫突入阴道的后下部分（图 5-1-6），分为子宫颈阴道部和子宫颈阴道上部。上端宫颈内口与子宫腔相通，下端宫颈外口开口于阴道上端。内外口之间为子宫颈管。上端与子宫体相连部位称为子宫峡部，为子宫颈组织学内口和解剖学内口的移行部位，妊娠期该部位伸展变长变薄。宫颈管黏膜下含有腺体，受卵巢功能的影响呈周期性改变分泌宫颈黏液。宫颈角度异常和宫颈管黏液分泌异常均可导致女性宫颈性不孕。

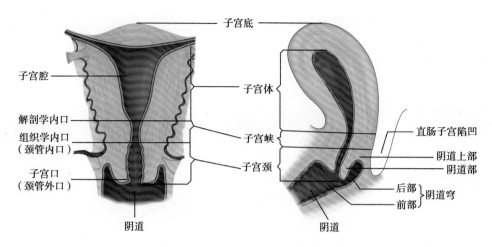

图 5-1-6　女性正常宫颈解剖示意图

宫颈的动脉来自子宫动脉子宫颈 - 阴道支,宫颈静脉回流到子宫阴道静脉丛,与膀胱静脉丛、直肠静脉丛相交通,后进入髂内静脉。

（二）宫颈的正常声像图

1. 检查方法　经腹超声检查和经阴道超声检查。

2. 正常宫颈二维声像图　纵切面呈圆柱形,横切面椭圆形,边缘清晰,形态规则。外膜及宫颈管黏膜呈线状稍强回声,肌层为均匀等回声。宫颈管腔表现为黏膜和黏膜下腺体构成的梭状低回声,根据月经周期不同,形态有所改变,黏液较多时可表现为条状无回声区(图 5-1-7)。

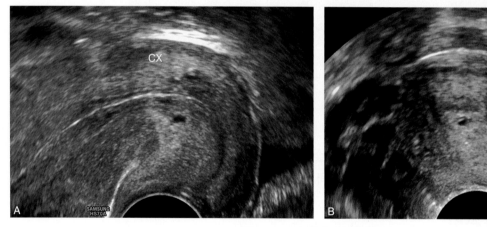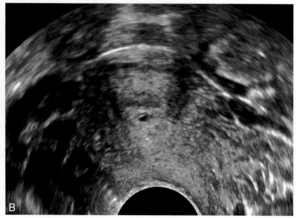

图 5-1-7　正常宫颈声像图

A. 经阴道超声检查显示宫颈长轴切面;B. 经阴道超声检查显示宫颈短轴切面。CX. 宫颈。

3. 宫颈的多普勒超声表现　彩色多普勒显示正常宫颈内为点状或小条状血流信号,宫颈与宫体交界处外侧可见双侧子宫动脉。

4. 测量正常值　子宫颈长径为宫颈内口到外口的距离,前后径为垂直于宫颈管纵轴的外膜间的最大前后径线的距离,横径为宫颈横切面的最大宽径。育龄期子宫颈正常大小为:长径为 2.5~3.0cm,前后径、横径均为 2.0~3.0cm,宫颈管黏膜层厚度为 0.3~0.5cm。

（谢文杰）

第二节　外 阴 病 变

外阴阴道性不孕占女性不孕症的 1%~5%。女性外阴的形态结构异常、感染炎症性病变等原因使男女双方无法进行性交或性交后精液不能进入阴道而导致不孕。外阴形态结构异常包括先天性的处女膜闭锁、两性畸形、泌尿生殖窦异常以及外阴炎症和损伤导致的外阴瘢痕;炎症性病变包括各种感染和微生物所致的外阴感染性疾病。

一、先天性处女膜闭锁

（一）概述

处女膜位于阴道外口,保护阴道、子宫和输卵管,防止细菌入侵、减少体外污染。其中央有半月形小孔,即处女膜孔,经血由此排出。若其上无孔,则为处女膜闭锁,或称为处女膜无孔;若孔中央有隔,称中隔处女膜或双孔处女膜,呈筛孔样者称筛状处女膜。若处女膜孔过小,称为微孔处女膜(图 5-2-1)。处女膜闭锁的发病率约为 0.014%~0.024%。出生后多无症状,青春期初潮无经血排出,因逐渐加重的周期性腹痛而就诊,常表现为完全性生殖道梗阻的三大症状,即原发性闭经、周期性腹痛、盆腔包块。

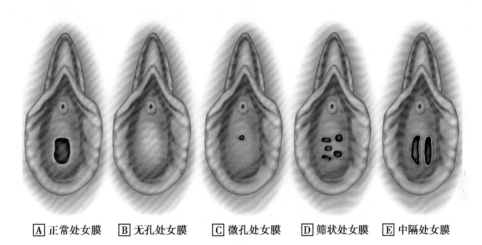

Ａ 正常处女膜　　Ｂ 无孔处女膜　　Ｃ 微孔处女膜　　Ｄ 筛状处女膜　　Ｅ 中隔处女膜

图 5-2-1　处女膜闭锁类型

（二）病因及发病机制

在胚胎 3~8 周形成的阴道板与尿生殖窦之间的一层薄膜即处女膜。在 12 周左右泌尿生殖沟与尿生殖窦共同形成阴道前庭,阴道板自上而下逐渐腔化,约 20 周左右贯通形成阴道腔,处女膜位于其下方,在胎儿 28 周以后与阴道前庭相通,处女膜破裂形成孔洞。由于某些因素干扰贯通受阻致处女膜无孔洞产生,则形成处女膜闭锁,而内生殖器发育正常。

处女膜闭锁患者经血不能外流积聚于阴道内,处女膜呈囊状隆起,并致子宫腔积血,重者可进一步导致输卵管积血、腹腔积血(图 5-2-2A),甚至引起子宫内膜异位症。

（三）超声检查

1. 经腹超声检查

（1）子宫颈下方扩张的阴道内见云雾状的密集细小弱回声,呈长圆形囊性液性暗区。严重者出现宫颈管扩张,宫腔内液性暗区与阴道内暗区相通(图 5-2-3、ER 5-2-1)。

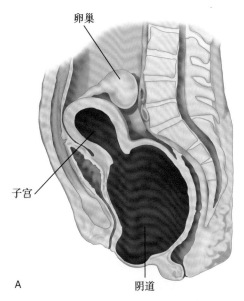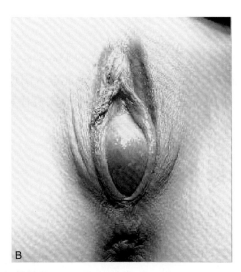

图 5-2-2　处女膜闭锁

A. 处女膜闭锁引起阴道、宫腔积血示意图；B. 处女膜闭锁阴道口处见膨胀突出的紫蓝色囊状物。

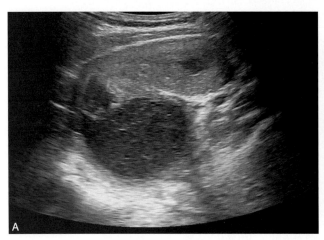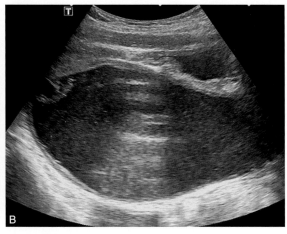

图 5-2-3　处女膜闭锁超声表现

A. 子宫前倾前屈，宫腔及宫颈管轻度扩张，阴道明显扩张，内部显示为透声较差的暗区（积血）；B. 阴道明显扩张，内部显示大量暗区（积血）。

ER 5-2-1　处女膜闭锁超声表现

（2）病程较长者子宫旁可见囊性肿块，为输卵管积血。若经血从宫腔经输卵管逆流至盆腔，形成直肠子宫陷凹的积血。

2. 经直肠超声检查　对于处女膜闭锁的患者，膀胱充盈不足或检查困难者，可用行经直肠超声检查。患者排空大便，行截石位并垫高臀部。将腔内探头套上避孕套，轻柔缓慢地经肛门放入直肠壶腹部，可获得阴道内积血或宫颈、宫腔积血的超声声像图。

3. 经会阴超声检查　可见尿道后方阴道内的液性暗区向宫颈方向延伸，并可准确测量处女膜的厚度。

（四）诊断及鉴别诊断

根据青春期后无月经来潮、进行性加重的周期性腹痛、妇科检查发现阴道前庭尿道后方的紫蓝色囊状突起具有波动感等临床特征,结合超声检查声像图特点,处女膜闭锁不难诊断。

处女膜闭锁需与阴道闭锁、阴道横隔等其他生殖道梗阻性疾病进行鉴别。处女膜闭锁者闭锁部分薄弱,阴道前庭处见包块外突并呈紫蓝色。阴道闭锁患者超声检查显示阴道远端闭锁段呈实性条状回声,可测量其长度和厚度;阴道闭锁组织较厚,阴道前庭黏膜表面色泽正常,不向外膨隆(详见表5-4-2外阴阴道畸形导致的原发性闭经、原发性不孕的超声鉴别诊断)。

(五)治疗原则

处女膜闭锁一经确诊应立即手术。手术方式为切开处女膜,彻底引流阴道及宫腔内积血。有输卵管积血、盆腔子宫内膜异位症和盆腔积血的,必要时需同时进行腹腔镜或开腹手术。

二、外生殖器男性化

(一)概述

外生殖器男性化可因先天发育异常和后天疾病所致。目前国际上已经用性别发育异常(disorder of sexual development,DSD)替代了既往两性畸形的说法。DSD是一组非常复杂的疾病,包括先天性染色体、性腺和表型性别的发育异常或不匹配多种类型。外生殖器男性化主要是指染色体为46,XX,性腺为卵巢,而外生殖器结构出现男性化表征,形态上表现为阴蒂肥大、阴唇融合等。

(二)阴蒂肥大

阴蒂肥大(clitoris hypertrophy)是临床较常见的外生殖器畸形,它可以单独存在,也可合并阴唇融合,是两性畸形、外生殖器男性化的主要表现,常与高雄激素有关。正常成人女性阴蒂总长度平均1.76cm,可视部分1.0cm,阴蒂头宽度0.5cm。当阴蒂大小超过上述长度,即可考虑阴蒂肥大(图5-2-4)。

超声检查在阴蒂肥大临床诊断中的意义是排除合并中肾管和中肾旁管发育相关的其他畸形,明确内生殖器、肾脏发育情况,有无合并其他生殖道梗阻性疾病。目前认为阴蒂本身无需进行超声检查。

(三)阴唇融合

阴唇融合(congenital labial fusion)即阴唇褶皱融合。可以是先天性病变,也可以是后天炎症、外伤后形成的瘢痕融合。因阴道口关闭导致经血流出受阻、性交不能,先天性阴唇融合往往导致原发性不孕。和阴蒂肥大一样,阴唇融合也与高雄激素有关。

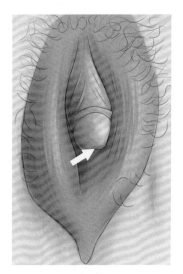

图5-2-4　阴蒂肥大示意图

经腹部超声检查有助于排除:①合并内生殖器、肾脏的发育异常;②生殖道梗阻,如阴道积血、宫颈、宫腔积血,盆腔包块等。必要时可使用经会阴超声检查,观察会阴部皮肤下方及阴道内积液征象。

阴唇融合需要和处女膜闭锁、阴道闭锁相鉴别:①处女膜闭锁患者尿道开口正常,阴道口处见阴道积血形成的紫蓝色囊性包块,伴有周期性腹痛,无"周期性血尿"。阴唇融合患者的阴唇覆盖阴道前庭尿道、阴道开口,尿液和阴道积血从会阴开口处流出。②阴道闭锁阴道口处可有一个凹陷小坑,超声检查有助于鉴别诊断。

(谢文杰)

第三节 阴 道 病 变

阴道是性交的器官,在人类生殖行为中起着重要的作用。由于阴道结构异常使性交时阴茎不能插入、精液不能收集和储存在阴道内,或异常的阴道内环境影响正常精子的细胞生物学和生殖免疫学导致阴道性不孕。常见的原因为先天性阴道发育异常、后天的炎症和损伤导致的阴道阻塞、闭锁,阴道囊肿及实质性病变和各种感染性病变。

阴道由中肾旁管(米勒管)和泌尿生殖窦共同发育而来,中肾旁管发育又和中肾管发育关系密切,因而阴道先天性发育异常种类繁多。为规范先天性阴道发育异常的命名和分类,美国生殖学会(American Fertility Society, AFS)1998 年专门修订了外生殖器、阴道畸形分类系统(表 5-3-1),该分类系统目前在世界范围内被广泛接受并普遍应用于临床。

表 5-3-1 外生殖器、阴道发育异常 AFS 分类(1998)

畸形总称	分类	亚类
外生殖器畸形	处女膜闭锁(无孔处女膜) 外生殖器男性化	
阴道畸形	中肾旁管发育不良(先天性子宫阴道缺如综合征 /MRKH 综合征) 泌尿生殖窦发育不良	阴道未发育 阴道闭锁(I 型、II 型)
	中肾旁管垂直融合异常	完全性阴道横隔 不完全性阴道横隔
	中肾旁管侧面融合异常	完全性阴道纵隔 不完全性阴道纵隔
	中肾旁管垂直 - 侧面融合异常	阴道斜隔(I 型、II 型、III 型、IV 型)

一、先天性无阴道

(一)概述

先天性无阴道(congenital absence of the vagina)是由于胚胎在发育期间受到内在或外界因素影响,或基因突变,引起中肾旁管(米勒管)发育异常或融合障碍所致。患者外阴发育正常,阴道缺失,90%以上子宫缺如或仅有始基子宫,仅 6%~9% 有功能性子宫,30%~40% 合并尿道畸形,12%~50% 合并骨骼异常。若双侧输卵管、卵巢发育正常,保持正常女性第二性征的先天性无阴道、无子宫或始基子宫者,称为先天性子宫阴道缺如综合征(Mayer-Rokitansky-Kuster-Hauser syndrome),简称 MRKH 综合征(图 5-3-1)。该综合征最早由 Mayer 于 1829 年报道,其后 Rokitansky、Kuster 等进行了深入研究,其发生率约为 1/5 000~1/4 000,患者具有 46, XX 染色体核型,性腺为卵巢,且功能正常,多因原发性不孕就诊。

国际上将 MRKH 综合征主要分为两型。

I 型:单纯型。仅表现为无阴道,无子宫,或有单侧 / 双侧始基子宫结节,少数患者有功能性子宫内膜,但子宫发育不良。卵巢、输卵管发育正常。

II 型:复杂型。具有单纯型的特点,同时合并泌尿、骨骼和心血管系统发育畸形。

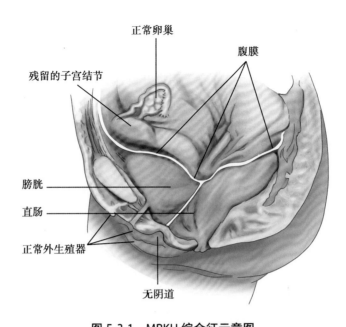

图 5-3-1 MRKH 综合征示意图

先天性无阴道,子宫残留一实性结节,卵巢和输卵管发育正常。

(二)超声检查

超声检查是 MRKH 综合征首选影像学检查方法。经腹超声联合经会阴超声可以显示如下。

(1)无阴道声像:尿道后方、肛管直肠前方未见阴道壁轮廓和阴道高回声气线(图 5-3-2)。

(2)无子宫或始基子宫声像:膀胱后方未见子宫,或仅见始基子宫声像,有功能性子宫者可见宫腔积血声像。

(3)泌尿系统超声见肾脏畸形:孤立肾、异位肾、马蹄肾、单输尿管声像图等。

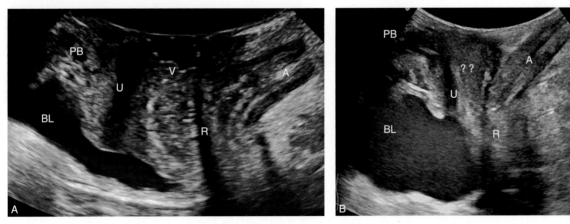

图 5-3-2 经会阴超声检查正中矢状切面显示先天性无阴道声像图

A. 正常阴道声像图:尿道和直肠、肛门之间低回声阴道壁和中央的高回声阴道气线。B. 无阴道声像图:尿道和直肠、肛门之间较均匀低回声中未见阴道壁轮廓线和阴道气线。V. 阴道;U. 尿道;PB. 耻骨;BL. 膀胱;R. 直肠;A. 肛管;??. 无阴道声像。

(三)鉴别诊断

MRKH 综合征需要与处女膜闭锁、阴道闭锁、完全性阴道横隔、宫颈未发育或宫颈闭锁等临床表现为原发性闭经、原发性不孕疾病相鉴别。病史、体格检查和全面的超声检查可帮助其鉴别诊断。

二、阴道闭锁

（一）概述

阴道闭锁（vaginal atresia）表现为阴道前庭无阴道开口，阴道完全或不完全闭锁，但子宫有发育，内膜有功能，伴或不伴有宫颈发育异常。阴道闭锁是胚胎期中肾旁管（米勒管）末端和泌尿生殖窦发育异常、未形成贯通的阴道所致。多因先天性发育异常，而后天因素如产伤、腐蚀药、手术或感染形成的瘢痕挛缩狭窄也会导致阴道闭锁。临床上主要表现为完全性生殖道梗阻三大症状，即原发性闭经、周期性腹痛伴盆腔包块、性交困难或性交不能致原发性不孕。

根据中华医学会妇产科学分会在 2015 年发布的《女性生殖器官畸形诊治的中国专家共识》，将阴道闭锁分为以下两型（图 5-3-3）。

Ⅰ型（阴道下段闭锁型）：指阴道下段或中下段闭锁，上段阴道及子宫发育正常。

Ⅱ型（阴道完全闭锁型）：指阴道完全闭锁，可合并子宫或子宫颈发育异常。

（二）超声检查

1. 经腹超声二维声像图

（1）Ⅰ型（阴道下段闭锁型）：阴道远端呈实性条状回声，上端可见扩张积血，未见中央部的高回声气线，可测量其长度和厚度；子宫体腔线和宫颈管线存在，宫腔积血、宫颈管积血（图 5-3-4）。

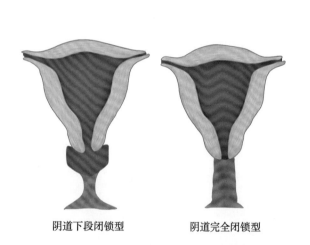

图 5-3-3　阴道闭锁分型示意图

阴道下段闭锁型　　阴道完全闭锁型

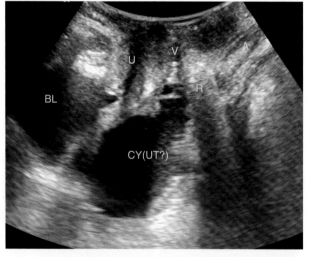

图 5-3-4　经会阴超声检查

显示阴道下端闭锁，呈条索状高回声，上方宫颈管和宫腔积液。BL. 膀胱；U. 尿道；V. 阴道；R. 直肠；A. 肛门；CY（UT?）. 宫腔积血、宫腔管积液。

（2）Ⅱ型（阴道完全闭锁型）：患者阴道呈实性条状回声，未见中央部阴道气线，见宫颈管积血、宫腔积血，可合并不同类型的宫颈结构异常。经会阴超声有助于阴道部的识别。

2. 泌尿系统超声检查　通常不合并肾脏畸形。

（三）鉴别诊断

阴道闭锁需与处女膜闭锁、先天性无阴道及其他生殖道梗阻性疾病进行鉴别。前者有阴道前庭可见紫蓝色隆起性包块，后者盆腔内未见子宫或仅见始基子宫结节，可能合并肾脏畸形或脊柱心血管畸形。

三、阴道横隔

(一)概述

阴道横隔(transverse vaginal septum)少见。先天性阴道横隔是胚胎早期阴道索及窦结节与尿生殖窦形成的窦阴道球融合形成的阴道板,由下而上腔道化受阻,垂直融合异常导致在阴道内形成横隔膜。卵巢、输卵管、子宫发育正常。横隔厚度为 1.0~1.5cm,可发生在阴道的不同部位。根据隔膜在阴道内的位置不同,分为高位阴道横隔、中位阴道横隔和低位阴道横隔。根据隔膜上是否有孔,分为完全性阴道横隔和不完全性阴道横隔(图 5-3-5)。

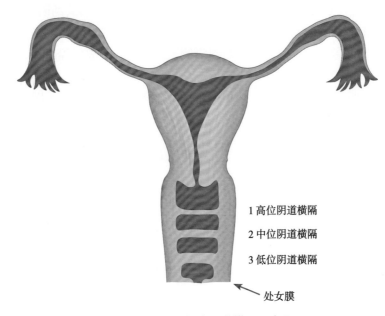

1 高位阴道横隔

2 中位阴道横隔

3 低位阴道横隔

处女膜

图 5-3-5 不同部位阴道横隔示意图

(二)超声检查

采用经腹和经阴道超声联合检查。对于完全性阴道隔膜者,经腹二维超声显示隔膜上阴道、宫颈、宫腔积血,经阴道超声可清楚显示隔膜的厚度和隔膜上方情况。有不完全性阴道隔膜根据孔的大小、隔膜位置高低,是否引起宫腔积液(积血或者积脓)等有相应的声像图。

(三)鉴别诊断

完全性阴道横隔需与处女膜闭锁、先天性无阴道、阴道闭锁等原发性闭经相鉴别。

四、阴道纵隔

(一)概述

阴道纵隔(longitudinal vaginal septum)在女性生殖道畸形中较为常见,通常不引起生殖道梗阻,但因反复流产导致不孕比例较高,是胚胎期米勒管横向融合异常所致。双侧中肾旁管(米勒管)尾侧端于妊娠早期融合而成的子宫阴道管分化,随后各自内部管腔化,中间的分隔在妊娠 20 周左右被吸收消失形成子宫和阴道。如致畸因素使阴道中隔吸收障碍则形成阴道纵隔,伴有或不伴有宫颈和子宫纵隔的吸收异常。根据纵隔占据阴道的长度分为完全性和部分性阴道纵隔。部分性阴道纵隔多为非对称性子宫畸形(单角子宫、单宫颈双角子宫等),完全性阴道纵隔可合并双宫颈、双子宫、双角子宫和纵隔子宫等。

（二）超声表现

经腹超声检查于耻骨上阴道横切面显示两条阴道气线,可对妇科检查发现的阴道纵隔进行符合性诊断。同时对子宫、卵巢及泌尿系进行全面超声检查。

五、阴道斜隔

（一）概述

先天性阴道斜隔（congenital oblique vaginal septum, COVS）也是米勒管尾端横向融合异常所致,同时伴随有中肾管发育异常。发生率约占生殖道畸形的 3.53%。胚胎期双侧中肾旁管（米勒管）发育异常、远端融合障碍,形成双子宫、双宫颈,同时阴道横向融合障碍,形成特殊形式的阴道纵隔,此类阴道纵隔两面均覆盖阴道上皮组织,起源于两侧宫颈间,斜跨于阴道附着于一侧阴道壁,遮蔽该侧子宫颈,并将阴道分成两个腔隙,因此称为阴道斜隔。隔的后方与斜隔侧子宫颈之间形成斜隔后腔,与同侧宫颈管、宫腔相通,另一侧阴道、宫颈管、宫腔通畅。

根据上述胚胎发生原理和斜隔两侧是否相通将阴道斜隔分为 3 种类型（图 5-3-6）,以 Ⅱ 型较常见,约占 50%。

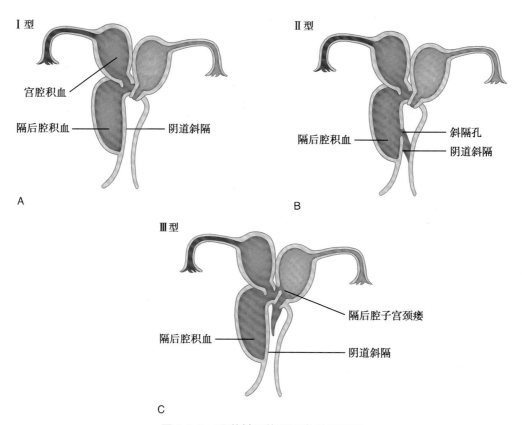

图 5-3-6　阴道斜隔的不同类型示意图
A. Ⅰ型,无孔阴道斜隔;B. Ⅱ型,有孔阴道斜隔;C. Ⅲ型,无孔阴道斜隔合并子宫颈瘘。

Ⅰ型:完全性阴道斜隔。阴道斜隔两侧阴道腔不通,斜隔上无通道,隔后腔为死腔。
Ⅱ型:不完全性阴道斜隔,亦称为有孔阴道斜隔。斜隔上有一狭窄通道使两侧阴道相通。
Ⅲ型:完全性阴道斜隔合并宫颈瘘管。斜隔上无孔道,双侧宫颈间瘘管形成。
临床上主要有经血引流不畅症状、痛经和继发生殖道感染 3 类临床症状。其中 Ⅰ 型患者发病早,初潮后即出现痛经和盆腔包块。Ⅱ型、Ⅲ型患者主要表现为痛经、不规则阴道出血或阴道有脓性分泌物。妇科检查于阴道穹一侧或阴道壁可触及张力较小的囊性肿块,压迫时有少量陈旧血或脓性分泌物排出。

(二)超声检查

超声特点主要包括生殖道畸形、生殖道积液和盆腔包块 3 个方面的声像图。具体表现如下。

1. 经腹超声和经阴道超声联合检查

(1)二维超声显示阴道回声和阴道气线回声异常。斜隔侧阴道增宽,内为液性暗区内见密集弱回声光点(Ⅰ型);若暗区较小,内光点回声则更强,隔后腔壁增厚、粗糙(多为Ⅱ型、Ⅲ型)。

(2)盆腔内直接显示双子宫、双宫颈声像图。斜隔侧宫颈常短小或欠清晰,宫腔可有积血。

(3)斜隔腔侧可有输卵管积血,有时可见盆腔低回声包块。

(4)斜隔侧肾脏缺失,少数对侧肾脏呈代偿性增大。

2. 子宫输卵管超声造影

(1)Ⅰ型:呈单角子宫显影。

(2)Ⅱ型、Ⅲ型:同侧子宫显影,造影剂可同时经斜隔孔或宫颈瘘管进入对侧子宫和隔腔显影。

(三)鉴别诊断

阴道斜隔主要与阴道壁囊肿、盆腔脓肿相鉴别。流脓的阴道壁囊肿和Ⅱ型斜隔局部症状相同,通过超声检查可以鉴别。嵌顿在盆腔底部的卵巢肿物与阴道斜隔引起的隔后腔包块均可造成阴道移位变形,但前者与阴道壁不相连,后者与阴道壁连成一体。

六、阴道囊肿

(一)概述

阴道囊肿在女性外阴肿瘤性疾病中较为常见,大多属于阴道壁囊肿,也可来源于尿道及其周围组织。临床上分为上皮包涵囊肿(获得性)和胚胎遗留性囊肿(先天性)两类。女性胚胎中肾管退化消失后,在成年女性的子宫阔韧带内、宫颈旁侧、阴道旁侧等部位可有少量残迹,偶可发展形成中肾管囊肿,位于外阴阴道的中肾管囊肿亦称为加特纳囊肿(Gartner cyst),即常见的阴道壁囊肿。位于阴道壁的较大囊肿可引起患者阴道分泌物增多、阴道灼热感、出血或性交疼痛等症状,也可压迫尿道出现排尿困难。

(二)超声检查

采用经腹超声、经阴道超声和经会阴超声检查。二维声像图表现为阴道壁上椭圆形囊性结节,内呈液性暗区,可见弱回声小光点(图 5-3-7)。彩色多普勒检查内部无血流信号。经会阴超声检查可借助瓦尔萨尔瓦动作观察到囊肿随阴道壁的移动性。

(三)鉴别诊断

根据阴道检查和超声检查可做出诊断。需与尿道囊肿、尿道憩室、尿道旁腺脓肿、宫颈腺囊肿、子宫内膜异位症等进行鉴别。经会阴三维超声有助于鉴别诊断。

七、阴道平滑肌瘤

(一)概述

阴道平滑肌瘤是女性生殖系统少见的良性肿瘤,由阴道的血管平滑肌、立毛肌或阴道黏膜下平滑肌发生病理性增生而成,有学者认为可能与雌激素刺激有关,病理学表现与子宫平滑肌瘤相似。多见于生育年龄的妇女,其向阴道内突起的团块可导致患者阴道异物感和性交不适。

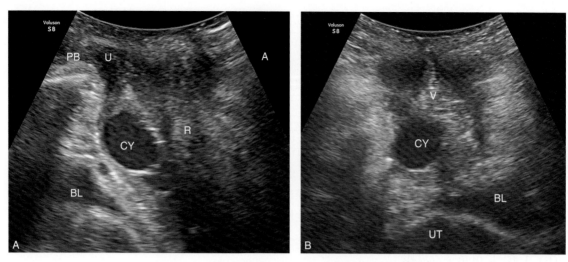

图 5-3-7 经会阴超声检查显示阴道壁囊肿声像图

A. 经会阴盆底旁正中矢状切面见囊肿位于阴道前壁、尿道后方,尿道近中段受压;B. 经会阴盆底左右冠状切面见囊肿位于阴道右侧壁。PB. 耻骨;BL. 膀胱;U. 尿道;V. 阴道;R. 直肠;A. 肛门;CY. 阴道壁囊肿。

(二)超声检查

经阴道超声和经会阴超声检查获得较好图像。二维声像图表现为阴道壁上椭圆形低回声结节,边界清,内回声欠均匀(图 5-3-8);彩色多普勒显示环状或半环状血流信号,阻力指数和子宫平滑肌瘤相似。经会阴超声检查可借助瓦尔萨尔瓦动作观察到肿块随阴道壁的移动性。

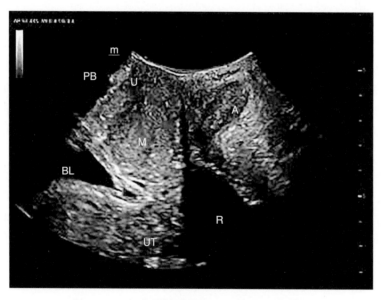

图 5-3-8 经会阴超声检查显示阴道平滑肌瘤

阴道平滑肌瘤呈实质性低回声结节,前方为尿道和膀胱后壁,后方为直肠壶腹部。PB. 耻骨;BL. 膀胱;U. 尿道;V. 阴道;R. 直肠;A. 肛门;M. 肿瘤。

(三)鉴别诊断

超声检查和磁共振可清晰显示肿块的部位和影像学特征,可作出判断。但需要和其他好发生于阴道内的良恶性肿瘤,如宫颈肌瘤、带蒂的黏膜下肌瘤脱入阴道等相鉴别。

(谢文杰)

第四节 宫颈病变

宫颈性不孕占不孕的 5%~10%。宫颈形态结构和宫颈黏液功能正常,精子方能进入宫腔获能并运行至输卵管使卵子受精形成受精卵,实现生殖目标。由于宫颈的先天发育异常、感染性炎症、黏液分泌异常以及宫颈的形态位置异常均可使上述过程不能实现,导致宫颈性不孕。本节重点介绍宫颈的先天性发育异常,宫颈肌瘤、宫颈手术以及其他后天原因导致的宫颈形态结构异常不在该章节中讲述。

子宫颈发育异常多由各种内外影响因素导致胚胎期中肾旁管尾端发育不全或停滞所致,可同时伴有子宫、阴道的发育异常。多于青春期后因原发性闭经、周期性腹痛、盆腔包块以及不孕症等原因就诊。相关文献多为个案报道,其真实发病率尚不清楚。

美国生殖学会(American Fertility Society,AFS)1998 年将子宫颈畸形分为子宫颈未发育、子宫颈完全闭锁、子宫颈管狭窄、宫颈角度异常、先天性子宫颈延长症伴子宫颈管狭窄、双宫颈 6 大类型,该分类系统目前在世界范围内被广泛接受并普遍应用于临床。

欧洲人类生殖与胚胎学会(ESHRE)和欧洲妇科内镜协会(ESGE)于 2013 年发布了新的女性生殖道发育异常分类共识,其将宫颈的发育异常划分为独立的亚分类(表 5-4-1)。

表 5-4-1 欧洲人类生殖与胚胎学会(ESHRE)及欧洲妇科内镜学会(ESGE)子宫颈畸形分类

类型	描述
C0	正常子宫颈
C1	纵隔子宫颈
C2	双(正常)子宫颈
C3	一侧子宫颈发育不良
C4	(单个)子宫颈发育不良
	子宫颈未发育
	子宫颈完全闭锁
	子宫颈管外口闭塞
	条索状子宫颈
	子宫颈残迹

中华医学会妇产科学分会 2015 年发布的《女性生殖器官畸形诊治的中国专家共识》将子宫颈发育异常的分类命名给予规范(图 5-4-1)。

一、子宫颈未发育

(一)概述

子宫颈未发育(cervical agenesis),英文含义为"no cervix"(图 5-4-1A),替代其他名称如"先天性无子宫颈""子宫颈缺如",在宫颈发育异常中较常见。胚胎发育过程中中肾旁管尾端因某种原因停滞发育,造成宫颈未发育。因宫颈及阴道上段共同来源于中肾旁管尾端,故宫颈未发育也可以伴有阴道上段闭锁,而卵巢、输卵管、宫体发育正常。子宫体部呈圆形或类圆形的空腔肌性结构,也可有功能性子宫内膜。子宫颈未发育患者因卵巢功能正常,女性第二性征发育正常,青春期后子宫内膜的周期性脱落形成月经

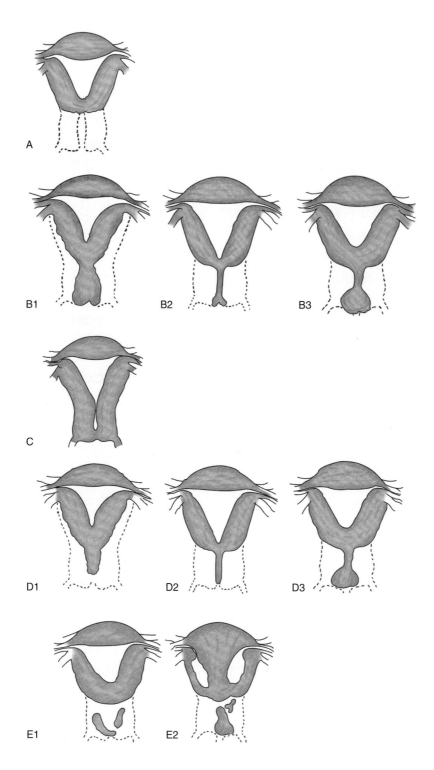

图 5-4-1　子宫颈发育异常分类

A. 子宫颈未发育；B1、B2、B3. 子宫颈完全闭锁（阴道检查可见或可触及正常或发育不良的子宫颈阴道部结构）；C. 子宫颈外口闭塞；D1、D2、D3. 条索状子宫颈（阴道检查不可见但可触及子宫颈阴道部结构）；E1、E2. 子宫颈残迹。

血不能外流,积聚在宫腔内导致子宫腔积血,并逆流到输卵管、盆腔导致输卵管积血、腹腔积血,引起子宫内膜异位症。患者可进行正常性交但精液不能进入宫腔而导致不孕。

（二）超声表现

经腹超声、经阴道超声为首选影像检查方法,无性生活的患者可行经肛门直肠超声检查。具有以下超声声像图特征。

1. 青春期后患者于膀胱后方见子宫形态异常,未见宫颈回声。

2. 宫腔内可见液性暗区为宫腔积血。严重者可显示输卵管内的液性暗区及腹腔内囊性包块。

3. 青春期前偶可在体检中超声检查发现子宫形态异常、宫颈缺失。

（三）诊断和鉴别诊断

根据原发性闭经、周期性腹痛、盆腔包块等临床症状,妇科检查阴道上端未见宫颈组织以及超声检查发现宫颈缺失和宫腔积液等声像图特征可做出诊断。

子宫颈未发育需要与处女膜闭锁、阴道闭锁以及其他类型宫颈发育异常等生殖道梗阻性疾病相鉴别。处女膜闭锁和阴道闭锁患者均表现为原发性闭经、周期性腹痛、盆腔包块三大临床症状,但二者均无正常阴道口和阴道。处女膜闭锁患者的阴道前庭后部阴道口处见紫蓝色囊性突起包块,而阴道闭锁患者阴道口为一凹形小坑可资鉴别。

二、子宫颈完全闭锁

（一）概述

子宫颈完全闭锁(cervical atresia),替代曾用名称如"子宫颈发育不良",和子宫颈未发育一样,引起生殖道梗阻症状和原发性不孕。胚胎发育过程中中肾旁管尾端因某种原因发育不全,使宫颈发育异常,宫颈未形成通道呈完全闭锁状态(图 5-4-1B1、B2、B3),卵巢、输卵管、子宫体发育正常。子宫颈完全闭锁还包括 3 种亚型,即宫颈外口闭塞(图 5-4-1C)、条索状子宫颈(图 5-4-1D1、D2、D3)、子宫颈残迹(图 5-4-1E1、E2)。

（二）超声表现

经腹超声、经阴道超声为首选影像检查方法,无性生活的患者可行经肛门直肠超声检查。具有以下超声声像图特征。

1. 于膀胱后方显示子宫体而无正常宫颈回声。根据子宫颈闭锁的不同类别在宫体下方可见实性纤维性高回声、短圆的实性宫颈回声或狭长实性宫颈回声等。宫颈出口闭塞患者可显示接近正常的宫颈形态,但宫颈管回声异常。

2. 子宫腔内可见液性暗区为宫腔积血。严重者可显示输卵管内的液性暗区及腹腔内囊性包块。宫颈出口闭塞患者可显示宫颈管扩张、积液,宫腔积液。

（三）诊断及鉴别诊断

子宫颈闭锁的临床诊断依赖临床症状、妇科检查和超声检查。超声检查在其诊断和鉴别诊断中起到重要作用。子宫颈闭锁需要与子宫颈未发育、处女膜闭锁、阴道闭锁鉴别(表 5-4-2)。

三、宫颈管狭窄

（一）概述

先天性宫颈管狭窄与中肾旁管的发育异常或停止有关,宫颈的形态可以正常。宫颈管狭窄导致经血外流不畅,出现痛经、经期延长;而宫颈腺体分泌功能异常,使性交后精子进入宫颈受阻导致妊娠困难,最终导致原发性不孕。

表 5-4-2　外阴阴道畸形导致的原发性闭经、原发性不孕的超声鉴别诊断

病名及分型	发病机制	妇科检查	超声表现
处女膜闭锁	泌尿生殖窦发育异常。阴道末端未贯通,无孔处女膜。内生殖器发育正常	会阴部未见阴道开口,阴道口部位见膨胀突出的呈紫蓝色囊性物。肛门检查触及子宫或盆腔包块	阴道积血、宫颈、宫腔积血或输卵管积血声像;卵巢正常
阴唇融合	胚胎早期高雄激素导致泌尿生殖窦分离失败;内生殖器发育正常	阴唇融合,无正常尿道、阴道开口见会阴开口,尿液由此流出。"周期性血尿"时可有盆腔包块。肛门检查触及子宫或盆腔包块	"周期性血尿"时可能见到阴道积血或宫腔积血声像;卵巢正常
先天性无阴道	中肾旁管尾端发育不良或发育不全,或发育停滞而未向下延伸	会阴部无阴道开口,但可有小的前庭隐窝或凹陷	无阴道、无子宫;或有始基子宫,畸形子宫。注意卵巢发育情况以及有无肾脏或心脏畸形
完全性阴道闭锁	胚胎期中肾旁管(米勒管)末端和泌尿生殖窦发育异常而未形成贯通的阴道	阴道前庭处无阴道开口,闭锁处黏膜表面色泽正常,不向外膨隆。直肠指检阴道闭锁段组织较厚	闭锁段阴道呈实性条状回声,未见中央部阴道气线。宫颈、宫腔积血,Ⅰ型闭锁段上方阴道积血
阴道横隔(完全性)	胚胎早期阴道索及窦结节与尿生殖窦形成的窦阴道球融合形成的阴道板由下而上腔道化受阻,在阴道内形成横隔膜	患者外阴正常。阴道短,顶端未见隔膜组织见宫颈	显示隔膜上阴道、宫颈、宫腔积血,经阴道超声可清楚显示隔膜的厚度和隔膜上方情况
子宫颈未发育和完全性宫颈闭锁	中肾旁管尾端发育不良或发育不全	阴道顶端未见宫颈或异常宫颈	异常宫颈声像图;宫腔积血、输卵管积血声像图

(二)超声检查

经腹超声和经阴道超声显示正常的宫颈及宫颈管回声,无宫颈管的狭窄直接征象。但可以观察到由于宫颈管狭窄导致的不同程度的宫腔积血等间接征象。

四、宫颈角度异常

(一)概述

正常成年女性子宫颈前倾,与阴道呈向前开放约 90°夹角,与子宫体呈向前开放的约 170°的角度,使宫体前屈。子宫前倾前屈位有利于性交后储存于后穹隆的精子泳入宫颈管进入宫腔。由于先天性发育异常、盆腔包块、盆腔手术以及导致固定宫颈的子宫骶韧带和盆底筋膜的薄弱和损害等原因,致宫颈的角度异常,精子运行进入宫颈管宫腔困难而导致妊娠不能。因此,宫颈角度异常也是女性宫颈性不孕的原因之一。

(二)超声检查

经腹超声和经阴道超声能进行宫颈 - 阴道夹角、宫颈 - 宫体夹角观察和测量(图 5-4-2),为生殖医生的临床判断提供循证医学依据。

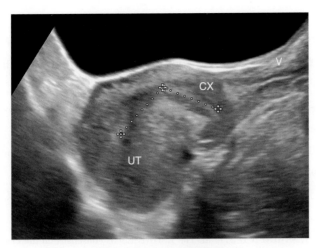

图 5-4-2　经腹二维超声

显示宫颈后倾、宫体后屈，阴道宫颈角、宫颈宫体角异常。V. 阴道；CX. 宫颈。

五、子宫颈延长症

（一）概述

目前子宫颈延长症尚无确切定义，AFS 宫颈畸形分型中提到此病名。正常成熟女性宫颈长径为2.5~3.0cm，通常认为超过正常长径 2.0cm 为宫颈延长，可伴有宫颈管狭窄。文献报道其产生原因与宫颈先天发育有关。常常因负重后阴道脱出物、性交困难、原发性不孕就诊。因宫颈延长到达阴道中下部甚者脱出阴道口外造成感染和阴道过短致性交困难，同时改变了宫颈外口与储存精液的阴道后穹隆的正常位置关系而妨碍精子上行导致女性不孕。

（二）超声检查

经腹超声和经阴道超声可显示宫颈及宫颈管回声，并进行长度测量。宫颈长径较正常长，甚至占据大部分阴道。经会阴超声可显示静息状态及瓦尔萨尔瓦动作状态下宫颈最低点的位置。

（三）诊断和鉴别诊断

子宫颈延长症可根据临床表现、妇科检查和超声检查做出诊断，需要与子宫脱垂进行鉴别。二者同样表现为阴道段宫颈位置低甚至脱出阴道口外，但病史各具特点，且产生的病因和发病机制不同。子宫脱垂为多次妊娠后产生盆底肌功能障碍致子宫整体位置下移，可同时伴有阴道前、后壁膨出或膀胱膨出。经腹超声和经阴道超声可显示宫颈长度及其在阴道内的位置，盆底超声能明确是否合并有阴道壁脱垂、膀胱脱垂进行鉴别。

（谢文杰）

【参考文献】

1. 中华医学会小儿外科学分会泌尿外科学组 . 性别发育异常中国专家诊疗共识 . 中华小儿外科杂志, 2019, 40（4）: 289-297.

2. 中华医学会妇产科学分会 . 女性生殖器官畸形诊治的中国专家共识 . 中华妇产科杂志, 2015, 50（10）: 729-733.

3. ACOG Committee on Adolescent Health Care. ACOG Committee Opinion No.355: Vaginal agenesis: diagnosis, management, and routine care. ObstetGynecol, 2006, 108（6）: 1605-1609.

4. ACIÉN P, ACIÉN M. The presentation and management of complex female genital malformations. Hum Reprod Update, 2016,

22（1）：48-69.

5. 王姝,朱兰,郎景和.子宫颈畸形的胚胎发育机制及临床分类新观点.中国计划生育和妇产科,2017,9（9）：8-11.

6. 王宇,吕金津,刘敏,等.经腹联合腔内三维超声对阴道斜隔综合征的诊断价值.中国妇产科临床杂志,2016,17（4）：309-312.

7. LAUFER M R. Congenital absence of the vagina：in search of the perfect solution. When，and by what technique，shoulda vagina be created？ CurrOpin Obstet Gynecol, 2002, 14（5）：441-444.

8. BOBIN J Y, ZINZINDOHOUE C, NABA T, et al. Primary squamous cell carcinoma in a patient with vaginal agenesis. Gynecol Oncol, 1999, 74（2）：293-297.

9. 朱兰,郎景和,宋磊,等.关于阴道斜隔综合征、MRKH综合征和阴道闭锁诊治的中国专家共识.中华妇产科杂志,2018,53（1）：35-42.

10. GRIMBIZIS G F, GORDTS S, SARDO A D S, et al. The ESHRE-ESGE consensus on the classification of female genital tract congenital anomalies. Gynecological Surgery, 2013, 10（3）：199-212.

第六章　子宫性不孕超声评估

第一节　正常子宫

一、解剖

子宫位于下腹部真骨盆中央、膀胱后方及直肠前方。子宫大小随年龄变化。新生儿子宫长 2.5~3.0cm。正常成人子宫为倒置的梨形,长 7~8cm,宽 4~5cm,厚 2~3cm,重量 40~50g。

子宫自上而下分别为子宫底、子宫体、子宫峡部及子宫颈(图 6-1-1)。宫底较宽,呈圆顶形,两侧为宫角,分别与左右侧输卵管相连。中间的宫体矢状切面及冠状切面均呈上宽下略窄的锥形,横切面呈卵圆形。峡部为宫体移行为宫颈的标志,是最柔韧的部分,非孕期长约 1cm,怀孕后逐渐变长,至妊娠晚期可达 10cm,被称为子宫下段。峡部上端因解剖上较狭窄,称为解剖学内口;下端因黏膜组织在此处由宫腔内膜转变为宫颈黏膜,称为组织学内口。峡部下方呈圆柱状的结构为宫颈,成年女性宫颈长约 3cm。宫颈主要由结缔组织构成,含少量平滑肌纤维、血管和弹力纤维。宫体与宫颈的比例随年龄变化,婴儿期

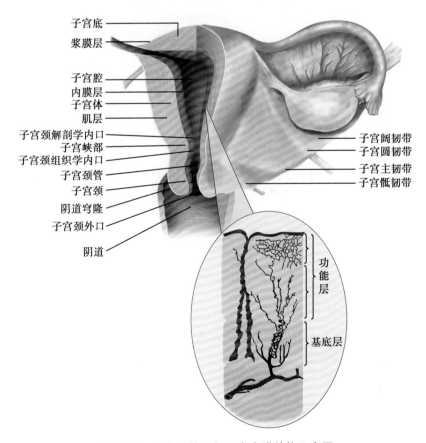

图 6-1-1　子宫冠状面与子宫内膜结构示意图

为 1 : 2,青春期为 1 : 1,生育期为 2 : 1,绝经后为 1 : 1。宫颈黏膜由宫颈内口延伸至外口,黏膜上皮细胞呈高柱状,黏膜内有丰富的黏液腺,分泌的碱性黏液能够阻止细菌经阴道向上逆行到子宫。

子宫壁由 3 层组织构成,自外向内分别为浆膜层、肌层及黏膜层。浆膜层最薄,覆盖子宫表面。中间的肌层最厚,由平滑肌细胞和散在的纤维结缔组织构成。最内层的黏膜即子宫内膜,其中间为宫腔。宫腔呈上宽下窄的倒三角形,底部两角为输卵管口,宫颈口构成三角形的尖端。子宫内膜分为基底层和功能层。

子宫的位置由一系列韧带固定,主要包括 4 条韧带,分别是子宫阔韧带、子宫主韧带、子宫圆韧带和子宫骶韧带(图 6-1-1、图 6-1-2)。子宫阔韧带位于子宫两侧,呈翼状,由覆盖子宫前后壁的腹膜自子宫侧缘向两侧延伸达盆壁而成,可限制子宫向两侧倾倒,维持子宫在盆腔正中位置。阔韧带分为前后两叶,其上缘游离,内 2/3 部包裹输卵管(伞部无腹膜遮盖),外 1/3 部移行为卵巢悬韧带。在输卵管以下、卵巢附着处以上的阔韧带称输卵管系膜,卵巢与阔韧带后叶相接处称卵巢系膜。卵巢内侧与宫角之间的阔韧带稍增厚称卵巢固有韧带。子宫主韧带为子宫阔韧带下部两层腹膜之间的一些纤维结缔组织束和平滑肌纤维,较强韧,将子宫颈阴道上部连于骨盆侧壁,它是维持子宫颈正常位置,防止其向下脱垂的主要结构。子宫圆韧带为一对长条状圆索,由平滑肌和结缔组织构成,起于子宫外侧缘,输卵管子宫口的前下方,在子宫阔韧带前层覆盖下,走向前外侧,经过腹股沟管,终止于阴阜及大阴唇上部,为维持子宫前倾位的主要结构。子宫骶韧带由平滑肌和结缔组织构成,起自子宫颈阴道上部后面,向后绕过直肠的两侧,止于骶骨前面,向后上牵引子宫颈,与子宫圆韧带共同维持子宫的前倾前屈位。

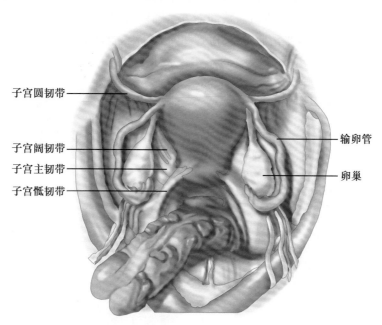

图 6-1-2 子宫韧带

子宫血供主要来自子宫动脉,子宫动脉起源于髂内动脉前干分支,在腹膜后沿骨盆侧壁向下向前行,经阔韧带基底部、宫旁组织到达子宫外侧距子宫峡部水平约 2cm 处横跨输尿管至子宫外侧缘,此后分为上、下两支:上支较粗,沿子宫侧缘迂曲上行称宫体支,至宫角处又分为宫底支(分布于宫底部)、卵巢支(与卵巢动脉末梢吻合)及输卵管支(分布于输卵管);下支较细,分布于宫颈及阴道上段称宫颈 - 阴道支(图 6-1-3A)。子宫动脉进入肌层后首先形成弓状动脉分支走行于子宫外 1/3 肌层内,继而发出垂直分支放射状动脉,进入子宫内膜后弯曲形成螺旋动脉(图 6-1-3B)。月经期,内膜功能层脱落及螺旋动脉塌陷,经血流出。

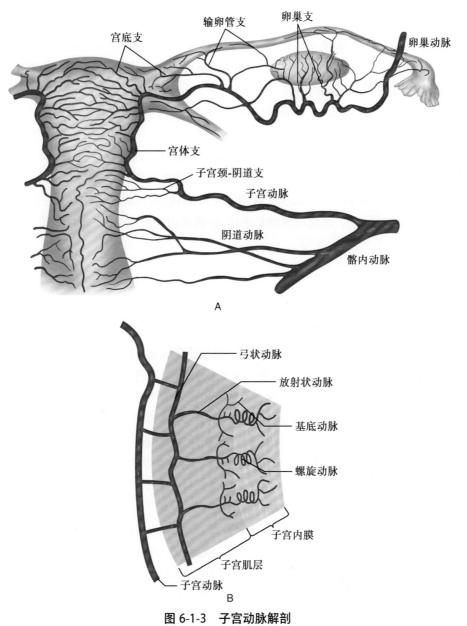

图 6-1-3　子宫动脉解剖

A. 子宫动脉及其分支；B. 子宫肌层和内膜的动脉分支。

二、内膜的周期性变化

正常育龄期妇女的子宫内膜在下丘脑-垂体-卵巢轴的调控下,在各种激素相互作用下,呈周期性变化,平均时长约 28 天。月经周期根据组织学变化分为 3 个阶段:增生期、分泌期和月经期。

（一）增生期

月经周期的第 5~14 天,此时的内膜功能层已在月经期脱落,仅余基底层。在卵巢卵泡期雌激素的作用下,内膜开始修复增生。

1. 增生早期（月经周期第 5~7 天）　子宫内膜较薄,呈细线状。

2. 增生中期（月经周期第 8~10 天）　随着雌激素水平的升高,内膜增厚,间质水肿明显,腺上皮细胞增生活跃,腺体增粗、增长、数目增加,螺旋动脉逐渐发育。

3. 增生晚期（月经周期第 11~14 天）　内膜进一步增厚,表面凹凸不平,腺体更长呈弯曲状,间质水肿更明显,螺旋动脉呈弯曲状,管腔增大。

（二）分泌期

月经周期的第 15~28 天，与卵巢黄体期相对应，黄体期开始的标志是卵泡液排出，卵巢内形成黄体。排卵后卵巢黄体继续分泌大量的孕酮和少量的雌激素。在孕酮的作用下，子宫内膜由增生期转化为可容纳胚胎着床、支持囊胚发育的分泌期内膜。

1. 分泌早期（月经第 15~19 天）　内膜腺体更长、更弯曲，间质水肿，腺上皮细胞核下出现含糖原的小泡，螺旋动脉继续增生。

2. 分泌中期（月经第 20~23 天）　内膜更厚，呈锯齿状，腺体内出现顶浆分泌（即上皮细胞顶部胞膜破裂，细胞内糖原排入腺腔），间质高度水肿、疏松，螺旋动脉增生卷曲。

3. 分泌晚期（月经第 24~28 天）　内膜继续增厚呈海绵状，腺体向宫腔面开口，分泌糖原等物质，间质更疏松、水肿，肥大的蜕膜细胞、螺旋动脉增长迅速，并超出内膜厚度，更弯曲且伴管腔扩张。

三、超声检查

（一）检查前准备

可选用经腹、经阴道、经直肠或经会阴超声检查子宫，常用的方法为前两种。

1. 经腹超声检查　检查前饮水 500~1 000ml，使膀胱适度充盈（即充盈膀胱在达宫底部或宫底上方 1~2cm 处），将盆腔内的肠管和气体排开。膀胱过度充盈会导致子宫受压变形，正常器官向后推移，不利于检查且测量结果不准确，易造成漏诊或误诊。膀胱充盈不足时无法推开肠管，导致子宫显示不清。

2. 经阴道超声检查　检查前需询问患者有无性生活史，并排空膀胱。检查时患者取膀胱截石位。与经腹超声相比，经阴道超声探头频率高，图像分辨率好，与盆腔器官更接近，能更好地显示子宫及内膜的微小病变，且不受肠道气体干扰和腹壁脂肪影响，声像图显示更清晰。对不孕症患者而言，经阴道超声检查是最优的选择。但如果子宫病变导致子宫明显变大或子宫与腹前壁黏膜粘连，导致经阴道超声不能显示子宫或病灶全貌，需结合经腹超声扫查。

3. 经直肠超声检查　经直肠超声一般适用于无性生活史，经腹超声检查效果不佳或阴道畸形的患者。检查前一天给予缓泻药或检查前排便，排空膀胱。检查前要向患者说明经直肠超声的检查流程，尽可能消除患者紧张的情绪。与经阴道超声操作手法不同的是，检查时患者需先左侧卧位，屈膝，将身体蜷曲成弓状，暴露肛门。超声医生缓慢将探头放入直肠后，再嘱患者慢慢转动体位为膀胱截石位，进行检查。

4. 经会阴超声检查　经会阴超声可少量充盈膀胱，以协助盆腔器官定位。检查前需将探头套上避孕套或专用探头套进行隔离。对于阴道、宫颈或盆底病变显示效果较好，但较难显示子宫全貌，一般作为其他检查方法的补充检查手段。

（二）二维超声

进行子宫的超声检查时，要记录以下内容：子宫大小、形态和位置；子宫内膜厚度，有无异常回声；子宫肌层回声，有无占位病变；宫颈。

育龄期妇女正常子宫的声像图特点如下。

1. 子宫位置　正常子宫为轻度前倾前屈位，也可为水平位或后位（图 6-1-4、图 6-1-5）。前倾是指子宫向前倾斜，子宫长轴与阴道长轴形成略大于 90° 的钝角；前屈是指宫体长轴与宫颈长轴形成一个开放的钝角，约 170°。水平位是子宫长轴与阴道长轴几乎呈一条直线，而后位子宫则是子宫长轴与阴道长轴间的角度大于 180°。

2. 宫体　子宫的轮廓线光滑清晰，浆膜层为强回声包绕子宫肌层，肌层为均匀的等回声，子宫内膜回声随着月经周期而出现规律性变化。子宫纵切面呈倒置梨形，宫体横切面呈圆形或卵圆形（图 6-1-6），中间的内膜呈圆形或椭圆形；宫底横切面可见两侧宫角如鸟嘴状突出，中间的内膜呈 "一" 字形（图 6-1-7）。

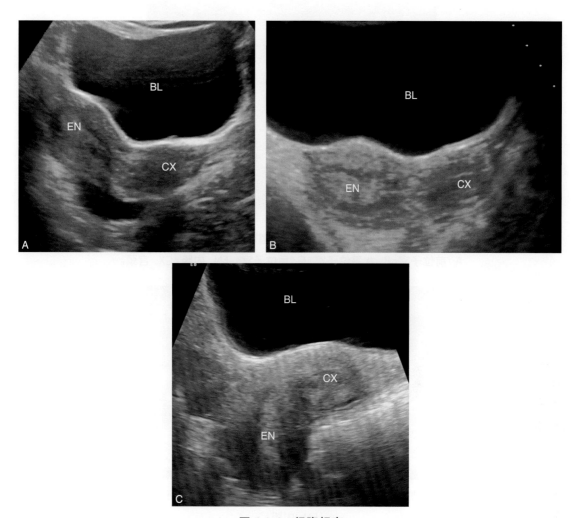

图 6-1-4　经腹超声

A. 前位子宫；B. 水平位子宫；C. 后位子宫。EN. 内膜；CX. 宫颈；BL. 膀胱。

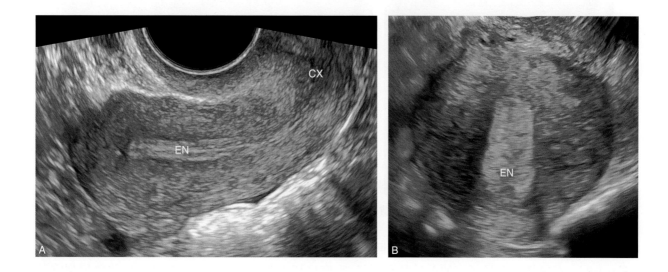

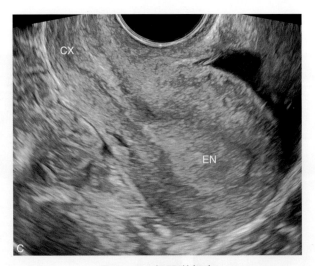

图 6-1-5 经阴道超声

A. 前位子宫；B. 水平位子宫；C. 后位子宫。EN. 内膜；CX. 宫颈。

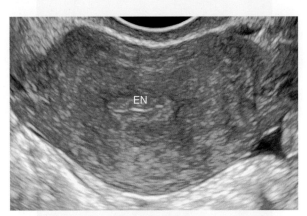

图 6-1-6 宫体部横切面呈卵圆形，内膜呈椭圆形

EN. 内膜。

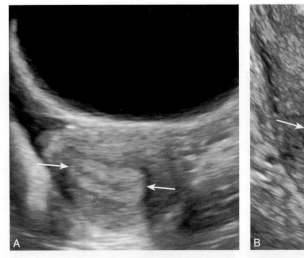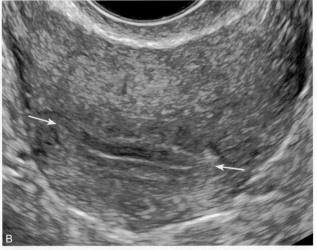

图 6-1-7 经腹（图 A）及经阴道（图 B）超声子宫底部横切面，内膜呈"一"字形

  检查时应观察子宫的轮廓是否光滑，回声有无增强或减弱，肌层有无占位，并对子宫进行测量（图 6-1-8）。在纵切面测量子宫的前后径和长径，宫底横切面测量横径。长径是从宫底浆膜层到宫颈外口的距离，前后径是与宫体纵轴垂直的子宫前壁到后壁的最大距离，测量时应垂直子宫内膜，测量

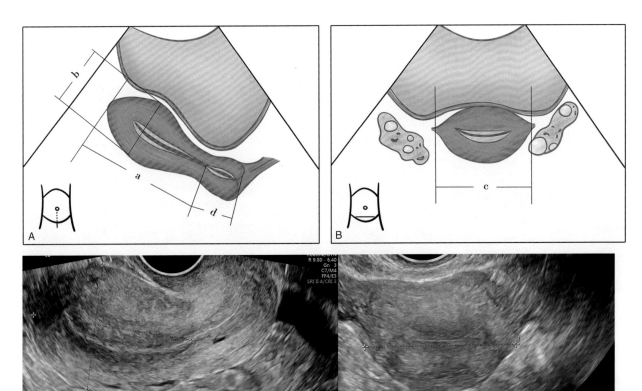

图 6-1-8 子宫的测量

A. 测量示意图（a. 子宫长径，b. 子宫前后径，c. 子宫横径，d. 宫颈长径）；B. 纵切面测量子宫前后径（测量卡尺 1）和长径（测量卡尺 2）；C. 横切面测子宫横径。

前后壁浆膜层之间的距离。横径测量时要取近宫底部的横切面，显示宫腔线最宽处，两侧宫角处横切面的稍下方，测量宫体两侧的最大横径。育龄期妇女正常子宫超声测量参考值为：长径 5.0~7.5cm，前后径 3.0~4.0cm，横径 4.5~6.0cm。经产妇子宫各径线较未产妇均增大约 1.0cm。诊断子宫增大时不应仅以某个径线增大为标准，最好以 3 条径线之和作为参照，正常未育女性为 12.0~15.0cm，已育女性为 15.0~18.0cm。绝经后的子宫随绝经年数增加而逐渐缩小。

3. 内膜 检查内膜时要测量内膜厚度，观察有无异常回声及宫腔是否有积液或占位。在子宫的纵切面测量内膜厚度，测量时要包括内膜基底层的前后部分，并注意避开相邻低回声的子宫肌壁和宫腔积液（图 6-1-9）。

子宫内膜分基底层和功能层，基底层为中强回声，功能层随着月经周期回声和厚度均有一定变化。月经期：内膜厚度 1~4mm，回声不均匀，宫腔内可见液性暗区（图 6-1-10）。增生期：内膜在雌激素的作用下开始增生，厚度逐渐增加，厚度 4~8mm，为中等回声。至增生晚期时，内膜基底层和宫腔线均为线状强回声，功能层为低回声，而形成"三线征"（图 6-1-11）。分泌期：内膜在孕激素作用下继续增厚，达到 7~14mm，功能层回声逐渐增强，宫腔线显示不清，内膜显示为较均匀一致的强回声（图 6-1-12）。

由于子宫平滑肌的收缩，可观察到内膜波状运动现象（ER 6-1-1）。从增生早期到增生晚期，内膜的波状运动逐渐增强，分泌期后逐渐减弱。Ljland 提出了无运动、正向运动、反向运动、相向运动、不规则运动 5 种形式的子宫内膜波状运动（详见第六章第九节子宫内膜波状运动部分）。

ER 6-1-1 子宫内膜波状运动

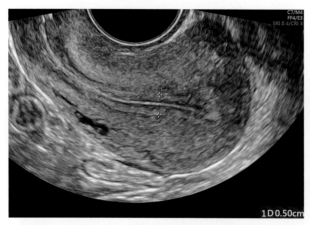

图 6-1-9　子宫内膜厚度测量

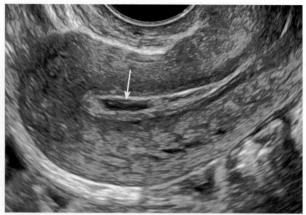

图 6-1-10　月经期内膜较薄,宫腔内可见液性暗区

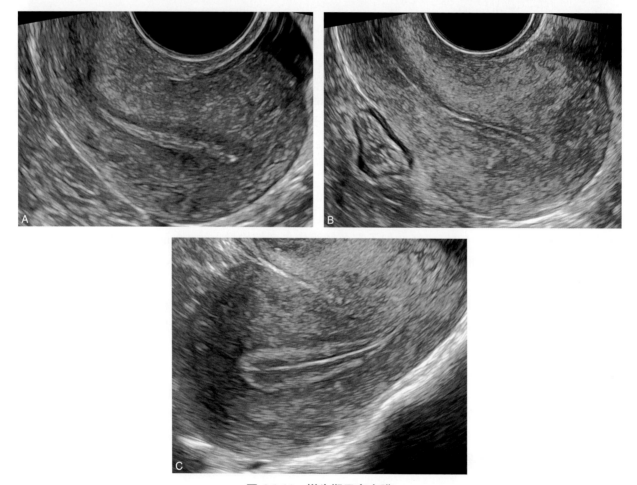

图 6-1-11　增生期子宫内膜

A. 增生早期内膜较薄;B. 增生中期内膜逐渐增厚;C. 增生晚期内膜呈典型的"三线征"。

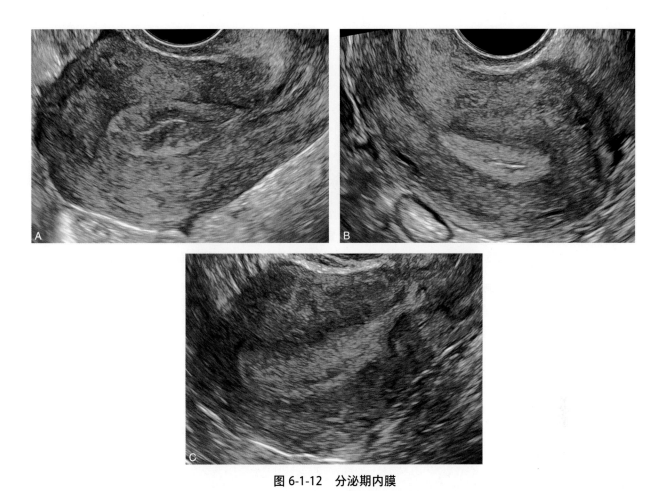

图 6-1-12　分泌期内膜

A. 分泌早期内膜,宫腔线稍模糊,内膜继续增厚;B. 分泌中期内膜,宫腔线部分显示,内膜回声增强;C. 分泌晚期内膜,宫腔线显示不清,内膜回声增强。

　　4. 宫颈　宫颈也呈均匀低回声,但回声较宫体肌层回声略高(图 6-1-13)。宫颈管位于宫颈中央,其周围具有分泌功能的宫颈黏膜上皮层纵切时呈梭形的低回声,横切时呈扁椭圆形低回声。宫颈长轴切面测量宫颈长径和前后径,横切面测量横径(图 6-1-14)。正常育龄期女性宫颈长径为 2.5~3.0cm,前后径、横径均为 2.0~3.0cm。

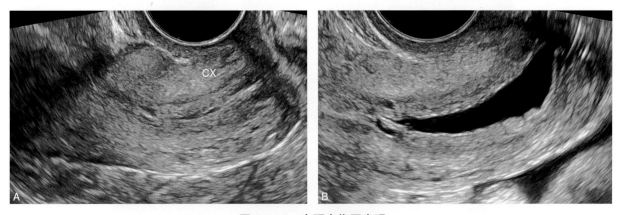

图 6-1-13　宫颈声像图表现

　　A. 正常宫颈回声较子宫肌层略高,中间宫颈管回声稍低(CX. 宫颈);B. 宫颈管分泌大量黏液时表现为宫颈管分离。

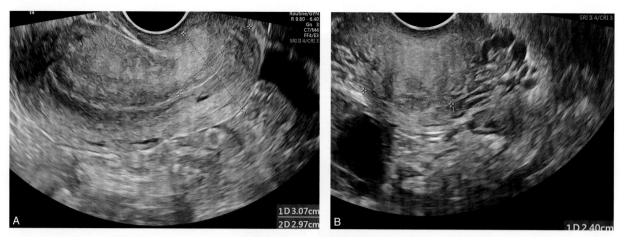

图 6-1-14 宫颈的测量

A. 纵切面测量宫颈前后径（测量卡尺 2）和长径（测量卡尺 1）；B. 横切面测宫颈横径。

（三）彩色多普勒超声

1. 子宫肌层 经阴道超声可显示子宫外 1/3 肌层内的弓形动静脉，弓形动脉为中高速高阻频谱（图 6-1-15）。与弓形动脉垂直，放射状向内膜方向汇聚的是放射动脉。

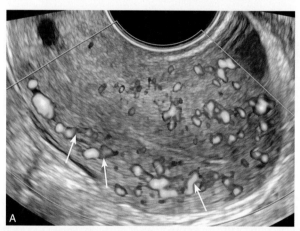

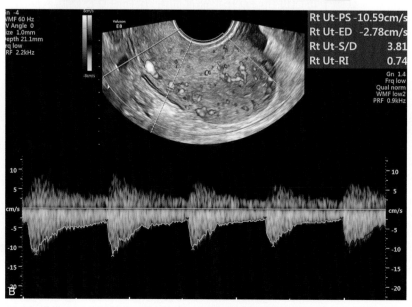

图 6-1-15 子宫肌层血管

A. 子宫外 1/3 肌层内呈星条状分布的弓形动静脉（箭头）；B. 弓形动脉血流频谱，RI（阻力指数）为 0.74。

　　2. 子宫内膜　放射动脉进入内膜后弯曲呈螺旋状,称为螺旋动脉,走行与子宫内膜长轴垂直。螺旋动脉管径较细,血流速度较低,声像图难以显示。但在分泌期或妊娠期子宫内膜增厚、充血,同时伴随螺旋动脉增粗,血流速度增加,彩色多普勒可以清晰显示(图 6-1-16)。

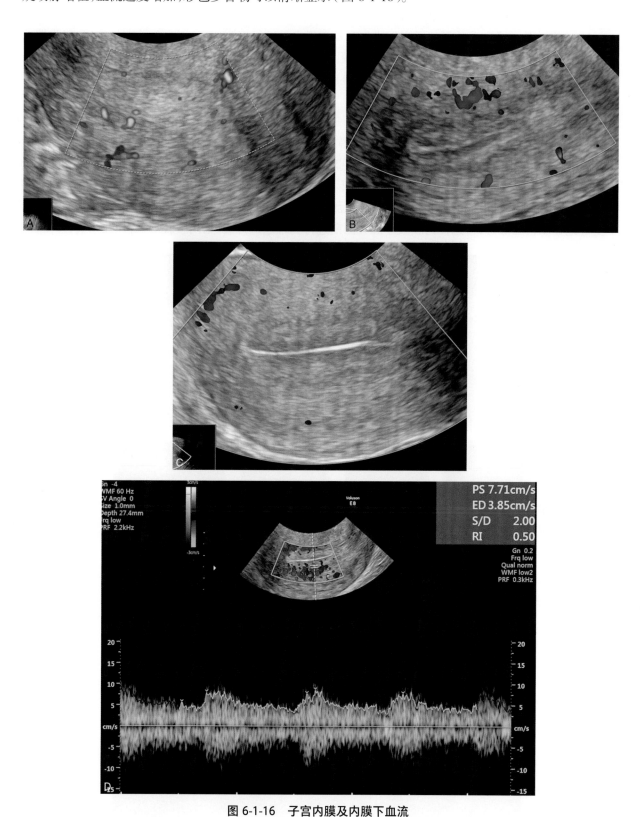

图 6-1-16　子宫内膜及内膜下血流

A. 内膜及内膜下均有血流信号; B. 仅内膜下有血流信号; C. 内膜及内膜下均无血流信号; D. 螺旋动脉血流频谱,RI 为 0.50。

内膜及内膜下血流的灌注情况可分为 3 种类型：

Ⅰ型：内膜及内膜下均有血流显示；

Ⅱ型：仅有内膜下血流，内膜血流未显示；

Ⅲ型：内膜及内膜下均无血流显示。

3. 子宫动脉　子宫动脉可在子宫下段与宫颈交界水平进行探测，非孕期为收缩期呈尖峰，舒张期速度减低并合并舒张早期切迹，形似"驼峰样"高阻频谱，其阻力指数（RI）和搏动指数（PI）随月经周期变化明显，月经期和分泌晚期 RI 和 PI 增高（RI：0.88 ± 0.1，PI：1.8 ± 0.4），增生期为中间值，怀孕后舒张早期切迹逐渐消失，RI 下降（图 6-1-17）。

（四）三维超声

三维超声是二维超声的重要辅助手段，可获得二维超声不能显示的子宫冠状切面，对肌层病变与宫腔关系、宫腔病变及节育环位置均能较好地显示。特别对于子宫畸形的诊断，能够通过冠状切面对宫底部肌层及内膜凹陷程度进行测量，从而更准确地对子宫畸形进行分类。子宫的三维超声可选用经阴道和经腹三维超声，以经阴道三维超声最常用。正常子宫的三维冠状切面呈倒置梨形，宫腔呈"倒三角"形（图 6-1-18）。为了更好地显示宫腔形态，可选择内膜较厚的分泌期进行三维超声检查，如内膜较薄，成像效果欠佳。

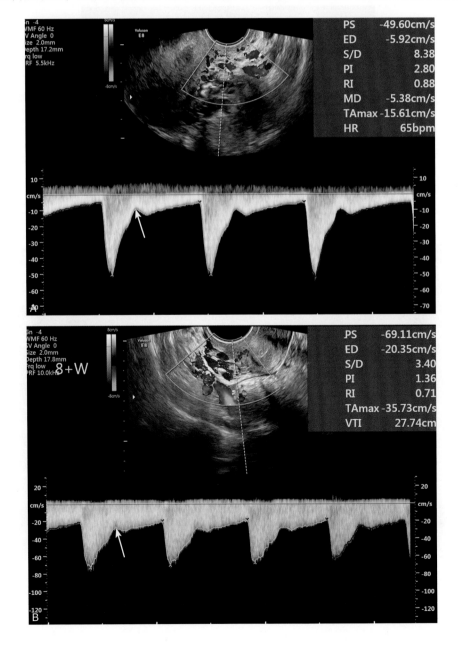

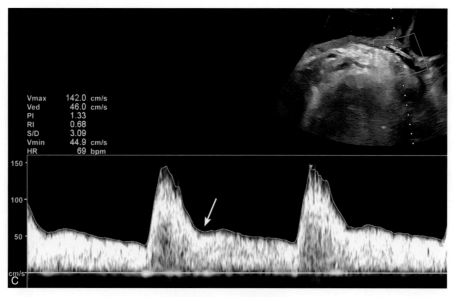

图 6-1-17　子宫动脉

A. 非孕期子宫动脉频谱,可见舒张早期切迹(箭头),阻力指数(RI)为 0.88;B. 孕 8⁺ 周子宫动脉频谱,仍有舒张早期切迹(箭头),但 RI 降低,为 0.71;C. 孕 23+ 周子宫动脉频谱,舒张早期切迹更加不明显,RI 继续下降,为 0.68。

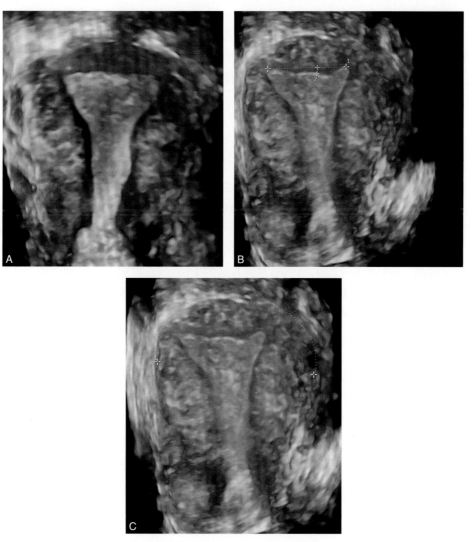

图 6-1-18　正常子宫表现为宫底内膜较平直(图 A)或略凹陷(图 B),宫底外形略膨隆(图 C 虚线处)

（五）经周围静脉超声造影

子宫的超声造影可根据患者情况、病灶大小和位置选择经腹部或经阴道检查,造影剂最常使用的为注射用六氟化硫微泡(声诺维),经腹部检查建议用量 1.5~2.4ml,经阴道检查建议用量 2.4~4.8ml。妇科病灶进行超声造影时,常以正常子宫肌层作为参照,来划分病灶的增强时间、增强水平。正常子宫的超声造影血流灌注方式为:从子宫周边(弓形动脉,肌层外 1/3)向中央(放射状动脉,肌层内 2/3)向心性灌注,前、后壁肌层及宫颈同步灌注,最后子宫内膜(螺旋动脉)灌注。消退顺序与灌注顺序相反,即子宫内膜先消退,随后子宫肌层与宫颈同步消退。

（罗　红）

第二节　子宫畸形

一、概述

子宫畸形(uterine malformation)是女性生殖器官发育异常中最常见的种类之一,在普通人群中发生率为 0.17%~6.70%,在不孕症女性中的发生率为 3%~4%,在复发性流产患者中的发生率为 5%~10%,在晚期妊娠流产和早产女性中发生率≥25%。部分患者可无明显症状,能正常妊娠及分娩,仅在体检时偶然发现,或终生不被发现。多数患者可表现为原发性闭经、月经紊乱、不孕、反复流产、早产、胎位异常、胎儿生长受限、分娩障碍等,子宫畸形的种类不同,影响程度不完全相同。

二、病因

传统胚胎学理论认为,胚胎时期,生殖嵴外侧的中肾有两对纵行管道,一对为中肾管(沃尔夫管),为男性生殖管道始基;另一对为中肾旁管(米勒管),为女性生殖管道始基。孕 6 周后,性染色体为 XY 的胎儿,中肾旁管退化,中肾管发育成男性内生殖器。而性染色体为 XX 的胎儿,由于缺乏睾酮的刺激,中肾管退化,中肾旁管沿着性腺从两边向中间横向发育为女性内生殖器。残留的中肾管痕迹有助于中肾旁管发育。中肾旁管的发育经历 3 个过程,即器官发育、融合和中隔吸收。在胚胎第 10 周,两侧中肾旁管下段在中线融合形成宫体及宫颈。在胚胎第 12 周,两侧中肾旁管间的中隔吸收,形成子宫腔和阴道上 2/3,未融合的头端则发育为输卵管。阴道下 1/3 则由尿生殖窦形成。在此阶段,如受到某些内在因素(生殖细胞染色体不分离、嵌合体、核型异常)或外在因素(使用性激素药物)的干扰等,会导致双侧中肾旁管的发育异常或中隔融合障碍,形成子宫畸形。发生在中肾旁管不同发育阶段的异常会导致不同类型的子宫畸形。如双侧中肾旁管在向中线融合前停止发育,则无子宫形成。而双侧中肾旁管融合障碍可能会导致双子宫或双角子宫,中隔吸收障碍可能会造成纵隔子宫、双宫颈或阴道纵隔等。子宫畸形常和泌尿系统畸形并存,影响女性的泌尿生殖功能,最常见的肾脏发育异常为一侧肾缺如,也可见重复肾、多囊肾或异位肾。

新的中肾旁管双向发育理论与传统的从尾侧向头侧单向发育的观点不同,该理论指出:从子宫峡部开始进行融合和吸收,并在头侧和尾侧两个方向同时进行发育。双向发育理论可以解释某些子宫畸形的形成原因,如完全性纵隔子宫合并双宫颈、阴道纵隔合并正常子宫,这些畸形是传统胚胎学理论无法解释的。

三、分型

子宫畸形的分类标准并未统一,目前常用的分类包括美国生殖学会(American Fertility Society, AFS)

即现在的美国生殖医学学会（American Society for Reproductive Medicine，ASRM）分类（AFS分类），欧洲人类生殖与胚胎学会（European Society of Human Reproduction and Embryology，ESHRE）和欧洲妇科内镜协会（European Society for Gynaecological Endoscopy，ESGE）分类（ESHRE/ESGE分类）。AFS分类以子宫畸形为主，不包括阴道下段的发育异常。而ESHRE/ESGE分类较AFS分类更为全面，涵盖了阴道下段的发育异常。

（一）AFS分类

AFS分类是最早出现也是应用最广的分类。1979年，Buttram和Gibbons根据解剖学和胚胎学发育的理论基础，提出将女性生殖道发育异常分为6大类。1988年，美国生殖学会以此为基础制定了AFS分类（图6-2-1），将弓形子宫单独分为一类，增加为7类，分别为Ⅰ型发育不全或未发育子宫（uterus hypoplasia/agenesis）、Ⅱ型单角子宫（unicornuate uterus）、Ⅲ型双子宫（didelphys uterus）、Ⅳ型双角子宫（bicornuate uterus）、Ⅴ型纵隔子宫（septate uterus）、Ⅵ型弓形子宫（arcuate uterus）和Ⅶ型己烯雌酚（DES）相关的子宫畸形（diethylstilbestrol-related abnomaly），部分分型又细分为不同的亚型。2016年ASRM发布了《纵隔子宫指南》，明确了正常子宫的定义和纵隔子宫、弓形子宫、双角子宫的诊断标准（表6-2-1、图6-2-2），也特别指出弓形子宫虽然在发育上可以被认为是中隔吸收障碍的结果，但并不会引起不良的临床后果。

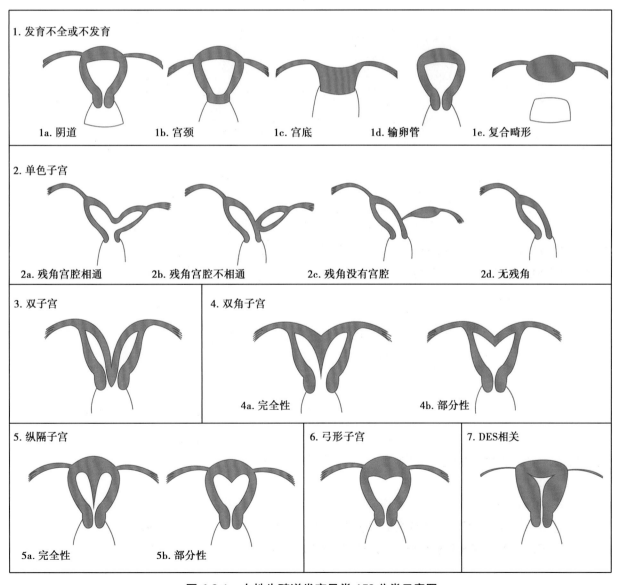

图 6-2-1　女性生殖道发育异常 AFS 分类示意图

表 6-2-1　ASRM 关于正常子宫、弓形子宫、纵隔子宫、双角子宫诊断要点

类型	子宫轮廓	宫腔形态	其他
正常子宫	宫底平坦,凸起或凹陷<1.0cm	宫腔底部平坦,凸起或凹陷<1.0cm	
弓形子宫	宫底肌壁凹陷<1.0cm	1.0cm≤宫腔向内凹陷≤1.5cm	
纵隔子宫	宫底肌壁凹陷<1.0cm	宫腔向内凹陷>1.5cm	a 完全纵隔子宫宫腔凹陷达宫颈内口 b 部分纵隔子宫宫腔凹陷未达宫颈内口
双角子宫	宫底肌壁凹陷≥1.0cm	宫腔向内凹陷>1.5cm	a 完全双角子宫宫底肌壁凹陷达宫颈内口 b 部分双角子宫宫底肌壁凹陷未达宫颈内口

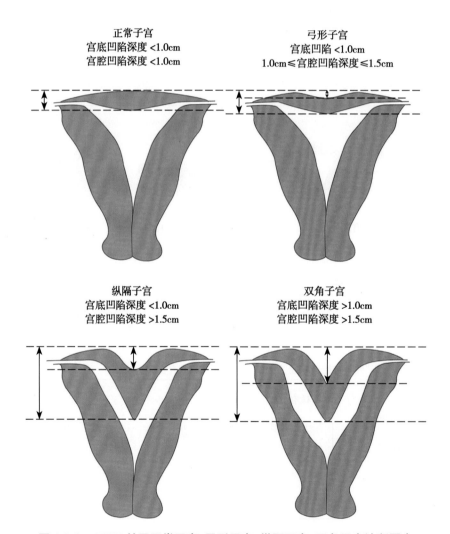

图 6-2-2　ASRM 关于正常子宫、弓形子宫、纵隔子宫、双角子宫诊断要点

(二) ESHRE/ESGE 分类

ESHRE/ESGE 分类由 ESHRE 和 ESGE 的先天性子宫异常工作组(congenital uterine anomalies, CONUTA) 在 2013 年 8 月制定并发布。该分类以解剖学为基础,以同一胚胎起源引起的子宫解剖变异为分型参考,将最常见的子宫发育异常分为七型。每型又按照该类型子宫畸形的严重程度从轻到重,将具有临床价值的解剖变异划分不同的亚型,同时将宫颈及阴道发育异常单独分型。子宫畸形分型如图 6-2-3 所示。

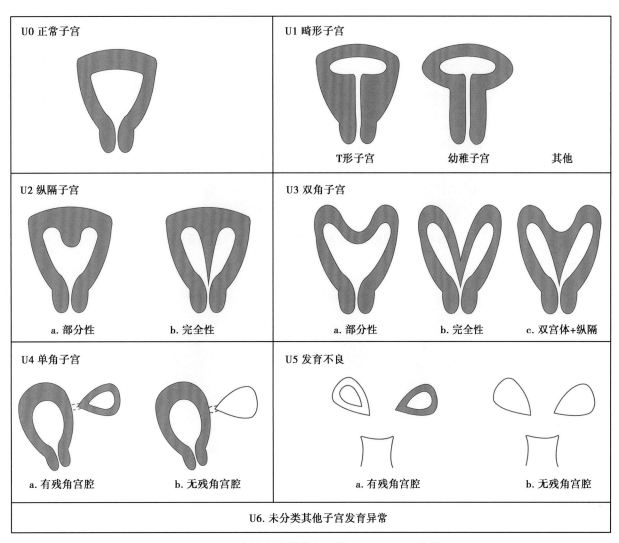

图 6-2-3 女性生殖道发育异常 ESHRE/ESGE 分类

　　ESHRE/ESGE 分类明确了正常子宫的定义,是指双侧输卵管口连线为直线或弯曲,但连线向宫腔凹陷距离不超过子宫壁厚度 50% 的子宫。因子宫大小和子宫壁厚度因患者而异,因此避免使用绝对值(如 10mm),而采用比例来定义正常子宫。明确正常子宫的定义,才能对子宫畸形进行分类。U1 类异形子宫包括所有子宫轮廓正常但子宫腔形状异常(不包括间隔异常)的病例。

　　(三)中国专家共识

　　中华医学会妇产科学分会于 2015 年发布的《关于女性生殖器官畸形统一命名和定义的中国专家共识》对存在争议的女性生殖器官畸形的命名进行了统一建议,并对临床上较难区别的弓形子宫与纵隔子宫,双角子宫与纵隔子宫的鉴别要点进行了详细阐述。

　　1. 弓形子宫与纵隔子宫鉴别要点　三维超声子宫冠状切面,弓形子宫及纵隔子宫的外形均正常。以宫腔内侧宫底凹陷最低点为顶点分别与两侧宫角内膜顶点连线,两线间的夹角为 α 角。画一条连接两侧宫角内膜顶点的直线,并测量该直线与宫底内膜凹陷最低点距离为 d。如 α 角为钝角、$d<1$cm 为弓形子宫;如 α 角为锐角、$d>1$cm 为纵隔子宫(图 6-2-4)。

　　2. 双角子宫与纵隔子宫鉴别要点　因双角子宫与纵隔子宫的鉴别要点较多,标准不统一,专家共识推荐以 ESHRE/ESGE 分类中的定义作为两者的鉴别要点,具体要点为:如宫底浆膜层内陷 <宫壁厚度的 50%,且宫腔内隔厚 >宫壁厚度的 50%,为纵隔子宫;若宫底浆膜层内陷 >宫壁厚度的 50%,则为双角子宫(图 6-2-5)。

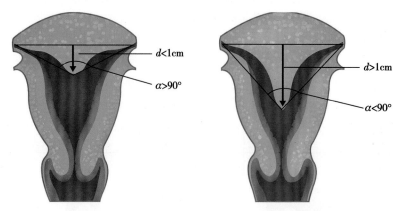

图 6-2-4　弓形子宫（左）和纵隔子宫（右）鉴别要点

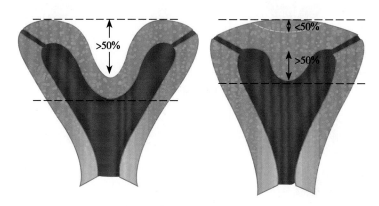

图 6-2-5　双角子宫（左）与纵隔子宫（右）鉴别要点

四、临床表现

部分子宫畸形患者无症状，月经及性生活正常，妊娠、分娩等亦无异常，在体检时偶然发现，或终生不被发现。多数患者表现为不孕、反复流产、早产、胎儿生长受限、胎位异常、分娩异常等。子宫畸形的类型不同，其临床表现不一。

五、超声检查

超声检查是诊断子宫畸形最常用的检查方式，可采用多种途径和方法进行检查。经阴道二维超声可以获得子宫、宫颈的清晰图像，对于子宫畸形的患者是最简便的检查方式，但二维超声难以获得子宫的冠状切面，对子宫畸形类型的准确划分有一定的困难。经阴道三维超声弥补了此项不足，通过冠状面成像，完整显示整个子宫的外部轮廓、肌层回声和宫腔形态，直观、立体地观察肌层和内膜的空间位置关系，能较准确地对子宫畸形进行分类和鉴别诊断。国内外文献报道，三维超声对子宫畸形诊断的敏感度和特异度均较高，达到92%~100%。对于先天性无子宫无阴道或无性生活的患者，经腹超声可作为首选检查，观察不清时经直肠超声是最佳选择。

宫腔水造影可注射生理盐水使宫腔扩张，有助于显示宫腔病变与肌层的关系，联合三维超声检查还能显示内膜的形态，并将子宫畸形和宫腔粘连等病变进行鉴别，在子宫畸形的诊断中有一定的价值。

子宫输卵管超声造影在造影模式下能动态显示宫腔及双侧输卵管的立体形态，既能诊断子宫发育异常,也能同时评估输卵管的通畅性,对不孕患者有较高的应用价值。同宫腔声学造影相似,该检查需要在宫腔内置管,有一定的创伤,一般不作为单独评估子宫畸形的首选检查。

（一）检查前准备

子宫畸形首选的检查方式为经阴道三维超声检查,对于无阴道或阴道发育不良、无性生活的患者,可选择经直肠超声检查或经腹超声检查,根据检查途径的不同做好相应的准备。对于行经阴道三维超声检查的患者,最好选择月经周期的增生晚期或分泌期,此时子宫内膜较厚,宫腔三维成像效果最好。建议在月经干净后 3~7 天做宫腔声学造影和子宫输卵管超声造影检查,此时内膜厚度适中,内膜过薄易发生造影剂逆流至肌壁,影响图像质量;内膜过厚增加医源性内膜异位风险,具体注意事项和检查前准备详见第四章第三节"宫腔水造影"及第四节"子宫输卵管超声造影"。

（二）超声表现

1. 子宫未发育或发育不全

（1）先天性无子宫:先天性无子宫患者是中肾旁管到达中线前发育停止所致。先天性无子宫患者常合并先天性无阴道,多采用经腹超声检查,表现为盆腔内纵切面及横切面扫查,均未在膀胱后方探查到子宫图像（图 6-2-6）,但可能检查到正常的双侧卵巢结构。

（2）始基子宫:双侧中肾旁管向中线融合后不久即停止发育形成始基子宫,超声表现为子宫呈条索状低回声,长径 <2.0cm,宫体、宫颈分界不清,无内膜回声及宫腔线回声。双侧卵巢可正常（图 6-2-7）。

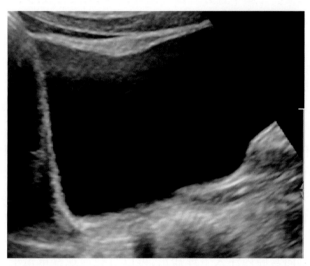

图 6-2-6　17 岁女性,因原发性闭经就诊,经腹超声显示盆腔内未见子宫图像,双侧卵巢未显示

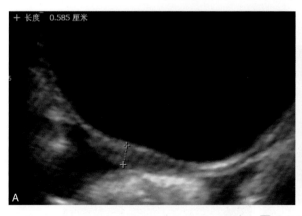
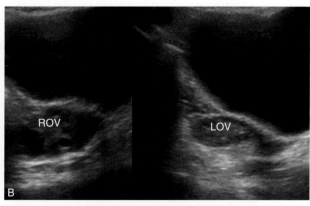

图 6-2-7　始基子宫

20 岁女性,因原发性闭经就诊,经腹超声显示:A. 膀胱后方低回声带,宽约 0.6cm,长约 1.9cm;B. 双侧卵巢形态大小正常。ROV. 右侧卵巢;LOV. 左侧卵巢。

（3）幼稚子宫：青春期前的任何时期子宫停止发育，导致青春期后子宫仍为幼儿期大小，称为幼稚子宫。幼稚子宫的各径线明显小于正常子宫，前后径 <2.0cm，宫颈相对较长，宫体与宫颈之比为 1∶1 或 2∶3，内膜薄（图 6-2-8）。双侧卵巢可正常。

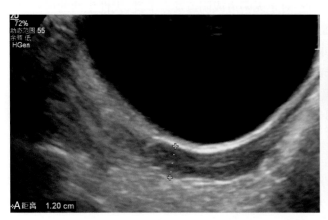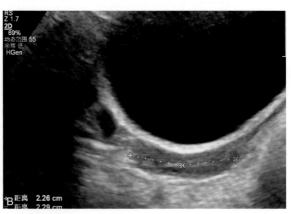

图 6-2-8 幼稚子宫（19 岁女性）
A. 宫体前后径 1.2cm，内膜较薄、呈线状；B. 宫体长径∶宫颈长径 =1∶1。

（4）单角子宫及残角子宫：一侧中肾旁管发育完好，一侧未发育或部分未发育，发育完好的一侧为单角子宫，发育不良侧为残角子宫。单角子宫分为 4 种类型，除Ⅳ型外，均合并有残角子宫。单角子宫超声表现为子宫外形呈梭状，与正常子宫相比外形略不对称，常偏于盆腔一侧。单角子宫横径较小，仅能检查到一个宫角结构，宫腔呈管状，向一侧稍偏移。二维超声诊断单角子宫较困难，联合三维超声检查较为明确。三维超声表现为宫腔呈单侧羊角状，略向一侧倾斜。

残角子宫分为两种类型，即有内膜型和无内膜型，有内膜型又根据是否与单角子宫宫腔相通分为残角子宫相通和不相通两种类型。有内膜型残角子宫表现为子宫旁低回声包块，回声与肌层回声相似，与子宫肌层相连，但与宫颈不相连。残角子宫有内膜型可在残角子宫内观察到内膜样回声，其厚度及回声随月经周期变化，该内膜样回声与宫腔内膜回声相延续，此为残角子宫与宫腔相通型。不相通型由于月经经血排出不畅，可表现为低回声包块内含囊性暗区，且与宫腔不相通。

三维超声的冠状面成像可以显示子宫肌层与内膜的关系，多切面的成像数据也能获得单角子宫与残角子宫的相互关系。

宫腔水造影检查，通过向宫腔内注入生理盐水，可以直观地观察单角子宫和残角子宫宫腔是否相通，对于诊断和区分单角子宫的类型有着较大的价值，也为下一步的治疗做好准备（图 6-2-9、图 6-2-10、ER 6-2-1、ER 6-2-2）。

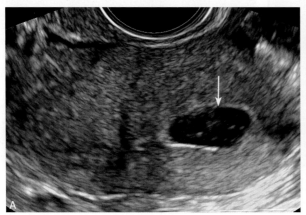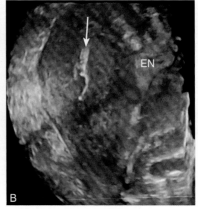

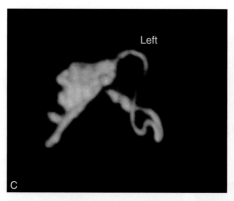
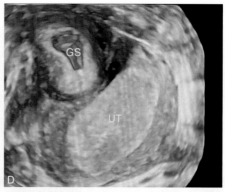

图 6-2-9 单角子宫合并残角子宫

A. 宫腔水造影，单角子宫侧的宫腔被注入的生理盐水充盈（箭头），而残角子宫侧无生理盐水流入；
B. 三维超声显示单角子宫内膜（EN）和残角子宫内膜（箭头），两者不相通；C. 子宫输卵管超声造影示左侧输卵管通畅；D. 该患者 1 年后残角子宫妊娠。GS. 妊娠囊。

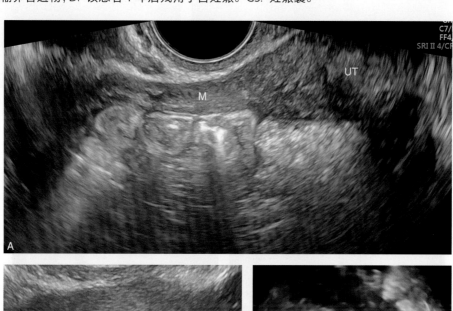

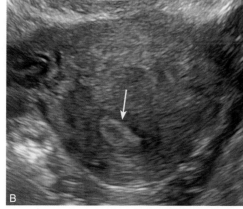
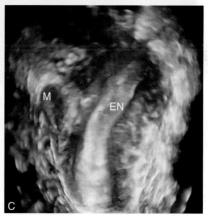

图 6-2-10 单角子宫合并残角子宫

A. 子宫斜切面，显示与子宫右侧壁相连的弱回声团（M）；B. 子宫横切面，宫腔狭小；C. 宫腔三维造影，宫腔呈单侧羊角状，向左侧偏移，子宫右侧有一团块（M）与肌壁相连。UT. 子宫；M. 团块；EN. 内膜。

ER 6-2-1 单角子宫合并
残角子宫宫腔水造影

ER 6-2-2 残角子
宫妊娠

2. 双侧中肾旁管融合受阻

（1）双子宫：双侧中肾旁管发育后未融合，形成两个独立的宫体和宫颈，每个宫体分别与一侧输卵管相连，常合并阴道纵隔或斜隔。超声表现为盆腔内查见两个完全分开的子宫，均有浆膜层、肌层和内膜层。横切面检查可以更直观地显示两个宫颈和两个宫体。经阴道三维超声可以显示从宫底开始完全分开的两个宫角、宫体和宫颈，双侧宫腔不相通，且两个宫体均为单角子宫，宫腔呈管状（图6-2-11）。其与双角子宫的鉴别要点是双角子宫的宫体并未完全分开。

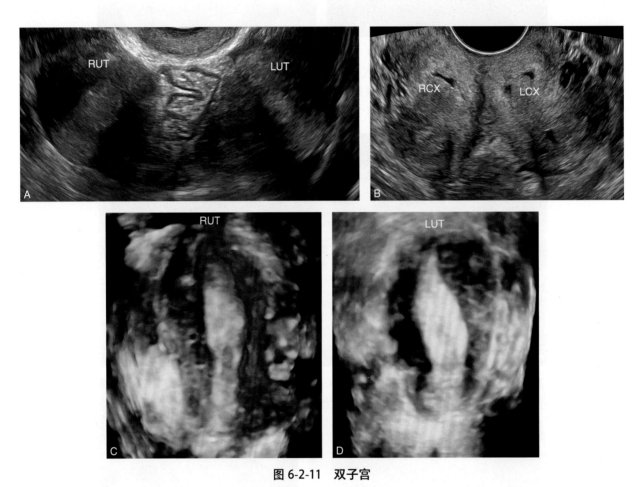

图 6-2-11　双子宫

A. 双子宫横切面；B. 双宫颈；C、D. 双子宫三维成像，两个子宫均为单角子宫，宫腔呈单侧羊角状。RUT. 右侧子宫；LUT. 左侧子宫；RCX. 右侧宫颈；LCX. 左侧宫颈。

　　先天性阴道斜隔综合征（oblique vaginal septum syndrome，OVSS），又称 Herlyn-Werner-Wunderlich综合征（HWWS），包括双子宫、双宫颈，阴道内有自宫颈一侧斜行附着于阴道壁一侧的斜隔，合并斜隔侧的泌尿系统畸形（肾缺如最常见）。根据 HWWS 形态和梗阻程度不同，国内文献将之分为3型（图4-3-6）：Ⅰ型无孔斜隔，Ⅱ型有孔斜隔，Ⅲ型无孔斜隔合并宫颈瘘管。国外文献则分为完全闭锁型和不完全闭锁型。超声检查可见2个完全分开的宫体和宫颈。斜隔侧的宫腔及阴道因经血不能排出或排出不畅而常伴有明显积液，表现为斜隔侧子宫下方有一边界清楚的囊性回声，内见稀疏或密集的点状强回声，向上与之相连的宫颈及宫腔也常有无回声与下方的囊性回声相连。扫查双侧肾脏，合并斜隔侧的肾缺如（图6-2-12~图6-2-14）。经会阴超声可观察阴道内斜隔的走行及其与宫颈外口的距离等。

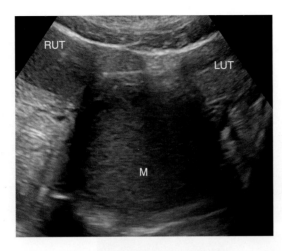

图 6-2-12　阴道斜隔综合征 I 型
12 岁女性,因周期性腹痛 1 年,进行性加重 3 个月就诊。经腹超声示盆腔查见双子宫,偏右侧子宫腔积血,阴道扩张呈球形、积血,合并右侧肾缺如。RUT. 右侧子宫;LUT. 左侧子宫;M. 阴道扩张呈囊性包块。

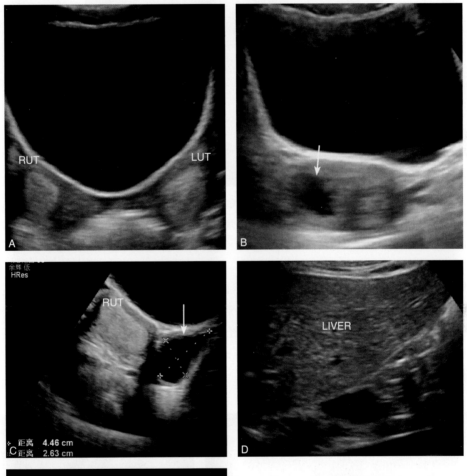

图 6-2-13　阴道斜隔综合征 I 型
13 岁女性,因下腹痛就诊。经腹超声检查:A. 盆腔内查见双子宫双宫颈管;B. 偏右侧宫颈管积液(箭头);C. 偏右侧阴道积液(箭头);D. 右肾缺如,诊断阴道斜隔综合征 I 型;E. 同一患者,1 个月后腹痛加剧,检查阴道内积液量增多,可见较多絮状强回声(箭头)。RUT. 右侧子宫;LUT. 左侧子宫;LIVER. 肝脏。

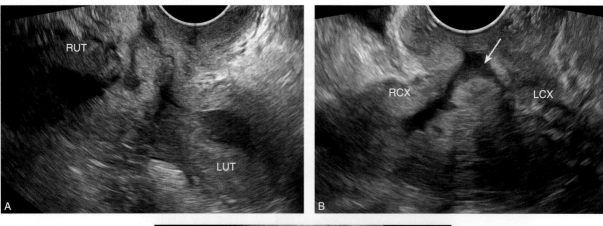

图 6-2-14　阴道斜隔综合征Ⅲ型（经阴道超声）

A. 双子宫,双侧宫腔积液,双侧宫颈管积液;B. 两个宫颈管之间有瘘管;C. 左肾缺如。RUT. 右侧子宫;LUT. 左侧子宫;RCX. 右侧宫颈管;LCX. 左侧宫颈管;SP. 脾脏。

　　（2）双角子宫:双侧中肾旁管未完全融合,宫体在宫颈水平以上的某个部位分开,宫体部分会合不全,导致子宫两侧各有一角状突出,称为双角子宫。超声表现为子宫底凹陷呈"Y"形,形成两个分开的宫角,下段宫体仍为一体。宫腔内膜呈"Y"字形。经阴道三维超声能直观显示并测量宫底肌层和内膜的凹陷程度(图 6-2-15)。双角子宫宫底肌层的凹陷 >1cm,而纵隔子宫的凹陷 <1cm,这也是双角子宫与纵隔子宫的鉴别要点,纵隔子宫的宫底形态正常。

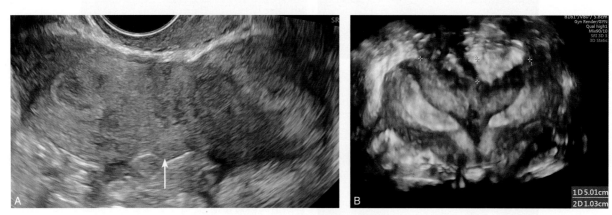

图 6-2-15　不完全双角子宫

　　A. 子宫横切面显示宫体呈"Y"字形,宫底部肌层凹陷;B. 三维超声示宫底肌层凹陷 1cm,内膜呈"八"字形。

3. 双侧中肾旁管融合后中隔吸引受阻

（1）纵隔子宫：双侧中肾旁管融合后，中隔吸收的某一过程受阻，中隔未被吸收或未被完全吸收，形成纵隔子宫，这也是最常见的子宫畸形。根据中隔吸引的程度纵隔子宫分为完全纵隔子宫或不全纵隔子宫。

1）完全纵隔子宫：完全纵隔子宫的中隔从宫底延伸到宫颈内口或外口，将子宫腔分为两半，两个宫腔之间不相通，可同时合并阴道纵隔。超声表现为子宫外形、轮廓正常，但宫底部较正常子宫增宽。横切面时可见两个分开的宫腔内膜回声，中间以带状弱回声相隔，分开的宫腔内膜达到宫颈内口或继续延伸至宫颈外口。三维超声子宫冠状切面，显示子宫外形正常，宫腔呈"八"字形，两侧内膜被中间的弱回声完全分开，达到宫颈（图 6-2-16）。

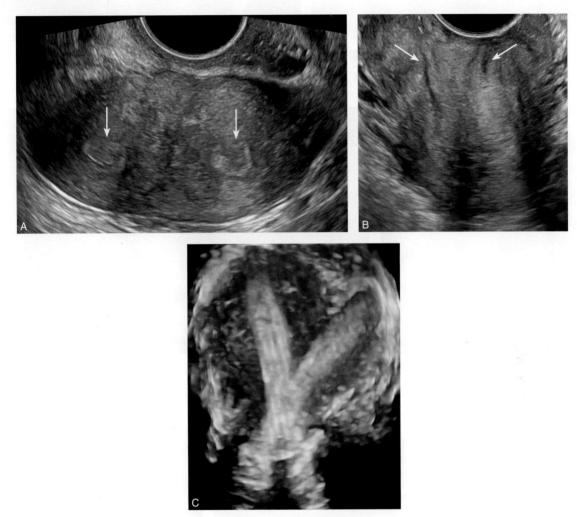

图 6-2-16　完全纵隔子宫

A. 子宫横切面，内膜呈"八"字形；B. 有两个宫颈管；C. 子宫三维，两个宫腔和宫颈完全分开，中间有带状弱回声相隔。

2）不全纵隔子宫：不全纵隔子宫的中隔为宫底延伸至宫颈内口以上的某个部位，即被中隔分开的宫腔在下段仍有交通。超声表现与完全纵隔子宫不同之处在于，不全纵隔子宫的中隔在宫颈内口以上，宫腔呈"Y"字形，三维超声可以清楚地显示宫腔的形态，并测量纵隔的长度和宽度（图 6-2-17、图 6-2-18），根据子宫外形和宫腔凹陷程度与双角子宫和弓形子宫相鉴别。

3）Robert 子宫：这是一种罕见的变异性纵隔子宫，由 Robert H 于 1970 年提出，其特征表现为完全性纵隔子宫的一侧宫腔与外界不相通，临床表现为宫腔积血和痛经。超声表现为完全纵隔的一侧宫腔内积血（图 6-2-19）。

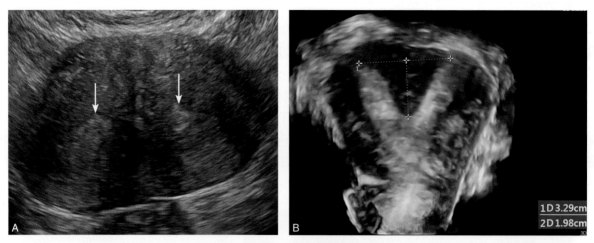

图 6-2-17　不全纵隔子宫

A. 子宫横切面，双侧内膜于宫底部分开；B. 子宫三维超声示宫体外形正常，宫底部内膜凹陷 1.98cm。

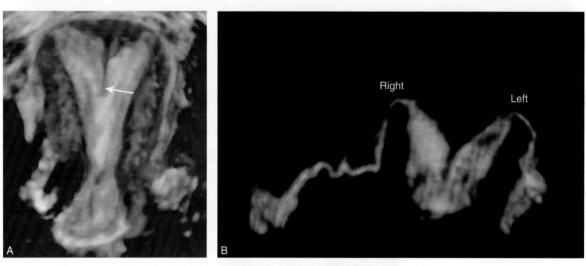

图 6-2-18　不全纵隔子宫

A. 子宫三维超声示宫腔呈"Y"字形，内膜间可见弱回声带；B. 子宫输卵管超声造影显示宫腔呈"Y"字形，双侧输卵管通畅。

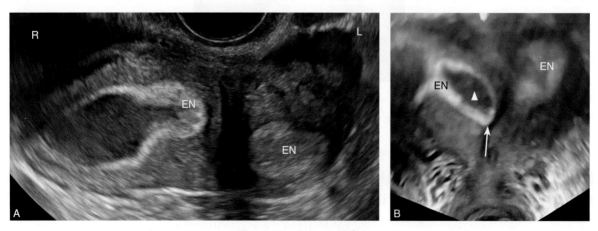

图 6-2-19　Robert 子宫

A. 子宫横切面示宫底肌层形态正常，宫腔被中隔分为两个，偏右侧宫腔积液；B. 子宫三维成像示宫腔呈"八"字形，偏右侧宫腔积液（三角形）与另一侧宫腔及宫颈管均不相通。EN. 内膜。

（2）弓形子宫：弓形子宫（arcuate uterus）因在子宫输卵管造影中宫底呈较宽的马鞍形凹陷，又被称为鞍状子宫。弓形子宫的形成具有一定的争议，有专家认为弓形子宫是中隔吸引不完全形成，也有专家认为弓形子宫是子宫底部未完全融合形成，另有一部分专家认为弓形子宫仅仅是正常子宫的一种变异，因此在不同的指南和文献上对其定义和诊断标准未统一，ESHRE/ESGE 分类甚至直接取消了对于弓形子宫的分类。弓形子宫是最轻的一种子宫畸形，一般不导致不良的临床结果。根据 2016 年 ASRM 发布的纵隔子宫指南里对弓形子宫的描述，其超声表现为子宫外形轮廓正常或略凹陷，凹陷深度 <1cm，宫底内膜凹陷深度为 1.0~1.5cm（图 6-2-20）。距离的测量需要应用三维超声技术显示子宫的冠状切面，在两侧宫角内膜处作一连线，测量宫底内膜凹陷处与该直线的垂直距离，即为宫底内膜凹陷深度。弓形子宫内膜凹陷的角度一般为钝角，也在子宫的冠状切面进行测量。三维超声对于弓形子宫和纵隔子宫的鉴别有着较大的应用价值。

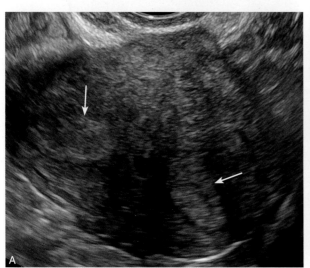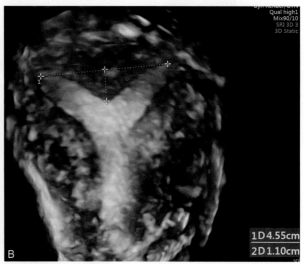

图 6-2-20　弓形子宫

A. 子宫横切面，宫底宽大，宫底部内膜稍分开；B. 三维成像宫底内膜凹陷 1.1cm，宫底内膜夹角 >90°。

4. 己烯雌酚（DES）相关的子宫畸形　DES 最早于 1948 年作为雌激素治疗妊娠相关疾病，如早产和复发性流产，后被证实会导致部分女性胎儿发生子宫畸形，包括 T 形子宫、发育不良的小子宫、子宫下段扩大、子宫内膜形态不规则、宫腔缩窄带等，以 T 形子宫最常见。T 形子宫表现为子宫体积小，宫腔呈"T"形不规则改变（图 6-2-21）。

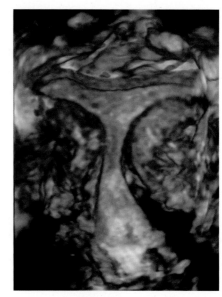

图 6-2-21　己烯雌酚（DES）相关的子宫畸形
宫腔呈典型的"T"形改变。

六、其他诊断方法

（一）MRI

MRI 组织分辨率高，可以显示子宫外形、宫腔形态和子宫各层组织的信号特点，并能从各个不同平面获取子宫的图像，是诊断女性子宫畸形的最佳方式之一（图 6-2-22）。MRI 检查也能显示是否合并泌尿系统畸形，对于子宫畸形患者的准确诊断和分型有着较大的帮助。同时，MRI 也是一项无创、无辐射的检查方式，由于 MRI 价格较高，检查时间长，仅作为子宫畸形患者确诊的重要补充手段。

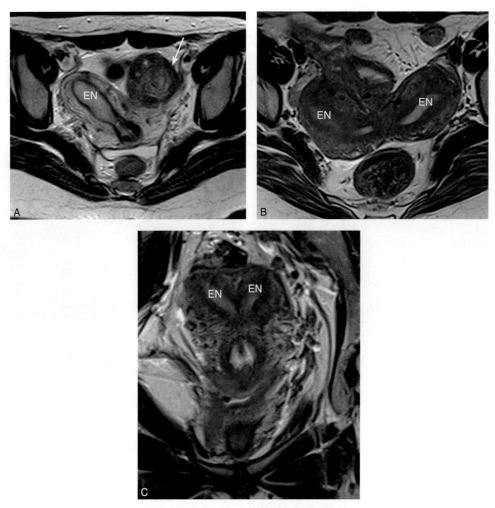

图 6-2-22 子宫畸形 MRI

A. 单角子宫合并残角子宫,子宫腺肌病:T₂ 加权显示子宫偏向右侧,仅见一个宫角显示,偏左侧见低信号团块(箭头)与子宫相连,部分呈子宫腺肌病信号改变;B. 双子宫:T₂ 加权显示两个完全分开的子宫体;C. 完全纵隔子宫:T₂ 加权显示子宫外形略凹陷,双侧内膜由中隔分开,有两个宫腔和两个宫颈管腔。EN. 内膜。

(二)子宫输卵管造影

子宫输卵管造影(hysterosalpingography,HSG)是评估子宫畸形的传统方法之一,能观察宫腔形态、大小,对宫腔形态改变明显的子宫畸形如纵隔子宫、单角子宫等有着较大的优势(图 6-2-23)。但 HSG 无法提供子宫轮廓的准确信息,对于某些子宫畸形,如双角子宫与纵隔子宫的鉴别、双角子宫与双子宫的鉴别及单角子宫类型的准确划分较困难。HSG 是一项有辐射、需要进行宫腔置管、有一定侵入性的检查方式,一般不作为子宫畸形的首选检查,适用于需要同时评估输卵管通畅性的子宫畸形患者。

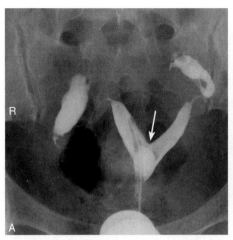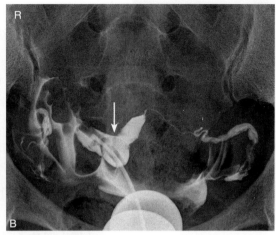

图 6-2-23 子宫输卵管造影

A. 双角子宫；B. 不全纵隔子宫。HSG 无法观察到子宫轮廓，两者在造影时的图像表现相似，很
难仅凭此项检查进行鉴别诊断。

（三）妇科内镜检查

宫腔镜能直接观察宫腔形态改变，腹腔镜可查看子宫外形和盆腔情况，两者联合检查能同时观察子宫外形及宫腔内部形态，是子宫畸形诊断的"金标准"。宫腹腔镜既是一种检查方法，同时可作为治疗手段，对于某些子宫畸形，如纵隔子宫合并复发性流产及早产病史的患者，可在宫腔镜下行纵隔切除术。宫腹腔镜是一种有创检查，通常用于其他辅助诊断方法无法明确诊断时。

七、鉴别诊断

（一）宫腔粘连

宫腔粘连的患者由于宫腔形态不规则，可被误诊为纵隔子宫或弓形子宫，鉴别要点是观察内膜厚度是否均匀，是否有内膜回声的中断，宫腔形态是否规则，并注意询问患者是否有月经量少及宫腔手术史。宫腔水造影可显示宫腔内的粘连带（图 6-2-24），三维超声能更完整、直观、立体显示宫腔形态（图 6-2-25），有助于两者的鉴别。

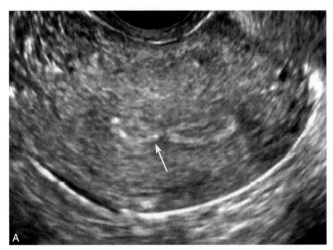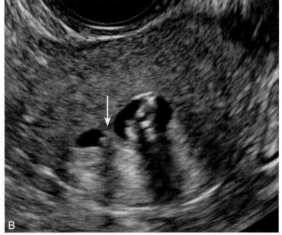

图 6-2-24 宫腔水造影识别宫腔粘连

A. 子宫横切面示双侧内膜间有一弱回声，易误诊为纵隔子宫；B. 宫腔水造影，该弱回声为宫腔粘连带。

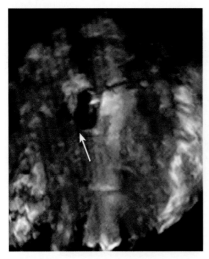

图 6-2-25　三维超声识别宫腔粘连

三维超声右侧宫角显示不清,易被误诊为单角子宫,箭头所示实为宫腔粘连带。

（二）子宫肌瘤

双子宫的其中一个子宫、残角子宫可能会被误诊为子宫肌瘤,浆膜下肌瘤也可能被误诊为残角子宫或双子宫。鉴别要点是子宫肌瘤内部无内膜回声,回声比正常肌层回声低。无内膜型残角子宫与子宫浆膜下或阔韧带肌瘤的鉴别较困难,应仔细观察宫腔的形态,必要时结合三维超声检查,并注意团块与肌层回声是否一致或较低（图 6-2-26）。

（三）双子宫与双角子宫的鉴别

双子宫是两个完全分开的宫体;而双角子宫表现为宫底中央肌层凹陷,形成 2 个形状完整的宫角,内膜在宫颈或下段宫体处融合。

（四）双角子宫与纵隔子宫,纵隔子宫与弓形子宫的鉴别

不同的指南和文献鉴别要点不一,前文讲子宫畸形分类时已提及,不再赘述。

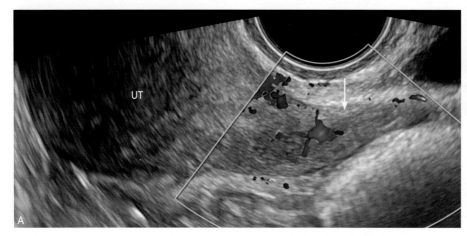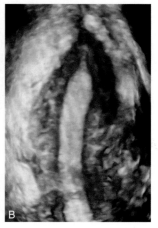

图 6-2-26　单角子宫合并残角子宫

A. 残角子宫（箭头）与正常子宫的回声一致,呈带状;B. 同一病例三维超声示宫腔呈 "1" 字形,仅有 1 个宫角显示。

（五）先天性阴道斜隔综合征与阴道闭锁或处女膜闭锁鉴别

处女膜闭锁或阴道下段闭锁也表现为宫颈下方阴道内的囊性包块,但阴道斜隔综合征患者同时有双子宫,阴道积液偏于一侧,常合并一侧肾缺如。

八、治疗原则

（一）药物治疗

对于幼稚子宫,年轻无生育计划者,可使用小剂量激素加孕激素序贯用药刺激子宫生长和发育,有些患者需要长期用药支持。

（二）手术治疗

1. 子宫中隔切除术　纵隔子宫是引起复发性流产的最常见的子宫畸形,手术目的主要是改善不良妊娠结局,主要针对有复发性流产史、中期妊娠流产史或早产史的女性,并非单纯为了切除中隔。最常用的手术方式为宫腔镜下子宫中隔切除术。

2. 子宫融合术　双角子宫通常不建议进行手术治疗,但对于合并有复发性流产、早产史的女性,可考虑行子宫成形术。手术方式为在腹腔镜下行子宫隔板切除术,再缝合子宫,将两个宫腔合并为一个宫腔。同时有研究表明38%的双角子宫患者合并宫颈机能不全,孕期是否进行预防性宫颈环扎术的意见不一,在孕期应严密监测是否存在宫颈机能不全,必要时行环扎术。

3. 残角子宫切除术　残角子宫有内膜者常有周期性腹痛,内膜异位症发病率也较高,同时有可能发生残角子宫妊娠。残角子宫妊娠成功率低,易在妊娠中期发生子宫破裂,造成大出血威胁孕妇生命。对于有内膜的残角子宫,建议预防性行残角子宫切除术,避免残角子宫妊娠的发生。而无内膜型残角子宫通常无需手术治疗。

(罗　红)

第三节　子宫肌瘤

一、概述

子宫肌瘤(uterine fibroid)是女性盆腔最常见的良性肿瘤,其育龄期女性的发病率达20%~30%。根据肿瘤的生长位置和大小,患者可无症状或出现月经量多、不孕、盆腔压迫等症状。子宫肌瘤在妊娠期生长加速,发生率为1%~2%,随孕产次增加而降低,随分娩年龄增加而升高。子宫肌瘤导致的不孕占女性不孕的1.0%~2.4%。

二、病因和发病机制

子宫肌瘤的病因不明,多数学者认为其是性激素依赖性肿瘤,原因在于:子宫肌瘤多发生在月经初潮后,而在绝经后逐渐变小消失;妊娠期雌孕激素分泌量增加,肌瘤增长明显;外源性性激素摄入会引起肌瘤长大,而服用抑制性激素分泌的药物会使肌瘤变小。但是,雌孕激素在子宫肌瘤发病中的作用及机制尚未明确。

三、病理与分型

(一)病理

子宫肌瘤大小不一,大者可达10cm以上,小者仅黄豆大小。数目上,子宫肌瘤常多发,多者可达上百个,导致子宫明显增大、变形。

1. 大体病理　子宫肌瘤为实性肿瘤,质地较子宫硬,表面并无包膜,但周边有肌纤维压迫正常肌层形成的假包膜。肌瘤的供血来自假包膜。肌瘤切面呈灰白色或略带红色,平滑肌组织纵横交织致密排列,呈漩涡样或编织样结构。

2. 镜下病理　主要由梭形平滑肌细胞和纤维结缔组织构成。瘤细胞与正常子宫平滑肌细胞结构相似,呈长梭形或纺锤形,细胞核呈长杆状。肌瘤细胞纵横交错,排列成束状或漩涡状,无正常肌层的层次结构。

3. 肌瘤变性　当肌瘤生长过快,血液供应不足时,会发生各种变性,失去原有典型结构。变性的程度取决于肌瘤生长速度与血供之间不平衡的严重程度,约2/3的肌瘤出现不同形式的变性。常见的变性如下。

(1)透明变性:又称为玻璃样变,平滑肌细胞被纤维组织所取代,表现为肌瘤剖面漩涡样结构消失,由均匀透明样物质取代。

（2）囊性变：透明变性继续发展，透明组织液化坏死形成囊腔，囊腔内为透明液体或呈胶冻状。

（3）红色样变性：急性平滑肌梗死可导致红色样变性，常出现在妊娠期，是一种特殊类型的肌瘤坏死。妊娠期子宫肌瘤充血、水肿、肌细胞肥大，使肌瘤在妊娠期快速增长，肌瘤生长过快而瘤体内血供受阻，引起肌瘤充血、水肿加剧，进而缺血、坏死，坏死区域血红蛋白由血管壁渗透至瘤组织内产生红色，故名红色样变性。肌瘤红色样变性常发生在6cm以上的妊娠期肌瘤，可引起剧烈腹痛伴发热、呕吐，局部压痛明显及白细胞增多。

（4）钙化：肌瘤钙化多见于绝经后，或供血不足的浆膜下肌瘤，为肌瘤缺乏营养所致。镜下表现为钙化区层状沉积，呈圆形。

（5）恶变：子宫肌瘤恶变多发生在40岁之后的女性，尤其是绝经后妇女。国外文献报道子宫肌瘤恶变率为0.13%~2.02%，国内文献为0.4%~0.8%。平滑肌肉瘤是最常见的恶变类型。关于子宫肌瘤恶变细胞的起源仍然存在争议，有些学者认为是已有的平滑肌瘤发生恶变，也有学者认为恶变的肉瘤细胞为新生生长，与原有肌瘤无关。目前公认的诊断子宫肌瘤恶变的标准包括细胞中重度异型性、核分裂象≥10个及肿瘤细胞凝固性坏死，3项中具备2项即可诊断。

（二）子宫肌瘤分型

子宫肌瘤可发生于子宫的任意部位，根据子宫肌瘤与子宫肌层的关系大致可分为3类：肌壁间肌瘤、浆膜下肌瘤和黏膜下肌瘤。按照生长部位又可分为子宫体肌瘤和子宫颈肌瘤，以子宫体肌瘤最常见，占90%；宫颈因肌纤维含量少，肌瘤发病率低，仅占10%。目前应用较广泛的是国际妇产科联盟（International Federation of Gynecology and Obstetrics，FIGO）子宫肌瘤分类方法。

1. 传统分类法

（1）肌壁间肌瘤：最多见，肿瘤位于子宫肌层内，周围有正常肌层受压形成的假包膜包绕。

（2）浆膜下肌瘤：肌壁间肌瘤向子宫表面方向发展，大部分突出于子宫表面，常伸入腹腔，肌瘤表面仅覆盖一层浆膜。当肌瘤向外生长，形成仅有一蒂与子宫相连时，称带蒂浆膜下肌瘤，是超声最难评估的类型。

（3）黏膜下肌瘤：靠近宫腔的肌壁间肌瘤向宫腔方向生长，使肌瘤大部分或完全突向宫腔，使宫腔扭曲变形，肌瘤表面覆以子宫内膜，也是最容易引起临床症状的类型。

2. FIGO子宫肌瘤分类法（9型分类法）　国际妇产科联盟（FIGO）对子宫肌瘤制定了新的分型方法，根据肌瘤的位置分为9种类型（图6-3-1）。

（1）0型：有蒂黏膜下肌瘤。

（2）1型：无蒂黏膜下肌瘤，瘤体向肌层扩展≤50%。

（3）2型：无蒂黏膜下肌瘤，瘤体向肌层扩展>50%。

（4）3型：肌壁间肌瘤，瘤体接触宫内膜但不接触浆膜。

（5）4型：肌壁间肌瘤，瘤体既不接触宫内膜也不接触浆膜。

（6）5型：浆膜下肌瘤，瘤体≥50%位于肌层。

（7）6型：浆膜下肌瘤，瘤体<50%位于肌层。

（8）7型：有蒂浆膜下肌瘤。

（9）8型：其他特殊类型或部位的肌瘤（如子宫颈肌瘤、阔韧带肌瘤）。

混合型：有些肌瘤既接触黏膜，又接触浆膜，归类于混合型，如2~5型，瘤体向内凸向宫腔、向外凸向浆膜，但均不超过其直径的50%。

其中0、1、2型为黏膜下肌瘤的细化，3、4、5型为肌壁间肌瘤的细化，6、7型为浆膜下肌瘤的细化，8型为特殊类型或特殊部位的肌瘤。混合型瘤为同时累及子宫内膜和浆膜层的子宫肌瘤，用两个数字来表示，中间以连字符相连接，通常第一个数字表示肌瘤与子宫内膜的关系，后一个数字表示肌瘤与浆膜的关系，如示意图中2-5型表示肌瘤向内凸向宫腔、向外凸向浆膜，但均不超过其直径的50%。

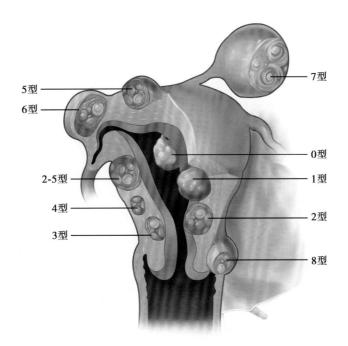

图 6-3-1　FIGO 子宫肌瘤分类法

四、临床表现

子宫肌瘤患者症状与肌瘤的部位、生长速度及肌瘤变性有密切关系。较小的肌壁间和浆膜下肌瘤可无明显症状，只有 30%~40% 的患者可表现出各式各样的症状。

1. 月经改变　表现为月经增多、经期延长、淋漓出血及月经周期缩短，可发生继发性贫血。

2. 阴道分泌物增多或阴道排液。

3. 压迫症状　肌瘤较大时可压迫膀胱、直肠或输尿管等而出现相应的压迫症状，如尿频、尿急、尿失禁、里急后重、便秘等。

4. 痛经及下腹痛　黏膜下肌瘤可引起痛经。肌瘤红色变性时出现急性腹痛伴发热，浆膜下肌瘤蒂扭转时也可出现急性腹痛。

5. 腹部包块　肌瘤较大时可扪及腹部包块，膀胱充盈时更明显。

6. 不孕　子宫肌瘤可通过以下几种机制导致不孕。

（1）黏膜下肌瘤及肌壁间内突型肌瘤引起子宫和输卵管解剖位置改变和宫腔形态异常，进而导致子宫内膜功能改变，不利于受精卵植入、胎盘形成和胎儿发育。

（2）较大和多发性子宫肌瘤导致子宫功能改变，表现为子宫收缩性增强、节律改变，降低子宫对受精卵的容受性而引起不孕。子宫内膜及肌层血流改变，表现为异常血管生成、螺旋动脉和周围静脉血管充血扩张，引起内膜缺血缺氧，导致月经失调、月经量多和贫血。同时肌瘤引起宫腔内膜面积增加，进一步加重月经失调，不利于受孕。

（3）受肌瘤的旁分泌效应和继发感染的影响，子宫内自然杀伤细胞和巨噬细胞增加，前列腺素生成增加，使宫腔的生殖免疫内环境不利于受精卵的着床和发育而引起流产。

（4）腹膜播散性平滑肌瘤病，是一种较罕见的疾病，其特点是多发性平滑肌瘤小结节广泛播散于盆腹腔脏器表面（如子宫、卵巢、膀胱、肠管等）及直肠子宫陷凹、腹膜、大网膜、肠系膜等部位，为雌激素依赖性肿瘤，也可引起不孕。

五、超声检查

常规二维超声可以显示并评价肌瘤的数量、位置和大小,与邻近脏器的关系,是最常用的检查手段。经阴道超声能显示较小的肌瘤病变,是诊断子宫肌瘤的首选检查方式,但当肌瘤太大,经阴道超声不能完整显示时,应联合经腹超声进行完整的评估。运用经阴道三维超声,则能更直观地显示肌瘤与宫腔的位置关系,为下一步采取治疗手段提供更多的信息。

(一)检查前准备

已婚或有性生活的女性,首选经阴道超声检查,需排空膀胱,尽量避开月经期间检查,余无特殊要求。经腹超声适用于未婚和肌瘤过大、位置过高的患者,检查前需充盈膀胱。对于多发性子宫肌瘤,在行经阴道超声检查后可补充经腹检查,避免漏诊靠近盆壁或突向腹腔的肌瘤。如因声波衰减使肌瘤的后方显示困难时,可联合应用经阴道和经腹检查手段,通过增加总增益、时间补偿增益及增加输出功率,尽可能显示肌瘤后方结构,避免漏诊和误诊。对于黏膜下肌瘤和肌壁间突向宫腔的肌瘤,三维超声可以直观显示肌瘤的位置、突入宫腔的比例,是对二维超声检查的有效补充。

(二)二维超声

肌瘤的超声表现各异,与肌瘤大小、位置及是否发生变性相关,常见的声像图特点如下。

1. 肌瘤一般呈球形,边界较清楚,回声因瘤体内含肌细胞和结缔组织多少而异,有弱回声、强回声、等回声,典型的肌瘤内部可见漩涡样回声(栅栏样)。部分肌瘤后方回声衰减或伴声影,瘤体后方边界可显示不清。肌瘤周边可见假包膜样回声(图 6-3-2、图 6-3-3)。

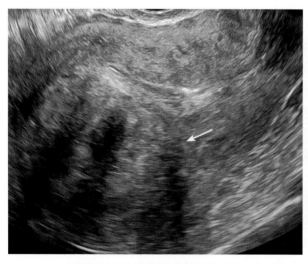

图 6-3-2　子宫肌瘤回声特点

子宫肌瘤内部见栅栏状声衰减回声,周边有假包膜回声(箭头),后方边界显示不清。

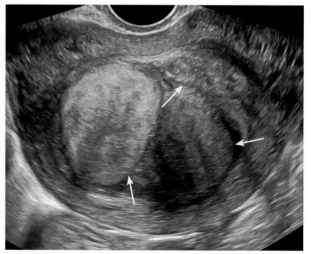

图 6-3-3　子宫肌瘤回声特点

肌瘤融合成团,由 3 个小肌瘤形成,每个小肌瘤回声不一,有强回声、弱回声,边界清楚,可见周边的假包膜回声(箭头)。

2. 浆膜下肌瘤或多发性子宫肌瘤使子宫增大,形态失常,表面凹凸不平。浆膜下肌瘤为突向子宫表面的低回声,或表现为完全位于子宫外,有蒂与子宫相连的低回声包块,边界清楚,形态规则(图 6-3-4)。

3. 肌壁间肌瘤为子宫肌层内的弱回声,肌壁间的小肌瘤不会导致子宫轮廓有明显变化(图 6-3-5)。肌壁间突向宫腔的肌瘤可使宫腔受压、变形、移位(图 6-3-6)。

　　4. 黏膜下肌瘤位于宫腔内,子宫轮廓无明显变化,可见宫腔内膜受压移位,完全突向宫腔的黏膜下肌瘤表现为宫腔内实性低回声,子宫内膜中断或包绕在低回声周围(图6-3-7)。有蒂的黏膜下肌瘤可能会从宫腔向外突出于宫颈外口,表现为宫颈管至宫颈外口处弱回声,有根蒂样弱回声将其与肌壁相连(图6-3-8)。

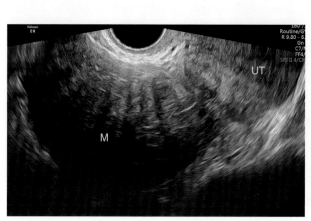

图 6-3-4　浆膜下子宫肌瘤所致子宫形态失常

子宫形态失常,其右侧壁可见浆膜下肌瘤,向外突出,内部呈栅栏样衰减。UT. 子宫;M. 肿物。

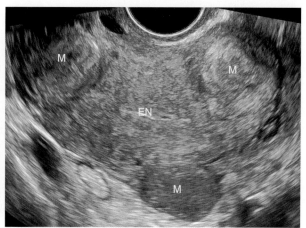

图 6-3-5　子宫多发肌瘤

子宫肌壁间及浆膜下多发弱回声(M)。EN. 内膜;M. 肿物。

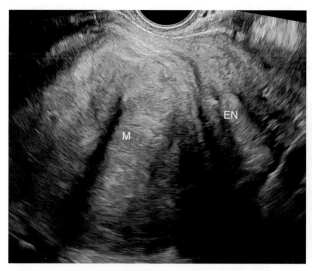

图 6-3-6　子宫肌瘤导致子宫内膜受压移位

子宫右侧壁肌壁间突向浆膜下花斑状强弱不等回声团块,宫内膜向左推移。EN. 内膜;M. 肿物。

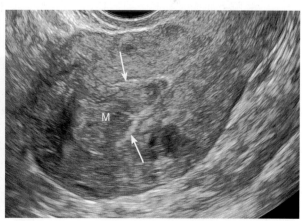

图 6-3-7　黏膜下肌瘤

宫腔内弱回声(M),边界清楚,周边可见强回声内膜包绕(箭头)。

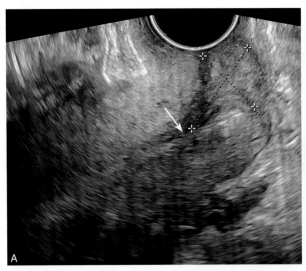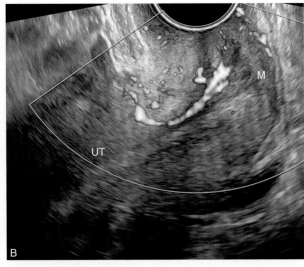

图 6-3-8　带蒂的黏膜下肌瘤突出于宫颈外口

A. 宫颈管突向宫颈外口弱回声团,子宫前壁下段有蒂与之相连;B. CDFI 示根蒂内有一支血管伸入弱回声内。UT. 子宫;M. 肿物。

5. 宫颈肌瘤与宫体肌瘤的超声表现相似,可为强回声、弱回声或等回声,边界清楚,也可发生变性或者钙化(图 6-3-9)。

6. 子宫肌瘤发生囊性变、红色样变性时,可见肌瘤内漩涡样结构消失,瘤体内出现不规则无回声区(图 6-3-10),周边或内部出现增强回声。肌瘤钙化时,表现为肌瘤内灶状、团块状、半环状或环状强回声,后方伴声影(图 6-3-11),有时整个肌瘤呈强回声伴明显声影为弥漫性钙化的表现。

(三)彩色多普勒超声

1. 彩色多普勒超声可显示肌瘤周边假包膜区域的血流信号,呈弓状、半环状或环状(图 6-3-12)。肌瘤内部的血流信号多分布在病灶周边区域,表现为稀疏或丰富点状、短线状、细条状和小分支血流信号或无血流信号。

2. 浆膜下肌瘤及黏膜下肌瘤均可见肌瘤的血供来自子宫肌层,有蒂的浆膜下或黏膜下肌瘤,蒂上可见血流信号(图 6-3-13)。

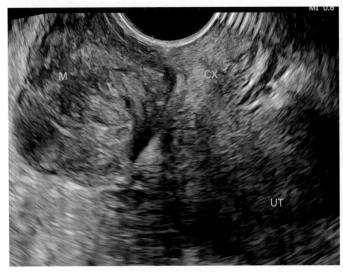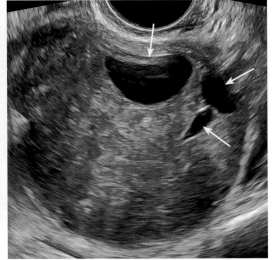

图 6-3-9　宫颈肌瘤

宫颈前唇突向浆膜下花斑状团块,边界清楚,周边见假包膜回声。UT. 子宫;CX. 宫颈;M. 肿物。

图 6-3-10　子宫肌瘤伴囊性变

子宫浆膜下弱回声,边界清楚,内见多个囊性暗区(箭头)。

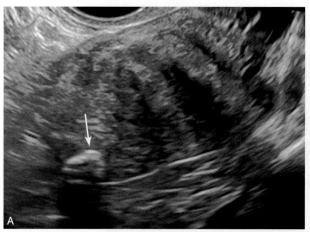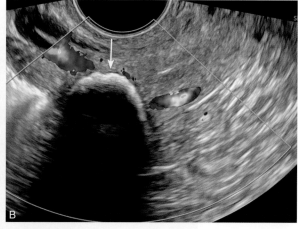

图 6-3-11　子宫肌瘤伴钙化

A. 子宫肌壁间弱回声,内部可见斑片状钙化,后方回声衰减;B. 子宫浆膜下弱回声,周边见强回声包绕,后方回声衰减明显,后方边界无法显示。

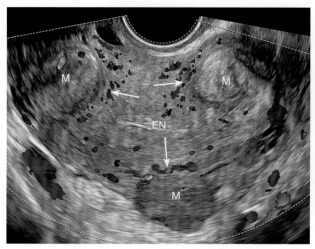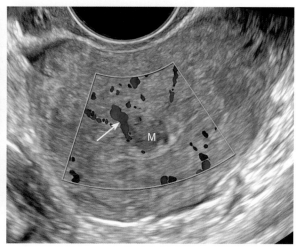

| **图 6-3-12　子宫肌瘤彩色多普勒血流** | **图 6-3-13　黏膜下子宫肌瘤** |

肌壁间多发弱回声,周边见稀疏或稍丰富点线状血流信号（箭头）。EN. 内膜;M. 肿物。　　　　　　　宫腔内弱回声（M）,边界清楚,可见一支由肌层发出连接弱回声团块的血管（箭头）。

3. 子宫肌瘤内动脉性血流频谱的阻力指数较子宫动脉略低,为 0.5 左右(图 6-3-14)。当肌瘤较大或合并感染时,血流信号丰富,可检测到低阻力动脉血流频谱,阻力指数可 <0.4。

（四）三维超声

三维超声通过重建肌瘤的立体图像,获得瘤体冠状切面、水平面及矢状切面的信息,显示瘤体内部特征及外部与周边肌层或宫腔的关系(图 6-3-15)。特别对于黏膜下肌瘤和肌壁间内突型肌瘤,可计算肌瘤突入宫腔的比例(图 6-3-16)。同时配合彩色多普勒血流,还能显示瘤体内及周边的血管立体分布情况,为肌瘤的诊断及同其他疾病的鉴别提供更多依据。

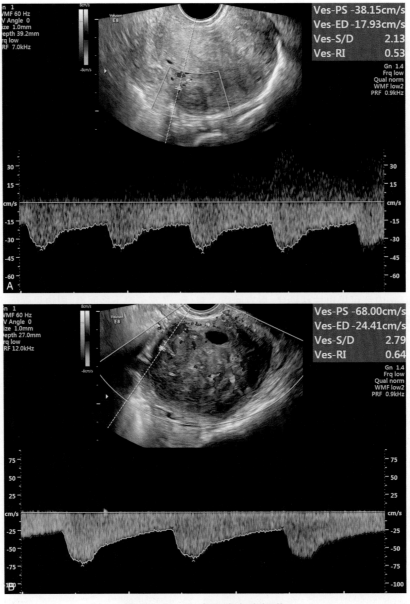

图 6-3-14　子宫肌瘤血流频谱

　　子宫肌瘤（图 A）及子宫肌瘤伴囊性变（图 B）的血流频谱，RI 分别为 0.53 和
0.64，均低于子宫动脉 RI 值。

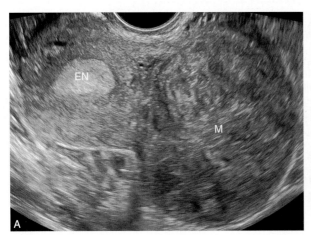

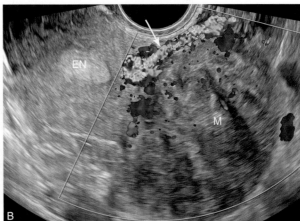

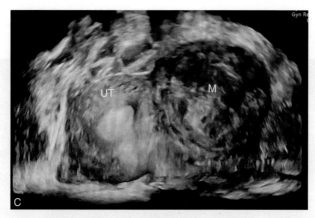

图 6-3-15 子宫浆膜下肌瘤

A. 子宫左侧壁浆膜下弱回声团,边界清楚,形态规则;B. 彩色多普勒示子宫肌层供给弱回声团的血流信号(箭头);C. 三维超声显示弱回声团与子宫肌层间的关系。EN. 内膜;M. 肿物;UT. 子宫。

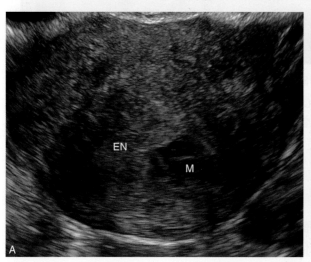
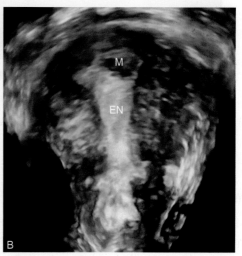

图 6-3-16 黏膜下肌瘤

A. 二维超声示宫腔左侧弱回声,边界清楚;B. 三维超声示宫腔左侧弱回声团块,周边有内膜包绕。EN. 内膜;M. 肿物。

(五)宫腔水造影

宫腔水造影对于诊断黏膜下肌瘤和突向宫腔的肌壁间肌瘤有一定的价值,可在造影剂的衬托下直接显示瘤体的形态、大小及与宫腔和肌层关系(图 6-3-17),但此项检查为侵入性检查,有感染和出血风险,不推荐作为首选检查。

(六)经周围静脉超声造影

子宫肌瘤的经静脉超声造影表现为:与子宫肌层比较,根据肌瘤的位置及成分的不同可表现为"慢进同出""同进同出""快进慢出""同进慢出";肌瘤包膜的显影呈特征性的环形增强,随后肌瘤内部以树枝状整体增强,呈团块状,与肌层同步消退或较肌层早,消退期团块内呈稀疏的网格状分布;强度为等增强、高增强;肌瘤变

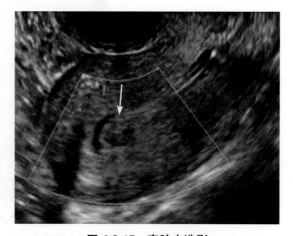

图 6-3-17 宫腔水造影

注入造影剂后,宫腔内有一弱回声,边界清楚(箭头)。

性可见无增强区域（图 6-3-18）。超声造影对于子宫肌瘤同其他疾病尤其是子宫腺肌病进行鉴别有着一定的帮助。

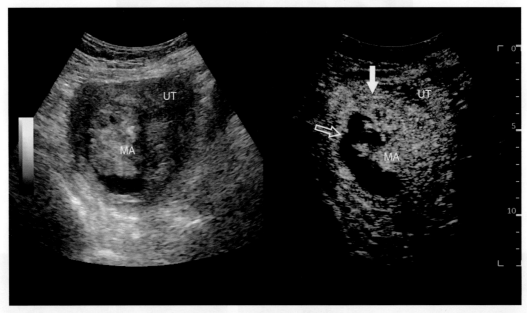

图 6-3-18　子宫肌瘤伴变性

注入造影剂后 26s，团块呈等 - 高增强（实心箭头），造影剂分布不均匀，团块内查见不规则无增强区（空心箭头），团块周边可见环状增强，强度略高于周围子宫肌壁。UT. 子宫；MA. 肿物。

六、其他诊断方法

（一）MRI

经阴道超声对于直径小于 0.5cm 的小肌瘤的准确定位和计数存在一定的误差，而 MRI 能发现直径≥0.3cm 的肌瘤并对其进行准确的定位，评估子宫和肿瘤的血管供应，是超声检查的重要补充手段（图 6-3-19、图 6-3-20）。同时，MRI 对于某些特殊类型的子宫肌瘤如血管内平滑肌瘤、富于细胞平滑肌瘤等的诊断，以及子宫肌瘤与子宫肉瘤的鉴别有一定的意义。但 MRI 检查费用较高，一般不作为子宫肌瘤的常规检查手段。

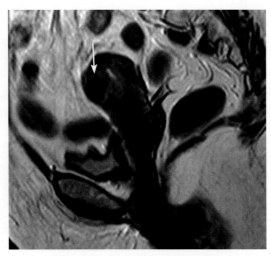

图 6-3-19　MRI 显示肌壁间肌瘤

T_2 加权示子宫前壁低信号的肌瘤病灶（箭头）。

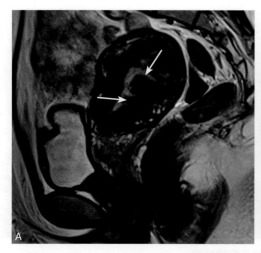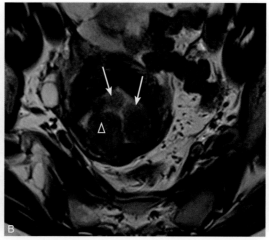

图 6-3-20　MRI 显示黏膜肌瘤

A. 子宫矢状切面 T$_2$ 加权图像示宫腔及肌壁间等信号团块影；B. 子宫横切面 T$_2$ 加权图像示宫腔内
等信号（箭头），肌壁间大部分突向宫腔等信号（三角形）。

（二）宫腔镜和腹腔镜

宫腔镜可直接观察子宫腔形态，有利于鉴别黏膜下肌瘤和较大的子宫内膜息肉。腹腔镜可用于鉴别
浆膜下肌瘤（图 6-3-21）、卵巢肿瘤和盆腔子宫内膜异位症。以上两种方式既可作为诊断子宫肌瘤的手
段，也可同时对肌瘤等病变进行切除治疗。

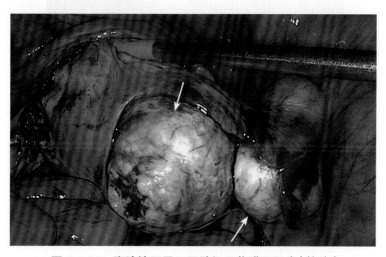

图 6-3-21　腹腔镜下显示肌壁间及浆膜下肌瘤（箭头）

七、鉴别诊断

（一）子宫腺肌病

子宫肌瘤与子宫腺肌病的鉴别，不论是临床还是超声鉴别都比较困难，且两者常相伴发生，更增加了
鉴别难度，常从以下几个方面进行鉴别。

1. 回声　子宫肌瘤以低回声及等回声多见，多数回声较均匀，可伴钙化。子宫腺肌病以稍强回声多
见，内部回声明显不均匀，有条索状或短线状强回声，有时可见小囊性暗区，不伴钙化（图 6-3-22）。

2. 部位、数量及大小　子宫肌瘤可发生于子宫各部位，可单发或多发，多发者更多见，数目不等，大
小不一，小者仅数毫米，大者可达 10cm 以上。较大的子宫肌瘤或子宫浆膜下肌瘤会突出于子宫肌层外，
导致子宫表面凹凸不平。而子宫腺肌病多发生于子宫肌壁，以后壁为主，以单发为主，一般不向子宫外突
出或仅轻度突出，平均大小在 4cm 左右。

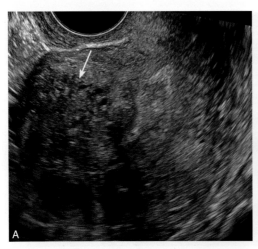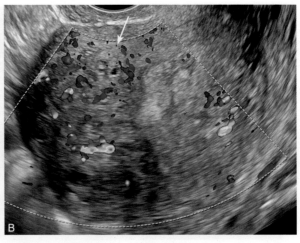

图 6-3-22　典型的子宫腺肌病

为子宫肌壁间的稍强回声或不均质回声团块,内部可见小液性暗区,边界不清,周边无假包膜回声(图 A),CDFI 示团块内有星点状血流信号分布(图 B)。

3. 边界　子宫肌瘤有假包膜,边界较清楚,占位效应较明显。而子宫腺肌病无包膜,无明显占位效应,病处与周围肌层分界不清(图 6-3-23)。

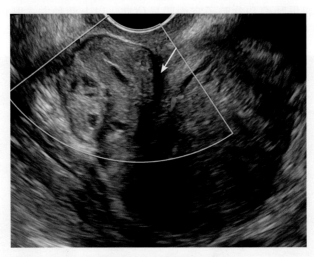

图 6-3-23　子宫腺肌瘤

病灶较局限,向浆膜下突起,与肌层交界处(箭头所示)因回声衰减似有假包膜回声,团块内部血流信号不丰富,仅在靠近边缘处探及少许点状血流信号,与子宫肌壁间肌瘤鉴别困难,术前超声误诊为子宫肌瘤伴变性。

4. 彩色多普勒　子宫肌瘤周边可见半环状或环状血流信号,而子宫腺肌病周边血供不丰富,内部血供可稍丰富,呈点线状,有时可见正常血管穿行。

5. 超声造影　子宫肌瘤的超声造影特点为特征性的环形增强,内部呈团块状。而子宫腺肌病的超声造影特点为与子宫肌层同步增强,同步消退,无子宫肌瘤的环形增强,且明显不均匀,可见虫蚀样充盈缺损区域。

(二)子宫肉瘤

子宫肉瘤的临床表现和影像学特征易与子宫肌瘤相混淆,在检查时应注意鉴别。子宫肉瘤无漩涡状结构,以囊实混合性或蜂窝状回声常见。因子宫肉瘤生长迅速,体积较大,当肿瘤内部滋养血管出现供血障碍时易发生缺血、坏死,因此其囊性变比例明显高于子宫肌瘤。子宫肉瘤内部及周边的血流信号也较子宫肌瘤丰富,且呈低阻血流(图 6-3-24)。

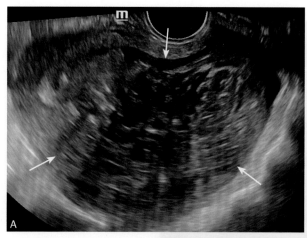
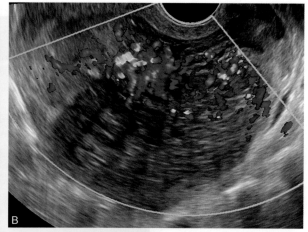
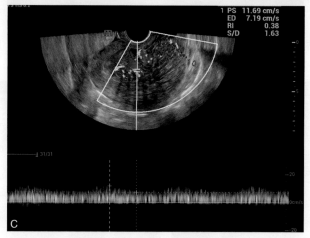

图 6-3-24　子宫内膜间质肉瘤

A. 子宫肌层内蜂窝状团块,边界欠清楚,无漩涡状结构;B. 团块内部血流信号丰富;C. 团块内部动脉血流频谱,RI为 0.38,为低阻。

（三）卵巢肿瘤

完全向外生长的浆膜下肌瘤或阔韧带肌瘤可能被误诊为卵巢肿瘤,特别是肌瘤变性时,声像图表现多样,更易被误诊。检查时应仔细扫查团块与子宫的关系,如能找到与子宫相连的蒂或明确团块的血供来自子宫,可资鉴别。也可以采用经静脉超声造影检查,观察肿块的血供来源。或者能找到同侧正常的卵巢,则可证实其非卵巢来源肿瘤。必要时可结合肿瘤标志物及是否合并盆腔积液或腹水来综合判断。

（四）子宫内膜息肉

黏膜下肌瘤要与内膜息肉进行鉴别,两者均为宫腔内边界清楚的占位病灶。黏膜下肌瘤多为低回声团,以圆形为主,回声可有衰减,内膜基底层有变形或中断,以周边血流为主。而内膜息肉多为中强回声,呈水滴状,回声无衰减,内膜基底层完整,可见滋养血管自蒂部伸入病灶中央（图 6-3-25）。

（五）宫腔残留物

黏膜下肌瘤还需要与宫腔残留物相鉴别。宫腔残留物表现为不均匀强回声或低回声（图 6-3-26）,可以合并有小液性暗区,形态不规则,血流信号可为星点状、短线状或簇状丰富血流,部分残留物可与肌层分界不清。黏膜下肌瘤一般形态较规则,与肌层分界较清,周边有内膜包绕,有时可观察到与宫腔相连的蒂,注意结合病史。

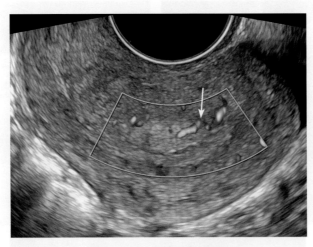

图 6-3-25 子宫内膜息肉

宫腔内强回声,边界清楚,可见来自肌层的滋养血管伸向团块内部(箭头所示),内膜基底线完整。

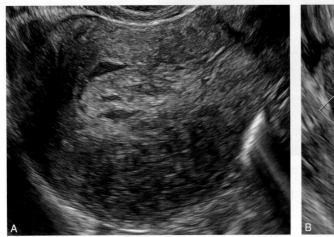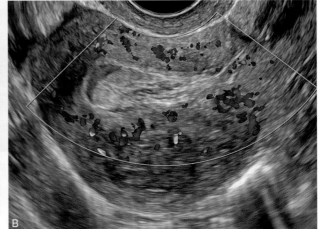

图 6-3-26 宫内残留物

A. 人工流产后第 7 天,宫腔内查见不均质稍强回声团,边界较清楚,内部见不规则无回声区;B. CDFI 团块未探及血流信号,为人工流产后未完全排出的血凝块。

(六)子宫畸形

双角子宫或残角子宫有时会被误诊为子宫肌瘤,鉴别点是双角子宫或残角子宫的回声与子宫肌层一致,其内可见内膜回声。而子宫肌瘤回声一般为低回声,其内无内膜回声。

八、治疗原则

子宫肌瘤治疗以手术为主,药物治疗为辅,治疗须遵循个体化原则,根据患者年龄,是否有生育要求,肌瘤的大小、数量、位置等,采取不同的治疗手段。

(一)手术治疗

1. 子宫肌瘤剔除术

(1)开腹手术:适用于体积较大、多发性、浆膜下和肌壁间肌瘤,术后发生盆腔粘连,再次手术和妊娠后剖宫产率较高,其 5 年复发率为 10%,其中 1/3 的患者需要子宫切除。

(2)腹腔镜下肌瘤剔除术:对腹腔的干扰较轻,可减少术后并发症的发生,术后恢复速度快,痛苦较小。腹腔镜不适用于较大的肌瘤（直径 >10cm）及多发性子宫肌瘤（≥4 个）。

（3）宫腔镜下肌瘤剔除术：腔镜电切术是黏膜下肌瘤首选的手术治疗方案,手术范围局限在宫腔内,一般不超过黏膜层,术后基本恢复宫腔的正常结构,对子宫影响较小。宫腔镜下肌瘤剔除术的妊娠率为47%~66%。

2. 子宫切除术　对于围绝经期无生育要求的女性,有多发性子宫肌瘤或体积较大的肌瘤时,可行子宫切除术。可根据患者年龄和肌瘤的情况决定是否保留宫颈和卵巢。

（二）手术替代治疗

1. 子宫肌瘤消融治疗和硬化治疗　详见第二十五章第五节、第六节。

2. 子宫动脉栓塞治疗　法国医学家 Ravina 于 1995 年首次报道子宫动脉栓塞（uterine artery embolization,UAE）用于临床代替子宫肌瘤的手术治疗。UAE 是通过选择性栓塞子宫肌瘤血管床,进而阻断肌瘤组织的血供,使其缺血坏死,体积缩小,达到缓解症状的目的。正常肌层能耐受缺血缺氧且易形成丰富的侧支循环,故不受影响。UAE 术后生活质量与手术后相似,还具有术后恢复快,住院时间短等优点。但有研究表明 UAE 术后再孕、分娩成功率均比实施手术患者低,而流产的概率大大上升。对于有生育要求的女性,行 UAE 治疗子宫肌瘤是相对禁忌证,不能确保治疗后有良好的妊娠结局。

（罗　红）

第四节　子宫腺肌病

一、概述

正常情况,子宫内膜覆盖在子宫腔内,如子宫内膜腺体和 / 或间质在子宫平滑肌内生长,在雌激素作用下发生周期性出血、局部形成微小囊腔、肌纤维发生炎症并增生（图 6-4-1A）,从而导致弥漫性或局限性的肌层病变,称为子宫腺肌病（adenomyosis, AM）。子宫腺肌病由 Cullen 在 1908 年首先详细描述并加以命名。子宫腺肌病是子宫内膜异位症的一种常见形式,内膜可异位至宫腔区域外的其他部位,如卵巢子宫内膜异位症、腹膜子宫内膜异位症、深部浸润型子宫内膜异位症及其他部位子宫内膜异位症。子宫腺肌病受累的子宫肌层常不对称,以后壁多见。如入侵的子宫内膜组织局限于子宫肌层的某一处,形成

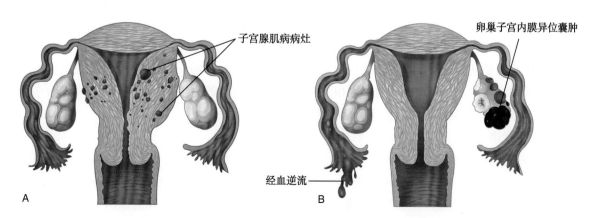

图 6-4-1　子宫腺肌病和盆腔子宫内膜异位症示意图

A. 子宫腺肌病表现为肌层内弥漫性或局限性的微小囊腔,以及由肌纤维发生炎症而形成的增生；B. 盆腔子宫内膜异位症常由经血经输卵管逆流至盆腔等机制所引起,常引起卵巢子宫内膜异位囊肿等病变。

局灶性内膜异位病灶,称为子宫腺肌瘤。子宫腺肌病多发生在 30~50 岁的经产妇或多次刮宫术后,发生率为 10%~30%,在行子宫切除术的女性中,子宫腺肌病的平均发病率为 20%~30%。约半数子宫腺肌病患者同时合并子宫肌瘤,约 15% 合并经血逆流等机制所引起的盆腔子宫内膜异位症(图 6-4-1B)。2000年,Buyalos 等首次提出"子宫内膜异位症相关性不孕"的概念,指出子宫内膜异位症可能通过影响妊娠的各个环节而引起不孕或自然流产,反之不孕症也是子宫内膜异位症的危险因素之一。据报道子宫腺肌病患者数量在近年来呈不断上升趋势,已成为妇科常见病及多发病,由于其与不孕症密切相关,在临床的关注度不断提高。

二、病因和发病机制

子宫腺肌病的病因和发病机制尚不明确,研究者提出了许多发病机制,包括内陷学说、化生学说、炎症反应学说、免疫学说等,以前两个学说最为盛行,其中内陷学说是子宫腺肌病众多发病理论中广为接受的一种。

(一)内陷学说

子宫内膜 - 肌层交接区(endometrial-myometrial interface,EMI)又称为子宫结合带(uterine junctional zone,JZ),是指子宫内膜和子宫肌层之间的交界处,由子宫肌层内侧的 1/3 构成,由 Hricak 等在 1983 年首次描述。子宫结合带主管非孕期的子宫收缩,含有丰富的雌孕受体,受激素调节其蠕动频率、强度和方向发生周期性变化。研究发现,在 MRI 和超声检查中,健康年轻女性子宫结合带≤5mm,而子宫腺肌病患者子宫结合带明显增厚(>12mm)。子宫腺肌病患者存在子宫结合带的收缩异常,月经期宫底 - 宫颈方向收缩波消失,无序强烈蠕动,不能有效关闭血管,导致经量增多、持续宫腔内压力增高,表现为痛经。而排卵期宫颈 - 宫底方向收缩波的异常影响精子输送,影响受精而引起不孕。

内陷学说是指子宫基底内膜腺体浸润、子宫基底层内膜向下生长和内陷,引起子宫腺肌病。内陷学说主要基于 García-Solares 等提出的组织损伤与修复(tissue injury and repair,TIAR)理论。TIAR 理论假设,子宫结合带过度蠕动引起的持续反复过度拉伸会导致子宫结合带附近的肌细胞和成纤维细胞受损,称为微创伤。微小创伤会通过增加炎症和雌二醇的局部产生来局部激活 TIAR 系统,进而诱发更多的炎症和更多的雌激素产生,从而建立正反馈通路,通过雌激素受体 α 诱导催产素受体系统进一步诱发子宫过度蠕动。子宫结合带的慢性过度蠕动会促进重复性自体创伤,导致子宫内膜与肌层交界处的肌纤维破裂,最终导致子宫内膜基底层向子宫肌层内陷,从而导致子宫腺肌病。流行病学的研究结果即多胎和子宫手术是子宫腺肌病的危险因素也验证了 TIAR 理论在子宫腺肌病发病中的作用。

但是针对 TIAR 理论,仍有一些问题无法解释。例如:如果微创伤无处不在,为何只有一小部分女性最终发展为子宫腺肌病? 上皮 - 间质转化(epithelial-mesenchymal transition,EMT)及干细胞均被认为与子宫腺肌病的发病有关,TIAR 理论如何解释相关性? 因而,又有学者提出了其他的理论来解释子宫内膜内陷的原因,但均不能完全解释子宫腺肌病所有类型的病因。

(二)化生学说

化生学说提出子宫腺肌病可能起源于胚胎多能干细胞残余物的化生。子宫内膜和内侧 1/3 肌层都起源于中肾旁管,而中肾旁管组织具有多能性,因而推测子宫腺肌病可能由肌层内组织化生为内膜组织所致。或者,子宫内膜干细胞 / 祖细胞或细胞所处的微环境可能由于某种未知的原因导致异常,其分化的后代细胞向子宫肌层而不是向功能层移动,从而导致子宫腺肌病。

(三)高危因素

多次妊娠、分娩、人工流产、慢性子宫内膜炎、子宫肌瘤、子宫内膜增生等可能是子宫腺肌病发病的高危因素。

三、病理

1. **大体病理**　子宫增大,但很少超过孕 12 周子宫大小,质硬,按病灶分布形态分为弥漫性均匀增大和局限性增大两种类型,以前者多见,病灶弥漫分布于整个肌层,多累及子宫后壁,导致子宫相对均匀地增大。剖面子宫肌壁明显增厚变硬,肌层组织内见增粗的肌纤维和微小囊腔,囊腔内偶见陈旧性积血。局限性的子宫腺肌病病灶形成较局限的团块或结节,类似肌壁间肌瘤,又称为子宫腺肌瘤(adenomyoma),但并无包膜,与周围肌层间无明显界限,手术时难以将其自肌层剔除。

2. **镜下病理**　子宫腺肌病镜下表现为肌层内有异位内膜小岛,小岛由子宫内膜腺体和间质组成,伴有周围纤维组织增生。异位内膜为不成熟的基底层内膜,随卵巢激素的变化而发生周期性出血,但对孕激素无反应或不敏感,因此常处于增生期改变,偶见局部区域有分泌期改变。

四、临床表现

(一)症状

1. **痛经**发生率为 15%~30%,其中 50% 进行性加重,疼痛程度与肌层中病灶多少有关。疼痛多位于下腹正中,常于经前 1 周开始,持续至月经结束。

2. **月经异常**　多表现为月经(量)过多和经期延长,其中 40%~50% 的患者表现为月经(量)过多,一般大于 80ml。月经异常的原因主要是子宫增大引起内膜面积增加,子宫肌层纤维增生使子宫肌层收缩不良而无法止血及子宫内膜增生等。

3. **不孕**　病灶较小时对生育的影响较小,病灶较大时不易受孕。

(二)体征

查体时子宫增大,可弥漫性增大,也可有局限性结节,质硬,有时有压痛,以经期明显。

五、超声表现

(一)检查前准备

推荐使用经阴道超声检查,与经腹超声对比,能更清晰地显示病灶的位置,内部回声、与周围肌层的关系及病灶的彩色多普勒血流分布。据报道,经阴道超声检查子宫腺肌病的敏感度为 53%~89%,特异度为 68%~86%,诊断准确率为 78%~88%。对于难以鉴别的子宫腺肌瘤和子宫肌瘤,可行经周围静脉超声造影,根据造影表现对两者进行进一步区分。如果由于子宫明显增大,经阴道超声检查对于远场显示不佳时,可以结合经腹部超声检查。子宫腺肌病对检查时机没有特殊要求,不同检查方法的准备详见本章第一节。

(二)二维超声

子宫腺肌病的患者子宫的位置常呈“问号”征,是指子宫体向后屈曲,子宫底朝向骨盆后间隙,宫颈朝向膀胱,根据病灶在肌层的分布情况分为弥漫型和局限型。

1. **弥漫型**　子宫呈球形增大,可对称或不对称,不对称增大时病灶多位于子宫后壁,表现为肌层回声不均匀,以回声增强为主,病灶与周围肌层无明显界限,有时后方回声呈栅栏状衰减使子宫回声强弱不等,内膜可居中或向前 / 后壁偏移,子宫内膜与肌层结合带显示不清时,影响对内膜的显示和准确测量。另可在病灶内见数量不等、大小不一、形态不规则的无回声区或子宫肌壁间囊肿,子宫肌壁间囊肿为扩张的子宫内膜腺体或出血区,通常直径 <7mm,囊肿内液体可不清亮(图 6-4-2)。

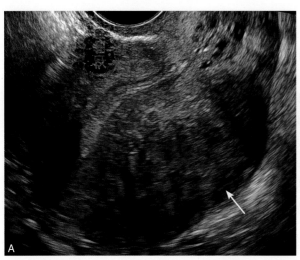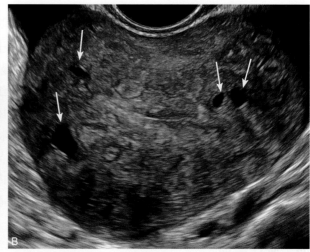

图 6-4-2　子宫弥漫型腺肌病

A. 子宫内膜前移,后壁肌层增厚,回声不均质(箭头所示),内可见多发声影,边界不清,前壁肌层回声正常;B. 子宫呈球形长大,内膜与肌层连接处模糊,肌层弥漫性回声增强,内可见多个大小不等囊性暗区(箭头所指)。

2. 局限型　子宫不规则增大,外形不规则,可见局部隆起,肌层内可见不均质稍强或中等或稍低回声病灶,或伴少许声衰减或栅栏状声衰减。病灶与正常肌层间无清晰边界,周围肌层回声正常,病灶内可见囊性暗区(图 6-4-3)。

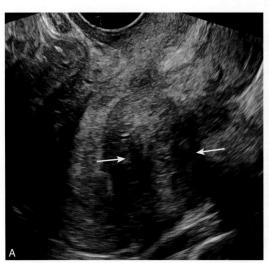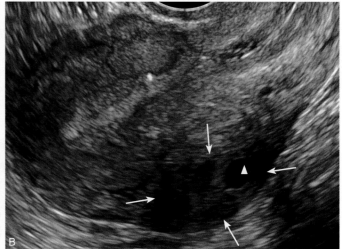

图 6-4-3　子宫局限型腺肌病

A. 子宫后壁肌层隆起,内见稍强回声团,边界不清,余肌层回声正常;B. 子宫后壁肌层内稍低回声团(箭头),边界不清,内见囊性暗区(三角形)。

(三)彩色多普勒超声

1. 病灶区域肌层内血流信号增多,呈弥漫性星点状、条状或放射状(图 6-4-4A),在腺肌病伴回声衰减时,丰富的血流信号不易显示。

2. 子宫腺肌病病灶内的动脉血流频谱与子宫动脉分支的血流频谱基本相同,阻力指数(RI)常 >0.5(图 6-4-4B)。

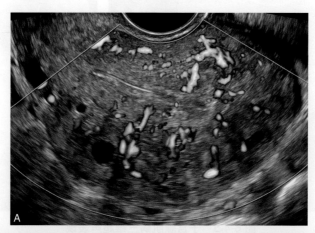

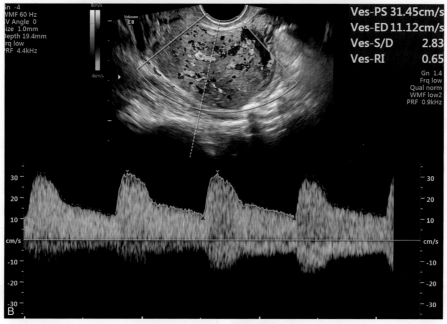

图 6-4-4 子宫腺肌病血流变化

A. 弥漫型子宫腺肌病显示病灶内有丰富星条状血流信号；B. 子宫腺肌病病灶内的动脉血流频谱，RI 为 0.65。

3. 当子宫腺肌病较严重，阴道流血时间长、合并感染时，可出现病灶区肌层血流信号异常丰富，血管增粗呈条状贯穿肌层，相连成网状，血流频谱与正常不同，为低阻频谱。

（四）三维超声

子宫腺肌病三维经阴道超声的特征有存在子宫肌壁囊肿、肌层不对称、回声不均匀、子宫内膜与肌层结合带界限不清（图 6-4-5）。联合应用彩色三维血流图时可见病灶内星点状分布的血流。

（五）经周围静脉超声造影

子宫腺肌病的超声造影表现为与子宫肌层同步增强、同步消退，无子宫肌瘤的环形增强，增强程度低于子宫肌层，呈现粗粒状不均匀回声或回声强弱不等，部分病灶可伴斑驳浅淡声影。腺肌病病灶内散在囊腔，囊腔无血液供应，造影时无造影剂进入，表现为形态不规则的虫蚀样无增强区域。

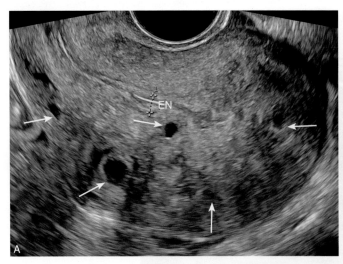
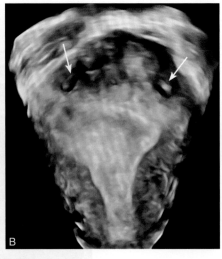

图 6-4-5　子宫腺肌病三维超声表现

A. 二维超声显示子宫肌壁增厚，回声增强，以前壁及宫底明显，病灶内见多个囊性暗区；B. 三维超声显示内膜与肌层间界限不清，腺肌病病灶内有多个囊性暗区（箭头所示）。

六、其他诊断方法

（一）MRI

据报道，MRI 检查能更准确地定位子宫腺肌病病灶部位、范围及深度，其敏感度和特异度优于超声检查，对于经阴道超声不能确诊的病例可行 MRI 检查进行鉴别。子宫腺肌病的 MRI 表现为子宫内膜-肌层交界区（EMI）模糊不清、增厚，前后壁肌层不对称增厚及子宫外形不规则。T_1WI 成像，子宫腺肌病病灶为等信号，增强扫描可见病灶处信号呈点状加强。T_2WI 成像病灶呈稍低信号，且能够很好地显示子宫内膜-肌层交界区，子宫腺肌病患者表现为子宫内膜-肌层交界区超过 12mm，其他特征还有子宫内膜下的低信号区域内散在的界限不清的高信号灶（异位内膜腺体）（图 6-4-6）。

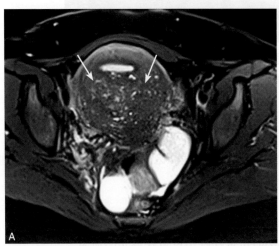
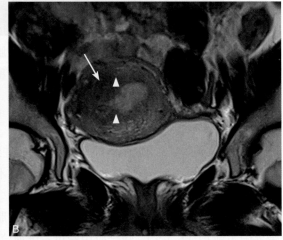

图 6-4-6　子宫腺肌病 MRI 表现

A. T_1WI 增强扫描示腺肌病病灶内有多个点状加强信号；B. T_2WI 显示腺肌病病灶为稍低信号（箭头），肌层与内膜连接处增厚（三角形）。

（二）血清学检查

子宫腺肌病的血清学诊断指标有 CA125 和子宫内膜抗体（EMAb），以前者为主。异位的子宫内膜具有较强的分泌 CA125 的能力,血清 CA125 水平与病灶体积呈正相关,病灶切除后 CA125 水平明显下降。但血清 CA125 水平会受多种因素影响,单凭此项指标升高不能做出最终诊断,还需要结合其他检查结果进行综合分析。子宫内膜抗体是以子宫内膜为靶抗原并引起一系列免疫反应的自身抗体。子宫腺肌病患者的子宫内膜抗体较正常者明显增高。

（三）腹腔镜、宫腔镜下子宫肌层活检

利用腹腔镜或宫腔镜对子宫肌层活检,进行组织病理学检查是诊断子宫腺肌病的"金标准"。但此方法是创伤性诊断方法,不作为诊断子宫腺肌病的首选方法。

七、鉴别诊断

（一）子宫肌瘤

子宫腺肌病最常与子宫肌瘤并存,两者的鉴别有一定难度,具体鉴别方法详见第三节子宫肌瘤的鉴别诊断。

（二）子宫肥大

子宫肥大的超声表现为子宫均匀增大,肌层回声均匀或稍不均匀。当腺肌病较轻时,肌层也表现为回声稍不均匀,此时应结合患者是否有痛经等病史来鉴别。

八、治疗原则

子宫腺肌病最有效的治疗方式为切除子宫,药物治疗效果并不是太理想,但该病有年轻化的倾向,患者常要求保留子宫,非手术疗法或保守性手术等保留生育功能的治疗方法对这部分患者就显得十分重要。

（一）药物治疗

药物治疗只能暂时缓解子宫腺肌病的症状,子宫腺肌病的药物以抑制排卵为基础,减少雌激素对异位内膜的刺激,从而改善症状,常用的有促性腺激素释放激素激动剂(GnRH-a)、达那唑、孕三烯酮和左炔诺孕酮宫内缓释节育系统(LNG-IUS)。据报道,GnRH-a 治疗停药后再妊娠的概率较高,还可改善子宫腺肌病患者的内环境,提高子宫内膜对受精卵的容受性,增加受孕机会。因此,GnRH-a 被认为是治疗子宫腺肌病伴不孕的最有效药物。

（二）手术治疗

1. 子宫全切术　子宫切除可达到根治子宫腺肌病的目的,适用于年龄大、无生育要求、痛经明显的女性。可采用腹腔镜手术或经腹手术,以前者常用。

2. 病灶切除术　病灶切除术一般应用于局限型子宫腺肌病患者。为确保患者的生育能力,要尽可能保全子宫内膜。手术方式可选择腹腔镜或开腹。术后可联合使用 3~6 个周期 GnRH-a 及放置宫内节育器,减少复发率。

3. 子宫内膜切除术　对于月经过多的患者效果显著,同时可缓解痛经,可采用宫腔镜下子宫内膜切除术、微波或热球子宫内膜消除术等。

（三）介入治疗

1. 热消融治疗和硬化治疗　详见第二十五章第五节、第六节。

2. 高强度聚集超声　高强度聚集超声(high intensity focused ultrasound, HIFU)治疗子宫腺肌病的原理与治疗子宫肌瘤类似,均是通过超声波聚焦引起靶组织发生凝固性坏死,坏死组织逐渐纤维化,然后被吸收,使异位的内膜不能继续生长,从而改善患者症状。国内外多个研究均表明,HIFU 治疗子宫腺肌病安全、有效,但本治疗方法的远期疗效和对生育的影响仍需要大样本、多中心前瞻性研究。

3. 子宫动脉栓塞术　子宫动脉栓塞术（uterine artery embolization，UAE）通过栓塞子宫动脉，使病灶内异位的内膜坏死、吸收、萎缩，从而减少前列腺素类物质如 PGF$_2$（前列腺素 F$_2$）的分泌，使月经量减少和痛经症状缓解或消失，有良好的短期和长期疗效。但子宫动脉栓塞术可能会影响患者后续的妊娠率，也可能使患者卵巢功能受损，应用前需评估此项治疗对患者的利弊。

（罗　红　陈　欣）

第五节　子宫腔粘连

一、概述

子宫腔粘连（intrauterine adhesion，IUA；后称宫腔粘连）是妇科常见的对生育功能有严重危害的宫腔疾病。1948 年，Asherman 详细描述了流产或产后刮宫所致 IUA 病例，并将其定义为"损伤性闭经"，故又称为阿谢曼综合征（Asherman syndrome）。其本质是各种原因引起的子宫内膜基底层损伤，导致子宫壁粘连、内膜纤维化。随着宫腔手术的增加，宫腔粘连发病率呈逐年增长趋势，多次人工流产、刮宫所致的 IUA 发生率高达 25%~30%，已经成为月经量减少、继发性不孕的主要原因。

二、病因

引起子宫内膜基底层损伤的最主要因素为宫腔操作和感染。

1. 与宫腔操作相关的子宫内膜损伤　包括与妊娠相关的宫腔操作和与妊娠无关的宫腔操作。前者包括人工流产、药物流产、引产、顺产、剖宫产、胎盘残留等；后者包括诊断性刮宫、子宫肌瘤剔除术、息肉摘除、宫腔镜手术等。

2. 与感染有关的子宫内膜损伤　如急性或慢性子宫内膜炎、子宫内膜结核、产褥期感染等。

3. 其他因素　如中肾旁管发育异常等。

三、病理与分型

宫腔粘连主要是因为子宫内膜基底层损伤后修复过程发生的子宫内膜纤维化和子宫肌壁间的相互黏附。组织病理上表现为子宫内膜功能层被单层上皮细胞取代，内膜间质被纤维组织取代，腺体被无分泌功能的柱状上皮细胞覆盖，不受激素影响且在宫腔内形成纤维化粘连带（图 6-5-1）。宫腔、宫颈管的瘢痕成为物理障碍，影响精子的运动、受精卵的输送及胚胎的种植，导致子宫内膜容受性降低。

宫腔粘连根据粘连性质，可分为膜性粘连、肌性粘连和结缔组织性粘连（图 6-5-2）。根据粘连部位又可分为：①中央型粘连，粘连带位于宫腔区域的子宫前后壁之间，多为膜性粘连，少数为肌性粘连或结缔组织性粘连；②周围型粘连，粘连带局限于子宫底部或子宫一侧壁或两侧壁，若粘连靠近宫角则易导致宫角闭塞，以结缔组织性粘连为主；③混合型粘连，粘连部位广泛，即周围型粘连合并中央型粘连，严重者宫腔呈"试管"状，甚至呈实性，无法插入探针。

根据宫腔粘连的严重程度，国际国内又有多种分型方法，常见的有 March 分类法、欧洲妇科内镜协会分类法、美国不孕症协会分类法、中国分级评分标准法。

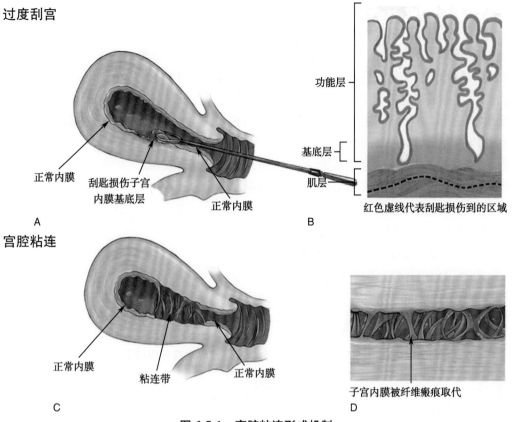

图 6-5-1 宫腔粘连形成机制

A、B. 刮宫时由于操作过度,刮匙损伤子宫内膜基底层及邻近的肌层(图 B 为正常子宫内膜,由功能层、基底层构成,红色虚线代表刮宫时刮匙损伤的区域);C、D. 子宫内膜基底层损伤后发生子宫内膜变薄、纤维化和子宫肌壁间的相互黏附,在宫腔内形成纤维化粘连带。

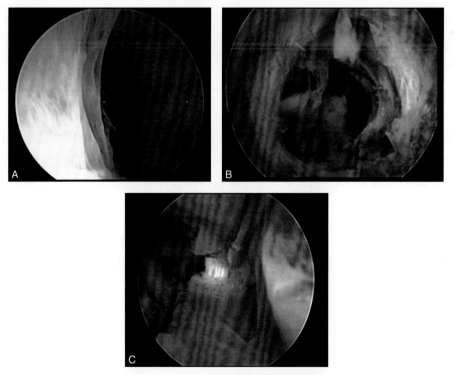

图 6-5-2 宫腔粘连根据粘连性质分类

A. 膜性粘连;B. 肌性粘连;C. 结缔组织性粘连。

1. March 分类法 1978 年，March 根据宫腔镜所见和粘连的性质对 IUA 进行分类。该分类简单，临床可操作性强，直到现在仍在世界范围内广泛应用。

轻度：粘连菲薄或纤细，宫腔粘连 <1/4 宫腔面积，输卵管开口和宫腔上端病变很轻或清晰可见。

中度：仅有粘连但是无宫壁粘连，累及 1/4~3/4 宫腔，输卵管开口和宫腔上端部分闭锁。

重度：宫壁粘连或粘连带很肥厚，累及宫腔 3/4 以上，输卵管开口和宫腔上端闭锁。

2. 欧洲妇科内镜协会分类法 1988 年，欧洲妇科内镜协会（ESGE）根据宫腔粘连带的严重程度和宫角、输卵管口的情况制定的分类系统。

Ⅰ度：宫腔内有多处纤维膜样粘连带，两侧宫角及输卵管开口正常。

Ⅱ度：子宫前后壁间有致密纤维束粘连，两侧宫角及输卵管开口可见。

Ⅲ度：纤维束状粘连致部分宫腔及一侧宫角闭锁。

Ⅳ度：纤维束状粘连致部分宫腔及两侧宫角闭锁。

Ⅴa 度：粘连带瘢痕化致宫腔极度变形及狭窄。

Ⅴb 度：粘连带瘢痕化致宫腔完全消失。

3. 美国生殖学会（AFS）分类法 1988 年，美国生殖学会（AFS）制定的根据粘连范围、粘连类型、月经情况 3 个方面进行综合评分的分类方法，总分 1~4 分为轻度，5~8 分为中度，9~12 分为重度（表 6-5-1）。

表 6-5-1 美国生殖学会（AFS）宫腔粘连分级标准

评估项目	评估标准	评分
粘连累及宫腔范围	<1/3	1
	1/3~2/3	2
	>2/3	4
粘连类型	膜状	1
	膜状 + 致密	2
	致密	4
月经类型	正常	0
	月经过少	2
	闭经	4

注：总分 1~4 分为轻度，5~8 分为中度，9~12 分为重度。

4. 中国宫腔粘连分级标准 2015 年中华医学会妇产科学分会在《宫腔粘连临床诊疗中国专家共识》中提出了中国的宫腔粘连分级标准，根据粘连范围、粘连性质、输卵管开口状态、子宫内膜厚度（增殖晚期）、月经状态、既往妊娠史、既往刮宫史 7 个方面进行综合评分，总分 0~8 分为轻度，9~18 分为中度，19~28 分为重度（表 6-5-2）。

表 6-5-2 中华医学会妇产科学分会宫腔粘连分级标准

评估项目	评估标准	评分
粘连累及宫腔范围	<1/3	1
	1/3~2/3	2
	>2/3	4
粘连性质	膜状	1
	纤维性	2
	肌性	4

续表

评估项目	评估标准	评分
输卵管开口状态	单侧开口不可见	1
	双侧开口不可见	2
	桶状宫腔,双侧宫角消失	4
子宫内膜厚度(增殖晚期)	≥7mm	1
	>3mm~<7mm	2
	≤3mm	4
月经状态	经量≤1/2 平时月经量	1
	点滴状	2
	闭经	4
既往妊娠史	自然流产 1 次	1
	复发性流产	2
	不孕	4
既往刮宫史	人工流产	1
	早孕期清宫	2
	中晚孕期清宫	4

注:总分 0~8 分为轻度,9~18 分为中度,19~28 分为重度。

四、临床表现

宫腔粘连主要临床表现有月经异常、腹痛、生育功能障碍、子宫压痛等症状和体征。

1. 月经异常　最常见的临床表现,主要表现为月经量减少或闭经,常发生在刮宫等宫腔操作史或宫腔感染之后。

2. 腹痛　部分患者还可伴有周期性的下腹疼痛,这可能与子宫颈管或子宫内口粘连,经血引流不畅,反射性地刺激子宫收缩而导致下腹疼痛有关。

3. 生育功能障碍　主要表现为不孕或习惯性流产。据统计,宫腔粘连的患者中约 50% 有继发性不孕或习惯性流产的病史。另有报道在不孕症患者中,宫腔粘连的检出率约为 20%。

4. 体征　宫腔粘连若无宫腔积血,查体多无异常体征或轻压痛。若合并宫腔积血,查体可发现子宫增大饱满,或合并宫颈举痛等。

五、超声检查

宫腔粘连由于部位、性质、程度的不同在超声上有不同的表现,需要有机应用多种技术进行综合评估。肌性或结缔组织性粘连、中央型粘连,或中重度粘连在二维超声或三维超声上相对容易识别,而膜性粘连、周围型粘连、轻度粘连或特别严重的广泛性粘连,在常规二维或三维超声上则较难显示,需要借助宫腔水造影才能比较明确地评估。

(一)检查前准备

宫腔粘连超声评估一般建议经阴道超声检查,根据超声技术的区别有不同的检查前准备。二维超声和三维超声一般无需特别准备,检查前排空膀胱即可,但在时间上有一定要求,原则上以月经周期的增殖晚期或分泌期检查为佳,此时子宫内膜较厚,内膜与粘连带之间容易形成较好的对比。宫腔水造影则一般选择在月经周期的增殖早中期检查,也就是月经干净后的第 3~7 天,有关宫腔水造影准备和技术的详细介绍请参见第四章第三节。

（二）二维超声

根据宫腔粘连的部位、性质和程度不同,二维超声常有以下表现。

1. 子宫内膜外形改变　中央型宫腔粘连子宫内膜外形常无明显改变,周围型宫腔粘连可表现为子宫内膜两侧边缘毛糙、模糊,宫角部变钝或缺失等（图 6-5-3）。

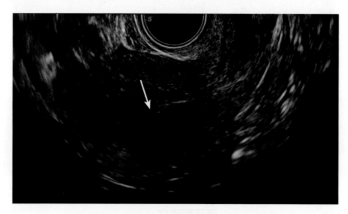

图 6-5-3　宫腔粘连的子宫内膜外形改变

子宫内膜与肌层分界不清,边缘毛糙。

2. 子宫内膜厚度改变　子宫内膜变薄或厚薄不均,严重者呈线状,形态僵硬,或内膜显示不清,内膜厚度不随月经周期改变而改变（图 6-5-4）。

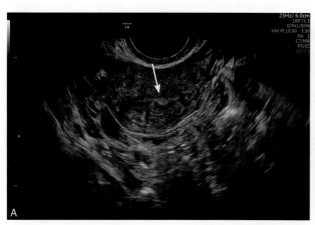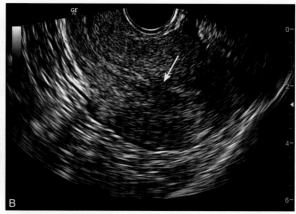

图 6-5-4　宫腔粘连的子宫内膜厚度改变

A. 内膜厚薄不均；B. 部分宫腔线显示不清。

3. 子宫内膜回声改变　子宫内膜回声不均匀,局部子宫内膜回声中断,表现为单发或多发、形态不规则、厚薄不均、宽窄不一的低回声带,连接于前后壁之间,局部区域宫腔线模糊不清,与肌层分界不清,局部回声不随月经周期改变而改变,子宫内膜 Gonen 分型中的 A 型内膜表现为局部三线征消失,B 型或 C 型内膜表现为高回声内膜内的低回声带（图 6-5-5）（子宫内膜 Gonen 分型参见本章第九节）。

4. 子宫内膜波状运动改变　宫腔粘连区域形态僵硬,失去正常的内膜波状运动,表现为局部无运动,或周围内膜蠕动到此区域中断。

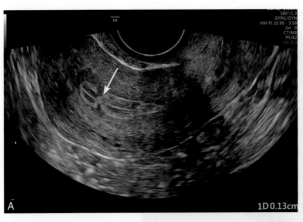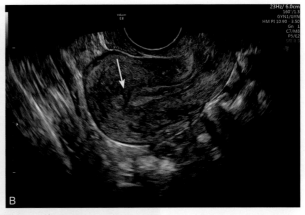

图 6-5-5　宫腔粘连的子宫内膜回声改变

A. A 型内膜的宫腔中上段局部三线征消失,并见不规则低回声带; B. B 型内膜的宫腔中上段回声连续性中断,可见连接于前后壁之间的低回声带。

5. 宫腔积液　由于粘连带的物理障碍,容易造成经血排出受阻而在宫腔内积聚,表现为宫腔内液性无回声区,并在液性回声区内可见低回声带。宫颈粘连有时仅仅表现为宫腔积液,而无其他阳性征象发现(图 6-5-6)。

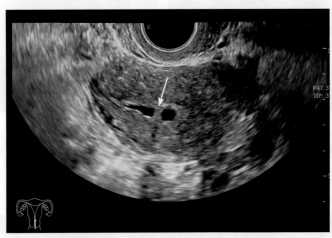

图 6-5-6　宫腔粘连带合并宫腔积液

(三)子宫三维超声

子宫三维超声提供的子宫冠状面和连续断层等切面,能为宫腔形态、粘连部位、粘连性质、粘连范围等的判断提供更多的信息。

1. 宫腔形态改变　中央型宫腔粘连的宫腔形态一般无明显改变,周围型宫腔粘连可表现为宫腔边缘毛糙、不清晰,当病变处在宫角时,则表现为病变侧宫角变钝或缺失。重度周围型宫腔粘连子宫内膜不能显示正常倒三角形,或完整内膜形态显示困难,或宫腔形态失常,宫腔呈 T 形,也称缩窄型宫腔形态异常(图 6-5-7)。

2. 子宫内膜回声改变　子宫内膜回声不均,粘连处内膜回声缺失。中央型宫腔粘连可在高回声的内膜区域内出现局限性回声缺损,呈不规则低回声区。周围型宫腔粘连可在宫腔边缘区域出现回声缺损,表现为局部变钝、边缘不光整等(图 6-5-8)。需要注意的是,在宫腔三维超声中,宫腔积液也表现为局部内膜回声缺失,所以回声缺失不仅可以是粘连带形成的,也可以是宫腔积液所形成的,需要结合二维超声等进行综合判断。

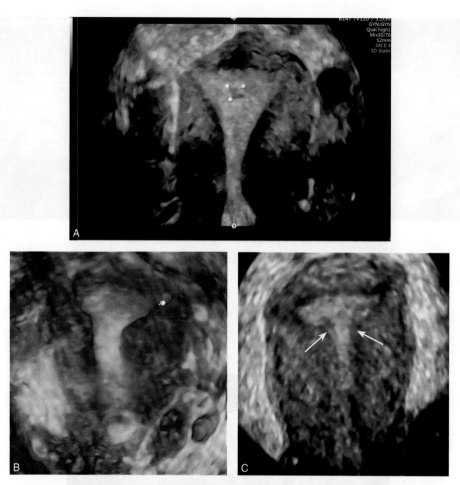

图 6-5-7　子宫三维超声显示宫腔粘连的宫腔形态改变

A. 中央型粘连宫腔形态正常；B. 周围型粘连，左侧宫角缺失；C. 重度周围型宫腔粘连，宫腔呈 T 形。

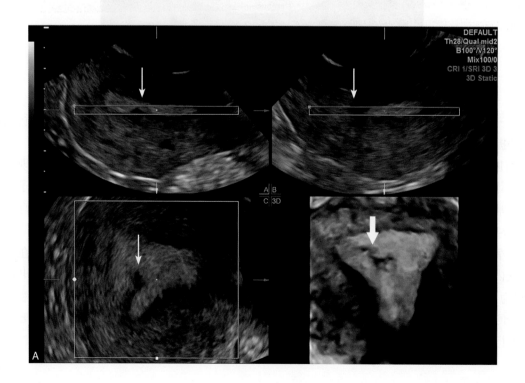

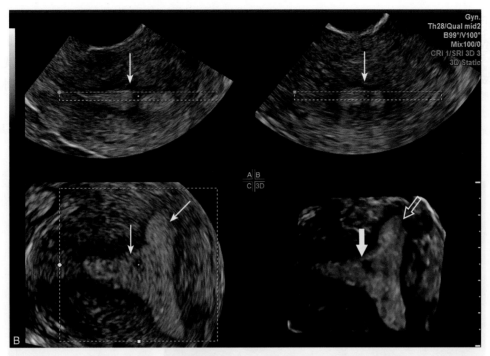

图 6-5-8　子宫三维超声显示宫腔粘连的子宫内膜回声改变

A. 中央型宫腔粘连：A、B、C 三个平面分别显示宫腔中央偏右侧区域不规则低回声区（细箭头），3D 成像显示宫腔呈倒三角形，边缘锐利，宫腔中央偏右侧区域高回声内膜内出现不规则低回声区（实心箭头）；B. 中央 + 周围型宫腔粘连，A、B、C 三个平面分别显示宫腔近底部中央区域不规则低回声区，C 平面显示左侧宫角部圆钝（细箭头），3D 成像显示宫腔近底部中央区域高回声内膜内出现不规则低回声区（实心箭头），右侧宫角部锐利，左侧宫角部变钝（空心箭头）。

（四）宫腔水造影

　　部分宫腔粘连的患者在常规超声上缺乏特异性，如膜性粘连或是轻度周围型粘连在二维和三维超声上很难做出明确诊断，此时需要借助宫腔水造影技术，通过向宫腔内注入生理盐水，以二维或三维的形式，全面评估宫腔内粘连的部位、范围、性质等。因此，宫腔水造影在宫腔粘连的评估中具有重要价值。

　　1. 宫腔水造影二维超声　在宫腔内无回声水的衬托下，粘连带表现为条带状或片状低回声或高回声，两端黏附于子宫壁（图 6-5-9）。宫腔水造影时还应特别注意两侧宫角部。宫角部膜性粘连带常引起

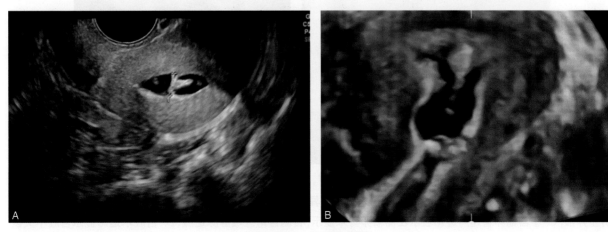

图 6-5-9　宫腔水造影

A. 二维超声显示在宫腔水的无回声背景上，粘连带表现为条带状中等回声连于子宫前后壁之间；B. 三维超声显示宫腔内粘连带回声的部位和范围。

060501

ER 6-5-1　宫腔水造影行抽吸动作时,宫腔粘连光带无明显飘动

一侧输卵管不通畅的假象,而常规二维超声和三维超声常难以显示,此时宫腔水造影成为最佳的影像学诊断手段(图 6-5-10)。对于宫腔内的膜性回声可以通过造影管注水的抽吸动作进行鉴别,宫腔粘连带由于两端固定在宫壁,抽吸动作时光带无明显飘动(ER 6-5-1);而内膜碎片等一般仅仅一端附着于子宫壁,另一端游离,通过注水的抽吸动作可见光带飘动或消失。

2. 宫腔水造影三维超声　在宫腔水造影二维超声基础上进一步行三维成像,可以获得粘连部位、范围等更准确的信息(图 6-5-9B、图 6-5-10F)。

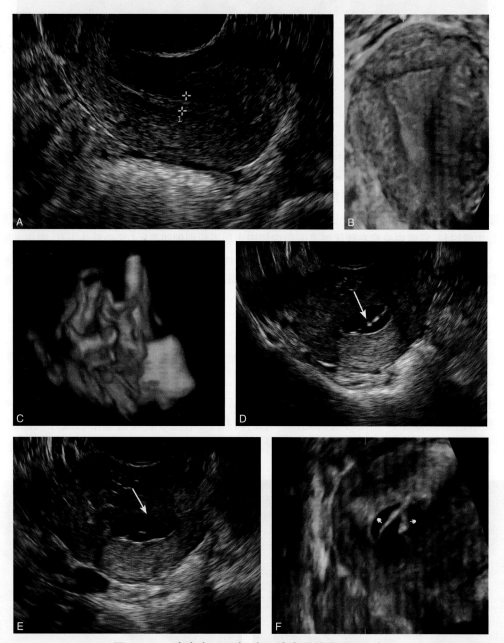

图 6-5-10　患者女,32 岁,人工流产后继发不孕 2 年

A. 二维超声显示子宫双层内膜厚度 4mm,回声未见明显异常;B. 子宫三维显示宫腔形态呈倒三角形,内部回声未见明显异常;C. 子宫输卵管超声造影显示左侧输卵管未显示,右侧宫角区域静脉逆流;D. 宫腔水造影显示宫腔中央区域膜性粘连带;E. 宫腔水造影显示左侧宫角部膜性粘连带;F. 宫腔水造影基础上子宫三维显示宫腔内 2 条粘连带回声。病例意义:宫腔内膜性粘连带常规二维超声和三维超声无法显示,在宫腔水造影基础上的二维超声和三维超声能清晰显示,同时由于其中一根粘连带位于左侧宫角部,导致了在子宫输卵管超声造影下左侧输卵管不通畅的假象。

（五）子宫输卵管超声造影

子宫输卵管超声造影可以清楚显示宫腔形态和造影剂在宫腔内的充盈情况。但宫腔内存在宫腔粘连时，由于粘连带的黏附，造影剂无法充盈病变区域，表现为局部充盈缺损，也是诊断宫腔粘连的重要依据之一（图 6-5-11）。

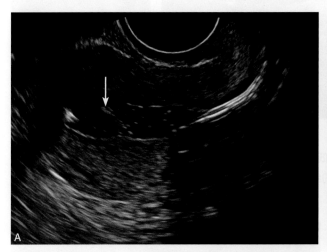
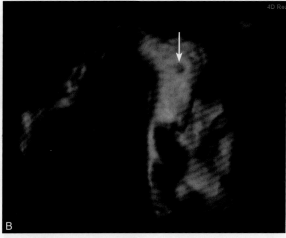

图 6-5-11 宫腔粘连的宫腔水造影和子宫输卵管超声造影表现

A. 宫腔水造影显示宫腔中段膜状中等回声粘连带；B. 子宫输卵管超声造影显示子宫腔中段粘连带附着处小圆形充盈缺损区。

（六）宫腔粘连超声分级体系

宫腔粘连的分级需要综合超声、宫腔镜和病史等多方面因素进行综合分析判断，仅仅从超声上很难精确判断粘连的严重程度。但不同的超声表现与严重程度之间有一定的关联性，二维超声、三维超声和宫腔水造影上的粗略分级标准可供临床作一参考。

1. 轻度　宫腔线模糊，局部连续性不佳；内膜回声中断，局部"三线征"消失；内膜与肌层分界欠清，局部毛糙；内膜区域内不规则低回声，范围小于 1/3 宫腔；内膜蠕动波无明显影响（图 6-5-12）。

2. 中度　内膜厚薄不均，数处回声中断，见不规则低回声带与肌层相连，局部内膜"三线征"消失，内膜"蠕动波"减弱或消失；内膜与肌层分界不清，局部毛糙；宫腔内局限性积液，内可见稍强回声带；三维显示局部片状低回声区，占宫腔 1/3~2/3；月经明显减少。内膜有周期性变化，厚度 2~5mm（图 6-5-13）。

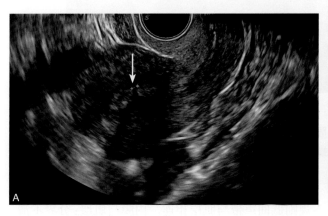
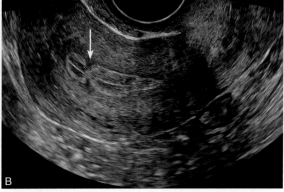

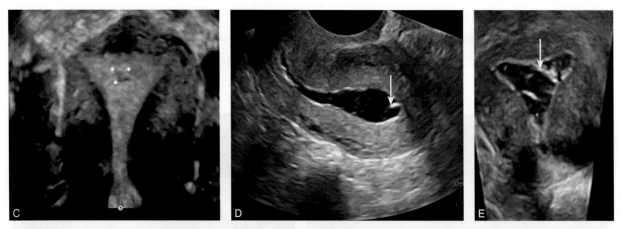

图 6-5-12 宫腔轻度粘连

A、B. 宫腔线连续性中断,内膜区域内可见不规则细小低回声带;C. 子宫三维显示高回声内膜内局限性呈低回声,范围小于 1/3 宫腔;D、E. 宫腔水造影显示宫腔内纤细的纤维带。

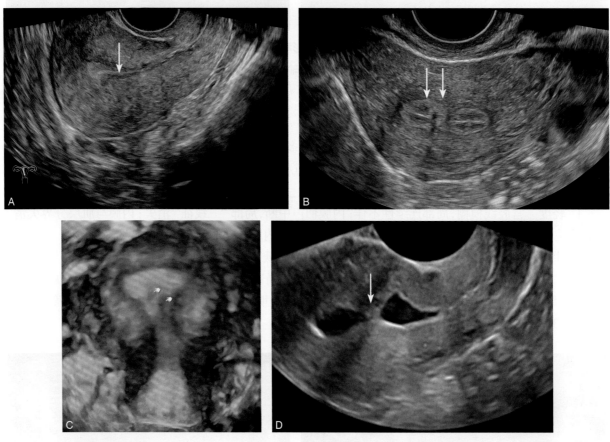

图 6-5-13 宫腔中度粘连

A. 二维超声显示内膜厚薄不均;B. 二维超声显示内膜多处中断;C. 三维超声显示局部片状低回声区,占宫腔 1/3~2/3;D. 宫腔水造影显示子宫内膜因宫腔粘连呈蝴蝶结状

3. **重度** 内膜厚薄不均,多处回声中断,可见不规则低回声带与肌层相连。内膜与肌层:分界不清、连续性差;非绝经期内膜线样、模糊不清、形态僵硬、小锯齿样改变;三维显示局部回声缺损,范围大于 2/3 宫腔。继发闭经,内膜无周期性变化,厚度 <2mm(图 6-5-14)。

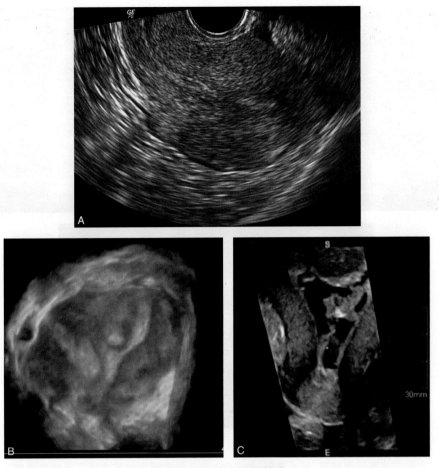

图 6-5-14 宫腔重度粘连

A. 非绝经期内膜形态僵硬、小锯齿样改变；B. 三维显示局部回声缺损范围大于 1/2
宫腔；C. 三维超声冠状面显示粘连带占据超过 2/3 的宫腔且形态不规则。

六、其他检查方法

（一）子宫输卵管造影

子宫输卵管造影（HSG）主要表现为宫腔内单发或多发斑条状充盈缺损，边界欠清。由于子宫腔内的气泡、黏液及子宫内膜碎片等均可造成充盈缺损的假阳性征象，与宫腔镜诊断相比，其阳性预测值仅约 50%。

（二）磁共振

磁共振（MRI）检查平扫时 T_2 加权像粘连部位为单发或多发斑条、斑点状呈低信号，宫腔及子宫内膜为高信号，信号不均、边界欠清，并可分层评估宫腔粘连时的宫腔不同部位情况。

（三）宫腔镜

宫腔镜在直视下观察宫腔形态特征，了解粘连的性质、部位、程度和范围，并进行粘连评分及相应治疗处理，为诊断宫腔粘连的"金标准"。

七、鉴别诊断

（一）子宫内膜息肉

典型子宫内膜息肉在二维或三维超声上表现为宫腔内可见不均回声或偏高回声团，常呈水滴状，一般界限清楚，子宫内膜基底层与肌层分界清楚，无变形。CDFI 常在内部探及点状血流信号（图 6-5-15）。

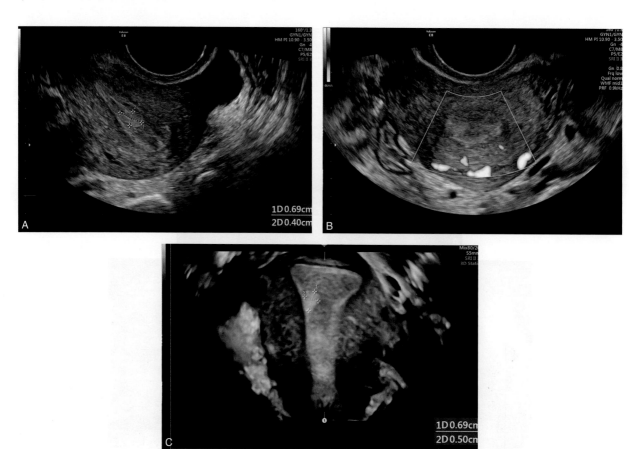

图 6-5-15　子宫内膜息肉

A. 二维超声显示宫腔内偏高回声结节,呈水滴形; B. CDFI 显示偏高回声结节内可见点状血流信号; C. 三维超声显示宫腔内可见一枚偏高回声结节。

（二）子宫黏膜下肌瘤

子宫黏膜下肌瘤在常规二维或三维超声上表现为子宫内膜区域低回声结节,向宫腔突起,与肌壁关系较密切,CDFI 常在肌瘤附着处可显示供血血管（图 6-5-16 ）。

（三）妊娠残留物

妊娠残留物多见于流产早期,表现为宫腔内不规则不均偏高回声团,团块与子宫内膜分界不清晰,CDFI 示其内有较丰富的血流信号（图 6-5-17 ）。

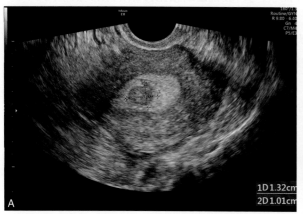
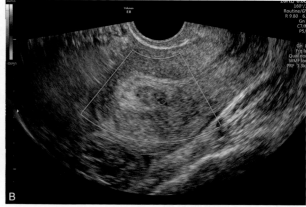

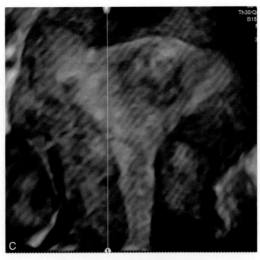

图 6-5-16　子宫黏膜下肌瘤

A. 二维超声示宫腔内低回声结节；B. CDFI 示内可见点状血流信号；C. 三维超声示宫腔内可见稍高回声球形团块。

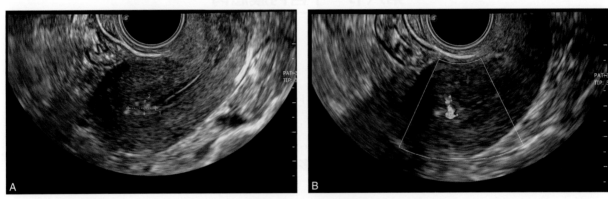

图 6-5-17　妊娠残留物

A. 二维超声显示宫腔内不均偏高回声区；B. CDFI 显示不均偏高回声区内可见点状血流信号。

（四）子宫内膜癌

　　子宫内膜癌以中老年人多见，子宫轮廓早期可无明显改变，晚期子宫可增大，轮廓模糊；内膜不规则增厚，可见菜花状回声突起，当侵犯肌层时，内膜与肌层分界不清，CDFI 示较丰富的低阻血流信号，RI<0.4。一般情况在绝经后内膜厚度 >5mm 需引起重视（图 6-5-18）。

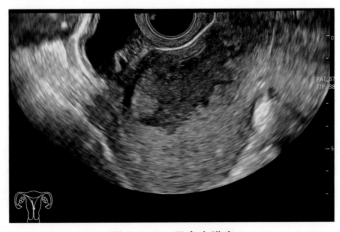

图 6-5-18　子宫内膜癌

绝经后于子宫腔内及前壁肌层可见低回声团，外形不规则，内膜与肌层无明显界限。

八、治疗原则

宫腔粘连常遵循以下治疗原则：对于无临床症状且无生育要求的 IUA 患者不需要手术治疗。对于虽有月经过少，但无生育要求，且无痛经或宫腔积血表现的患者，也不需要手术治疗。对于不孕、反复流产、月经过少且有生育要求的患者，宫腔粘连分离手术可作为首选治疗手段，其治疗目的是恢复宫腔解剖学形态及宫腔容积，治疗相关症状（不孕、疼痛等），预防再粘连形成，促进子宫内膜再生修复，恢复生育能力。但对于重度 IUA，目前尚无有效恢复生育功能和月经生理的治疗方法，宫腔镜宫腔粘连分离术后再粘连率高达 62.5%，妊娠成功率仅 22.5%~33.3%。

（彭成忠　何雪威　邹彦）

第六节　子宫内膜息肉

一、概述

子宫内膜息肉（endometrial polyp，EP）是由子宫内膜腺体及纤维化的子宫内膜间质局限性增生伴厚壁血管生成，形成的隆起于子宫内膜表面的良性结节，其数目和大小不等，好发于宫底及宫角部。子宫内膜息肉可发生于育龄期和绝经后，以 40~50 岁最常见，是临床常见的子宫内膜病变之一，是引起异常子宫出血的最常见原因之一，还可引起经期延长、经量增多、不孕等临床表现。

二、病因和发病机制

子宫内膜息肉的发病机制尚不明确。研究表明，内膜息肉的发生发展与内分泌因素、遗传因素、免疫因素等密切相关。子宫内膜息肉中的雌激素受体和孕激素受体的表达与正常子宫内膜不同，推测内膜息肉的形成可能是由于局部内膜对雌激素过度反应所致，子宫内膜息肉的间质细胞中孕激素受体水平下降，可能阻止间质发生蜕膜反应和月经脱落。另外，子宫内膜息肉的发生也可能与息肉组织细胞中染色体的异常有关。多位学者研究表明，内膜息肉间质中染色体 6p21 的重排是内膜息肉的特征性遗传改变。而内膜息肉的发生发展还可能与子宫内膜局部免疫炎症反应有关，炎症导致新生血管形成和组织生长。

三、病理与分型

（一）病理

1. 大体病理　息肉表现为表面光滑，带蒂或无蒂的赘生物，单个或多个，小的为 1~2mm，大的可充满整个宫腔，有长蒂时可通过宫颈向宫颈外口或阴道突出，蒂粗细不一（图 6-6-1）。单发性息肉多位于宫底部，呈灰白色，质软，基底宽；多发性息肉位于宫腔多个部位，呈弥漫性生长。息肉可继发出血、坏死、溃疡、感染等，还可能发生蒂扭转引起出血性梗死。

2. 镜下病理　镜下息肉由增生的子宫内膜腺体、含胶原纤维的间质及表面被覆的单层柱状上皮或立方上皮组成。内膜腺体排列紊乱，常呈囊性扩张；间质较致密，常伴有纤维化。腺肌瘤样息肉，镜下见富含平滑肌组织的基质包绕子宫内膜腺体。

（二）分型

子宫内膜息肉根据 WHO 分类标准分为功能性子宫内膜息肉、非功能性子宫内膜息肉、腺肌瘤性息肉和绝经后子宫内膜息肉。

1. 功能性子宫内膜息肉　来源于成熟的子宫内膜,对雌孕激素均有反应,随月经周期变化而变化,有自愈可能,可部分或全部自行脱落。

2. 非功能性子宫内膜息肉　最常见,来源于未成熟子宫内膜,仅少部分保持基底内膜形态,仅对雌激素有反应,大部分在雌激素作用下持续增生,形成单纯性、复杂性增生。

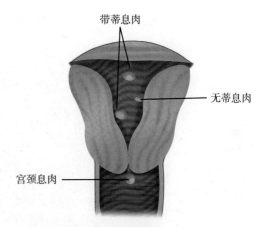

图 6-6-1　内膜息肉示意图
包括带蒂息肉、无蒂息肉和宫颈息肉。

3. 腺肌瘤样息肉　除内膜息肉的组织结构外,其内部还可见平滑肌成分,是一种特殊的少见类型。

4. 绝经后子宫内膜息肉　又称萎缩性息肉,息肉的内膜腺体和间质萎缩。

四、临床表现

约有 10% 的子宫内膜息肉无临床症状,仅在体检时偶然发现,常见临床表现如下。

1. 异常子宫出血　异常子宫出血是子宫内膜息肉最常见的症状,表现为月经量增多、月经期延长、月经淋漓不尽、绝经后阴道出血等。约 13%~50% 的绝经前女性和 30% 的绝经后女性是因为息肉导致的异常子宫出血。出血可能是由息肉内间质充血引起静脉淤滞和尖端坏死导致。

2. 不孕　子宫内膜息肉在原发不孕患者中发病率为 3.8%~38.5%,在继发不孕患者中发病率为 1.8%~17.0%。子宫内膜息肉导致不孕的原因有:①机械性梗阻,内膜息肉可能会阻塞宫颈或输卵管而阻碍精子进入,还会妨碍受精卵从输卵管向宫腔运输;②息肉充填宫腔,阻止胚胎植入子宫内膜,还会影响胎盘形成;③息肉还会产生类似宫内节育器的子宫内膜炎症反应,从而干扰胚胎植入。

3. 癌变　很小部分息肉(约 1%)可能会发生癌变,最常见的癌变类型为子宫内膜样腺癌和浆液性腺癌。子宫内膜息肉恶变率随着年龄增加而增加,合并有阴道出血和绝经后状态会增加患恶性肿瘤的风险。而年龄、肥胖、高血压、息肉大小、使用三苯氧胺和激素替代疗法都似乎与息肉恶变有相关性。

五、超声表现

（一）检查前准备

建议采用经阴道超声检查子宫内膜息肉,经腹超声容易遗漏较小的息肉。经阴道超声诊断子宫内膜息肉的敏感度为 19%~96%,特异度为 53%~100%,阳性预测值为 75%~100%,阴性预测值为 87%~97%。对检查时机有一定的要求,建议安排在月经周期的前 10 天,子宫内膜最薄的时候来检查,以最大限度地减少假阳性和假阴性。当超声检查发现子宫内膜增厚、回声不均匀时,可建议在月经干净后再行超声检查,以区分是内膜息肉或息肉状子宫内膜。

（二）二维超声

1. 单发息肉　单个的子宫内膜息肉表现为宫腔内高回声团或不均匀低回声团,外形规则,呈椭圆形或水滴形,与正常内膜之间的分界清楚,部分息肉可发现囊性变,表现为团块中央的液性暗区(图 6-6-2)。

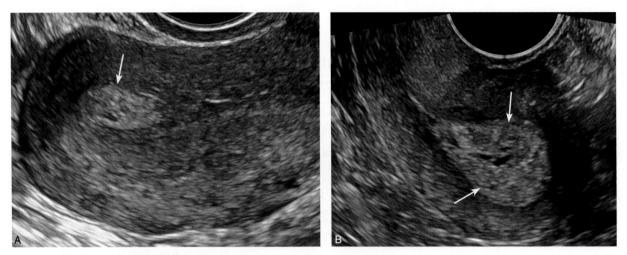

图 6-6-2　子宫内膜单发息肉

A. 宫腔内高回声团,呈椭圆形,边界清楚,与内膜间有分界;B. 宫腔内稍强回声团,团块内可见几个小囊性暗区。

　　2. 多发息肉　多发息肉表现为子宫内膜增厚,回声不均匀,内有多个不规则局限性或团簇状高回声,与正常内膜的分界模糊,有时可见前后壁内膜厚度不一致(图 6-6-3)。

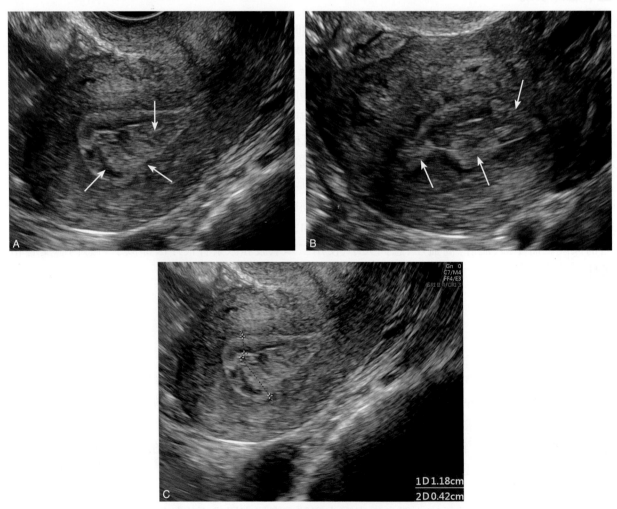

图 6-6-3　子宫内膜多发息肉

A、B. 子宫矢状切面(A)及横切面(B)显示宫腔内多发稍强回声(箭头),部分与内膜间的分界模糊,内膜基底层完整;C. 内膜厚薄不均,前壁内膜厚约 0.42cm,后壁内膜厚约 1.18cm。

3. 宫颈息肉 宫颈息肉一般为边界清楚的强回声团,常有蒂与宫颈壁相连,大小不等,宫颈管有黏液时较易诊断(图 6-6-4)。

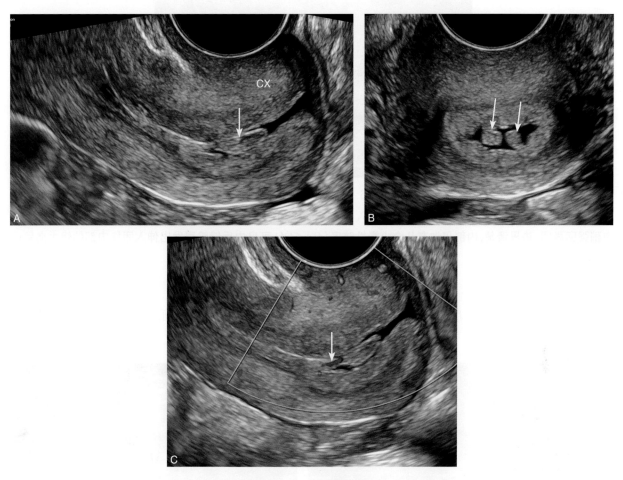

图 6-6-4 宫颈管息肉

A. 宫颈(CX)纵切面示宫颈管内稍强回声(箭头);B. 宫颈横切面示在宫颈管黏液衬托下,两个稍强回声团轮廓清楚;C. CDFI 示息肉蒂部的血流。

(三)彩色多普勒超声

彩色多普勒超声可显示典型的内膜息肉的滋养血管,表现为从子宫肌层伸入团块内部的单一粗大条状血流信号(图 6-6-5),这是内膜息肉的特征性血管模式,可与增生或恶性病变的多血管模式相鉴别。频谱多普勒显示息肉的动脉血流频谱为中等阻力(>0.40),静脉血流为低流速(4~8cm/s)。

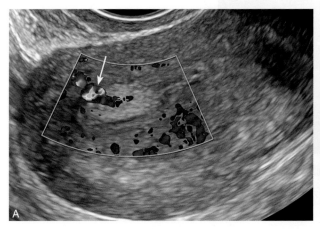
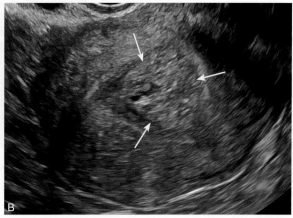

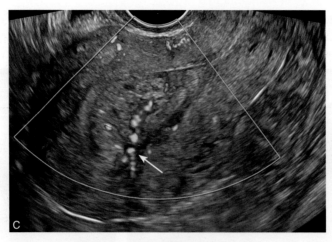

图 6-6-5　子宫内膜息肉血流特点

A. 宫腔内稍强回声团，CDFI 显示由肌层发出伸入团块内的滋养血管（箭头）；B、C. 为同一患者，二维超声可见宫腔内稍强回声团，边界清楚，内部见散在几个小囊性暗区（B），CDFI 可见由后壁肌层发出伸入团块内部的粗大血管回声（C）。

（四）三维超声

经阴道三维超声显示自内膜表面突向宫腔的椭圆形团块回声，大部分基底部较窄，内膜基底层未见中断（图 6-6-6）。

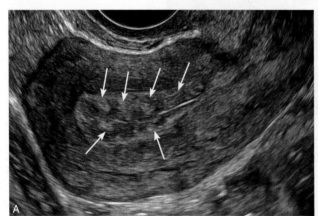
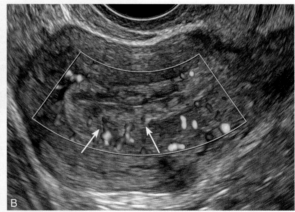

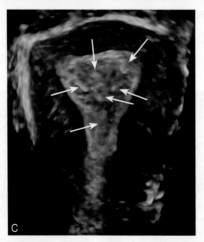

图 6-6-6　子宫内膜息肉三维超声表现

A. 宫腔内多发稍强回声，与内膜间分界欠清楚；B. CDFI 示部分稍强回声内可见由肌层发出的滋养血管；C. 子宫三维超声可见宫腔内多发稍强回声。

（五）宫腔水造影

宫腔水造影通过注射生理盐水等负性造影剂到宫腔,能显示宫腔内的单个或多个息肉病变的轮廓,观察息肉的大小、位置、数目和结构特点等特征(图 6-6-7),提高了对息肉尤其是小息肉的检出率,同时将息肉的诊断特异度提高至 88%~99%,阳性预测值增至 97%~100%,但敏感度有所降低,为 92%~95%,阴性预测值约为 97%。联合应用三维超声,能获得团块任意 3 个正交平面的图像信息,充分发挥三维超声和宫腔水造影的优势,有助于息肉的检测和定位(图 6-6-8、ER 6-6-1)。

ER 6-6-1　子宫内膜多发息肉宫腔水造影

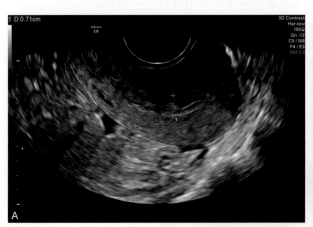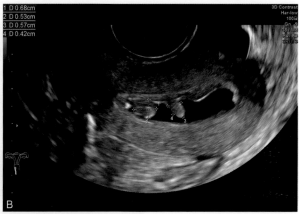

图 6-6-7　子宫内膜息肉宫腔水造影

A. 造影前宫内膜回声不均匀;B. 造影后宫腔内多发稍强回声团,边界清楚。

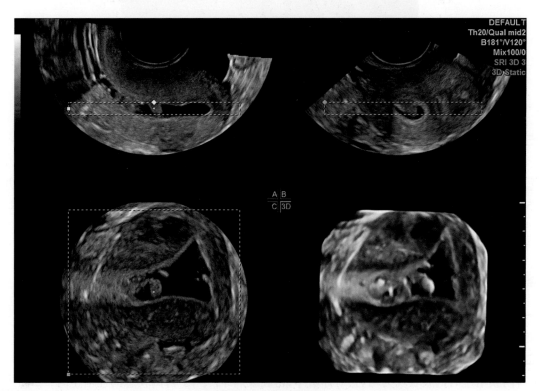

图 6-6-8　子宫内膜息肉宫腔水造影基础上的三维成像

显示 A、B、C 三个正交平面和 3D 重建后内膜息肉的位置、大小、数目等信息,充分发挥三维超声和宫腔水造影的优势。

六、其他诊断方法

（一）诊断性刮宫术

诊断性刮宫术既可以作为诊断方法,也能作为治疗手段,但无引导的盲视下诊刮术难以刮除息肉根部,对于宫底及宫角部的息肉也不易刮到,有一定的漏诊概率。研究表明,通过盲刮去除子宫内膜息肉的成功率小于 50%。盲刮也可能导致息肉碎裂而使病理诊断变得困难、子宫内膜损伤而导致术后感染,增加术后不孕和宫腔粘连概率。因此,盲视下诊刮术不应作为常规诊断或治疗性干预措施。

（二）宫腔镜检查

宫腔镜检查被认为是识别宫腔内病变最有效的方法,是诊断子宫内膜息肉的"金标准",可直视宫腔,明确息肉大小、位置、数目,探查息肉根部及周边内膜情况(图 6-6-9),还能获取组织进行病理检查,将内膜息肉与其他病变如黏膜下肌瘤、妊娠物残留等进行鉴别。然而,由于此方法是有创检查,会引起患者疼痛、出血,且费用高、检查前准备复杂和需要较长的检查时间,甚至有子宫穿孔的风险,很难作为常规检查手法。

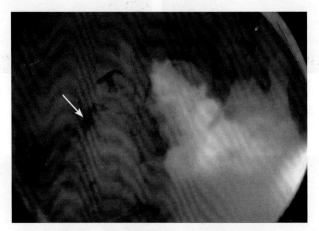

图 6-6-9　宫腔镜下显示内膜息肉（箭头）

（三）MRI

子宫内膜息肉在 MRI 的 T_2WI 中表现为被高信号液体和内膜包裹的低信号的宫腔内肿块。MRI 能在任意月经周期对息肉进行检查,不受时间的限制,但即使加上造影剂进行增强扫描,诊断率也并不高,仅有 25%~53%。再加上 MRI 价格较昂贵,与经阴道超声检查相比,并无诊断优势,使得此项技术不常规应用于子宫内膜息肉的诊断。

七、鉴别诊断

（一）黏膜下肌瘤

内膜息肉与黏膜下肌瘤的鉴别要点详见本章第三节子宫肌瘤。

（二）子宫内膜增生

子宫内膜增生时内膜表现为均匀、对称增厚,宫腔线居中。当子宫内膜息肉样增生时,二维图像和彩色多普勒超声表现与内膜息肉相似,超声检查很难区分(图 6-6-10)。

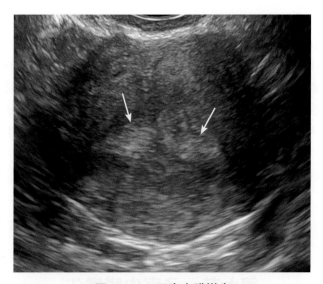

图 6-6-10　子宫内膜增生

宫腔内多个稍强回声,部分边界较清楚,术后病理为子宫内
膜增生,部分区域呈息肉样生长,与内膜息肉的鉴别困难。

(三)子宫内膜癌

子宫内膜癌表现为内膜回声普遍不均匀,其内探及丰富的彩色多普勒血流信号,呈异常低阻力型动脉血流频谱,RI<0.4,当浸润肌层时,可观察到内膜病变与肌层间边界不清(图 6-6-11)。子宫内膜癌病变早期仅表现为子宫内膜增厚伴回声不均匀,与内膜息肉及内膜增生的鉴别较困难,需要结合年龄、阴道出血等病史综合评估。

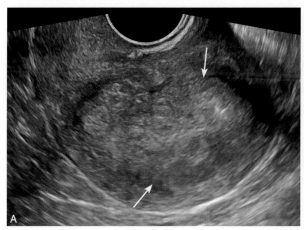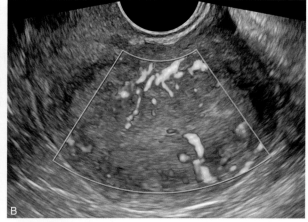

图 6-6-11　子宫内膜癌

A. 内膜弥漫性增厚,回声增强、不均匀,外形不规则,部分与肌层分界欠清;B. 内膜内探及异常丰富血流信号。

八、治疗原则

(一)期待治疗

功能性子宫内膜息肉可随体内激素水平发生周期性变化,尤其是直径 <1.0cm 的息肉,月经来潮时可部分或全部脱落,有自愈的可能。

（二）药物治疗

药物对子宫内膜息肉的治疗作用有限。可使用促性腺激素释放激素激动剂（GnRH-a）、左炔诺孕酮宫内缓释节育系统（LNG-IUS）作为息肉术后辅助治疗的药物，用于降低息肉的复发率。GnRH-a 通过抑制卵巢分泌雌孕激素，从而抑制子宫内膜息肉的复发。LNG-IUS 通过在宫内局部微量释放左炔诺孕酮，抑制子宫内膜生长，使内膜腺体萎缩、间质水肿和蜕膜化，使内膜变薄，已广泛用于治疗月经过多及功能性子宫出血。LNG-IUS 一般放置期限为 5 年，不良反应较少，取出后也不影响生育。

（三）手术治疗

一般在宫腔镜下可以行息肉切除术、息肉钳取术或内膜切除术。

（罗　红）

第七节　子宫内膜增生

一、概述

子宫内膜腺体增生和 / 或腺体间质比例增加的增生性病变称为子宫内膜增生（endometrial hyperplasia，EH），由 Thomas Cullen 在 1900 年提出并命名。子宫内膜增生与大量雌激素的持续刺激有关，多见于青春期和更年期，引起无排卵型功能失调性子宫出血，是异常子宫出血最常见的原因之一。子宫内膜增生的发病率随年龄增长而增加，在 30 岁以下的女性很少见，在 50 岁至 54 岁的女性中达到高峰。子宫内膜增生增加了患子宫内膜癌的风险，需要早期诊断和持续严密监测。

二、病因和发病机制

大多数内膜增生的病例是在长期雌激素刺激而无孕激素拮抗的情况下发生的，如早期的激素替代疗法。另外，子宫内膜的炎症反应、未生育或不孕、月经初潮或绝经较晚、无排卵、多囊卵巢综合征以及肥胖、糖尿病、高血压、内分泌系统疾病（如催乳素瘤）或遗传性非息肉病性结直肠癌（林奇综合征）等合并症也是危险因素。

三、分型与病理

（一）分型

2003 年版的 WHO 女性生殖道肿瘤分类中，子宫内膜增生采用的是 Kurman 和 Norris 提出的分类方法，根据子宫内膜腺体的结构复杂和拥挤程度分为单纯性增生和复杂性增生，再根据腺上皮细胞核是否出现异型性，再分为不伴不典型性的增生和不典型性增生。而 WHO 2014 年发布的第 4 版女性生殖器官肿瘤分类，将内膜增生简化为两类：不伴有不典型性的增生（hyperplasia without atypia）和不典型性增生（atypical hyperplasia，AH）。修改分类的原因在于对于临床治疗和预后而言，是否具有细胞及结构的不典型性是预后的关键，而单纯性增生和复杂性增生的临床处理差别不大。同时，WHO 将不典型性增生和子宫内膜上皮内瘤变（endometrial intraepithelial，EIN）并列命名为 AH/EIN，并强调两者均是 I 型子宫内膜样腺癌的癌前病变。有研究表明，活检中如果发现 AH/EIN，长期发生癌变的风险，AH 为 14 倍，EIN 为45 倍。

（二）病理

子宫内膜增生在病理上是指子宫内膜腺体与间质混合增生的病变，是介于正常增生期子宫内膜与分化良好的子宫内膜癌之间的一组病变。表现为子宫内膜增厚，厚度3~25mm不等，呈灰白色或淡黄色，表面平坦或息肉状突起，可伴有水肿，切面有时见扩张的腺体形成的囊腔。

1. 不伴有不典型性的增生　子宫内膜增厚，有息肉状改变和多个大小不等、数量不一的囊性区。镜下特点主要为结构异型性，腺体和间质比超过1∶1，腺体的大小和形状各不相同，腺上皮内有不规则的囊状轮廓和有丝分裂的图形，而间质数量可变。

2. 不典型性增生　子宫内膜表现为增厚和息肉状。镜下可见复合腺体增多、拥挤（间质减少所致），腺上皮细胞出现细胞极性紊乱、体积增大、核质比例增加、核深染、核分裂等征象，但不典型性增生缺乏子宫内膜样腺癌的间质结缔组织增生和广泛的腺体融合。

四、临床表现

（一）异常子宫出血

子宫内膜增生的主要临床表现为异常子宫出血，表现为不规则子宫出血、月经过频或月经周期紊乱、非经期出血、经期缩短或明显延长、月经量增多，甚至大量出血导致贫血或休克、绝经后女性子宫出血等。

（二）不孕

无排卵性功能失调性子宫出血的患者可发生不同程度的子宫内膜增生，部分患者因不孕来医院检查时发现内膜增生。

（三）闭经

子宫内膜受到雌激素持续刺激增生，同时因缺乏孕激素的作用，内膜中的血管螺旋度差，不发生阶段性收缩和松弛，导致闭经。内膜在持续高雌激素作用下增厚但不牢固，容易发生急性突破性出血，血量汹涌，表现为闭经后阴道大量出血。

五、超声表现

（一）检查前准备

子宫内膜增生的超声检查多采用经阴道检查的方法，对内膜的厚度、回声和血流情况显示更佳，是子宫内膜增生的主要筛查方法。在经阴道二维超声的基础上补充三维超声检查，可获得子宫的冠状面成像信息，从不同角度观察病变的大小、形态及与子宫内膜和肌层的关系。经静脉超声造影和宫腔水造影也可运用于子宫内膜增生的超声诊断中，以提供更多的影像学信息，有助于同其他宫腔病变进行鉴别。子宫内膜增生的检查时机没有特殊要求。不同检查方法的准备工作见本章第一节。

（二）二维超声

内膜增厚是子宫内膜增生的主要超声表现，正常内膜厚度上限（双层内膜厚度）：绝经期前为14mm，绝经后为8mm，使用他莫昔芬的女性为10mm。内膜增生时子宫内膜增厚，形态规则，常呈梭形，回声可呈均匀高回声、斑状强回声和低回声相间。合并腺体扩张、囊性萎缩或内膜息肉时，内膜内可见散在小囊性暗区或筛孔状无回声暗区，暗区可呈大小相等、排列整齐，或呈大小不等、分布不均匀。内膜的基底层与子宫肌层间分界清楚。子宫体积可正常或略增大，形态多无改变或略显饱满。内膜增生时因雌激素水平较高而常伴有单侧或双侧卵巢增大或卵巢功能性囊肿。超声图像难以准确区分子宫内膜是否有不典型性增生，需结合病理诊断结果（图6-7-1~图6-7-3）。

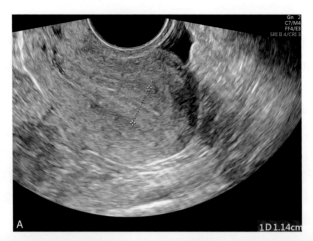

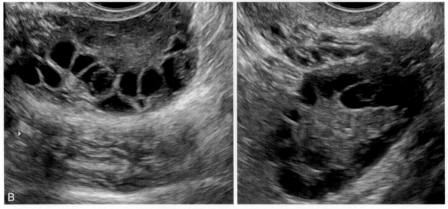

图 6-7-1　不伴有不典型性的子宫内膜增生

25 岁女性因停经 3 月就诊,经阴道超声检查提示内膜厚 1.14cm（双层）,回声呈较均匀增强（图 A）,双卵巢多囊改变（图 B）。

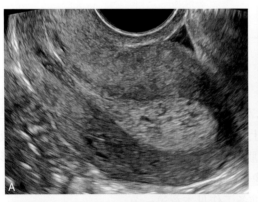

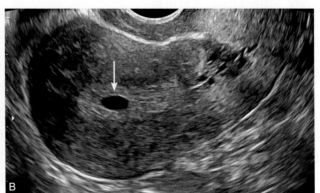

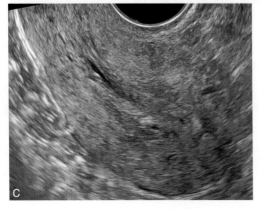

图 6-7-2　不伴有不典型性的子宫内膜增生

A. 子宫内膜增厚,回声不均匀,内见筛孔状无回声区;
B. 51 岁绝经后女性因白带呈粉色就诊,经阴道超声检查示内膜增厚,回声增强,其内见一囊性暗区;C. 47 岁绝经后女性服用他莫昔芬治疗后阴道出血,经阴道超声检查提示内膜回声不均匀增强。

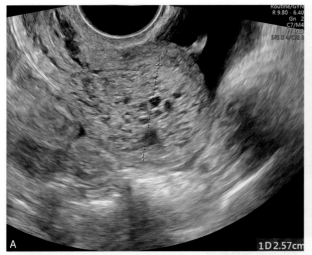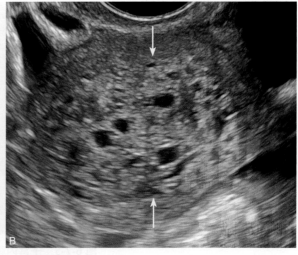

图 6-7-3　子宫内膜不典型性增生

50 岁绝经后女性,子宫矢状切面(图 A)及横切面(图 B)示内膜明显增厚,内见多个小囊性暗区。

(三)彩色多普勒超声

子宫内膜增生时,随着增生程度的不同,内膜显示为无血流信号、少许星点状血流信号或条状血流信号,频谱多普勒显示为中等阻力动脉频谱,RI 为 0.50 左右(图 6-7-4)。

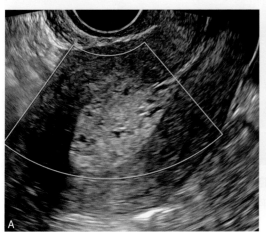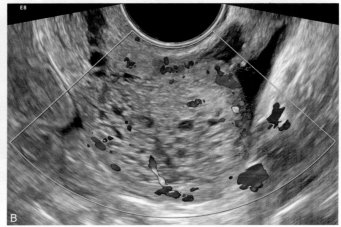

图 6-7-4　子宫内膜增生血流变化

A. 增生内膜内无明显血流信号显示;B. 增生内膜内可见散在星条状血流信号。

(四)三维超声

经阴道三维超声能观察到子宫内膜增生大小、形态、位置、与周围组织关系,还能观察病变内部血流信号的分布情况,并计算血管指数、血流指数及血流阻力指数等指标。子宫内膜增生表现为内膜均匀增厚,无明显结节或高回声团块,病变与肌层之间的界限清楚(图 6-7-5)。

(五)宫腔水造影

宫腔水造影时,子宫内膜表面呈凹凸不平的浅波浪状,回声可不均匀,局部增生时可见单发的宽基底隆起或结节,但与内膜间无明显边界(图 6-7-6)。子宫内膜增生有时和子宫内膜息肉同时存在(图 6-7-7)。

(六)经周围静脉超声造影

子宫内膜增生经周围静脉超声造影时常表现为内膜区域"慢进快出"的均匀低增强或"慢进慢出"的均匀等增强(图 6-7-8、图 6-7-9)。无局灶性增强是与子宫内膜息肉或黏膜下肌瘤的鉴别点之一,也与子宫内膜癌的快速高增强有明显区别。

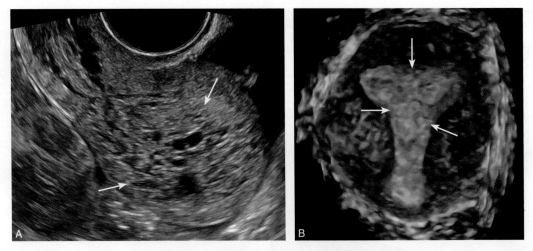

图 6-7-5　子宫内膜增生三维超声表现

A. 子宫内膜增厚,回声增强,内见多个小囊性暗区;B. 子宫三维成像示宫腔内弥漫性增生,内镶嵌
多个囊性暗区,与肌层间界限清楚。

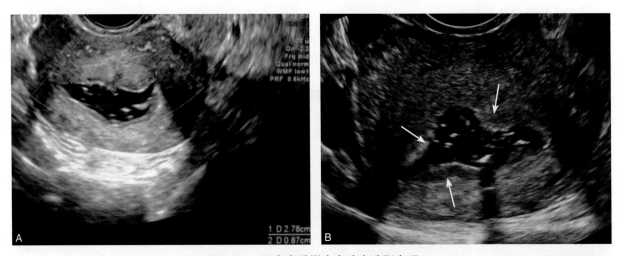

图 6-7-6　子宫内膜增生宫腔水造影表现

A. 子宫前壁内膜隆起,范围约 2.78cm×0.87cm,基底宽,表面不平,呈浅波浪状,与内膜间无明显边界;B. 宫腔内见
多个稍强回声突起,基底宽,与内膜间无明显界限。

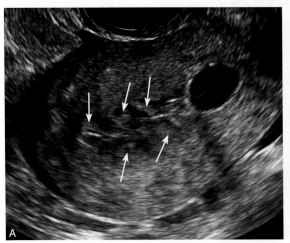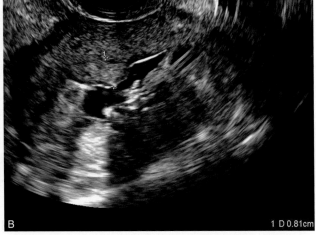

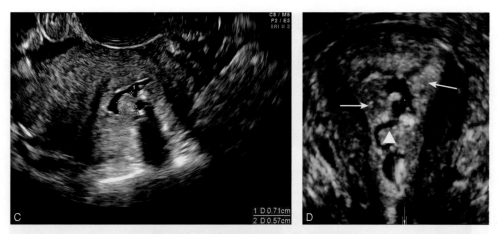

图 6-7-7　子宫内膜增生合并内膜息肉

A. 造影前,宫腔内似见多个稍强回声(箭头),边界不清;B. 注入生理盐水后,内膜凹凸不平,最厚处约 0.81cm,基底宽大;C. 宫腔内另见一稍强回声,边界清楚;D. 宫腔三维成像显示凹凸不平的内膜(箭头)与息肉(三角形)。

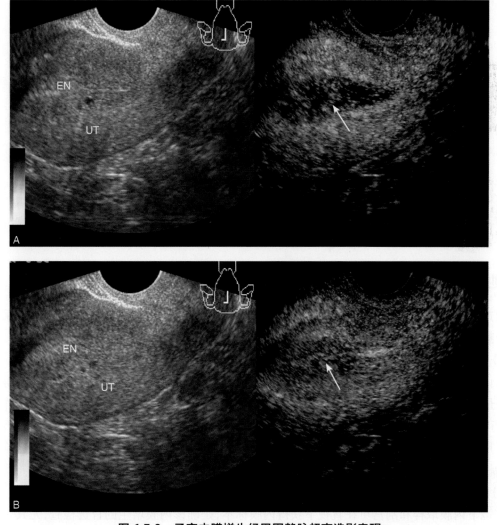

图 6-7-8　子宫内膜增生经周围静脉超声造影表现

A. 注入造影剂后 21s,子宫内膜开始增强,呈不均匀增强,向心性充填(箭头所示);B. 注入造影剂后 36s,内膜增强达峰值,强度低于子宫肌层,呈均匀性地低增强(箭头所示)。EN. 内膜;UT. 子宫。

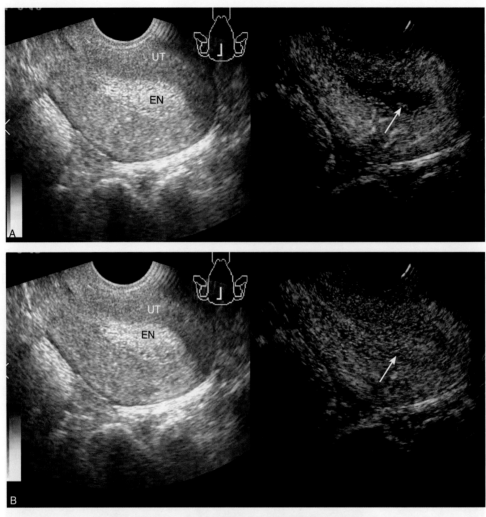

图 6-7-9　子宫内膜增生经周围静脉超声造影表现

A. 注入造影剂后 21s,子宫内膜从周边开始增强(箭头所示),晚于子宫肌壁,向心性充填;

B. 注入造影剂后 40s,内膜造影剂达峰,造影剂分布较均匀,呈等增强(箭头所示)。UT. 子宫。

六、其他诊断方法

　　除超声检查外的其他影像学检查,如 MRI、CT 等对内膜增生的诊断没有特异性,一般不采用。确诊主要靠诊断性刮宫术或宫腔镜检查。

(一)诊断性刮宫术

　　子宫内膜增生的确诊依靠内膜的病理学检查,所需的组织学标本主要通过内膜活检获得。诊断性刮宫术是最常用的取得内膜标本的方法,除了明确子宫内膜病理诊断还可以同时起到止血的作用。年龄>35 岁、药物治疗无效或存在子宫内膜癌高危因素的异常子宫出血患者,应行诊刮术明确是否有内膜病变。但采用盲法获取内膜标本时,可能无法刮到异常的内膜或获取的组织数量不够,从而影响对内膜病变的正确诊断。

(二)宫腔镜检查

　　宫腔镜下内膜取样和刮宫可在直视下获得内膜标本,是确诊内膜增生的首选检查,尤其是在诊断性刮宫后内膜标本正常,而仍然高度怀疑子宫内膜增生或癌症、持续性出血的患者。

七、鉴别诊断

（一）子宫内膜息肉

子宫内膜增生和息肉的鉴别请看第六节子宫内膜息肉部分。

（二）子宫内膜癌

典型的子宫内膜癌表现为内膜形态、轮廓不规则，回声不均匀，而内膜增生多呈较均匀性增厚。内膜癌的内膜与肌层间的结合带回声模糊或消失，浸润肌层时可见病变与肌壁分界不清，而内膜增生与肌层分界清楚。彩色多普勒超声显示内膜癌病灶内血流信号丰富，为低阻动脉血流频谱，RI<0.40。早期的子宫内膜癌与内膜增生特别是非典型增生鉴别困难，需要结合病理检查结果。

八、治疗原则

子宫内膜增生症的治疗，应根据临床表现、是否伴有非典型增生、有无生育要求及年龄等来决定。当患者以急性阴道大出血为临床表现时，应立即行诊断性刮宫术，一方面获取子宫内膜组织行病理学检查，另一方面迅速止血。非急性患者，不伴非典型性者癌变风险较小，首选药物治疗，主要包括孕激素治疗、促性腺激素释放激素激动剂（GnRH-a）治疗，也可选用左炔诺孕酮宫内缓释节育系统（LNG-IUS）。LNG-IUS 为一种放在子宫腔内的装置，内含一定剂量的左炔诺孕酮，置入子宫后每日微剂量释放，可持续使用5 年，对于子宫正常大小的内膜增生病例，可以作为首选治疗方案。患肥胖、肝功能异常等孕激素治疗禁忌证或孕激素治疗无效的患者，可选用促性腺激素释放激素激动剂（GnRH-a）治疗。对于非典型增生者，首选手术治疗，手术方式有子宫内膜切除术、子宫全切术等。

（罗　红）

第八节　子宫内膜癌

一、概述

子宫内膜癌（endometrial carcinoma）又称为子宫体癌，是发达国家女性生殖器官最常见的恶性肿瘤，在发展中国家仅次于宫颈癌，占女性生殖道恶性肿瘤的 20%~30%。研究表明，子宫内膜癌的发病率呈明显上升趋势，可能与内外环境因素均有关系。子宫内膜癌大部分是局限性病变，如果早期诊断，生存率相对较高，与其他妇科恶性肿瘤相比，子宫内膜癌的预后是最好的。

二、病因和发病机制

子宫内膜癌的发生大部分与雌激素密切相关，雌激素长期持续刺激，引起子宫内膜过度增生、不典型性增生，进而发展成内膜癌，相关危险因素有肥胖、未育、绝经延迟、糖尿病、高血压、多囊卵巢综合征、无拮抗的雌激素使用、他莫昔芬治疗等。

三、病理、分型与分期

（一）病理

1. **大体病理**　子宫内膜癌表现为癌组织局灶性或弥漫性侵犯内膜组织,局灶性病变多位于宫底部和宫角,后壁较前壁多见。早期局灶病变表现为内膜表面粗糙,无明显肿物。当肿块长大时,表现为突向宫腔的菜花状或息肉状肿块。

2. **镜下病理**　根据子宫内膜癌组织学分类的不同,镜下有不同的表现,以子宫内膜样腺癌最为常见。高分化腺癌的腺管排列拥挤、紊乱,细胞轻度异型,结构似增生内膜腺体;中分化腺癌的腺体不规则,排列紊乱,细胞向腺腔内生长呈乳头状或筛状,细胞异型性明显,核分裂象易见;低分化腺癌的癌细胞分化差,很少形成腺样结构,核异型性明显,核分裂象多见。

（二）分型

1983 年,Bokhman 基于临床、内分泌及流行病学史将子宫内膜癌分为Ⅰ型、Ⅱ型两种类型。

Ⅰ型:又称雌激素依赖型,绝经前及围绝经期妇女多见,合并肥胖、高血压、高血脂等代谢疾病,多伴有内膜不典型增生。对孕激素治疗有反应,进展缓慢,预后较好,5 年生存率较高。典型组织学类型有子宫内膜样腺癌,也是子宫内膜癌最常见的组织学类型,占所有病例的 3/4 以上。

Ⅱ型:又称非雌激素依赖型,发生在绝经后妇女,与高雌激素及子宫内膜增生无关,通常与萎缩的子宫内膜有关。对孕激素治疗无反应,侵袭性强,预后较差。典型组织学类型有浆液性癌、透明细胞癌。

（三）分期

临床上主要根据国际妇产科联盟（International Federation of Gynecology and Obstetrics, FIGO）妇科肿瘤委员会制定的标准进行分期（表 6-8-1）。

表 6-8-1　FIGO 子宫内膜癌分期（2018）

分期		肿瘤范围
Ⅰ期		肿瘤局限于子宫体
	ⅠA	无肌层浸润或浸润深度 <1/2 肌层
	ⅠB	浸润深度≥1/2 肌层
Ⅱ期		肿瘤侵犯宫颈间质,但未延伸到子宫外
Ⅲ期		肿瘤局部和 / 或区域扩散
	ⅢA	肿瘤侵犯子宫浆膜层和 / 或附件
	ⅢB	阴道和 / 或宫旁受累
	ⅢC	盆腔淋巴结和 / 或腹主动脉旁淋巴结转移
	ⅢC1	仅盆腔淋巴结转移
	ⅢC2	腹主动脉旁淋巴结转移伴或不伴有盆腔淋巴结转移
Ⅳ期		肿瘤侵犯膀胱黏膜和 / 或直肠黏膜,伴或不伴有远处转移
	ⅣA	肿瘤侵犯膀胱黏膜和 / 或直肠黏膜
	ⅣB	远处转移,包括腹腔内转移和 / 或腹股沟淋巴结转移

四、临床表现

子宫内膜癌最常见的症状是异常子宫出血（包括月经不调、月经间期出血、经量增多和经期延长等）和绝经后出血。由于50%~70%的患者发病于绝经后，因此又以绝经后阴道出血最为常见。绝经前女性还可表现为阴道异常分泌物，疾病晚期时还会出现腹痛、腹胀及肠道症状。

五、超声表现

（一）检查前准备

子宫内膜癌虽可发生于任何年龄，但平均发病年龄在55岁左右，绝大多数患者可行经阴道超声检查，较经腹超声检查对内膜的观察更细致，能更好评估子宫肌层的浸润和宫颈累及情况，诊断正确率更高。经阴道三维超声在二维超声基础上进行三维重建，能对病变进行更准确的体积测量，自动测定血管指数和显示病灶内立体的血管树。在常规超声基础上，还可以行经静脉超声造影诊断子宫内膜癌，并与其他宫腔病变进行鉴别。以上超声检查无特殊检查时机要求，按照检查类型不同做好相应的准备即可。

（二）二维超声

1. 子宫内膜增厚　子宫内膜癌的早期声像图可仅表现为内膜增厚（图6-8-1），回声尚均匀，难以与子宫内膜增生相鉴别。未使用激素替代疗法的绝经后妇女子宫内膜厚度≥5mm时，诊断子宫内膜癌的敏感度和特异度分别为96%和61%。

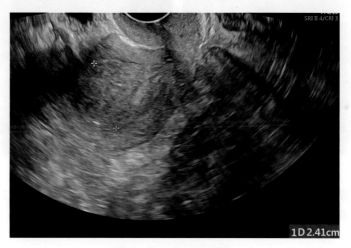

图6-8-1　子宫内膜癌

52岁绝经后女性因阴道流血就诊，经阴道超声检查提示内膜增厚，回声增强，内部回声欠均匀，可见散在小液性暗区，与肌层间的分界尚清楚。

2. 子宫内膜回声异常　除早期病灶外，子宫内膜癌的内膜回声表现为局灶性或弥漫性不均匀中强回声或低回声（图6-8-2），中央出现坏死出血时可合并低回声或无回声。当病灶累及宫颈或位于宫颈内口附近或肿块阻塞宫腔时还会继发起宫腔积液或积血（图6-8-3）。

3. 病灶边界　对子宫内膜基底层低回声线的观察，可提示有无肌层浸润。内膜癌未浸润肌层时，周边可有清楚的边界，内膜的低回声也可完整显示。当内膜低回声线中断或消失时，提示病灶合并肌层浸润，此时肿瘤病灶的边界往往不清，周边受累肌层为低而不均匀回声。

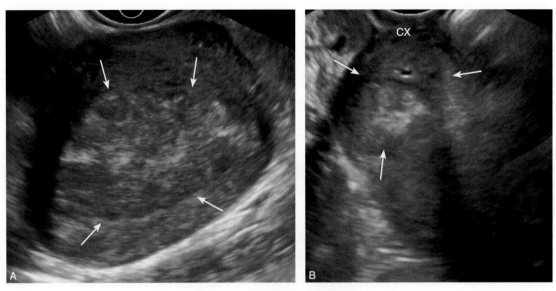

图 6-8-2　子宫内膜癌累及宫颈

45 岁女性因异常阴道流血就诊,宫体横切面(图 A)及宫颈横切面(图 B)示宫腔内及宫颈内有不均质弱回声团,内部有不规则增强回声,团块与周边结构分界欠清晰。

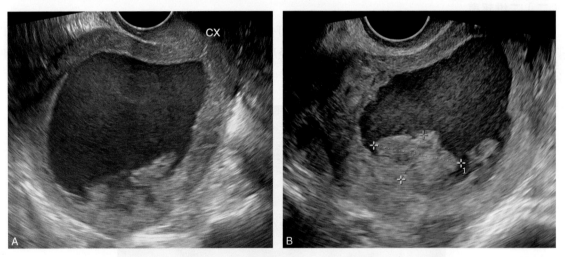

图 6-8-3　子宫内膜癌合并宫腔积液

A. 子宫纵切面,宫腔大量积液,外形不规则稍强回声团块从内膜处突向宫腔;B. 子宫横切面,宫腔内稍强回声呈菜花样附着于内膜表面,与肌层分界不清。

(三)彩色多普勒超声

在正常或萎缩性子宫内膜和绝大多数增生的子宫内膜内,往往检测不到明显的子宫内膜血流。而 90% 以上的子宫内膜癌病例中有新生血管的形成。彩色多普勒超声显示病灶内有较丰富点状或短条状血流信号,动脉血流频谱为低阻力,RI 为 0.4 左右(图 6-8-4、图 6-8-5)。有肌层浸润时,受累肌层局部血流信号增多,血供丰富,可据此辅助判断肌层浸润程度。

(四)经周围静脉超声造影

典型的宫内膜癌造影表现为"快进慢出"的高增强,合并肌壁浸润时可观察到内膜与子宫肌层界限不清(图 6-8-6)。

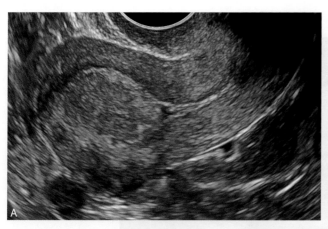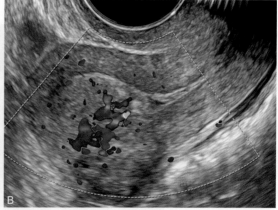

图 6-8-4　子宫内膜癌

54 岁绝经后女性因腹痛就诊，A. 经阴道超声示内膜增厚，回声增强，部分与后壁肌层间分界欠清；B. CDFI 内膜内探及丰富呈树枝状分布的血管回声。

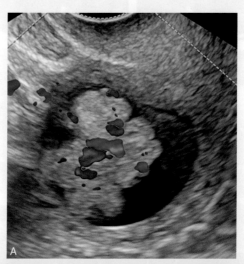

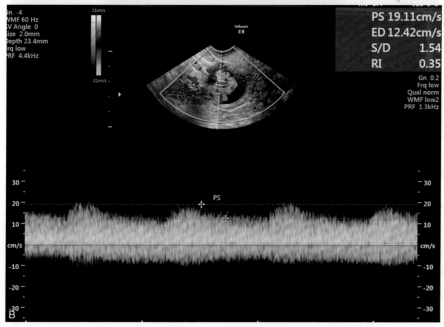

图 6-8-5　子宫内膜癌

A. 宫腔内菜花状稍强回声团块内探及较丰富星条状血流信号；B. 团块内动脉血流频谱，RI 为 0.35。

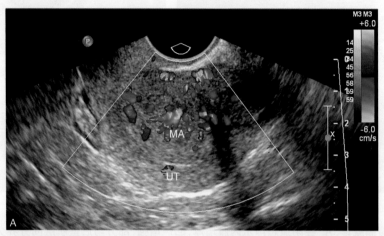

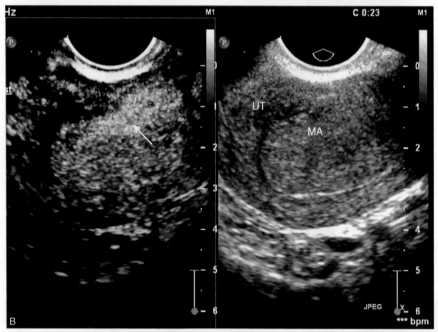

图 6-8-6　子宫内膜癌

55 岁女性因绝经后阴道流血就诊,经阴道超声示宫腔内查见稍强回声,内探及较丰富点线状血流信号(图 A);注入造影剂后 23s,宫腔内团块呈高增强(箭头所示),较肌层增强早(图 B)。UT. 子宫;MA. 肿物。

六、其他诊断方法

(一)MRI

MRI 是诊断子宫内膜癌的重要影像学手段,在 T_2WI 上表现为高信号,在 T_1WI 中表现为低信号(图 6-8-7)。MRI 可以较为准确地评估子宫肌层浸润及宫颈、阴道等邻近组织或器官浸润的程度,近来被认为是内膜癌初始阶段分期的首选成像模式。

(二)CT 及 PET-CT

子宫内膜癌在增强 CT 上的图像表现没有特异性,为低密度增强的肿块,子宫内膜息肉和黏膜下肌瘤也有类似表现。PET-CT 有助于确定临床分期以及其他部位是否扩散,用于检查远处有无转移病灶。

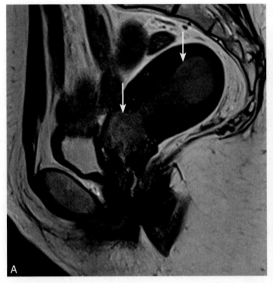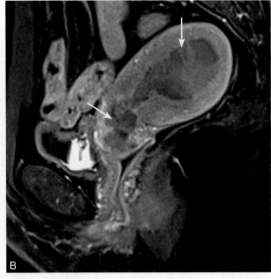

图 6-8-7 子宫内膜癌 MRI 表现

A. T₂WI 相显示宫腔及宫颈管内团块状稍高信号影（箭头）；B. T₁WI 相上病灶呈稍低信号影，累及肌层（>1/2）及宫颈。

（三）子宫内膜活检术

子宫内膜活检术是确诊子宫内膜癌的"金标准"。可以通过传统的诊断性刮宫术或宫腔镜引导下实现（图 6-8-8）。

七、治疗原则

子宫内膜癌治疗选择应综合考虑患者病情、年龄、全身状况和有无内科合并症等因素来制订治疗方案。首选治疗是手术，全子宫 + 双附件切除是最基本的手术方式，盆腔淋巴结切除术及病理学评估仍然是手术分期的一个重要步骤。

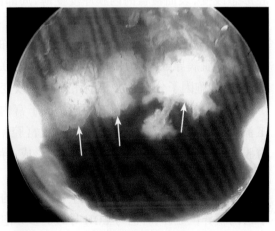

图 6-8-8 宫腔镜下显示子宫内膜癌病灶（箭头）

化疗为晚期或复发子宫内膜癌的综合治疗措施之一，也可用于术后有复发高危因素患者的治疗。常用化学治疗的药物，包括顺铂、卡铂、紫杉醇、多柔比星、环磷酰胺、氟尿嘧啶、丝裂霉素、依托泊苷等。对于晚期或复发癌，早期要求保留生育功能的患者，可考虑孕激素治疗，以高效、大剂量长期饮用为宜，至少用 12 周以上。

（罗 红）

第九节 子宫内膜容受性

一、概述

子宫内膜容受性（endometrial receptivity, ER）即子宫内膜对胚胎的接受能力。人类胚胎着床是一个复杂过程，涉及众多生物机制参与。子宫内膜在下丘脑 - 垂体 - 卵巢轴的调控下，发生一系列变化，使之具备接受胚胎定位、黏附、侵袭、穿透、着床的能力并使内膜腺体间质发生改变进而处于最适状态,这些变化包括了内膜基质细胞覆盖上皮与胚胎本身之间复杂的相互作用。

受精卵着床开始于月经周期的第 19~24 天或排卵后第 6~8 天（以月经周期 28 天为例）,囊胚黏附于具有容受性的子宫内膜上皮,引发局部间质水肿,发生蜕膜化。现行辅助生殖技术对妊娠成功的两个重要因素——优质胚胎、良好的子宫内膜容受性进行大量研究;临床通过个体化周期方案和控制性超促排卵（COH）获得优质卵子,同时胚胎实验室能够根据胚胎形态学选择具有发育潜能的优质胚胎供临床移植。在移植过程中仍有大约 2/3 的胚胎丢失,使体外受精 - 胚胎移植（IVF-ET）的妊娠成功率至今仍然徘徊在 35% 左右。因此,作为两个重要因素之一的子宫内膜容受性的评估显得尤为重要。

（一）子宫内膜容受性损伤的病因和发病机制

子宫内膜容受性损伤的病因及发病机制尚不明确,可以是子宫结构的异常,也可以因全身疾病引起;既可以是内分泌激素、免疫功能紊乱,也可以受环境因素、心理因素的影响,还有部分不明原因。

1. 子宫疾病

（1）子宫发育异常:正常子宫内膜容积约 5ml,子宫畸形可以影响子宫内膜容积,如纵隔子宫、单角子宫、T 形子宫等造成宫腔形态失常,宫腔容积减少。另外,单角子宫引起的血管、神经分布异常、血液供应不足、子宫内膜厚度不佳等同样会使子宫内膜容受性受到影响。

（2）子宫肌瘤:子宫肌瘤作为不孕的单一因素仅占不孕症的 1.0%~2.4%。部分肌瘤可以引起宫腔形态改变,表面覆盖的内膜厚度变薄,局部血流受损灌注减少。同时肌瘤也可能改变子宫内膜运动波的方向和频率,降低子宫内膜容受性。

（3）子宫腺肌病:子宫腺肌病是育龄女性的常见病,在不孕症患者中发病率较高。国内外研究表明,由子宫腺肌病导致的子宫内膜容受性下降相关的机制有血管形成异常、激素代谢紊乱、子宫内膜免疫调节异常、细胞因子分泌异常、着床相关因子改变等。

（4）子宫内膜疾病:子宫内膜炎、子宫内膜结核、子宫内膜息肉、子宫黏膜下肌瘤或由于多次人工流产、刮宫、手术造成内膜损伤形成宫腔粘连（IUA）,使子宫内膜间质细胞密度增加,改变了子宫内膜微环境,特别是当宫腔粘连瘢痕形成,导致宫腔容积缩小,甚至宫腔粘连封闭,降低子宫内膜容受性。

（5）宫腔积液:IVF-ET 中发生宫腔积液的原因多见于输卵管因素、多囊卵巢综合征、宫腔感染、盆腔子宫内膜异位症,同时也与 COH 导致的多卵泡发育及高雌激素水平有关。尽管宫腔积液在 IVF-ET 中发生率较低,但子宫内膜炎产生的积液或者输卵管积液逆流入宫腔后,引起宫腔内持续的炎性改变,降低子宫内膜容受性和胚胎着床率,对妊娠结局产生较大影响。

2. 性激素水平与细胞因子

（1）激素水平:激素水平过低或过高都将影响子宫内膜容受性,主要表现在移植日胚胎与子宫内膜发育的不同步。有研究显示在控制性卵巢刺激（COS）周期中,超生理剂量的雌激素和相关药物使雌激素水平过高,改变了与子宫内膜容受性相关的分子表达水平,可能直接作用于白细胞介素 -6（IL-6）,整合素 α 及血管内皮生长因子（VEGF）,从而改变子宫内膜容受状态,同时多个卵泡生长可以使颗粒细胞活性增强,孕酮水平升高,导致种植窗开放提前,子宫内膜与胚胎发育不同步,着床期子宫内膜下血流减少,影响子宫内膜容受性。

（2）细胞因子:白细胞介素（IL）、血管内皮生长因子（VEGF）、整合素 αvβ3、基质金属蛋白酶（MMP）是一类调节子宫内膜容受性的细胞因子。IL 在子宫内膜中的表达紊乱,会导致子宫内膜发生病变;研究发现反复种植失败的患者改善子宫内膜形态后 VEGF 的表达升高;整合素 αvβ3 在胚胎植入窗口期能够参与母胎相互作用;着床窗口期基质金属蛋白酶 MMP-26 在多囊卵巢综合征（PCOS）患者子宫内膜表达明显下降。这些细胞因子是子宫内膜容受性的标记分子,当表达异常时,可能直接影响子宫内膜容受性。

3. **抗磷脂综合征**　全身或局部自然杀伤细胞活性异常升高时,形成凝血异常、凝血因子浓度升高或凝血抑制物浓度降低的高凝状态,易形成局部微血栓造成子宫内膜供血不足,进而引起子宫内膜容受性降低,胚胎种植率下降,流产风险增加。

4. **心理因素**　有研究表明心理压力过大也可以造成子宫肌肉收缩紊乱,影响子宫内膜容受性,使IVF-ET 妊娠率明显下降。

（二）子宫内膜容受性评估方法

从 20 世纪 50 年代的组织学,20 世纪 80 年代病理学、超声形态学、血流学,20 世纪 90 年代蛋白组学、代谢组学、基因组学直至 2011 年的子宫内膜容受性芯片(endometrial receptivity array, ERA),代表对子宫内膜容受性评估逐渐由宏观水平转向微观水平。

1. **子宫内膜活检及病理学检查**　到目前为止,子宫内膜组织活检无论是形态学的观察还是分子水平的测定,依然是子宫内膜容受性诊断的"金标准"。常用的方法如下。

（1）子宫内膜活检:以诊断为目的的刮宫术,取宫腔内的组织进行病理检查,了解不孕症患者有无排卵、黄体功能、内膜增生、宫腔有无粘连等,属于有创检查。

（2）扫描电镜:在细胞水平观察子宫内膜上皮细胞在扫描电镜下的特殊结构——胞饮突和微绒毛的数量及形态。发育成熟的胞饮突被公认为反映子宫内膜容受性的重要形态学标志,包括生长期胞饮突(图 6-9-1A),此时,子宫内膜表面去极化,糖蛋白被剪切掉,细胞间链接的侧链消失;成熟期胞饮突(图 6-9-1B),细胞表面出现胞饮突以及黏附分子的表达,胚胎与内膜容易发生对话,适合胚胎着床;退化期胞饮突(图 6-9-1C),容受后内膜蜕膜化不再适合着床。胞饮突是种植窗开始的形态学标志,其本身并不具备生理功能,不能作为子宫内膜容受性的单一诊断标准。

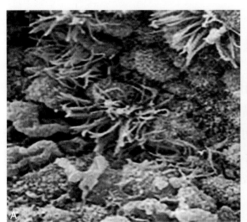
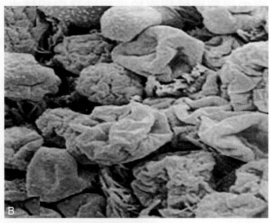
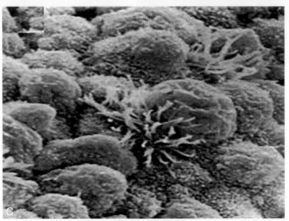

图 6-9-1　子宫内膜上皮细胞扫描电镜特殊结构——胞饮突

A. 生长期胞饮突;B. 成熟期胞饮突;C. 退化期胞饮突。

（3）分子水平检测：通过子宫内膜活检检查分子标志物以及分子的 mRNA 表达，虽然是评价子宫内膜容受性最准确的方法，但由于其侵入性，会干扰正常胚胎着床过程。同时，因不能同步评价该周期胚胎种植情况，在 IVF-ET 患者的应用中受到一定的限制。

2. 影像学检查

（1）超声影像学检查：随着影像学技术的发展，超声在生殖领域已经成为常规检查方法，也是研究子宫内膜容受性最广泛的影像学方法。通过评估子宫内膜的解剖学参数（内膜厚度、内膜形态和类型、内膜容积）及生理学参数（子宫动脉血流及子宫内膜血流分型及数量）以及子宫内膜运动来评价子宫内膜容受性。

（2）磁共振（MRI）检查：因其有较好的软组织分辨率与其他影像学检查相比优势明显。MRI 能准确地在 T_2WI 上判断子宫内部及周围组织信号特征，区分宫腔、子宫内膜、子宫肌层、子宫内膜 - 肌层交界区（endometrialmyometrial interface，EMI）/ 子宫结合带是否完整及周围结构等，也是了解子宫内膜容受性的有效方法之一。

3. 外周血检测　测定外周血中雌孕激素水平可以评估子宫内膜的状态，推测子宫内膜容受性。要注意的是在临床上更多的不孕患者使用的促排卵治疗，干预了单个优势卵泡的生理机制，是超生理性的，因此会干扰自身的激素水平。

4. 基因表达检测　子宫内膜基因表达谱成为分析子宫内膜容受性的一种潜在的工具，称为子宫内膜容受性芯片（endometrial receptivity array，ERA）。包括全基因组分析技术、测序技术、芯片技术及其他技术。大量分子水平的研究表明子宫内膜各种相关因子对子宫内膜容受性有巨大影响，而基因组学、蛋白质组学等非侵入性的诊断将成为评价子宫内膜容受性发展趋势，可用于提高辅助生殖技术（ART）的成功率。

二、子宫内膜容受性超声检查方法及应用技术

（一）超声检查前准备

1. 检查时间（以月经周期 28 天为例）

（1）自然月经周期第 13~15 天（排卵期）或促排卵周期的 HCG 注射日（扳机日）。

（2）自然月经周期第 19~24 天或排卵后 6~8 天（黄体期）或辅助生殖的胚胎移植日。

2. 患者准备　排空膀胱经阴道超声扫查，必要时可使膀胱适当充盈经腹部超声扫查，以利于检查时子宫定位。取膀胱截石位，扫查过程中嘱患者平静呼吸。

3. 探头选择　腔内二维探头或腔内三维容积探头，探头频率为 5~7MHz 或 5~9MHz。

（二）超声检查方法

1. 二维超声

（1）二维超声检查方法：将探头缓缓放入阴道内，紧贴穹隆、宫颈使盆腔器官处于声束近区，检查子宫、卵巢、双侧附件、子宫内膜、子宫动脉及子宫内膜动脉。

（2）二维超声观察内容：通过观察子宫内膜形态，检测解剖学参数（内膜厚度、回声类型、内膜容积）、生理学参数（子宫动脉、子宫内膜及内膜下血流参数）、内膜蠕动波等方法评价子宫内膜容受性。

2. 三维容积成像

（1）三维容积成像原理：三维容积成像是以多普勒能量频谱积分为成像基础的一种新方法，由运动着的反射体的能量构成血流图像，同时可以显示感兴趣组织 3D 结构，通过 QLAB 分析软件测量容积，而被引入到辅助生育临床中。

（2）三维容积成像特点

1）评估容积内或整个器官（子宫）的血管化程度。

2）可以更客观、更可靠地评价子宫内膜血流相关参数，特别是使感兴趣区（ROI）内血管血流得到量化，同时计算机技术提高了结果的可信度使结果更客观。

（3）三维容积成像方法：先行常规二维超声检查，显示清晰的二维图像后，观察子宫的位置、大小，重点观察子宫内膜的厚度、类型并确定拟三维成像的区域，启动三维成像模式自动采集数据，调节图像，显示感兴趣区的立体图像。

（三）子宫内膜形态学评估

1. 子宫内膜厚度　在月经周期中，子宫内膜厚度和分型受雌孕激素影响而发生变化，是超声测量、观察的主要指标。

（1）子宫内膜厚度测量方法及正常值：子宫内膜厚度是指子宫前、后壁内膜加宫腔间隙的双层内膜厚度。

1）测量方法：子宫正中矢状面充分暴露宫底和宫颈，冻结图像，测量子宫前、后壁与内膜交界处垂直最长距离（双层内膜的外侧缘），应将测量游标分别放置在子宫前、后肌壁内层的低回声带外（图 6-9-2A）。

2）测量参考值：育龄期妇女正常周期子宫内膜厚度一般在 12mm 以内，增生期内膜厚度从 0.5mm 增至 5~8mm；分泌期内膜厚度为 10~12mm，最厚可达 15mm；月经期至增生早期内膜厚度为 2~3mm。

3）如果子宫中上段因壁间肌瘤、子宫腺肌病、宫腔粘连等引起内膜形态不规则、厚薄不均、显示不清，不能确定内膜厚度时，则应该选取子宫内膜最厚处测量（图 6-9-2B、C）。

4）若宫腔有积液分离，前、后壁内膜厚度不一致时，应该测量前或后壁单层内膜厚度，必要时两层内膜厚度相加（液体部分不计算在内，并注明）（图 6-9-2D）。

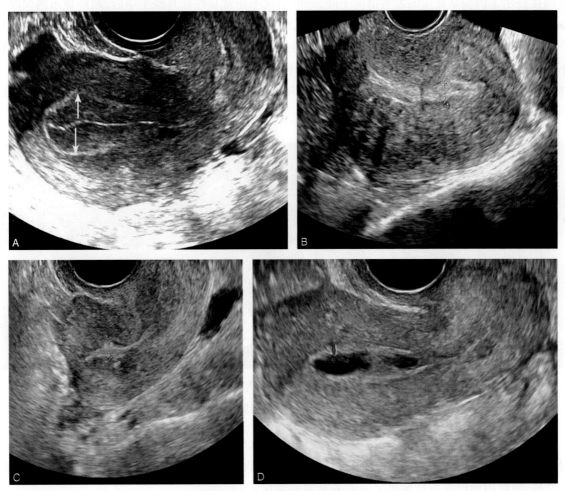

图 6-9-2　子宫内膜厚度测量

A. 子宫前、后壁双层内膜；B、C. 内膜厚薄不均、显示不清则选取子宫内膜最厚处；D. 有宫腔积液则测量单层内膜。

（2）子宫内膜厚度与内膜容受性：子宫内膜厚度与子宫内膜容受性密切相关，周期性的子宫内膜厚度变化反映内膜功能状态。对于胚胎种植窗，内膜厚度的阈值尚无统一标准，目前比较公认的是，内膜厚度至少要达到某一最小值，才能保证正常的胚胎植入。有研究表明该最小内膜厚度范围在5~8mm，即内膜厚度<5有较强的阴性预测价值，当子宫内膜厚度>8mm时，子宫内膜容受性>78%；而子宫内膜厚度<8mm，子宫内膜容受性<17%。

1）适合胚胎着床的子宫内膜厚度：受精卵着床开始于月经周期的第19~24天，或排卵后5~8天，卵泡成熟时"窗口期"适合着床，子宫内膜表现出对胚胎的容受性。此时，内膜厚度对胚胎着床显得尤为重要。从厚度临界值5mm到临界值14mm，敏感度逐渐降低而特异度逐渐增加。一般认为，种植窗口期正常子宫内膜厚度为9~11mm。在IVF-ET的患者中，HCG注射日适合着床的子宫内膜厚度临界值为7mm，当子宫内膜厚度<7mm时，妊娠率显著下降，并且随着内膜厚度的增加，种植率和临床妊娠率均显著提高。Isaacs等通过回顾性分析促排卵围排卵期内膜厚度，用ROC曲线分析后认为，适合着床的内膜最佳范围是≥10mm，内膜<7mm时妊娠率显著下降，内膜<6mm时几乎没有妊娠的可能，但在临床上，极少数时候也能够看到内膜厚度在4~5mm时，有成功妊娠至分娩的病例。

2）子宫内膜过厚或过薄对容受性的影响：①子宫内膜过薄，子宫内膜过薄较常见，当孕激素分泌不足或黄体过早衰退时，均可导致子宫内膜过薄而不利于胚胎种植。过薄的内膜使子宫放射动脉血流阻力增加，削弱腺上皮的生长发育，导致VEGF表达减少，血管发育不良，子宫内膜供血不足。子宫内膜过薄也间接提示了内膜基底层的发育潜能下降，一般情况下正常女性在月经干净后，超声显示内膜厚度在3~4mm，如果超声显示内膜在3mm以下属于偏薄，如果显示1.8mm或者2.0mm，往往这种内膜在排卵期也不能达到一定的厚度进而影响IVF-ET妊娠结局（图6-9-3A）。②子宫内膜过厚，子宫内膜过厚也被认为不利于胚胎着床。当内膜厚度>14mm时，妊娠率下降，说明增厚的子宫内膜并不能保证着床，因为厚度并不能量化功能（图6-9-3B）。关于子宫内膜厚度与妊娠结局的关系，有学者研究后发现，子宫内膜分型不同，其妊娠率较高的厚度也不相同。

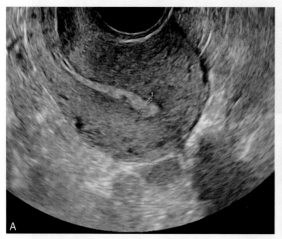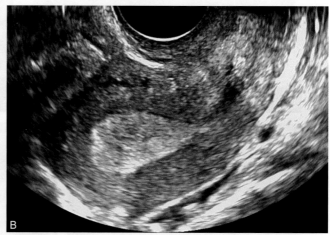

图 6-9-3　子宫内膜

A. 内膜薄边缘不规则；B. 内膜厚回声增强。

虽然子宫内膜厚度可以作为评估内膜容受性的指标，但是由于内膜厚度的测量容易受其他因素干扰，预测准确性尚不满意，所以单一的子宫内膜厚度远没有内膜厚度加内膜体积预测IVF-ET妊娠结局的准确性高，因此内膜厚度与妊娠率之间的关系尚有争议。

2. 子宫内膜回声类型　子宫内膜回声类型是指内膜与肌层相对回声状态的分型，受月经周期影响超声声像图上发生不同的形态变化，是超声评估子宫内膜及子宫内膜容受性的一个重要组成部分。

（1）月经周期与子宫内膜分型的变化：超声子宫内膜分型目前多采用Gonen的分型标准，分为3种类型。

1）A 型内膜：为典型的"三线征"，即外层呈高回声的内膜基底层（前、后壁内膜 - 肌层分界线），内层为低回声的内膜功能层，中央的线条状高回声为宫腔闭合线（图 6-9-4A）。

2）B 型内膜：内膜呈均匀的中等回声，宫腔中线断续不清，回声不明显，"三线征"隐约可见（图 6-9-4B）。

3）C 型内膜：内膜呈均匀的高回声，宫腔线显示不清（图 6-9-4C）。

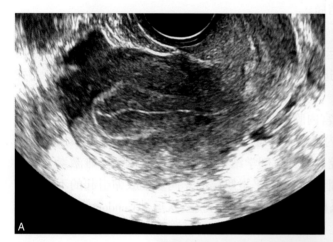
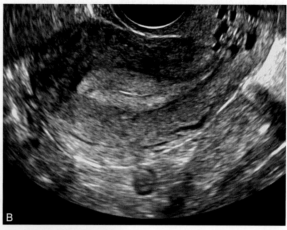
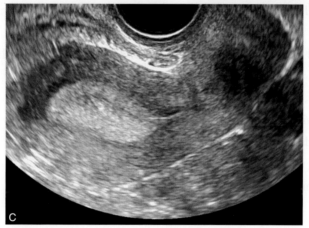

图 6-9-4 子宫内膜超声分型

A. A 型内膜；B. B 型内膜；C. C 型内膜。

当宫腔出现宫腔分离、宫腔占位、宫腔瘢痕粘连等，往往在超声检查过程中会影响操作者对子宫内膜分型类别的正确判断。另外，子宫内膜的分型也受子宫位置的影响，比如水平位子宫通常子宫内膜形态表现为 B 型或 C 型。

《中国妇科超声检查指南》2017 年版对子宫内膜回声分型在 Gonen 分型基础上进一步做了优化，分为 A、B、C、D、M 五种类型。

A 型：月经后，子宫内膜为菲薄的带状高回声。

B 型：增生中期，内膜功能层和基底层分界清晰。

C 型：分泌前期，内膜功能层与基底层分界清晰，与宫腔闭合线一起呈典型的"三线征"。

D 型：分泌中期，子宫内膜腺体呈均质的高回声。

M 型：月经来潮，宫腔内可见流动回声。

（2）子宫内膜分型与血清性激素水平：超声下显示的子宫内膜回声类型因性激素调节而存在差异。卵泡期"三线征"的 Gonen A 型子宫内膜与雌激素的关系密切；黄体晚期出现均匀一致的 Gonen C 型子宫内膜,血清中孕激素水平更高。

（3）子宫内膜分型与内膜容受性:自然月经周期的排卵日或促排卵周期的取卵日 Gonen A 型子宫内膜是适合胚胎着床并成功妊娠的最佳形态。大部分的研究表明,IVF-ET 患者取卵日子宫内膜呈"三线征",即 Gonen A 型子宫内膜,临床妊娠率较 C 型内膜显著增高,Gonen B 型子宫内膜的妊娠率也高于 Gonen C 型。内膜组织形态学的结果也进一步证实了 Gonen C 型内膜腺体和基质发育不充分,处于滞后状态,A 型内膜腺体发育充分,腺体卷曲且有明显的间质水肿,有利于进入胚胎的接受状态。但也有学者认为,作为单一指标子宫内膜分型不能判断妊娠结局。

3. 子宫内膜波状运动

（1）子宫内膜波状运动定义:子宫内膜波状运动是在超声或 MRI 下观察到的子宫内膜蠕动,是由内膜下肌层或结合点发起并传导至整个宫腔的机械运动。在整个月经周期,子宫内膜下肌层一直处于自发性间断收缩、蠕动的状态。

（2）子宫内膜波状运动病理生理:理论上子宫内膜层是不能自主收缩的,由于子宫是一肌性器官,由内至外分别为内膜层、肌层、浆膜层,其中子宫内膜下肌层通过血管、结缔组织等与子宫内膜层紧密相连,内膜基底层直接和肌层相连,功能层紧邻宫腔。这种解剖学结构随着卵泡发育成熟,雌激素分泌逐渐增加,子宫敏感性增加,刺激子宫收缩,内膜下肌层和子宫平滑肌层的非同步性收缩引起的不均匀性子宫腔内压力,而出现类似肠道蠕动波一样的机械运动,称为子宫内膜波状运动（endometrial wavelike movement, EWM）。

（3）子宫内膜波状运动分类:子宫内膜波状运动是内膜的不同部分沿着某一方向依次收缩,类似波的传播。

1996 年国外学者 Ijland 根据自然周期子宫内膜蠕动波状运动模式将子宫内膜蠕动波状运动进行了系统的分类。

1）无运动（none waves, N）（图 6-9-5A）。

2）正向运动（from cervix to fundus, CF）:宫颈至宫底（图 6-9-5B）。

3）反向运动（from fundus to cervix, FC）:宫底至宫颈（图 6-9-5C）。

4）相向运动（opposing waves, OP）:同时源自宫颈和宫底（图 6-9-5D）。

5）不规则运动（random waves, R）:起源于子宫不同位置（图 6-9-5E）。

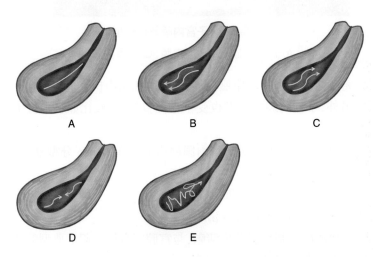

图 6-9-5　子宫波状运动 Ijland 分类

A. 无运动;B. 宫颈至宫底正向运动（CF）;C. 宫底至宫颈反向运动（FC）;D. 同时源自宫颈和宫底的相向运动（OP）;E. 起源于不同位置的不规则运动（R）。

内膜蠕动从早卵泡期逐渐增强至排卵前达到峰值,排卵后,内膜蠕动波明显减弱,为胚胎着床提供稳定的环境。当然并不是完全静止,还有少量的从宫颈到宫底的运动,有助于阻止受精卵向宫颈游动,减少流产、宫颈妊娠或前置胎盘的发生。

（4）子宫内膜波状运动的方向和频率:超声能够观察子宫内膜波状运动是因为子宫体为实质均质结构,肌层呈均匀等回声,宫腔呈线状高回声,其周围有低、弱回声的内膜围绕,这种结构易于观察内膜与肌层之间的相对运动。超声不仅可记录及观察整个子宫内膜波状运动的频率和振幅,最大的优势在于可连续观察子宫收缩传导的起点和方向。

1）子宫内膜运动方向的观察:在自然周期中,子宫内膜运动呈周期性变化。①卵泡期反向运动（FC）:运动方向是内膜沿宫底向宫颈方向收缩,幅度较大,有一定的节律性,以便于排空宫腔。②排卵期正向运动（CF）:运动方向是内膜自宫颈至宫底收缩,幅度较大,具有一定的节律性,可以快速地输送精子进入优势卵泡侧的输卵管。③分泌期相向或混合运动（OP）:运动方向是宫底、宫颈的内膜同时收缩,波峰停留在宫腔中上段,运动幅度小,能使受精卵在宫腔内有一个短暂的停留,有利于受精卵在局部获得营养,有助于着床受孕。另外,内膜还存在不规则运动和无运动现象。不规则运动（R）是指无明显方向性和节律性的不规则运动,运动幅度较小,多见于宫腔粘连或少量宫腔积液的患者。无运动（N）是指内膜无明显运动,处于"静止状态",多见于子宫腺肌病或宫腔粘连患者,也可以在正常患者检测过程中出现。

2）子宫内膜运动频率的观察:子宫内膜波状运动的方向和频率是随着卵泡的生长发育和排卵发生方向和频率上的变化。有学者对不孕症患者卵泡早、中、晚期以及黄体早期的子宫内膜分别做内膜运动波状运动的连续检测,观察波状运动的类型、频率、速度等。结果显示:子宫内膜波状运动在卵泡期频率是递增的且运动形式多样,并于卵泡晚期达到高峰;黄体早期不存在反向运动,但有少量的正向运动和较多的相向运动;黄体中期运动频率明显降低,这种运动频率有利于受精卵着床,与以往的研究结果相符。

子宫内膜运动频率参考值:有学者定义了子宫内膜波状运动的计算方法,即观察5分钟内不同类型波状运动总次数除以5,单位为次/min。以每分钟所发生的完整运动波次分为:①静止;②≤4次/min;③>4次/min。定义波状运动频率>4次/min的波状运动为高频蠕动波。

3）子宫内膜运动方向与频率的影响因素:子宫内膜波状运动的方向与频率与雌孕激素受体在子宫肌层周期性表达有关。孕激素能促使子宫内膜向分泌期转化,使子宫肌层兴奋性进一步降低,从而降低了子宫收缩频率和幅度,当波动频率≤4次/min时有利于胚胎着床,减少胚胎丢失并预示着较好的妊娠结局。年龄增加会使蠕动波频率下降,这可能与体内的雌激素水平下降有关。另外,子宫病变如子宫内膜异位症、子宫肌瘤、子宫形态异常等都可以产生异常内膜蠕动波。

（5）子宫内膜波状运动对子宫内膜容受性的影响:子宫内膜波状运动是评价子宫内膜容受性的一个组成部分。蠕动的子宫内膜形成了宫腔内液体的流动,为着床前胚胎提供必需的养分,适当的运动方式与运动频率有利于胚胎着床。异常的运动方向、频率可能降低着床率及妊娠率。大部分研究认为,移植日子宫内膜正向运动或相对静止,表明子宫内膜容受性较好。也有研究认为,在HCG注射日后子宫内膜波状运动波形转换（wave direction switch,WDS）对妊娠结局同样具有重要意义。移植前日或移植当日的高频蠕动波或转换异常,或出现宫底至宫颈（FC）波的任意一种,均应定义为子宫内膜异常蠕动波,均会对子宫内膜容受性造成影响。超声检测、评估子宫内膜波状运动,为精准选择移植时机、个体化治疗改善肌层收缩提供了客观的参考依据。

（四）子宫动脉及子宫内膜动脉血流动力学评估

1. 子宫动脉血流参数

（1）子宫动脉解剖:子宫动脉起自髂内动脉前干,较粗大,直径约2mm。距子宫颈外侧2cm处跨过输尿管末端前上方至子宫侧缘。子宫动脉分为上、下两支,上支较粗,称子宫体支,下支较细,称子宫颈-

阴道支。子宫动脉上行支沿子宫侧壁上行,是子宫主要血供来源,发出多个分支穿行于子宫肌层,首先在宫体肌层外 1/3 处广泛吻合形成环形的弓形动脉,接着由弓形动脉发出与之垂直的放射状动脉向内膜方向走行,为子宫内中内侧肌层和子宫内膜提供丰富的毛细血管网。放射状动脉发出内膜的垂直动脉和螺旋动脉,垂直动脉供给子宫内膜基底层,螺旋动脉供给子宫内膜功能层,随着子宫内膜在分泌期增厚而变得延长和迂曲(见图 6-1-3)。

(2)子宫动脉检测方法:在健康育龄妇女中子宫动脉 CDFI 显示率为 100%,子宫动脉走行并非完全平直,受到声束探测角度的影响,往往难以显示完整走行的子宫动脉,只能局部放大显示某一切面的某一部分,按照脏器解剖界面和频谱形态特征判断为子宫动脉上行支。子宫动脉上行支超声上可呈 U 形、L 形、S 形或条状等形态,但多数呈 U 形(图 6-9-6A、B)和条状(图 6-9-6C、D)。

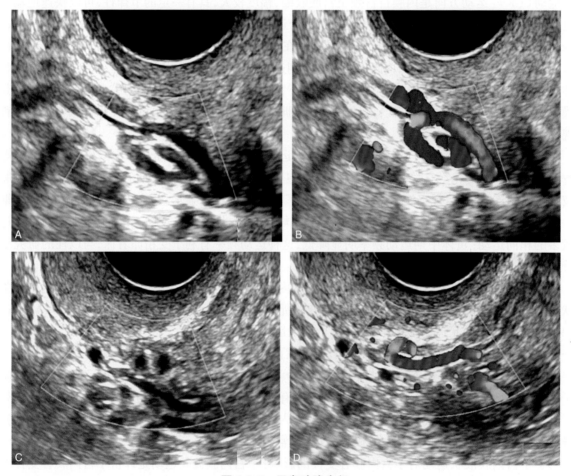

图 6-9-6 子宫动脉走行

A、B. 呈 U 形;C、D. 呈条状。

对于非孕期和早孕期的子宫动脉检查多推荐经阴道超声检查,探头置于阴道前穹隆或后穹隆,从显示宫颈管的正中矢状切面向左和向右略倾斜扫查,识别位于子宫体、颈交界处(相当于宫颈内口水平)外侧缘的子宫动脉主干,选择向宫体方向走行的子宫动脉上行支进行取样测量。对于肥胖或中晚孕期妇女,则可经腹部超声检查,探头纵向置于腹股沟处向中线倾斜,找到髂外动脉,然后探头向躯干中轴移动,稍向耻骨联合的方向倾斜,显示位于髂外动脉分叉处内侧沿宫颈旁向上就是子宫动脉。接着将脉冲多普勒取样容积置于子宫动脉处,尽可能使血管长轴与声束方向平行或尽量小的角度,一般要求取样角度 <30°,取样容积的大小约等于血管的宽度,在获取 3~5 个心动周期的连续稳定频谱后对子宫动脉的参数进行测定(图 6-9-7)。

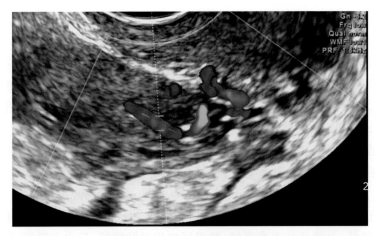

图 6-9-7　子宫动脉检测方法
血管长轴与声束方向平行,角度小于 30°,取样容积等于血管宽度。

测量的参数主要包括收缩期峰值流速与舒张末期流速比值(peak systolic velocity/end diastolic velocity,
S/D)、阻力指数(resistive index,RI)和搏动指数(pulsatility index,PI)。其中收缩期峰值流速与舒张末期
流速比值 = 收缩期峰值流速 / 舒张末期流速(S/D=PSV/EDV);阻力指数 =(收缩期峰值速度 – 舒张末期
速度)/ 收缩期峰值速度[RI=(PSV–EDV)/PSV];搏动指数 =(收缩期峰值速度 – 舒张末期速度)/ 平均
流速[PI=(PSV–EDV)/Vmean]。

(3)子宫动脉血流频谱特征:正常子宫动脉的血流频谱呈收缩期高速血流、舒张期驼峰样正向低速
血流(图 6-9-8A),常伴舒张早期切迹(图 6-9-8B)。

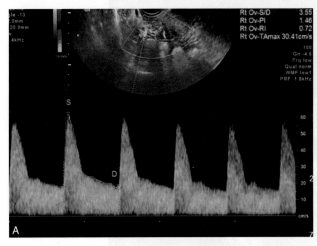
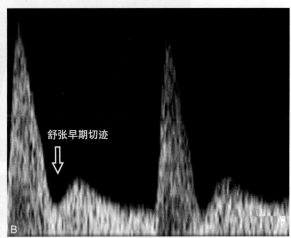

舒张早期切迹

图 6-9-8　正常子宫动脉多普勒频谱血流图
A. 子宫呈收缩期高速血流、舒张期驼峰样正向低速血流;B. 舒张早期切迹。

(4)子宫动脉血流动力学参数及临床意义

1)正常月经周期子宫动脉超声表现及生理参数:子宫动脉血流动力学参数在月经周期由于受雌孕
激素的调节而呈规律性改变。在子宫内膜增殖期(早卵泡期),子宫动脉阻力偏大,血流无增多,舒张期
血流呈低速高阻型;至分泌期排卵前 2~3 天血流量相对增多,子宫动脉流速开始上升、阻力下降,呈高速
低阻型;LH 峰后 3 天,子宫动脉阻力短暂上升,可能由于此时子宫收缩性增加,通过子宫肌层的血管压
强增加,使得血管管径减小,血管阻力增加;随后子宫动脉血流阻力下降,至黄体功能达峰时,子宫动脉
阻力降至最低,而此时正好是胚胎种植时期;至黄体晚期血管阻力再次上升。正常月经周期的两侧子宫
动脉在黄体中期可出现差异,即排卵侧(黄体侧)阻力(RI、PI)下降显著并低于对侧,不排卵侧则无此变

化。需要注意的是,子宫动脉多普勒频谱分析时需要综合考虑其他因素,如患者年龄、子宫本身疾病、输卵管疾病、卵巢疾病等,同时也受超声仪器调节、操作者主观因素等的影响。

2）子宫动脉血流动力学特征是与子宫生理功能一致的,可以间接判断子宫内膜反应性(以 PI 为例)。①增生早期:PI=3.8±0.9(双侧),子宫动脉血流波形表现为低舒张期血流或舒张期血流缺如(低速高阻型)。②增生晚期:PI=3.0±0.8(双侧),子宫血流灌注随雌激素水平升高而增加,激素使子宫动脉血管阻力降低,特别是在优势卵泡侧更明显,血流增加,PI、RI 降低,频谱呈高速低阻型(图 6-9-9A)。③分泌早、中期:PI=2.5±0.9(双侧),排卵后孕酮使血流阻力进一步降低,子宫动脉的血流量(峰值、血管数目和血管口径)处于巅峰阶段,一般持续 5~7 天,此时子宫动脉、螺旋动脉阻力进一步降低,直至黄体功能达峰值时 PI 降至最低值(图 6-9-9B)。④分泌晚期:PI=2.7±0.5(双侧)由于雌激素和孕酮的联合作用,子宫动脉血流增加(图 6-9-9C)。⑤月经前期至月经期:子宫动脉血流呈高阻力水平,孕激素水平降低,血管活性逐渐降低,黏膜层螺旋动脉塌陷,反之小静脉活性增高,最后静脉破裂,导致行经,黏膜层坏死脱落。⑥子宫动脉血流非孕期正常参考值:单侧 RI=0.85,PI=3,双侧 S/D 之和 <12。

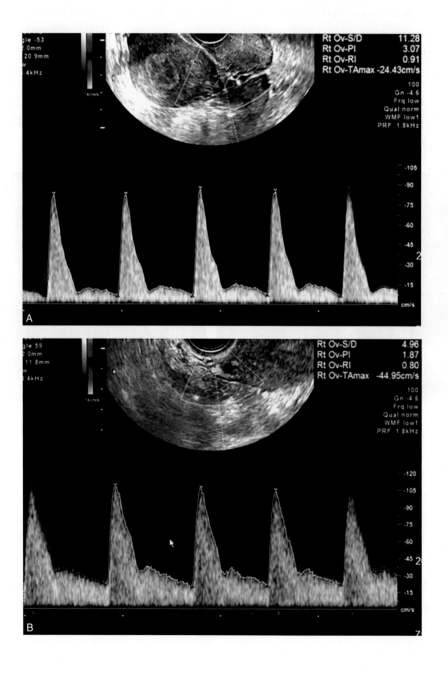

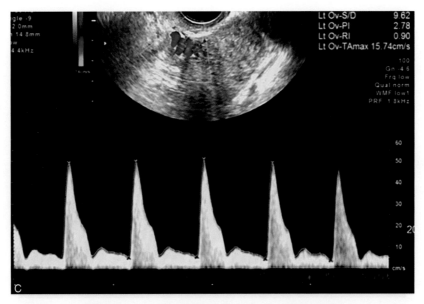

图 6-9-9　子宫动脉频谱多普勒 PI 周期性变化
A. 增生晚期 PI=3.0±0.8；B. 分泌早、中期 PI=2.5±0.9；C. 分泌晚期 PI=2.7±0.5。

（5）常见子宫动脉血流异常波形

1）舒张早期血流缺失（图 6-9-10A）。

2）舒张晚期血流缺失（图 6-9-10B）。

3）舒张期血流缺失（图 6-9-10C）。

4）舒张早期血流反向（图 6-9-10D）。

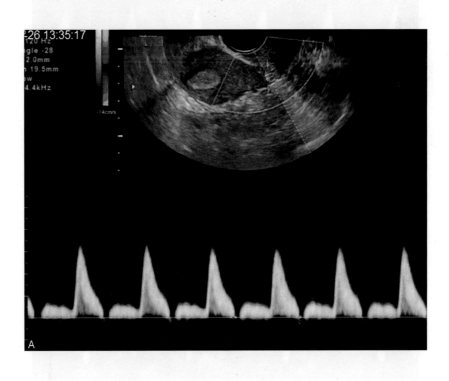

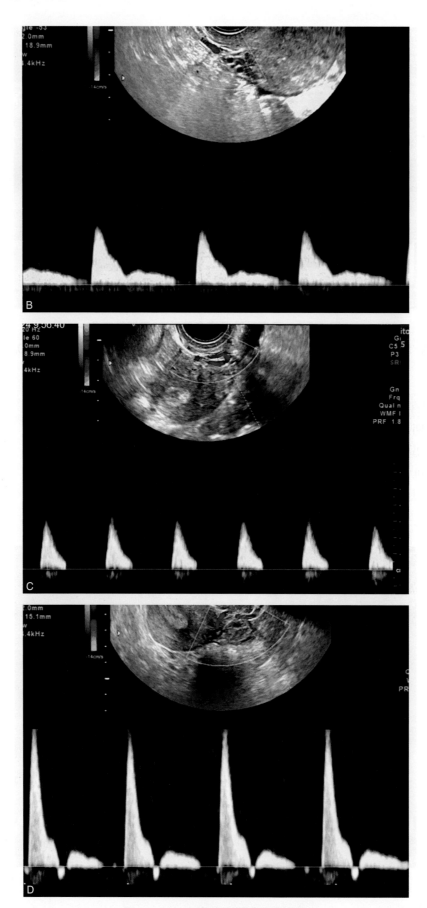

图 6-9-10 子宫动脉频谱异常波形

A. 舒张早期血流缺失；B. 舒张晚期血流缺失；C. 舒张期血流缺失；D. 舒张早期血流反向。

（6）子宫动脉血流检测与子宫内膜容受性：自从 1988 年 Goswamy 等首次提出子宫血流灌注是研究 IVF-ET 失败和不孕症的重要指标以来，越来越多的研究认为超声观察子宫动脉血流是众多评价子宫内膜容受性指标中的重要生理学参数。作为无创的手段，通过彩色多普勒超声技术，特别是在"窗口期"或"移植日"检测子宫及子宫内膜血流动力学的变化越来越受到临床的重视。

近年来更多的研究表明，子宫动脉 PI 能够预测妊娠结局。移植后子宫动脉血流量随时间推移增加，PI 显著下降。当 PI<2 时子宫内膜容受性较好，妊娠概率增加，当 PI>3 时胚胎移植妊娠率非常低。有学者通过对 IVF-ET 周期中子宫动脉 PI 值研究认为，当血流动力学参数显示子宫内膜接受性较好时，可适当减少移植胚胎数，以降低多胎发生，而当血流参数显示高阻力指数或未检测到舒张期血流时，预示胚胎着床的可能性较低，应根据临床综合因素考虑冷冻胚胎移植，等待最佳时机移植，以提高 IVF-ET 的妊娠率。

不同时期检测子宫动脉血流，准确评价子宫内膜容受性，是提高胚胎着床率的关键。在以往的检测中大多选定在 HCG 注射日、取卵日、胚胎移植日中任何一天进行测定。胚胎移植日子宫动脉检测在临床应用得比较普遍且效果显著。也有学者认为选择在 HCG 注射日或取卵日进行子宫动脉检测同样具有预测移植及妊娠结局的意义。因为 HCG 注射前，卵泡尚未排出，子宫动脉血流、子宫内膜及内膜下血流更容易被超声仪器检出。一项通过对 IVF-ET 周期患者 HCG 注射日前子宫动脉血流检测与妊娠结局关系探讨发现，HCG 注射日前子宫动脉 RI<0.67、PI<1.61 时妊娠阳性率约为 90%，子宫动脉 RI>0.92、PI>2.06 时妊娠率 <5%。另一项通过对 174 个 IVF-ET 周期中患者子宫动脉血流检测发现，妊娠组与非妊娠组的子宫动脉 RI 在 HCG 注射日前差异明显，当 RI ≥0.8 时，妊娠率为 14.2%，提示 HCG 注射日前 PI 和 RI 值越低卵巢和子宫灌注情况越好，胚胎着床率越高。

子宫动脉血流参数常用来评价整个子宫动脉血流灌注，包括非孕期和孕期，除了可以用来预测移植率及妊娠结局还可以推测妊娠并发症。Obimbo 等从子宫动脉解剖角度研究发现，和非妊娠妇女相比，妊娠妇女的子宫动脉管壁结构与管腔尺寸发生形态变化，这种变化加上循环激素的改变可以使子宫的供血增加，获得良好的妊娠结局。孕前或孕早期超声检测子宫动脉血流可以间接反应子宫蜕膜血管、螺旋小动脉及血管重铸预测妊娠结局，在反复移植失败、复发性流产（RSA）特别是免疫性 RSA 有近 30% 的患者存在子宫动脉血流阻力增高，血流速度减慢，反映出血栓前状态，子宫血流灌注异常，子宫内膜容受性差，胎盘供血不足，胚胎发育不良，而引起流产或不良妊娠结局。因而超声检测子宫动脉血流作为间接指标，也是指导临床治疗用药的指征之一。

尽管各项研究认为子宫动脉血流检测是研究子宫内膜容受性的指标之一，但是有部分学者对超声评估子宫动脉血流预测 IVF-ET 结局的价值存在争议。争议最多的是认为多种因素会影响测量参数的准确性，而不能反映子宫血流灌注的真实情况。原因包括：①不同的超声仪器对血流显示程度不同而无法实现标准化；②操作者熟练程度不一，包括对仪器的调节、血管走行的判断、测量角度等；③检测时机不统一，多种检测时机尽管能从不同的角度给临床带来指导意义，但是检测之间仍然存在着一定的差异；④子宫动脉存在很多分支，其血流主要灌注子宫肌层，还不能充分地显示与宫腔微环境血流状态之间的必然关系；⑤PI、RI 正常值范围相差较大，与异常值存在重叠。

因此，子宫动脉血流参数能否作为评估子宫内膜容受性的指标尚未最终定论，还有很大的研究空间。

2. 子宫内膜动脉血流参数

（1）子宫内膜动脉解剖：子宫动脉宫体支沿子宫侧壁上行的途中垂直地分出许多弓状动脉，分为前弓状动脉和后弓状动脉，在子宫肌层的中、外 1/3 环子宫分布、吻合，并向中线方向穿行，发出放射状动脉，朝向宫腔成直角地伸入子宫内膜，为子宫肌层和子宫内膜提供丰富的毛细血管网。放射状动脉发出内膜基底动脉和螺旋动脉，基底动脉供给子宫内膜基底层，螺旋动脉供给子宫内膜表面 2/3（功能层）。螺旋动脉随月经周期中分泌期内膜增厚而变得越来越长，越来越迂曲，直至月经期塌陷。

（2）子宫内膜动脉病理生理：正常育龄妇女子宫内膜螺旋动脉从增殖期到分泌期血流阻力有所下降。

1）子宫内膜增殖期因内膜脱落，内膜较薄，间质内有较直而细的小动脉向内膜表层生长，血管壁薄，弯曲度低,所以子宫内膜动脉阻力偏大,RI约 0.88±0.05。

2)卵泡中后期随着雌激素水平的上升,螺旋动脉和子宫内膜间质及腺体同步增生,螺旋动脉血管结构逐步增粗、增长、迂曲,内膜血流量增加,子宫内膜动脉血流阻力下降。

3)分泌期血流量增多,子宫内膜动脉血流量增加,子宫内膜动脉血流阻力继续下降,有利于胚胎着床。

(3)子宫内膜及内膜下血流指标:对于子宫内膜血管的观察一般需要把内膜下血管也一起纳入,当然,目前对位于肌层与内膜之间的内膜下区域的界定尚无公认标准,一般认为三维超声显示的环绕内膜周边的低回声薄层为内膜下区域,厚度范围为 4~10mm。以往由于螺旋动脉管径细小,血流流速低于 2cm/s,一般超声仪很难检测出来。随着彩色多普勒技术的发展,对低速血流的敏感性大大提高,从而使子宫内膜和内膜下的低速血流得以显示,也为评估子宫内膜血流灌注及子宫内膜容受性提供了最真实的参考。主要包括以下指标,共 7 个参数。

1)血流参数指标:PI、RI、S/D。

2)血流分支指标:内膜及内膜下动脉支数。

3)血流分布类型:Ⅰ型、Ⅱ型、Ⅲ型。

(4)子宫内膜动脉检测方法

1)应用二维彩色多普勒超声仪,调整仪器,获取子宫正中矢状切面或最佳切面的子宫内膜与肌层交界处,启动 CDFI 模式。

2)测量时彩色取样框选取内膜与肌层交界处彩色血流最明亮处获取内膜及内膜下血流频谱,至少显示 2~3 个心动周期。

3)测量获得的血流参数指标:PI、RI、S/D。

(5)子宫内膜动脉超声表现及参数

1)子宫内膜动脉超声表现及种植窗参考值范围:目前超声测量子宫内膜及内膜下血流指数的时机、参数以及内膜下区域的界定并没有统一标准。以种植窗子宫内膜动脉血流参考值为例,参考范围:RI,0.57±0.66,PI,0.83±0.19,S/D,2.49±0.53(图 6-9-11A)。

2)子宫内膜及内膜下血流异常波形;舒张期血流缺失(图 6-9-11B)。

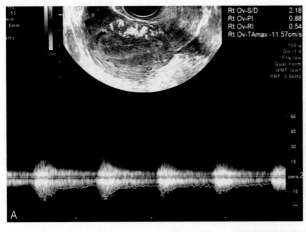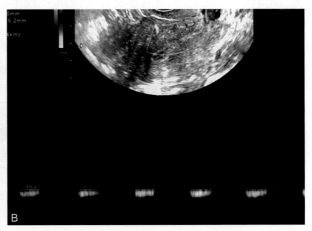

图 6-9-11 子宫内膜及内膜下血流多普勒频谱血流图

A. 正常子宫内膜动脉 PI 为 0.88,RI 为 0.54;B. 子宫内膜及内膜下血流异常波形——舒张期血流缺失。

(6)子宫内膜及内膜下血管计数与血流分型

1)子宫内膜下血管计数:在子宫正中矢状切面上,对进入内膜和内膜下区域小血管分布最多的切面进行计数(图 6-9-12)。有学者将内膜血流支数分组比较,发现随着内膜血流支数的增加,妊娠概率呈上升趋势。

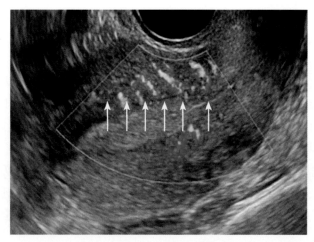

图 6-9-12　对进入内膜和内膜下区域的螺旋动脉计数——箭头所指出

2）子宫内膜血流分型：子宫内膜血流分型目前应用比较多的方法为 Applebaum 分型法。根据 Applebaum 分型法，将内膜及内膜下血流分布状况分为 4 型：Ⅰ型，血管穿过内膜外侧低回声带，但未进入内膜高回声的外缘（图 6-9-13A）；Ⅱ型，血管穿过内膜高回声的外缘，但未进入内膜低回声区（图 6-9-13B）；Ⅲ型，血管进入内膜低回声区（图 6-9-13C）；O 型，子宫内膜无血流信号（图 6-9-13D）。

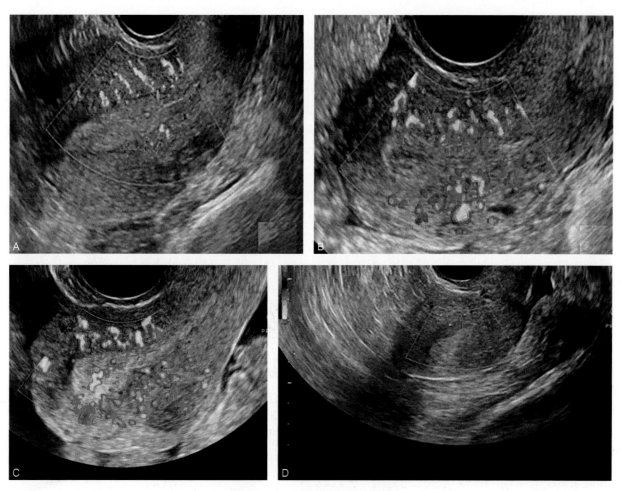

图 6-9-13　Applebaum 分型法

A. Ⅰ型，血管穿过内膜外侧低回声带，但未进入内膜高回声的外缘；B. Ⅱ型，血管穿过内膜高回声的外缘，但未进入内膜低回声区；C. Ⅲ型，血管进入内膜低回声区；D. 子宫内膜无血流信号。

（7）子宫内膜及内膜下血流与子宫内膜容受性：子宫内膜的发育需要良好的血液供应，子宫内膜血流的数量和穿透内膜的深度对于子宫内膜容受性有较重要的预测价值。一直以来，研究者们都非常重视子宫内膜血流分布情况。

这一区域的血流灌注在胚胎移植中起着重要的作用，它直接反映了子宫内膜局部微循环。Chien 等学者通过半定量分析模型，显示胚胎移植日的内膜和内膜下血流阳性者，着床率和妊娠率为 47.8% 和 24.2%，而当只有内膜下血流可以检测到时，这两个指标为 29.7% 和 15.8%，当内膜和内膜下都不能测到血流时，这两个指标下降到了 7.5% 和 3.5%。

有学者应用内膜及内膜下血流对 IVF-ET 妊娠结局进行评价，认为当内膜及内膜下血流 PI<2 时子宫内膜容受性较好，当 PI 值升高至 2.5~2.6 时移植成功率降低，PI>3 时 IVF-ET 妊娠成功率几乎为零；COH 晚期 PI>3.3 或 RI>0.95 时妊娠成功率下降，当血流参数显示高阻力指数或未检测到舒张末期血流时，预示移植着床的可能性很低。

子宫内膜及内膜下血流超声检测虽然有多种评估方法和众多指标，但是到目前为止仍无统一的方法及比较一致的检测指标，这可能与检测时间（ET、HCG、取卵日）不定、内膜下区域的定义不同以及内膜血流的分级方法不同有关。尽管如此，检测子宫内膜及内膜下血流参数可以指导临床选择胚胎移植时机，评估子宫内膜容受性和预测妊娠结局，仍然具有广泛的应用前景。

（五）三维能量多普勒超声评估子宫内膜容积及血流灌注

1. 工作原理

（1）能量多普勒血流图（power Doppler angiography，PDA）：应用于子宫内膜血流的检测，是以多普勒能量频谱积分为成像基础的一种崭新的方法。由运动着的反射体能量构成血流图像，即单位面积下红细胞通过的数量及信号增幅大小成像，具有对低速血流敏感度高、角度非依赖性、无混叠等优点。使感兴趣区（region of interest，ROI）内血管及血流得到量化。

（2）子宫内膜容积：子宫内膜容积即子宫内膜多普勒面积，利用子宫内膜与肌层良好的回声对比，可以较容易地获得子宫内膜容积（endometrial volume，EV），特别是冠状切面的图像信息，通过计算机分析软件，显示三维结构，进行数据分析，将先进的 3-DU-PDA（三维超声 PDA）技术运用到子宫内膜的检测过程中，具有高度的可重复性和精确性。

2. 子宫内膜容积检测意义　仅仅使用子宫内膜厚度和类型评价子宫内膜容受性是不全面的。二维超声的局限性在于空间显像不足，只能反映子宫正中矢状切面及横切面的内膜厚度、形态类型，不能准确评估子宫冠状切面的内膜。子宫内膜容积利用三维超声成像技术显示检测部位的结构、面积并对采集的数据进行三维重建，提供三维立体图像，能够有效测量、直观评价子宫内膜整体容积。另外，彩色多普勒超声检测子宫和子宫内膜动脉的 PI 和 RI 值仅能反映被检测血管的血流动力学状态，并不能代表整个子宫血流灌注和血管化的程度，三维能量多普勒成像技术可以定量采集三维组织容积感兴趣区内血管数量、血流平均密度和血管化程度，降低测量误差，是子宫内膜容受性评估中的一项重要指标。

3. 子宫内膜及内膜下区血流灌注指标定义

（1）血管形成指数（vascularization index，VI）：是指感兴趣区彩色信息的数量，表示感兴趣区组织内有多少血管被检测到。

（2）血流指数（flow index，FI）：是指感兴趣区血流的密度，表示感兴趣区内单位时间有多少血细胞通过。

（3）血管形成 - 血流指数（vascularization flow index，VFI）：是指感兴趣区内加权彩色值，是血管分布和血流密度的结合。

4. 子宫内膜及内膜下容积及血流灌注指标检测方法

（1）选用腔内三维容积探头，常规扫查子宫及双侧附件区。

（2）子宫正中矢状切面充分暴露宫颈和宫底作为初始平面，然后切换至三维能量多普勒检查模式，使感兴趣区框叠在二维能量多普勒取样框上。

（3）激活 3D 功能,以中等扫描速度获取和采集能量多普勒容积数据并储存,使用虚拟器官计算机辅助分析(virtual organ computer-aided analysis, VOCAL)进行图像处理。

（4）具体操作步骤

1）激活超声仪上【 PD 】及【 3D 】功能键,选用多平面成像模式,启动容积框,调整容积角度,将整个容积框包绕子宫,3D 模式下选择屏幕上"Glassbody",激活【 FREEZE 】键开始,对子宫内膜进行三维容积扫描(图 6-9-14A)。

2）在获取容积数据过程中,固定探头及患者体位。

3）取样结束后,将所采集的容积数据,利用 VOCAL 软件中的不规则物体描记功能,启动手动轮廓描记模式,以 A 平面作为参考平面,选择 15° 或 30° 旋转切面,对每一切面进行子宫内膜到子宫内膜的连接。以 30° 为例,共需描记 6 个轮廓平面,当 6 个轮廓平面描记完成后,启动【 Accept ROI 】键,进行三维重建、自动计算内膜容积数据(图 6-9-14B)。

4）计算和生成子宫内膜下容积及内膜下血流参数,激活 Histogram 功能键,对三维重建后产生的内膜容积数据自动计算,获取容积内 VI、FI、VFI 血管化指数及直方图(图 6-9-14C)。

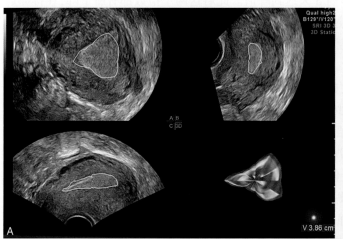
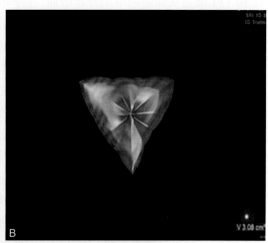
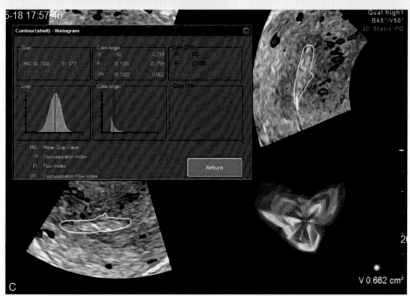

图 6-9-14　子宫内膜三维容积成像

A. 多平面成像；B. 三维重建；C. VI、FI、VFI 血管化指数及直方图

5. 子宫内膜及内膜下容积、血流灌注指标与子宫内膜容受性 子宫内膜多普勒面积是反映子宫内膜容受性的重要指标，两者之间存在相关性。Lee 等人首次报道了由 3D 超声评估的自然月经周期中子宫内膜体积的变化。测量子宫内膜和子宫内膜体积，并计算"子宫 - 子宫内膜"比率。平均子宫内膜体积为 1.23cm³，范围为 0.25~5.50cm³。

对于宫腔形态不规则，内膜厚薄不均的患者，仅凭测量内膜厚度还不足以准确评估内膜容积，而三维能量多普勒面积测量，通过对子宫 3 个平面的容积数据进行分析，更接近实际诊断。在临床应用中多数研究者认为内膜容积界值为 2.0ml 时，其敏感度为 93.5%，特异度为 22.2%，而 2.5ml 为临界值的敏感度为 90.3%，特异度为 35.8%；子宫内膜容积 <2ml 者，临床妊娠率明显小于内膜容积 >2ml 者；当子宫内膜容积 <1ml 时，则无 1 例妊娠。在流产风险的评估中，内膜容积 <2ml 者较 >2ml 者流产的风险更高，说明子宫内膜容积与妊娠结局具有明显的相关性，子宫内膜容积相应量化值越低，越容易导致不孕或妊娠不良结局。

影响子宫内膜容受性的主要因素是子宫内膜血流灌注。Kupesic 等研究证实，三维能量多普勒对子宫内膜中、低速血流更敏感，更具有可重复性，能更客观地反映子宫内膜及内膜下微血管灌注情况。三维能量多普勒血流指数反映的是整个子宫的血流灌注，特别是对胚胎着床部位内膜下血流血管化的评估，比单一子宫动脉血流参数更加重要，能够直接反映胚胎着床部位微环境的血流灌注。以往的研究表明 VI 和 VFI 都是从卵泡期中期开始增加，在排卵前 3 天达到峰值。此后这两个指数都有所下降，在排卵后 5 天达到最低点，再从黄体早期到黄体中期的过渡期间逐渐上升。FI 显示了相似的模式，但在滤泡晚期有更明显的最低点。FI 这些变化与卵泡刺激素相关而 VFI 的变化与雌激素水平密切相关，但这种关系在排卵后消失，当黄体期血清孕酮水平升高时，VI、FI、VFI 三项指标都开始升高。这种升高与胚胎种植密切相关，当子宫内膜及内膜下血管生成指数（VI）降低至 <2，血流指数（FI）<20，血管生成 - 血流指数（VFI）<0.4 时，子宫内膜和内膜下血流灌注减少而影响胚胎着床。

不同检测时间（HCG 注射日、取卵日、胚胎移植日）检测 VI、FI、VFI，结果也不尽相同。一项前瞻性临床研究评估了 HCG 注射日的内膜下血流情况，未发现妊娠组和非妊娠组之间的 VI 和 FI 有何差异，然而子宫内膜 VFI 在妊娠组显著高于对照组，最佳预测率为 VFI>0.24。同样是 HCG 注射日检测内膜及内膜下 VI、FI、VFI，一组研究发现妊娠组与非妊娠组各血流参数比较差异无统计学意义，经过 Logistic 回归分析得出结论：FI 是预测子宫内膜容受性最强的因素。另一个研究选择胚胎移植当日评估子宫内膜下血流灌注。结果显示妊娠组（RI 0.53 ± 0.04）与未妊娠组（RI 0.64 ± 0.04）的相比，子宫内膜下血流阻力指数较低，进一步用三维能量多普勒直方图测量，妊娠组（FI 13.2 ± 2.2）与未妊娠组（FI 11.9 ± 2.4）差异更显著。

尽管目前子宫内膜及内膜下血流灌注参数对内膜容受性的判断没有统一的标准和明确的参考值，但是超声能够和临床达成共识的是，内膜和内膜下血流缺乏或阻力增高，往往代表一个较差的子宫环境和子宫内膜容受性，通过改善内膜血流能够增加内膜体积和局部血流灌注，因此子宫内膜和内膜下血管化指数较单一的子宫动脉血流参数更能反映子宫内膜容受性。

超声评估子宫内膜容受性的价值一直存在争议，诊断的局限性包括：①针对 IVF-ET 患者采用的促排卵方案不同，激素水平不同；②超声检测时间不同；③操作者熟练程度不同；④超声参数对预测胚胎着床和妊娠结局的意义等。要想提高超声在辅助生殖临床应用的价值，需要解决的问题还很多，例如统一的检测时间、规范的操作手法、标准的测量方法以及建立室内或室间质量控制，才能进一步提高超声在子宫内膜容受性评估中的应用价值。

三、影响子宫内膜容受性的常见疾病

（一）子宫内膜 - 肌层交界区与子宫内膜容受性

1. 定义 子宫内膜 - 肌层交界区（endometrial-myometrial interface，EMI）是近年发现的存在于子宫

内膜与子宫外周肌层之间的特殊区域,1983 年由 Hricak 等首先提出,MRI T₂加权像上表现为低信号密度区域,此区域内侧紧贴高信号密度的子宫内膜层,外侧则被等信号密度的子宫肌层包绕。随后 EMI 在组织解剖上获得了定位,即子宫肌层的最内层(图 6-9-15)。

2. EMI 生理病理　EMI 位于子宫内膜与肌层之间,是子宫肌层的内 1/3 即子宫肌层的最内层。由于子宫内膜细胞及 EMI 细胞均为米勒管起源,EMI 特性具有子宫内膜同样的生理周期特点,受雌激素和孕激素的影响发生周期性变化。EMI 的厚度随月经周期而变化,同时保持内膜由基底层向功能层生长,而外肌层为间叶细胞起源,非米勒管起源因而很少或不受激素水平影响。另外,EMI 还具有调节妊娠后滋养细胞浸润及胎盘形成的作用。

当子宫内膜下平滑肌细胞增生,可导致正常 EMI 结构排列紊乱、生理功能失调,而引起一系列病理生理改变。有研究认为,EMI 具备非妊娠子宫肌层收缩功能,收缩的方向从宫颈到宫体,然后从宫体到宫颈,速度 1.2~1.7mm/s,频率 3~5 次 /min。

3. 超声表现及正常参考范围　随着超声仪器的飞速发展和诊断水平的提高,三维阴式超声(3D TVS)因低成本、可重复、非侵入性等特点,成为评估 EMI 结构和功能的一项新技术。3D TVS 冠状切面加上多平面成像技术,可以清晰地显示子宫肌层围绕子宫内膜间的薄层低回声区域(图 6-9-16)。

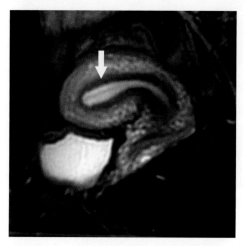

图 6-9-15　MRI T₂加权像上的子宫内膜 -
肌层交界区(EMI)

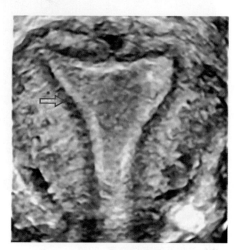

图 6-9-16　三维成像子宫内膜与
肌层交界处低回声区域——EMI

(1)EMI 正常参考值范围:EMI 平均厚度为 1~4mm。据文献报道正常 EMI 的厚度为(4.8±1.0)mm,子宫腺肌病患者 EMI 的厚度增加,最厚可≥12mm;而在 IUA 患者中,由于内膜基底层受损,EMI 环绕低回声带节段性连续中断或完全消失。

(2)常见 EMI 超声结构异常描述

1)二维环状低回声带显示不清(图 6-9-17A)。

2)两侧宫角箭头所指处环状低回声带变薄(图 6-9-17B)。

3)箭头所指宫底低回声带变薄、凹陷(图 6-9-17C)。

4. EMI 功能失调与子宫内膜容受性　子宫结合带在子宫内膜容受性方面发挥重要作用。子宫内膜基底层受损伤时,基底层内陷,破坏完整的 EMI 结构,病变部位直接浸润到肌层内生长,使 EMI 增厚或子宫内膜下肌层异常,浸润深度一般可达交界区下 2.5mm。子宫腺肌病引起的不孕患者因异位的内膜浸润,常常导致 EMI 厚度明显增加,结构紊乱。另外,病理状态时子宫内膜厚度和形态的改变可能导致 EMI 异常收缩,包括子宫内膜运动波的频率、强度及方向改变,使子宫内膜容受性下降,引起一系列病理过程,降低胚胎着床率及妊娠概率。大部分学者将 EMI 的血流灌注视为有机整体,当 EMI 内膜下动脉转化不足时,同样造成 IVF-ET 不良妊娠结局。

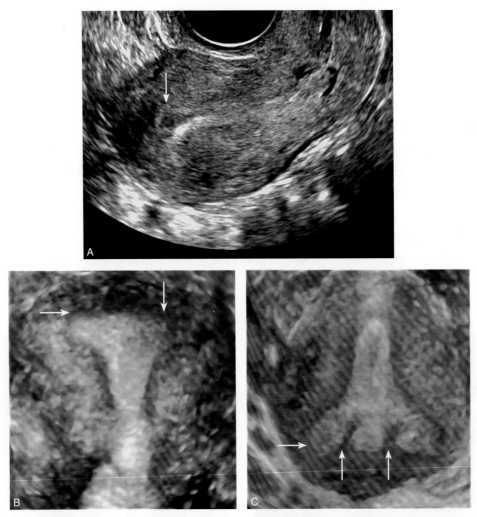

图 6-9-17 超声显示 EMI 异常

A. 二维显示环状低回声带显示不清；B. 两侧宫角箭头所指处低回声带变薄；C. 箭头所指处宫底低回声带变薄、凹陷。

（二）子宫发育畸形与子宫内膜容受性

1. 概述 子宫发育畸形又称子宫发育异常，是一种先天性疾患，其临床表现多种多样，子宫不同类型发育畸形对生殖的影响有所不同。因此，子宫发育畸形正确诊断对生殖临床有非常重要的指导意义。女性胚胎时期，在生殖嵴的外侧中肾有两条纵行管道，是内生殖器的始基。女性 XX 染色体决定了中肾管退化，中肾旁管发育，胚胎 10 周两层中肾旁管在中线融合形成宫体、宫颈。胚胎 12 周两侧中肾旁管（paramesonephric duct）间的中隔吸收发展子宫腔与阴道上段（上 2/3），未融合的头端则发展为输卵管，尿生殖窦形成阴道下段（下 1/3）。

2. 病因和发病机制 女性生殖器官形成、分化过程中，由于某些内源性因素（如生殖细胞染色体不分离、嵌合体、核型异常等），或外源性因素（如性激素药物的使用等）影响，原始性腺的分化、发育、内生殖器始基的融合、管道腔化和发育可能发生改变，导致各种发育异常，而中肾旁管衍生物发育不全所致异常，就会发生子宫和输卵管发育异常，如无子宫、无阴道、始基子宫、子宫发育不良、单角子宫等，而中肾旁管衍生物融合及吸收障碍，则会导致双子宫、双角子宫、鞍状子宫和纵隔子宫等发育异常。

3. 子宫发育畸形的超声诊断 经阴道二维超声对子宫畸形诊断的敏感度可达 90% 左右，但对子宫畸形的分类诊断有一定局限性。三维超声可显示子宫冠状切面的清晰图像，图像直观清晰，立体感强，能够较准确描述宫腔特征，尤其是显示宫腔内部结构及宫底外观形态，提高子宫畸形的临床诊断率，方法见本章第二节。

4. 子宫发育畸形与子宫内膜容受性 女性生殖道畸形以子宫发育畸形患者居多,是较常见的影响女性生殖健康的病因之一。外文文献报道在普通人群中子宫畸形的发生率为 5.5%,在不孕患者中占 8%~10%。多数子宫畸形患者可正常妊娠及分娩,但合并不孕因素的子宫畸形患者往往需要辅助生育治疗。由于宫腔形态异常,即使行 ART,结局也较子宫正常的不孕症患者差,IVF-ET 移植后种植率下降,妊娠后也常常出现流产、早产、胎膜早破等不良妊娠结局。

(三)宫腔粘连(IUA)与子宫内膜容受性

1. 定义 宫腔粘连(IUA)又称 Asherman 综合征。由于子宫内膜创伤致局部创面形成,内膜纤维化而发生粘连,继而引起月经量少、闭经、不孕或反复流产。

2. 病因和发病机制 IUA 发生时,损伤和感染破坏了内膜的组织结构和功能的完整性,引起宫壁组织瘢痕粘连、宫腔变形、狭窄甚至闭锁。IUA 对生殖的影响主要表现为:①内膜间质纤维化、炎症反应;②宫腔容积减少;③干涉精子的迁移和卵子的运输;④影响胚胎移植种植成功率;⑤宫腔压力及子宫内膜波状运动异常。

3. 超声表现 ①宫腔线模糊不清、消失、边缘毛糙、褶皱、切迹;②内膜厚薄不均、连续性中断、不规则低回声带;③黄体期内膜厚度 <4mm、非绝经期内膜呈线状;④宫腔或宫颈管上段粘连,宫腔内不规则液性区(积液、积血);⑤内膜波状运动减弱或消失;⑥EMI 低回声带节段性连续中断(图 6-9-18)。

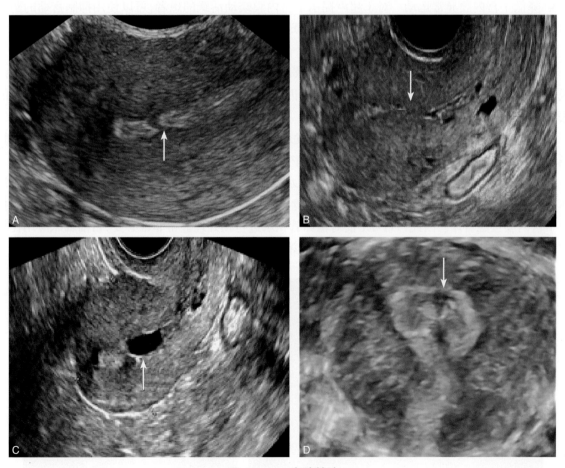

图 6-9-18 宫腔粘连

A. 内膜连续性中断(箭头所指为粘连带);B. 内膜菲薄(箭头所指局部显示不满意);C. 内膜局部粘连(箭头所指粘连积液);D. 三维成像内膜形态不规则,双侧宫角缺失,边缘变钝,宫腔内片状低回声,内膜连续性中断。

4. IUA 与子宫内膜容受性　白瑞芳等对 IUA 患者黄体期三维超声造影发现，IUA 主要表现为子宫内膜单层厚度 <3mm，同时表现为内膜薄厚不均，回声增强呈粗线状，局部不连续，宫腔线不清等。有学者运用三维能量多普勒超声计算 IUA 患者的子宫内膜容积及 VI、FI、VFI 血流参数，得出的结论是 IUA 患者子宫内膜容积减小，血流参数测值降低，子宫内膜容受性下降。

四、子宫内膜容受性改善方法

子宫内膜容受性存在缺陷，影响受精卵着床，导致不孕症和影响 ART 的成功率，如何提高子宫内膜容受性显得尤为重要。目前，已有多种改善子宫内膜容受性的方法应用于临床，包括药物治疗、手术治疗和中医治疗等。

（一）药物治疗

1. 激素调节　子宫内膜是卵巢激素作用的靶器官，IVF-ET 患者可以根据血清雌孕激素水平，结合超声监测卵泡发育状态及子宫内膜状况，适时添加雌孕激素改善子宫内膜容受性。

2. 纠正高凝状态，改善子宫内膜血流灌注　对于子宫内膜薄、血流灌注差，以及血栓形成倾向和血栓前状态（抗磷脂抗体阳性、D-二聚体升高等）的患者，可以通过使用扩张血管药物，改善子宫内膜血流和血流状态，除雌激素外，常用的药物有低剂量阿司匹林、己酮可可碱、维生素 E、西地那非等。

3. 降低子宫内膜异常运动　对于超声提示子宫内膜蠕动活跃的患者，可以使用抑制宫缩的药物降低内膜异常蠕动对胚胎移植的影响。主要药物有黄体酮、催产素抑制剂阿托西班等。

（二）手术疗法

1. 子宫内膜机械性刺激　子宫内膜机械刺激是指通过诊刮、活检针抽吸等机械的方法对子宫内膜造成局部损伤，从而达到促进内膜微环境中炎症因子释放、血管网重建及促进子宫内膜增殖等目的的方法。

2. 宫腔镜纠正宫腔基础病变　宫腔镜可以发现并处理子宫内膜息肉、宫腔粘连、子宫黏膜下肌瘤、纵隔子宫、子宫内膜炎等影响子宫内膜容受性的病变。

3. 输卵管积水的治疗　输卵管积水会因为积水反流入宫腔造成宫腔积液（图 6-9-19）。这些反流的液体对宫腔形成机械性冲刷，导致内膜局部微环境异常，改变宫腔内环境，降低子宫内膜容受性，干扰胚胎与子宫内膜接触着床。因此，IVF-ET 前对输卵管积水进行预处理显得非常必要，目前临床应用比较多的方法有输卵管切除术、输卵管结扎术、输卵管开窗术、输卵管积水抽吸术、输卵管栓塞术等。

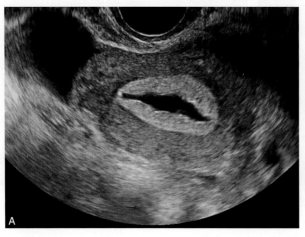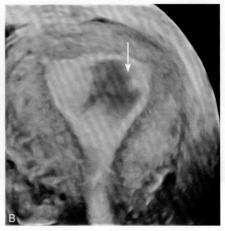

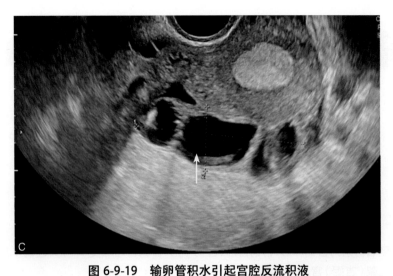

图 6-9-19　输卵管积水引起宫腔反流积液

A. 宫腔积液；B. 三维可见片状低回声；C. 盆腔一侧输卵管积水。

4. 宫腔灌注　宫腔灌注是指将某些药物（如 HCG 等）或细胞因子推注到宫腔内，以改善内膜状态的方法。

5. 子宫内膜干细胞移植　子宫内膜干细胞分离、培养和分子生物学特性已经获得较大的进展。但到目前为止，在生殖领域还没有出现能够广泛应用于临床的干细胞治疗方式。

（三）中医药治疗

临床上改善子宫内膜容受性的中医药治疗多为经验性治疗，缺乏统一标准。近年来，诸多医家运用中医补肾法提高子宫内膜容受性，取得了一定的效果。

（鲁海鸥　潘　农）

第十节　宫内节育器

宫内节育器（intrauterine device, IUD）是一种放置在子宫腔内的避孕装置，由于初期使用的装置多是环状，习惯上也称节育环，为一种安全、有效、简便的长效避孕法。

一、宫内节育器种类

宫内节育器（下称节育器）的种类很多，目前，国内外使用的节育器不少于 30 种，按节育器的材料来分，可分为惰性节育器和活性节育器两大类。惰性节育器主要由金属、硅胶、塑料等制成，因脱落率及带器妊娠率较高，国内已停用。活性节育器是指利用节育器为载体，带有铜或锌等金属、孕激素、止血药物或磁性材料，置入宫腔后，能在体内缓慢释放活性物质，从而增加避孕效果，降低副作用的新一代的宫内节育器。常用的有含铜环形、含铜 T 形、含铜宫形、硅铜 V 形、吲哚美辛 r 形、含铜无支架、左炔诺孕酮缓释系统等节育器（图 6-10-1）。为了方便取出节育器，部分型号的节育器在设计上增加了尾丝，如 T 形和V 形的节育器。

1. 含铜环形宫内节育器　外形为环形，其内有塑料支架，环内有一支柱，一段游离。一般使用年限为 10~15 年。优点是容易放取、避孕效果好，缺点是易脱落、出血等不良反应较多。

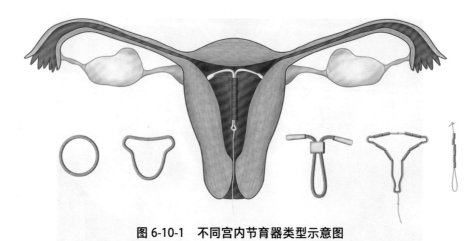

图 6-10-1　不同宫内节育器类型示意图

从左到右分别为含铜环形、含铜宫形、含铜 T 形、含铜含吲哚美辛 r 形、硅铜 V 形、含铜无支架（吉妮）宫内节育器。

2. 含铜 T 形宫内节育器　外形呈 T 字形，以聚乙烯为支架，在纵臂或横臂上绕有铜丝。一般使用年限为 5~10 年。优点是适应宫腔形态，不易脱落，放取较易，出血率、带器妊娠率均低于金属单环。不良反应是月经量多、经期延长，如果放置不当，其臂可能造成子宫穿孔。

3. 含铜宫形宫内节育器　形态接近于宫腔形状，不锈钢丝呈螺旋状内置铜丝，可放置 20 年左右。与含铜 T 形节育器相比，其妊娠率及脱落率均较低，但因其形态更适合宫腔形态，放置后出血疼痛等不良反应低于含铜 T 形宫内节育器。

4. 硅铜 V 形宫内节育器　用不锈钢做成 V 形支架，其外套上硅橡胶管，在横臂及斜臂上缠绕铜丝。使用年限一般为 5~8 年。优点是适应宫腔形态、放取容易、避孕效果较好、脱落率较低，但出血、腹痛等不良反应较多。

5. 含铜含吲哚美辛 r 形宫内节育器　活性 r 形节育环由不锈钢丝支架、高导铜丝、吲哚美辛硅胶棒组成。使用年限一般为 8 年左右。主要优点有 r 形符合宫腔形态，不易脱落，佩戴舒适；缓释吲哚美辛可减轻放置宫内节育器后的月经过多等不良反应。

6. 含铜无支架宫内节育器　又称吉妮宫内节育器，是一种由 6 截铜组成，每个铜长 5.0mm，直径约 2.2mm，串在一根聚丙烯生物缝线上，再加上一个吉妮结组成，放置时将吉妮结固定在子宫肌层 1cm，它具有无支架、固定式和柔软性 3 个特点。使用年限为 5~10 年。优点是可适应不同宫腔，对子宫内膜刺激小，其脱落率、因症取出率均低于其他节育器，但远期安全性尚不明确。

7. 左炔诺孕酮宫内节育器　又称左炔诺孕酮宫内缓释系统（曼月乐），以聚乙烯做成 T 形支架，纵管内含有人工合成的孕激素，由于孕激素的缓慢释放，使子宫内膜腺体萎缩，不利于受精卵着床，避孕效果好，有效率可达 99%。使用年限为 5 年左右。一般来说，子宫腺肌病的女性首选左炔诺孕酮宫内节育器，经历过一次或多次人工流产的女性、伴有月经过多及痛经的女性也尤其适用。主要副作用有经期延长、点滴出血、闭经等。

二、宫内节育器正常超声表现

二维超声是评估宫内节育器的基本方法，一般选择经阴道途径检查。由于宫内节育器的形状、质地不同，其二维超声表现不尽相同。材质上，金属材质节育器表现为宫腔内的强回声，其后方可见由于多次反射形成的彗尾征，或由于声波全反射形成的声影；而塑料材质节育器在不同的切面扫查均表现为宫腔内强回声，但后方一般不伴彗尾征或声影。形态上，圆环和宫形环在二维超声扫查子宫纵切面和横切面均表现为宫腔内两个分离的强回声点（图 6-10-2、图 6-10-3）。T 形节育器在子宫纵切面显示为宫腔内条形或串珠状强回声,横切面在宫腔底部显示条形强回声(图 6-10-4)。r 形节育器在子宫纵切面显示为宫腔内 3 个分离的强回声区,横切面在宫腔底部显示条形强回声(图 6-10-5)。在二维超声基础上,进一步行三维超声检查,可以获得宫内节育器的完整形态、在宫腔内位置及与肌层关系等更全面的信息,弥补二维超声的诸多不足。

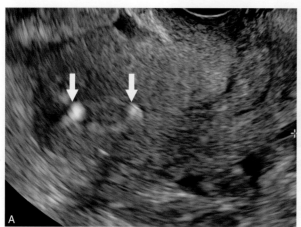
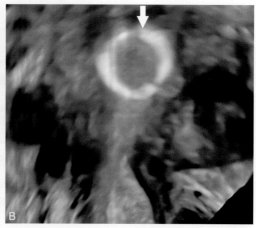

图 6-10-2　环形宫内节育器超声表现

A. 二维超声显示子宫纵切面的内膜区域 2 个分离的强回声点,后方伴彗尾征;B. 三维超声显示子宫冠状面上内膜区域完整的圆形节育器强回声。

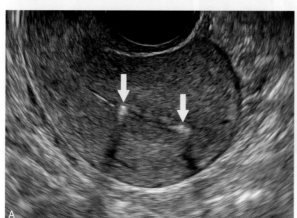
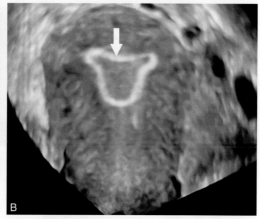

图 6-10-3　宫形宫内节育器超声表现

A. 二维超声显示子宫纵切面的内膜区域 2 个分离的强回声点,后方伴彗尾征;B. 三维超声显示子宫冠状面上内膜区域完整的宫形节育器强回声。

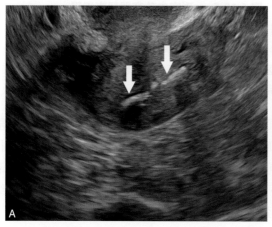
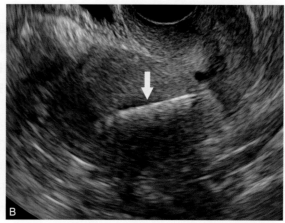

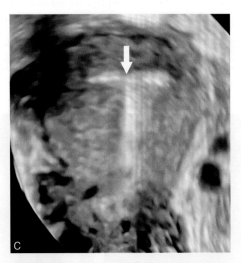

图 6-10-4　T 形宫内节育器超声表现

A. 二维超声显示宫腔底部横切面的内膜区域条形强回声点,后方伴声影;B. 二维超声显示子宫纵切面的内膜区域条形强回声,后方伴声影;C. 三维超声显示子宫冠状面上内膜区域完整的 T 形节育器强回声。

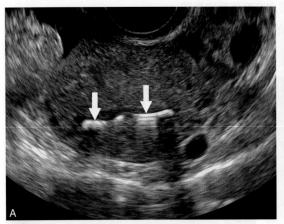

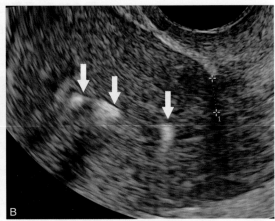

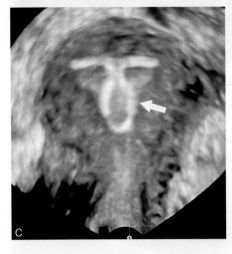

图 6-10-5　r 形宫内节育器超声表现

A. 二维超声显示宫腔底部横切面的内膜区域条形强回声点,后方伴彗尾征;B. 二维超声显示子宫纵切面的 3 个分离的强回声区,后方伴彗尾征;C. 三维超声显示子宫冠状面上内膜区域完整的 r 形节育器强回声。

　　正常宫内节育器的位置应全部位于宫腔内,其中心位于宫腔中心,上缘距宫底浆膜层的距离一般不超过 2cm,下缘不低于宫颈内口。需要注意的是,当宫底部存在肌瘤或腺肌病等原因导致异常增厚时,上缘的判断则不宜依据该标准,应以节育器与宫腔的几何中心位置是否一致来判断是否下移。如节育器上缘在宫腔中心点以上,表明位置正常,若在中心点以下,则表明节育器下移。另外,环形节育器由于纵轴较短,其下缘的判断也是有所不同,正常时其下缘距宫颈内口距离应大于 1cm。

三、宫内节育器异常的超声评估

由于宫内节育器型号、大小、置入年限以及置入过程的操作等因素的影响,有可能会导致节育器下移、旋转、变形、断裂、嵌顿、穿孔以及带器妊娠等异常情况。

(一)宫内节育器下移

宫内节育器下移是指节育器从宫腔内向下移位,下缘达宫颈内口或内口以下,有时节育器可下移至宫颈管内,甚至脱出宫颈外口达阴道内。一般节育器的上缘距宫腔底部一段距离且上缘距宫底浆膜层大于 3cm 时,即可诊断为宫内节育器下移。对于子宫增大者,需要根据子宫体积大小综合分析,可采用在子宫纵切面自宫颈内口至宫底外缘作一连线,其连线中点为中心点,如果节育器上缘在中心点以下则表明节育器下移(图 6-10-6)。

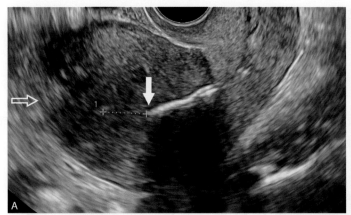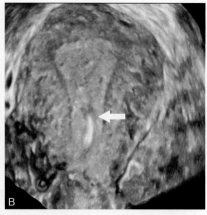

图 6-10-6 宫内节育器下移超声表现

A. 二维超声显示节育器的上缘(实心箭头)距宫腔底部一段距离且上缘距宫底浆膜层(空心箭头)大于 3cm; B. 三维超声冠状面成像显示宫内节育器位于宫腔中下段。

(二)宫内节育器旋转或变形

由于节育器材质柔软,或大小与宫腔不匹配,节育器在宫腔内发生旋转或变形,导致节育器长轴与宫腔中轴线呈一定角度的偏转(图 6-10-7、图 6-10-8)。二维超声对于节育器旋转或形变的诊断较为困难,三维超声的子宫冠切面成像可以较直观地观察到节育器的旋转或变形。

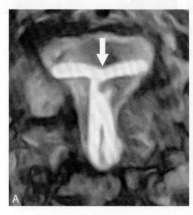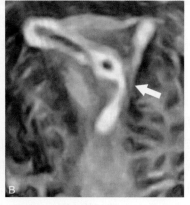

图 6-10-7 宫内节育器旋转超声表现

A. 三维超声冠状面成像显示宫腔内正常形态的 r 形节育器; B. 三维超声冠状面成像显示宫腔内发生偏转的 r 形节育器(玉林市中医医院超声科供图)。

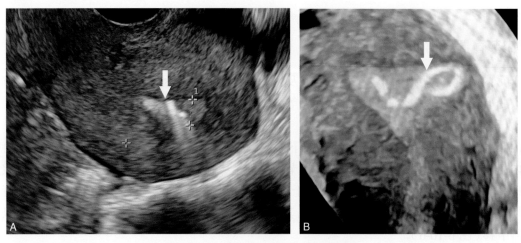

图 6-10-8 宫内节育器变形超声表现

A. 二维超声显示宫腔形态杂乱的节育器回声,形态杂乱;B. 三维超声冠状面成像显示宫腔内扭曲变形的节育器。

(三)宫内节育器断裂

受节育器材质以及节育器长期置入后被腐蚀等因素的影响,节育器可能在宫腔内发生断裂。二维及三维超声上表现为节育器连续性中断或形态不完整(图 6-10-9)。

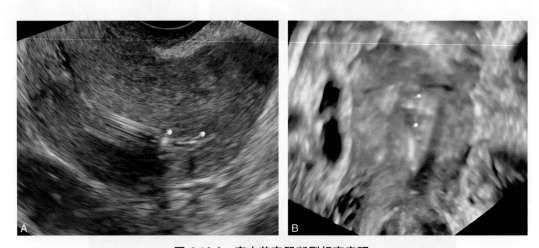

图 6-10-9 宫内节育器断裂超声表现

A. 二维超声显示线状的节育器强回声出现连续性中断;B. 三维超声冠状面成像显示节育器形态不完整。

(四)宫内节育器嵌顿与穿孔

节育器过大或放置时操作不当损伤子宫肌壁等原因,可导致部分或全部节育器嵌入子宫肌层内。绝经后妇女,若节育器未及时取出,也容易嵌顿入萎缩的子宫肌层。超声上表现为节育器位置脱离宫腔的中心部位,偏于一侧,子宫肌层内出现节育器强回声,或子宫纵切面及横切面显示节育器到子宫外缘距离<1.0cm,且节育器周围无子宫内膜环绕(图 6-10-10、图 6-10-11)。如果节育器进一步穿破浆膜层,则导致子宫穿孔(图 6-10-12),有时甚至整个节育器外移至子宫旁或腹腔内,超声显示为子宫旁或腹腔内强回声的节育器回声。

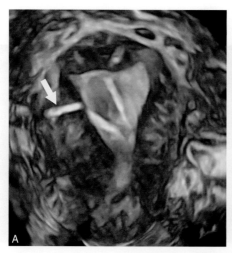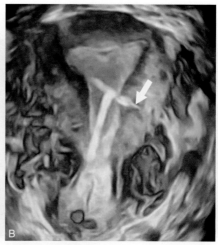

图 6-10-10 宫内节育器嵌顿超声表现

A. 三维超声冠状面成像显示节育器发生向右偏转,部分节育器嵌顿入子宫右侧肌壁;

B. 三维超声冠状面成像显示节育器发生向左偏转,部分节育器嵌顿入子宫左侧肌壁

(玉林市中医医院超声科供图)。

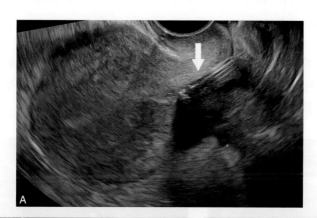

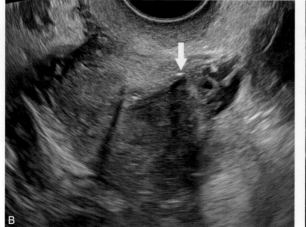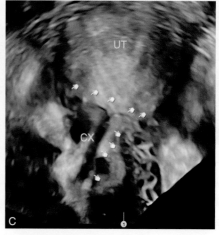

图 6-10-11 宫内节育器下移合并嵌顿超声表现

A. 子宫纵切面二维超声显示节育器强回声下移至宫颈管内;B. 近宫颈部子宫横切面二维超声显示部分节育器强回声进入左侧肌层,外缘接近子宫浆膜层;C. 三维超声冠状面成像显示节育器下移至宫颈并嵌顿入两侧肌壁。

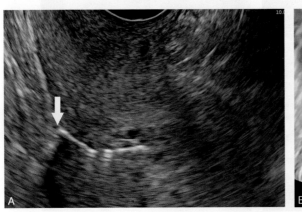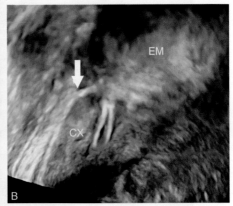

图 6-10-12　宫内节育器穿孔超声表现

A. 近宫颈部子宫横切面二维超声显示节育器强回声进入左侧肌层,外缘超过子宫浆膜层;B. 三维超声冠状面成像显示部分节育器嵌顿入子宫左侧肌壁并突破子宫浆膜层。

（五）子宫畸形的节育器

对于双子宫、纵隔子宫、双角子宫等具有 2 个宫腔的子宫畸形,需要在植入节育器前做好子宫形态学的评估,以免仅仅置入一侧宫腔,而导致避孕失败(图 6-10-13)。同时,由于宫腔大小的不同,在选择节育器的型号上也需要慎重。

（六）带器妊娠

带器妊娠是指在带着宫内节育器的情形下发生的妊娠(图 6-10-14)。主要与宫内节育器位置异常、大小不匹配,以及节育器的活性成分失效等因素有关。超声表现为宫腔内可见孕囊回声,同时在孕囊周围或宫腔其他区域或宫颈管内可见节育器回声。

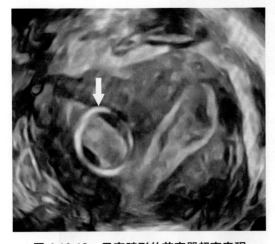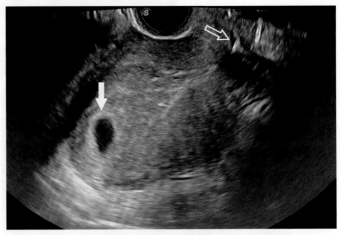

图 6-10-13　子宫畸形的节育器超声表现

完全性纵隔子宫,节育器仅植入右侧宫腔,左侧宫腔内无节育器回声,同时,右侧宫腔内的环形节育器与宫腔大小不匹配(玉林市中医医院超声科供图)。

图 6-10-14　带器妊娠超声表现

宫腔内可见妊娠囊回声(实心箭头),宫内节育器下移至宫颈管内(空心箭头)。

（毓　星　彭成忠　柴慧慧）

───────── 【参考文献】 ─────────

1. 任芸芸,董晓秋. 妇产科超声诊断学. 北京:人民卫生出版社,2018.

2. STEPHENSON S R,DMITRIEVA J,著. 超声诊断学:妇科与产科. 罗红,杨帆,译. 4版. 北京:人民卫生出版社,2018.

3. 杨太珠,罗红. 实用妇产超声诊断图解. 2版. 北京:化学工业出版社,2017.

4. 姜玉新,张运. 超声医学高级教程. 北京:人民军医出版社,2014.

5. 谢幸,苟文丽. 妇产科学. 8版. 北京:人民卫生出版社,2013.

6. 刘吉斌,王金锐. 超声造影显像. 北京:科学技术文献出版社,2010.

7. 罗丽兰. 不孕与不育. 2版. 北京:人民卫生出版社,2009.

8. 郑荣琴. 妇科超声造影临床应用指南. 中华医学超声杂志(电子版),2015(2):94-98.

9. Practice Committee of the American Society for Reproductive Medicine. Uterine septum: a guideline. Fertil Steril,2016,106(3): 530-540.

10. GRIMBIZIS G F,GORDTS S,DI SPIEZIO SARDO A,et al. The ESHRE/ESGE consensus on the classification of femalegenital tract congenital anomalies. Hum Reprod,2013,28(8):2032-2044.

11. 中华医学会妇产科学分会. 关于女性生殖器官畸形统一命名和定义的中国专家共识. 中华妇产科杂志,2015,50(9): 648-651.

12. 中华医学会妇产科学分会. 女性生殖器官畸形诊治的中国专家共识. 中华妇产科杂志,2015,50(10):729-733.

13. 子宫肌瘤的诊治中国专家共识专家组. 子宫肌瘤的诊治中国专家共识. 中华妇产科杂志,2017,52(12):793-800.

14. MUNRO M G,CRITCHLEY H O,BRODER M S,et al. FIGO classification system(PALM-COEIN)for causes of abnormal uterine bleeding in nongravid women of reproductive age. Int J Gynaecol Obstet,2011,113(1):3-13.

15. 中国医师协会妇产科医师分会子宫内膜异位症专业委员会,中华医学会妇产科学分会子宫内膜异位症协作组. 子宫内膜异位症长期管理中国专家共识. 中华妇产科杂志,2018,53(12):836-841.

16. 中华医学会妇产科学分会子宫内膜异位症协作组. 子宫内膜异位症的诊治指南. 中华妇产科杂志,2015(3):161-169.

17. ANDRES M P,BORRELLI G M,RIBEIRO J,et al. Transvaginal Ultrasound for the Diagnosis of Adenomyosis:Systematic Review and Meta-Analysis. J Minim Invasive Gynecol,2018,25(2):257-264.

18. TELLUM T,NYGAARD S,LIENG M. Noninvasive Diagnosis of Adenomyosis:A Structured Review and Meta-analysis of Diagnostic Accuracy in Imaging. J Minim Invasive Gynecol,2020,27(2):408-418.

19. DE BRUIJN A M,SMINK M,LOHLE P N M,et al. Uterine Artery Embolization for the Treatment of Adenomyosis:A Systematic Review and Meta-Analysis. JVascInterv Radiol,2017,28(12):1629-1642.

20. American Fertility Society. The American Fertility Society classifications of adnexal adhesions,distal tubal occlusion,tubal occlusion secondary to tubal ligation,tubal pregnancies,müllerian anomalies and intrauterine adhesions. Fertility & Sterility, 1988,49(6):944-955.

21. SYLVESTRE C,CHILD T J,TULANDI T,et al. A prospective study to evaluate the efficacy of two- and three-dimensional sonohysterography in women with intrauterine lesions. Fertility & Sterility,2003,79(5):1222-1225.

22. 中华医学会妇产科学分会. 宫腔粘连临床诊疗中国专家共识. 中华妇产科杂志,2015,50(12):881-887.

23. 国家卫生计生委能力建设和继续教育中心. 超声医学专科能力建设专用初级教材妇产和计划生育分册. 北京:人民卫生出版社,2016.

24. XIAO S S,WAN Y J,XUE M,et al. Etiology,treatment,and reproductive prognosis of women with moderate-to-severe intrauterine adhesions. International Journal of Gynecology & Obstetrics,2014,125(2):121-124.

25. American Association of Gynecologic Laparoscopists. AAGL practice report:practice guidelines for the diagnosis and

management of endometrial polyps. J Minim Invasive Gynecol, 2012, 19（1）: 3-10.

26. VROOM A J, TIMMERMANS A, BONGERS M Y, et al. Diagnostic accuracy of saline contrast sonohysterography in detecting endometrial polyps in women with postmenopausal bleeding: systematic review and meta-analysis. UltrasoundObstet Gynecol, 2019, 54（1）: 28-34.

27. 马丁, 沈铿, 崔恒, 等. 常见妇科恶性肿瘤诊治指南. 5版. 北京: 人民卫生出版社, 2016.

28. ZAINO R, CARINELLI S G, ELLENSON L H, et al. WHO Classification of Tumours of Female Reproductive Organs. 4th ed. Lyon, France: WHO Press, 2014.

29. AUCLAIR M H, YONG P J, SALVADOR S, et al. Guideline No. 390-Classification and Management of Endometrial Hyperplasia. J Obstet Gynaecol Can, 2019, 41（12）: 1789-1800.

30. SU Q C, SUN Z, LV G R. Contrast enhanced ultrasound in diagnosis of endometrial carcinoma and endometrial hyperplasia. Cell Mol Biol（Noisy-le-grand）, 2018, 64（11）: 88-91.

31. 全国卫生产业企业管理协会妇幼健康产业分会生殖内分泌学组. 中国子宫内膜增生诊疗共识. 生殖医学杂志, 2017, 26（10）: 957-960.

32. 中国抗癌协会妇科肿瘤专业委员会. 子宫内膜癌诊断与治疗指南（第四版）. 中国实用妇科与产科杂志, 2018, 34（8）: 880-886.

33. SANTABALLA A, MATÍAS-GUIU X, REDONDO A, et al. SEOM clinical guidelines for endometrial cancer（2017）. ClinTransl Oncol, 2018, 20（1）: 29-37.

34. LONG B, CLARKE M A, MORILLO A D M, et al. Ultrasound detection of endometrial cancer in women with postmenopausal bleeding: Systematic review and meta-analysis. Gynecol Oncol, 2020, 157（3）: 624-633.

35. VERBAKEL J Y, MASCILINI F, WYNANTS L, et al. Validation of ultrasound strategies to assess tumor extension and to predict high-risk endometrial cancer in women from the prospective IETA（International Endometrial Tumor Analysis）-4 cohort. Ultrasound Obstet Gynecol, 2020, 55（1）: 115-124.

36. EPSTEIN E, FISCHEROVA D, VALENTIN L, et al. Ultrasound characteristics of endometrial cancer as defined by International Endometrial Tumor Analysis（IETA）consensus nomenclature: prospective multicenter study. Ultrasound Obstet Gynecol, 2018, 51（6）: 818-828.

37. ALCÁZAR J L, GASTÓN B, NAVARRO B, et al. Transvaginal ultrasound versus magnetic resonance imaging for preoperative assessment of myometrial infiltration in patients with endometrial cancer: a systematic review and meta-analysis. J Gynecol Oncol, 2017, 28（6）: e86.

38. 常才. 经阴道超声诊断学. 3版. 北京: 科学出版社, 2016.

39. MA N Z, CHEN L, DAI W, et al. Influence of endometrial thickness on treatment outcomes following in vitro fertilization/intracytoplasmic sperm injection. Reprod Biol Endocrinol, 2017, 15（1）: 5.

40. LJLAND M M, EVERS J L, DUNSELMAN G A, et al. Endometrial wavelike movements during the menstrual cycle. Fertil Steril, 1996, 65（4）: 746-749.

41. KUIJSTERS N P M, METHORST W G, KORTENHORST M S Q, et al. Uterine peristalsis and fertility: current knowledge and future perspectives: a review and meta-analysis. Reprod Biomed Online, 2017, 35（1）: 50-71.

42. 徐子宁, 彭成忠, 吕亚儿, 等. 子宫内膜容受性的多模态超声评估. 中华医学超声杂志（电子版）, 2020, 17（2）: 103-107.

43. MIYAGUE A H, PAVAN T Z, GRILLO F W, et al. Influence of attenuation on three-dimensional powerDoppler indices and STIC volumetric pulsatility index: a flowphantom experiment. Ultrasound Obstet Gynecol, 2014, 43（1）: 103-105.

44. 李胜利, 罗国阳. 胎儿畸形产前超声诊断学. 2版. 北京: 科学出版社, 2017.

45. VAN DEN BOSCH, DUEHOLM M, LEONE F P G, et al. Terms, definitions and measurements to describe sonographic features of myometrium and uterine masses: a consensus opinion from the Morphological Uterus Sonographic Assessment（MUSA）

group. Ultrasound Obstet Gynecol, 2015, 46（3）: 284-298.

46. 毓星. 计划生育超声诊断学. 北京: 科学技术文献出版社, 1997.

47. 徐金锋. 宫内节育器三维超声图谱. 北京: 人民卫生出版社, 2018.

48. 毓星, 万启智, 张萱节, 等. B 超检测 5404 例置 IUD 育龄妇女子宫径线值的分析. 中国计划生育学杂志, 1996, 26（6）: 337-340.

第七章　输卵管性不孕超声评估

第一节　正常输卵管

一、概述

输卵管是输送精子和卵子的通道、精子和卵子结合的场所,具有复杂的生理功能,在卵子摄取、精子获能、卵子受精、受精卵分裂、输送及早期胚胎发生中起着至关重要的作用。输卵管解剖和功能异常是不孕症、异位妊娠、盆腔炎等疾病的重要因素。

左、右输卵管分别位于子宫两侧,由子宫底外侧角部向外平行伸展,左侧输卵管与小肠、乙状结肠相邻,右侧输卵管与小肠、阑尾接近。输卵管活动度较大,可以自身蠕动和收缩,也会随子宫位置的改变及外力的增加、刺激等发生移动。

（一）解剖与组织学结构

输卵管呈管状,左右各一,生育年龄输卵管一般长 8~15cm,由黏膜和环状平滑肌浆膜构成。每侧输卵管有两个开口,内侧开口于子宫角部的宫腔内,称为输卵管子宫口,外侧开口于腹腔内,称为输卵管腹腔口。由内口到外口,输卵管分为间质部、峡部、壶腹部、漏斗部四部分（图 7-1-1）。

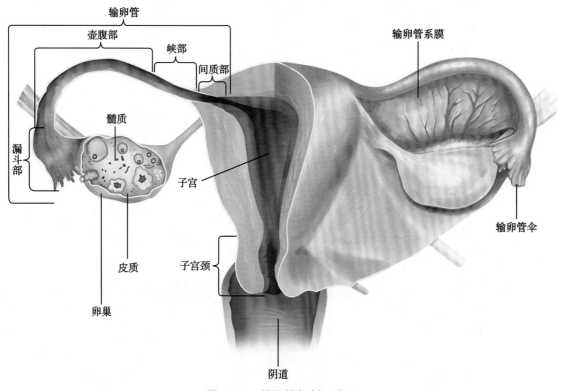

图 7-1-1　输卵管解剖示意图

1. 输卵管间质部 是输卵管穿透子宫肌壁、管腔最细的一段，长约 1cm，管腔直径 0.5~1.0mm。黏膜的纤毛细胞在靠近子宫侧显著减少。

2. 输卵管峡部 是子宫壁向外延伸的部分，即间质部外侧，壁厚、直而短，长 2~3cm，管腔直径最小仅 230μm，最大可达 2mm，从内向外由纵、环和纵三层平滑肌组成，黏膜皱褶甚少，纤毛细胞仅占上皮细胞总数的 20%~30%。

3. 输卵管壶腹部 在峡部外侧，壁薄，长 5~10cm，管腔宽大且弯曲，直径为 5~8mm，黏膜层外有内环和外纵两层平滑肌，内含丰富的皱襞，由纤毛细胞、分泌细胞和钉形细胞组成，其中纤毛细胞占 40%~60%，含有丰富的微纤毛，纤毛的摆动朝向宫腔。壶腹部是精子和卵子的受精场所。

4. 输卵管漏斗部 又称伞部，在输卵管最外侧端，呈伞状，形似扩张的漏斗，长度及管腔直径均为 1.0~1.5cm，游离并开口于腹腔，由浆膜、平滑肌和黏膜组成，开口处有许多指状突起，有拾卵作用。伞部肌纤维稀少，黏膜皱襞丰富，黏膜上皮由纤毛细胞、分泌细胞和钉形细胞组成。正常情况下黏膜上皮细胞的纤维细胞占 60% 以上，纤毛的运动方向朝向宫腔，有助于卵子的输送。

新生儿输卵管弯曲，输卵管伞部粗而短。随着年龄的增长输卵管峡部可逐渐伸直，输卵管伞逐渐延长，老年妇女输卵管变直，松弛下垂，伞部萎缩。

（二）输卵管液的营养作用

输卵管液体为浆液性的漏出液，含有优质蛋白质，其含量和质量受卵巢激素平衡的调节，输卵管上皮组织学及生化的周期性变化提供配子受精前、受精时以及桑椹胚的营养。绝大多数的输卵管液由壶腹部流向腹腔，但当受精卵进入子宫时液体容量减少并向相反方向流动进入子宫，其机制尚未完全清楚。其流动动力学可能受下列因素影响：①周期中液体质和量的变化；②纤毛的摆动；③肌肉的收缩和黏膜皱襞方向的不同使不同输卵管节段的管腔直径大小不一。

（三）输卵管的生理功能

1. 卵子的捡拾 负责将从卵泡破裂排出的卵子捡拾至输卵管。卵子拾卵机制主要靠输卵管肌肉的收缩使输卵管伞向卵巢排卵部位移动，通过伞端的摆动产生负压将卵子吸入输卵管，加上排出的卵子表面黏性较强，可黏附于伞端纤毛上，随纤毛的摆动移向输卵管口。这一运动速度主要依靠输卵管黏膜纤毛活动、输卵管蠕动和节段性收缩，以后者的作用为主。

2. 卵子的运输 卵子在输卵管中的运输发生在孕激素水平持续上升时，卵巢在黄体化激素峰后 28~36 小时即可发生排卵，96~120 小时之间便可在子宫内发现卵子，提示卵子在输卵管中的运输可达 80 小时。排卵后 30 小时卵子到达壶腹部与峡部之间，称壶腹 - 峡连接位置，在此停留 30 小时后迅速到达宫腔。输卵管提供了卵子与精子受精的微环境。月经周期中，输卵管受雌激素、孕激素的影响，其内衬上皮的形态和功能以及输卵管壁平滑肌也发生周期性变化，以保证输卵管的正常运输功能。

3. 精子的运输和激活 精子进入阴道后经过宫颈黏液、宫腔和输卵管间质部，最后到达输卵管峡部，大部分停留在输卵管峡部的近端获能并发生顶体反应，等待排卵和受精。少部分在数分钟内便被运送到输卵管伞部，这可能与生殖道储存部位发生饱和有关。一旦发生排卵，精子即从峡部到达壶腹部与卵子结合受精。

（四）输卵管的血管

输卵管具有双重供血的特点，即同时由子宫动脉输卵管支、卵巢动脉输卵管支供血，相互之间存在吻合支。一般子宫动脉分支是输卵管的主要血供来源，约占输卵管血供的 2/3，主要供应输卵管间质部至壶腹部之间的组织，卵巢动脉分支主要供应输卵管伞部，约占输卵管血供 1/3，两分支血管各发出 20~30 小支血管分布于管壁（图 7-1-2）。子宫动脉分支与卵巢动脉分支供应的输卵管范围因人而异，但末端在输卵管系膜内相互吻合。

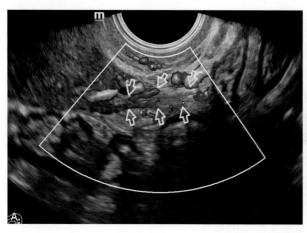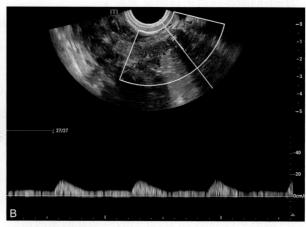

图 7-1-2　输卵管动脉血流及频谱

输卵管静脉回流也有两个路径：一个路径为静脉与子宫动脉输卵管支伴行并汇合,注入子宫静脉；另一个路径则注入卵巢静脉,再回流至左肾静脉或下腔静脉。

（五）淋巴管

输卵管的黏膜、肌层和浆膜层都有淋巴管,且三者间的淋巴管是相互沟通的。浆膜和浆膜下层淋巴管极为丰富,与肌层内及系膜中的淋巴管相通,在卵巢下静脉丛处与子宫和卵巢的淋巴管汇合,终止于主动脉旁淋巴结。

二、输卵管正常超声表现

采用经腹部超声探查输卵管,受输卵管周围肠道气体干扰和超声分辨率限制常无法或难以显示输卵管。在腹水、输卵管积液和输卵管炎的病理状态下,超声在盆腔积液内观察到条索状实性等回声的正常输卵管或增粗的输卵管与输卵管伞。

经阴道探查明显提高了组织的空间分辨率,显示部分输卵管,特别是近端输卵管。在做横向扫查或纵向扫查、探头侧向左或右一侧时,可显示输卵管由子宫角蜿蜒伸展,正常情况下,输卵管回声和周围组织回声相近,超声较难从图像上区分输卵管和周围组织的回声,此时可借助彩色多普勒超声沿输卵管动脉寻找输卵管,或借助排卵后直肠子宫陷凹内少量液体观察输卵管伞端等(图 7-1-3、ER 7-1-1)。

ER 7-1-1　正常输卵管超声表现

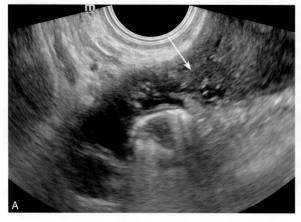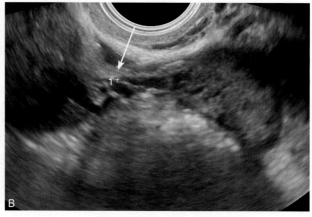

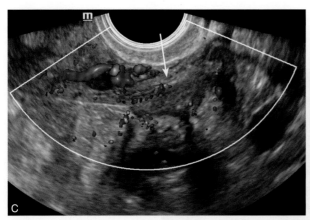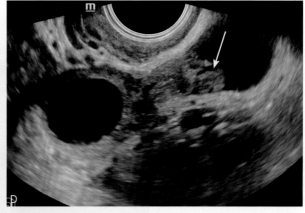

图 7-1-3　正常输卵管二维超声图

箭头所示分别为间质部（图 A）、峡部（图 B）、壶腹部（图 C）及伞端（图 D）。

（周凤英　耿 聪）

第二节　输卵管先天异常

输卵管由中肾旁管头段（又称为内聚部）发育而来，中肾旁管头段的发育受阻常与子宫发育异常同时存在。输卵管发育异常主要有以下几种类型。

一、双侧输卵管缺失

双侧输卵管未发育常合并先天性无子宫、无阴道（可表现为双侧痕迹输卵管、痕迹子宫、无阴道）。超声表现为膀胱后方空虚，未探及子宫和输卵管回声，卵巢一般发育正常（图 7-2-1）。有子宫遗迹时可表现为充盈的膀胱后方为条状中等回声，长径为 1.0~1.5cm，前后径 0.5~1.0cm 不等，似见子宫轮廓，回声偏实性，无子宫内膜线。

二、单侧输卵管缺如

一侧中肾旁管未发育，常伴有同侧子宫缺如，该侧的肾脏也常同时缺如，常见于Ⅰ型单角子宫（单侧附件），由于一侧中肾旁管发育完好，形成一发育较好的单角子宫伴有同侧发育正常的输卵管，对侧中肾旁管未发育，该侧的卵巢、输卵管、肾脏常同时缺如。

超声表现：子宫形状如梭形，宫腔内膜呈管型，向一侧弯曲。三维超声有助于确诊（图 7-2-2）。

三、副输卵管

在正常输卵管附近有一小型输卵管，具有伞部，近侧端有管腔与主输卵管腔相通，也可能阻塞（图 7-2-3A）。副输卵管可能成为不孕的因素或诱发输卵管妊娠，应予以切除。

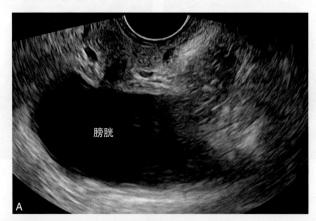

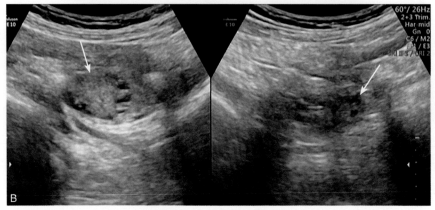

图 7-2-1　双侧输卵管缺失

患者女性，20 岁，一直未有月经就诊。A. 经直肠二维超声显示膀胱后方空虚，未显示子宫回声；B. 经腹部超声可见双侧卵巢（箭头所示）。

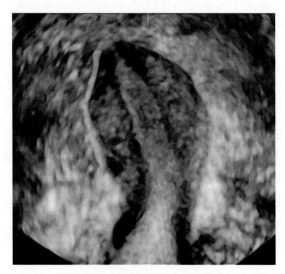

图 7-2-2　单角子宫三维超声图

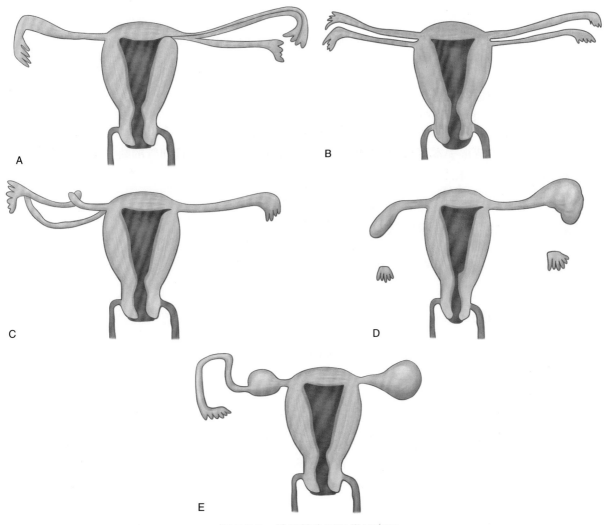

图 7-2-3　输卵管先天异常示意图

A. 副输卵管；B. 重复输卵管畸形；C. 双腔输卵管；D. 输卵管中部节段缺失；E. 复合输卵管畸形。

四、重复输卵管

单侧或双侧有两个发育异常的输卵管，多与子宫腔相通（图 7-2-3B）。此类患者一般无临床症状，多在行输卵管结扎术或腹腔手术时发现。

五、双腔输卵管

两个输卵管共同起始于子宫间质部或自输卵管峡部向下分出一盆道，中间分开，至壶腹部汇合而成一个伞端（图 7-2-3C）。双腔的输卵管一般无临床症状，多在行输卵管结扎术或腹腔镜手术时发现，此类畸形输卵管可能成为不孕的因素或可诱发输卵管妊娠，应予以切除。

六、输卵管发育不全

发育不全的输卵管外形往往细长且弯曲，并伴有不同程度的肌肉发育不全，是最常见的输卵管发育异常。部分患者的输卵管无管腔或部分管腔不通畅造成不孕,部分患者的输卵管有憩室或副口常导致宫外孕。此类输卵管发育异常不易通过手术修复重建。如患者不孕,经腹腔镜检查证实为输卵管原因,可采取助孕技术,解决不孕问题。如发生异位妊娠则结合患者意愿考虑行输卵管切除术。

七、输卵管中部节段状缺失

类似输卵管绝育手术的状态,缺失段输卵管组织镜下呈纤维肌性(图 7-2-3D)。如并存子宫畸形,则妊娠概率更低。即便成形手术后,此类输卵管也易发生异位妊娠。如果输卵管的缺失发生在壶腹部远端,可进行壶腹部的造口术。

八、输卵管缩短、卷曲或呈囊袋状

这类畸形常见于其母亲孕期有服用己烯雌酚病史者。

九、输卵管复合畸形

输卵管发育异常可同时表现有两个或两个以上的畸形(图 7-2-3E)。

十、输卵管副口

多见于输卵管壶腹部,单侧或双侧,副口大小不一,副口边缘多被发育不良的伞端包围,形成花冠状漏斗。输卵管副口可 1 个或多个,也可发生于输卵管的其他部位,是异位妊娠的原因之一。

(周凤英　耿　聪)

第三节　输卵管炎症

一、概述

输卵管各种感染和炎症性病变造成输卵管内膜被破坏,引起输卵管堵塞,而且瘢痕形成会导致输卵管管壁僵硬和周围粘连,输卵管扭曲导致其与卵巢关系改变,影响输卵管的拾卵、运输等功能,是输卵管性不孕和异位妊娠的重要因素。临床上单纯的输卵管炎症少见,多表现为输卵管卵巢炎,又称盆腔炎,为妇科常见疾病,上行性感染是本病的主要传播途径。分为急性和慢性,炎症可局限于一个器官或部位,也可同时几个部位发病,蔓延到整个盆腔及腹腔。

二、病因

1. 产后、剖宫产后及流产后　细菌通过胎盘剥离面或残留的胎盘、胎膜子宫切口等感染。
2. 月经期性交　月经期子宫内膜的剥离面有扩张的血窦及凝血块,均为细菌的良好滋生环境。
3. 妇科手术操作后　妇科手术如放宫内节育器、人工流产、宫颈锥切,腹腔镜手术等。

4. 邻近器官炎症的蔓延 最常见的为阑尾炎和腹膜炎,炎症可通过直接蔓延,引起盆腔炎症。

5. 慢性炎症急性发作 如有慢性输卵管炎、卵巢炎,在未治愈前有性生活或不洁性交等可引起炎症的急性发作。

6. 全身性疾病 如败血症、脓毒血症等,细菌可达输卵管及卵巢发生急性炎症。

三、临床表现

因病情及病变范围大小而表现不同症状,发热及下腹痛是输卵管炎的典型症状。在急性期发热前可有寒战,头痛,高热,下腹痛或仅病变部剧痛,大便时加重,可伴有尿频、尿急,白带增多、脓性。如发生在月经期可有月经量增多、月经期延长。合并输卵管卵巢脓肿时,寒战高热,体温常居高不降。如果治疗不及时变为慢性炎症时可有持续性下腹坠痛。实验室检查主要表现为白细胞升高和血沉升高。

四、超声诊断

由于输卵管炎症的部位、性质、程度不同在超声表现上也各不相同。输卵管积脓、输卵管卵巢脓肿、输卵管积水等在二维超声上相对容易识别,而单纯的输卵管增粗在没有盆腔积液时常规二维超声较难显示。

(一)检查前准备

二维超声即可满足要求,无需特别准备,建议经阴道超声检查,检查前排空膀胱;如果有大量阴道流血、无性生活史及其他特殊情况者采用经腹超声。特殊情况可由三维子宫输卵管超声造影检查确诊。

(二)二维超声表现

根据输卵管炎症的部位、性质、程度不同,二维超声表现常有以下表现。

1. 输卵管增粗 在炎症初期输卵管增粗,管壁增厚且回声不均匀偏强,超声表现为子宫一侧或两侧可见增粗的中等条状回声自宫角部发出,向外延伸,彩色多普勒可见血流信号较丰富。在慢性炎症期,输卵管回声较早期回声偏低,走行僵硬或扭曲,彩色多普勒血流信号减少。可合并盆腔积液(图 7-3-1)。

2. 输卵管积脓 大部分为淋球菌感染所致,表现为一侧或双侧输卵管增粗增大,弯曲管道状、烧瓶状,脓肿很大时则表现为类圆形,可见不完全分隔,内为含密集点状的液性区,或可见斑块状强回声,内壁欠光滑,边界多清晰。彩色多普勒显示管壁上或隔上血流信号较丰富(图 7-3-2)。

3. 输卵管卵巢脓肿 输卵管炎症累及卵巢后与之互相粘连形成炎症性输卵管卵巢包块或脓肿,表现为位于子宫一侧或两侧的不均匀低回声包块,其内输卵管与卵巢结构不易区分,囊性区内常漂浮点状或絮状沉积物,可见不光滑分隔,内壁较厚,由于粘连而呈不规则外形,边界不清,容易与周围组织粘连(图 7-3-3)。

4. 输卵管积水 慢性输卵管炎症中较为常见的类型,当输卵管炎后或因粘连闭锁,黏膜细胞的分泌液积聚于输卵管管腔内,或因输卵管炎症发生峡部及伞端的粘连,阻塞后形成输卵管积脓,当管腔内的脓细胞被吸收以后最终成为水样液体。积水可占据输卵管全程,也可呈局限性。超声上表现为子宫一侧或两侧迂曲的管状无回声,管壁因膨胀而变薄、光滑,内多见不完全分隔,外表面光滑或有纤维样条索与周围组织粘连。部分病例伴盆腔积液(图 7-3-4)。

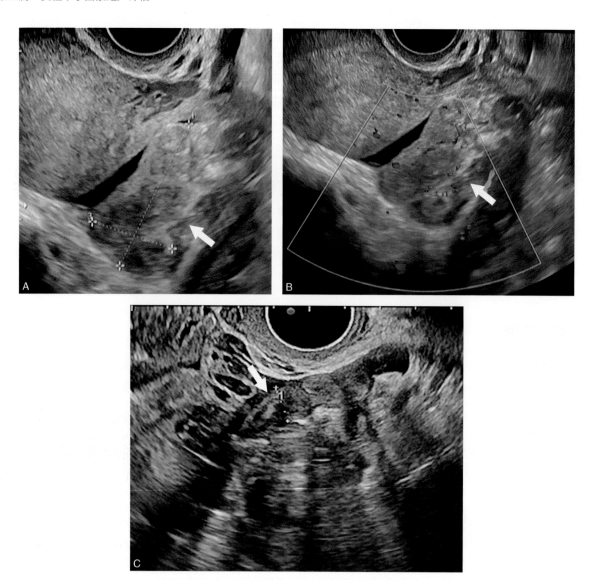

图 7-3-1 患者女,28 岁,无诱因下腹痛 3 天

A. 二维超声示左侧输卵管增粗,厚径 1.9cm,回声不均匀,界尚清,其周围盆腔内可见少量积液;B. CDFI 显示病变区域较丰富血流信号;C. 抗炎治疗 2 周后复查,左侧输卵管变细,厚径约 1.1cm。

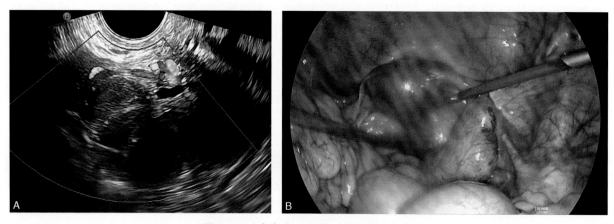

图 7-3-2 患者女,36 岁,左下腹痛 17 天

A. 二维超声显示右侧附件区不规则厚壁囊性回声,范围约 7.2cm × 3.4cm,内透声差,CDFI 显示壁上可见血流信号;
B. 腹腔镜显示右侧输卵管扭曲增粗,伞端闭锁,剪开后有脓液流出。

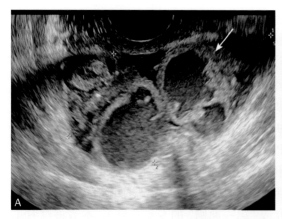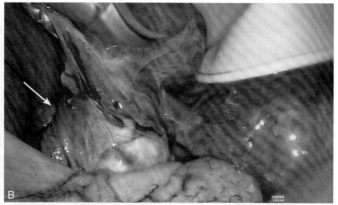

图 7-3-3　患者女性，36 岁，发热伴下腹痛 1 天

A. 经腔内二维超声显示左侧输卵管增粗，壁厚内透声差，与卵巢界限不清；B. 腹腔镜下显示左侧输卵管与卵巢粘连包裹。

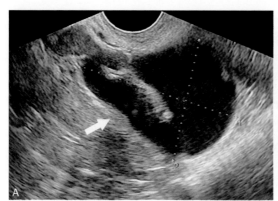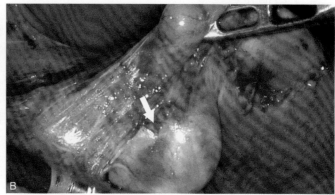

图 7-3-4　患者女性，46 岁，阴道不规则出血 20 余天

A. 经腔内二维超声显示右侧输卵管迂曲扩张，范围约 5.8cm × 2.6cm，内部透声佳；B. 腹腔镜下显示左侧输卵管卵巢粘连包裹成团，直径 3cm。

（周凤英）

第四节　输卵管通畅性评估

据统计，我国不孕不育的发病率逐年增加的趋势，尤其是自三孩政策放开以后，高龄不孕不育患者明显增多，其发病率为 10%~15%，其中盆腔炎导致继发性输卵管功能障碍占女性不孕因素的 25%~35%。治疗方式因阻塞部位不同而不同，如输卵管近段梗阻包括间质部和峡部梗阻，其中 42%~95% 为假性梗阻，可能的原因为痉挛、黏液栓堵塞等，只有慢性炎症增生纤维化才形成真性梗阻。近端梗阻的治疗首选宫腔镜下输卵管疏通术，远端梗阻则首选腹腔镜下手术治疗。输卵管通畅性是输卵管评估的核心问题，准确快速判断输卵管阻塞部位及伞端情况对临床医生的治疗方案的选择至关重要。

目前常用的输卵管通畅性检查方法包括子宫输卵管造影（hysterosalpingography，HSG）、子宫输卵管超声造影（hysterosalpingo-contrast sonography，HyCoSy）、宫腔镜下输卵管插管通液术、腹腔镜下输卵管通液术、子宫输卵管磁共振造影、输卵管镜等。

中华医学会生殖医学分会 2018 年制定的《输卵管性不孕诊治的中国专家共识》指出（采用 GRADE 分级方法）：HSG 是评估输卵管通畅性的首选技术手段（推荐级别：1A），HyCoSy 评估输卵管通畅性有一定价值（推荐级别：2B）；宫腔镜下输卵管插管通液术可作为排除假性近端梗阻的一种检查方式（推荐级别：GPP）；腹腔镜下输卵管通液术是评估输卵管通畅性最准确方法，但操作复杂、价格昂贵等原因不作为首选（推荐级别：2B）；输卵管镜可作为评估输卵管功能的补充手段，但作为常规诊断手段证据不足（推荐级别：2D）（注：GRADE 分级方法包括，①推荐等级，1 为有良好和连贯的科学证据支持，强烈推荐或强烈反对；2 为有限的或不连贯的证据支持，推荐或反对；GPP 为专家讨论推荐。②证据等级，A 为高质量证据，包括随机对照的系统评价、随机对照研究、全或无病例；B 为队列研究的系统评价、队列研究或较差的随机对照研究、"结果"研究及生态学研究；C 为病例对照研究的系统评价、病例对照研究；D 为单个病例系列研究；E 为未经明确讨论或基于生理学、实验室研究或"第一原则"的专家意见）。本节将对 HSG 和 HyCoSy 这两种输卵管通畅性评估最常用的影像学手段进行介绍。

一、子宫输卵管造影

子宫输卵管造影（HSG）是通过向宫腔置管，将碘造影剂注入宫腔和输卵管后，在 X 线动态透视下观察并进行摄片，根据子宫输卵管的形态和造影剂在盆腔内弥散情况，来判断宫腔有无畸形、输卵管通畅性异常、阻塞部位及盆腔有无粘连等病变的一种检查方法。HSG 检查常用造影剂有两大类，含碘油剂和含碘水剂。HSG 优点是可动态观察输卵管形态，图像分辨率高，判断输尿管通畅性准确度高，且操作简单、安全，同时具有轻微疏通输卵管的作用，故 HSG 是目前临床评估输卵管通畅性最广泛的检查方法。但 HSG 仍有一定局限性，比如需要使用碘造影剂，有一定 X 射线损伤，无法评估子宫肌层及盆腔病变等。

（一）适应证和禁忌证

1. 适应证

（1）了解不孕症患者输卵管是否通畅及其形态和梗阻部位。

（2）了解宫腔形态，确定有无子宫畸形及类型，有无宫腔粘连等宫腔病变。

（3）不明原因的习惯性流产，了解宫颈内口是否松弛及发育畸形等。

（4）内生殖器结核非活动期。

2. 禁忌证

（1）不明原因的进行性子宫出血。

（2）生殖系统急性或亚急性炎症。

（3）碘造影剂过敏者。

（4）月经期、妊娠期。

（5）存在严重的全身性疾病，不能耐受检查者。

（6）产后、流产后、刮宫术后 6 周内。

（二）造影剂的选择

理想造影剂应是显影效果良好、不良反应少以及术后妊娠率较高。HSG 碘造影剂分为油性和水溶性，由于理化性质不同，两种造影剂各有优缺点，但两种造影剂都是安全、有效的。

1. 油性造影剂　自 HSG 发明以来即广泛应用于临床，最常用的是 40% 碘化油。油性造影剂的优点：①碘化油黏稠，流动性低，对比度高，显影效果好，可以清晰显示输卵管以及子宫轮廓，有利于判断宫颈机能；②价格低廉；③具有冲刷疏通输卵管的治疗作用。缺点：①碘油在腹腔停留时间长，可能造成肉芽肿形成；②碘油流动性低，注射压力过大时可发生逆流，严重时引起静脉内造影剂逆流，有肺栓塞风险；③碘油弥散缓慢，需要 24 小时后摄片复查，患者检查不方便。

2. 水溶性造影剂　优点：①使用安全，吸收速度快，盆腔内停留时间短，不产生异物肉芽肿，即使逆流入静脉也无栓塞危险。②检查省时、方便,盆腔内造影剂弥散较快,约 20 分钟即可得到弥散片,无需患者重复往返医院检查。缺点:①价格较碘油贵;②黏稠度低,流速快,在输卵管通畅的情况下,很快弥散入盆腔。

（三）检查方法

1. 检查前准备

（1）HSG 检查时间选择在月经净后 3~7 天。

（2）颈管清洁度（PC）在"+"以内,阴道内滴虫、霉菌检查阴性,必要时需做衣原体、支原体检查。

（3）检查前签署知情同意书。

（4）检查当日无发热。

（5）操作前排便、排尿,不宜空腹。

2. 操作步骤

（1）患者取仰卧截石位,常规消毒外阴、阴道,铺消毒无菌手术巾。置入阴道扩张器,消毒阴道及宫颈。

（2）将双腔球囊导管宫腔,球囊内注入 1~3ml 生理盐水,后拉导管堵住宫颈内口。导管连接注射器或注射泵,造影前先拍摄盆腔 X 线平片一张。

（3）选择造影剂,手动缓慢推注或设定好压力、流速、总量自动推注,透视下观察子宫及输卵管显影情况并摄片,当造影剂通过输卵管伞端弥散入盆腔即可停止注射造影剂。遇到造影剂受阻于输卵管某一阶段且无通过迹象,或造影剂逆流明显,或患者疼痛不能耐受等情况均需停止注射造影剂。

（4）摄片常规选择 4 张（图 7-4-1）:①盆腔平片;②宫腔造影剂充盈及输卵管全程显影图像;③输卵管内造影剂弥散至盆腔图像;④延迟摄片,水溶性碘造影剂造影后 20 分钟摄片,油性造影剂需在 24 小时后摄片复查。

（四）子宫输卵管造影诊断

1. 正常子宫输卵管造影表现（图 7-4-1）

（1）子宫:正常宫腔一般呈倒三角形,边缘光滑整齐,无固定的充盈缺损、龛影等。宫腔形态可随子宫位置改变而不同。子宫容量一般为 5~7ml,大者有时达骨盆最大横径的一半。

（2）输卵管:正常输卵管由两侧宫角发出,向子宫两侧走行,输卵管分 4 部分:间质部、峡部、壶腹部、伞端。双侧输卵管各段有一定程度的扭曲,走行较柔顺,壁光滑,呈飘带状,双侧走行不固定,不对称。间质部及峡部形态无明显差异,壶腹部与峡部分界较清晰,即细长的峡部远端局部明显增宽,可见部分纵行皱襞。壶腹部长 5~10cm,内径 0.5~0.9cm,内见多条纵行皱襞影。输卵管伞端最宽,可显示伞状结构,造影剂经过伞端进入盆腔。造影剂自输卵管间质部到伞端溢出需要 2~10 秒。

（3）盆腔:正常情况下造影剂弥散均匀,充填盆腔各间隙,勾勒出部分肠管、子宫等器官外形,呈斑片状。

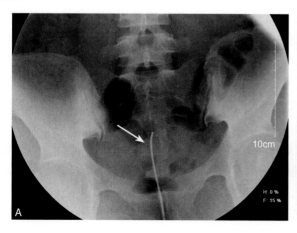
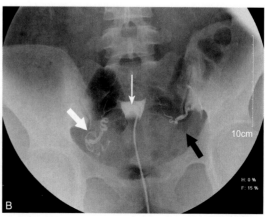

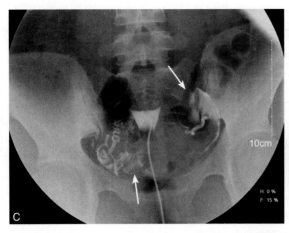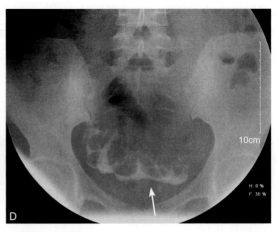

图 7-4-1　子宫输卵管造影正常表现

A. 造影前盆腔平片,了解盆腔基本情况;B. 造影后即刻宫腔及输卵管图像,显示宫腔(细箭头)及输卵管(粗箭头)形态;C. 造影后即刻输卵管内造影剂弥散至盆腔图像,显示伞部造影剂弥散至盆腔(细箭头);D. 延迟摄片(造影后 20 分钟),显示盆腔内造影剂弥散情况及输卵管造影剂是否滞留。

2. 异常子宫输卵管造影表现

(1)子宫异常影像表现:包括先天性子宫畸形及宫腔内充盈缺损。

1)双子宫:可见由 2 个梭形宫腔显影,各发出一条输卵管。

2)双角子宫:宫腔呈"V"形,两宫角间距离宽,一般大于 4cm。由两个对称的子宫腔组成,中间裂隙延伸到宫颈管,单宫颈管和单阴道(图 7-4-2A)。

3)纵隔子宫:间隔下端超过宫颈内口形成宫颈间隔者为完全纵隔,未及宫颈内口者为不完全纵隔子宫。两条输卵管可同时显影(图 7-4-2B)。

4)残角子宫:残角宫腔与对侧单角的宫腔不相通时表现为单角子宫征象,如果相通则表现为宫腔对侧间缝隙状或憩室状影,显示一条输卵管影。

5)单角子宫:仅见一个宫角,宫腔呈倒三角形,显示一条输卵管(图 7-4-2C)。

6)宫腔粘连:宫腔内见不规则充盈缺损,宫腔内壁不光滑。

7)子宫内膜息肉或黏膜下肌瘤:宫腔内见单个或多个充盈缺损,边界清。

(2)输卵管异常影像表现

1)先天性输卵管畸形:临床罕见,有双侧或单侧缺如,副输卵管,重复输卵管,发育不良,节段性缺失,卷曲或呈囊带状等。这些病例多在手术时发现。

2)输卵管形态异常:表现为输卵管扭曲,粗细不均,尤其壶腹部局部不同程度狭窄、扩张;管壁边缘不光滑,黏膜不规则,输卵管管腔内充盈缺损等。

3)输卵管通畅度评价:根据输卵管形态、延迟摄片造影剂弥散、输卵管造影剂残留等,对输卵管通畅性进行评估。①输卵管通畅:输卵管全程显影,无明显狭窄、扩张,造影剂自伞端弥散无延迟。②输卵管通而欠畅:输卵管显影欠均,造影剂弥散入盆腔,但输卵管显影速度及造影剂从伞部弥散速度稍减缓。③输卵管通而不畅:输卵管显影不均,造影剂弥散入盆腔,但输卵管显影速度及造影剂从伞部弥散速度减缓。④输卵管通而极不畅:输卵管显影极不均,造影剂弥散入盆腔,但输卵管显影速度及造影剂从伞部弥散速度明显减缓(图 7-4-3)。⑤输卵管通而极不畅,伴伞端轻度粘连:输卵管显影极不均,造影剂弥散入盆腔,但输卵管显影速度及造影剂从伞部弥散速度明显减缓,且延迟摄片伞部造影剂聚集。⑥输卵管显影不良/张力高,稍通盆腔:输卵管显影不佳,输卵管及盆腔内近少量造影剂显示。⑦输卵管伞端粘连,稍通盆腔:输卵管间质部、峡部、壶腹部无狭窄,伞部造影剂弥散明显减慢,局部聚集,仅少部分弥散入盆腔。⑧输卵管阻塞:完全阻塞,无造影剂弥散至盆腔,根据部位分间质部阻塞(图 7-4-4)、峡部阻塞、壶腹部阻塞及伞部粘连闭塞 / 积水（图 7-4-5）。

（3）盆腔周围粘连：①输卵管螺旋状弯曲；②造影剂弥散呈不规则聚集；③子宫固定偏向盆腔一侧；④输卵管周围晕征（输卵管显示两个轮廓）；⑤输卵管垂直上举。其中输卵管螺旋形外观和造影剂弥散浓聚最常见。根据粘连部位及范围分为输卵管伞端周围粘连、盆腔局部粘连和盆腔广泛粘连。

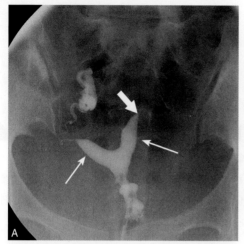
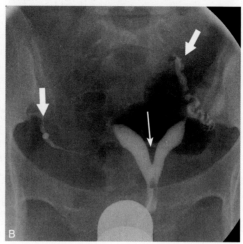
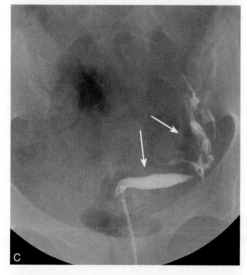

图 7-4-2 先天性子宫畸形 HSG 表现

A. 双角子宫，显示两个对称的子宫腔（细箭头），在子宫峡部相通，左侧输卵管间质部阻塞（粗箭头）；B. 纵隔子宫（不完全性），显示隔膜延伸至宫腔，未达宫颈，双侧夹角较小（细箭头），左侧输卵管壶腹部、右侧输卵管峡部阻塞（粗箭头）；C. 单角子宫，可见左侧宫角及一侧输卵管显影。

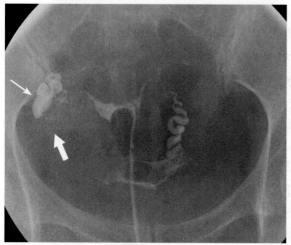
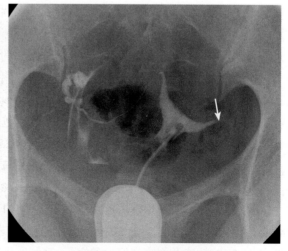

图 7-4-3 右侧输卵管通而极不畅

显示右侧壶腹部扩张（细箭头），仅见少量造影剂缓慢弥散至盆腔（粗箭头），左侧输卵管通畅。

图 7-4-4 左侧输卵管阻塞

显示左侧输卵管间质部闭塞（细箭头），远侧未见造影剂显影。

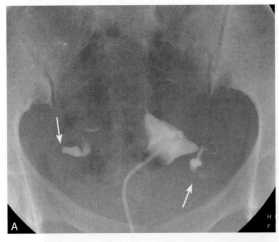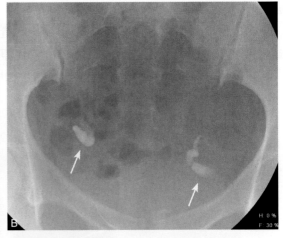

图 7-4-5　双侧输卵管伞部闭塞,伴轻度积水

A. 即刻造影显示宫腔形态正常,双侧输卵管间质部、峡部显影良好,壶腹部轻度扩张,伞部未见显影(细箭头),盆腔无造影剂弥散;B. 延迟摄片显示盆腔内仍未见造影剂弥散,双侧输卵管壶腹部造影剂滞留(细箭头)。

二、子宫输卵管超声造影

　　子宫输卵管超声造影(HyCoSy)是将造影剂混合液经置入宫腔的导管注入子宫和输卵管腔,观察造影剂经过宫腔、输卵管腔时的显影形态及输卵管伞端造影剂溢出流入盆腔后的分布情况,判断宫腔情况及输卵管通畅性的检查方法,是 20 年来新兴的检查手段,已成为评估输卵管通畅性的常用影像学检查方法。子宫输卵管超声造影将基波状态、谐波状态下的二维超声、三维超声、宫腔水造影、输卵管造影技术有机结合,并在必要时辅以盆腔水造影等技术,除了评估输卵管通畅性,对包括子宫、输卵管、卵巢在内的女性生殖系统或盆腔相关的常见不孕原因也可进行系统性的筛查,从而为临床提供相对全面的诊断信息。

　　应用于 HyCoSy 的造影剂分为两大类:一类为呈无回声的阴性造影剂,如生理盐水、葡萄糖等,多用于宫腔水造影或盆腔水造影,通过宫腔、盆腔内液体积聚后无回声背景的衬托,可清晰显示宫腔病变(如内膜息肉、宫腔粘连、黏膜下肌瘤等)或盆腔内病变(如盆腔粘连、输卵管伞端病变等)。但该类造影剂在输卵管内的显影与周围组织对比度差,无法直观评估输卵管通畅性。另一类为呈强回声的阳性造影剂,常用的是微泡造影剂,在低机械指数下强回声的微泡造影剂和人体组织间形成强烈的对比,可以较为直观地显示输卵管管腔情况,为评估输卵管通畅性的最主要造影剂。最早期使用的双氧水(过氧化氢溶液)、晶氧等造影剂由于微泡直径大、气体表面缺少保护层等不足,常常显影维持时间短,图像质量差,现已逐渐被淘汰。目前使用的主要是 Ecovist、Levovist、Optison、声诺维(SonoVue)、雪瑞欣等各种新型的微泡造影剂,国内最常用的是声诺维,其成分为磷脂包裹的六氟化硫微气泡,具有直径小、安全性高、无毒无副作用、显影持续时间长、图像质量稳定等特点。

　　(一)子宫输卵管超声造影的适应证、禁忌证与造影前准备

　　同第四章第四节。

　　(二)子宫输卵管超声造影的步骤

　　1. 经阴道二维超声检查　造影前常规经阴道超声探查有无子宫畸形、子宫肌瘤、子宫腺肌病、子宫内膜息肉、宫腔粘连及剖宫产瘢痕憩室等,双侧卵巢有无囊肿、盆腔有无游离液及包裹性积液等。同时观察记录双卵巢与子宫的位置及两者空间相对位置关系,如果卵巢位于子宫两侧,且子宫卵巢的活动度较好,一般预示没有盆腔炎症及粘连情况,如果卵巢紧贴子宫后方或上举到子宫底部,提示可能有盆腔炎症及粘连情况的发生,如果盆腔有明显积液,也提示盆腔有炎症的可能性。

2. 经阴道三维超声检查　利用子宫三维成像技术,通过冠状切面观察子宫的形态学改变,明确先天性子宫畸形的类型及程度,如果是完全纵隔子宫、双子宫等有两个宫腔的畸形,需要对两侧宫腔分别进行置管(图7-4-6)。在宫腔置管后建议再次进行子宫三维超声检查,或在宫腔水造影后再增加一次子宫三维超声检查,以进一步明确置入的造影管的位置及水囊的大小、位置等信息,如发现有置管过深、过浅,或水囊过大、过小等情况,及时予以调整,避免因为置管因素而造成的假阳性或假阴性(图7-4-7)。一般情况,在宫腔水造影环节,向水囊内注入 0.5~1.0ml 液体,上下径占宫腔长度 1/5~1/4 为宜;在输卵管造影环节,水囊内注入液体量一般 1~3ml,水囊上下径占宫腔长度的 1/3~1/2 为宜。

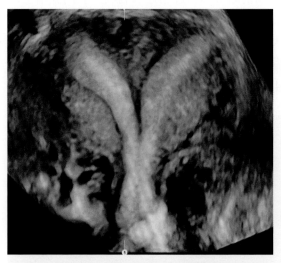

图 7-4-6　三维模式下显示完全纵隔子宫,需要对两侧宫腔分别进行置管

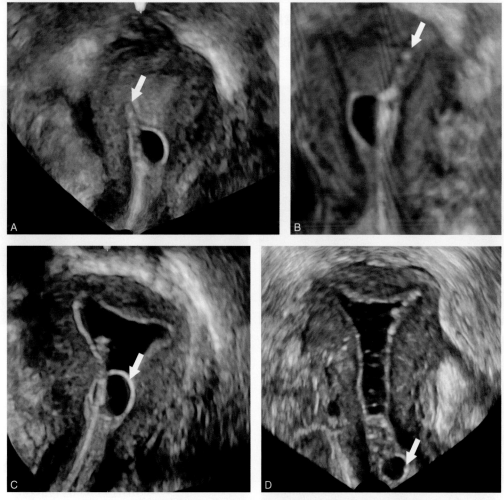

图 7-4-7　宫腔置管后子宫三维超声检查,进一步明确造影管的情况

A. 三维超声显示水囊及造影管顶端位置正常;B. 三维超声显示造影管顶端偏于左侧宫角;
C. 宫腔水造影下三维超声显示水囊及造影管顶端位置正常;D. 宫腔水造影下三维超声显示宫腔水造影下水囊位置过低(位于宫颈管内)。

3. 宫腔水造影 宫腔置管后向宫腔内注入生理盐水可以清晰显示宫腔粘连、内膜息肉、内膜增生以及黏膜下肌瘤等宫腔病变,一般注入生理盐水 15~20ml,采取纵、横切面多方位扫查,或在水造影基础上再进行子宫三维成像,可以较为准确地观察病变的位置、大小、数目等信息(图 7-4-8)。注入生理盐水时还可初步观察宫腔有无膨胀、液体在输卵管内流动情况、盆腔内有无液体集聚、注入压力大小等信息,获得初步的输卵管通畅度的信息(图 7-4-9、ER 7-4-1、ER 7-4-2)。

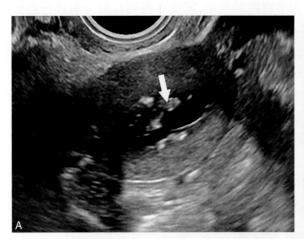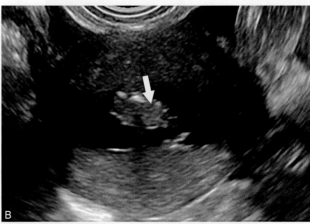

图 7-4-8 宫腔水造影观察宫腔病变

A. 宫腔内粘连带;B. 子宫内膜息肉。

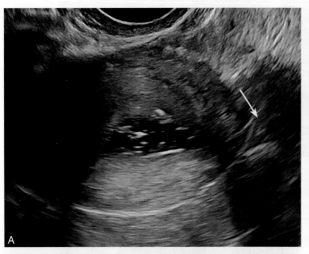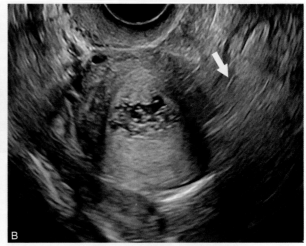

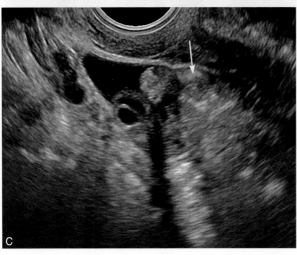

图 7-4-9 宫腔水造影过程观察输卵管和盆腔的液体流动和变化情况

A. 液体流动经过左侧输卵管间质部形成的线状高回声影(箭头所指);B. 液体流动经过左侧输卵管中段形成线状高回声影(箭头所指);C. 液体从输卵管伞端喷出并在卵巢周围积聚(箭头所指)。

ER 7-4-1　宫腔水造影过程观
察到内膜增生和液体在输卵
管内流动的情况

ER 7-4-2　宫腔水造影过程
观察到盆腔内液体的变化

4. 输卵管超声造影

（1）首先选择在低机械指数状态下进行实时三维超声造影,观察造影剂从宫腔经过输卵管溢出到盆腔的全过程（ER 7-4-3）。实时三维超声造影的图像采集时间不能过短,以造影管开始显影为图像采集的起点,以获得较为稳定的盆腔弥散图像为造影结束的终点,一般建议时长 40~60 秒为宜,在输卵管通而不畅或阻塞的情况下,以患者无法耐受或宫腔压力超过警戒压力作为终点。子宫输卵管造影过程中,如遇输卵管冗长、外展情况时,可以先对一侧输卵管进行造影,显示满意后再观察另一侧输卵管。如遇子宫平位、子宫体过大等情形,经阴道超声造影不能获得满意效果时,可以改为经腹部三维超声造影,通过调整探头方向、探头频率、显示深度等方式,改善输卵管显影效果。

（2）快速切换到低机械指数状态下的二维超声造影,通过二维模式和造影模式双幅对照或叠加的形式重点观察造影剂卵巢周围包绕、盆腔弥散以及在输卵管内的运行轨迹,作为前述实时三维超声造影模式的重要补充。为避免对侧盆腔造影剂弥散造成的干扰,一般是从实时三维超声造影过程发现可疑病变的一侧开始观察（ER 7-4-4）。

ER 7-4-3　低机械指数状态实
时三维超声造影,显示造影剂
在宫腔、输卵管、盆腔内的动
态显影过程

ER 7-4-4　二维超声造影,显
示造影剂在输卵管内的运行
轨迹及卵巢周围包绕、盆腔
弥散情况

（3）进一步采集低机械指数状态下的左右输卵管静态三维超声造影图像,获得输卵管更好的细节表现,以弥补实时三维超声造影空间分辨力相对较低的不足（图 7-4-10）。

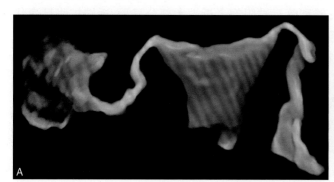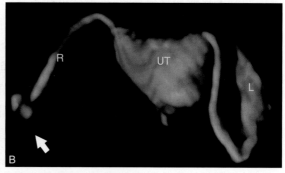

图 7-4-10　输卵管静态三维超声造影获得更好的空间分辨力

A. 双侧输卵管通畅；B. 左侧输卵管通畅,右侧输卵管远端不通。

（4）启动高机械指数的基波模式,可以辅以二次谐波功能,在二维模式下通过一边缓慢推注造影剂一边观察的方式,实时追踪强回声的造影剂从双侧宫角经过输卵管进入盆腔的全过程。由于保留了高分辨力的二维图像,对于管腔内的造影剂和子宫、输卵管、卵巢以及盆腔内脏器之间的解剖关系会显示得更加清晰(图 7-4-11、ER 7-4-5)。

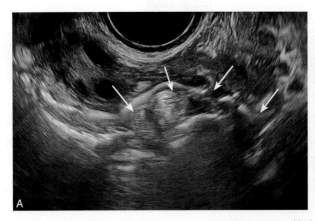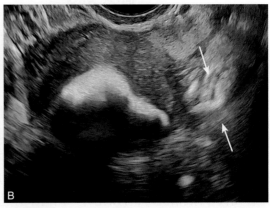

图 7-4-11　基波超声造影

A. 右侧输卵管全程显影；B. 左侧输卵管近段盘曲。

（三）输卵管通畅性超声造影评估标准

中国医师协会超声医师分会在《产前超声和超声造影检查指南》中提出,子宫输卵管超声造影评估输卵管通畅度,根据声像图分为通畅及阻塞两种。这种分类法相对容易掌握,但在实际工作中,综合输卵管显影时间、输卵管形态、输卵管伞端造影剂溢出情况、卵巢周围造影剂包绕情况、盆腔造影剂弥散状况等信息,对照 HSG 的诊断标准,临床通常将输卵管通畅性分为输卵管通畅、输卵管通而不畅、输卵管不通 3 类,以给临床提供更多的信息。

ER 7-4-5　基波超声造影,显示高回声的造影剂在宫腔、输卵管腔、盆腔内的走行及其相互的解剖关系

1. 超声造影评估输卵管通畅性的诊断依据

（1）输卵管通畅:①检查时推注造影剂可顺利通过,无明显阻力,患者无明显不适;②可见造影剂强回声自子宫角迅速向输卵管移动,输卵管管腔内全程充满造影剂强回声,伞端见造影剂溢出,部分患者卵巢周围可见环状强回声带,直肠子宫陷凹见含造影剂的液体;③盆腔造影剂弥散较均匀;④三维图像多数可见双侧输卵管全程显示,且走行较自然、柔和,呈自然弯曲的立体图像,伞端见喷出的造影剂。

（2）输卵管不通:①检查时推注造影剂时阻力大,需加压注射造影剂,停止加压后可见造影剂部分或大部分反流,患者有较明显不适及下腹坠痛。②造影剂在宫腔内滚动打旋,输卵管近端阻塞者,近宫角部输卵管未显影或部分显影,输卵管远端不显影;输卵管远端阻塞者近端大部分显示,远端扩张呈囊状或串珠状,伞端无造影剂溢出。③卵巢周围及盆腔内均未见造影剂弥散。④三维图像可见一侧或双侧输卵管的某段图像,借此能判断出梗阻部位,如果全程未见输卵管图像,则说明阻塞发生在子宫角处。

（3）输卵管通而不畅:①注入造影剂时有阻力并持续存在阻力,宫腔内造影剂流动缓慢,见液体少量反流,部分患者有不适及下腹坠痛;②输卵管显影较晚,输卵管内造影剂呈纤细带状回声,走行明显迂曲、盘旋或成角;③输卵管伞端可见少量造影剂散在溢出,无明显喷射状;④卵巢周围见半环状、带状强回声,盆腔和子宫周围造影剂弥散多不均匀;⑤三维图像见走行僵直、迂曲盘绕或细而弯曲成角的输卵管,无输卵管伞端的喷射图像。

对于疑似输卵管阻塞的患者(输卵管未显影或输卵管近段部分显影而远端未膨大),建议在第 1 次超声造影结束 15~20 分钟后进行二次造影检查,2 次结果相同才可判断阻塞,避免因输卵管痉挛造成的假阳性结果。

2. 子宫输卵管超声造影案例

（1）双侧输卵管通畅：推注造影剂无阻力，患者无明显不适；实时三维显示造影剂强回声自双侧宫角迅速向输卵管移动，输卵管管腔内全程充满造影剂强回声，伞端见造影剂溢出，卵巢周围可见环状强回声，盆腔造影剂均匀弥散。静态三维显示双侧输卵管全程走行自然、柔和，呈自然弯曲的立体图像，伞端见喷出的造影剂（图 7-4-12）。

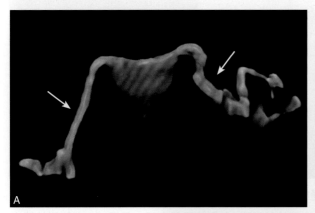
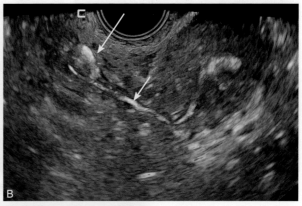
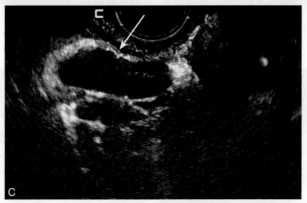

图 7-4-12 双侧输卵管通畅

A. 实时三维超声造影显示双侧输卵管粗细均匀，走行自然柔顺；B. 二维超声造影模式显示输卵管全程及伞端喷射；C. 二维超声造影模式显示卵巢周边造影剂环形包绕。

（2）一侧输卵管通畅，一侧输卵管近端不通：推注造影剂时阻力较大，阻塞侧宫角显示圆钝，输卵管全程不显影或仅部分显影，伞端未见造影剂溢出，卵巢周围无或有极少量造影剂（图 7-4-13、ER 7-4-6）。需要注意的是，由于对侧输卵管通畅，造影剂可以从健侧快速弥散到患侧盆腔，对诊断造成干扰。

（3）一侧输卵管通畅，一侧输卵管伞端不通：推注造影剂时阻力略大，宫腔输卵管全程显影，一侧输卵管走行自然柔顺，另一侧输卵管末端未见造影剂溢出，同侧卵巢周围无造影剂包绕，基波超声造影显示随着造影剂的推入，输卵管管腔进一步扩大（图 7-4-14、ER 7-4-6）。

ER 7-4-6 基波超声造影显示右侧输卵管积水，右侧卵巢周围无造影剂溢出

（4）双侧输卵管通而不畅：注入造影剂时有阻力且阻力持续存在，宫腔内造影剂流动缓慢，见液体少量反流；输卵管内造影剂呈纤细带状回声，走行明显迂曲、盘旋或成角；卵巢周围见半环状、带状强回声，盆腔和子宫周围造影剂弥散不均匀（图 7-4-15）。

（5）双侧输卵管近端不通：检查时推注造影剂时阻力大，需加压注射造影剂，停止加压后可见造影剂大部分反流，患者疼痛明显；造影剂在宫腔内滚动，双侧输卵管全程不显影；卵巢周围及盆腔内均未见造影剂弥散（图 7-4-16）。

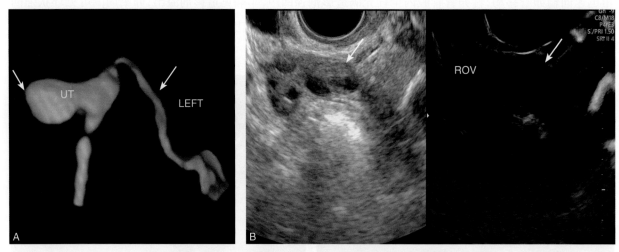

图 7-4-13　左侧输卵管通畅，右侧输卵管近端不通

A. 实时三维模式下显示左侧输卵管走行正常，粗细均匀，伞端片状溢出，右侧输卵管全程未显示；B. 右侧附件区未见造影剂弥散。

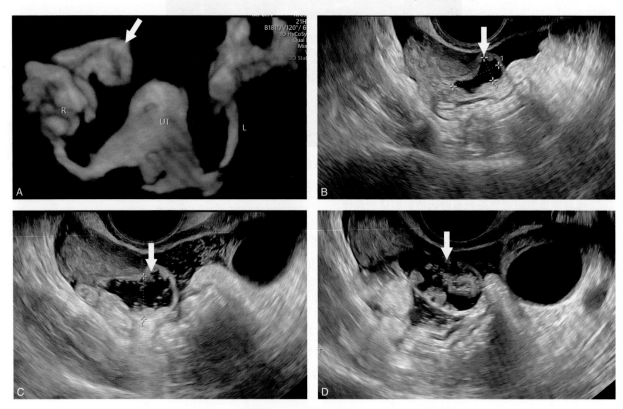

图 7-4-14　右侧输卵管伞端粘连积水，左侧输卵管通畅

A. 实时三维超声造影显示右侧输卵管末端迂曲扩张，输卵管末端圆钝，左侧输卵管粗细均匀，走行自然，伞端造影剂片状溢出；B. 造影前二维超声显示右侧输卵管末端积水；C、D. 造影过程显示右侧输卵管末端积水范围逐渐增大。

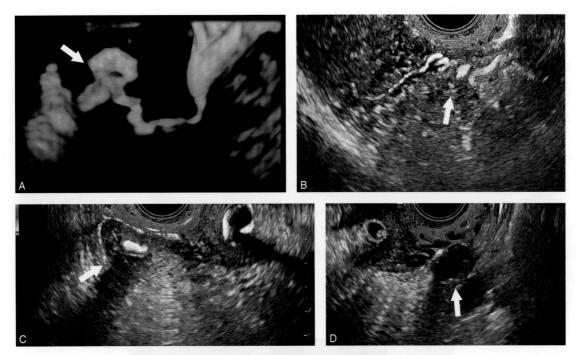

图 7-4-15　双侧输卵管通而不畅

A. 静态三维造影模式显示右侧输卵管近端纤细,中远段走行迂曲反折;B. 二维超声造影模式显示左侧输卵管近段纤细,中远段迂曲;C、D. 二维超声造影模式示双侧卵巢周边造影剂半环状弥散。

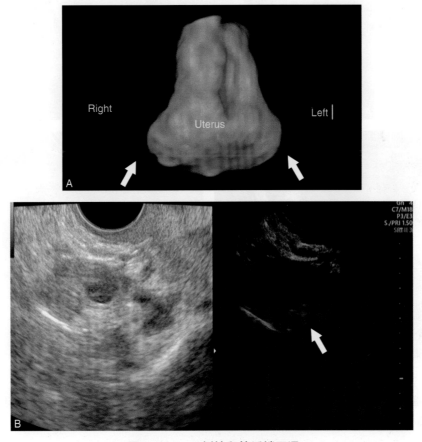

图 7-4-16　双侧输卵管近端不通

A. 实时三维超声造影仅显示宫腔形态,双侧输卵管全程未显示;B. 二维超声造影显示卵巢周围及盆腔内未见造影剂弥散。

（6）子宫肌层及盆腔宫旁静脉逆流：由于宫腔压力过高或子宫内膜有破损等情况，造影剂容易进入子宫肌层并向宫旁静脉逆流，对诊断造成干扰，需要注意识别。二维超声造影时表现为子宫肌层，盆腔静脉丛及髂静脉内点状、条状、片状造影剂强回声（图7-4-17）。实时三维超声造影时则表现为宫腔显影后子宫肌层及子宫周围呈"树枝状""网格状""云雾状"的不规则增强回声（图7-4-18）。

（7）盆腔粘连：盆腔粘连常规二维超声常难以发现，在输卵管超声造影时，由于粘连带的阻隔，盆腔造影剂弥散常不均匀。当进一步行盆腔水造影时，在盆腔无回声液体的衬托下可见漂浮的条带状、网状中等回声带，连于子宫壁、卵巢表面或盆腔其他组织器官表面（图7-4-19、ER 7-4-7）。

（四）输卵管超声造影误诊分析

在实际操作中，各种客观或主观的因素均可能引起误诊，造成假阳性或假阴性。如宫腔造影管的位置大小不当、容积采样框设置不当、三维重建图像观察角度不当、患者过度紧张、造影过程中输卵管位置突然移动、肠道内气体干扰等均可影响输卵管显影，从而造成对输卵管显影图像的误读、误判。输卵管的显影情况误诊常见于以下几种情形。

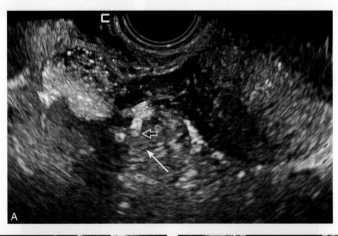

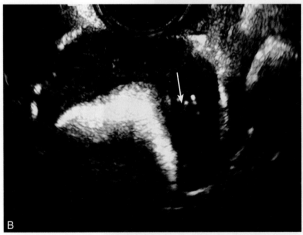
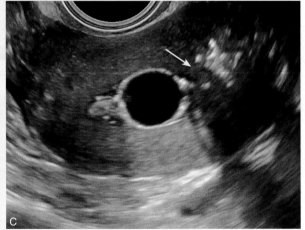

图7-4-17　二维超声造影显示子宫肌层及宫旁静脉造影剂逆流

A. 二维高低机械指数融合超声造影显示宫旁静脉造影剂逆流；B. 二维低机械指数谐波超声造影肌层内造影剂逆流呈点状；C. 二维高机械指数基波超声造影显示肌层内造影剂逆流呈片状。

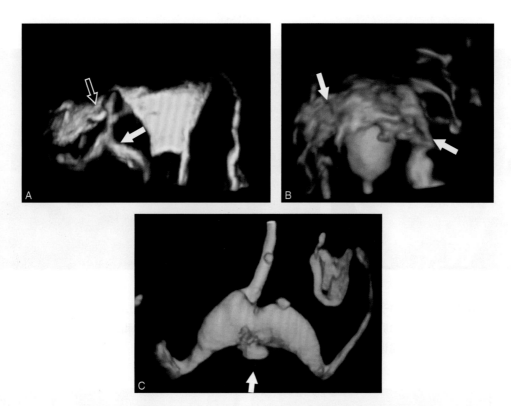

图 7-4-18　实时三维超声造影显示子宫肌层及宫旁静脉造影剂逆流

A. 右侧宫旁静脉造影剂逆流呈树枝状（实心箭头），位于右侧输卵管（空心箭头）内侧；

B. 子宫肌层及宫旁静脉见造影剂逆流呈网格状；C. 宫腔底部肌层造影剂呈小片状逆流。

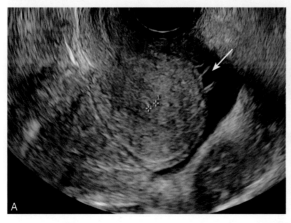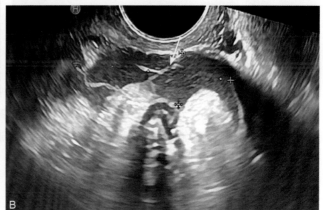

图 7-4-19　盆腔粘连

A. 盆腔水造影显示子宫后方多发细小条带状粘连带；B. 盆腔水造影显示盆腔内见多发条带状粘连带。

1. 子宫输卵管通畅误诊为不通（假阳性）

（1）子宫畸形或位置形态异常：如单角子宫、纵隔子宫、双角子宫、双子宫或宫体过度屈曲都易引起宫腔置管困难或置管位置不当，从而导致输卵管不显影或显影不佳（图 7-4-20）。

（2）造影管水囊大小不当：水囊过大导致造影剂的流通不畅使输卵管显示不清，水囊过小导致造影剂阴道反流，从而使宫腔压力不足，进而导致输卵管无法显影误诊（图 7-4-21、ER 7-4-8）。

ER 7-4-7　盆腔水造影显示右侧盆腔内条带状粘连带回声

317

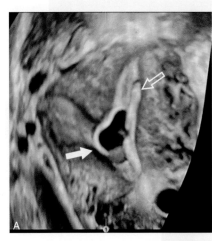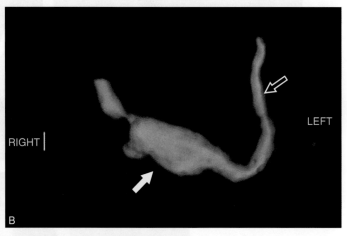

图 7-4-20　纵隔子宫且宫腔置管过深

A. 子宫三维超声显示纵隔子宫,宫腔造影管水囊紧贴纵隔下方(实心箭头),而造影管的顶端位于左侧宫腔内(空心箭头);B. 输卵管超声造影仅显示腊肠形的宫腔(实心箭头)和左侧输卵管(空心箭头),而右侧输卵管未显示,容易误诊为单角子宫。

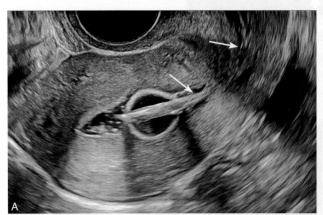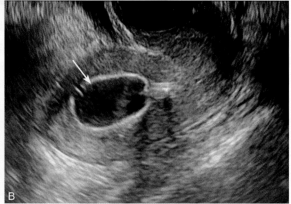

图 7-4-21　宫腔造影管水囊大小不当

A. 水囊过小,注入宫腔的液体反流导致水囊下方宫颈管及阴道内造影管外侧可见液性回声;B. 水囊过大,占据了宫腔绝大部分并明显压迫子宫前后壁肌层。

ER 7-4-8　宫腔造影管水囊过小,注入液体经水囊两侧反流入宫颈和阴道

（3）输卵管因素:输卵管先天发育异常、痉挛、冗长、扭曲或双侧输卵管走行差异大等,均可导致一侧或双侧输卵管不显影或显影不佳(图 7-4-22)。

（4）肌层及静脉逆流:由于肌层及静脉逆流导致局部结构紊乱影响对输卵管的观察,同时由于逆流后宫腔内压力的下降,也影响了造影剂正常进入输卵管,从而干扰对输卵管通畅性的评估(图 7-4-23、ER 7-4-9)。

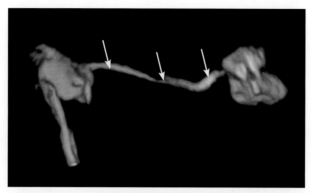

图 7-4-22　左侧输卵管外展过长,导致右侧
输卵管在一个切面上无法同时显示

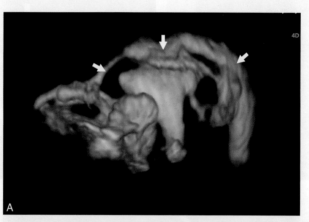

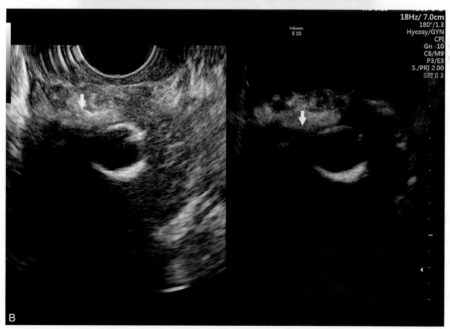

图 7-4-23　肌层及静脉逆流导致输卵管不显影

A. 起于子宫底部前壁,向两侧盆腔广泛逆流的杂乱回声影(箭头所指),影响了对输
卵管的观察;B. 子宫前壁肌层内大量逆流的造影剂强回声(箭头所指)。

ER 7-4-9 与图 7-4-23 同一病例,由于大量静脉逆流导致卵巢外侧的髂部血管内出现大量的造影剂微泡回声

2. 输卵管不通误诊为通畅(假阴性)

(1)一侧输卵管不通,另一侧输卵管特别通畅时,由于盆腔内造影剂容易由健侧快速向患侧弥散,并形成卵巢周围的造影剂环绕,导致患侧通畅的假象(图 7-4-24)。

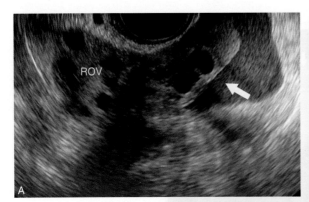

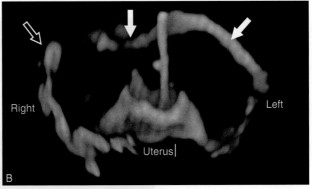

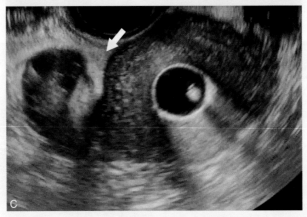

图 7-4-24 右侧输卵管不通、左侧输卵管通畅

A. 造影前二维超声显示右侧卵巢(ROV)外侧输卵管伞端明显增粗,并见粘连带回声;B. 实时三维超声造影显示右侧输卵管末端无造影剂向盆腔内弥散(空心箭头),左侧输卵管走行自然,造影剂弥散至盆腔并绕过子宫后方向右侧附件区弥散(实心箭头);C. 造影后二维超声显示右侧卵巢周边造影剂环绕(为对侧盆腔造影剂弥散而致)。

(2)输卵管积水:输卵管远端积水,膨大处易被误认为是造影剂在伞端外的盆腔内,从而造成输卵管通畅的假象(图 7-4-25)。

(3)大量的肌层或宫旁静脉逆流:导致大量造影剂在宫旁显影导致误认为是输卵管显影(图 7-4-26)。

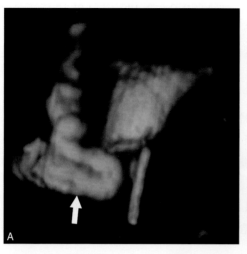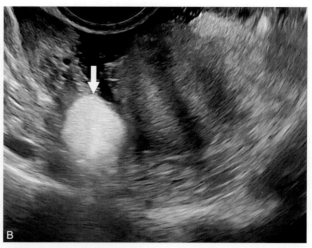

图 7-4-25 右侧输卵管远端不通伴积水

A. 实时三维超声造影示右侧输卵管全程显示,远端膨大;B. 二维低机械指数基波超声造影显示右侧输卵管中远段管腔扩张,其内充满造影剂回声,易误认为盆腔内的造影剂回声,此时需注意识别造影剂位于输卵管腔内还是输卵管腔外侧,显示的造影剂影像有边界清晰的完整形态是位于输卵管腔内从而判断输卵管不通的重要标志。

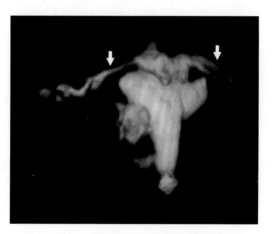

图 7-4-26 向外走行的条带状静脉逆流影
易被误认为是输卵管影(箭头所示)

(周凤英 何晓东)

────────── 【参考文献】 ──────────

1. 石一复 . 输卵管疾病 . 北京:人民军医出版社,2009.

2. 刘彤华 . 诊断病理学 . 3 版 . 北京:人民卫生出版社,2013.

3. 葛杏林,王振海 . 女性盆腔疼痛诊疗学 . 郑州:郑州大学出版社,2006.

4. 程琦,朱贤胜,王莎莎,等 . 经阴道子宫输卵管四维超声造影逆流征象及结果分析 . 临床超声医学杂志,2013,15(12):817-821.

5. REZVANI M, SHAAHAN A M. Fallopian tube disease in the nonpregnant patient. Radiographics, 2011, 31(2): 527-548.

6. EXACOUSTOS C, DI GIOVANNI A, SZABOLCS B, et al. Automated sonographic tubal patency evaluation with three-

dimensional coded contrast imaging（CCI）hysterosalpingo-contrast sonography（HyCoSy）. Ultrasound Obstet Gynecol, 2009, 34（5）: 609-612.

7. 彭成忠, 舒静. 不孕症"一站式"子宫输卵管超声造影技术专家共识. 中华医学超声杂志（电子版）, 2020, 2（17）: 108-114.

8. 谢幸, 苟文丽. 妇产科学. 8版. 北京: 人民卫生出版社, 2013.

9. 熊维, 应涛, 黄豪光, 等. 超声造影评价输卵管介入再通术后输卵管通畅性的应用价值. 中华医学超声杂志（电子版）, 2017, 14（12）: 938-942.

10. 中国医师协会超声医师分会妇产学组. 妇科超声造影临床应用指南. 中华医学超声杂志（电子版）, 2015, 12（2）: 94-98.

11. 林小娜, 黄国宁, 孙海翔, 等. 输卵管性不孕诊治的中国专家共识. 生殖医学杂志, 2018, 27（11）: 1048-1055.

12. 中华医学会放射学分会介入专委会妇儿介入学组. 子宫输卵管造影中国专家共识. 中华介入放射学电子杂志, 2018, 6（3）: 185-187.

13. YU J X, CAI M J, LIANG W X, et al. Diagnosticgfficacy of 3D-hysterosalpingocontrast sonography in the detection of tubal occlusion: Systematicmeta_analysis. J ObstetGynaccol Res, 2015, 41（9）: 1418-1425.

14. 汪璐赟, 李红, 顾怡栋, 等. 经阴道动态三维超声输卵管造影在不孕症诊断中的应用. 中华医学超声杂志（电子版）, 2017, 4（14）: 302-306.

15. EXACOUSTOS C, DI GIOVANNI A, SZABOLCS B, et al. Automated three-dimensional coded contrast imaging hysterosalpingo-contrast sonography: feasibility in office tubal patency testing. Ultrasound Obstet Gynecol, 2013, 41（3）: 328-335.

16. 王莎莎. 子宫输卵管超声造影. 北京: 人民卫生出版社, 2014.

17. 陈智毅. 生殖超声诊断学. 北京: 科学出版社, 2018.

18. 成梅, 张盛敏, 薛念余, 等. 子宫输卵管超声造影对输卵管通畅性的诊断研究. 中华医学超声杂志（电子版）, 2016, 13（7）: 531-537.

19. HE Y N, WU H R, XIONG R, et al. Intravasation Affects the Diagnostic Image Quality of Transvaginal 4-Dimensional Hysterosalpingo-Contrast Sonography With SonoVue. J Ultrasound Med, 2018, 38（8）: 2169-2180.

第八章 卵巢性不孕超声评估

第一节 正 常 卵 巢

卵巢为女性生殖腺,具有产生与排出卵子并分泌类固醇激素的功能,是重要的内分泌器官。

一、卵巢的位置及毗邻关系

卵巢的位置移动度较大。正常情况下卵巢位于子宫两侧,贴近小骨盆(真骨盆)侧壁,输卵管下方,髂内、外动脉分叉起始部之间,前界为脐动脉闭塞部,后界与输卵管和髂内动脉相邻,卵巢的前缘借系膜连于子宫阔韧带,此缘中部有血管、神经等出入,称为卵巢门(图 8-1-1)。

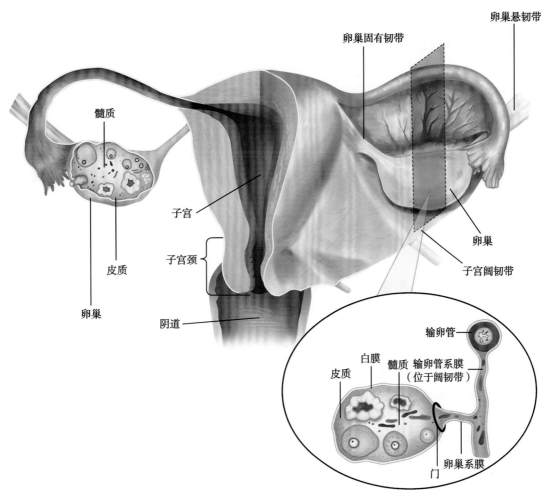

图 8-1-1 卵巢的解剖

二、卵巢的大小及形态

正常卵巢呈扁椭圆形,分内、外侧面,前、后缘和上、下端。其大小、形状随年龄不同而有差异。青春期前卵巢表面光滑;青春期后,由于多次排卵,表面形成瘢痕,凹凸不平;绝经后卵巢萎缩、变小、变硬。生育期妇女卵巢大小约 4cm×3cm×1cm,重为 5~6g,灰白色。一般在每一月经周期(28 天)排一个卵细胞。

三、卵巢的血管

卵巢是由卵巢动脉和子宫动脉卵巢支供血。卵巢动脉起自腹主动脉,左侧卵巢动脉可由左肾动脉分出,上述动脉在卵巢门处进入卵巢。卵巢动脉还在输卵管系膜内分出若干支供应输卵管。卵巢髓质内的静脉出卵巢门前形成卵巢静脉丛,而后汇集成卵巢静脉,与同名动脉伴行,右卵巢静脉注入下腔静脉,左卵巢静脉注入左肾静脉。

四、卵巢的固定装置

卵巢是由外侧卵巢悬韧带和内侧的卵巢固有韧带悬于盆壁与子宫之间,借卵巢系膜与阔韧带相连,其后缘游离。神经血管通过卵巢悬韧带(又称骨盆漏斗韧带)经卵巢系膜在卵巢门出入卵巢。卵巢悬韧带是子宫阔韧带外缘上部的腹膜皱襞,从卵巢输卵管端向外延升至骨盆上口,止于骶髂关节前方。卵巢固有韧带位于卵巢内侧,在子宫角附近与子宫壁相连接,其由平滑肌和结缔组织构成,内含血管(图 8-1-1)。

五、卵巢的附属器

卵巢的附属器是性腺发育过程中残留于卵巢系膜内的胚胎组织,包括卵巢冠、囊状附件和卵巢旁体。卵巢冠位于卵巢系膜内。囊状附件位于输卵管伞端附近,是卵巢冠上方向下垂的有细蒂的水滴状纤维上皮小囊,内含透明液体。

六、卵巢的组织结构

卵巢表面无腹膜,卵巢外覆盖被膜,实质由周边的皮质和中央的髓质组成。

卵巢髓质相对较少,与皮质无明显分界,由疏松结缔组织及丰富的血管、神经、淋巴管等组织构成并与卵巢门相通,近卵巢门处有少量平滑肌束及门细胞,有分泌雄激素的功能。

卵巢皮质是由不同发育阶段的各级卵泡(原始卵泡、初级卵泡、次级卵泡、成熟卵泡、闭锁卵泡、间质腺)及黄体等组织组成,各具有不同的作用和功能(图 8-1-2)。

卵泡是卵巢的基本功能单位。卵泡的发育是从原始卵泡开始,经过一系列的变化,最终发育为成熟卵泡。新生女婴两侧卵巢的原始卵泡的数量在 70 万 ~200 万,在月经初潮时,原始卵泡数量下降至 30 万 ~40 万,之后每次月经约减少 100 个,直至绝经时,仅剩不到 1 000 个。从月经初潮至绝经期,卵巢受下丘脑 - 垂体促性腺激素调控,每 28 天左右有 1 个成熟卵泡并排卵,排卵后形成黄体。女性一生中排卵 400~500 个,其余未发育成熟的卵泡先后退化闭锁。绝经后卵巢内原始卵泡枯竭,不再排卵,体积萎缩。

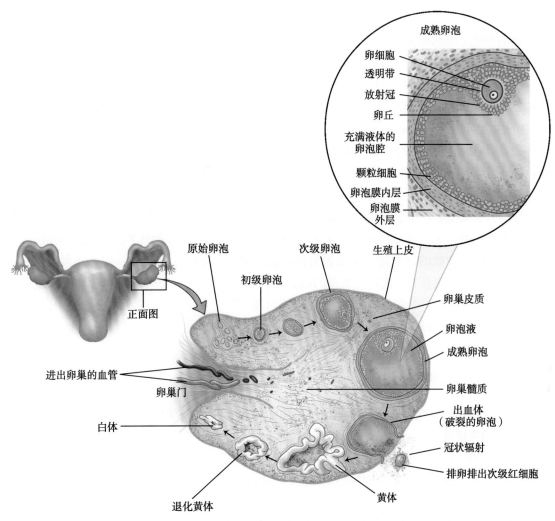

图 8-1-2　卵巢内不同发育阶段的卵泡、黄体、白体与成熟卵泡结构

卵泡的发育过程可分为原始卵泡、初级卵泡、次级卵泡、窦卵泡、排卵前卵泡 5 个阶段，成熟卵泡排卵后形成黄体（图 8-1-2）。

1. 原始卵泡（又称始基卵泡）　形成于妊娠 5~6 周，直径为 30~60μm，由处于第一次减数分裂前期的初级卵母细胞（直径为 9~25μm）和周围的单层扁平前颗粒细胞组成。原始卵泡是卵巢储备的唯一形式。

2. 初级卵泡（直径≥60μm）　外层为单层立方颗粒细胞，内含初级卵母细胞。颗粒细胞分泌黏多糖，形成透明带围绕在卵母细胞周围。颗粒细胞细胞质突起，延伸穿透透明带，与卵母细胞的细胞膜之间形成缝隙链接，颗粒细胞通过缝隙连接彼此，交换信息和物质。

3. 次级卵泡（直径<120μm）　外层由周围的早期透明带和数层立方颗粒细胞组成（<600 个细胞），内含初级卵母细胞。次级卵泡形成后，颗粒细胞开始表达卵泡刺激素（FSH）、雌激素、雄激素和孕激素受体。随着卵泡生长，体积不断增加，不断挤压周围的卵巢基质，颗粒细胞和卵泡膜之间开始出现基底膜层，卵泡基底膜附近的梭形细胞形成卵泡内膜和卵泡外膜两层卵泡膜。与此同时，内膜细胞出现黄体生成素（LH）受体，具备了合成类固醇激素的能力。窦前卵泡池主要由次级卵泡组成。在超声监测中，无法看到窦前卵泡。

4. 窦卵泡　次级卵泡继续发育，FSH 和雌激素共同作用于颗粒细胞，促进颗粒细胞增殖，分泌卵泡液，颗粒细胞之间的液体逐渐积聚，最后融合形成卵泡腔，称为窦卵泡（antral follicle）。随着卵泡液增多，卵泡腔扩大,卵丘形成,窦卵泡直径可达 300~400μm。卵泡腔的形成为卵母细胞和颗粒细胞提供了特异的内分泌环境,卵泡发育开始依赖 FSH 刺激。直径≥2mm 的窦卵泡可在超声图像中看到。

5. 排卵前卵泡(成熟卵泡) 被 FSH 募集的窦卵泡进入到优势卵泡的成长轨道,颗粒细胞增殖,窦腔液体扩张,卵泡急剧增长,并移动至卵巢的表面并突出,形成排卵前卵泡,又称格拉夫卵泡(Graafian follicle)。这一阶段是卵泡发育的最后阶段,为排卵做准备。目前临床超声卵泡监测观察的是从≥2mm 的窦卵泡之后的发育过程。月经周期中,随着优势卵泡逐渐生长,其分泌的雌激素逐渐增加。在排卵前,雌激素的浓度可达 200pg/ml,可正反馈作用于垂体,形成 LH 峰诱导排卵。排卵前,卵泡发生一系列变化:颗粒细胞与卵母细胞间的缝隙连接消失,卵泡液增多,逐渐挤压卵丘。卵泡体积急剧增大,同时逐渐向卵巢皮质表面突出,最终卵泡破裂,排出卵冠丘复合体。卵泡破裂和排卵过程发生在 LH 峰出现的 34~36 小时后。

6. 黄体 排卵后,优势卵泡破裂后出血,血液进入卵泡腔,同时周围基质中的毛细血管和成纤维细胞增殖并渗透基底膜形成黄体。排卵后 7~8 天,即月经周期 22 天,黄体的体积和功能达到最高峰,直径为 1~2cm。正常黄体功能的建立需要正常发育的卵泡形成,以及 FSH 刺激和一定水平的持续性 LH 作用。黄体寿命约 14 天,随着下一次月经来潮的临近,黄体即开始退化,内分泌细胞逐渐变少,被周围的组织和纤维细胞侵入到黄体中而取代,外观呈白色形成白体。随着黄体衰退,孕激素合成减少,子宫内膜脱落月经来潮,新的月经周期开始。

七、卵巢的功能及周期性变化

卵巢的功能主要包括产生、排出卵细胞的生殖功能和分泌性激素的内分泌功能。

(一)卵巢的生殖功能

卵巢的生殖功能主要体现在卵泡的发育和排出。卵泡是卵巢的功能单位,其发育过程始于胚胎期,主要分为原始卵泡、窦前卵泡、窦卵泡、成熟卵泡 4 个阶段。卵泡从原始卵泡到成熟卵泡经历缓慢发育期、持续生长期、快速生长期 3 个阶段(图 8-1-3)。

1. 缓慢发育期 直径约 60μm 的原始卵泡发育成过渡性(中间)卵泡,然后发育成初级卵泡,最后发育成直径 120μm 的腔前卵泡的成熟次级卵泡(窦前卵泡),整个过程被称为缓慢发育阶段。从原始卵泡至发育完全的次级卵泡(窦前卵泡)大约需要 290 天,约 10 个规律的月经周期。此过程为连续发育过程,不受周期性的垂体促性腺激素 FSH/LH 的影响。

2. 持续生长期 窦前卵泡发育为窦卵泡为持续生长期阶段,约需 65 天(约 2 个规律月经周期时间),该阶段的卵泡对促性腺激素 FSH/LH 有了一定的反应。

3. 快速生长期 由窦卵泡发育为成熟卵泡并排卵为促性腺激素 FSH/LH 依赖期,在 1 个月经周期内完成,为卵泡的快速生长阶段。到了窦卵泡阶段,卵巢内一部分对 FSH 敏感的窦卵泡脱离了静止的卵泡库,进入快速生长阶段,这个现象称为募集(recruitment)。一般每次募集 20~30 个窦卵泡。卵泡的周期性募集开始于女性青春期,到绝经期停止募集。每个月经周期,初期募集到的 20~30 个对 FSH 敏感的窦卵泡形成的卵泡群最终只有 1 个对 FSH 特别敏感的发育为优势卵泡直至排卵,其余卵泡皆逐渐退化闭锁,这个现象称为选择(selection)。正是募集和选择机制精确地控制了人类卵巢自然周期排出卵子的数目。

募集与选择发生于前一周期黄体期晚期向下一周期卵泡期的过渡阶段。黄体晚期,雌激素与孕激素下降,对中枢的负反馈作用逐渐解除,FSH 水平上升,刺激卵泡发育,启动募集流程。进入下一周期的卵泡期后,卵泡生长产生雌激素增多,对 FSH 分泌的负反馈作用增强,FSH 开始下降。于是,FSH 水平不足以维持所有窦卵泡发育的需要,因此只有对 FSH 需要量最小、FSH 阈值最低的卵泡被选择成为优势卵泡。优势卵泡在 FSH 刺激下,卵泡液积聚,卵泡腔充盈,体积增大,颗粒细胞合成与分泌雌激素增加。同

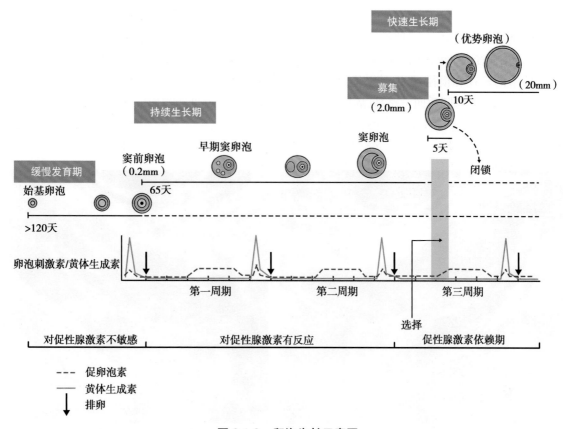

图 8-1-3　卵泡生长示意图

时,升高的雌激素水平负反馈作用于垂体和下丘脑,使 FSH 释放减少,进一步抑制其他卵泡的继续发育。未被 FSH 选择的小卵泡则会闭锁,即程序性细胞死亡。在卵泡闭锁的过程中,卵母细胞和颗粒细胞逐渐死亡,并被结缔组织代替。

4. 排卵　卵泡在促性腺激素的作用下生长发育,由卵母细胞和紧密围绕其周围的颗粒细胞形成的卵冠丘复合体在其中也发生着相应变化。壁层颗粒细胞和卵丘颗粒细胞数量增多、活性增强,产生卵泡液增多,雌二醇水平逐渐升高。自然情况下,当高雌激素水平正反馈下丘脑激发出自然 LH 峰后,卵冠丘复合体也紧接着发生巨大变化:①颗粒细胞逐渐从卵母细胞周边松散开,卵冠丘复合体从黏附于卵泡壁层颗粒细胞变为悬浮在卵泡液中;②蛋白溶酶激活使卵泡壁隆起尖端部分的胶原消化成为排卵孔,前列腺素合成增强促进卵泡周围肌上皮收缩,导致卵泡的破裂,卵母细胞、卵丘内的部分颗粒细胞、放射冠以及透明带自破口释放完成排卵,周围平滑肌收缩后形成血体;③颗粒细胞对卵母细胞减数分裂的抑制作用解除,停滞于第一次减数分裂前期双线期的卵母细胞开始恢复第一次减数分裂,排出第一极体后进入第二次减数分裂中期(MⅡ期)等待受精。LH 至少需要维持 14~27 小时,才能确保卵母细胞的完全成熟。

（二）卵巢的内分泌功能

卵巢既是卵子发生的场所,也是重要的内分泌器官,它的内分泌功能主要是分泌类固醇激素和多肽激素,详见第二章第一节卵巢的内分泌功能部分。

八、不同时期的卵巢超声表现

（一）育龄期女性卵巢超声表现

育龄期女性建议采用经阴道超声(TVS)检查,无性生活者,可选择经直肠超声检查或腹部超声检查。

卵巢位置多变。多位于子宫体两侧,同侧髂血管内侧,经阴道超声扫查在髂内动脉前方容易寻找到卵巢。卵巢测量包括卵巢大小,卵泡数量及最大卵泡大小。卵巢大小是在相互垂直的最大断面测量卵巢长径、前后径及横径[卵巢体积 =0.5× 长(cm)× 宽(cm)× 厚(cm)]。卵泡测量是显示卵泡的最大切面后测量卵泡的长径和横径,可取其平均值作为卵泡大小的评价标准。育龄期女性卵巢呈椭圆形,边界清楚,稍有凹凸,中央部间质回声略高,周围皮质,呈低回声,其内可见卵泡形成的大小不等、界清、壁薄的圆形或卵圆形无回声(图 8-1-4)。

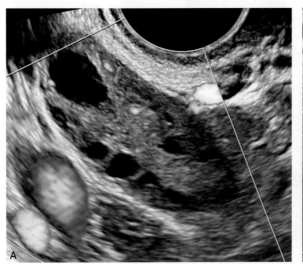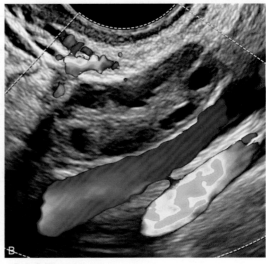

图 8-1-4　育龄期妇女卵泡期卵巢(经阴道扫查)

右侧卵巢(图 A)、左侧卵巢(图 B)分别位于同侧髂血管内侧。

排卵后血体大约持续 72 小时左右,随着颗粒细胞或卵泡膜细胞的长入而形成黄体。黄体的声像表现与排卵后血体内出血的量和时间等因素有关,可以表现为具有较厚而不规则的囊壁,内为完全囊性、混合性及完全实性低回声的结构。月经后期若无妊娠,黄体则萎缩、体积缩小。彩色多普勒超声显示特征性的黄体血流,表现为环绕黄体囊的丰富血流信号,血流频谱呈高速低阻型(图 8-1-5)。

卵巢内血流信号也会随月经周期发生改变。月经期,卵巢内血流信号较少,动脉频谱为低速高阻型,有时舒张期血流缺失。卵泡期,卵巢内血流信号逐渐增多,动脉频谱舒张期成分增多,流速增大。卵泡后期在优势卵泡膜上显示半环状至环状的血流信号,阻力指数(RI)在 0.4~0.5。黄体期,黄体形成即显示特征性的黄体血流信号(图 8-1-6)。

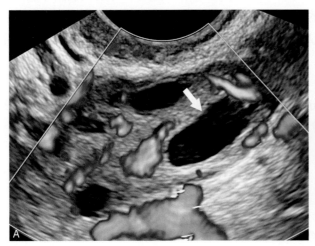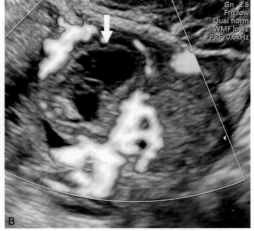

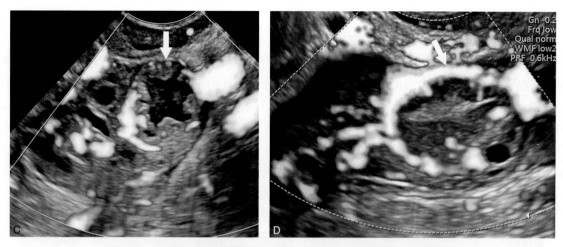

图 8-1-5 育龄妇女黄体期卵巢的二维及彩色血流表现(经阴道扫查)

A. 囊性的黄体回声；B. 囊性为主的黄体回声；C. 囊实性混合性的黄体回声；D. 实性为主的黄体回声。

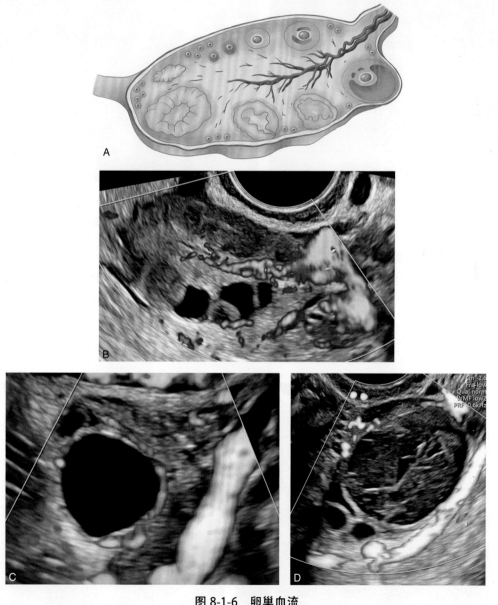

图 8-1-6 卵巢血流

A. 卵巢门血流解剖示意图；B. 卵巢门能量彩色多普勒血流图；C. 卵巢成熟卵泡周围血流；D. 卵巢黄体周围血流。

（二）青春期前女性卵巢超声表现

青春期前女性分为新生儿期、儿童期和青春前期 3 个阶段。

检查方法主要是经腹部扫查。出生时，女婴卵巢下降至盆腔内正常的位置，偶尔位于盆壁。卵巢声像为扁椭圆形，边界清楚，表面光滑，卵巢实质呈低回声，其内可见卵圆形无回声的卵泡，大小不等。新生儿期女婴受胎儿期胎盘大量性激素的影响，卵巢体积约 0.7cm³，有一个或更多增大卵泡（≥4mm 且 <10mm），通常新生儿卵泡在达到一定的大小时就自然退化。婴幼儿期卵泡数减少，可有 2~3 个小卵泡（<4mm）。幼女卵巢大小为 3.0mm×2.5mm×1.5mm，以后逐渐增大，直至青春前期大小为长 24.0~41.0mm，厚 8.5~19.4mm，宽 15.0~24.0mm，接近成人大小。3 岁前卵巢容积约 1.0cm³，至青春期前达 9.8cm³。婴幼儿期卵巢血管逐渐增加，6~8 岁时接近成人水平（图 8-1-7）。

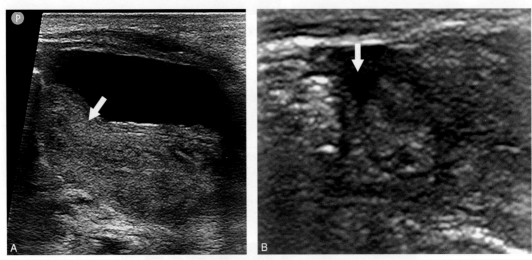

图 8-1-7　新生儿期子宫卵巢声像图表现

A. 新生儿期子宫；B. 新生儿期卵巢，可见直径 0.5cm 的卵泡。

（三）绝经期妇女卵巢超声表现

绝经后卵巢由于卵泡活动停止，卵泡数目明显减少，卵巢门和髓质的血管硬化，随后发生玻璃样变以至完全闭塞，卵巢萎缩、变小、变硬（图 8-1-8）。绝经 1 年后的卵巢经腹扫查显示困难，经阴道扫查时部分卵巢可找到。卵巢呈椭圆形，体积缩小，呈较低回声的实性结节，大多无卵泡结构显示，少数卵巢内仍可见卵泡样小无回声区，边界不清，卵巢内几乎探测不到彩色多普勒血流信号。

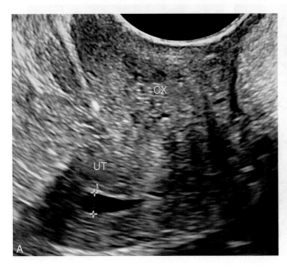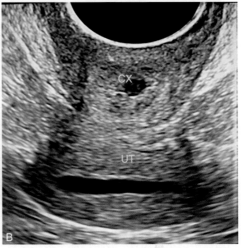

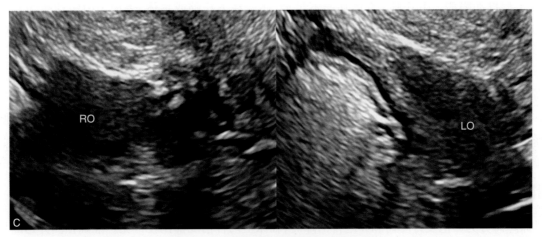

图 8-1-8　绝经期子宫卵巢声像图表现

A. 绝经期子宫纵切并宫腔少量积液；B. 绝经期子宫横切；C. 绝经期卵巢。CX. 宫颈；UT. 子宫；RO. 右侧卵巢；LO. 左侧卵巢。

（陈红坚）

第二节　排卵障碍

一、概述

排卵障碍（ovulatory disorder）是指卵子不能发育成熟或无法正常排出，是女性不孕症的主要原因之一，也是许多妇科疾病所共有的一个症状，占不孕症病因的 25%~35%。多由于下丘脑、垂体或卵巢功能障碍引起，多囊卵巢综合症是育龄期妇女排卵障碍的最常见疾病，可占排卵障碍的 40%~50%。临床上以月经失调为主要特征，表现为闭经、月经稀少、月经周期紊乱等；另外，如果长期不排卵，激素代谢紊乱，受单一雌激素长期刺激而无周期性孕激素的对抗作用可导致子宫内膜过度增生，易发生子宫内膜癌，严重影响患者的身心健康。

二、排卵障碍的原因和类型

卵泡发育及排卵是由下丘脑 - 垂体 - 性腺轴调控的，所以性腺轴的任何一个部位异常都可引起排卵障碍。下丘脑因素可为先天性，如特发性低促性腺激素性性腺功能减退症或卡尔曼综合征（均为遗传性疾病）等，也可为后天性，如头部创伤、肿瘤炎症等。垂体性因素有希恩综合征（Sheehan syndrome）、垂体肿瘤、空蝶鞍综合征等。卵巢因素以多囊卵巢综合征最常见，其他的如先天性卵巢发育不良、卵巢功能衰退、卵巢肿瘤、卵巢子宫内膜异位囊肿、未破卵泡黄素化综合征和黄体功能不全等。其他系统如甲状腺功能亢进、甲状腺功能减退、肾上腺皮质功能亢进或肾上腺皮质功能亢进减退等，也可影响卵巢的正常排卵功能。另外，年龄过大、精神压力过高、体重过轻或过重、严重营养不良、锻炼过度、不良的饮食习惯、长期接触有害物质等也有可能是一个诱发因素。

排卵障碍根据病因可分为功能性和器质性两种。根据世界卫生组织（WHO）建议，功能性排卵障碍又可进一步分为 I、II、III 型。

1. Ⅰ型排卵障碍　下丘脑 - 垂体功能不足型,病变在下丘脑或垂体,表现为内源性雌激素水平低落,即 FSH、LH 水平低下,一般均 <5IU/L,进而导致雌激素水平低下,即低促性腺激素性性腺功能减退症。

2. Ⅱ型排卵障碍　下丘脑 - 垂体功能失调型,特点是促性腺激素(Gn)和 FSH 水平正常,而 LH 水平升高,导致 LH/FSH 比例失调,而雌激素水平一般正常,常见于多囊卵巢综合征患者。

3. Ⅲ型排卵障碍　卵巢功能衰竭型,表现为 FSH、LH 升高、E_2 低,FSH 常 >30IU/L,即高促性腺激素性性腺功能减退症。

三、排卵障碍的诊断

排卵障碍分为卵泡发育障碍和卵泡排出障碍,临床上两种情况都比较常见。准确预测并诊断排卵对指导不孕夫妇性交、人工授精及体外受精 - 胚胎移植(IVF-ET)等起关键性作用。但由于个体差异及同一个体每个月经周期都有不同变化,至今尚无一种简便且完全可靠的方法预测排卵。基础体温、血清性激素水平、超声卵泡监测是目前最常用的预测排卵的方法。

1. 基础体温　基础体温(BBT)是一种常用的无创伤性检测方法,是测量机体在静息状态下的体温。其原理是排卵后孕酮分泌增加,由降解产物刺激下丘脑体温调节中枢,引起基础体温升高,黄体期的体温较卵泡期高 0.3~0.5℃。

(1)基础体温检测方法:清晨起床前进行。每晚应保证睡眠 6 小时以上,醒来后即把体温表放置舌下 5 分钟,测得体温数以圆点记录在基础体温表的小方格子内,然后将每天的圆点连接为曲线,连续监测 3 个月。

(2)基础体温检测的意义:有排卵的女性基础体温常为双相,一般在排卵后 2~3 天上升,少数在排卵日上升,升高幅度为 0.3~0.5℃。而无排卵的女性基础体温常为单相,即月经周期中无明显的体温升高过程。但基础体温测定易受睡眠、服药、饮食、疾病等因素的干扰,尽管是预测排卵最简便方法,但其预测性差,只能作为参考指标。

2. 血清性激素水平测定　血中性激素的水平,在月经周期的不同阶段是不相同的,分析血清性激素水平是判断女性内分泌功能的重要辅助措施。观察是否有排卵一般在排卵期和黄体中期两个时间监测血清性激素,排卵期激素水平评估是否具备了排卵的条件,黄体期的激素评估卵子是否已经排出并形成黄体。

(1)排卵期激素水平:主要观察是否出现 LH 峰和雌二醇(E_2)峰。排卵前 2 天血 E_2>1 101pmol/L,排卵前血 LH 可达 40~200IU/L,血 LH 峰出现时血 E_2 至少 >1 468pmol/L,说明具备了排卵的条件。如果排卵期血 LH<15IU/L、血 E_2<367pmol/L,则提示卵泡发育不良,不排卵的可能性大。

(2)黄体中期激素水平:在月经周期第 21~22 天(或来月经前 7~8 天)检测孕激素(P)水平,了解是否已经排卵和黄体的功能。黄体中期 P>16.0nmol/L 提示已经发生排卵,P<16.0nmol/L 则提示无排卵。黄体中期 P>32.0nmol/L 提示黄体功能正常;P<32.0nmol/L 或排卵后第 5、7、9 天测 3 次 P,P 总和 <95.4nmol/L 提示黄体功能不全。

3. 超声检查　详见本节第四点(排卵障碍的超声卵泡监测)。

4. 宫颈黏液　正常情况下,宫颈黏膜腺细胞分泌的黏液在卵巢性激素的影响下有明显的周期性改变。排卵期宫颈分泌的黏液变得非常稀薄、透明,拉丝度可达 10cm 以上。宫颈黏液涂片干燥后置于显微镜下检查,可见羊齿植物叶状结晶。结晶的多少及羊齿植物叶状的完整与否,提示体内雌激素水平的高低。月经后半期宫颈黏液仍为羊齿植物状结晶,无椭圆体,提示宫颈黏液受单一雌激素刺激,无孕激素作用,考虑无排卵。

四、排卵障碍的超声卵泡监测

通过超声检查子宫和卵巢大小、位置、形态、有无异常结节或囊实性包块回声,并监测卵泡发育及同期子宫内膜变化,为排卵障碍的诊断提供重要依据。

(一)检查前准备

检查前 1 天,避免吃产气食物,检查前排空大小便,腹部超声检查需适当充盈膀胱。

(二)检查途径及时间

1. 检查途径 推荐经阴道超声检查(TVS),因其具有操作安全、快速及分辨率高等特点,同时可避免腹壁脂肪、膀胱充盈不佳、肠气干扰对判断结果的影响,TVS 明显提高了卵巢间质回声异常及多囊性改变的检出率,因此在监测排卵及评价卵巢储备功能中已取代了经腹部超声检查(TAS)。无性生活者,可选择经直肠超声检查或经腹部超声检查。

2. 时间 超声监测卵泡发育一般选择从月经周期第 10 天开始,根据卵泡大小,连续动态观察。有成熟卵泡生长不是监测卵泡发育的最终目的,而需要进一步监测卵泡有无排出,因 LH 峰值不能判断有无排卵,主要依靠 B 超准确判断。

(三)检查内容

超声监测排卵需要观察的内容有子宫、卵巢及盆腔的情况。

1. 子宫的超声检查 获取包括子宫位置、形态、大小、内膜厚度、内膜形态及分型等方面的信息。

(1)子宫位置形态:二维超声成像显示子宫轮廓边界清晰,子宫实质为均匀中等回声,宫腔为线状高回声,宫腔线周围有内膜层环绕。三维超声成像可显示子宫冠状切面,正常宫腔显示为倒三角型。通过观察子宫形态可发现纵隔子宫、双角子宫、双子宫、单角子宫等畸形。宫颈回声较子宫体回声高,纵切面可见梭形的宫颈管低回声,为有分泌功能的黏膜上皮层。

(2)子宫内膜周期性变化的超声表现:子宫内膜由两层结构组成,在形态上与功能上均不相同,基底层接近子宫肌层,功能层位于宫腔的表层。功能层受卵巢激素的影响随卵巢呈现周期性变化。内膜周期性变化一般分为月经期、增生期和分泌期(图 8-2-1)。

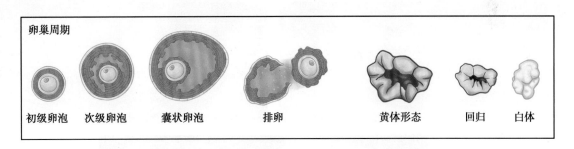

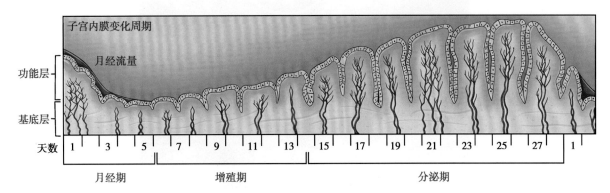

图 8-2-1 子宫内膜周期性变化

333

1）月经期：周期第 1~4 天，即早卵泡期。由于卵巢内的黄体退化，孕酮和雌激素撤退，子宫内膜功能层从基底层崩解脱落。内膜薄，或回声不均，宫腔内可有少量无回声区或宫腔呈线状强回声。月经基本干净后表现为均质的等回声，内膜的分层结构不清，两层内膜间宫腔线清晰。厚度为 3~6mm，此时卵泡较小。月经期的持续时间一般为 3~5 天，因个体而有差异并受环境变化的影响。

2）增殖期：周期的第 5~14 天，又称卵泡期，此期可分为增殖早期和增殖晚期。增生期内膜呈典型的三线征或称"唇状"内膜，此三线分别为中间的宫腔线以及两侧的基底层回声。部分患者在增殖期内膜也仅表现为均质的强回声。至增生期末，卵巢内的卵泡发育成熟即将排卵。增殖期内膜厚度约10mm。排卵后 48 小时内功能层子宫内膜由低回声转变成强回声，三线征逐渐消失，子宫内膜由增生期转入分泌期。

3）分泌期：月经周期的 15~28 天，又称黄体期，此期可分为分泌早期和分泌晚期。排卵后 24~48 小时黄体形成，内膜呈强回声，与宫壁肌层回声之间出现低回声声晕，宫腔线逐渐消失，内膜进一步增厚，分泌期内膜厚为 10~13mm。增殖期和分泌期经阴道扫查常可见内膜蠕动波，是由子宫肌层的收缩所致，借此鉴别内膜病变。此期卵巢内无回声的卵泡转变成形态多变的黄体（图 8-2-2）。

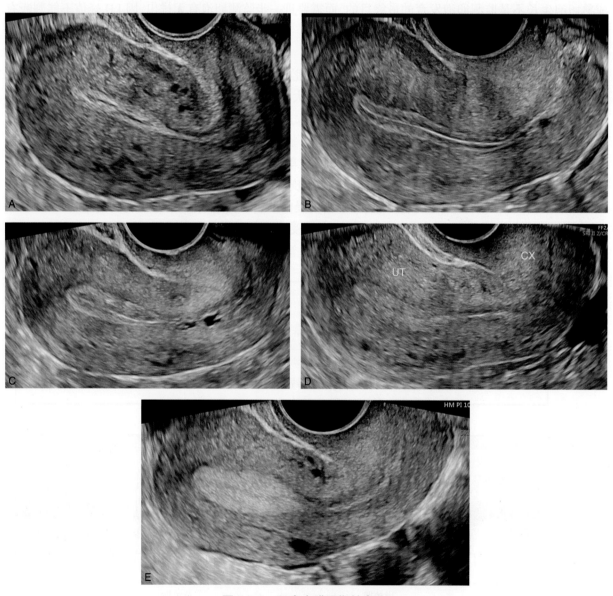

图 8-2-2　子宫内膜周期性变化

A. 月经期子宫内膜；B. 增殖早期子宫内膜；C. 增殖晚期子宫内膜；D. 分泌早期子宫内膜；E. 分泌晚期子宫内膜。

（3）子宫内膜分型：按 Gonen 等超声子宫内膜形态的标准分为 A、B、C 三型（图 8-2-3）。

1）A 型：超声图像呈典型"三线征"，由于腺体增生、动脉弯曲、管腔增大，内膜功能层表现为低回声，"三线征"是由内膜的低回声与基底层（外层）的高回声加上宫腔线高回声形成的，此时子宫横切内膜呈"嘴唇样"。

2）B 型：呈均匀的中等回声，宫腔线连续不清。

3）C 型：呈均匀稍高回声，无明显宫腔中线回声，内膜上下边界尚清。

子宫内膜类型在月经周期中呈动态变化，增殖期表现为 A 型内膜，到增殖晚期逐渐向 B 型内膜转变，到分泌期则常表现为 C 型内膜。

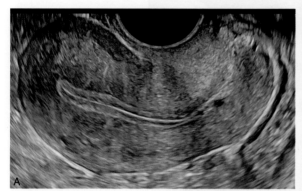
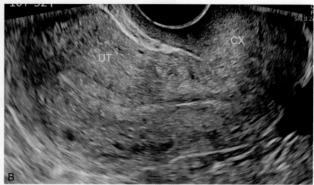
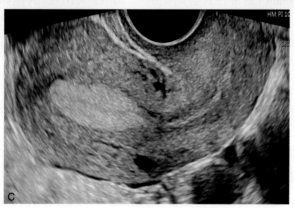

图 8-2-3　子宫内膜 Gonen 分型

A. 子宫内膜 A 型；B. 子宫内膜 B 型；C. 子宫内膜 C 型。

2. 卵巢的超声检查　卵巢检查的主要项目有位置、大小、卵泡及窦卵泡的发育情况，主要测量并记录卵泡大小和个数、观察有无排卵以及排卵后黄体的变化情况。

（1）卵巢的位置、声像、大小与测量：卵巢为一扁椭圆形的性腺，位置多变。多位于子宫体两侧，同侧髂血管内侧。成年妇女的卵巢大小约 4cm×3cm×1cm，重 5~6g，呈灰白色，绝经后卵巢萎缩变小变硬。卵巢声像表现为扁椭圆形，边界清楚，稍有凹凸，中央部间质回声略高，周围皮质，呈低回声，其内可显示大小不等、界清、壁薄的类圆形无回声卵泡声像。卵巢的大小可随月经周期发生改变。卵巢大小的测量是在相互垂直的最大断面测量测量卵巢长径、前后径及横径[卵巢体积 =0.5× 长（cm）× 宽（cm）× 厚（cm）]。卵泡测量是在显示卵泡的最大纵切面后测量卵泡的长径和横径（注意是测量卵泡无回声区的内径）（图 8-2-4），可取其平均值作为卵泡大小的评价标准。测量卵巢大小、卵泡的大小对了解卵巢功能，卵泡生长发育状态、药物治疗效果以及判断卵泡成熟是十分重要的。

（2）卵泡生长的超声监测：在自然月经周期中，卵巢内卵泡随着激素的变化发生着相应的规律性变化。在月经期，超声测量可见卵巢内皮质部位多个直径 2~5mm 的窦卵泡。随着月经周期的进展，卵泡逐

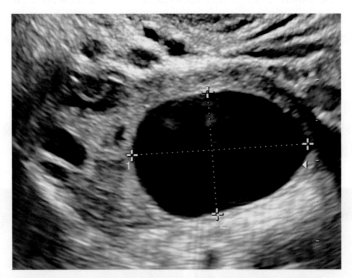

图 8-2-4　卵泡的测量（测量卵泡无回声区的内径）

渐长大,在自然周期下,一侧卵巢内出现优势卵泡,并在激素刺激下逐渐增大,成为优势卵泡。月经周期10 天内卵泡生长速度较慢,每天生长 0.5~1mm,10 天后每天增长 1~2mm,排卵前每天增长可达 2~3mm。自然周期中,优势卵泡（>10mm）通常在月经周期的第 10~12 天出现,其他卵泡则发生闭锁凋亡。优势卵泡直径达 18mm 以上时,成为成熟卵泡,并逐渐突出于卵巢表面,围排卵期直径可达 20~24mm。随着卵泡直径的不断增大,血清内雌激素的水平也不断提高,当卵泡达到成熟阶段时,雌激素水平达到最高峰,约为 200pg/ml,从而正反馈下丘脑,触发垂体 LH 峰形成,排卵发生。在高龄女性和卵巢功能减退的女性中,由于卵泡会发生提早募集,优势卵泡出现的时间也会提前至月经的第 7~9 天甚至在月经期,整个卵泡期会缩短。因此在月经刚结束后甚至在月经期监测发现有较大卵泡,常预示着患者卵巢功能减退。

1）卵泡发育的超声监测指标:包括大小（卵泡最大径）,形态（圆形、卵圆形、矩形、三角形）,回声（高、中、低、无）及卵泡腔边缘形态（光滑、欠光滑、粗糙）,可用来预测卵泡最终结果。

2）卵泡数目的测量:从周期第 10 天开始,只需测量并记录直径 >10mm 的卵泡的大小及数量,直径 <10mm 的卵泡只作数量记录,无需测量其大小。

3）非优势卵泡的特征:在整个卵泡期均形态不规则、卵泡腔边缘不规则、径线小、高回声及生长速度缓慢。非优势卵泡周围组织的主要血流特征是低速、高阻。

4）优势卵泡的特征:直径 >10mm 的卵泡称为优势卵泡（主卵泡）。优势卵泡随着月经周期逐渐增大,优势卵泡在 LH 分泌高峰前以每天 1~2mm 的线性速率生长,至 LH 分泌高峰时尺寸达到 18~22mm;分泌高峰后,优势卵泡生长速度加快,每天可达 2~3mm。

5）成熟卵泡的特征:卵泡直径 ≥18mm,在整个卵泡期均形态规则、呈类圆形、张力好、卵泡腔边缘光滑、内壁薄而清晰、呈无回声,卵泡位于卵巢表面并向外突出,且无明显卵巢组织覆盖,有的成熟卵泡可出现卵丘征象（卵丘由初级卵母细胞、透明带、放射冠及部分卵泡细胞突入卵泡腔内形成,超声上表现为卵泡内一侧内壁上突向卵泡腔的细小高回声）。卵泡周围血流增多,表现为低阻力血流信号（图 8-2-5）。

（3）排卵的超声监测:排卵是一个极其短暂的过程,一般仅需要几秒钟时间,超声往往不能直接观察到卵泡破裂消失的过程,只能根据间接征象判断是否排卵。

1）预示即将排卵的征象:①卵泡周围出现低回声晕,提示排卵将在 24 小时之内。②卵泡内发生一圆齿状形结构,此征发生在排卵前 6~10 小时。③20%~30% 的周期中可在直径 ≥18mm 的卵泡内见

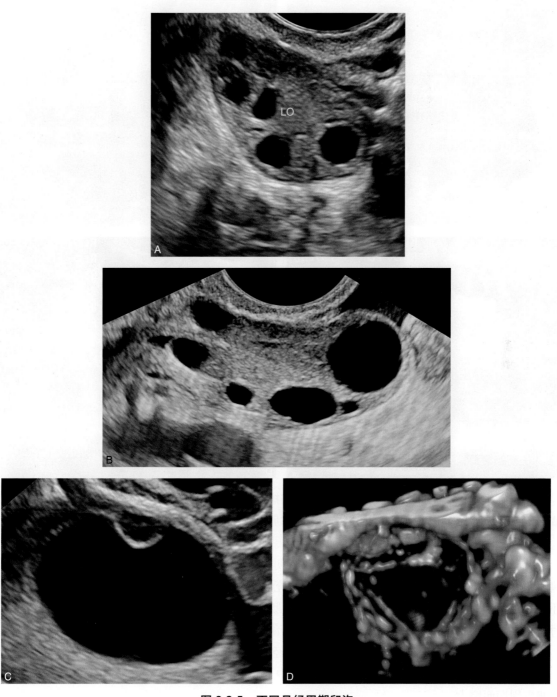

图 8-2-5 不同月经周期卵泡

A. 早卵泡阶段的正常卵巢（有腔卵泡随机分布）；B. 卵泡晚期优势卵泡；C. 卵泡晚期成熟卵泡（见卵丘征象）；D. 卵泡晚期成熟卵泡（卵泡膜血流较丰富）。

到一个突入卵泡腔的中等回声的卵丘，预示将于 36 小时之内发生排卵。④排卵前约 29 小时开始卵泡周围血流速度逐渐升高，持续至少 72 小时。同时，搏动指数（PI）、阻力指数（RI）保持较低至中等水平（图 8-2-6）。

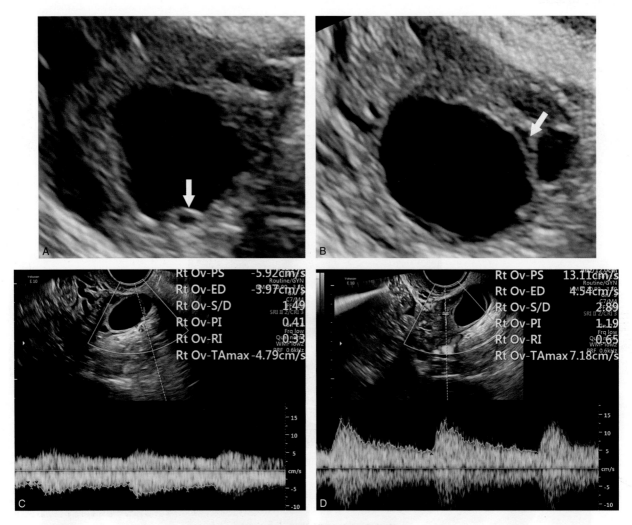

图 8-2-6　即将排卵的超声征象

A. 成熟卵泡见卵丘；B. 卵泡周围出现低回声晕；C、D. 排卵前卵泡膜血流（图 C）阻力较卵巢间质血流低（图 D）。

2）已排卵的超声标志：①成熟卵泡消失或者明显缩小。②血体形成，表现为卵泡壁不规则、增厚、卵泡内壁塌陷、边缘皱缩，内见不规则液性暗区，并充满细小弱光点。彩色多普勒血流图显示卵巢血体周围环状血流信号，可记录到低阻力血流频谱。③直肠子宫陷凹可见少量积液，一般 0.6~0.9cm 不等，2~3 天消失。④子宫内膜"三线征"消失，子宫内膜向分泌期高回声表现转变（图 8-2-7）。

（4）卵泡异常发育的超声表现：并不是每个月经周期都有排卵。无排卵周期可分为以下几类。

1）卵泡不发育：在卵巢周期的连续超声监测中，两侧卵巢内仅见直径小于 10mm 的囊性暗区，卵泡不随卵巢周期而增大。

2）小卵泡周期：在卵巢周期的连续超声监测中，卵泡大小及平均增长速度明显小于正常周期，排卵前卵泡直径小于 15mm，且形态不规则、张力偏低、内部可出现点状回声。

3）大卵泡周期：卵泡生长发育至成熟卵泡大小，但超声连续监测下，无排卵现象，卵泡持续存在或进一步增大到 30mm 以上时才破裂排卵。此时排出的卵子过成熟（老化），常影响受孕。

4）未破卵泡黄素化综合征（LUFS）：卵泡成熟但不破裂，卵细胞未排出而原位黄素化，形成黄体并分泌孕激素。表现为卵泡在 LH 峰后或 HCG 注射 48 小时后进一步增大且持续到下次月经来潮前 1~2 天才消失，有的甚至持续存在 2~3 个月才消失，部分可增大至直径 7~8cm。主要见于促排卵治疗中，自然月经周期发生率为 3%~5%，促排卵周期发生率为 30%~40%。连续超声监测检查，卵泡增大至 18~24mm，已达成熟标准,72 小时内仍不缩小,甚至继续增大,卵泡内可出现点状均匀的中强度回声,或卵泡呈张力较大的囊实性或网格状回声,直肠子宫陷凹未见明显液体潴留(图 8-2-8)。

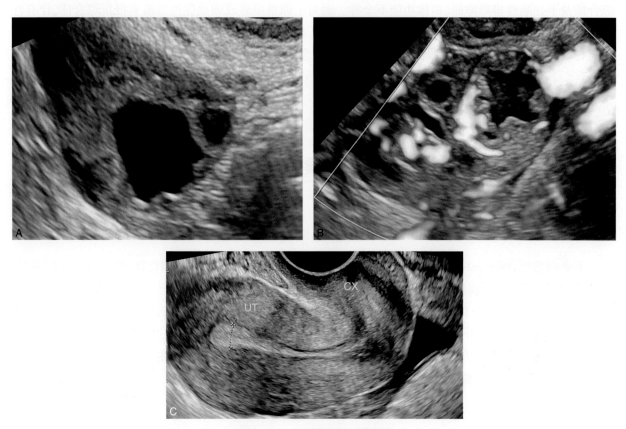

图 8-2-7 已排卵的超声征象

A. 卵泡内壁塌陷缩小;B. 成熟卵泡消失,早期血体形成,周边较丰富血流信号;C. 子宫内膜"三线征"消失,直肠子宫陷凹见少量液性暗区。CX. 宫颈;UT. 子宫。

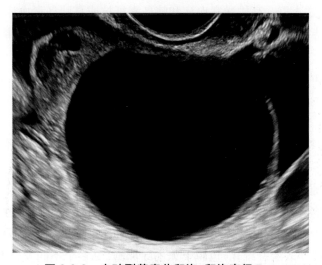

图 8-2-8 未破裂黄素化卵泡,卵泡直径 5cm

五、排卵障碍的治疗

根据引起排卵障碍的原因及病情程度,采用个体化的处理措施。主要采用药物进行调整月经和促排卵治疗。对于有基础疾病者,需要先纠正基础疾病,再给予诱导排卵治疗。

促排卵药物治疗主要适用于有生育要求但持续性没有排卵或稀发排卵的不孕患者,常见为多囊卵巢综合征及下丘脑性排卵障碍、黄体功能不全等。而对于卵巢早衰或卵巢促性腺激素抵抗综合征、伴有性质不明的卵巢肿瘤或其他激素依赖性恶性肿瘤患者(如乳腺癌、子宫内膜癌、宫颈癌)等需要慎用。常用药物有氯米芬、来曲唑、人绒毛膜促性腺激素、促性腺激素释放激素类似物(曲普瑞林)等。

(陈红坚)

第三节　多囊卵巢综合征

一、概述

多囊卵巢综合征(polycystic ovary syndrome, PCOS)又称 Stein-Leventhal 综合征,是一组以排卵障碍、雄激素增多、伴或不伴胰岛素抵抗为表现的全身内分泌系统综合征。病因至今尚未明确。PCOS 多见于 17~30 岁妇女,育龄妇女中患病率为 5%~10%。它已成为导致不孕的主要病因,占育龄期女性无排卵性不孕的 80%。除此之外 PCOS 患者在自然受孕和接受体外受精 - 胚胎移植过程中,流产率高达 40%。PCOS 患者以月经稀发或闭经、不孕、多毛、肥胖、胰岛素抵抗、双侧卵巢多囊性增大改变为临床特征,对其生育、远期健康及身心健康有严重影响。

二、病因

PCOS 病因繁多,因其临床表现的复杂性和高度异质性,其确切病因目前尚不清楚。大多学者认为,其可能是由于某些遗传基因与环境因素相互作用所致。PCOS 有家族聚集现象,患者一级亲属发生PCOS 的风险明显高于正常人群。高雄激素血症和胰岛素抵抗或高胰岛素血症可能是 PCOS 家族成员同样患病的两个主要遗传特征。非遗传因素主要包括环境因素,不良生活方式,精神心理因素及食品、药物因素等。

三、病理生理

PCOS 主要病理生理特征在于卵巢结构改变和内分泌异常。其病理生理不断渐进发展演变,形成恶性循环,最终导致 PCOS 一系列临床表现及并发症。

(一)卵巢与子宫内膜结构改变

PCOS 患者双侧卵巢常均匀性增大,为正常的 2~5 倍,表面光滑,呈灰白色,包膜增厚、纤维化,切面见卵巢白膜较正常厚 2~4 倍,其下可见多发性大小不等囊泡,内含透明液体,直径多 <1cm,常大于 12 个。镜下见白膜增厚、硬化,皮质表层纤维化,包膜下无主导卵泡,见多个不同发育期的不成熟卵泡及闭锁卵泡,无黄体形成及排卵迹象。因患者无排卵,子宫内膜长期接受雌激素刺激,其出现不同程度、不同类型的增殖改变,如单纯型性或复杂型性增生,甚至呈现不典型性增生改变。

(二)内分泌异常

1. 胰岛素抵抗及高胰岛素血症　胰岛素代谢异常或胰岛素信号转导途径异常是 PCOS 发病的核心。胰岛素通过自身受体增强卵巢和肾上腺类固醇激素合成,增加黄体生成素(LH)的释放,抑制肝脏合成性激素结合球蛋白,使游离睾酮浓度升高,放大雄激素的作用。

2. 高雄激素血症 高雄激素血症或高雄激素妇女中约 95% 由 PCOS 引起。性激素结合球蛋白水平降低,游离睾酮水平升高,可作为评价 PCOS 高雄激素血症的指标。大量睾酮和雄烯二酮在外周转化为双氢睾酮,导致女性痤疮和多毛,腹型肥胖等表现。

四、内分泌测定

PCOS 患者的睾酮水平升高,但通常不超过正常范围上限 2 倍。血清 FSH 正常或偏低,LH 升高,LH、FSH 水平比例异常,约 60% 的患者 LH/FSH>2,肥胖者 LH 水平常常并无明显升高。而雌酮(E_1)升高,雌二醇(E_2)正常或轻度升高,并恒定于早卵泡期水平,$E_1/E_2>1$。孕酮(P)水平也始终处于早卵泡期水平。抗米勒管激素(AMH)多为正常的 2~4 倍。20%~35% PCOS 的患者可伴有血清催乳素(PRL)轻度升高。由于无排卵,基础体温常表现为单相型曲线。

五、超声表现

(一)检查前准备

检查前 1 天,避免吃产气食物,检查前排空大小便。超声检查前应停用性激素类药物至少 1 个月。避孕药可以影响正常女性和多囊卵巢(PCO)女性的卵巢形态,服药期间可能造成超声检查结果的准确性降低。

(二)检查途径及时间

1. 途径 经阴道超声检查(TVS),无性生活者,可选择经直肠超声检查或腹部超声检查。

2. 时间 月经规则妇女应在月经周期第 3~5 天行阴道超声检查,月经稀发或闭经者可在超声显示无优势卵泡或孕酮撤退性出血的第 3~5 天检查。如果超声检查发现卵泡 >10mm 或正处于黄体期,应在下个月经周期早卵泡期重新检查。有卵巢不对称或异常肿大的现象,应进一步检查。

(三)二维超声在 PCOS 中的应用

二维超声是最早、最广泛应用于 PCOS 中卵巢形态及内部结构评价、诊断的检查手段。二维超声成像主要从单切面小卵泡的计数、卵巢容积、卵巢间质面积等方面来评价 PCOS 中卵巢的内部结构改变。

1. 子宫稍小于正常,内膜较薄,与正常月经周期的内膜改变不相符(图 8-3-1)。

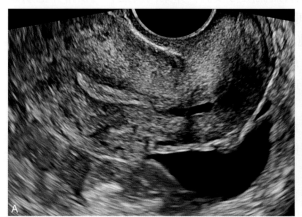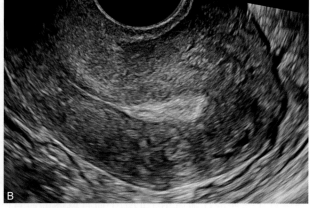

图 8-3-1 PCOS 子宫内膜较薄

A. 分泌期子宫内膜,内膜厚 0.4cm;B. 分泌期子宫内膜,内膜厚 0.6cm。

2. 卵巢改变　双侧卵巢轮廓清晰,卵巢正常或均匀性增大,体积≥10ml,或同一个切面上直径2~9mm的卵泡数≥12个;卵巢包膜较厚,回声增强,包膜下可见大小相近的小卵泡呈车轮状排列,呈"项链征";卵巢间质增生、回声增高(图8-3-2)。

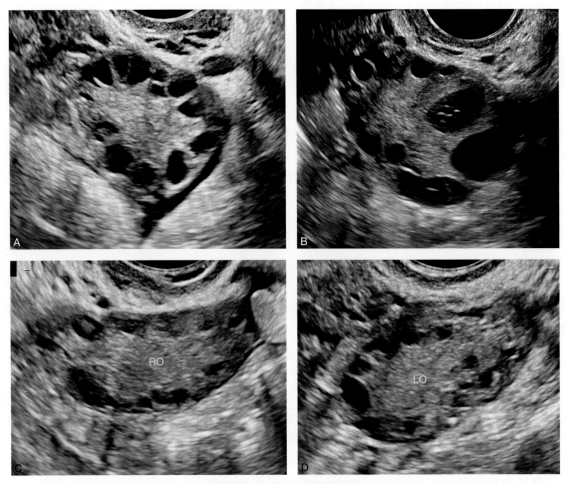

图8-3-2　PCOS 卵巢改变

A~D. 卵巢体积增大,间质增生,多个大小相近的卵泡排列在包膜下,呈"项链征"。

3. PCOS 彩色多普勒表现　PCOS的彩超检查有较特征性的改变,在卵巢髓质内常可见到一条贯穿卵巢的纵行血流,可记录到中等阻力卵巢动脉血流频谱,血流阻力较低。卵巢间质血管与正常卵泡期卵巢血流相比,血流显示率较高,有文献报道其显示率可达88%。PCOS患者的卵巢间质血管通常没有周期性,呈现出收缩期上升较快、舒张期下降缓慢的圆钝波形。有研究显示,运用彩色多普勒分别对PCOS患者和正常人群分别进行检查,所得结论证实,PCOS患者的子宫动脉搏动指数相较于正常妇女有所升高,而其卵巢间质动脉出现血流速度增加、阻力降低等这些特殊改变(图8-3-3)。

(四)三维超声成像在 PCOS 中的应用

在传统的二维卵泡计数中,当出现大量卵泡时,很难准确确定卵泡的数量,这可能会导致卵泡数量的高估或低估。三维超声技术强大的后处理功能大幅度地提高了卵泡计数的可靠性,且对于卵巢体积的计算分析更加客观化、数据化(图8-3-4)。

三维能量多普勒超声技术是将三维成像与能量多普勒相结合。研究显示,三维能量多普勒超声能检测接近于实质灌注血流水平的细小血管或深部血管内的血流信号,其对于血流信号的检出更具优势。其主要检测指标包括血管指数、血流指数、血管化血流指数。PCOS组卵巢间质血管的平均血流指数、血管化指数及血管化血流指数较正常明显增高,差异有统计学意义(图8-3-5)。

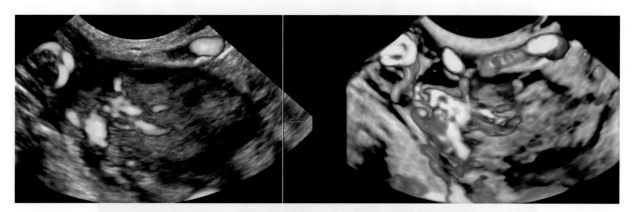

图 8-3-3　PCOS 卵巢血流 HD live flow 玻璃体模式
卵巢髓质内一条贯穿卵巢的纵行血流,间质血流增多。

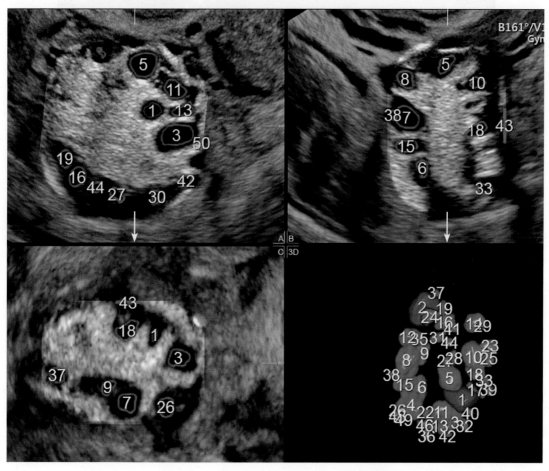

图 8-3-4　三维超声成像在 PCOS 中的应用
SonoAVC 功能显示卵巢 A、B、C 平面的多发小卵泡和重建后的 3D 卵泡。

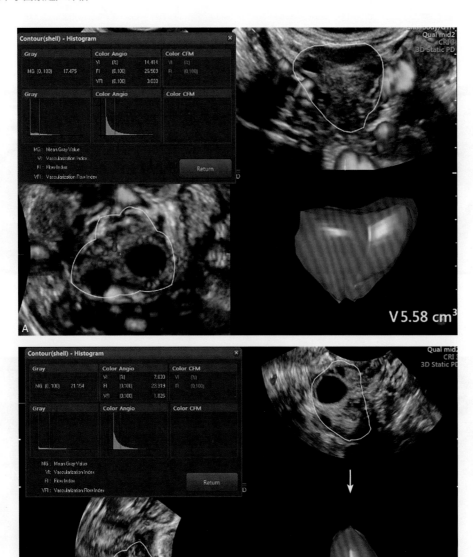

图 8-3-5　三维能量多普勒定量评价卵巢血流指数和体积

A. 正常卵巢；B. PCOS 的卵巢。

（五）超声弹性成像技术在 PCOS 中应用

有文献报道，通过经阴道超声弹性成像。PCOS 患者的卵巢间质弹性图像特征、卵巢间质与卵巢外软组织的弹性应变比率与正常女性间比较皆存在差异。相较于正常女性，PCOS 患者的卵巢间质在弹性超声图像中显示出更大的硬度。这也为弹性超声在 PCOS 诊断意义上提供了研究依据。说明深入研究弹性超声对于了解 PCOS 疾病的发生、发展及预后具有一定的价值。

（六）多囊卵巢与卵巢多囊性改变的超声鉴别

1. 卵巢多囊性改变（MCO）超声表现　卵巢大小正常，或仅轻度增大，含 6 个或以上直径 4~10mm 的卵泡，卵泡散在分布在整个卵巢中，髓质结构未见增多。

2. 多囊卵巢（PCO）超声表现　卵巢体积通常大于正常值，卵巢几乎呈球形，同一个切面上直径 2~9mm 的卵泡数≥12 个，卵泡沿卵巢周边分布，呈"项链征"，卵巢基质面积增大（"沙暴征"）。另外，多囊卵巢的基质内血流明显更丰富，该参数可作为多囊卵巢的一个标志（图 8-3-6）。

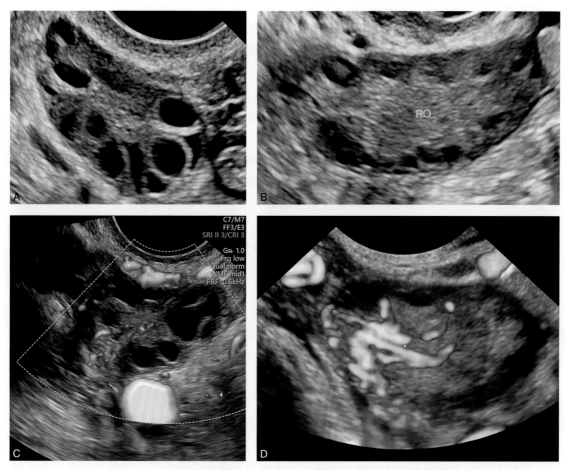

图 8-3-6　卵巢多囊性改变（MCO）和多囊卵巢（PCO）的区别

A. MCO 的二维超声，卵泡散在分布在整个卵巢中，髓质结构未见增多；B. PCO 的二维超声，卵泡沿卵巢周
边分布，卵巢基质面积增大；C. MCO 的卵巢基质血流无明显增多；D. PCO 的卵巢基质丰富的血流信号。

应该注意的是，多囊卵巢综合征是一组以不排卵为主要特点的全身内分泌系统综合征，异常表现多
种多样，并不存在一个单独的生化或超声的特征性标志，选择某一特异的标准为诊断将不可避免地漏诊
许多患者。而且不是所有患有多囊卵巢综合征的妇女都有多囊卵巢的表现，单纯多囊卵巢也不应该被认
为是多囊卵巢综合征的同义词，需要结合其他相关临床指标进行综合性诊断。

六、诊断

（一）2003 年鹿特丹诊断标准

PCOS 的诊断标准在不断演变。2003 年欧洲人类生殖与胚胎学会和美国生殖医学学会的（ESHRE/
ASRM）鹿特丹专家会议推荐的标准，即鹿特丹诊断标准，是目前全球 PCOS 的诊断标准。标准
如下。

1. 稀发排卵或无排卵

（1）初潮两年不能建立规律月经；闭经（停经时间超过 3 个以往月经周期或月经周期 >6 个月）；月
经稀发 ≥35 天及每年 >3 个月不排卵者（WHO Ⅱ类无排卵）即为符合此条。

（2）月经规律并不能作为判断有排卵的证据。必须运用基础体温（BBT）、B 超监测排卵、月经后半
期（月经 20~24 天）孕酮测定等方法明确是否排卵。

（3）FSH 和 E_2 水平是否正常，目的在于排除低促性腺激素性性腺功能减退和卵巢早衰。

2. 高雄激素的临床表现和 / 或高雄激素血症

（1）高雄激素临床表现：痤疮、多毛、高雄激素秃顶、喉结出现、阴蒂增大、声音低沉等。

（2）高雄激素的生物化学指标：总睾酮、游离睾酮指数或游离睾酮高于实验室参考正常值，其中主要是游离 T 的异常。

3. 超声卵巢多囊样改变　阴道超声下单侧卵巢满足以下条件之一即可诊断卵巢多囊样改变。

（1）卵巢正常或稍大，体积≥10cm³ [卵巢体积 =0.5× 长（cm）× 宽（cm）× 厚（cm）]，形态饱满，直径可以 >4cm，包膜明显增厚，回声增强。

（2）卵巢内卵泡≥12 个，直径在 2~9mm，即卵巢多囊样改变，多数 <5mm，最大一般不超过 10mm，卵泡之间互相挤压，排列杂乱无章，每一个切面数目可在 10 个以上。

上述 3 条中符合 2 条，并排除其他高雄激素疾病如先天性肾上腺皮质增生症（CAH）、库欣综合征、分泌雄激素的肿瘤等，即可作出 PCOS 的诊断。

（二）2006 年美国雄激素过多协会（Androgen Excess Society, AES）诊断标准

1. 多毛和 / 或高雄激素血症。

2. 稀发排卵或无排卵和 / 或多囊卵巢（polycystic ovary, PCO）。

3. 排除其他雄激素过多的相关疾病，如先天性肾上腺皮质增生症（CAH）、库欣综合征、高催乳素血症、严重的胰岛素抵抗综合征、分泌雄激素的肿瘤、甲状腺功能异常等。

（三）2011 年中国 PCOS 诊断标准

由于存在种族间差异，亚洲人种在 PCOS 的发病表型上与欧美人种有所不同。有鉴于此，中华医学会妇产科学分会内分泌学组于 2007 年制定了中国 PCOS 诊断专家共识，推荐采用"鹿特丹诊断标准"，同时细化了部分诊断标准。该项标准是基于中国人群研究而制定，具有重要的指导意义。

1. 育龄期及围绝经期 PCOS 的诊断

（1）疑似 PCOS：月经稀发或闭经或不规则子宫出血是诊断的必需条件。另外再符合下列 2 项中的 1 项：①高雄激素临床表现或高雄激素血症；②超声下表现为 PCO。

（2）确诊 PCOS：具备上述疑似 PCOS 诊断条件后还必须逐一排除其他可能引起高雄激素的疾病和引起排卵异常的疾病才能确定 PCOS 的诊断。

2. 青春期 PCOS 的诊断　对于青春期 PCOS 的诊断必须同时符合以下 3 个指标，包括：①初潮后月经稀发持续至少 2 年或闭经；②高雄激素临床表现或高雄激素血症；③超声下卵巢 PCO 表现。同时应排除其他疾病。

七、治疗原则

由于 PCOS 病因不明确，临床表现多样化，目前没有有效的治愈方案，以对症治疗为主，包括调整生活方式、口服药物治疗等。治疗原则是缓解症状、解决生育问题、维持健康和提高生命质量。

生活方式调整是 PCOS 的基础治疗。对于超重或肥胖的 PCOS 患者，通过控制饮食、增加运动、改变不良生活习惯（如长期酗酒、吸烟等）和心理状态（如压力、沮丧、抑郁等）等，改善与健康相关的生命质量。

药物治疗主要是根据 PCOS 的临床表现，采用调节月经周期、降低血雄激素水平、改善胰岛素抵抗等药物进行治疗。对于有生育要求者，在生活方式调整、抗雄激素和改善胰岛素抵抗等基础治疗上，进行诱导排卵治疗（第二线治疗）。诱发排卵时易发生卵巢过度刺激综合征（ovarian hyperstimulation syndrome, OHSS），需严密监测。对于药物治疗无效，长期不孕的患者，可通过控制性超促排卵治疗后，进行 IVF-ET 治疗（第三线治疗）。

（陈红坚）

第四节 卵 巢 肿 瘤

一、概述

（一）病理与分期

卵巢组织成分复杂，是全身各脏器原发肿瘤类型最多的部位，不同类型的卵巢肿瘤，其组织学结构和生物学行为均存在很大差异。参考 WHO 制定的女性生殖器官肿瘤组织学分类（2014 版），按照病理组织学的不同起源，将卵巢肿瘤主要分为以下几类。

1. 上皮组织来源肿瘤 最多见，约占卵巢肿瘤的 50%~70%，包括浆液性肿瘤、黏液性肿瘤、子宫内膜样肿瘤、透明细胞肿瘤、卵巢纤维上皮瘤（Brenner 瘤）及浆黏液性肿瘤等，每一亚型又可分为良性肿瘤、交界性肿瘤（不典型增生肿瘤）及恶性肿瘤。

2. 生殖细胞肿瘤 约占卵巢肿瘤的 20%~40%，包括畸胎瘤、无性细胞瘤、卵黄囊瘤、胚胎性癌、非妊娠性绒毛膜癌及混合型生殖细胞肿瘤等。

3. 卵巢性索间质肿瘤 较少见，占卵巢肿瘤的 5%~8%，其中单纯性间质肿瘤包括纤维瘤、卵泡膜瘤、硬化性间质瘤等；单纯性性索间质肿瘤包括成人型、幼年型颗粒细胞瘤，支持细胞瘤等；混合性性索间质肿瘤包括支持 - 间质细胞瘤等。

4. 转移性肿瘤 为继发于胃肠道、生殖道、乳腺等部位的原发性癌转移至卵巢形成的肿瘤。

卵巢肿瘤根据组织学侵袭性分为良性肿瘤、交界性肿瘤和恶性肿瘤。卵巢恶性肿瘤的分期一般采用国际妇产科联盟（FIGO）临床分期和 TNM 分期（表 8-4-1）。

表 8-4-1 卵巢恶性肿瘤的 FIGO 临床分期系统及相应的 TNM 分期系统

临床分期		肿瘤特点	TNM 分期
I 期		肿瘤局限于卵巢（单侧或双侧）	$T_1 N_0 M_0$
	I a	肿瘤局限于一侧卵巢，无腹水，包膜完整，表面无肿瘤	$T_{1a} N_0 M_0$
	I b	肿瘤局限于双侧卵巢，无腹水，包膜完整，表面无肿瘤	$T_{1b} N_0 M_0$
	I c	I a 或 I b 期病变已累及卵巢表面；或包膜破裂；或腹水或腹腔冲洗液发现恶性细胞	$T_{1c} N_0 M_0$
II 期		病变累及一侧或双侧卵巢，伴盆腔（骨盆缘以下）转移	$T_2 N_0 M_0$
	II a	蔓延和 / 或转移至子宫或输卵管	$T_{2a} N_0 M_0$
	II b	蔓延至其他盆腔组织	$T_{2b} N_0 M_0$
III 期		肿瘤侵及一侧或双侧卵巢，伴盆腔以外腹膜种植，伴或不伴腹膜后巴结转移	$T_3 N_0/N_1 M_0$
	III a	骨盆外（骨盆缘之上）累及腹膜的微小转移（镜下可见），伴或不伴腹膜后淋巴结转移	$T_{3a} N_0/N_1 M_0$
	III b	骨盆外累及腹膜的肉眼可见转移，最大径≤2cm，伴或不伴腹膜后淋巴结转移	$T_{3b} N_0/N_1 M_0$
	III c	骨盆外累及腹膜的肉眼可见转移，最大径 >2cm，伴或不伴腹膜后淋巴结转移	$T_{3c} N_0/N_1 M_0$
IV 期		腹腔之外的远处转移	任何 T，任何 N，M_1
	IV a	胸腔积液找到恶性细胞	
	IV b	转移至腹腔外器官，包括腹股沟淋巴结和腹腔外淋巴结（腹腔脏器的实质内转移也属于 IV b 期）	

（二）临床表现与诊断

卵巢肿瘤是常见的妇科肿瘤，可发生于任何年龄。良性肿瘤较小时多无症状，常在体检中发现。肿瘤增大时，感腹胀或腹部扪及包块。恶性肿瘤早期因无症状不易发现。恶性晚期多因下腹胀、腹痛、下腹部或盆腔包块、绝经后阴道流血、消化道等症状就诊。晚期病例因缺乏有效治疗手段，致死率居妇科恶性肿瘤首位。卵巢肿瘤也是导致患者不孕的重要因素。

肿瘤标志物是诊断卵巢肿瘤的重要依据，不同类型肿瘤有不同的肿瘤标志物特异性（表 8-4-2）。CA125 常用来检测卵巢上皮性肿瘤，80% 的上皮性卵巢癌患者血液 CA125 水平会显著上升，而且 CA125 水平的消长与病情缓解或恶化相一致，可根据 CA125 升高幅度判断良性、交界性与卵巢恶性肿瘤的可能性，CA125 对判断预后及是否复发也具有重要价值，卵巢癌术后 2 个月，血 CA125 可恢复至基础水平，如果 CA125 水平一直居高不下，则可能存在肿瘤残留或复发。卵黄囊瘤血清 AFP 常升高。颗粒细胞瘤、卵泡膜细胞瘤有内分泌功能，常有雌激素水平增高。人附睾蛋白 4（HE4）是继 CA125 后被高度认可的卵巢上皮性癌肿瘤标志物，目前推荐其与 CA125 联合应用来判断盆腔肿块的良恶性。

表 8-4-2　常见卵巢肿瘤的特异性肿瘤标志物

卵巢肿瘤类型	血清学标志物
上皮性卵巢肿瘤	糖类抗原 125（CA125）、糖类抗原 19-9（CA19-9）、癌胚抗原（CEA）
卵巢卵黄囊瘤、未成熟畸胎瘤、无性细胞瘤	甲胎蛋白（AFP）
非妊娠性绒毛膜癌	人绒毛膜促性腺激素（HCG）
颗粒细胞瘤、卵泡膜细胞瘤	性激素（雌激素等）
成熟畸胎瘤恶变	鳞癌相关抗原（SCC）
卵巢癌的新型标志物	人附睾蛋白 4（HE4）

卵巢肿瘤的影像学诊断包括超声、CT、MRI、PET-CT 等。超声仍是诊断卵巢癌最简便、快速且无创的方法。近年来，超声技术不断发展，由经阴道灰阶超声、彩色多普勒超声到三维超声、超声造影，卵巢癌的诊断符合率也逐步提高。但只有在充分了解卵巢肿瘤的临床表现及超声声像图表现的基础上，才能最大限度地发挥超声技术的优势。

二、IOTA 简单法则

国际卵巢肿瘤分析小组（International Ovarian Tumor Analysis，IOTA）是由全球妇科肿瘤超声方面的专家所组成的组织。2008 年 IOTA 通过使用标准化的超声术语和定义描述卵巢肿瘤的良性征象和恶性征象推出了判断肿瘤良恶性的简单法则（simple rules，SR）。简单法则包括 5 项恶性特征（分别为不规则实性肿瘤、腹水、乳头状结构 ≥4 个、最大径 >10cm 的不规则多房实性肿瘤、血流信号丰富）和 5 项良性特征（分别为单房囊肿、实性成分最大直径 <7mm、伴声影、最大径 <10cm 的囊壁光滑的多房囊肿、无血流信号）（图 8-4-1）。根据显示的良恶性特征将卵巢肿瘤分为良性、恶性和不确定性 3 类。

（1）恶性肿瘤：包含 ≥1 项恶性特征且没有良性特征。

（2）良性肿瘤：包含 ≥1 项良性特征且没有恶性特征。

（3）不确定性肿瘤：同时有或同时没有良性和恶性特征（需其他方法协助诊断）。

IOTA 简单法则简单易学，可以帮助临床经验不足的超声医生比较方便地判断卵巢肿瘤的性质，尤其适用于基层以及刚进入临床工作的超声医生使用。但 IOTA 简单法存在声像图分类较简单，不能应用在全部卵巢肿瘤上，接近 20% 的卵巢肿瘤单靠此法则无法做出良恶性判断，如透声极差的脓肿，表现为实性回声的黄体血肿，后方衰减不明显的纤维瘤，血流信号不丰富的交界性肿瘤、早期恶性肿瘤等。

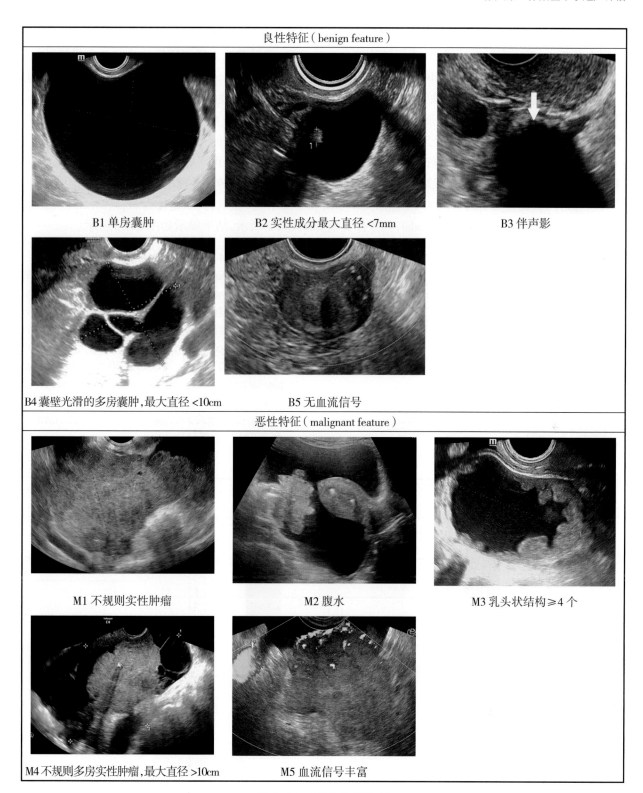

图 8-4-1 IOTA 简单法则

根据超声声像图的 5 项恶性特征和 5 项良性特征,将卵巢肿瘤分为良性、恶性和不确定性 3 类

三、IOTA ADNEX 模型

鉴于简单法则的一些局限性,2014 年,IOTA 进一步开发出适合所有卵巢肿瘤的风险预测模型,即不同附件肿瘤评估模型(assessment of different neoplasias in the adnexa, ADNEX),使得所有附件区肿块的

超声诊断得以量化和个性化,并且能够实现恶性肿瘤的术前分期预评估。该模型使用 3 个临床指标和 6 个超声征象,通过一定的模式推演,预测肿块的良性与恶性,恶性肿瘤里还可以进一步预测交界性肿瘤、Ⅰ 期癌、Ⅱ ~ Ⅳ期癌、转移性癌的风险性。ADNEX 模型 3 个临床指标分别是诊治中心的类型(妇科肿瘤中心或者一般医院)、患者年龄、血清 CA125 水平;6 个超声指标分别为肿块最大径、实性成分的最大径、乳头状凸起数目(0、1、2、3、>3)、肿块超过 10 个房(是 / 否)、腹水(是 / 否)、肿块后方声影(是 / 否)。将所需指标依次输入 ADNEX 模型(其中 CA125 选项也可以不输入,但可能会导致模型的预测准确性降低),点击【计算(calculate)】按钮,即可得到肿块良性、交界性、Ⅰ 期癌、Ⅱ ~ Ⅳ期癌和转移性癌的风险值以及肿块的总体恶性风险值,总体恶性风险为交界性、Ⅰ 期癌、Ⅱ ~ Ⅳ期癌和转移性癌的风险值之和。ADNEX 模型可以通过网页在线应用或手机 APP(包括安卓系统和苹果系统)获取,获取途径为 https://www.iotagroup.org/iota-models-software/adnex-risk-model,其工作界面如图 8-4-2 所示,结果展示如图 8-4-3 所示。

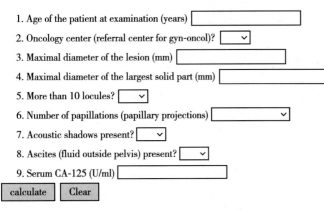

图 8-4-2 IOTA ADNEX 模型工作界面

Age of the patient at examination(years):患者年龄(岁);Oncology center(referral center for gyn-oncol):妇科肿瘤中心;Maximal diameter of the lesion(mm):肿瘤最大径(mm);Maximal diameter of the largest solid part(mm):实性成分的最大径(mm);More than 10 locules:肿块超过 10 个房;Number of papillations(papillary projections):乳头状凸起数目;Acoustic shadows present:后方声影;Ascites(fluid outside pelvis)present:腹水;Serum CA-125(U/ml):血清 CA125 水平(U/ml)。

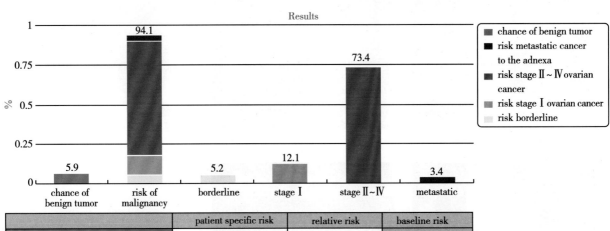

图 8-4-3 IOTA ADNEX 模型结果展示界面

患者女,55 岁,左侧盆腔探及一混合性肿块,肿块最大径 110mm,实性成分最大径 60mm,囊壁上可见 1 个乳头状凸起,后方无声影,CA125 为 510U/ml。ADNEX 模型结果显示该肿块良性风险 5.9%,恶性风险为 94.1%,其中交界性风险 5.2%,Ⅰ 期风险 12.1%,Ⅱ~Ⅳ期绝对风险值最高,为 73.4%,转移风险 3.4%,术后病理结果为卵巢高级别浆液性癌,病理分期为 ⅡC 期。

chance of benign tumor:良性肿瘤的可能性;risk of malignancy:恶性肿瘤的风险值;risk borderline 交界性肿瘤的风险值;risk stage Ⅰ ovarian cancer:Ⅰ 期卵巢癌的风险值;risk stage Ⅱ~Ⅳ ovarian cancer:Ⅱ~Ⅳ期卵巢癌的风险值;risk metastatic cancer to the adnexa:附件转移癌的风险值;patient specific risk:患者持定风险;relative risk:相对危险;baseline risk:基线风险。

四、卵巢 - 附件超声影像报告和数据系统

卵巢 - 附件超声影像报告和数据系统（ovarian-adnexal imaging-reporting data system of ultrasound，O-RADS US）是由美国放射学院（American college of radiology，ACR）在 2018 年提出的旨在对卵巢 - 附件肿块超声报告提供一致的超声术语，减少或消除超声报告的分歧，并包含根据肿块超声特征进行风险分层，以及不同风险类别的管理建议。

（一）卵巢肿块超声术语

O-RADS US 对卵巢及附件区肿瘤的类别、大小、实性病变的形态和内部成分、囊性病变的内容物、肿块血供、卵巢外的发现等分别进行了明确的定义。

1. 卵巢肿块的类别　分为生理性肿块和病理性肿块两类（图 8-4-4）。

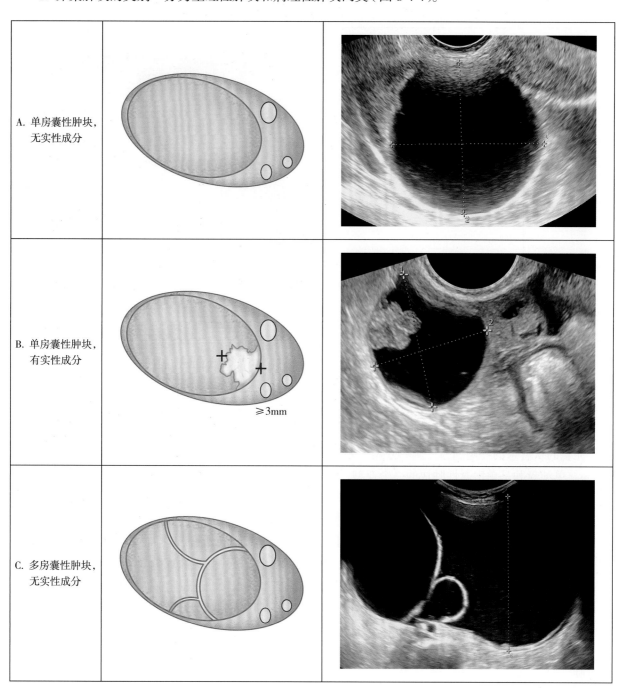

A. 单房囊性肿块，无实性成分

B. 单房囊性肿块，有实性成分　≥3mm

C. 多房囊性肿块，无实性成分

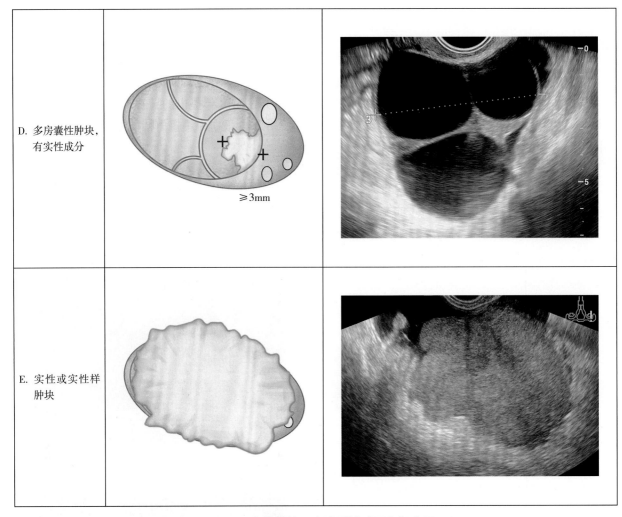

D. 多房囊性肿块，有实性成分	≥3mm	
E. 实性或实性样肿块		

图 8-4-4 卵巢肿块 5 大类型模式图和超声图

（1）生理性肿块：主要包括 2 大类。

1）卵泡：绝经前 ≤30mm 的单纯囊肿。

2）黄体：绝经前 ≤30mm 的厚壁囊肿，可有锯齿状内缘，内部点状回声，周边环绕血流信号；也可表现为实性低回声灶，伴周围环绕血流信号。

（2）病理性肿块：主要分为 5 大类。

1）单房囊性肿块，无实性成分：无分隔，或包含 ≥1 条不完整的分隔（指在所有扫查面上均没有一条是完整的从囊壁的一侧到另一侧的分隔），无实性或乳头状结构，或实性成分及乳头状凸起的最大高度 <3mm。单纯囊肿是单房囊性肿块的一个亚型，呈薄壁的无回声团块，后方伴回声增强效应。

2）单房囊性肿块，有实性成分：单房囊肿具有可测量的实性成分或至少 1 个乳头状凸起并且实性成分或乳头状凸起的最大高度 ≥3mm。

3）多房囊性肿块，无实性成分：囊肿至少有 1 个完整分隔（指在所有扫查面上均证实为完整的从囊壁一侧至另一侧的分隔），但没有可测量的实性成分或乳头状凸起，或实性成分及乳头状凸起的最大高度 <3mm。

4）多房囊性肿块，有实性成分：多房性囊肿，具有可测量的实性成分或至少一个乳头状凸起并且实性成分或乳头状凸起的最大高度 ≥3mm。

5）实性或实性样肿块：肿块内实性成分占整个肿瘤的 80% 以上，可包含乳头状凸起或突入内部的小囊肿。

2. 大小

（1）肿块最大直径的测量：在显示肿块最大径的两个垂直平面（不一定是标准的横切面或纵切面）测量其最大的 3 个直径。病灶的大小是风险评估的重要因素，测量时应以各个切面中能测量的最大直径来评估。

（2）分隔、乳头状凸起和实性成分的测量：分隔在最厚处测量；囊壁乳头状凸起则需记录凸起的高度和基底的宽度，并记录乳头状凸起的数目；在囊实性肿瘤中，最大实性成分需要单独测量。

3. 实性或实性样超声肿块的形态学特征描述规范

（1）病变轮廓：可分为光滑（规则的边缘）、不规则（不规则的边缘，分叶状属于不规则边缘）。

（2）内部回声：声影或声衰减（为声波被吸收后形成的后方回声衰减，常见于钙化或纤维瘤型病变）。

4. 囊性肿块的超声形态学特征描述规范

（1）乳头状凸起：是指从囊壁或分隔上伸出、凸入囊腔内高度≥3mm 的实性成分（需同时描述乳头状凸起的数目）。

（2）囊肿的内壁描述为光滑（规则均匀的内壁）、不规则（包括不全分隔、乳头状凸起、高度 <3mm 的实性成分）。

（3）囊性回声的界定：囊性回声在超声上表现有多样性，囊内容物主要呈无回声、低回声（如黏液性囊腺瘤内类似羊水的回声）、磨玻璃样回声（常见于子宫内膜异位囊肿）以及黄体血肿内血凝块吸收后纤维蛋白链所形成的网格状纤细分隔回声。成熟囊性畸胎瘤内的毛发、脂肪及骨骼成分在超声图像上呈现的面团征、脂液分层征、钙化伴声影也均属于均归类为囊性成分（图 8-4-5）。典型良性描述包括囊肿、囊性畸胎瘤、出血性囊肿和子宫内膜异位囊肿。

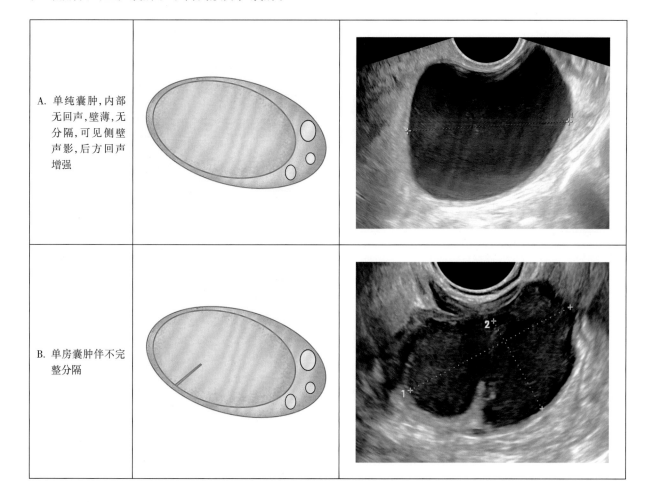

A. 单纯囊肿，内部无回声，壁薄，无分隔，可见侧壁声影，后方回声增强

B. 单房囊肿伴不完整分隔

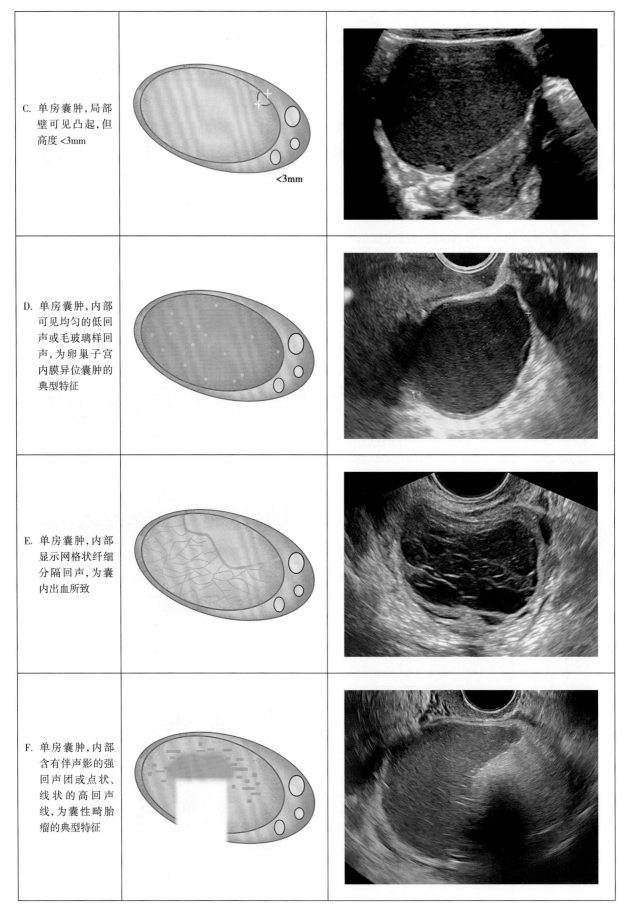

C. 单房囊肿,局部壁可见凸起,但高度 <3mm

D. 单房囊肿,内部可见均匀的低回声或毛玻璃样回声,为卵巢子宫内膜异位囊肿的典型特征

E. 单房囊肿,内部显示网格状纤细分隔回声,为囊内出血所致

F. 单房囊肿,内部含有伴声影的强回声团或点状、线状的高回声线,为囊性畸胎瘤的典型特征

图 8-4-5 单房囊性(无实性成分)肿块不同表现形式的模式图和超声图

5. 血供 肿块血供分为囊壁血流信号及内部血流信号。囊壁血流信号指血流信号仅位于囊壁周边,如果囊壁血流呈环状、半环状者通常为黄体的表现。内部血流信号指血流信号在实性成分(壁内结节或分隔)内检测到。通过彩色多普勒(CDFI)对肿块的血供情况进行主观评分,评分方法见图 8-4-6。

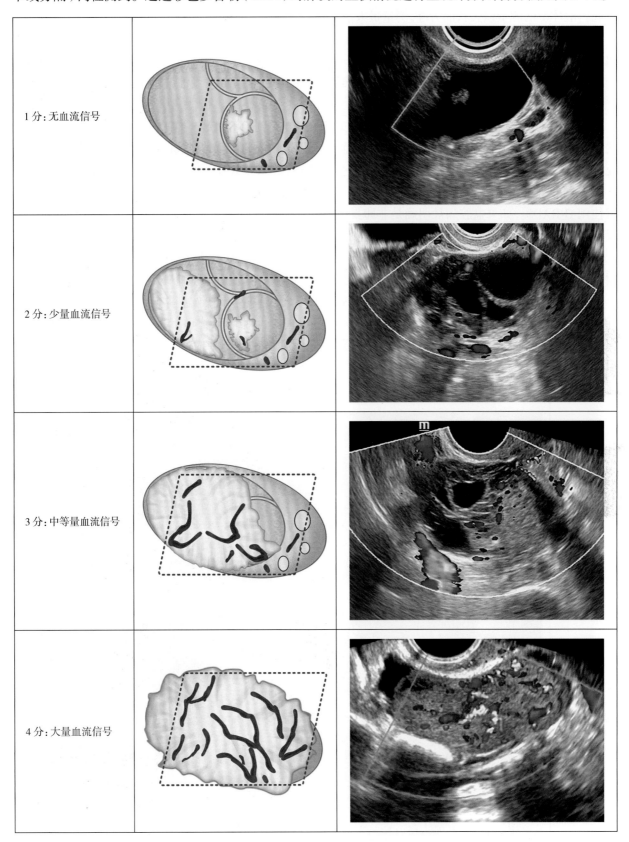

图 8-4-6 卵巢肿块 CDFI 血流评分模式图和超声图

6. 卵巢外征象

（1）腹腔液体

1）局限性积液：指只局限直肠子宫陷凹或子宫后倾时的子宫和膀胱间的积液,积液上缘未超过子宫底。液体量的测量以矢状面为准,测量最大前后径。

2）腹水：指直肠子宫陷凹的积液或后倾子宫时子宫和膀胱间的积液超过子宫底水平,或其余区域出现的积液。

（2）腹膜增厚或结节：指腹膜或肠道浆膜表面形成的局部结节或弥漫性增厚,通常与腹膜扩散有关。

（二）卵巢肿块风险分层

O-RADS US 系统提出了 6 个风险层次,从 O-RADS 0 类到 O-RADS 5 类,包括了从正常到高度恶性的风险范围。风险评估的图像依据主要基于经阴道超声,必要时可以经腹部或经直肠超声检查进行补充。当多个病灶或双侧病灶时,应对每个病灶分开描述,并以 O-RADS 最高类别的建议进行临床管理。O-RADS 仅适用于卵巢及输卵管的病灶。如果盆腔病灶无法明确性质,但怀疑是卵巢或输卵管来源,也可使用 O-RADS。如果盆腔病灶明确是非卵巢或输卵管来源,O-RADS 仅适用于卵巢冠囊肿或包裹性腹膜囊肿,其他疾病不适用。

1. O-RADS 0 类　指因技术因素不能完整评估,如肠气干扰、病灶太大、附件的位置,或者患者无法耐受经阴道超声等。一般建议重复超声检查,必要时行 MRI 等其他影像学检查。

2. O-RADS 1 类　指正常生理性卵巢(恶性风险为 0),只适用于绝经前患者,包括了卵泡和黄体(图 8-4-7),绝经后患者(绝经后定义为闭经≥1 年)出现囊性肿块不管是不是 <3cm 都属于 O-RADS 2 类。为避免患者误解,建议超声报告按卵泡和黄体描述,而不是按囊肿描述。不需要其他影像学检查及影像随访。

卵泡: 单房、无回声 囊性、≤3cm	
黄体: ≤3cm 厚壁 囊肿,可有 齿状内缘, 周边环形血 流	

| 黄体：≤3cm 低回声区,周边环形血流 | 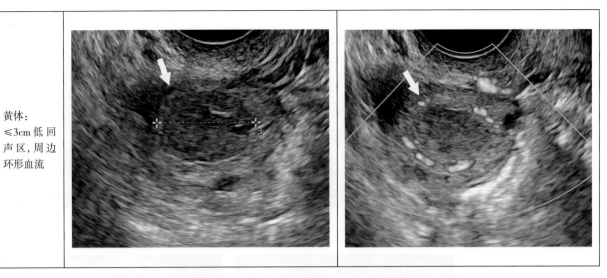 |

图 8-4-7　O-RADS 1 类（正常卵巢,恶性风险 0,主要包括卵泡和黄体）

3. O-RADS 2 类　指几乎为良性的病变（恶性风险 <1%）,包括了大部分 <10cm 的单房囊肿,如单纯性囊肿（绝经前女性 <3cm 的单纯性囊肿属于卵泡范畴,归类于 O-RADS 1 类）、内缘光滑的非单纯性单房囊肿和具有典型良性病变特征的囊性肿块。典型良性病变是指能用 1 个或 1 个以上的特征性 O-RADS US 词汇描述且精确诊断,无可疑恶性特征,包括典型出血性囊肿、成熟畸胎瘤及子宫内膜异位囊肿、卵巢冠囊肿、腹腔包裹性积液和输卵管积液（图 8-4-8）,诊断这类典型良性病变时,典型相关特征优先于一般或非典型特征。评估 O-RADS 2 类病变时并未包括血流评分,但血流评分对于高度恶性风险类别的评估是十分必要的。

典型良性病变	典型特征性描述	超声图	
典型出血性囊肿（<10cm）	■ 网格状（网状结构,为纤维蛋白交织所形成） ■ 收缩的血凝块（伴有成角、直行或凹形边缘的无血供的高回声成分）		
典型成熟畸胎瘤（<10cm）	■ 高回声后方衰减 ■ 点状和线状高回声 ■ 悬浮的球状结构回声		

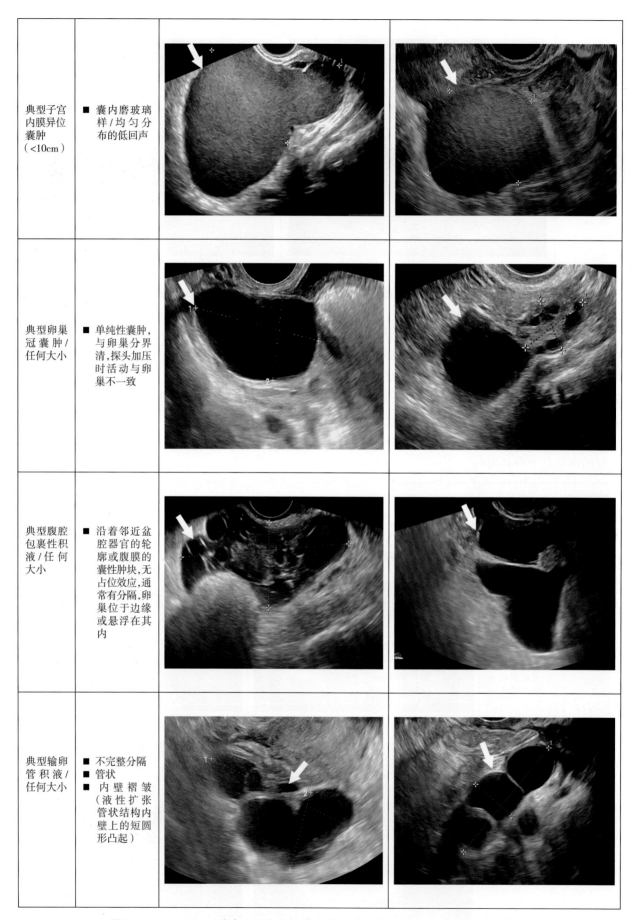

典型子宫内膜异位囊肿（<10cm）	■ 囊内磨玻璃样 / 均匀分布的低回声		
典型卵巢冠囊肿 / 任何大小	■ 单纯性囊肿，与卵巢分界清，探头加压时活动与卵巢不一致		
典型腹腔包裹性积液 / 任何大小	■ 沿着邻近盆腔器官的轮廓或腹膜的囊性肿块，无占位效应，通常有分隔，卵巢位于边缘或悬浮在其内		
典型输卵管积液 / 任何大小	■ 不完整分隔 ■ 管状 ■ 内壁褶皱（液性扩张管状结构内壁上的短圆形凸起）		

图 8-4-8　O-RADS 2 类（几乎为良性的病变，恶性风险 <1%）中的典型良性病变

4. O-RADS 3 类 指低度恶性风险病变（恶性风险 1%~10%），包括几乎为良性类别中较大的病变，如直径≥10cm 的单纯性囊肿、直径≥10cm 的内缘光滑的非单纯性单房囊肿及直径≥10cm 的典型良性病变（出血性囊肿、成熟畸胎瘤及子宫内膜异位囊肿）；也包括描述用语中指示恶性风险更高一点的病变，如内壁不规则（厚 <3mm）的单房囊肿、<10cm 的不伴实性成分且血流评分小于 4 的多房囊肿、任何大小的无血流的轮廓光滑的实性或实性样肿物（图 8-4-9）。从 O-RADS 3 类开始包括了血流评分，检测

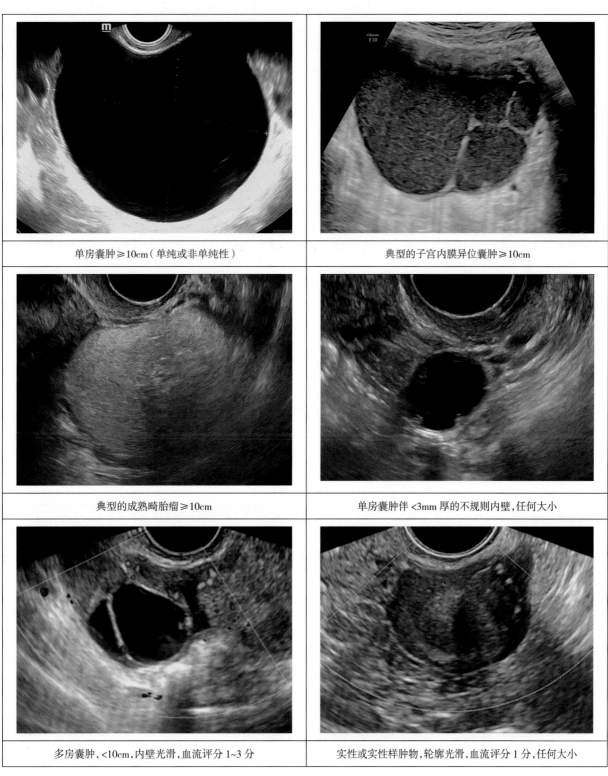

单房囊肿≥10cm（单纯或非单纯性）	典型的子宫内膜异位囊肿≥10cm
典型的成熟畸胎瘤≥10cm	单房囊肿伴 <3mm 厚的不规则内壁，任何大小
多房囊肿，<10cm，内壁光滑，血流评分 1~3 分	实性或实性样肿物，轮廓光滑，血流评分 1 分，任何大小

图 8-4-9 O-RADS 3 类（低度恶性风险病变，恶性风险≥1%，<10%）

到多普勒血流信号对于实性肿物的判断有重要鉴别意义,当实性回声内未检测到血流时,可描述为实性样肿物。

5. O-RADS 4 类　指中度恶性风险(恶性风险 10%~50%),包括直径≥10cm 或者内壁或分隔不规则(厚度 <3mm)的多房囊肿、血流评分小于 4 分的单囊实性和多囊实性肿物(任何大小)、血流评分为 2~3 分的光滑实性肿物(>80% 的实性成分)(图 8-4-10)。

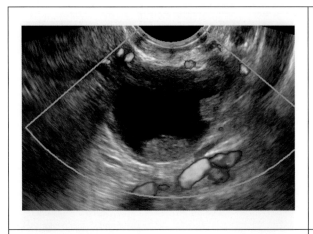

单房囊肿,伴 1~3 个乳头状凸起(高度 >3mm),任何血流评分,任何大小

单房囊肿,有实性或实性样回声,任何血流评分,任何大小

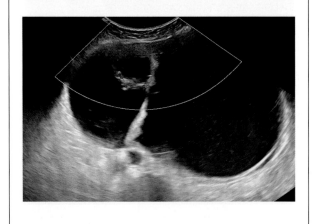

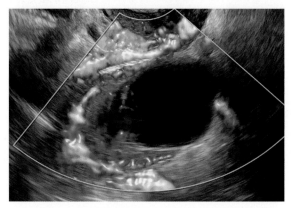

多房囊肿,内壁光滑,血流评分 1~3 分,≥10cm

多房囊肿,无实性成分,内壁光滑,血流评分 4 分,任何大小

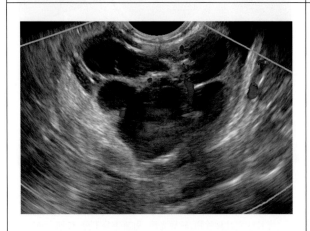

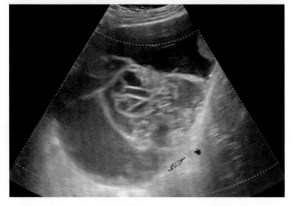

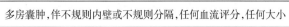

多房囊肿,伴不规则内壁或不规则分隔,任何血流评分,任何大小

多房囊肿,伴实性或实性样回声,血流评分 1~2 分,任何大小

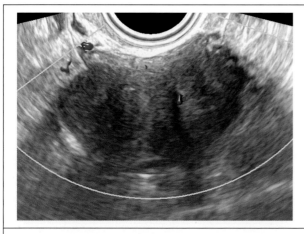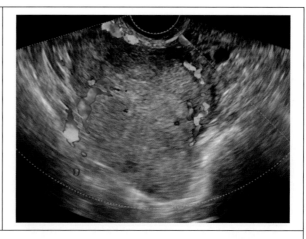

实性（实性成分≥80%），轮廓光滑，血流评分2~3分，任何大小

图8-4-10 O-RADS 4类（中度恶性风险病变，恶性风险≥10%）

6. O-RADS 5类 指高度恶性风险（恶性风险≥50），描述语高度倾向于恶性，如不规则实性肿物、多房囊实性伴丰富血流信号等，伴腹水/腹膜结节时也被评为O-RADS 5类（生理性囊肿或O-RADS 2类几乎良性的肿瘤伴有腹水的情况除外，此时应考虑其他病因导致的腹水）（图8-4-11）。

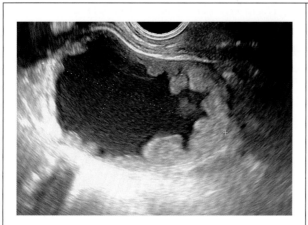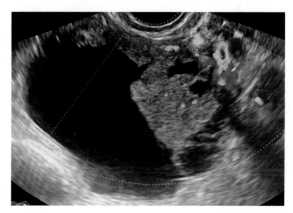

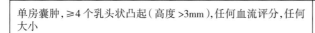

单房囊肿，≥4个乳头状凸起（高度>3mm），任何血流评分，任何大小

多房囊肿，伴实性成分，血流评分3~4分，任何大小

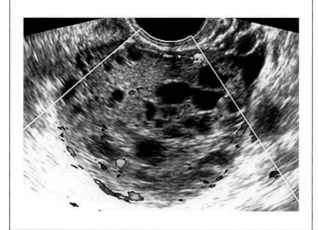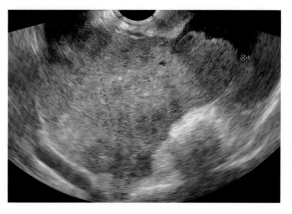

实性（实性成分≥80%），轮廓光滑，血流评分4分，任何大小

实性或实性样病变（实性成分≥80%），轮廓不规则，任何血流评分，任何大小

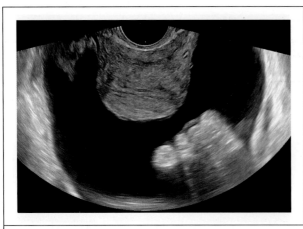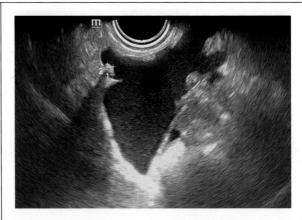

伴腹水或 / 和腹膜结节

图 8-4-11 O-RADS 5 类（高度恶性风险病变，恶性风险≥50%）

五、常见卵巢肿瘤

（一）卵巢上皮性肿瘤

卵巢上皮性肿瘤是最常见的卵巢肿瘤，良性上皮性肿瘤占卵巢良性肿瘤的 50%，恶性上皮性肿瘤占卵巢恶性肿瘤的 85%~90%。中老年妇女多见，青春期前及婴幼儿少见。

根据新版（2014 版）WHO 女性生殖器官肿瘤分类，卵巢上皮性肿瘤的分类及命名发生了较大的变化，卵巢浆液性癌采用了两级分类法，即低级别浆液性癌和高级别浆液性癌，取消了以往的高、中、低分化的三级分类法。除了旧版（2003 版）的浆液性肿瘤、黏液性肿瘤、子宫内膜样癌、透明细胞癌、Brenner瘤，还新增加了浆黏液性肿瘤的类别。

1. 浆液性肿瘤　卵巢浆液性肿瘤依然分为良性、交界性、恶性 3 种类型。良性和交界性好发于 20~40 岁女性，恶性则年龄偏大。

（1）病理

1）良性浆液性囊腺瘤：占卵巢良性肿瘤的 25%。多为单侧，大小不等，表面光滑，壁薄。按其生长方式不同可分为单房浆液性囊腺瘤、多房浆液性囊腺瘤及浆液性乳头状囊腺瘤。以单房多见，囊内为淡黄色清亮液体，少部分囊壁上可有乳头状凸起。镜下见囊壁为纤维结缔组织，内衬浆液性单层柱状上皮。当肿瘤上皮间质成分占优势时，称为腺纤维瘤。

2）交界性浆液性肿瘤：当良性浆液性肿瘤中交界性成分 >10% 时，称为交界性浆液性肿瘤。交界性浆液性肿瘤常伴有卵巢外病变，可能会出现较高的分期或淋巴结受累的情况，但这类病变不同于肿瘤转移，即使出现，整体预后较好，因此常用"种植"来命名这种病变。交界性浆液性肿瘤多为双侧，中等大小，多为囊性，囊内壁局部呈乳头状生长，少数病例可为卵巢表面乳头。

3）浆液性癌：浆液性癌约占卵巢癌的 75%，多为双侧，体积较大，可为囊性、多房、囊实性或实性。实性区切面灰白，质脆，多有出血、坏死，囊内液体呈浑浊或血性，内充满质脆乳头。根据组织学、生物学行为以及分子遗传学的研究，2014 年 WHO 女性生殖器官肿瘤分类中将浆液性癌分为两类，即低级别浆液性癌和高级别浆液性癌。

低级别浆液性癌少见，是一类组织学分化较好，临床恶性程度较低的浆液性肿瘤，中位发病年龄为43~47 岁。低级别浆液性癌可能来源于卵巢生发上皮，也有学者认为可能是由正常输卵管上皮脱落至卵巢表面、内陷形成包涵囊肿后再发生癌变，常可见交界性成分甚至良性成分，大约 5% 的交界性浆液性肿瘤可能进展成为低级别浆液性癌，尤其是交界性浆液性肿瘤微乳头亚型。它主要与 *KRAS*（19%~55%）、

BRAF（0~33%）基因突变有关,部分与 *ERBB* 和 *PTEN* 基因突变有关。低级别浆液性癌细胞核为轻到中度异型,每 10 个高倍镜下≤12 个核分型。

高级别浆液性癌多见,是一类组织分化差,临床进展迅速,预后极差的浆液性肿瘤。患者多为绝经期女性,平均年龄 57 岁,大多数患者（>70%）就诊时即为晚期。大部分高级别浆液性癌来源于输卵管上皮内癌,但仍有 15%~30% 的高级别浆液性癌的输卵管是正常的,推测卵巢表面上皮或皮质包涵囊肿是它潜在的前驱病变。细胞呈现高度异型性,肿瘤组织中一般不出现交界性肿瘤或低级别肿瘤成分,主要为 *TP53* 基因或家族性 *BRCA* 基因突变。高级别浆液性癌细胞核有明显异型性,每 10 个高倍镜下 >12 个核分裂。

（2）超声表现

1）浆液性囊腺瘤:①单房或少房性浆液性囊腺瘤,附件区见圆形或卵圆形囊性包块,囊壁薄,光滑,囊腔内透声较好,少数可有稀疏的点状回声,CDFI 示囊壁上少有血流信号;②多房性浆液性囊腺瘤,囊内有纤细分隔回声,分隔光滑、均匀,CDFI 示囊壁及分隔上少有血流信号;③乳头状浆液性囊腺瘤,囊壁上可见乳头状凸起,乳头较小时仅表现为囊壁局部增厚,内壁不光滑呈结节状或不规则状。部分囊壁上有沙砾样钙化时可见强回声斑。CDFI 示囊壁及乳头上可见细条状血流信号。超声造影表现为囊壁及分隔的等增强（图 8-4-12）。

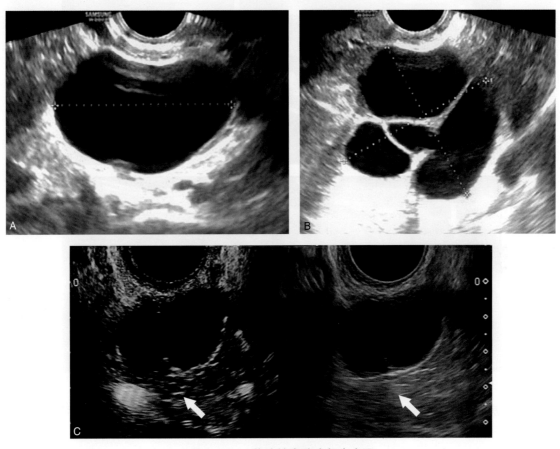

图 8-4-12 浆液性囊腺瘤超声表现

A. 椭圆形单房囊性团块,壁薄、光滑;B. 类圆形多房囊性团块,囊壁和分隔薄且光滑;C. 超声造影显示囊壁及分隔呈等增强。

2）交界性浆液性肿瘤:附件区圆形或卵圆形包块,表面不光滑或光滑,内部为囊实性,实性部分为囊壁上的乳头状或块状凸起,囊液透声性较差,CDFI 示较大的实性部分常可探及血流信号,超声造影显示实性部分增强早期呈高增强,增强晚期常呈低增强。伴有腹水或肿瘤破裂者,盆腔可探及游离液体（图 8-4-13）。

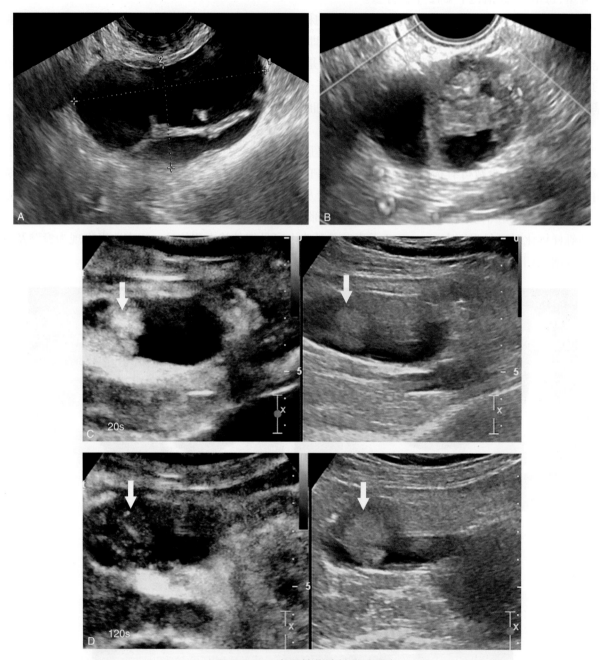

图 8-4-13　交界性浆液性囊腺瘤

A. 椭圆形多房囊性团块,分隔厚薄不均;B. 椭圆形囊实性团块,囊性成分透声性差,实性部分可探及血流信
号;C、D. 超声造影显示实性部分 15s 开始呈快速高增强,110s 后逐渐减退为低增强。

3）浆液性癌:①低级别浆液性癌缺乏典型的超声表现,一般来说,非侵袭性低级别浆液性癌可表现
为多房囊性病变,内伴乳头状凸起;侵袭性低级别浆液癌可能表现为多房性囊实性肿块,合并乳头状回
声,往往伴强回声钙化影。②高级别浆液性癌表现为非乳头样实性肿块,伴散在囊性改变,出血或坏死。
盆腔一侧或双侧探及囊实性包块,形态多不规则,边界清晰,也可不清晰,CDFI 示实性部分可见较丰富血
流信号,盆腹腔常可见游离液体。若伴有大网膜或直肠子宫陷凹与膀胱子宫陷凹处的腹膜转移时,可见
大网膜和腹膜明显不规则增厚,CDFI 示增厚的大网膜或腹膜处可见丰富血流信号,超声造影显示实性部
分增强早期呈高增强,增强晚期常呈低增强(图 8-4-14)。

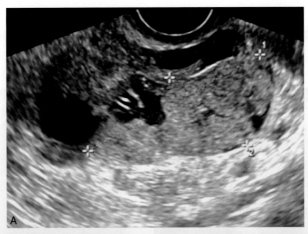

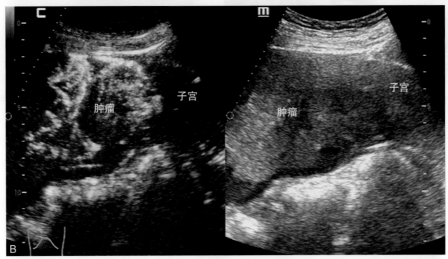

图 8-4-14　浆液性乳头状囊腺癌

A. 囊实性包块,形态不规则;B. 超声造影显示实性部分 12s 开始早于子宫肌层显影,呈不均匀性高增强。

2. 黏液性肿瘤　黏液性肿瘤较浆液性肿瘤少见,来源于卵巢生发上皮,生发上皮向宫颈黏膜分化,形成黏液性肿瘤。分为良性的黏液性囊腺瘤、交界性黏液性囊腺瘤和恶性的黏液性囊腺癌 3 种类型。主要发生在中年人,其中约 85% 为良性及交界性,其余为恶性。

（1）病理

1）黏液性囊腺瘤:占卵巢良性肿瘤的 20%。多为单侧,圆形或卵圆形,体积较大,表面光滑,灰白色。切面常为多房,囊内充满胶冻样黏液,乳头生长少见。镜下见囊壁为纤维结缔组织,内衬单层黏液柱状上皮;可见杯状细胞及嗜银细胞。

2）交界性黏液性肿瘤:多为单侧,瘤体较大,表面光滑,切面常为多房或海绵状,囊壁增厚,囊内可有细小、质软乳头形成。镜下见细胞轻度异型性,细胞核大、深染,有少量核分裂,增生上皮向腔内突出形成绒毛状或纤细状乳头,上皮细胞不超过 3 层,无间质浸润。

3）黏液性囊腺癌:占卵巢癌的 3%~4%。多为单侧,瘤体巨大,囊壁可见乳头或实质区,切面为囊实性,囊液浑浊或血性。镜下见腺体密集,间质较少,上皮细胞超过 3 层,异型明显,并有间质浸润。

（2）超声表现

1）黏液性囊腺瘤:附件区厚壁囊性包块,体积较大,甚至有些巨大肿块可充满盆腹腔,囊腔内透声差,常有多条纤细分隔,呈此典型表现的黏液性囊腺瘤术前诊断准确率可达 90% 以上。当瘤体较小时,囊腔内可能没有分隔,囊内液透声差,呈密集点状回声,囊壁上有时可见强回声的钙化斑,此类表现的黏液性囊腺瘤易误诊为巧克力囊肿。黏液性囊腺瘤超声造影表现为囊壁及分隔等增强（图 8-4-15）。囊壁破裂时,盆腔内可见游离液体,透声差,一旦黏液漏入盆腹腔,黏液上皮有可能种植于腹膜表面,形成腹膜假黏液瘤。

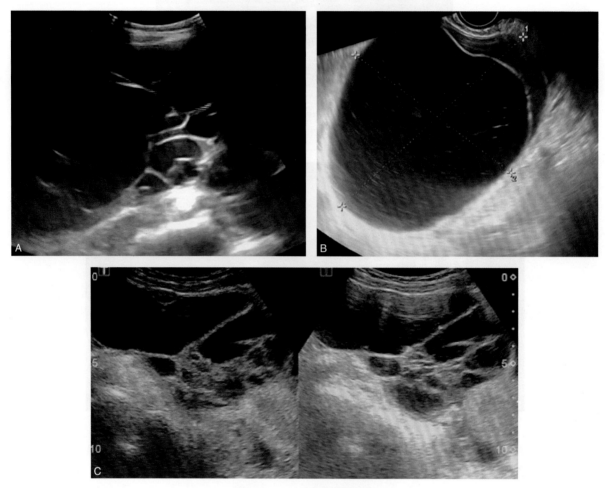

图 8-4-15 黏液性囊腺瘤

A. 巨大多房囊性包块,多条纤细分隔,囊腔内透声差;B. 囊性包块、囊液透声性差;C. 超声造影表现为囊壁及分隔呈等增强。

2）交界性黏液性囊腺瘤：附件区圆形或卵圆形囊性包块,体积大,可达 10cm 以上,囊壁厚,囊腔内可见不规则增厚的分隔,并可见乳头状或实性块状凸起,囊液透声差,内可见点状回声。若肿瘤破裂,囊液液体流入盆腹腔,盆腹腔内可见游离液体,部分液体呈胶冻状。超声造影显示实性部分增强早期呈高增强,增强晚期常呈低增强（图 8-4-16）。

3）黏液性囊腺癌：盆腔内囊实性包块,体积大,形态不规则,实性部分可检出较丰富血流信号,超声造影显示实性部分增强早期呈高增强,增强晚期常呈低增强。盆腔内可见游离液体。可有其他部分的转移表现。声像图上很难提示肿瘤的病理类型（图 8-4-17）。

3. 卵巢子宫内膜样腺癌

（1）概述：卵巢子宫内膜样腺癌是卵巢恶性肿瘤中较少见的类型,是发生于卵巢的一种子宫内膜样肿瘤,约占卵巢癌的 10%,常合并子宫内膜癌。当两者同时存在时,很难区分是卵巢原发还是转移所致。好发于 50~60 岁女性。卵巢子宫内膜样腺癌组织学起源目前认为有两种学说,一种认为是卵巢生发上皮向子宫内膜方向分化,一种认为可能发生于子宫内膜异位症的恶变。

（2）超声表现：二维超声声像图类似于卵巢乳头状囊腺癌,肿块以囊实性为主,少有实性者。囊性部分表现为密集细小点状回声,似内膜样囊肿,部分可见厚薄不均分隔带;实性部分为乳头状凸起或非均质性中低回声,彩色多普勒于实性部分可探及血流信号。声像图上特异性不高,当合并子宫内膜异位症或原发型子宫内膜癌时,需高度警惕卵巢子宫内膜样腺癌的可能。

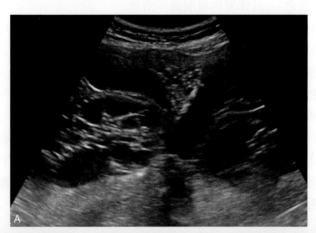

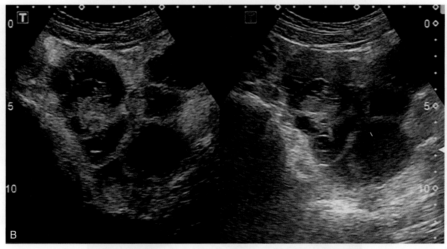

图 8-4-16　交界性黏液性囊腺瘤

A. 巨大囊性包块,多条不规则增厚的分隔,囊腔内透声差;B. 超声造影显示增强早期囊壁、分隔及实性凸起呈高增强,35s 后逐渐消退为低增强。

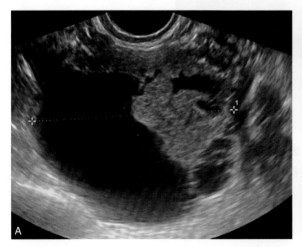 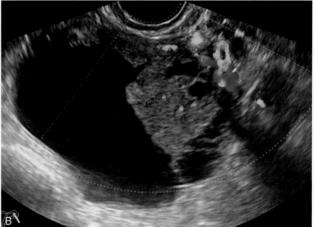

图 8-4-17　黏液性囊腺癌

A. 囊实混合性包块;B. CDFI 显示实性部分丰富血流信号。

4. 卵巢透明细胞癌

（1）概述：卵巢透明细胞癌是一种起源于中肾旁管的恶性肿瘤，以往称为中肾肿瘤或中肾样肿瘤。1973 年 WHO 将卵巢透明细胞癌作为一个独立的亚型归为卵巢上皮性恶性肿瘤。子宫内膜异位可能是卵巢透明细胞癌的组织来源之一，具体发病机制尚不清楚。

卵巢透明细胞癌单侧多见，体积较大，包膜多完整，切面呈囊实性，内见不同程度囊性区域，实质区灰白、粗糙，部分实性区可见出血、坏死；囊性部分可见酱油色液体流出，内见乳头状糟脆物。

（2）超声表现：卵巢透明细胞癌病灶一般较大，单侧多见，边界清，形态较规则，肿块可呈囊性为主、实性为主以及囊实混合性（图 8-4-18）。①囊性为主型：以液性无回声为主的占位性病变，内可见范围较小的低回声团，内部可见少量或无明显血流。囊性病灶多呈单房，多房囊性病灶少见。②实性为主型：以低回声为主的实性占位性病变，实性部分呈不均质低回声，部分内可见少许液性暗区，形态规则或不规则，内部可见少量至中量血流信号。③囊实混合型：较多见，表现为囊性区内伴团块状、菜花状实性低回声，实性部分所占比例不等，内部可见少量至中量血流信号。卵巢透明细胞癌囊性部分大部分透声差，呈密集点状回声。部分盆腔内可见积液回声。

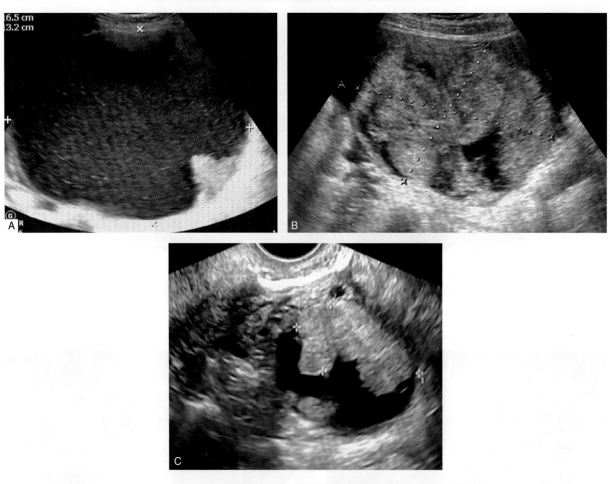

图 8-4-18　卵巢透明细胞癌

A. 囊性为主病灶，囊壁上见较小低回声凸起；B. 实性为主病灶，实性部分为不均质低回声，内见少许液性暗区；C. 囊实混合性病灶。

5. 卵巢 Brenner 瘤

（1）概述：卵巢 Brenner 瘤，又称卵巢纤维上皮瘤，是一种少见的卵巢上皮源性肿瘤，以良性为主，交界性及恶性 Brenner 瘤罕见。卵巢 Brenner 瘤可发生于任何年龄，50 岁以上好发。瘤体界限清楚，表面光滑,实性多见,可有小囊腔。有学者认为卵巢实性 Brenner 瘤多伴有不定型钙化,实性成分内广泛钙化是 Brenner 瘤的重要病理特征。15%~30% 患者可伴有不同程度腹水和 / 或胸腔积液。

（2）超声表现:良性 Brenner 瘤的典型二维超声表现为实性肿块,瘤体前方呈强回声,后方有明显深重声影,肿块内部回声无法显示,呈"蛋壳征"。良性 Brenner 瘤也可表现为低回声实性肿块内伴钙化,后方伴声影。彩色多普勒显示肿瘤内血供不丰富,部分分隔上可检出少许血流,超声造影常表现为整体低增强（图 8-4-19）。

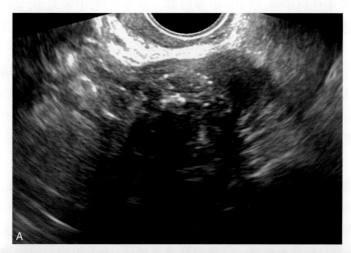

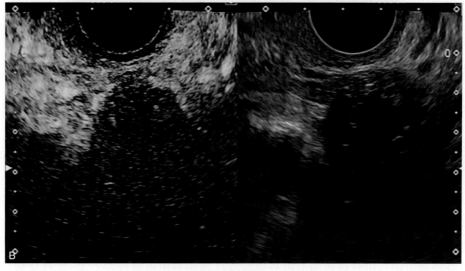

图 8-4-19　卵巢 Brenner 瘤
A. 呈低回声实性肿块,内伴多发钙化,后方伴声影;B. 超声造影显示瘤体内呈持续低增强。

6. 卵巢浆黏液性肿瘤　浆黏液性肿瘤以往归于黏液性肿瘤中,但肿瘤的部分病理形态表现以及临床进程类似于浆液性肿瘤,因此新版对其进行了命名和分类。由于浆液性细胞和宫颈内膜型黏液细胞是主要的细胞成分,并且此类肿瘤的乳头结构、临床病理学特点以及生物学行为更接近于浆液性肿瘤,故推荐使用浆黏液性肿瘤这一名称。2020 年 WHO 将浆黏液性肿瘤分为良性和交界性,而恶性浆黏液性癌归入子宫内膜样癌的特殊亚型,即浆黏液亚型。目前关于浆黏液性肿瘤的超声研究并不多,更多的是 CT 和 MRI 的研究。

（二）卵巢生殖细胞肿瘤

卵巢生殖细胞肿瘤为来源于原始生殖细胞的一组肿瘤,占卵巢肿瘤的 20%~40%。多发生于年轻女性和幼女,青春期前患者占 60%~90%,绝经后女性仅占 4%。

1. 畸胎瘤　畸胎瘤是一组来源于生殖细胞肿瘤,由 2~3 个原始胚层组织构成,偶见只含一个胚层成分。肿瘤组织多数成熟,少数未成熟;多数为囊性,少数为实性。肿瘤良恶性及恶性程度取决于组织分化程度,多数为良性,少数可以恶变,也可能一开始即为恶性。畸胎瘤常见的发病部位为生殖腺和人体中线部位,卵巢畸胎瘤是卵巢生殖细胞肿瘤中最常见的肿瘤之一。

（1）病理

1）成熟畸胎瘤:又称皮样囊肿,属于良性肿瘤,占卵巢肿瘤 10%~20%、生殖细胞肿瘤 85%~97%、畸胎瘤 95% 以上。可发生于任何年龄,以 20~40 岁居多。多为单侧,中等大小,呈圆形或卵圆形,壁光滑。多为单房,腔内充满油脂和毛发,有时可见牙齿和骨质。成熟囊性畸胎瘤恶变率 2%~4%,多见于绝经后妇女。

2）未成熟畸胎瘤:属恶性肿瘤,占卵巢恶性生殖细胞肿瘤的 35%~38%,占卵巢畸胎瘤 1%~3%,占卵巢恶性肿瘤不足 1%,多见于年轻患者,平均年龄 11~19 岁。肿瘤体积大,呈类圆形或分叶状,切面多为囊实性,含 2~3 个胚层,由分化程度不同的未成熟胚胎组织构成,主要为原始神经组织。肿瘤恶性程度根据未成熟组织所占比例、分化程度及神经上皮含量而定。

（2）超声表现

1）成熟畸胎瘤:瘤体边界清楚,因其内所含组织成分多样,包括毛发、脂肪、骨组织、软骨组织、皮肤等。各成分所占比例不同,声像图表现复杂。①脂液分层征:瘤内高回声区和低回声区之间有一条水平分界线,比重轻的脂质成分常浮在囊内液体上方。②面团征:瘤内无回声区内可见边界较清晰的高回声团,光团常由毛发与脂质裹而成。③瀑布征或垂柳征:毛发组织与油脂物呈松散结合未构成团块时表现为表面高回声,后方明显衰减,似瀑布状或垂柳状。④星花征:黏稠的脂质呈现均质密集细小光点漂浮于囊液中,推动和加压时光点可随之移动。⑤线条征:囊腔内散在毛发常呈短线样强回声平行排列,可随体位移动。⑥杂乱结构征:脂肪、毛发、骨组织及其他各种组织混杂存在时表现为囊腔内回声高低不均的杂乱征。⑦壁立结节征:肿瘤壁可见隆起的结节状高回声,似乳头状,其后可伴有声影,结节内常为牙齿或骨组织。⑧多囊征:囊内无回声区内可见小（子）囊,即囊中囊表现。当肿块内全为毛发缠绕在一起,油脂物甚少时,形成表面毛糙的弧形强回声后伴声影,囊肿后壁及轮廓显示不清,此时易漏诊或误诊为肠气。CDFI 显示成熟畸胎瘤内无血流信号,超声造影表现为持续无增强（图 8-4-20）。

单胚层畸胎瘤是畸胎瘤的一个特殊类型,指由一个胚层的某种单一组织成分为主发育形成的肿瘤,包括卵巢甲状腺肿、类癌、神经外胚层肿瘤、皮脂腺肿瘤等。卵巢甲状腺肿是一种少见的单胚层成熟畸胎瘤,指瘤体完全或大部分（>50%）由甲状腺组织构成,其声像图表现多样,可呈多房囊性或囊实性,边界清晰,囊性成分推测可能与甲状腺滤泡上皮分泌胶冻样物质及出血囊性变有关,实性区域以中等或中高回声为主,回声水平接近甲状腺腺体回声,内可见血流信号（图 8-4-21）。

2）未成熟畸胎瘤:未成熟畸胎瘤内含有不等量油脂、毛发、皮肤、脑白质、色素膜、骨骼、软骨等成熟组织和原始神经管等不成熟神经组织和胚胎性组织。未成熟畸胎瘤的瘤体大小不一,外形多不规则,边界清楚,内部以实性部分为主,多呈低回声或回声杂乱,彩色多普勒血流成像于肿瘤实性部分常可测及较丰富的血流信号,超声造影显示实性成分早期呈高增强,后期呈低增强（图 8-4-22）。

2. 卵黄囊瘤

（1）概况:卵黄囊瘤是一种较少见的恶性生殖细胞肿瘤,占所有卵巢恶性肿瘤的 1%,因肿瘤中心的囊腔结构相当于人胚胎时期的卵黄囊而命名,最早的研究发现与大鼠胚胎的内胚窦相似,故也被称为内胚窦瘤。卵黄囊瘤好发于儿童及青少年。绝大多数为单侧性,体积较大,圆形或卵圆形,包膜完整,切面实性,质脆,间有多个囊腔,含胶状囊液。常生长迅速,易早期转移。卵黄囊瘤可分泌甲胎蛋白（AFP）,AFP 升高为诊断的重要依据之一。

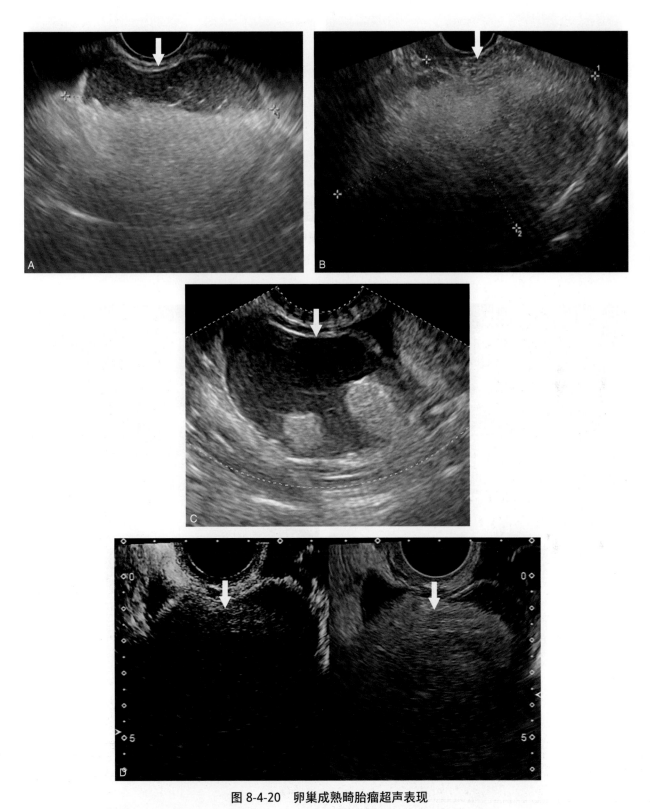

图 8-4-20 卵巢成熟畸胎瘤超声表现

A. 脂液分层征（瘤内高回声区和低回声区之间可见一条水平分界线）；B. 星花状（均质密集细小光点漂浮于囊液中，推动和加压时光点可随之移动）；C. 面团征（无回声区内可见边界清晰的高回声团）；D. 超声造影显示团块内部持续无增强。

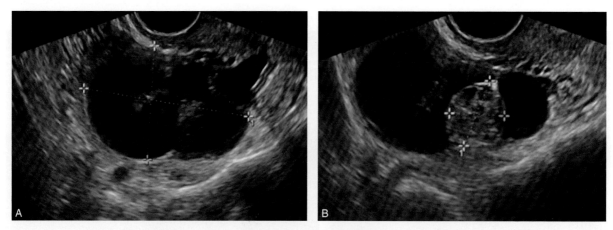

图 8-4-21 卵巢甲状腺肿

A、B. 同一病例不同切面,呈多房囊性,边界清,囊内见结节状中等回声。

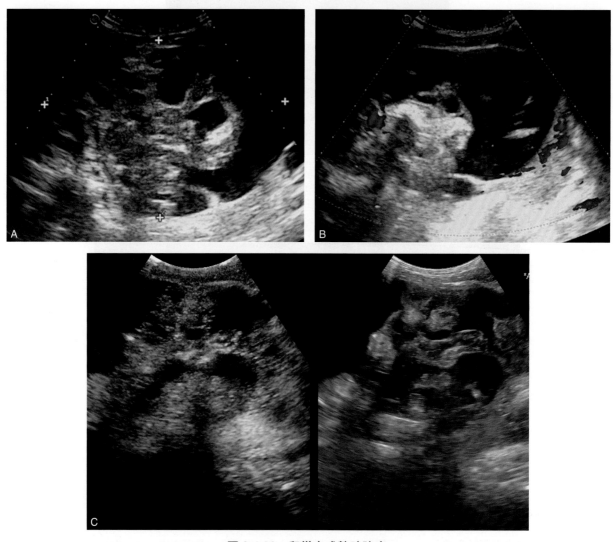

图 8-4-22 卵巢未成熟畸胎瘤

A. 卵巢内囊实混合性回声团块,边界清;B. CDFI 显示实性部分内见血流;C. 超声造影显示实性成分及分隔呈快速
不均匀高增强。

（2）超声表现：卵黄囊瘤多为单侧，体积较大，边界清楚，以实性为主的囊实性肿块多见，实性部分为较均匀的中等回声或稍低回声，内见大小不等、边界清晰的小囊腔散在分布。CDFI 于实性部分内多可检出丰富血流信号，阻力指数低。部分可探及腹水。盆腹腔内可见以低回声为主的实性转移病灶，肝内转移病灶以高回声多见（图 8-4-23）。

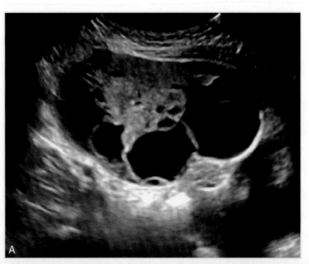

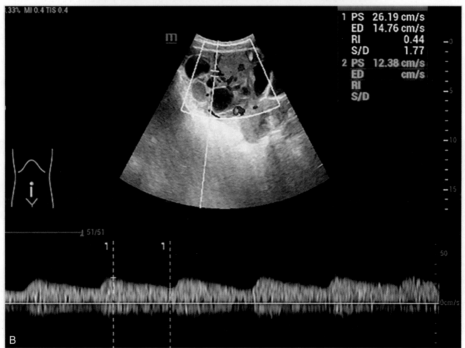

图 8-4-23　卵巢卵黄囊瘤

A. 实性为主的囊实性肿块，内见大小不等、边界清晰的小囊腔散在分布；B. CDFI 显示实性部分血流丰富，阻力指数低。

3. 无性细胞瘤

（1）概况：卵巢无性细胞瘤是起源于尚未分化的原始生殖细胞的肿瘤，占卵巢恶性肿瘤的 3%~5%，属于中度恶性。好发于儿童及青年女性，75% 发生于 10~30 岁。卵巢无性细胞瘤病理上分为单纯型和混合型两种，后者常合并内胚窦瘤、畸胎瘤或绒癌成分。肿瘤单侧多见，中等大小，以实性为主，呈圆形或类圆形，边界清，有包膜，切面呈结节状或分叶状，色灰红色或黄白色，可伴有出血坏死、囊性改变。

（2）超声表现：卵巢无性细胞瘤单侧多见，体积多较大，呈圆形或类圆形、边界清楚、形态较规则的实性或囊实性肿块，多呈不均质稍低回声，实性部分内多可见条索状稍高回声分隔，将实性肿瘤组织分隔为结节状或小叶状低回声区。部分肿瘤内可见不规则囊性暗区，囊性部分可见分隔。彩色多普勒可于实性部分和分隔上检出血流信号，频谱呈高速低阻力型。

（三）卵巢性索间质肿瘤

卵巢性索间质肿瘤是来源于原始性腺中的性索及间质组织的肿瘤，占卵巢肿瘤 4%~6%。性索向上皮分化形成颗粒细胞瘤或支持细胞瘤，向间质分化形成卵泡膜细胞瘤或间质细胞瘤。此类肿瘤常有内分泌功能，因此，又称为卵巢功能性肿瘤。

1. 颗粒细胞瘤

（1）概况：卵巢颗粒细胞瘤是一种少见的具有颗粒细胞形态特征的低度恶性卵巢性索间质细胞瘤，可分为成人型和幼年型，幼年型主要发生在年轻女性，恶性度高；成年型多见，可发生于任何年龄。肿瘤多为单侧，圆形或椭圆形，有包膜，表面光滑，切面实性或部分囊性，组织脆而软，伴出血、坏死。卵巢颗粒细胞瘤具有内分泌功能，75% 以上具有雌激素活性，青春期前可出现假性性早熟症状，育龄期女性可出现月经紊乱、不规则阴道出血、子宫内膜增厚，绝经后女性出现阴道流血等雌激素相关症状。

（2）超声表现：颗粒细胞瘤单侧多见，肿块边界清楚、包膜完整，形态较规则，呈类圆形或卵圆形。声像图表现多样：①实质型，内部呈不均质低回声为主；②囊型，内部多房分隔多见，囊壁及分隔多光滑、较厚，部分房内透声差，偶可见单房囊性；③囊实型，最多见，表现为含不同程度囊性区域的实性团块，实性部分大多呈低回声，囊性部分多表现为多发囊腔，大小不等。有学者认为颗粒细胞瘤是以实性为主还是以囊性为主，可能与肿瘤大小有关，肿瘤早期较小时以实性肿块为主，随着肿瘤体积增大，易出现囊变、出血、坏死，以囊实性肿块为主，随着肿瘤进一步液化坏死，囊内压力增大，分隔破坏，最终融合成 1 个大囊肿。彩色多普勒可于肿块周边、分隔及内部实性部分探及血流信号，并呈低阻型。部分颗粒细胞瘤合并子宫体积不同程度增大，内膜增厚、子宫肌瘤等（图 8-4-24）。

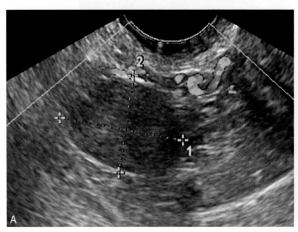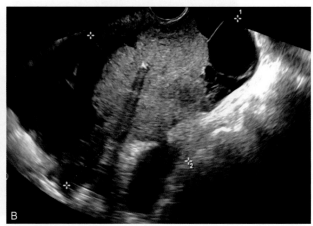

图 8-4-24 颗粒细胞瘤超声表现

A. 实质型；B. 囊实型。

2. 卵泡膜细胞瘤

（1）概况：卵泡膜细胞瘤是最常见的性索间质肿瘤，多为良性，恶性罕见。好发于绝经前后妇女，肿瘤可分泌雌激素，可引起子宫内膜增生性病变或癌变。肿瘤多为单侧，呈圆形、卵圆形或分叶状，表面光滑，被覆薄的纤维包膜。切面多为实性，灰白色，质地致密，部分内可见大小不等的囊性病变区，少数囊性变明显者可近似囊性。镜下见瘤细胞短梭形，胞质富含脂质，细胞交错排列成漩涡状。

（2）超声表现：卵泡膜细胞瘤表现为附件区类圆形或分叶状包块，表面光滑，内部以实质性低回声为主,内部回声可均匀也可不均匀,肿瘤后方可伴有不同程度的衰减,瘤体内可出现钙化灶,CDFI 显示内部血流稀少,超声造影常表现为稀疏低增强(图 8-4-25)。

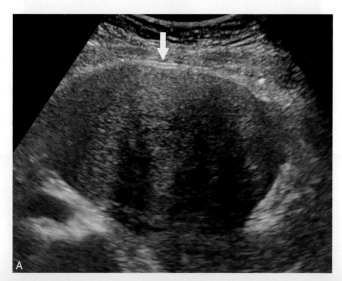

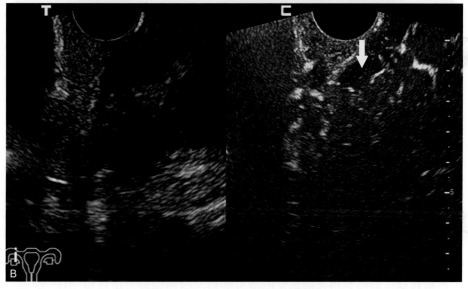

图 8-4-25 卵泡膜细胞瘤超声表现

A. 椭圆形实质性低回声,后方可见声衰减;B. 超声造影显示团块内呈稀疏低增强

3. 纤维瘤

(1)概况:纤维瘤是卵巢性索间质肿瘤中较为常见的一种,多见于中年妇女,一般无临床表现,常在体检时偶尔发现。肿瘤易伴发腹水或胸腔积液,称梅格斯综合征。纤维瘤单侧多见,一般中等大小,实性,切面灰白色,可发生囊变及钙化。镜下见肿瘤由梭形成纤维细胞及纤维细胞构成,排列成编织状,细胞核呈椭圆或梭形,血管较稀少,囊变后见透明样变性。

(2)超声表现:一般为类圆形或分叶状低回声肿块,轮廓清晰,内部呈实质性均匀低回声或中高回声,后方多伴有明显衰减,内部偶尔可见囊性变或黏液性变,有时可见强回声钙化,合并腹水或胸腔积液时则有相应的积液表现。CDFI 显示肿瘤内血流信号不丰富,超声造影显示内部常呈低增强表现(图 8-4-26)。纤维瘤易与卵泡膜细胞瘤混淆,两者也可混合存在。如合并腹水和 / 或胸腔积液者,即为梅格斯综合征。

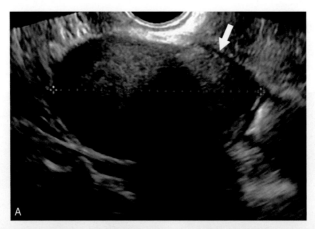

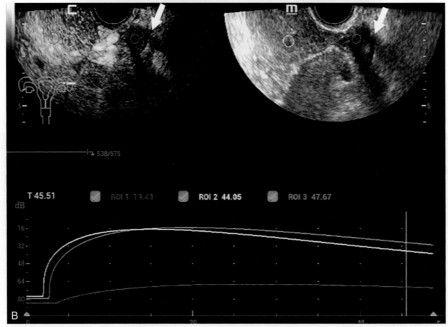

图 8-4-26 卵巢纤维瘤超声表现

A. 椭圆形实性低回声团,后方声衰减;B. 超声造影显示内部呈持续低增强。

(四)卵巢转移性肿瘤

1. 概况 卵巢转移性肿瘤是指其他器官的原发肿瘤的瘤细胞经直接蔓延、淋巴管、血管或体腔侵入卵巢,在卵巢内形成与原发肿瘤组织特征相似的肿瘤,占全部卵巢肿瘤的 5%~10%。体内任何部位的原发性恶性肿瘤均可转移至卵巢,最常见的原发部位是胃肠道,其次是乳腺、生殖道和泌尿道。大部分卵巢转移性肿瘤预后差。

库肯勃瘤是一种特殊的卵巢转移瘤,含有典型的能产生黏液的印戒细胞,原发部位为胃肠道。肿瘤一般为双侧性,中等大小,多保持卵巢原来形状或呈肾形,与周围器官无粘连,切面实性,胶质样,多伴有腹水。

卵巢容易发生转移性肿瘤可能与卵巢有丰富的淋巴和血运有关;同时,卵巢是腹腔最低位的器官之一,胃肠道肿瘤细胞脱落后容易在卵巢表面形成种植性转移;再者,女性反复发作的盆腔炎症刺激和适应性修复反应,也为癌细胞种植提供了有利条件。

2. 超声表现 卵巢转移癌多为双侧,双侧卵巢增大,呈肾形或长圆形,双侧卵巢内均可见实性肿块,内部回声不均,后方回声可有轻度衰减,肿块边界清,肿瘤内部出现坏死时,可见不规则液性暗区。有腹水时可伴有细小点状回声,多为血性液体所致。彩色多普勒可于肿瘤内部及周边检出丰富的血流信号,肿块内血流频谱以中等阻力($RI>0.4$)为主,很少记录到低阻力血流图。直肠子宫陷凹有时也可见种植性转移病灶(图 8-4-27、图 8-4-28)。既往有恶性肿瘤病史有助于卵巢转移癌的诊断。

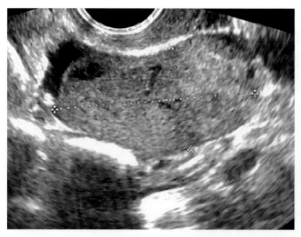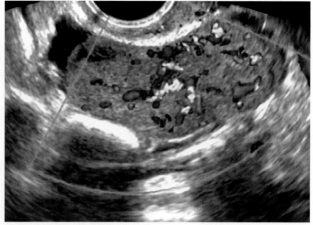

图 8-4-27 库肯勃瘤（胃癌转移到卵巢）

卵巢增大,长圆形,内呈回声不均匀的实性肿块,CDFI 显示血流信号丰富。

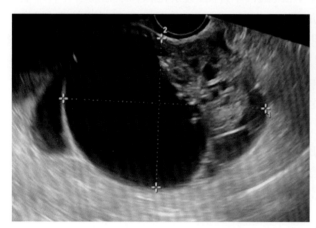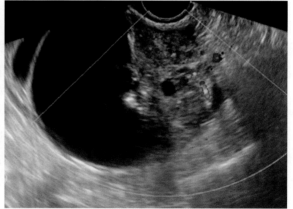

图 8-4-28 直肠癌转移到卵巢

卵巢内可见边界清楚的囊实性团块,CDFI 显示实性部分有较丰富的血流信号。

（张盛敏　漆玖玲　彭成忠）

第五节　卵巢储备功能

卵巢储备（ovarian reserve, OR）是指女性卵巢皮质内含有的原始卵泡数目。卵巢储备功能指卵巢皮质区卵泡生长发育成熟,排出可受精卵母细胞能力,与卵巢储备原始卵泡的数量和质量相关联。正常女性生殖系统的受孕能力称为生育潜能。卵巢储备降低是指卵巢中的存留卵子量降到阈值以致影响了生育潜能,导致生育力低下。

目前在临床上应用的评估卵巢储备的主要指标有年龄、基础卵泡刺激素（FSH）、FSH/LH、基础抑制素 B（INH B）、基础抗米勒管激素（AMH）、基础雌二醇（E_2）、氯米芬激发试验（CCCT）、FSH 卵巢储备试验（EFORT）、促性腺激素释放激素激动剂激发试验（GAST）、基础窦卵泡数（antral follicle account, AFC）、卵巢体积和卵巢间质动脉血流等。

在体外受精-胚胎移植（IVF-ET）治疗过程中,控制性超促排卵（COH）并获得多个成熟的卵子是治疗成功的关键,而 COH 的效果又取决于卵巢的反应性。卵巢的反应性主要由卵母细胞的数量和质量,即卵巢储备功能来决定。卵巢储备功能下降的阶段,伴随基础 FSH 水平升高,窦卵泡的数量也在减少。有学者依据窦卵泡数量将 0~5 个卵泡,5~15 个卵泡,多于 15 个卵泡,分别称为静止卵巢、正常卵巢和多囊卵巢。2011 年欧洲人类生殖与胚胎学会(ESHRE)发表了卵巢低反应共识中的博洛尼亚标准,其中将卵巢储备下降定义为双侧卵巢合计 AFC<5~7 个或 AMH<0.5~1.1ng/ml;2016 年提出的低预后分类的波塞冬标准,年龄、AFC、AMH 均是分类的标准。

一、年龄

生育期妇女的生物年龄是预测卵巢储备功能的一个独立指标,也是临床上应用最广泛、最方便、最简单的指标。人类的生育能力随着年龄的增长而逐渐下降,尤其是 35 岁以上的高龄妇女其生育能力下降更加明显,其原因在于卵巢储备功能降低,卵巢储备降低可能发生卵巢低反应。

研究发现,年龄与卵巢反应性密切相关,35 岁以后,卵泡的数量急剧下降,更易出现细胞核异常,可能是纺锤体异常或非整倍体异常,颗粒细胞的增殖率下降,凋亡率升高,黄素化颗粒细胞经培养后产生的激素水平也急剧下降。38 岁以后卵泡的闭锁明显加速,40 岁以上被公认为是卵巢低反应的高危因素。高龄妇女在进行 IVF 治疗时,卵巢反应性降低,使用 Gn 剂量增加,获卵数减少,卵子质量下降,胚胎着床率降低,临床妊娠率降低,流产率升高,分娩率下降。由于个体差异及多囊卵巢的影响,相同的年龄可能表现为不同的卵巢储备,PCOS 的患者卵巢储备功能减退的速度较同龄女性缓慢。但是多囊卵巢综合征(PCOS)患者即使获取的卵母细胞数量没有降低,但是妊娠率仍然低下,这表明卵母细胞的数量并不能弥补卵母细胞的质量下降。

单纯用年龄因素评价卵巢储备能力具有很大的局限性。因为有的妇女从近 30 岁时即已开始不能生育,而有的妇女到 50 余岁时仍能妊娠,所以需要结合其他指标进行更确切的评价。

二、基础 FSH

月经周期第 2~3 天的 FSH 值称为基础 FSH 值(bFSH)。基础 FSH 水平升高提示卵巢储备功能下降。FSH 水平 <10IU/L 为正常;FSH 水平 10~20IU/L,预示卵巢低反应;FSH 水平 >20IU/L,为卵巢早衰隐匿期,预示着 1 年后可能闭经。基础 FSH 检查简单易行,但是单用基础 FSH 不同周期间波动较大,不能准确地预测卵巢低反应。基础 FSH 水平升高对年轻健康和月经规律妇女的预测价值相当有限。基础 FSH 随年龄的增长而升高。当卵巢储备下降及对促性腺激素反应减退,同时 INH B 下降时,垂体激素代偿性分泌增加使 FSH 值上升。

女性的基础 FSH 水平在不同的月经周期可能有所波动。基础 FSH 值正常的患者中,其周期间差别较小,平均为 2.6IU/L±0.2IU/L;而基础 FSH 值较高的患者其变化幅度较大,在 4~25IU/L 之间,平均为 7.4IU/L±0.9IU/L。因此,FSH 基础值变化较大的患者常常提示其卵巢储备能力低下。

三、基础 FSH/LH

月经周期第 2~3 天的 FSH/LH 比值可以作为评估卵巢储备的指标,并与卵巢对 FSH 刺激的敏感性有关。生育年龄妇女的 FSH/LH 比值升高是多数是因为基础 FSH 提前升高而 LH 相对正常所致;部分妇女基础 FSH 值仍在正常范围内时,FSH/LH 比值的升高主要是由基础 LH 水平降低所致。

FSH/LH 是反映卵巢年龄的标志,是卵巢年龄开始老化的预警指标,是卵巢对 Gn 反应性的标志,若 FSH/LH 比值升高 >2~3.6,即使基础 FSH 水平正常,LH 相对降低也预示卵巢储备降低,促排卵时卵巢低反应概率增加。

基础 FSH/LH 比值较基础 FSH、基础 E_2 更能敏感地反映卵巢储备功能。若患者的基础 FSH、LH 和 E_2 值正常，基础 FSH/LH 比值升高，提示可能为卵巢功能减退。LH 水平降低可能影响卵巢对 Gn 的反应性，在超促排卵中需要增加 Gn 剂量，或可能需要添加 LH。

四、基础雌二醇（E_2）

月经周期第 2~3 天的 E_2 值称为基础 E_2 值。基础 E_2 水平升高提示卵巢储备功能下降。基础 E_2 水平升高可能是基础 FSH 升高前卵巢储备功能降低的表现，其升高早于基础 FSH 水平的升高。若基础 FSH 正常、E_2 升高者，是介于卵巢功能正常和衰竭之间的中间阶段，即卵巢衰竭隐匿期。这是因为卵巢功能降低时，FSH 逐渐升高，在一定程度上 FSH 刺激卵巢基质和颗粒细胞产生较多的 E_2，E_2 负反馈作用于垂体又使 FSH 分泌降低，出现了 FSH 正常而 E_2 升高，随着年龄及卵巢功能衰竭，就会出现高 FSH、LH，低 E_2 状态。

在对卵巢储备力的评价中，将月经第 3 天的 E_2 水平与年龄和基础 FSH 水平结合起来，能够更好地评价卵巢的储备能力。基础 FSH 水平正常，但 E_2 水平升高，促排卵失败率增加，妊娠率下降。因此，月经第 3 天测血 E_2 和 FSH 水平比单一测定 FSH 或 E_2 预测准确率更高。无论年龄与 FSH 水平如何，当月经第 3 天 $E_2>80pg/ml$，在促排卵的过程中，会因卵巢反应低或无反应而使周期取消率上升，临床妊娠率下降。

五、基础抑制素 B

月经周期第 2~3 天的抑制素 B（INH B）值称为基础 INH B 值。基础 INH B<45pg/ml 提示卵巢储备功能下降，尽管基础 FSH、E_2 水平正常，也可发生卵巢低反应。INH B 水平在 FSH、E_2 上升之前，已开始下降，因此 INH B 被认为是预测卵巢储备功能的敏感性指标。由于 INH B 主要由卵泡期正在发育的卵泡簇分泌，因而 INH B 较 FSH 更能直接反映卵巢的储备。

INH B 是转化生长因子 β 超家族的成员，是分子量为 31 000~32 000 的异二聚体糖蛋白激素，包括抑制素 -A 和 INH B，均由生长的窦前和窦状卵泡的颗粒细胞产生。抑制素 -A 主要在黄体期分泌（由优势卵泡及黄体分泌），INH B 则主要在卵泡期分泌（由中小窦状卵泡分泌），并可选择性地抑制 FSH 的分泌。INH B 的主要生理作用是对垂体 FSH 的合成和分泌具有负反馈调节作用，并在卵巢局部调节卵泡膜细胞对 Gn 反应。在 COH 周期 INH B 受 Gn 的调控，故测定 INH B 可对卵巢反应性做出及时评价，优于血清其他项目检查。INH B 在月经周期中上下波动，在早中卵泡期有一个分泌高峰，并且在 35 岁以上妇女中明显升高。

INH B 可作为卵巢储备功能的直接指标，而垂体分泌的 FSH 仅为间接指标。DOR 妇女基础 INH B 浓度下降先于 FSH 升高，说明 INH B 比 FSH 值更为敏感，更能直接反映卵巢储备。INH B 由小的窦状卵泡产生，基础卵巢内小窦状卵泡数量与基础 INH B 值是正相关，基础 FSH、体质量指数与 INH B 呈负相关，因此，INH B 水平代表窦卵泡的数目，其预测卵巢反应的敏感度优于基础 FSH 水平。INH B 水平下降通常说明窦卵泡数目减少，提示卵巢储备功能降低，生育能力下降。

六、基础抗米勒管激素

月经周期第 2~3 天的抗米勒管激素（AMH）值称为基础 AMH 值。

AMH 是转化生长因子 -β（TGF-β）超家族成员。AMH 是由卵巢窦前卵泡和小窦卵泡的颗粒细胞分泌。AMH 是卵泡生长发育的调节因子，AMH 参与生理性卵泡形成过程中的两次重要募集：原始卵泡募集和优势卵泡募集。AMH 通过旁分泌抑制卵泡从原始卵泡池进入生长卵泡池，从而调控原始卵泡的募集。AMH 在原始卵泡向生长卵泡的转换期和早窦卵泡期通过 AMH 受体直接或间接影响卵泡的发育过程,可抑制卵泡的生长,防止卵泡过快过早消耗,保存卵巢的储备功能。过高的 AMH 对卵泡的生长和发育有抑制作用,缺乏 AMH 的卵泡对 FSH 更敏感。AMH 水平在 PCOS 患者呈 2~3 倍增加,而其 2~5mm卵泡的数目也增加 2~3 倍。随着卵泡逐渐增大,AMH 生成逐渐减少至消失,>9mm 的卵泡几乎无 AMH表达。AMH 随年龄增加而下降,至绝经前和绝经期检测不出,是预测卵巢储备的标志物。AMH 反映了卵泡池中在外源性 FSH 刺激下可生长卵泡的规模。

在卵巢储备下降的一系列事件中,AMH 的改变相对而言是最早的。对于有正常排卵性月经的女性而言,AMH 比 FSH、AFC 和 INH B 更能准确反映卵巢生殖功能的下降和预测即将到来的绝经过渡期。

基础 AMH<1.26μg/L 用于预测卵巢储备能力降低的敏感度可达 97%,高度提示卵巢储备降低,但需用 AFC 进一步证实。AMH 预测妊娠结局的作用明显优于 FSH。预测卵巢低反应时 AMH 与 AFC 的作用无显著差别。预测 OHSS 优于年龄和 BMI。发生 OHSS 患者的基础 AMH 较正常人高 6 倍,提示 AMH可能提前预测 OHSS。

AMH 水平不受垂体 Gn 的影响,在整个月经周期中数值变化不大,保持较恒定的水平,故 AMH 是唯一既能在卵泡期又能在黄体期进行测定的卵巢储备标志物。

七、氯米芬激发试验

氯米芬激发试验(CCCT)方法为月经第 3 天测基础 FSH 值,月经第 5~9 天每天口服氯米芬(CC)100mg,第 10 天再测 FSH 值。

1. 卵巢储备功能差的患者第 3 天 FSH 可能在正常范围,但第 10 天 FSH>10IU/L 或服药前后 FSH 值之和 >26IU/L,E_2 轻度上升,此为 CCCT 异常,预示卵巢储备下降和卵巢低反应。

2. 卵巢储备功能好的妇女,FSH 水平会轻度上升或维持原水平,E_2 成倍上升。

该方法的机制可能是 CC 的抗雌激素作用可减弱雌激素对下丘脑的反馈抑制,促使垂体 FSH 分泌增加,FSH 水平上升。但在卵巢储备和卵巢反应性良好的患者,其生长发育中的卵泡所产生的 E_2 和 INH B足以对抗 CC 激发的 FSH 水平过度上升。CCCT 较基础 FSH 更为敏感。

CCCT 简单、经济,预测卵巢的低反应性准确率较高,预测卵巢的高反应的价值不如卵巢低反应,可用于普通的不育人群。CCCT 较之年龄有更好的预测价值,但有时两者结合考虑仍是必须的。40 岁以上的人群中,CCCT 诊断价值不大,说明除卵巢本身以外,还有一些随着年龄增长而改变的其他生殖系统方面的问题。

八、GAST(GnRH-a 触发试验)

GnRH-a 对垂体的刺激作用是天然 GnRH 的 50~300 倍,在用药初期由于 GnRH-a 与垂体的 GnRH受体结合后,可迅速而短暂地刺激垂体促性腺细胞释放大量的 Gn,即 GnRH-a 的初始"触发效应"(flare-up)。利用 GnRH-a 的触发效应检测卵巢储备功能,因此命名为 GnRH-a 触发试验(GAST)。

方法:在月经周期第 2 或 3 天皮下注射 GnRH-a 制剂 0.75~1.00mg,在注射 GnRH-a 前和注射后 24小时分别测定血清 FSH、E_2 水平。注射 GnRH-a 24 小时后 E_2 较注射前增加 1 倍,考虑为卵巢储备功能正常。注射 GnRH-a 后 24 小时 E_2 升高增幅 <1 倍,FSH>10IU/L 或给药前后 FSH 水平之和 >26IU/L 为GAST 异常,预示卵巢储备下降和卵巢低反应。

对拟行 IVF 的患者可以施行 GAST,根据早卵泡期 E_2 的反应性,选择控制性超促排卵方案。E_2 的最大值反映了卵泡的数量和成熟度,GnRH-a 激发试验较之基础 FSH 或年龄能更好地反映可利用的成熟卵子数量和可用来种植胚胎的数量。GAST 对卵巢储备的预测并不优于 AFC、基础 FSH 及 INH B。GAST

检查耗时、价格昂贵,仅局限于接受生育辅助治疗的患者做卵巢储备功能检测,尚不能用于预测普通不孕人群的生育潜能。

九、卵巢储备功能的超声评估

超声是卵巢储备功能的最主要形态学评估工具,一般在月经第 2~4 天进行,根据卵巢大小与体积、窦卵泡数量、卵巢血流等几个方面进行综合判断。

1. 卵巢体积评估　卵巢体积是指在基础状态(月经第 2~3 天)的卵巢体积(即在促排卵开始前的卵巢体积)。卵巢体积的计算方法是经阴道超声测量卵巢 3 个平面的最大直径 D1、D2、D3,体积 = D1 × D2 × D3 × π/6。生育力和卵巢体积大小有关。B 超研究已证实卵巢随着年龄的增长而发生退化,而这种退化程度可以被测量;另外还发现未治疗前的卵巢体积大小和能达到有效排卵所需的 Gn(GNRH-a)的量之间有很大的关联。基础状态下卵巢体积小与卵巢储备的原始卵泡减少、卵泡生长的数目少有关,但并不与卵子的质量相关。B 超检测卵巢大小还可助诊 PCOS,预测卵巢过度刺激综合征(OHSS)(图 8-5-1)。卵巢体积比基础 FSH、E_2 水平对卵巢储备的预测价值更有意义。尽管基础 FSH、E_2 水平正常,如果有卵巢体积减少,则卵巢储备力下降。卵巢体积 <3cm³ 提示在 IVF 周期中卵泡发育数、获卵数较少,周期取消率增加(图 8-5-2)。

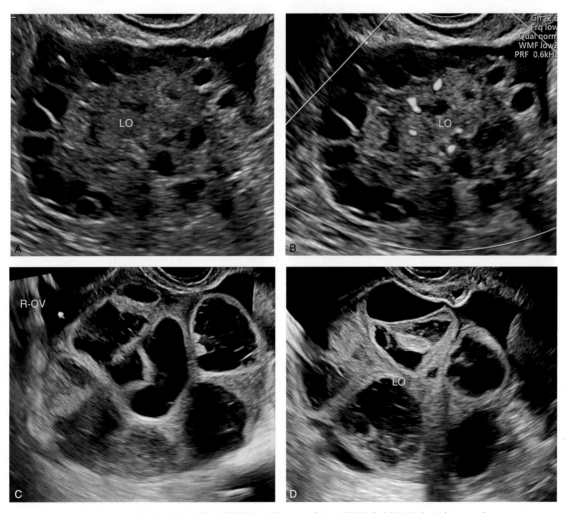

图 8-5-1　超声助诊多囊卵巢综合征(PCOS)和卵巢过度刺激综合征(OHSS)

A、B. PCOS;C、D. OHSS。

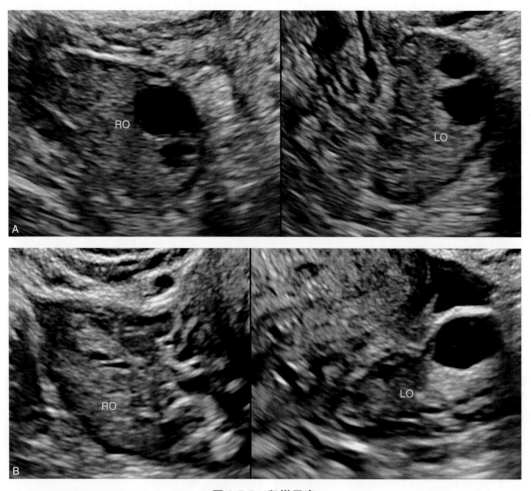

图 8-5-2　卵巢早衰

A. 35 岁双侧卵巢体积均 <3cm³，窦卵泡数 <3；B. 37 岁双侧卵巢体积均 <3cm³，右侧卵巢无窦卵泡，左侧卵泡仅见 1 个卵泡。

应用卵巢最大平面的平均 MOD 替代卵巢体积的测量，在 IVF 治疗周期中计算更方便有效。MOD 系任一侧卵巢两个相互垂直平面最大径线的均值。以 20mm 作为 MOD 的界值，小于该值的患者 IVF 治疗结局较差。MOD 与卵巢体积的相关性高达 90%，普通超声即可测量，简单实用，有一定的指导和预测意义。

2. 窦卵泡计数　人类生育力和卵巢中的卵泡数有关，在 18~31 岁期间卵泡数最佳，31~37 岁卵泡数下降，37~45 岁卵泡数急剧下降，至 51 岁时卵泡数几乎等于零。在 25~45 岁有大量卵泡丧失，25 岁时每年卵泡减少率为 4%~8%，而 37 岁时就可上升至 12%。这就是著名的 Faddy 曲线。

窦卵泡数目（AFC）系早卵泡期阴道超声下检测到的直径 2~10mm 的窦卵泡数目。AFC 预测卵巢储备降低的标准尚存争议。AFC ≤5 个，为卵巢储备功能不良，卵巢反应低下的发生率升高，周期取消率显著上升，妊娠率下降；AFC 为 6~10 个时预示卵巢反应正常；AFC>15 个时，预示卵巢高反应，OHSS 的发生率较高。

bAFC 可作为一个独立性预测因子，与其他预测卵巢储备功能的指标相比，AFC 是预测卵巢低反应性的最好指标。早卵泡期 AFC 与获卵率、HCG 注射日 E_2 水平呈正相关，而与患者年龄、基础 FSH 水平、FSH/LH 值、Gn 用量呈负相关。AFC 对卵巢低反应的预测优于 FSH。对于基础 FSH 正常的患者，AFC 是一项良好的预测卵巢反应性及 IVF 结局的指标，在进行控制性超促排卵（COH）前早卵泡期通过超声检测窦卵泡数能帮助预测卵巢储备功能。

AFC 指标成本低、重复性好、无创伤、易接受，作为单个预测卵巢储备和卵巢反应性的指标，是目前最为敏感、特异性最高的预测手段之一。AFC 预测卵巢反应准确性较高，周期间差异较小，与年龄并列是卵巢储备和卵巢反应性预测的首选指标。相应预测价值优于卵巢体积、血流、基础 FSH、E_2 和 INH B，可与基础 AMH 相当；优于或至少等同于复杂、昂贵而耗时的卵巢刺激试验。

（1）检查途径及时间：经阴道超声检查（无性生活者可选择经直肠超声），检查时间在自然月经周期或口服避孕药周期的第 2 天到第 4 天之间，以避免周期内变化的影响，计数包括直径 2~10mm 的所有卵泡。

（2）二维超声检查：二维成像提供了一个实时的超声分析和足够的性能计数窦卵泡。然而，研究表明，在使用二维成像评估的 AFC 中，观察者之间存在适度的变异性，并且这种变异性随着卵泡计数的增加而增加。尽管如此，人们一致认为，实时二维超声成像的使用足以测量和计数常规临床实践中窦卵泡。但应规范检查方法，以减少误差。

1）必须使用经阴道探头来评估 AFC，探头的最低频率应为 7MHz（探头必须能够显示直径为 2mm 的结构，以确保满意的探头分辨率），并且采用一致的超声预设条件。

2）应相对固定每个患者的操作医生，同时加强对操作人员的培训与能力的评估，以减少 AFC 的观察者间可变性。

3）AFC 标准化的临床评价仅适用于月经周期正常的患者，对于月经周期不准的患者以及可能卵泡数量减少的患者，如子宫内膜异位症、既往卵巢手术或单侧卵巢切除术等，需要对 AFC 进行谨慎的解释。

（3）三维超声检查：三维超声检查在生殖医学的应用是一项真正突破。SonoAVC 是一个应用在 3D 超声平台上的软件，它可以自动识别给定卵巢体积中存在的卵泡，并正确计算其大小，通过使用一个 3D 平台，SonoAVC 可以获得卵巢感兴趣区域（ROI）的多平面采集和手动选择，同时可以全面分析所选择的图像。因为图像的单位不再是像素（由 X 和 Y 轴定义），而是体素（由 X、Y 和 Z 轴定义）。因此，体积的测量更为可靠并且可重复，也更接近于现实。

在一项研究中，用二维（2D）和三维（3D）技术估计卵泡液的体积，并与取液时产生的卵泡液量进行比较。结果发现，使用 SonoAVC 对卵泡体积的评估与实际收集的卵泡体积最接近，平均差异为 0.04ml（±0.25ml）。SonoAVC 已经被证明可以减少操作员依赖的观察者间和观察者内的变异性，从而达到更精确的可重复卵泡测量。据报道，使用 3D-US 的组间重现性为 0.97，与使用 2D-US 的组间重现性相比，其始终优于使用 2D-US 的组间重现性。因此，从存储的 3D 数据中手动计算窦卵泡数量是目前 AFC 评估的最佳方法，可以将二维超声检查存在的缺陷降到最低。三维超声成像具有以下潜在的优势，包括减少观察者之间的差异性，缩短超声处理时间，以及进行事后图像分析的机会（见图 4-2-7）。

3. 卵巢动脉血流超声检查　当卵泡从窦状卵泡期发展到成熟卵泡时，卵巢血流量发生显著变化，卵泡生长与卵泡周围毛细血管网体积的增加有关，因而卵巢动脉血流可作为反映卵巢储备功能的指标。在 IVF-ET 周期，监测卵巢血流，可在用药前预测卵巢反应性及卵泡成熟度，选择高质量胚胎进行移植，从而提高 ART 的妊娠率，也可预测卵巢对促排卵的反应情况。采用彩色多普勒监测基础状态下卵巢间质动脉血流指标，血流速度峰值（PSV）、阻力指数（RI）、搏动指数（PI）以及收缩期/舒张期流速比值（S/D）等。大多数文献报道，如 RI、PI、PSV、S/D 低说明血管阻力低，卵巢和子宫血流灌注好，卵巢储备较好；S/D、RI、PI 高，反映卵巢和子宫血流阻力高，灌注差，存在供血障碍，卵泡缺血缺氧，可使卵泡的发育、激素分泌受到影响，导致 IVF 周期不仅获卵数减少，而且使卵母细胞、胚胎质量和着床率、妊娠率下降（图 8-5-3）。目前，卵巢动脉血流与卵巢反应性的研究尚不多，其在卵巢储备功能评估中的价值仍有待更多的循证医学证据支持。

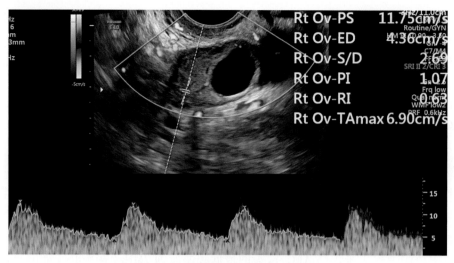

图 8-5-3　卵巢动脉血流超声表现

　　三维能量多普勒超声技术是将三维成像与能量多普勒相结合。血流的能量多普勒显示克服了传统的彩色多普勒的不足,因为它的角度依赖性较小,对低流量更敏感。此外,利用三维能量多普勒技术可以对滤泡周围血管的能量多普勒图像进行定量和全面的重建,更精确地估计总血流已经成为可能。研究显示,三维能量多普勒超声能检测接近于实质灌注血流水平的细小血管或深部血管内的血流信号,其对于血流信号的检出更具优势。其主要检测指标包括:血管化指数(VI)反应血管密度;血流指数(FI)描述血流强度;血管化血流指数(VFI)评价血管化和灌注。已有研究显示,以上指标与血管的数量及血流速度间存在一定关系。卵巢三维能量多普勒超声检查参数(FI、VFI)与血清卵泡刺激素水平呈负相关,与窦卵泡计数呈正相关,三维能量多普勒超声评价卵巢储备功能有重要的临床价值(图 8-5-4)。

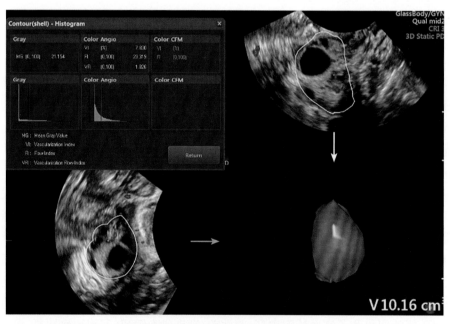

图 8-5-4　三维能量多普勒定量评价卵巢的血流参数 VI、FI、VFI

　　综上所述,评价卵巢储备的主要目的是判断卵巢储备是否明显降低而影响生育潜能。迄今为止,没有任何一项单项指标能准确判断卵巢储备功能,预测卵巢对促排卵的反应性。多项指标结合应用检测卵巢储备能获得更好的效果,尚无公认的最佳的卵巢储备检测方法。联合运用 B 超下窦卵泡计数、基础

FSH 值和 INH B 值能较有效地预测 IVF 患者的卵巢对 Gn 刺激的反应程度，以便在以后的治疗中及时调整药物剂量。

（杨炜敏　王　锟　陈红坚）

【参考文献】

---

1. 谢红宁. 妇产科超声诊断学. 北京：人民卫生出版社，2005.

2. 周永昌，郭万学. 妇产科超声. 北京：人民军医出版社，2011.

3. 谢幸，孔北华，段涛. 妇产科学. 北京：人民卫生出版社，2018.

4. 张建民. 卵巢病理学. 南昌：江西科学技术出版社，2004.

5. NYLANDER M, FRØSSING S, BJERRE A H, et al. Ovarian morphology in polycystic ovarian syndrome: estimates from 2D and 3D ultrasound and magnetic resonance imaging and their correlation to anti-Müllerian hormone. Acta Radiol, 2017, 58 (8): 997-1004.

6. 安园园，玄英华，李晓菲，等. 经阴道三维容积超声检查在多囊卵巢综合征患者诊断中的应用价值. 中华医学超声杂志（电子版），2017，14（9）：680-684.

7. VENTURELLA R, LICO D, SARICA A, et al. OvAge: a new methodology to quantify ovarian reserve combining clinical, biochemical and 3D-ultrasonographic parameters. J Ovarian Res, 2015, 8: 21.

8. 陈建明. 实用不孕不育诊断与治疗. 广州：广东科技出版社，2013.

9. BONILLA-MUSOLES F, CASTILLO J C, CABALLERO O, et al. Predicting ovarian reserve and reproductive outcome using antimüllerian hormone (AMH) and antral follicle count (AFC) in patients with previous assisted reproduction technique (ART) failure. Clin Exp Obstet Gynecol, 2012, 39 (1): 13-18.

10. BROEKMANS F J M, DE ZIEGLER D, HOWLES C M, et al. The antral follicle count: practical recommendations for better standardization. Fertility and Sterility, 2010, 94 (3): 1044-1051.

11. 张芳，张周龙. 三维能量多普勒超声和内分泌指标在多囊卵巢综合征诊断中的应用. 中国超声医学杂志，2019，35（10）：935-939.

12. TEEDE H J, MISSO M L, COSTELLO M F, et al. Recommendations from the international evidence-based guideline for the assessment and management of polycystic ovary syndrome. Fertil Steril, 2018, 110 (3): 364-379.

13. 中华医学会妇产科学分会内分泌学组及指南专家组. 多囊卵巢综合征中国诊疗指南. 中华妇产科杂志，2018，53（1）：2-6.

14. AZZIZ R, EHRMANN D, LEGRO R S, et al. Troglitazone im-proves ovulation and hirsutism in the polycystic ovary syndrome: a muhicenter, double blind, placebo-controlled trial. J Clin Endocrinol Metab, 2017, 86 (4): 1626-1632.

15. TRENT M E, RICH M, AUSTIN S B, et al. Quality of life inadolescent girls with polycystic ovary syndrome. Arch Pedi-atr Adolesc Med, 2002, 156 (6): 556-560.

16. 罗棹文，王蔼明，刘玲玲，等. 窦卵泡数与多囊卵巢综合征相关因素的研究进展. 生殖医学杂志，2016，25（7）：664-667.

17. TIMMERMAN D, TESTA A C, BOURNE T, et al. Simple ultrasound-based rules for the diagnosis of ovarian cancer. Ultrasound Obstet Gynecol, 2008, 31 (6): 681-690.

18. VAN CALSTER B, VAN HOORDE K, VALENTIN L, et al. Evaluating the risk of ovarian cancer before surgery using the ADNEX model to differentiate between benign, borderline, early and advanced stage invasive, and secondary metastatic tumours: prospective multicentre diagnostic study. BMJ, 2014, 349: g5920.

19. ANDREOTTI R F, TIMMERMAN D, BENACERRAF B R, et al. Ovarian-Adnexal Reporting Lexicon for Ultrasound: A White Paper of the ACR Ovarian-Adnexal Reporting and Data System Committee. J Am Coll Radiol, 2018, 15 (10): 1415-1429.

20. MEMEEKIN D S, BURGER R A, MANETTA A, et al. Endometrioid adenocarcinoma of the ovary and its relationship to endometriosis. Gynecol Oncol, 1995, 59（1）: 81-86.

21. VAN NIEKERK C C, BULTEN J, VOOIJS G P, et al. The association between primary endometrioid carcinoma of the ovary and synchronous malignancy of the endometrium. Obstet Gynecol Int, 2010: 462-465.

22. 叶琴, 薛恩生, 梁荣喜, 等. 彩色多普勒超声对卵巢颗粒细胞瘤的诊断价值. 中华超声影像学杂志, 2017, 26（12）: 1079-1083.

23. 玄英华, 张波, 谭莉, 等. 卵巢内胚窦瘤超声表现. 中华医学超声杂志（电子版）, 2012, 6（9）: 535-538.

24. 沈鸿敏. 女性生殖内分泌疾病临床指导与实践. 北京: 中国医药科技出版社, 2014.

25. PELOSI E, FORABOSCO A, SCHLESSINGER D. Genetics of the ovarian reserve. Front Genet, 2015, 6: 308-319.

26. GUSTIN S L, DING V Y, DESAI M, et al. Evidence of an age-related correlation of ovarian reserve and FMR1 repeat number among women with "normal" CGG repeat status. Assist Revod Genet, 2015, 32（11）: 1669-1676.

27. VIGNALI M, MABROUK M, CIOCCA E, et al. Surgical excision of ovarian endometriomas: Dose it impair ovarian reserve? Long term anti- mullerian hormone（AMH）changes after surgery. Obstet Gynaecol Res, 2015, 41（11）: 1773-1778.

28. BOZZA C, PUGLISI F, LAMBERTINI M, et al. Anti-Mullerian hormone: determination of ovarian reserve in early breast cancer patients. Endocr Relat Cancer, 2014, 21（2）: 51-65.

29. OKTAY K, MOY F, TITUS S, et al. Age-related decline in DNA repair function explains diminished ovarian reserve, earlier menopause, and possible oocyte vulnerability to chemotherapy in women with BRCA mutations. Clin Oncol, 2014, 32（10）: 1093-1094.

30. BAZZANO M V, TORELLI C, PUSTOVRH M C, et al. Obesity induced by cafeteria diet disrupts fertility in the rat by affecting multiple ovarian targets. Reprod Biomed Online, 2015, 31（5）: 655-667.

31. LERCHBAUM E, RABE T. Vitamin D and female fertility. Curr Opin Obstet Gynecol, 2014, 26（3）: 145-150.

32. Mann E, Singer D, Pitkin J, et al. Psychosocial adjustment in women with premature menopause: across sectional survey. Climacteric, 2012, 15（5）: 481-489.

33. 何钻玉, 周冉, 黄美凤, 等. 基础 FSH 与 LH 比值对年轻不孕患者控制性促排卵时卵巢反应性的影响. 中华妇产科杂志, 2011, 46（9）: 690-692.

34. 刘艳君, 贾婵维. 抑制素 B 和抗苗勒管激素检测在辅助生殖技术中的应用. 中华检验医学杂志, 2017, 40（3）: 158-161.

第九章　子宫内膜异位症超声诊断

一、概述

　　子宫内膜异位症（endometriosis，EMT）是指子宫内膜组织（腺体和间质）在子宫腔被覆内膜及子宫以外的部位出现、生长、浸润，反复出血，继而引发疼痛、不孕及结节或包块等的一种临床综合征。异位的内膜可以侵犯全身任何部位，但绝大多数位于盆腔脏器和壁腹膜，以卵巢、子宫骶韧带、子宫肌层最常见。子宫内膜异位症是 25~45 岁生育年龄妇女的多发病、常见病，目前认为占生育期女性的 10%~15%。临床表现多种多样，以进行性加重的继发性痛经、性交痛、盆腔痛、月经不调和不孕等为主要表现，在慢性盆腔疼痛及痛经患者中的发生率为 20%~90%，不孕患者中 25%~35% 与其有关。组织学上虽然是良性，但却有增生、浸润、转移、复发等侵袭性行为，使之成为临床的治疗难点。

二、发病机制

　　目前对子宫内膜异位症的病因和发病机制有多种学说。其中 Sampson 提出的经血逆流种植学说是盆腔子宫内膜异位症比较主导的理论，认为子宫腔通过输卵管与盆腔相通，因此部分女性在月经期间，少数有活性的内膜细胞可随经血经输卵管进入盆腔，逆流至盆腔的子宫内膜经黏附、侵袭、血管形成等过程得以在盆腔种植、生长。近年，国内郎景和教授提出了 EMT 的"在位内膜决定论"，即不同个体（患者和非患者）经血中的内膜碎片能否在"异地"黏附、侵袭、生长，在位内膜是关键，是发生 EMT 的决定因素（在位内膜是相对于异位内膜而言，异位内膜是指已经转移到宫腔以外的内膜，在位内膜是指正常子宫腔位置的内膜），这一理论对 Sampson 学说作了重要的补充和发展。其他发病机制还包括体腔上皮化生学说、干细胞学说、血管及淋巴转移学说、诱导学说、医源性内膜种植等。

三、病理与分型

　　病灶中见子宫内膜腺体和间质，伴有炎症反应及纤维化是子宫内膜异位症确诊的基本依据。根据发生的部位可分为腹膜型子宫内膜异位症、卵巢型子宫内膜异位症、深部浸润型子宫内膜异位症和其他部位的子宫内膜异位症。

　　1. 腹膜型子宫内膜异位症　指异位的子宫内膜分布在盆腔腹膜和各个脏器的表面，但多为浅表浸润，向深部生长不超过腹膜下 5mm。该型临床常无症状，常在腹腔镜术中偶然发现，主要表现为色素沉着，包括红色病变（早期病变）、紫蓝色或棕色病变（典型病变）以及白色病变（陈旧性病变）。

　　2. 卵巢型子宫内膜异位症　又称卵巢子宫内膜异位囊肿，是异位的子宫内膜在卵巢内生长，随着月经周期而出血，形成陈旧性积血的囊肿。囊肿表面呈灰蓝色，大小不一，因其内容物常呈咖啡色，黏稠呈糊状，类似巧克力状，因此也俗称为卵巢巧克力囊肿（图 9-0-1）。根据子宫内膜异位囊肿的大小和粘连情况分为Ⅰ型和Ⅱ型。

　　（1）Ⅰ型：囊肿直径多 <2cm，可能是逆流的经血碎片种植于卵巢表面并定期出血形成，类似腹膜上的病灶，通常囊壁多有粘连、层次不清，手术不易剥离。

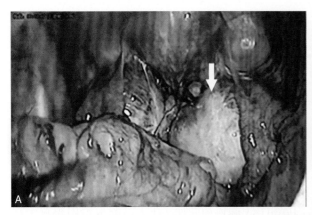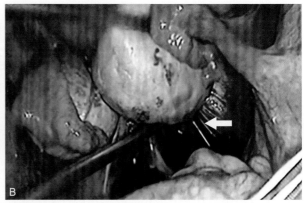

图 9-0-1　卵巢型子宫内膜异位症

A. 腹腔镜下显示为灰蓝色囊性包块；B. 囊肿刺破流出暗褐色液体。

（2）Ⅱ型：可能是种植于卵巢表面的异位灶侵犯到原已存在的功能性囊肿如黄体囊肿等所形成。这种巧克力囊肿（卵巢子宫内膜异位症）通常较大，囊壁也比较清晰，剥离起来相对容易。Ⅱ型又分为ⅡA、ⅡB、ⅡC 三种。

1）ⅡA：内膜种植灶比较表浅，累及卵巢的皮质，没有达囊肿壁，常常合并有功能性囊肿，手术易剥离。

2）ⅡB：内膜种植灶已经累及囊肿壁，但与卵巢皮质的界限清楚，手术比较容易剥离。

3）ⅡC：异位种植灶往往穿透到囊肿壁，并向周围扩展，囊肿壁与卵巢皮质紧密粘连，并伴有纤维化或者多房，卵巢与盆侧壁粘连，体积较大，手术不容易剥离。

3. 盆腔深部子宫内膜异位症　即深部浸润型子宫内膜异位症（deep infiltrating endometriosis, DIE），指具有功能的子宫内膜向腹膜深处及盆腔脏器深面侵犯生长，侵犯组织深度超过 5mm。DIE 病灶主要发生在后盆腔，特别是以直肠子宫陷凹为中心，下界为直肠阴道隔，上界为子宫骶韧带，后界为直肠，前界为阴道上 1/3 至宫颈和子宫峡部的区域，其中以子宫骶韧带 DIE 最常见，部分患者病灶也可位于前盆腔，主要侵犯膀胱壁或输尿管壁（图 9-0-2）。据 Chapron 统计，后盆腔的子宫骶韧带、阴道（包括直肠阴道隔和阴道穹隆部）、直肠 DIE 的发生率分别约为 65.5%、17.5%、9.5%，前盆腔的膀胱 DIE 发生率约为 7.5%。

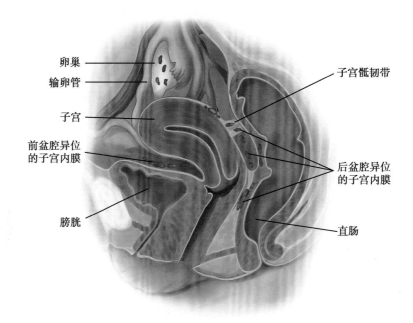

图 9-0-2　不同部位的盆腔深部子宫内膜异位症解剖示意图

4. 其他部位的子宫内膜异位症 其他部位的子宫内膜异位症包括瘢痕子宫内膜异位症（腹壁切口及会阴切口）以及其他少见的远处子宫内膜异位症,如肺、胸膜等部位的子宫内膜异位症。

四、临床表现

1. 痛经 痛经是子宫内膜异位症的主要症状,表现为继发性痛经,且随着病情的进展而逐渐加重。典型的痛经多于月经开始前1~2天出现,月经第1天最严重,之后逐渐减轻,可持续整个经期。疼痛部位多为下腹深部或腰骶部,有时可放射至会阴、肛门和大腿。

2. 月经异常 部分患者可有经量增多、经期延长、月经淋漓不尽等表现。

3. 不孕 40%~50% 的子宫内膜异位症患者可合并不孕。

4. 性交痛 一般表现为深部性交痛,月经来潮前更明显,是直肠阴道隔和子宫骶韧带等深部浸润型内膜异位症的常见症状。

5. 侵犯特殊器官的子宫内膜异位症常伴有其他症状 肠道子宫内膜异位症常有消化道症状如便频、便秘、便血、排便痛或肠痉挛,严重时可出现肠梗阻。膀胱子宫内膜异位症常出现尿频、尿急、尿痛甚至血尿。输尿管子宫内膜异位症常发病隐匿,多以输尿管扩张或肾积水就诊。

6. 血清 CA125 水平升高 子宫内膜异位症患者血清 CA125 常有升高,但一般不超过 200U/L,随着异位囊肿或者异位病灶切除后,CA125 也随之下降。

五、超声检查

（一）检查前准备

子宫内膜异位症超声评估一般建议经阴道超声检查,必要时也可经直肠超声检查,检查前患者一般无需特别准备,一般选择非经期的时间段内,排空膀胱即可,医生必须清洁探头,并用避孕套或超声保护套套住超声探头。经腹部超声检查时要适当充盈膀胱。

（二）超声表现

1. 卵巢子宫内膜异位囊肿 较小的卵巢子宫内膜异位囊肿经阴道扫查时可在囊肿外侧见到部分正常卵巢组织,借此判断囊肿来源于卵巢,但囊肿较大时,则难以见到正常卵巢组织。卵巢子宫内膜异位囊肿呈圆形或椭圆形,可以是单发或多发,囊壁外缘较清晰,但内壁毛糙,囊肿内回声根据月经周期、病程长短不同而有一定特征性的改变。

（1）均匀密集点状回声:常见于病程不长及月经前,囊肿壁相对较薄,内壁尚光滑,囊内透声差,呈密集点状高回声,均匀分布。此类回声囊内液稀薄,在行超声引导囊肿穿刺时容易吸出囊液,囊液呈暗红色稀薄液体（图 9-0-3）。

（2）囊性包块内透声差且不均匀回声:囊壁相对较厚、内壁欠光滑,囊壁可见凝血块附着（图 9-0-4）,此类回声常为月经期或月经刚结束时,囊内巧克力样液体黏稠,行囊肿穿刺时较难吸出囊液,囊液呈沥青样巧克力色（图 9-0-4）。

（3）混合回声团块:囊壁厚薄不均,内壁毛糙,呈不均质类实性团块。往往病程较长,高回声团为局部稠厚囊液伴部分凝血块形成,穿刺抽囊液时,此部分囊液抽吸困难（图 9-0-5）。

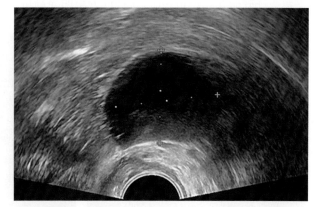

图 9-0-3 卵巢子宫内膜异位囊肿（经阴道扫查）
囊性包块内均匀密集点状回声。

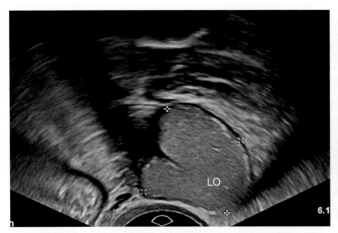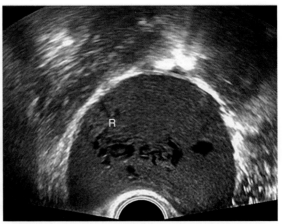

图 9-0-4　卵巢子宫内膜异位囊肿（经阴道扫查）
囊性包块内透声差且回声不均匀。LO：左侧卵巢。

图 9-0-5　卵巢子宫内膜异位囊肿（经阴道扫查）
不均质类实性团块。

囊肿内有时也可见分隔。若囊肿内有分隔主要有两种情况，一种是卵巢内多个巧克力囊肿融合形成的间隔，此时其隔上可有条状或分枝状血流信号（图 9-0-6）；另一种是单个囊肿内由于组织机化、纤维素沉积所形成的不全分隔，此时隔上常无血流信号显示。

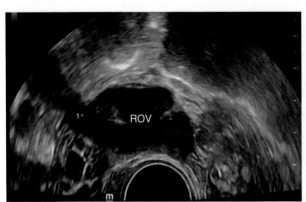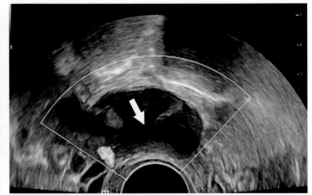

图 9-0-6　卵巢子宫内膜异位囊肿（经阴道扫查）
分隔可见少许血流信号。ROV：右侧卵巢。

当子宫内膜异位囊肿呈类实性表现与真正的实性或囊实性肿瘤鉴别困难时，可通过超声造影予以鉴别。子宫内膜异位囊肿在超声造影时仅表现为囊壁及分隔的增强，囊内类实性部分完全无增强；而实性或囊实性肿瘤在超声造影时，实性成分呈明显高增强（图 9-0-7）。

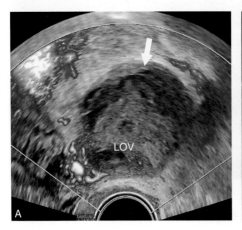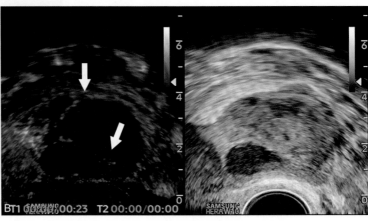

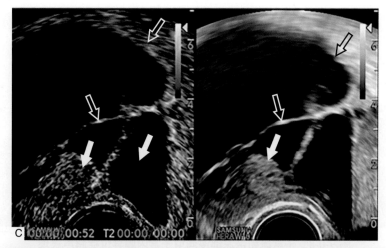

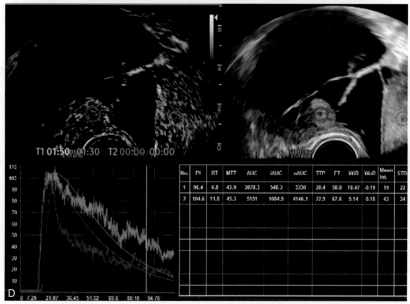

图 9-0-7　卵巢内膜异位囊肿和卵巢肿瘤超声造影鉴别

A. 卵巢内膜异位囊肿二维超声显示病变呈类实性改变；B. 超声造影显示仅
囊壁及分隔可见增强，其余类实性区域无增强；C. 卵巢交界性囊腺瘤超声造
影显示囊壁、分隔（空心箭头）及实性区域（实心箭头）均可见高增强；D. 时
间强度曲线显示肿瘤实性部分增强时间稍晚于子宫肌壁，达峰时间与子宫肌
壁相当，消退时间早于子宫肌层，强度低于子宫肌层。

2. 盆腔深部浸润型子宫内膜异位症　深部子宫内膜异位症可发生在后盆腔的子宫骶韧带、直肠子
宫陷凹、直肠阴道间隔、阴道及阴道穹隆、结直肠，或前盆腔的膀胱、输尿管等区域。当病灶较小时，超声
常难以发现，也易与直肠肿瘤、膀胱肿瘤等混淆，需注意鉴别。

（1）子宫骶韧带深部浸润型子宫内膜异位症：超声表现为子宫颈部后方骶韧带的增厚，走行僵硬，
呈结节状或条索状低回声，形态不规整，CDFI 显示病灶内几乎不能探及血流信号（图 9-0-8）。

（2）直肠深部浸润型子宫内膜异位症：超声表现为子宫颈部后方肠壁的局限性增厚，呈片状、扁平形
或匍匐形的低回声区，形态不规则，部分病灶呈锥形改变，锥底朝向肠腔外侧，锥尖指向肠腔（图 9-0-9）。
局部肠壁黏膜层常连续完整，肌层明显增厚，浆膜层连续性中断，与直肠前方周围组织或子宫颈部间常
界限不清。通过向直肠腔内灌注液体或"胃窗"造影剂等方法使直肠充盈状态下观察可明显提高直肠子
宫内膜异位症的诊断准确性（详见第四章第七节）。直肠深部浸润型子宫内膜异位症需注意和直肠癌鉴

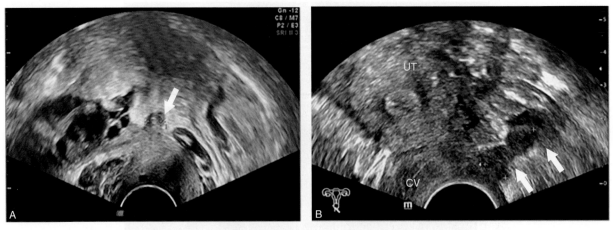

图 9-0-8　子宫骶韧带深部浸润型子宫内膜异位症超声表现

A. 子宫骶韧带根部局限性增厚,表现为子宫颈部后方低回声突起; B. 子宫颈部后方子宫骶韧带增粗,呈条索状低回声,形态不规则。CV: 宫颈; UT: 宫体。

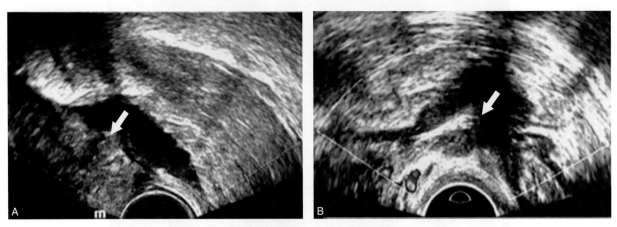

图 9-0-9　直肠深部浸润型子宫内膜异位症超声表现

A. 肠壁增厚,呈片状低回声区,边界欠清,形态不规则; B. 肠壁局限性增厚,呈锥形低回声区,锥底与该段肠道前方组织粘连,锥尖指向肠腔。

别。直肠癌为肠道的黏膜上皮来源的肿瘤,首先侵犯直肠黏膜层,随着病程的进展再累及黏膜下层、肌层和浆膜层,超声上常首先表现为直肠黏膜层的连续性中断,根据病情的不同进展再出现黏膜下层、肌层和浆膜层的连续性中断,而深部浸润型内膜异位症则首先表现为直肠浆膜层的连续性中断,再累及肌层,很少会累及黏膜层,这是两者的鉴别要点。

（3）直肠子宫陷凹深部浸润型子宫内膜异位症: 超声主要表现为宫颈后方和直肠之间的低回声区域,无明显边界,常会同时累及宫颈和 / 或直肠前壁。超声造影显示病变区域增强早期呈弥漫性低增强或等增强,达峰时增强强度略低于周围组织(图 9-0-10)。

（4）膀胱深部浸润型子宫内膜异位症: 超声表现为膀胱后壁局限性增厚,呈片状、结节状低回声,局部膀胱壁黏膜层常连续完整,浆膜层连续性中断,与后方子宫肌层间分界不清(图 9-0-11)。膀胱深部浸润型子宫内膜异位症需注意和膀胱癌的鉴别。膀胱癌为膀胱黏膜上皮来源的肿瘤,首先侵犯膀胱的黏膜层,随着病程的进展再累及肌层和浆膜层,超声上常首先表现为膀胱内实质性低回声团块和局部黏膜层的连续性中断,根据病情的不同进展再出现肌层和浆膜层的连续性中断,而深部浸润型内膜异位症则首先表现为膀胱浆膜层的连续性中断,再累及肌层,而黏膜层常连续完整,这是两者的鉴别要点。

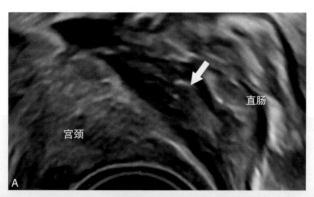

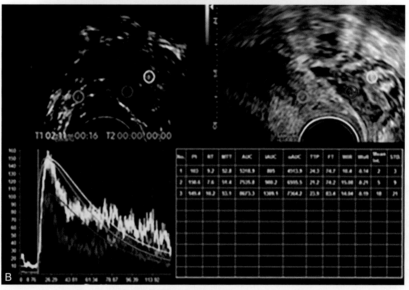

图 9-0-10　直肠子宫陷凹深部浸润型子宫内膜异位症

A. 二维超声显示宫颈后方、直肠前方的直肠子宫陷凹内片状低回声区，边界不清；B. 超声造影病变区域呈整体低增强，增强强度低于宫颈及肠壁。

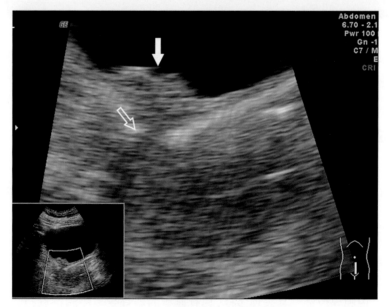

图 9-0-11　膀胱子宫内膜异位症

膀胱后壁局限性片状低回声区，膀胱黏膜层尚连续（实心箭头），浆膜层中断，后方与子宫颈分界不清（空心箭头）。

3. 其他类型子宫内膜异位症 包括腹膜型子宫内膜异位症及腹部切口、肺部、胸膜等少见部位子宫内膜异位症等,主要表现为局部的低回声区,边界常不清楚,CDFI 显示内部少许点条状血流信号,超声造影显示内部为低增强或高增强信号(图 9-0-12)。超声对以上部位的子宫内膜异位症的敏感度及特异度受病灶种植的部位、深度影响较大,诊断需谨慎,必须结合临床表现及查体。

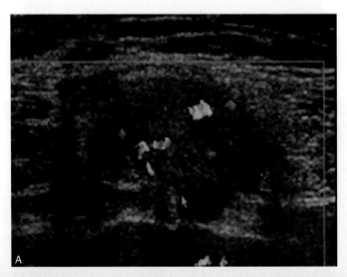

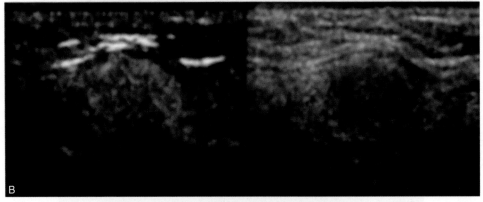

图 9-0-12　剖宫产术后腹壁内膜异位灶超声表现

A. 二维超声显示剖宫产瘢痕附近腹壁皮下软组织内低回声结节,边界不清,形状不规则,CDFI 可见内部条状血流信号;B. 超声造影显示病灶呈高增强。

六、其他诊断方法

(一)磁共振成像

磁共振成像(MRI)通常应用在复杂病例和术前评估时,对于发现粘连隐匿的病灶和盆腔外病灶较具有优势。

1. 卵巢子宫内膜异位囊肿 在 MRI 上表现多样,积血时间与成分不同,囊液成分复杂,其信号高低多样化,通常为囊性包块,T_1 加权像上表现为均匀或不均匀高信号,呈"灯泡征";T_2 加权像上表现为特征性的中至低信号,呈"阴影征"(图 9-0-13)。

2. 盆腔深部子宫内膜异位症 其表现多样,具有典型的器官受累浸润特点,T_1 加权像上表现为中等信号,T_2 加权像上表现为低信号,DE 像上表现为软组织样或实性不规则样(图 9-0-14)。

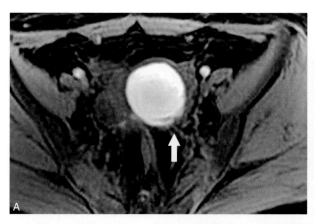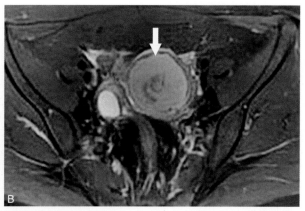

图 9-0-13 卵巢子宫内膜异位囊肿 MRI 表现

A. 横断面 T_1 加权成像见左侧附件区类圆形不均匀稍高信号影,呈"灯泡征",部分边界模糊,提示可能与周围纤维组织存在增生和粘连(如图箭头所示);B. 横断面 T_2 加权成像见左侧附件区类圆形等稍高混合信号影,呈"阴影征",周围见低信号假包膜。

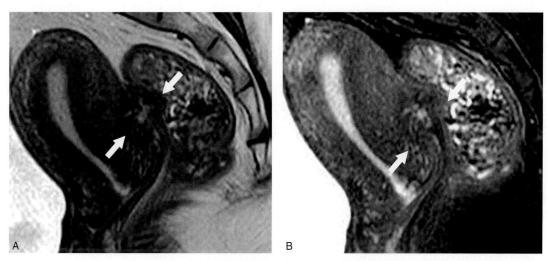

图 9-0-14 盆腔深部子宫内膜异位症 MRI 表现

A. 矢状面 T_2 加权成像见子宫与直肠窝之间可见混杂低信号影,边界不清,与子宫后壁及直肠前壁分界不清,似有粘连,其内可见多发不规则稍高信号影;B. 矢状面 T_2 加权抑脂像更加清晰地显示病灶的轮廓,与周围组织分界不清,有粘连。

(二)腹腔镜

腹腔镜是检查盆腔子宫内膜异位症最准确的手段,是目前国际公认的"金标准",但该项检查方法对技术要求较高,且是一种有创诊断手段,手术费用较高,并不能为大部分患者接受。

七、临床分期

目前,常用的子宫内膜异位症分期方法主要是采用美国生殖医学学会(American Society for Reproductive Medicine, ASRM)制定的分期系统。ASRM 分期主要根据腹膜、卵巢病变的大小及深浅,卵巢、输卵管粘连的范围及程度,以及直肠子宫陷凹封闭的程度进行评分(表 9-0-1),按照累计的分值分为 4 期:Ⅰ期(微小病变):1~5 分,腹腔镜下见孤立性病灶,粘连不明显;Ⅱ期(轻度):6~15 分,病灶分散在卵巢和腹膜表面,较表浅,所有病灶总直径不超过 5cm,粘连不明显;Ⅲ期(中度):16~40 分,有多个表浅及深层病灶,输卵管和卵巢粘连明显;Ⅳ期(重度):>40 分,具有多个病灶及较大的巧克力囊肿,盆腔粘连致密。

表 9-0-1　子宫内膜异位症 ASRM 分期评分表

部位		异位病灶范围			粘连类型和范围				直肠子宫陷凹封闭程度
	位置	<1cm	1~3cm	>3cm					
腹膜	表浅	1 分	2 分	3 分					
	深层	2 分	4 分	6 分	粘连类型	<1/3 包裹	1/3~2/3 包裹	>2/3 包裹	
卵巢	表浅	1 分	2 分	4 分	薄膜粘连	1 分	2 分	4 分	
	深层	4 分	16 分	20 分	致密粘连	4 分	8 分	16 分	
输卵管					薄膜粘连	1 分	2 分	4 分	
					致密粘连	4 分	8 分	16 分	部分	完全
直肠子宫陷凹									4 分	40 分

注：如果输卵管伞端完全粘连,评 16 分；卵巢和输卵管每侧分别评分,如果一侧已经手术切除,其卵巢及输卵管的评分应乘以 2。累计 1~5 分为Ⅰ期,6~15 分为Ⅱ期,16~40 分为Ⅲ期,>40 分为Ⅳ期。

八、治疗原则

目前,临床上对于子宫内膜异位症的治疗,主要以减轻和解除疼痛、减灭和消除病灶、改善和促进生育、减少和避免复发为目标。治疗方法包括药物治疗、手术治疗、介入治疗、中药治疗等。治疗方案基于患者年龄、生育要求、症状严重性、既往治疗史、病变范围、患者意愿等因素进行综合考虑。

目前尚没有子宫内膜异位症的特效药物,药物治疗的目的在于缓解病情或作为手术前后的辅助治疗,但停药后容易复发,常用药物包括高效孕激素、睾酮类衍生物(代表药物有达那唑和孕三烯酮)、促性腺激素释放激素激动剂(GnRH-a)以及左炔诺孕酮宫内释放系统等。手术治疗的目的在于去除病灶,分离粘连,恢复盆腔器官正常解剖关系及生理功能,以利恢复生育能力,延缓复发,包括开腹手术和腹腔镜手术两种方法,腹腔镜作为首选的手术方法。近年来,超声引导下子宫内膜异位症的消融治疗或硬化治疗也取得了一定的成效(详见第二十五章第五至七节)。

（徐　虹）

────────── 【参考文献】 ──────────

1. 中国医师协会妇产科医师分会子宫内膜异位症专业委员会,中华医学会妇产科学分会子宫内膜异位症协作组.子宫内膜异位症长期管理中国专家共识.中华妇产科杂志,2018,53(12):836-841.
2. 中华医学会妇产科学分会子宫内膜异位症协作组.子宫内膜异位症的诊治指南.中华妇产科杂志,2015(3):161-169.
3. 谢红宁.妇产科超声诊断学.北京:人民卫生出版社,2005.
4. GUERRIERO S, CONDOUS G, ALCAZAR J L,著.子宫内膜异位症超声诊断.张莉,袁丽君,译.北京:中国科学技术出版社,2020.
5. KUZNETSOV L, DWORZYNSKI K, DAVIES M, et al. Diagnosis and management of endometriosis: summary of NICE guidance. BMJ, 2017, 358: j3935.
6. ROMAN H, BALLESTER M, LORIAU J, et al. Strategies and surgical management of endometriosis: CNGOF-HAS Endometriosis Guidelines. Gynecol Obstet Fertil Senol, 2018, 46(3): 326-330.
7. GUERIERO S, AJOSA S, OROZCO R, et al. Accuracy of transvaginal ultrasound for diagnosis of deep endometriosis in the

rectosigmoid：Systematic review and meta-analysis. Ultrasound Obstet Gynecol, 2016, 47（3）：281-289.

8. MEDEIROS L R, ROSA M I, SILVA B R, et al. Acuracy of magnetic resonance in deply infiltrating endometriosis：A systematic review and meta-analysis. Arch Gynecol Obstet, 2015, 291（3）：611-621.

9. Chapron C, Dubuisson J B, Chopin N, et al. Deep pelvic endometriosis：management and proposal for a "surgical classification". Gynecol Obstet Fertil, 2003, 31（3）：197-206.

10. 刘勤,汪龙霞,罗渝昆,等. 直结肠子宫内膜异位症超声声像图特征及临床病例分析. 解放军医学院学报,2018,39（9）：772-774.

11. D'ARGENTA E M, COHENA J, CHAUFFOURB C, et al. Deeply infiltrating endometriosis and infertility：CNGOF-HAS Endometriosis Guidelines. Gynecol Obstet Fertil Senol, 2018, 46（3）：357-367.

第十章　生殖系统结核

女性生殖系统结核是由于结核分枝杆菌侵入女性生殖系统所致的变态反应参与的感染性病变,绝大多数发生于育龄期女性,是导致女性不孕的常见因素之一。女性生殖系统结核以输卵管结核最为常见,其他还包括子宫结核、盆腔结核、卵巢结核等,多继发于身体其他部位结核,潜伏期可长达数年。近年来,随着艾滋病(AIDS)发生率的上升、人工辅助生殖技术的开展,女性生殖系统结核发病率有升高趋势。

第一节　输卵管结核

一、概述

输卵管结核(tuberculosis of fallopian tube)是最常见的女性生殖系统结核,占 95% 以上,几乎所有的女性生殖系统结核均累及输卵管,与其解剖结构有利于结核分枝杆菌潜伏有关。其中 90% 为双侧输卵管受累,好发于输卵管峡部和壶腹部。

二、病因

输卵管结核最常见感染途径是由肺或其他部位结核血行播散感染,输卵管结核亦可由腹腔邻近器官如膀胱、肠道结核病灶,或结核性腹膜炎的结核病灶直接蔓延而来。淋巴播散较少见,但可能由于饮用未消毒的牛奶导致消化道感染后,经淋巴管逆行感染。

三、病理与分型

发病初期,输卵管管腔内出现较多渗出液,形成输卵管积水;随着病情发展,发生干酪样坏死,导致黏膜溃疡,造成黏膜凹凸不平,当溃疡逐渐愈合,整个输卵管被厚重的瘢痕组织所包绕,走行僵直,管腔出现狭窄或闭塞,可呈串珠状,与邻近器官粘连形成炎性团块,并可形成包裹性积液。镜下见结核性肉芽肿,伴有或不伴有干酪样坏死。

(一)由于不同的感染途径,输卵管结核初期大致有 3 种类型

1. 结核性输卵管周围炎　输卵管浆膜表面满布灰白色粟粒样干酪样小结节,直径仅为数毫米,浆膜面充血、肿胀,常常是弥漫性结核性腹膜炎或盆腔炎的一部分。

2. 间质性结核性输卵管炎　系血行播散而来,最初在黏膜下层或肌层出现散在的小结节,病灶开始比较局限,继续发展则向黏膜和浆膜方向侵犯。

3. 结核性输卵管内膜炎　系输卵管内膜首先受累,常发生于输卵管的远端。伞端黏膜肿胀,管腔逐渐变大,黏膜皱襞由于坏死及表面上皮剥脱而互相粘连。但伞部不一定闭锁,可发生外翻而仍保持开放。

此型多半通过血行感染,继发于结核性腹膜炎者(结核分枝杆菌自输卵管伞部侵入)较为少见。

(二)随着病变进一步发展,大致又分为两种类型

1. 增生粘连型 较为普遍,80%属于此类。管壁增粗,变硬,伞端肿大尤为明显,但管口可能张开,其状如烟斗,这是输卵管结核所特有的表现。输卵管表面有大量黄白色结节,与周围组织或器官广泛地粘连,可形成一个不易分离的炎块,在其中可有积液。

2. 渗出型 为急性或亚急性病程,由于管壁有干酪样坏死而黏膜有粘连,管腔内的大量干酪样物及渗出液不能外溢以致管腔显著肿胀,形成输卵管积脓,易合并化脓菌感染。较大的输卵管积脓常波及卵巢而形成结核性输卵管卵巢脓肿,有时亦有输卵管积血或积水。输卵管虽明显增粗,但与其周围组织可仅有轻度甚至无粘连,故有利于手术切除。

四、临床表现

育龄妇女多表现为不孕、轻微下腹疼痛、低热、消瘦、乏力等,发生继发感染时则可有明显腹痛。月经失调是最常见症状,多有经量增多或经期延长。妇科检查示附件区增厚或扪及大小不等的团块,若盆腔弥漫性受累,能扪及大片硬化组织,俗称冰冻骨盆。

五、超声检查

(一)二维及彩色多普勒超声

1. 输卵管增粗 输卵管增粗,表面凹凸不平,走行僵直,呈条索状,部分走行迂曲,呈团状。管壁增厚,有时管腔内见少量积液,表现为细条状无回声。CDFI示增厚的输卵管管壁内部及周边可见少量点状或条状彩色血流信号(图10-1-1)。

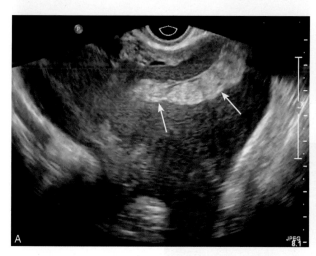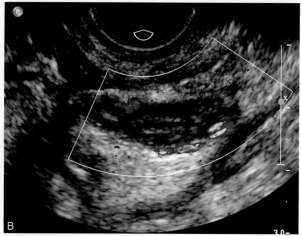

图10-1-1 输卵管结核

A. 在盆腔大量积液声窗衬托下,增粗的输卵管清晰显示,走行僵直(箭头);B. 输卵管管壁内部及周边见点状、条状彩色血流信号。

2. 输卵管积液 输卵管管壁分离,可呈"串珠状""球囊状"扩张,管腔内出现无回声区,部分无回声区内透声差,有时可见密集细小点状等回声或高回声,有时可见条状分隔,呈多房样改变(图10-1-2)。

3. 输卵管混合回声团块 可发生在一侧或双侧附件区,团块内常为增粗扭曲的输卵管、纤维渗出物及干酪样坏死物,肠管及网膜等组织甚至也可包绕其中,形成液化坏死时可见无回声区(图10-1-3),有时团块内还可见粗大的钙化灶(图10-1-4)。CDFI示实性部分内常可见彩色血流信号。

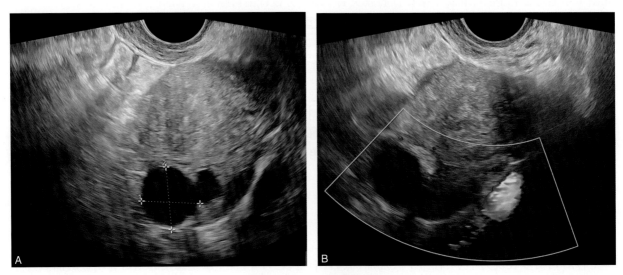

图 10-1-2 输卵管结核

A. 输卵管管腔局部呈"球囊样"扩张；B. 输卵管管壁彩色血流信号不丰富。

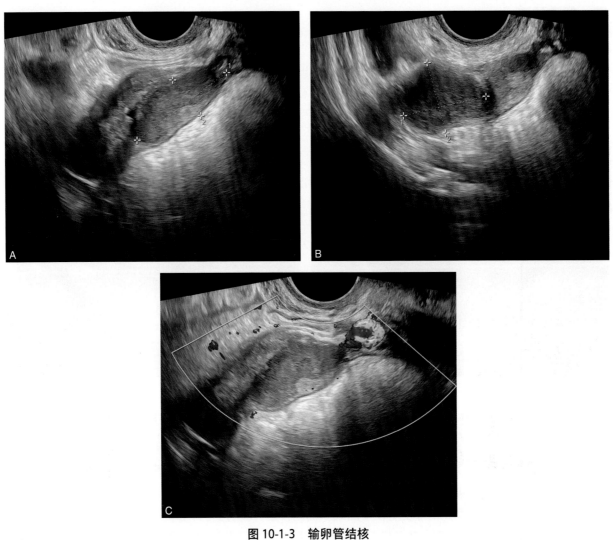

图 10-1-3 输卵管结核

A、B. 右附件区混合回声团块，边界不清，回声不均匀，内见囊性回声，透声差；C. 团块内未见明显血流信号。

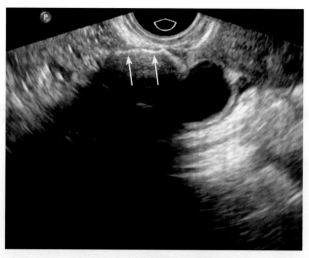

图 10-1-4 输卵管结核钙化
右附件区见一混合回声团块,内见弧形强回声(箭头),
后方伴声影。

(二)超声造影

输卵管结核超声造影以病灶环形增强多见,表现为边缘先环形增强,逐渐向内部灌注,分布较规则。环形增强多为输卵管管壁,因含有大量结核性肉芽肿而呈高增强。因输卵管结核多与周围组织广泛粘连,病灶边界多不清晰,二维超声检查不易判断其与周围组织的界限,经超声造影后,其周边环形增强的表现有助于将输卵管结核病灶与周围其他组织及脏器加以区分。

国内有学者对输卵管结核进行超声造影研究,其超声造影表现可分为以下 4 型(图 10-1-5)。

Ⅰ型:表现为周边环形增强,内部无增强,呈"腊肠样"。

Ⅱ型:表现为周边环形增强,内部呈分隔样增强。

Ⅲ型:表现为不均匀增强,内部可见不规则无增强区。

Ⅳ型:表现为不均匀增强,内部呈结节样增强。

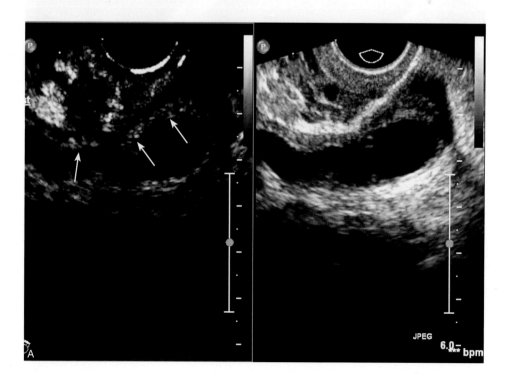

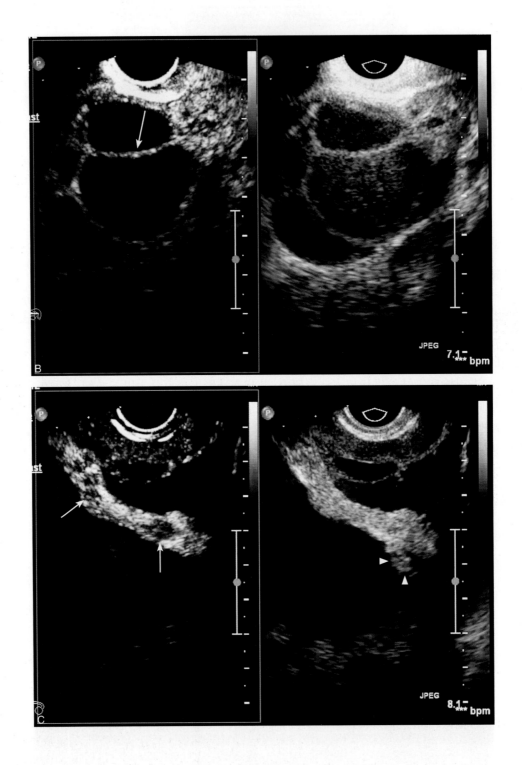

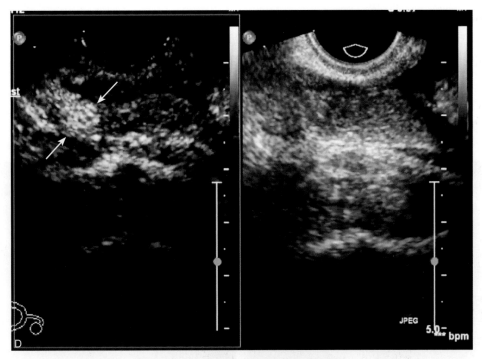

图 10-1-5 输卵管结核超声造影声像图

A. 输卵管管壁增强（箭头），内部无增强，呈"腊肠样"；B. 输卵管周边环形增强，内部呈分隔样增强（箭头）；C. 输卵管内见散在不规则无增强区（箭头），输卵管伞端渗出物无增强（三角形箭头）；D. 输卵管不均匀增强，局部呈结节样高增强（箭头）。

（三）经阴道三维超声子宫输卵管造影

经阴道三维超声子宫输卵管造影（3D-hysterosalpingo-contrast-sonography，3D-HyCoSy）是近年来快速发展的新技术，为输卵管检查提供新的途径。经阴道向宫腔内灌注造影剂混悬液，可实时动态、立体、直观、多角度地观察宫腔、输卵管和伞端及盆腔的弥散显影效果，分析输卵管的走行及通畅程度。输卵管结核常有如下表现。

1. 双侧输卵管不通时，造影剂强回声积聚在宫腔内，宫腔饱满、膨大，宫腔凸面或凹面的弧形宽大，宫角圆钝。

2. 输卵管通而不畅或一侧不通时，输卵管通畅程度不同，宫腔可呈现不同程度的膨大，如输卵管积水或双侧远端阻塞时，注入的造影剂部分进入输卵管，宫腔内压力减低，因此宫腔的膨大程度小于双侧近端输卵管阻塞或一侧通而不畅一侧近端阻塞的宫腔膨胀度（图 10-1-6）。

六、子宫输卵管 X 线碘剂造影

子宫输卵管 X 线碘剂造影，即传统的子宫输卵管造影（hysterosalpingography，HSG），是将碘造影剂经宫颈注入，在 X 线下动态观察和记录宫颈管和宫腔大小、形状、输卵管形态、通畅程度及盆腔弥散情况，是目前诊断不孕症等女性内生殖器官异

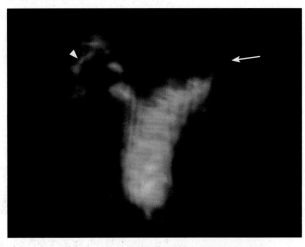

图 10-1-6 经阴道三维超声子宫输卵管造影

经阴道三维超声子宫输卵管造影示左侧输卵管完全不通（箭头），右侧输卵管远端不通（三角形箭头）。

常相关疾病的首选影像学检查方法。输卵管结核常有如下表现。

1. 输卵管重度通而不畅、输卵管近端闭塞或输卵管远端闭塞。

2. 管腔闭锁如棍棒状及末端略粗大如花蕾状，见于峡部闭锁。

3. 管腔狭窄末端呈香肠状及囊袋状，见于壶腹部及伞部闭锁，甚至积水。

4. 管腔僵硬，边缘不规则。

5. 输卵管钙化，在盆腔平片中可以看见虫蚀样钙化影（图 10-1-7）。

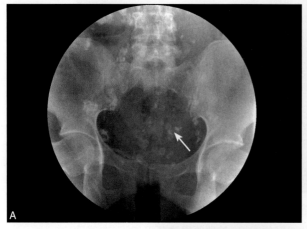
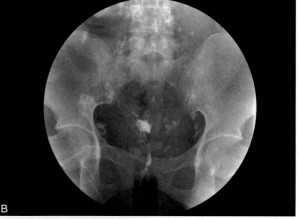
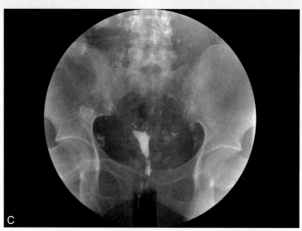

图 10-1-7　子宫输卵管 X 线碘造影剂造影

A. 盆腔内见多发圆形钙化影（箭头）；B. 注入造影剂后子宫呈倒置三角形，左侧宫角部分缺损，右侧宫角变钝，双侧输卵管未显示；C. 通液数分钟后，两侧输卵管仍未显示，盆腔未见造影剂溢出。

七、鉴别诊断

1. 非特异性输卵管炎　输卵管炎导致输卵管积液时在盆腔一侧或双侧可见不规则条索状低或无回声区，呈条索状、"腊肠样"或"曲颈瓶样"（图 10-1-8），边界模糊，单纯性积水透声多较好，如形成脓液则无回声区内透声较差，可见密集点状等回声。输卵管结核也可有上述表现，但常规抗炎治疗无效。

2. 输卵管癌　原发性输卵管癌发生率仅占妇科恶性肿瘤的 0.3%~1.8%，多发生于绝经后。临床上常表现为阴道排液、腹痛、盆腔肿块。常于附件区见腊肠状、梨状或椭圆形团块，呈囊性、囊实性或实性，壁可增厚，有时可见结节样突起，内回声不均匀。常可显示同侧卵巢，但常与卵巢粘连而边界不清（图 10-1-9）。

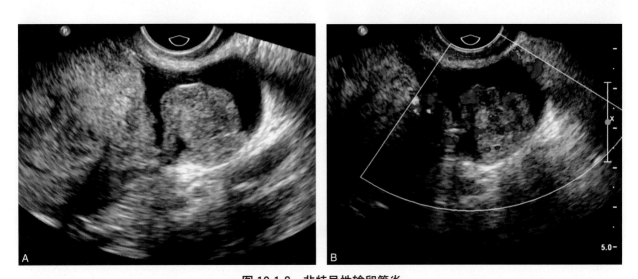

图 10-1-8 非特异性输卵管炎
A. 左侧附件区低回声团块,内回声不均匀,形态扭曲;B. 团块内见点状、条状彩色血流信号。

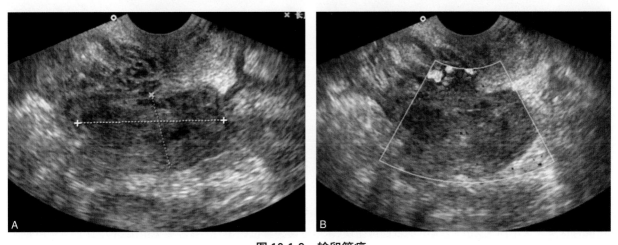

图 10-1-9 输卵管癌
A. 左侧附件区混合性团块,回声不均匀,边界欠清;B. 团块周边见少许彩色血流信号。

3. **卵巢肿物蒂扭转** 卵巢肿物蒂扭转是妇科常见的急腹症之一,常为卵巢及同侧输卵管以血管蒂为轴发生扭转,如扭转未得到缓解,局部组织缺血、坏死继而刺激腹膜引起腹痛。超声可在患侧见混合性团块,回声不均匀,其周围及直肠子宫陷凹可见积液。CDFI 示团块内常不能见彩色血流信号(图 10-1-10)。

4. **输卵管妊娠** 临床上表现为停经、腹痛等,超声检查可有输卵管增粗表现,有时可与输卵管结核相混淆。输卵管妊娠大多数会发生破裂,血液积聚在直肠子宫陷凹、盆腔乃至上腹部,透声较差(图 10-1-11),这与结核性包裹性盆腔积液内出现大量纤维素渗出的声像图相似,但患者常有下腹部剧烈疼痛病史,血或尿妊娠试验有助于鉴别诊断。

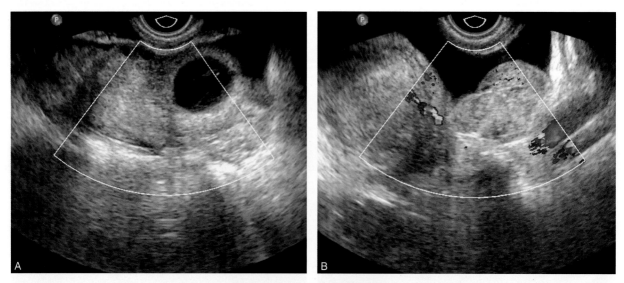

图 10-1-10　卵巢肿物蒂扭转
A. 左侧附件区见一混合性团块,形态扭曲不规则,内见无回声区;B. 团块周围可见积液,团块内未见彩色血流信号。

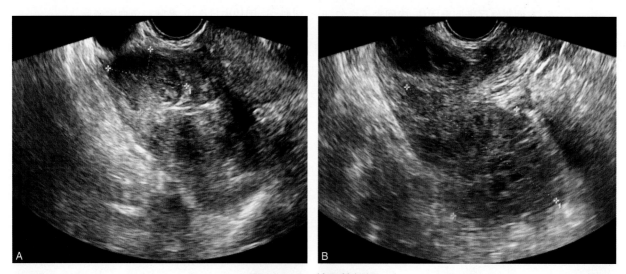

图 10-1-11　输卵管妊娠
A. 附件区见一大小约 3.3cm×2.5cm 的低回声团块,术后证实为异位妊娠;B. 盆腔另见范围约 7.5cm×4.9cm 的囊性为主的混合性回声,边界欠清,内透声差,呈蜂窝状改变,术后证实为积血。

八、治疗原则

(一)抗结核治疗

抗结核治疗的原则是早期、联合、规律、适量、全程。女性生殖系统结核的抗结核治疗方案为:2HRZE/10HRE(强化期:异烟肼、利福平、吡嗪酰胺、乙胺丁醇每日 1 次,共 2 个月。巩固期:异烟肼、利福平、乙胺丁醇每日 1 次,共 10 个月),总疗程 1 年;对于复治病例可以延长至 1 年半。若有耐药结核病的证据则需按耐药结核病方案进行治疗。经过联合、适量规律及全程抗结核药物治疗后,大多患者预后良好,复发或播散至其他器官者少见,但治愈后妊娠的概率也较低。

(二)手术治疗

女性生殖系统结核以抗结核治疗为主,应严格掌握手术指征。为避免手术时感染扩散,并减少盆腔器官广泛粘连,手术范围应根据患者的年龄及病灶的范围而定。对 40 岁以上的患者,如已决定采用手术治疗,则不论病情轻重,均宜做双侧附件及全子宫切除术,将可能同时存在的输卵管、卵巢、子宫内膜以及宫颈结核全部清除,避免术后复发。对年轻妇女应尽量保留卵巢功能,术前常应用抗结核药物 2 个月以上,根据结核病活动情况、病灶是否完整切除,术后继续原方案进行治疗。

（杨高怡）

第二节 子宫结核

一、概述

子宫结核(uterine tuberculosis)包括子宫内膜结核和子宫肌层结核。子宫内膜结核占生殖器系统结核的 50%~60%,常由输卵管结核蔓延而来。子宫肌层结核较少见,大部分由经久不愈或复发性子宫内膜结核直接蔓延引起。

二、病因

子宫内膜结核感染途径有血行播散、淋巴播散及邻近器官结核(主要为输卵管结核)蔓延而来。结核分枝杆菌经输卵管到达子宫内膜基底层引发感染,月经期间结核分枝杆菌可随经血引起子宫内膜重复感染。偶可见性传播的报道,但这一原发感染途径的可能性尚存在争论。有学者认为扩张宫颈口、刮宫等宫腔手术操作,可刺激外阴或宫颈处于休眠状态的结核分枝杆菌,导致子宫内膜结核的发生。子宫肌层结核多由子宫内膜结核直接蔓延而来,也可由盆腔淋巴逆行感染至子宫浆膜面,从而侵犯至肌层所致。

三、病理与分型

由于感染多自上而下,故子宫内膜结核的病灶主要在宫底部和子宫两角。由于子宫内膜周期性脱落,结核病灶不易在短时间内有较大的发展,如病情不严重,早期患者在镜检时仅偶可见到少数散在结核结节,其余内膜及腺体基本正常,此时月经多无改变。由于内膜没有足够时间形成广泛而严重的内膜结核灶,组织学特点主要是上皮样细胞肉芽肿,肉芽肿通常较小,干酪化、纤维化以及钙化等现象亦很少见。严重持久的子宫内膜结核内膜可部分或全部破坏,为干酪样组织所替代或形成溃疡,宫腔则因粘连形成子宫积脓,最终形成纤维化与瘢痕病灶,少数亦可出现钙盐沉着,内膜功能完全丧失而出现闭经症状。

子宫肌层结核多由严重的子宫内膜结核侵犯蔓延而来,组织学特点主要是结核性肉芽肿,病程晚期子宫可有大量瘢痕形成、严重变形。

四、临床表现

临床症状常无特异性,不孕、异位妊娠最为常见,其次为下腹痛,有时可出现消瘦、疲劳以及月经紊乱,亦可伴有继发闭经、月经量少、功能失调性子宫出血等。

五、超声检查

（一）子宫内膜结核

1. **子宫内膜增厚**　多表现为月经各期的子宫内膜整体不规则增厚（厚度与月经周期不符），回声可增高，或与肌层回声相近，与肌层分界不清（图 10-2-1）；内部回声多不均匀，有时可见多个散在无回声区；可伴有宫腔积液，在宫腔积液的衬托下，内膜可呈锯齿状表现。

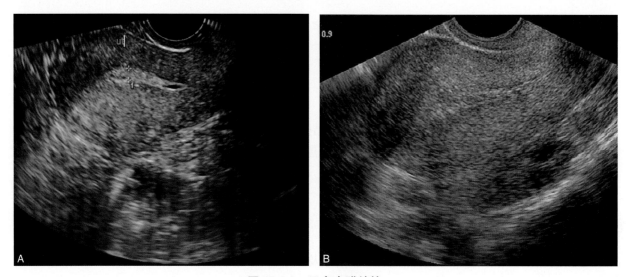

图 10-2-1　子宫内膜结核

A. 患者月经第 5 天，子宫内膜增厚伴回声不均匀；B. 月经第 5 天，内膜回声不均，与肌层分界不清。

2. **钙化**　子宫内膜内见细小点状强回声，多者可弥漫性分布，呈"满天星"样（图 10-2-2、ER 10-2-1）。子宫内膜结核出现钙化的可能原因有：①子宫内膜结核致宫腔粘连，局部瘢痕形成；②子宫内膜出现干酪样坏死，进一步机化所致。

3. **宫腔形态改变**　子宫内膜受结核分枝杆菌反复感染最终形成瘢痕可导致宫腔形态改变，呈三角形，或 T 字形，最终能导致不对称的小宫腔。

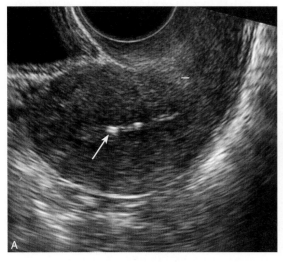

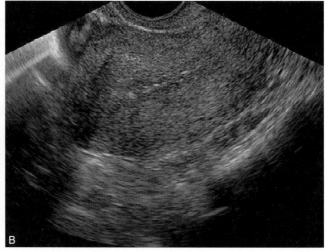

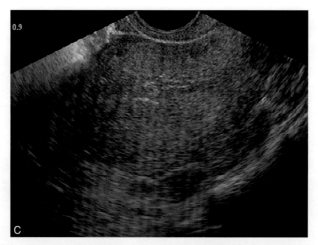

图 10-2-2　子宫内膜结核

A、B. 子宫内膜内见点状强回声；C. 子宫内膜回声不均匀，内见
细小点状强回声弥漫性分布（箭头），基底层与肌层分界不清。

ER 10-2-1　子宫内膜结核

（二）子宫肌层结核

子宫肌层结核可分为混合回声结节、囊性结节、实性结节与钙化。

1. 混合回声结节　较多见，超声表现为子宫肌层内见单个或多个混合回声结节，与周边正常子宫肌层分界不清，内回声杂乱，无回声内常能见细小点状高回声沉积，呈分层现象。

2. 囊性结节　表现为圆形或卵圆形无回声，边界清晰，壁完整且较厚，多数与周边正常子宫肌层分界清晰，无回声区内大多透声欠佳，可见细小点状高回声或絮状回声。

3. 实性结节　可呈低回声、等回声或强回声，内部回声均匀或不均匀，形态多不规则，一般与周边正常肌层分界欠清晰。

4. 钙化　肌层内出现单个或多个点状或片状强回声，散在分布或聚集成团。CDFI 示病灶实性部分能见条状或少许点状彩色血流信号。

超声造影：结节呈环形增强，结节内囊性部分无造影剂灌注，呈无增强（图 10-2-3）。

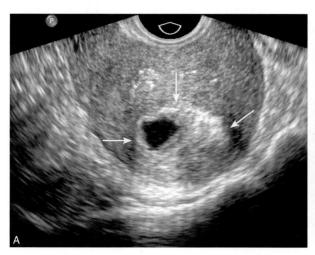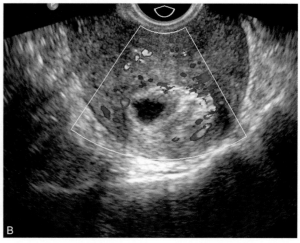

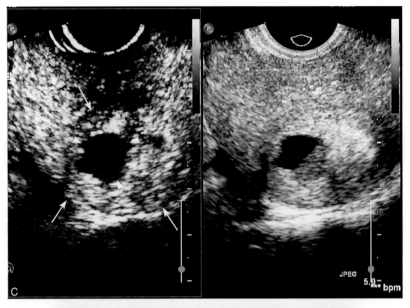

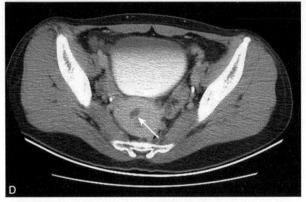

图 10-2-3　子宫肌层结核

A. 子宫前壁肌层内见囊实性结节（箭头），边缘呈不均匀高回声，内部见类圆形无回声区，内透声尚可，病灶与周边子宫正常肌层分界欠清晰，子宫内膜内见多枚点状强回声；B. 结节内部实性部分及周边见条状彩色血流信号；C. 超声造影见子宫肌层囊实性结节23s呈环形增强；D. 增强 CT 见子宫底部肌层混杂密度影，囊变部分未见强化（箭头）。

六、宫腔镜

宫腔镜下可直视子宫内膜结核病变区域，早期多为宫角区的表浅黄色溃疡，后期病变进一步发展，内膜可出现干酪样变、纤维化及钙化，输卵管子宫口粘连、闭塞、消失等。

七、鉴别诊断

1. 子宫内膜癌　超声表现为宫腔内不均匀低回声、高回声或混合回声结节，与子宫肌层分界不清（图 10-2-4）。CDFI 示大部分病灶内见星点状、条状或杂乱彩色血流信号，常测得低阻力频谱。超声造影示病灶多呈快速均匀增强。子宫内膜癌 80% 发生在绝经后，与子宫结核大多发生于育龄女性不同，前者病变处的内膜与肌层分界更为不清，易发生肌层浸润。

2. 子宫内膜息肉　子宫内膜息肉是由多种因素引起的子宫内膜局限性增生，由内膜腺体和间质组成。主要症状为不规则阴道出血，可发生于任何年龄。超声表现为宫腔内高回声或等回声结节（图 10-2-5），形态可不规则。当内部出现坏死时能见无回声，但不易形成钙化。

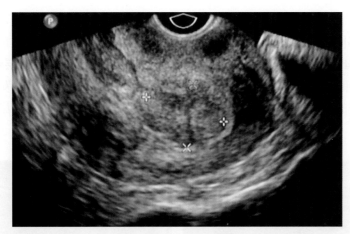

图 10-2-4 子宫内膜癌

宫腔内不均匀低回声团块,形态欠规则,与子宫肌层分界不清,术后病理证实为子宫内膜癌。

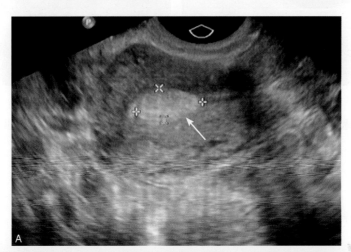

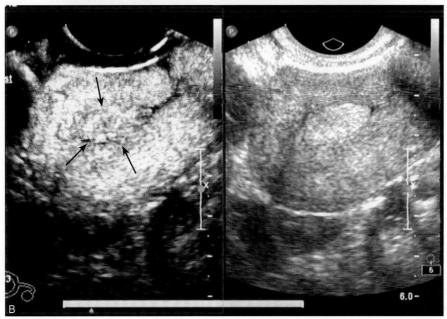

图 10-2-5 子宫内膜息肉

A. 宫腔内见高回声结节(箭头),边界尚清晰;B. 超声造影见结节呈高增强早于内膜层,呈高增强(黑色箭头)。

3. 子宫肌瘤　子宫肌瘤是妇科最常见的良性肿瘤,30~50岁较多见。子宫肌瘤多与周围肌层组织有明显的界线,可伴有不同程度的声衰减。CDFI示血流信号多呈环状或半环状分布在肌瘤周围。子宫肌瘤囊性变的发生率为4%,当肌壁间肌瘤发生囊性变和/或钙化时,难与子宫肌层结核鉴别(图10-2-6)。Moore报道过将妊娠期的子宫肌层结核误诊为子宫肌瘤变性的病例。超声检查发现子宫肌层混合回声团,尤其是合并有内膜的多发点状强回声,应高度怀疑子宫结核,注意询问病史,尽早在超声定位下穿刺活检。

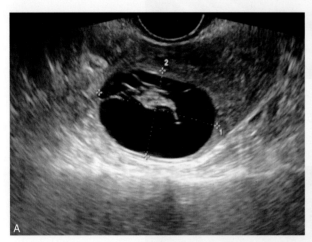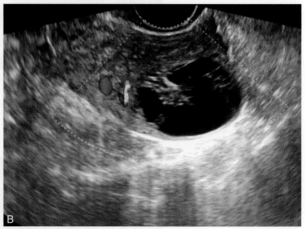

图10-2-6　子宫肌瘤囊性变和/或钙化

A. 子宫后壁肌层边缘见一薄壁囊性回声,外突,内见絮状及条状高回声;B. 团块周边见条状彩色血流信号。

八、治疗原则

子宫肌层结核治疗原则同输卵管结核,详见本章第一节。

(杨高怡)

第三节　结核性盆腔积液

一、概述

女性生殖系统结核可仅表现为结核性盆腔积液(tuberculous pelvic fluid),主要为输卵管周围炎性渗出所致。

二、病因

结核性盆腔积液属于继发感染,多为肺结核血行播散,也可经腹膜结核、肠系膜淋巴结结核直接蔓延或经淋巴管播散所致。

三、病理与分型

急性或亚急性期时,以渗出为主,可出现盆腔积液,呈黄色、无色,有时为血性。大体上,盆腔腹膜充血水肿,表面覆以纤维蛋白渗出物,可见许多黄白色或灰白色微小结节,或互相融合。镜下于纤维结缔组织中见多发结核性肉芽肿,多不伴干酪样坏死。

四、临床表现

一般无自觉症状,少数患者可出现下腹不适、坠胀、腹痛,若为结核活动期,可出现发热、盗汗、乏力等全身症状。患者也可表现为不孕,月经失调。当出现大量游离积液时,下腹部叩诊呈移动性浊音。

五、超声检查

1. 游离性积液　在子宫周围及髂窝等部位可出现不同深度的无回声区,有时透声差,可见密集点状、絮状等回声或高回声漂浮,粗细不均条状高回声或强回声粘连于子宫与卵巢之间,或子宫与盆腔之间,呈琴弦样、网格样(图 10-3-1);如分隔较多时,可呈多房样或蜂窝状。

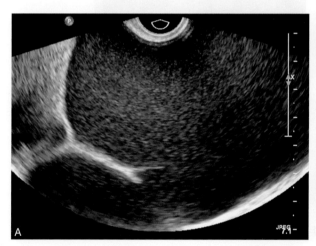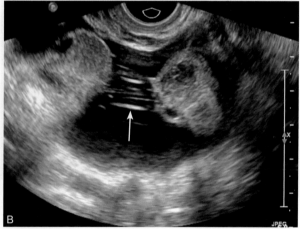

图 10-3-1　游离性积液

A. 盆腔内见大片状无回声区,透声差,内见密集点状、絮状等回声漂浮;B. 盆腔无回声区内见"琴弦样"带状强回声及高回声(箭头)连接在双侧卵巢之间。

2. 包裹性积液　超声表现为子宫周围可见单个或多个局限性无回声区,呈圆形、椭圆形或不规则形,部分壁较厚。无回声内透声差,可见密集点状、絮状等回声或高回声漂浮,有时可见条带状高回声分隔。CDFI 示彩色血流信号不丰富,边缘或分隔处有时可见少许彩色血流信号(图 10-3-2)。

3. 盆腔脓肿　大多位于直肠子宫陷凹。超声表现为形态不规则的混合性回声团块,大小不等,大者可达 10cm 以上;壁厚薄不均,内回声杂乱,可有分隔,与相邻器官分界不清;如脓液黏稠,可呈实质性回声;脓肿内彩色血流信号不丰富。超声造影见脓肿壁及其分隔可有增强(图 10-3-3)。

4. 其他声像图改变　盆腔腹膜增厚、肠系膜及网膜淋巴结肿大等。

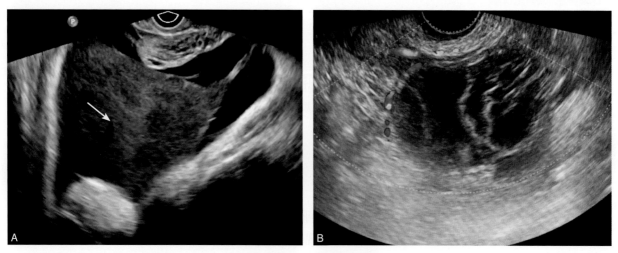

图 10-3-2　包裹性积液

A. 盆腔内可见大范围无回声,局部包裹,形态不规则,透声差,内见絮状等回声(箭头);B. 盆腔包裹性无回声区边缘见条状彩色血流信号。

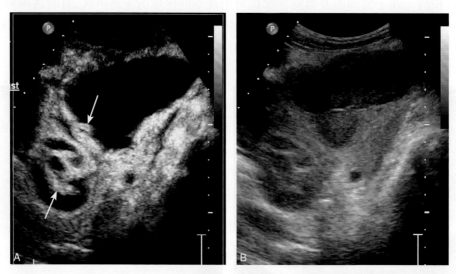

图 10-3-3　盆腔脓肿

患者女,18 岁,下腹疼痛一周。A. 盆腔内巨大混合性回声团块(箭头),内回声杂乱;B. 团块内可见点状等回声,呈分层现象。

六、鉴别诊断

1. 子宫内膜异位症　子宫内膜异位症绝大多数位于盆腔,因反复出血形成囊性团块。包块内陈旧血液可外漏引起局部炎症反应和组织纤维化,导致其与周边组织粘连固定。团块多呈圆形或椭圆形,内壁毛糙、增厚,内因血液机化和纤维素沉积可见均匀密集的点状回声移动(图 10-3-4),有时呈云雾状低回声,与结核性包裹性盆腔积液的声像图相似。鉴别二者常需结合病史,前者的腹痛与月经周期密切相关,团块的大小及内部回声可随月经周期变化而改变。

2. 卵巢恶性肿瘤　卵巢恶性肿瘤与盆腔结核均可引起血清糖类抗原 125(CA125)、糖类抗原 19-9(CA19-9)升高,均有腹胀、乏力、低热、消瘦等症状,声像图上可有盆腔团块、腹水及腹膜增厚等相似表现。卵巢实性恶性肿瘤常血供丰富,如表现为囊实性,血供可不丰富(图 10-3-5),很难与盆腔结核性脓肿相鉴别,必要时可在超声引导下穿刺活检。

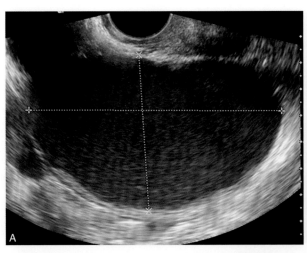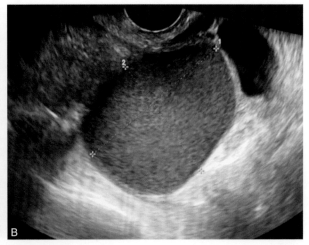

图 10-3-4　子宫内膜异位症

A. 盆腔内巨大囊性团块,壁较厚,囊内见均匀点状高回声;B. 卵巢内囊性团块,囊内充满均匀点状高回声。

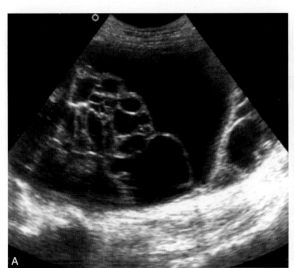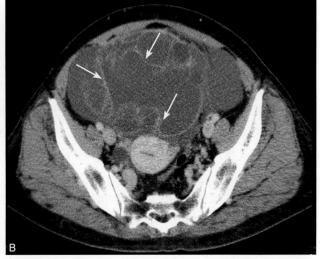

图 10-3-5　卵巢恶性肿瘤

A. 腹、盆腔内一巨大囊性团块,内见带状高回声分隔,呈蜂窝状;B. CT 示盆腔巨大囊性团块影,增强后其厚薄不均的间隔和囊壁明显强化(箭头)。

七、治疗原则

对于结核性盆腔积液或盆腔脓肿,在女性生殖系统结核抗结核治疗方案规范治疗的基础上,超声引导穿刺抽液与置管引流现已成为治疗此病变的重要辅助手段。

抽液及置管引流术是在超声实时引导下进行,能够寻找最佳进针路径,进行抽吸、注药等操作,避免损伤子宫、卵巢等盆腔脏器及大血管。包裹性积液或积脓时,可从壁较薄的部位进针,随时根据积液量的变化调节针尖位置(图 10-3-6)。盆腔积液量较多时亦可经腹壁穿刺抽液或置管引流。抽液结束后,可注入异烟肼及地塞米松等药物,有助于缓解盆腔组织的粘连,使组织中毛细血管、淋巴管通畅,提高病变局部药物浓度,加速盆腔积液吸收,使病灶缩小,甚至消失,是抗结核治疗方案的有效辅助治疗,有利于改善预后、缩短病程。

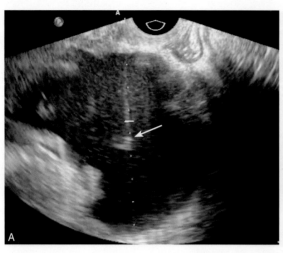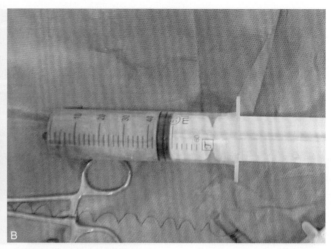

图 10-3-6 超声引导穿刺抽液与置管引流

A. 经阴道超声引导下腹盆腔积液穿刺抽液（箭头示穿刺针针尖）；B. 抽出黄色血性脓液，经培养证实为结核性盆腔积液。

（杨高怡）

【参考文献】

1. 林明媚，李蓉.女性生殖器结核性不孕症的诊治进展.中华妇产科杂志，2015，50（12）：954-956.

2. 唐神结，高文.临床结核病学.2版.北京：人民卫生出版社，2019.

3. 刘远慧，王军梅，刘东升，等.超声在子宫内膜结核诊断中的应用价值.中华医学超声杂志（电子版），2019，16（1）：39-42.

4. 龙腾河，罗玉芳.女性生殖器官结核的 DR、CT 表现.实用医学杂志，2007，23（16）：2579-2580.

5. 曾正国.现代实用结核病学.北京：科学技术文献出版社，2003.

6. 蒋红英，杨高怡.女性盆腔结核 25 例超声分析.浙江中西医结合杂志，2009，19（2）：113.

7. 朱兰，俞梅.输卵管卵巢结核.实用妇产科杂志，2006，22（11）：645-647.

8. 田海燕，董玉霞，樊文峰，等.介入性超声在治疗女性结核性盆腔炎中的作用.河北医科大学学报，2008，29（5）：761-762.

9. 王彩芬，杨高怡，赵丹，等.经阴道介入超声治疗结核性盆腔积液的应用价值.浙江中西医结合杂志，2013，23（1）：63-69.

10. 蒋红英，杨高怡，何宁，等.输卵管结核超声造影表现分析.中国超声医学杂志，2014，30（4）：357-358.

11. 王莎莎.子宫输卵管超声造影.北京：军事医学科学出版社，2014.

12. RANA T，SINGH U B，KULSHRESTHA V，et al. Utility of reverse transcriptase PCR and DNA-PCR in the diagnosis of female genital tuberculosis. J Med Microbiol，2011，60（Pt4）：486-491.

13. CHAVHAN G B，HIRA P，RATHOD K，et al. Female genital tuberculosis：hysterosalpingographic appearances. Br J Radiol，2004，77（914）：164-169.

14. KLEIN T A，RICHMOND J A，JR MISHELL D R. Pelvic tuberculosis. Obstet Gynecol，1976，48（1）：99-104.

15. TONGSONG T，SUKPAN K，WANAPIRAK C，et al. Sonographic features of female pelvic tuberculous peritonitis.J Ultrasound Med，2007，26（1）：77-82.

16. BILGIN T，KARABAY A，DOLAR E，et al. Peritoneal tuberculosis with pelvic abdominal mass，ascites and elevated CA125 mimicking advanced ovarian carcinoma：a series of 10 cases. Int J Gynecol Cancer，2001，11（4）：290-294.

17. JINDAL U N, VERMA S, BALA Y. Favorable infertility outcomes following anti-tubercular treatment prescribed on the sole basis of a positive polymerase chain reaction test for endometrial tuberculosis. Hum Repord, 2012, 27（5）: 1368-1374.

18. AHMADI F, ZAFARANI F, SHAHRZAD G. Hysterosalpingographic Appearances of Female Genital Tract Tuberculosis: Part Ⅱ: Uterus. Int J Fertil Steril, 2014, 8（1）: 13-20.

19. AHMADI F, ZAFARANI F, SHAHRZAD G. Hysterosalpingographic Appearances of Female Genital Tract Tuberculosis: part Ⅰ: Fallopian tube.Int J Fertil Steril, 2014, 7（4）: 245-252.

第三篇

男性不育因素超声评估

第十一章　阴茎勃起功能异常超声评估

第一节　正常阴茎

一、阴茎解剖

阴茎为男性重要的性器官,具有勃起完成性交的功能,并有排尿和射精作用。阴茎分根、体、头3部分。后部为阴茎根,附着于耻骨下支、坐骨支及尿生殖膈;中部为阴茎体,呈圆柱状,悬垂于耻骨联合前下方;前部膨大为阴茎头,又称龟头,头尖端有矢状位的裂口叫尿道外口,头与体交界处有一环状沟称阴茎颈或冠状沟。

阴茎主要由两个阴茎海绵体和一个尿道海绵体组成,外面包以基筋膜和皮肤。阴茎海绵体呈圆柱状,左、右各一,位于阴茎的背侧。左、右两者紧密结合,向前延伸,前端变细,嵌入阴茎头底面的凹陷内;后端分离,称阴茎脚,分别附于两侧的耻骨下支和坐骨支。尿道海绵体位于阴茎海绵体的腹侧,尿道贯穿其全长,其中部呈圆柱状,前端膨大称阴茎头,也称龟头,后端膨大称尿道球,位于两阴茎脚中间,固定于尿生殖膈下筋膜上。每个海绵体的外面包有一层坚厚的纤维膜,称海绵体白膜(图11-1-1A、B)。海绵体为勃起组织,是由结缔组织、弹力纤维、平滑肌等构成的许多海绵体小梁和腔隙组成,腔隙实际上是与血管相通的窦隙。当这些腔隙充血时,阴茎即变粗变硬而勃起,反之则变软。

阴茎内动脉血管丰富,主要的分支有位于阴茎背面白膜外的阴茎背动脉,沿阴茎海绵体走行的阴茎海绵体动脉,以及沿尿道海绵体走向的尿道腹侧的两条尿道球动脉。这些动脉的末端分支,即螺旋动脉终止于小毛细血管,后者又直接开口于海绵体腔。静脉回流有两条通路,背深静脉和背浅静脉。阴茎海绵体腔的血液主要经小静脉汇入阴茎背深静脉,其中一些小支由阴茎背面穿出形成导静脉直接汇入背深静脉,另一些则由海绵体的腹面穿出,经旋静脉汇入背深静脉;尿道海绵体(包括龟头和尿道球)的血液则主要汇入背浅静脉(图11-1-1A、B)。

性兴奋时,性感觉通过阴茎背神经传入,至骶髓低位性反应中枢后,传出副交感神经支配阴茎血管平滑肌,阴茎内动脉的主要分支及其小动脉扩张,灌注血流增加,动静脉交通支阻断,静脉回流减少,海绵体血窦充血,进而阴茎勃起。射精后,由于腹下神经中的交感神经纤维兴奋,阴茎内动脉收缩,海绵体动脉壁平滑肌皱襞增厚,形成瓣膜样部分关闭,窦血流减少,输出静脉交通支完全开放,静脉回流增加,阴茎很快疲软。阴茎勃起经历以下生理过程:首先是阴茎小动脉扩张,收缩期和舒张期血流均增加,阴茎海绵窦扩张,贮血;接着白膜下静脉受压闭合,减少静脉回流;然后海绵窦进一步膨胀,穿支小静脉受压,静脉回流进一步减少,海绵体内压升至人体收缩压的80%~90%,阴茎充分勃起,此时动脉供血也开始减少;紧接着坐骨海绵体肌收缩,使海绵体内压激增至收缩期血压水平以上,阴茎强直勃起,此时几乎无血流通过海绵体动脉(图11-1-1C、D)。

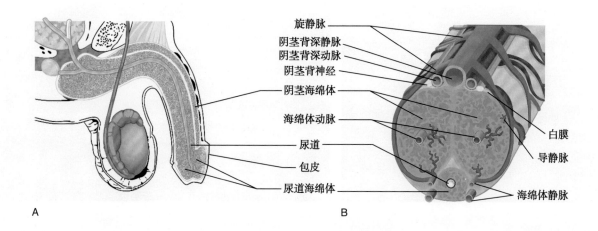

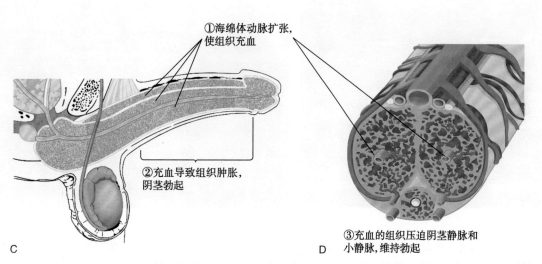

图 11-1-1 阴茎静息状态(图 A、B)和勃起状态(图 C、D)的结构和血管分布

A. 静息状态阴茎矢状面;B. 静息状态阴茎横断面;C. 勃起状态阴茎矢状面;D. 勃起状态阴茎横断面。

二、正常阴茎超声表现

　　阴茎体部横切面可清楚显示位于背侧的左右 2 条呈近似圆形的中等回声阴茎海绵体和腹侧中央区域的 1 条近似椭圆形的中等回声尿道海绵体,阴茎海绵体之间可见高回声阴茎中隔,周边可见薄层的高回声白膜,尿道海绵体周边可见高回声的深筋膜(图 11-1-2A)。阴茎体部纵切面则显示海绵体呈长条形低回声,前端膨大为阴茎头,阴茎海绵体与阴茎头之间可见起支撑作用的高回声的带状阴茎系带(图 11-1-2B)。多普勒超声可于两侧阴茎海绵体背面中央区域探及阴茎背动脉和阴茎背深静脉,阴茎海绵体内部中央区域则可探及海绵体动脉(图 11-1-2C)。尿道海绵体内则可见尿道通过。

　　当阴茎处于勃起状态时,海绵体截面较疲软状态明显增大,回声减低,并可见由于海绵窦腔扩大形成的星点状小暗区,多普勒超声显示阴茎内动脉血管扩张,血流速增快(图 11-1-2D)。

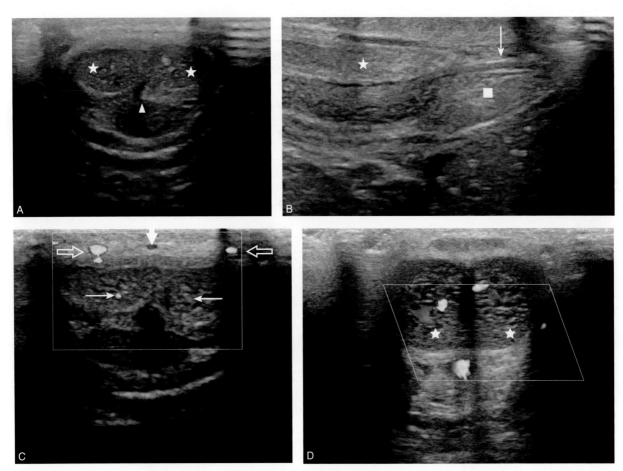

图 11-1-2　正常阴茎超声表现

A. 阴茎体部横切面,显示背侧的 2 条阴茎海绵体(星号)和腹侧的 1 条尿道海绵体(三角形);B. 阴茎体部和头部纵切面,显示长条形阴茎海绵体(星号)和龟头(正方形),两者之间可见阴茎系带(箭头);C. 彩色多普勒超声显示阴茎背动脉(空心箭头)、阴茎背深静脉(实心箭头)和阴茎海绵体动脉(细箭头);D. 阴茎勃起状态显示阴茎海绵体增粗,回声减低,可见星点状小暗区,并可见血管扩张,血流丰富。

（徐　莉　彭成忠）

第二节　阴茎勃起功能障碍

一、概述

勃起功能障碍(erectile dysfunction,ED)是指阴茎不能持续达到或维持足够的勃起并完成满意的性生活,且发病时间持续 6 个月以上的现象。ED 是男科最常见的性功能障碍之一。

就目前认识程度而言,ED 的发生与年龄明显相关。经过年龄校正后,勃起功能障碍与心脏病、高血压、糖尿病、相关药物、血清睾酮水平、不良生活习惯及精神心理状况等有关。ED 的病因分为心理性、神经性、内分泌性、血管性等,其中血管性与超声检查相关性较高,本节主要探讨血管性 ED。

二、血管性 ED 病因与发病机制

阴茎只有在阴茎海绵体足够充血时才能充分勃起,其前提是在勃起时海绵体动脉要有充足的血流量,以及海绵体静脉要关闭。如果勃起时动脉供血不足,或者关闭不严,导致海绵体内压不足,阴茎勃起硬度就会下降。血管性 ED 通常表现为勃起困难、硬度下降或者勃起容易疲软。根据病变血管的部位,血管性 ED 可进一步分为动脉性、静脉性以及混合性。

（一）动脉性 ED

阴茎勃起时显著的血流动力学变化是阴茎海绵体动脉性充血。因此,各种影响阴茎动脉的因素,都可通过影响血液灌注而导致 ED。临床最常见的动脉病变是动脉粥样硬化。高血压本身不会削弱勃起功能,但与高血压有关的动脉狭窄性病变是引起 ED 的病因。血管外科手术,包括动脉瘤、反复或双侧髂内动脉手术,也是 ED 发生的诱因。ED 的严重程度与动脉充血及静脉回流情况密切相关。

（二）静脉性（海绵体性）ED

静脉闭合机制失调引起的 ED 较动脉性 ED 更为常见。多数情况下,静脉性 ED 反映存在阴茎海绵体平滑肌和 / 或白膜病变。静脉闭合机制失调由以下可能的病理生理过程引起。

1. 阴茎海绵体回流大静脉的出现或形成,在原发性 ED 患者中常见。

2. 白膜的变性（阴茎海绵体硬结症、高龄、糖尿病等）或创伤致白膜下输出静脉受压不足。在阴茎海绵体硬结症中,失去弹性的白膜使输出静脉关闭受阻。

3. 小梁、海绵体平滑肌纤维弹性成分的改变及内皮结构的改变。

4. 小梁平滑肌松弛欠佳,引起海绵体血窦扩张不充分,使白膜下静脉受压不足。

5. 获得性静脉分流 - 外伤、尿道手术或异常勃起手术治疗后,导致阴茎海绵体和尿道海绵体之间产生异常静脉通道。另外,导致阴茎海绵体勃起组织异常性改变的因素也是 ED 发生的危险因子,包括阴茎海绵体窦纤维弹性成分丧失、海绵体平滑肌变性减少、细胞间缝隙连接功能异常或丧失、内皮细胞功能不全等情况。

三、临床表现

ED 诊断的主要依据是主诉。客观准确的病史是诊断的关键,同时鼓励患者的配偶参与 ED 的诊断。现病史包括起病时间、病情的发展与演变、婚姻情况、性生活情况、伴随症状、伴随疾病、个人情况、有无相应的手术及创伤史、精神心理及家庭情况等,对于其症状常采用国际勃起功能指数 -5（international index of erectile function-5,IIEF-5）量表（表 11-2-1）进行评分。

诊断血管性病因的检查手段主要包括阴茎海绵体超声和阴茎海绵体造影,这两项检查均需要让阴茎在勃起条件下完成,一般通过阴茎海绵体注射血管活性药物试验（intracavernous injection,ICI）来实现。

ICI 主要用于鉴别血管性、心理性和神经性 ED。常用的药物有罂粟碱、酚妥拉明、前列腺素 E_1 及血管活性肽等。药物注射后局部压迫 3~5 分钟,测量阴茎的长度和周径,并测量其站立时大腿和阴茎的夹角（勃起角）。勃起角大于 90°,持续 30 分钟以上即为阳性勃起反应,无血管病变;勃起角小于 60° 的患者,提示血管性病变可能性大;勃起角在 60° ~90° 之间的患者为可疑血管病变,需要再做其他的检查加以明确。注射药物 15 分钟后阴茎缓慢勃起,常表明阴茎动脉供血不全。若注射药物后勃起较快,但迅速疲软,提示阴茎静脉闭塞功能障碍。

表 11-2-1　国际勃起功能指数 -5（IIEF-5）量表

请根据您过去 6 个月的性生活实际情况回答下列问题，选择适当的分值						
	0 分	1 分	2 分	3 分	4 分	5 分
1. 对阴茎勃起及维持勃起有多少信心？	无	很低	低	中等	高	很高
2. 受到性刺激后，有多少次阴茎能坚挺地进入阴道？	无性活动	几乎没有或完全没有	只有几次	有时或大约一半时候	大多数时候	几乎每次或每次
3. 性交时，有多少次能在进入阴道后维持阴茎勃起	没有尝试性交	几乎没有或完全没有	只有几次	有时或大约一半时候	大多数时候	几乎每次或每次
4. 性交时，保持勃起至性交完毕有多大困难	没有尝试性交	非常困难	很困难	有困难	有点困难	不困难
5. 尝试性交时是否感到满足？	没有尝试性交	几乎没有或完全没有	只有几次	有时或大约一半时候	大多数时候	几乎每次或每次

注：总评分≥22 分为正常；12~21 分为轻度 ED；8~11 分为中度 ED；≤ 7 分为重度 ED。

四、超声表现

　　超声检查主要适用于临床疑诊血管性 ED 的患者或者是其他临床怀疑有阴茎器质性病变的患者。超声检查需要在阴茎海绵体注射血管活性药物试验（ICI）状态下进行。在阴茎海绵体内注射前列腺素 E_1 10μg 等药物后，数分钟可诱发有效的勃起，除了测量阴茎长径、周径、勃起角度外，通过超声观察两侧阴茎海绵体动脉和阴茎背深静脉、海绵体静脉情况，并测量阴茎海绵体动脉的相关参数，主要指标有动脉收缩期最大流速（PSV）、舒张末期血流速度（EDV）、血管阻力指数［RI=（PSV−EDV）/PSV］。正常勃起功能时，两侧海绵体动脉 PSV 分别 >25cm/s，或两侧相加 >50cm/s；EDV 为 0 或反向；RI≥1；同时，阴茎背深静脉和海绵体静脉血流常减少或消失（图 11-2-1）。

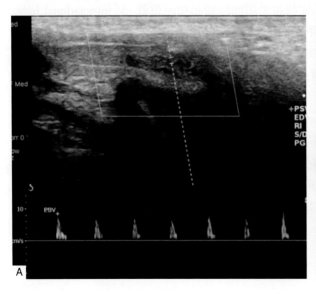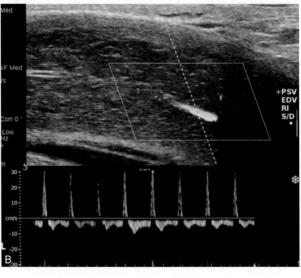

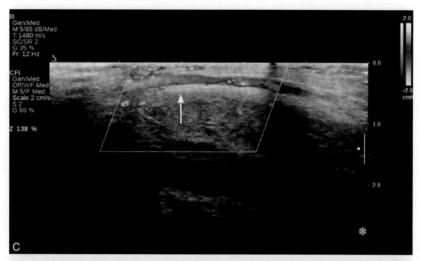

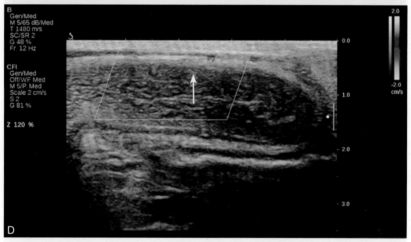

图 11-2-1 阴茎勃起前后正常超声表现

A. 疲软状态,阴茎海绵体动脉 PSV 为 8.6cm/s; B. 经阴茎海绵体内注射血管活性药物,阴茎充分勃起时检查,阴茎海绵体动脉 PSV 为 30.5cm/s; C. 疲软状态,阴茎背深静脉清晰可见(箭头所指); D. 经阴茎海绵体内注射血管活性药物,阴茎充分勃起时检查,阴茎背深静脉接近消失(箭头所指)。

(一)动脉性 ED

最主要的判定标准为阴茎动脉的 PSV,在阴茎海绵体闭孔机制完整的前提下,阴茎海绵体动脉供血不足必然会导致 PSV 低下。经阴茎海绵体注射血管活性药物,若左右海绵体动脉 PSV<25cm/s,或两侧相加 PSV ≤ 50cm/s,即可诊断动脉性 ED(如图 11-2-2A)。血流加速度(ACC)反映动脉的血流状态,对诊断动脉性 ED 有一定参考价值,正常性成熟男青年阴茎勃起的状态 ACC 应 >400cm/s^{-2},若 ACC<400cm/s^{-2} 则对动脉性 ED 有一定的诊断价值。当阴茎海绵体动脉自身出现狭窄或闭塞等病变时,则在超声上可显示为动脉内壁毛糙,充满低或高回声,彩色多普勒超声血流显像(彩色多普勒超声)显示管腔内无血流信号(图 11-2-2B)。

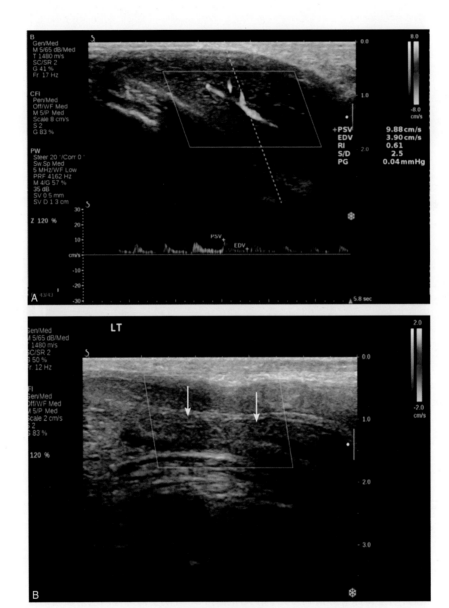

**图 11-2-2 动脉性 ED（经阴茎海绵体内注射血管活性药物，
阴茎充分勃起时检查）**

A. 阴茎海绵体动脉流速曲线 PSV 为 9.88cm/s，EDV 为 3.90cm/s，RI 为 0.61；
B. 阴茎海绵体动脉内壁毛糙，内充满回声，彩色多普勒超声未见血流信号（箭
头所指）。

（二）静脉性 ED

静脉性 ED 主要为阴茎背深静脉闭合不全、回流系统障碍造成静脉漏等原因所指。阴茎动脉舒张末
期血流速度（EDV）和阻力指数（RI）是诊断静脉性 ED 的重要指标，RI 反映阴茎海绵体动脉的阻力，主
要取决于血管周围的压力，一般以 PSV>25cm/s、EDV ≥5cm/s、RI<0.8 作为诊断标准。阴茎背深静脉流
速亦可作为诊断静脉性 ED 的指标，常以静脉流速 >3cm/s，彩色多普勒超声显示静脉血流持续存在，或海
绵体周围的白膜下可见小静脉和导静脉漏彩色血流信号作为重要的依据（图 11-2-3）。

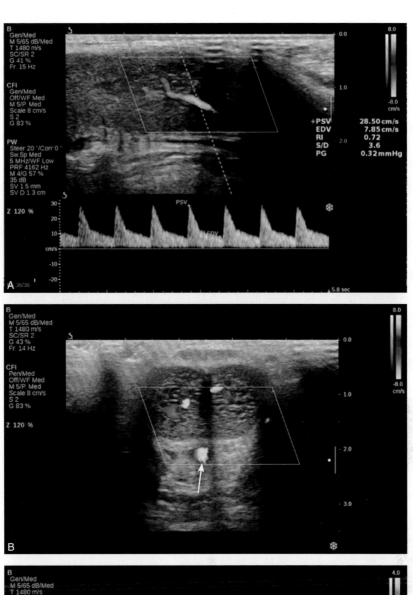

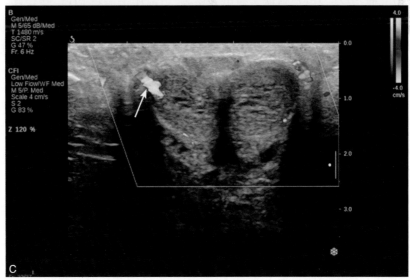

**图 11-2-3　静脉性 ED（经阴茎海绵体内注射血管活性药物，
阴茎充分勃起时检查）**

A. 右侧阴茎海绵体动脉 PSV 为 28.5cm/s，EDV 为 7.85cm/s，RI 为 0.72；B. 阴
茎背深静脉血流持续存在（箭头所指），C. 彩色多普勒超声显示海绵体周围的
白膜下小静脉和导静脉漏（箭头所指）。

（三）混合性 ED

既有动脉性因素,又有静脉性因素,常见于损伤及手术后。通常以 PSV<25cm/s、EDV>5cm/s、RI<0.8 作为诊断标准。

五、其他诊断方法

（一）海绵体造影检查

海绵体造影用于检查静脉性勃起功能障碍,注射血管活性药物阴茎充分勃起后,海绵体注射造影剂 20~30ml,检查正位或左右侧位 X 片。正常情况下造影剂应持续存留在阴茎海绵体 10 分钟,5 分钟内不会出现海绵体外显影,否则判定为静脉漏。阴茎回流静脉显影包括阴茎背深、浅静脉、海绵体静脉、前列腺静脉丛、白膜下静脉、阴茎脚静脉、尿道球静脉、阴部内静脉等。

（二）选择性阴部内动脉造影术

选择性阴部内动脉造影术是较为精确的检查方法,可以明确阴茎动脉病变部位及程度,有无血管畸形等,并可同时进行扩血管或介入治疗。但该技术为有创性检查,可导致出血或动脉内膜剥脱等并发症,作为诊断方法应谨慎使用。

（三）阴茎多层螺旋 CT 血管造影

阴茎多层螺旋 CT 血管造影(MSCTA)可清楚显示阴部内动脉的起源、走行及分支的空间位置关系,可作为选择性阴部内动脉造影的替代手段。

六、治疗原则

ED 治疗的目的是恢复其勃起功能。导致血管性 ED 临床症状及病理生理改变的主要原因是血流动力学异常,恢复异常的阴茎供血可以达到治疗血管性 ED 的目标。治疗的基本原则包括:①消除病因,加强原发病的诊治;②口服 PDE5(磷酸二酯酶Ⅴ型)抑制剂,如西地那非、他达拉非等药物,以改善阴茎海绵体血流,由于使用方便、安全、有效、易被多数患者接受,目前作为治疗 ED 一线疗法;③对于不想或者不适合接受药物治疗的患者,可以选择阴茎负压助勃装置;④阴茎海绵体内注射前列腺素 E_1、罂粟碱等药物疗法,不作为一线治疗方案;⑤诊断为动脉性或静脉性 ED 的患者,可以接受动脉重建或静脉结扎手术;⑥阴茎假体植入术可以作为药物治疗无效患者的一个替代治疗手段。

（徐　莉　彭成忠）

第三节　阴茎异常勃起

一、概述

阴茎异常勃起是指与性欲和性刺激无关的、持续 4h 以上的阴茎持续勃起状态。是一种少见的病理性勃起状态,可以发生于任何年龄段,包括新生儿阶段,但 5~10 岁的儿童和 20~50 岁的成人是本病高发年龄段。目前阴茎异常勃起临床常用分型为低流量型(也称缺血型或静脉型)与高流量型(也称非缺血型或动脉型)。

低流量型阴茎异常勃起是临床最常见的阴茎异常勃起,其特点是阴茎海绵体静脉流出量减少,血液滞留,海绵体内压力增高,动脉血流入量减少,甚至停止。患者多表现为阴茎坚硬和阴茎疼痛。低流量型阴茎异常勃起可导致严重并发症,包括勃起功能障碍、海绵体纤维化和阴茎畸形等,是男科常见的急症之一。

高流量型阴茎异常勃起是一种少见的阴茎异常勃起类型,多由于阴茎海绵体动脉或分支损伤形成动脉-海绵体瘘引起,患者阴茎呈持续性部分勃起状态,通常无勃起疼痛或疼痛很轻。

二、病因与发病机制

(一)低流量型阴茎异常勃起的病因

1. 血细胞性和血栓性因素　镰状细胞性贫血是最常见的儿童低流量型阴茎异常勃起的原因,主要是由于镰刀状红细胞导致白膜下小静脉阻塞,阴茎静脉回流障碍引起。白血病也是引起阴茎异常勃起的原因之一,可能与白细胞数目增多引起血液黏稠度增加有关。

2. 药物因素　引起低流量型阴茎异常勃起的药物主要有抗抑郁药、镇静剂和一些抗高血压药物等。也有关于 PDE5 抑制剂和大剂量睾酮的使用引起阴茎异常勃起的报告。

3. 阴茎海绵体内药物注射　由于阴茎海绵体内药物注射的广泛应用,低流量型阴茎异常勃起的发生率明显增加。其中以阴茎海绵体内注射罂粟碱或包括有罂粟碱在内的其他药物发生阴茎异常勃起的概率最高。

4. 肿瘤　一些肿瘤和阴茎异常勃起的发生有关,如膀胱癌、前列腺癌、尿道癌和转移至阴茎的肿瘤等,均可压迫血管,阻断阴茎静脉回流,引起低流量型阴茎异常勃起。

5. 神经因素　脊髓损伤患者,特别是高位脊髓损伤者,容易发生阴茎异常勃起,极少数椎管狭窄的患者可发生间断性阴茎异常勃起。

6. 炎症和感染　盆腔感染导致血管神经束受压也是引起低流量型阴茎异常勃起的原因之一。

7. 特发性　30%~50% 的阴茎异常勃起为特发性,原因不清,而且多为低流量型阴茎异常勃起。

(二)高流量型阴茎异常勃起的病因

多数高流量型阴茎异常勃起患者有会阴部或阴茎外伤史,阴茎海绵体动脉与海绵体窦形成异常血管通道,使动脉灌流和静脉回流功能失衡,阴茎海绵体内血液的高灌注率和低流出率是高流量型阴茎异常勃起的发病机制。

三、临床表现

阴茎异常勃起应根据患者的主诉、病史、体检及阴茎海绵体血气分析结果进行诊断评估,阴茎海绵体的彩色多普勒超声检查有助诊断,高选择性阴部内动脉造影可明确诊断动脉损伤所致的阴茎异常勃起。

阴茎异常勃起的主要症状为持续 4 小时以上的疼痛或无明显疼痛的阴茎勃起。病史询问应包括阴茎异常勃起的持续时间、是否伴有疼痛、相关药物使用史、伴发相关疾病、外伤史、肿瘤病史、镰状细胞性贫血或其他血液病病史等。

查体应注意是否有生殖器肿物、淋巴结肿大、外伤体征,以及观察勃起硬度等。缺血性勃起阴茎坚硬,伴显著阴茎肿胀、皮肤青紫,而非缺血性海绵体通常胀大但不坚硬。异常勃起者主要累及阴茎海绵体,通常尿道海绵体和阴茎头不受影响,仍是软的。

阴茎海绵体内血液的血气分析是目前最可靠的区分低流量型和高流量型阴茎异常勃起的诊断方法。低流量型阴茎异常勃起患者阴茎海绵体内血液血气分析的典型表现为 $PO_2<30mmHg$, $PCO_2>60mmHg$, $pH<7.25$,而高流量型血气分析结果与正常动脉血相似,$PO_2>90mmHg$, $PCO_2<40mmHg$, pH 为 7.35~7.45。

四、超声表现

根据阴茎海绵体内回声结构、血管变化、有无异常血池等超声征象可以为阴茎异常勃起的诊断提供依据。一般低血流量型显示阴茎海绵体明显膨胀,海绵体内血流明显减少或没有。如果是肿瘤因素则可以在阴茎海绵体内显示相应的结节状回声,并可见肿瘤新生血管(图 11-3-1、ER 11-3-1)。高血流量型一般以创伤引起多见,在阴茎海绵体内血管损伤区可显示异常增大的无回声腔隙,形成动静脉瘘时彩色多普勒显示局部红蓝相间的五彩血流,频谱多普勒可探及双期双向血流频谱(图 11-3-2、ER 11-3-2)。

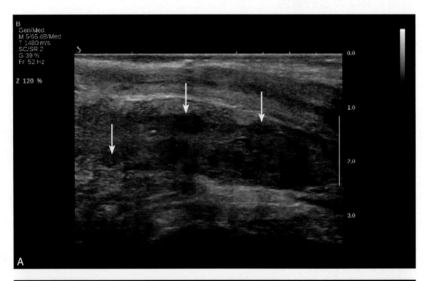

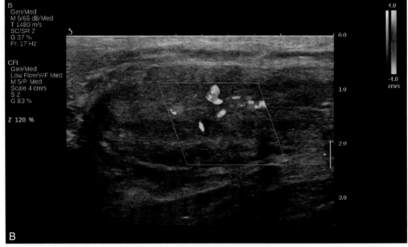

图 11-3-1　阴茎海绵体转移性腺癌

男,55 岁,直肠癌术后 1 年,反复阴茎异常勃起 2 个月,伴胀痛,偶有疲软,阴茎触诊呈竹节状。A. 二维超声显示阴茎海绵体多发边界不清的低回声结节;B. 彩色多普勒超声显示海绵体内丰富的血流信号。

ER 11-3-1　阴茎海绵体转移性腺癌(与图 11-3-1 同一病例)

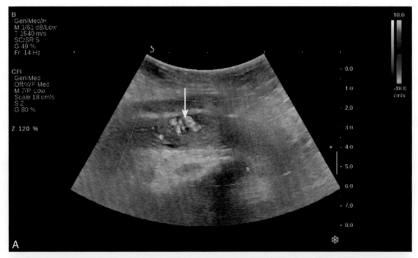

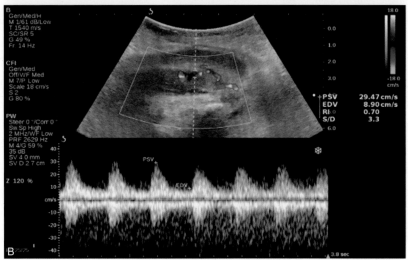

图 11-3-2 海绵体动静脉瘘

男,30岁,已婚已育,会阴外伤后5小时,阴茎持续勃起4小时。A. 彩色多普勒超声显示阴茎海绵体内可见异常扩大的腔道及其内部异常灌注的血流;B. 频谱多普勒显示阴茎海绵体异常腔道内双期双向血流频谱。

ER 11-3-2 阴茎海绵体动静脉瘘(与图 11-3-2 同一病例)

五、其他影像学检查

(一)海绵体造影

海绵体造影可鉴别高流量型和低流量型阴茎异常勃起。静脉阻塞时,造影剂停滞在海绵体内;动脉型造影剂则快速随海绵体血液回流。

(二)高选择性阴部内动脉造影

目前多采用高选择性阴部内动脉造影术。可用于阴茎海绵体动脉瘘和假性动脉瘤的确定和定位诊断,还可同时为需要治疗的患者施行动脉栓塞。

六、治疗原则

阴茎异常勃起患者的治疗目的是消除持续勃起状态,恢复阴茎海绵体正常血流和保存阴茎勃起功能。

1. 低血流量型阴茎异常勃起　尽快进行阴茎海绵体减压和阴茎海绵体注射拟交感神经药物治疗;对海绵体减压和海绵体注射治疗无效者,可选择阴茎海绵体分流术。

2. 高流量型阴茎异常勃起　推荐保守治疗并密切观察病情变化。对保守治疗不能缓解,局部疼痛难以耐受,并明确有阴茎海绵体动脉病变者,可行高选择性阴部内动脉暂时栓塞术,或开放性手术治疗。

（徐　莉　彭成忠　殷　骅）

【参考文献】

1. SPYCHER M A, HAURI D. The ultrastructure of the erectile tissue in priapism. J Urol, 1986, 135（1）: 142-147.

2. MUNEER A, CELLEK S, DOGAN A, et al. Investigation of cavernosal smooth muscle dysfunction in low flow priapism using an in vitromodel.Int J Impot Res, 2005, 17（1）: 10-18.

3. BRANT W O, GARCIA M M, BELLA A J, et al. T-shaped shunt and intracavernous tunneling for prolonged ischemic priapism.J Urol, 2009, 181（4）: 1699-1705.

4. 李金洪, 韩平. 阴茎勃起功能障碍发病机制的研究进展. 国际泌尿系统杂志, 2017, 37（3）: 449-452.

5. 中国中西医结合学会男科专业委员会. 勃起功能障碍中西医结合诊疗指南（试行版）. 中华男科学杂志, 2016, 22（8）: 751-757.

6. VANHOUTTE P M, SHIMOKAWA H, FELETOU M, et al. Endothelial dysfunction and vascular disease-a 30 th anniversary update. Acta Physiologica, 2017, 219（1）: 22-96.

7. SKELDON S C, DETSKY A S, GOLDENBERG S L, et al. Erectile dysfunction and undiagnosed diabetes, hypertension, and hypercholesterolemia. Ann Fam Med, 2015, 13（4）: 331-335.

8. PORST H, GACCI M, BÜTTNER H, et al. Tadalafil once daily in men with erectile dysfunction: An integrated analysis of data obtained from 1913 patients from six randomized, double-blind, placebocontrolled, clinical studies. Eur Urol, 2014, 65（2）: 455-464.

9. SHAMLOUL R, GHANEM H. Erectiledysfunction. Lancent, 2013, 381（9861）: 153-165.

10. 中华医学会男科学分会创伤性勃起功能障碍诊疗中国专家共识编写组. 创伤性勃起功能障碍诊疗中国专家共识. 中华男科学杂志, 2021, 27（6）: 557-566.

11. 陈子元, 汪超军, 陈小敏. 彩超在男性阴茎勃起功能障碍中的应用. 中国性科学, 2014, 23（6）: 53-55.

第十二章 睾丸性不育超声评估

第一节 正常睾丸

一、概述

睾丸最初位于腹腔后上方,从胚胎第 7 个月开始沿腹股沟管下降,第 8 个月可降至阴囊,97% 的足月新生儿,其双侧睾丸已降至阴囊。睾丸下降的同时,腹膜及腹壁各层沿腹股沟向阴囊突入呈囊状,称鞘状突。其上端在睾丸降至阴囊后不久闭锁;下端包绕睾丸和附睾,形成鞘膜腔。鞘膜有脏、壁两层,脏层与睾丸、附睾的白膜紧贴并向上包绕精索下端的两侧和前面;壁层贴附于阴囊腔的内面。两层间的膜腔有少量浆液,有润滑作用,使睾丸具有一定活动度且减少了睾丸活动时的摩擦。

二、正常睾丸的解剖

睾丸位于阴囊内,形态呈椭圆形,成年人的睾丸平均体积为 10~25cm³（根据 Paltiel 提出的椭球体积公式计算睾丸体积最接近睾丸真实体积,即长径 × 宽径 × 高径 ×0.52）。睾丸实质表面有白膜包绕,白膜含有大量的胶原纤维、成纤维细胞和平滑肌纤维,白膜沿睾丸后缘增厚,突向睾丸内形成睾丸纵隔,从睾丸纵隔发出许多结缔组织小隔,呈放射状将睾丸实质分成 250~400 个小叶,每个小叶包含有 1~4 根生精小管。生精小管内有精母细胞能产生精子;在疏松的间质组织内含 Leydig 细胞（睾丸间质细胞）,具有分泌睾酮的作用。生精小管合并成精直小管在睾丸纵隔内构成睾丸网。从睾丸网发出 12~15 条睾丸输出小管,穿过睾丸后缘的上部进入附睾（图 12-1-1）。

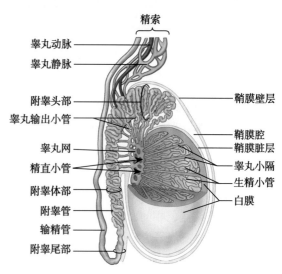

图 12-1-1 睾丸及附睾的解剖

三、超声检查

（一）检查前准备

患者一般无特殊准备,检查一般采取仰卧位,嘱患者充分暴露阴囊,将阴茎上提,双腿并拢。

（二）二维超声

正常睾丸纵切呈椭圆形,实质回声密集、均匀、中等强度,成年人的睾丸平均体积为 10~25cm³。睾丸纵隔及睾丸网显示为条状强回声,厚度不一,在短轴切面上,呈边缘稍毛糙的斑片状强回声,有时可在睾丸内探及条状低回声的睾丸小隔。白膜环绕睾丸实质的周边,呈线条状高回声。在睾丸表面,近附睾头部有时可见一个或数个中等回声的睾丸附件（图 12-1-2）。

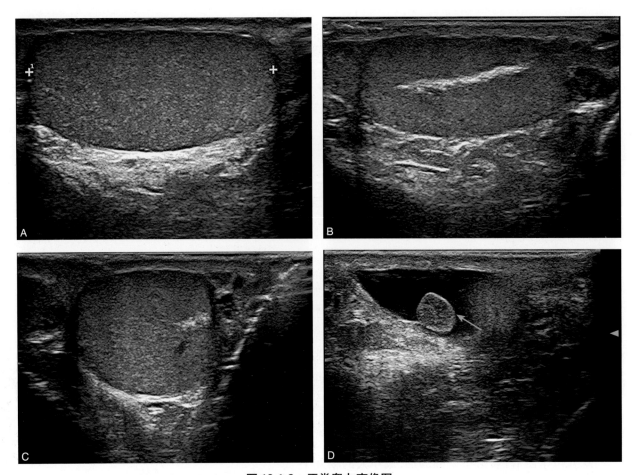

图 12-1-2　正常睾丸声像图

A. 正常睾丸实质呈回声均匀的中等回声；B、C. 正常睾丸纵隔及睾丸网呈条状强回声；D. 睾丸附件呈均匀中等回声。

（三）彩色多普勒超声表现

　　睾丸动脉在睾丸上方发出分支沿睾丸表面形成包膜动脉，而主干沿睾丸后缘向下走行，至睾丸门时发出分支进入睾丸纵隔和实质内，其中一支为经纵隔动脉，其在睾丸后缘中上部沿纵隔穿过睾丸实质直抵睾丸前缘白膜下，再向一侧或两侧分支参与形成包膜动脉，该血管粗大，走行笔直，在睾丸实质内未见分支。包膜动脉在睾丸白膜下走行，包膜动脉环绕睾丸表面，表现为血流在睾丸中下极沿睾丸表面呈弧形或半环形红色或红蓝色相间血流。包膜动脉呈放射状发出朝向睾丸纵隔的睾丸内动脉，并分支供应睾丸实质。睾丸实质内血流信号为星点状或条索状分布，动脉阻力指数平均为 0.62（范围为 0.48~0.75）（图 12-1-3）。

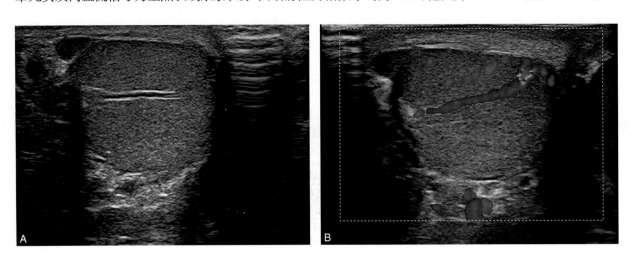

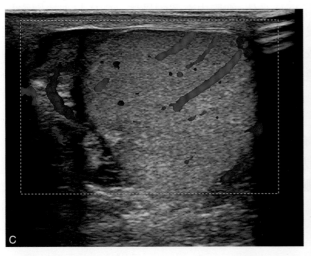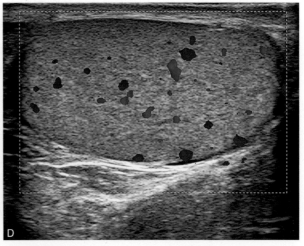

图 12-1-3　睾丸血流特征

A. 睾丸横切显示纵隔动脉穿过睾丸实质直抵睾丸前缘白膜下,在睾丸实质内未见分支;B. 彩色多普勒显示由睾丸门流向白膜的红色血流信号;C. 包膜动脉呈放射状发出数支朝向睾丸纵隔的睾丸内动脉;D. 睾丸内血流信号为星点状。

四、睾丸的生理

睾丸具有生精功能和合成睾酮及双氢睾酮功能。

（一）生精功能

睾丸内的生精小管含生精上皮,由不同发育阶段的生殖细胞和支持细胞组成。生殖细胞的发育,是由初始的精原细胞发育为精子的过程,有 3 个阶段。

1. 精原细胞经过增殖期的有丝分裂,分化为初级精母细胞。

2. 初级精母细胞经过第一次减数分裂,染色体数目减少一半(成熟分型),分化为 2 个次级精母细胞,不久后又进行第 2 次减数分裂,染色体数目不再减半,分化为 4 个精子。这 4 个精子的染色体,在正常情况下,应为 2(23,X)和 2(23,Y)。

3. 精子细胞附着在支持细胞的顶端,不再进行分裂,并发育成精子。精子的发育需要 4~5 个周期,每个周期为 16 天 ±1 天,共约 74 天。精子由睾丸进入附睾内才逐渐发育成熟,才具备受精能力,一般需要 5~25 天(平均 16 天),成熟的精子约 70% 贮存于附睾尾部,小部分贮存于输精管近附睾段内。

生精过程与年龄有明显关联。青春期前,生精小管的生精上皮只有未分化的精原细胞和支持细胞,无生精现象。青春期开始有精原细胞的分裂增殖和发育分化,出现生精过程。一般 35 岁以后就逐渐退化。直到 50~55 岁以后,生精过程及其能力才有明显减弱。生精细胞变性、退化,只留有支持细胞。但男子到 80~90 岁,仍有少量精子发生,并有一定生育能力。

支持细胞位于生殖细胞的外层和疏松结缔组织间,其功能如下。

（1）为生精细胞提供保护和营养,因为生精上皮中没有血管,由支持细胞转运外周血液中的营养成分供养生精细胞。

（2）促使生精上皮中生精细胞位置的移动和精子的释放。

（3）支持细胞中的溶酶体可以吞噬、消化生精和发育过程中的残余物、退化和死亡的精子,并在支持细胞的作用下,使精子细胞外层的胞质残存体,在成熟过程中脱落。

（4）支持细胞分泌的液体形成睾丸网液的一部分。

（5）支持细胞有内分泌功能,原始支持细胞分泌米勒管抑制物,参与胚胎的性分化,使中肾旁管萎缩,保障男性生殖器官的正常发育。支持细胞膜上有 FSH 受体,细胞内有睾酮受体。FSH 与支持细胞受体结合,促进 RNA 和蛋白质的合成,保障生精细胞发育。支持细胞还具有合成与分泌雄激素结合蛋白和抑制素的功能,以及对睾酮和双氢睾酮起到运转和浓缩功能。

（6）支持细胞相互紧密连接,形成血睾屏障。在青春期前缺乏血睾屏障;青春期精子发生过程一开始,血睾屏障即迅速形成。

（二）睾酮及双氢睾酮的合成

睾丸的间质由间质细胞分化而成。睾丸间质内有血管、间质细胞、巨噬细胞和肥大细胞等,间质细胞占睾丸体积的 5%~12%。间质细胞可使胆固醇转化为孕酮,再转化为睾酮和双氢睾酮。间质细胞还有合成和分泌雌激素和前列腺素的功能。睾丸因间质细胞的存在,成为重要的雄性内分泌器官。

（陈　冲）

第二节　睾丸先天异常

一、隐睾

（一）概述

隐睾（cryptorchidism）是指一侧或双侧睾丸未能按正常发育过程通过腹股沟管沿着腹膜突下降至阴囊,而停留在下降途中部位的一种常见男性生殖系统先天性异常。据报道,早产儿隐睾的发病率约为 30%,新生儿为 3%,1 岁时为 0.66%,成年人则为 0.3%。发病率在生长发育过程中逐渐降低,表明在出生后睾丸仍可继续下降,至 1 岁以后,继续下降的机会就明显减少。隐睾可导致男性生育能力低下,是男性不育症的重要原因之一,并可引起睾丸恶变等严重后果。

（二）病因

隐睾虽然常见,但其病因迄今仍然没能明确,可能与解剖学异常、内分泌障碍等有一定关联。睾丸引带发育异常、引带缺如、引带提前退化或引带异位附着均可导致腹腔内隐睾或迷走睾丸。另外,睾丸的血管发育异常、弯曲或皱褶,会从上方牵拉而限制睾丸下降。精索的血管或输精管太短、睾丸体积过大、腹股沟管过紧或外环远端进入阴囊的口缺乏、阴囊发育异常、阴囊太小,均可导致隐睾。内分泌方面,母体妊娠期缺乏足量的促性腺激素,可能影响睾丸正常下降。某些双侧隐睾经促性腺激素治疗后睾丸可以下降,或个别双侧隐睾于青春期自动下降至阴囊的实例,都说明了激素与隐睾的关系。此外,雄激素分泌不足,雌激素分泌过多,也是导致隐睾的病因之一。此外,睾丸相关基因缺陷或调控异常也可能存在一定关系。

（三）病理

目前认为,睾丸的下降分为两个阶段:第一阶段为腹腔内迁移阶段,发生在妊娠 10~15 周,此时胎儿的睾丸从尿生殖嵴转向腹股沟内环,此期是非雄激素依赖的,可能是由米勒管抑制物（MIS）控制。第二阶段为腹股沟管阴囊阶段,发生在妊娠 26 周。这一移行过程可能受睾丸引带移行、附睾发育、雄性激素刺激、生殖股神经和腹压的控制。睾丸下降过程是一个多阶段、多因素参与的复杂生理过程。正常睾丸下降的机制是基因调控下神经内分泌因素和机械性解剖学因素复杂的相互作用。因此,隐睾相关基因缺陷或调控异常、神经内分泌功能不足和机械性解剖学因素异常构成了隐睾或睾丸未降的病因链。

隐睾常伴有不同程度的睾丸发育不全,其体积较正常睾丸小而质软,部分病例伴有睾丸附件发育异常,如睾丸与附睾分离、附睾头或输精管缺如等。在婴儿期隐睾组织与正常睾丸的超微结构没有大的区别,2~3岁开始出现组织病理方面的改变,隐睾患儿2岁时生精小管内在超微结构上可看到线粒体退化、细胞质内核糖核酸消失和精原细胞及支持细胞内胶原纤维增多,生殖细胞内开始出现空泡,这类变化在3岁时更为明显,并有大量黏多糖的沉积,更加重了小管内的病理变化。显微镜下可见生精小管退变,上皮细胞萎缩,生精功能障碍等。

（四）临床表现

患者的一侧或双侧阴囊较小,触诊阴囊内无睾丸,睾丸位置可位于腹腔内、腹股沟管内或阴囊上部。腹股沟管内隐睾最为常见,占70%;阴囊上部隐睾占20%,腹腔内隐睾占8%。

（五）超声检查

1. 检查前准备　幼儿患者最好先下地行走嬉戏,使隐睾尽量处于低位,便于检出。在超声探测前,应先询问病史,并做局部体检,检查阴囊、腹股沟部有无可疑隐睾存在,必要时,需加查对侧腹股沟部、大腿内侧、会阴部等异位睾丸好发部位。对无可疑目标患者,可先让患者取站立位。因为立位时睾丸处于低位,容易被探测到。探测时用高频线阵探头,探头长轴与腹股沟韧带垂直,自外上向内下做滑行扫查。若在腹股沟未探及隐睾,应让患者改变体位,取仰卧位继续扫查。先扫查充盈的膀胱周围,自患侧开始扫向对侧,腹腔内隐睾常可在充盈的膀胱顶部周围找到。

2. 超声表现　阴囊内未见正常睾丸,多在腹股沟管内、内环附近或阴囊根部的表浅部位找到睾丸。膀胱充盈时检查,可能显示得格外清晰。隐睾体积一般较正常小,断面呈椭圆形或近圆形,内部回声与正常睾丸相似或稍低,其质地较柔软,部分隐睾内可见睾丸纵隔的强回声带。发育差的隐睾形态常呈扁圆形,内部回声明显减低（图12-2-1）。腹股沟管内隐睾常合并腹股沟疝或鞘膜积液。

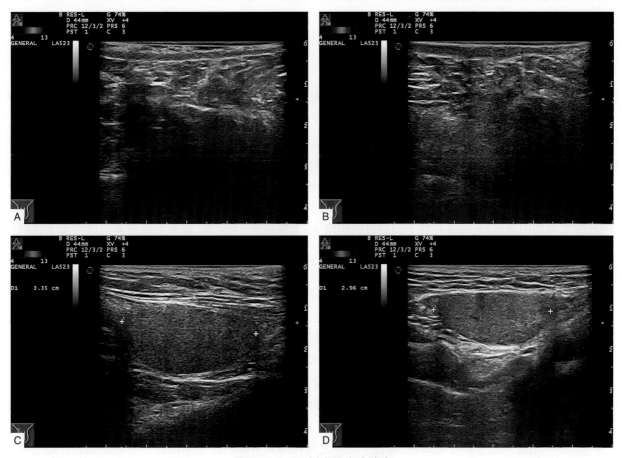

图 12-2-1　双侧腹股沟内隐睾

A、B. 双侧阴囊内均未探及睾丸回声;C. 右侧腹股沟内探及右侧睾丸回声,体积偏小,回声稍低;D. 左侧腹股沟内探及左侧睾丸回声,体积偏小,回声稍低。

腹腔内睾丸紧贴前腹壁略有隆起,呈圆球形,内部呈低回声(图12-2-2)。此时应与邻近膀胱的肠段回声区别,肠段回声有蠕动,形态随蠕动而改变。隐睾回声无蠕动,且不会改变。在典型病例,隐睾的后方可见到微微隆起朝向腹腔的光滑边界。排空膀胱后,腹腔内隐睾往往在耻骨联合上方,位于正中线与患侧腹股沟管内环之间,紧贴腹壁。各部位的隐睾和异位睾丸,一般不显示或显示少量血流信号。

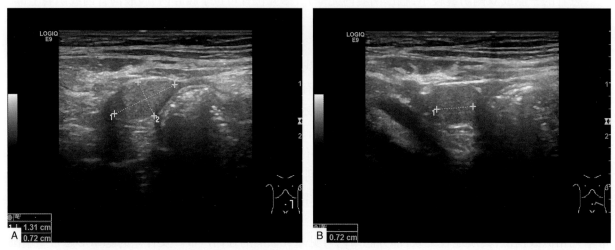

图 12-2-2 腹腔内隐睾

患儿因左侧睾丸缺如就诊,左侧阴囊及腹股沟内均未探及睾丸回声,左下腹腔内探及睾丸回声,睾丸体积偏小,睾丸不随后方肠管蠕动(A. 纵切面;B. 横切面)。

（六）鉴别诊断

阴囊内未触及睾丸者,并非都是隐睾。

1. 滑动睾丸(gliding testis) 指睾丸位于腹股沟管内或阴囊上部,在体检时可被推入阴囊,但放手后仍滑入原来位置。这与睾丸因环境寒冷等因素致睾丸上缩有所不同,滑动睾丸是不受环境温度影响的。滑动睾丸多在学龄前后发现,睾丸可在阴囊上部或腹股沟浅面移动,并可被推送到阴囊底部,是由于提睾肌过度活跃所产生,阴囊及睾丸容积发育良好,在新生儿期往往睾丸是位于阴囊底部,对于HCG注射治疗的反应良好,不必手术治疗,成年后这类睾丸都有正常的容积和生育力。

2. 异位睾丸(ectopic testis) 是因引带分支的牵引使睾丸未按正常发育下降过程,即从腰腹膜后间隙经腹股沟到阴囊的路径,常异位于同侧腹股沟皮下、大腿内侧、会阴部、耻骨上或对侧腹股沟皮下,应仔细检查以上部位。

（七）治疗原则

隐睾治疗的目的是保全患者的生育能力,避免精神心理的不良影响,减少性功能不正常情况,预防并发症的发生,如降低恶变的发生率等。目前认为,应从新生儿开始对隐睾进行监测。如果发现新生儿阴囊内无睾丸,即应想到隐睾,并提醒家长去有关专科进行随访。出生后6个月,如睾丸仍未下降,则自行下降的机会已很小,不可再盲目等待。一经诊断,即应尽早进行治疗。

1. 激素治疗 出生后10个月仍为隐睾者,就应开始进行激素治疗。推荐药物:绒毛膜促性腺激素,肌内注射,每周2次,每次500U,总剂量5 000~10 000U。激素治疗的效果与隐睾所处的位置密切相关,位置愈低,疗效愈好,与单侧还是双侧隐睾并无明显关系。腹内型隐睾激素治疗几乎无效。

2. 手术治疗 激素治疗无效者,应在1~2岁之间行睾丸下降固定手术治疗。单侧隐睾合并疝气者,可同时手术处理。术前应行B超和CT扫描,尽可能准确定位。

二、无睾症

（一）概述

无睾症（agonadism），也称无睾综合征、先天性睾丸缺如或单纯性无睾畸形。其内、外生殖器皆为男性，核型为46,XY,无染色体异常。单侧无睾症多数伴有同侧肾脏及输尿管缺如，并常合并附睾、输精管缺如，通常以右侧多见。

单侧无睾症患者，其阴茎、阴囊发育正常，由于健侧睾丸代偿性增生，血中睾酮水平正常，第二性征正常。双侧无睾症常出现宦官样体征，表现为全身皮肤细腻，毛发稀少，无胡须、腋毛和阴毛，音调尖细，喉结低平等，因为没有睾丸，睾酮降低，男性第二性征发育不明显。也有部分双侧性无睾症患者不呈宦官样体征，有正常性生活，据推测可能有异位的间质细胞存在。

（二）超声检查

超声检查于阴囊、会阴部、腹股沟、腹腔均未扫及睾丸，部分病例不能扫及同侧的附睾、输精管，亦可见同侧肾脏不能扫及或肾脏发育异常者。

（三）鉴别诊断

诊断无睾症时必须同隐睾或异位睾丸相鉴别。若已到青春发育后期，可根据是否出现第二性征发育来判断。腹腔型隐睾的定位需做B超或CT检查。性激素的测定对鉴定是否存在睾丸有一定的实用意义，有睾丸存在的任何年龄段男性的绝大多数用绒毛膜促性腺激素（HCG）后，其睾酮水平增高，故以此作为鉴别方法。双侧睾丸不能触及时，若FSH和LH增高，同时注射HCG后，睾酮不升高，不必手术探查即可诊断为无睾丸症。若注射HCG后，睾酮水平升高或睾酮对HCG无反应，但FSH和LH不增高，则需手术探查，至少应存有1个睾丸。

（四）治疗

单侧无睾症如无其他并发畸形，临床多无症状，患者很少求治，不需要治疗。双侧无睾症患者青春期可用激素替代治疗以促使男性化。

三、多睾症

（一）概述

多睾症（polyorchidism）也称多睾畸形，该病十分罕见。指阴囊内除有两个正常睾丸外，还有1个或1个以上额外睾丸在一侧阴囊内。多睾症的发生可能是胚胎的生殖嵴在衍化成睾丸的过程中，某些因素使胚胎早期生殖嵴内上皮细胞索分裂所致。多余的睾丸多见于左侧，一般小于同侧睾丸，数目很少超过3个，多睾症的额外睾丸可具有正常的附睾和输精管并有生成精子的能力，或与正常睾丸共同拥有一个附睾和输精管。多余的睾丸通常位于阴囊内，也可位于腹股沟管内或腹腔内。临床上一般无症状，生育力也一般正常，多数情况下会同时伴有疝或睾丸下降不全。

（二）超声检查

1. 检查前准备　患者一般无特殊准备，检查一般采取仰卧位，嘱患者充分暴露阴囊，将阴茎上提，双腿并拢。

2. 声像图特征　单侧阴囊内扫及2枚或2枚以上睾丸回声，各自有独立包膜，包膜清晰、光滑，内部回声分布相同，彩色血流信号分布相似，大小可有差异也可无差异；且另一侧阴囊至少探及1个睾丸回声（图12-2-3）。

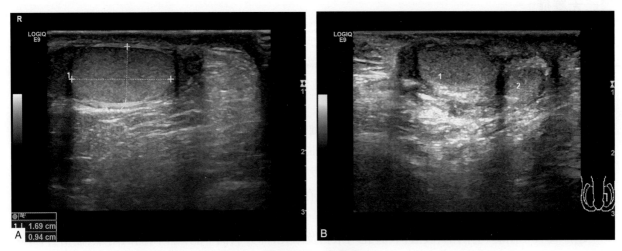

图 12-2-3　多睾症

A. 右侧阴囊探及一只睾丸回声；B. 左侧阴囊内探及一大一小两只睾丸回声。

（三）鉴别诊断

需要和睾丸融合及睾丸横过异位相鉴别，睾丸融合是两个睾丸相互融合成一个，此病非常罕见。睾丸融合可位于阴囊内或腹腔，其所属的附睾和输精管各自分开，大多数融合睾丸者合并有融合肾、马蹄肾等重要的泌尿生殖器畸形。因此，有学者认为睾丸融合的发生可能与两侧肾的融合有关。

（四）治疗原则

一般无需治疗，额外睾丸如正常可保留，如有萎缩或其他病理情况则可切除。

四、睾丸横过异位

（一）概述

睾丸横过异位（transverse testicular ectopia，TTE）是一种双侧性腺（睾丸）均通过同一腹股沟管进入阴囊的少见异常解剖。其形成与睾丸引带发育关系密切。睾丸横过异位可分为 3 种类型：Ⅰ型，伴有腹股沟斜疝；Ⅱ型，伴有持久中肾旁管残留；Ⅲ型，伴有无中肾旁管残留的其他畸形。其中以Ⅰ型最为常见，睾丸横过异位中约有 41% 合并有腹股沟疝。患者常常因不孕症检查发现一侧隐睾、另一侧阴囊肥大而得以诊断。

（二）超声检查

1. 检查前准备　患者一般无特殊准备，检查一般采取仰卧位，嘱患者充分暴露阴囊，将阴茎上提；合并有疝气时可嘱患者站立位检查。

2. 声像图特征　患者一侧阴囊、腹股沟及腹腔内未探及睾丸回声，于对侧可探及两枚睾丸回声，睾丸包膜完整，彩色多普勒血流偏少，部分阴囊内或腹股沟内探及肠管样强回声（腹股沟斜疝）（图 12-2-4）。

（三）治疗原则

手术治疗是唯一办法。手术宜在幼儿 2 岁前进行，否则睾丸生精小管变细，精原细胞数量减少，不仅影响生育，也易引起恶变。

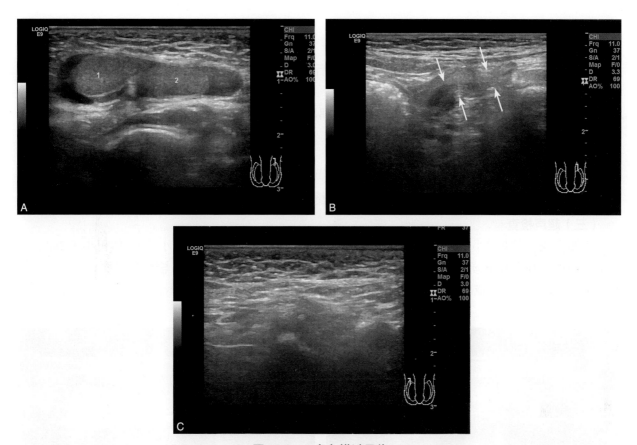

图 12-2-4 睾丸横过异位

A. 左侧阴囊内探及两只等大的、独立的睾丸回声,回声均匀,包膜完整;B. 左侧腹股沟内探及肠管样回声(斜疝);
C. 右侧阴囊、腹股沟和腹腔内未探及睾丸回声。

(陈 冲)

第三节 染色体异常

男性不育患者中约 6% 存在染色体或基因异常,其中精子总数正常的患者染色体或基因异常约 1%,少精子症患者占 4%~5%,无精子症患者比例可高达 10%~15%。临床上以克氏综合征最常见。

一、克氏综合征

(一)概述

克氏综合征(Klinefelter syndrome)又称先天性睾丸发育不全症,外周血染色体核型为性染色体非整倍体异常。其特点是睾丸小、无精子及血清促性腺激素水平增高等,是引起原发性睾丸功能减退最常见的先天性疾病。一般认为,母亲生育年龄过大是引起克氏综合征重要因素之一,可能是卵细胞在减数分裂时发生了 X 染色体不分离,从而形成了含有两条染色体的异常配子,一旦受精即产生伴有数个 X 染色体的畸形。其染色体核型大致有:47, XXY(常见型);46, XY/47, XXY 及 46, XX/47, XXY(嵌合型);XXYY、XXXY 及 XXXYY(变异型)等。一般来讲, X 染色体数目越多,智能低下发生率越高,男性化障碍程度越明显,并发畸形率也越高。

（二）临床表现

该病患者青春期前症状不明显,进入青春期后,80% 会有第二性征发育延迟或不育。主要表现如下。

1. 身材高 / 下肢长,身高平均 176cm,耻距 ≥ 顶耻距,指间距小于顶跟距。

2. 胡须、腋毛、阴毛少或无。

3. 声音尖细,皮肤细白,脂肪堆积。

4. 女性型乳腺。

5. 智力（读、写）障碍、心理（社会融合性）障碍等。

（三）超声检查

主要表现为睾丸偏小,睾丸体积的超声测量值小于 6ml,部分患者表现为小睾丸,体积小于 3ml。睾丸实质回声正常或减低,亦可升高,或者回声强弱不均,呈裂痕样改变。附睾、输精管多发育正常。彩色多普勒血流信号可正常或减少（图 12-3-1）。

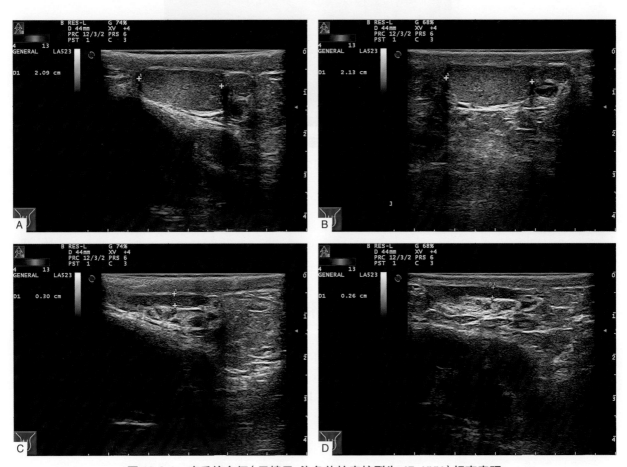

图 12-3-1 克氏综合征（无精子,染色体检查核型为 47, XXY）超声表现

A. 右侧睾丸体积小（2.1cm × 1.6cm × 1.2cm × 0.71=2.9cm³）,睾丸回声稍减低；B. 左侧睾丸体积小（2.1cm × 1.4cm × 1.1cm × 0.71=2.3cm³）,睾丸回声稍减低；C. 右侧附睾及输精管正常；D. 左侧附睾及输精管正常。

（四）其他检查

1. 睾丸活检 曲精小管玻璃样变、纤维化,间质细胞聚积成堆,可呈腺瘤样增生。腔内常无精子,部分患者偶尔见精子。

2. 实验室检查 卵泡刺激素、黄体生成素、雌二醇可升高,睾酮下降,口腔黏膜涂片 X 染色质阳性,典型核型为 47,XXY。

（五）治疗

内科治疗主要为雄激素替代治疗。对克氏综合征的药物治疗无助于患者的生育,主要在于促进患者第二性征的发育,使之具有男性体型。对于不育症的治疗,主要是以显微手术或细针穿刺获得睾丸内精子,通过第二代试管婴儿技术 ICSI 获得妊娠。

二、其他染色体异常

（一）XX 男性综合征

XX 男性综合征(XX male syndrome),又称性倒错综合征,Y 染色体上性别决定基因(*SRY*)在减数分裂时易位到 X 染色体,但控制生精的基因(*AZF*)仍在 Y 染色体,是一种罕见的性反转畸形,临床极为少见。46,XX 男性倒错综合征患者常见性腺发育不全,缺乏生精能力,但其间质具有内分泌功能,成年后可有正常的性冲动和性生活,因此表型和外生殖器为男性,男性心理、智力多正常。

超声检查与克氏综合征类似,主要表现为睾丸体积偏小。实验室检查精液量少,成人患者 PRL、FSH、LH 通常增高,T 值降低或在正常低限。

（二）XYY 综合征

XYY 综合征即超雄综合征(XYY syndrome),它由于父亲精子形成的第二次减数分裂过程中 Y 染色体没有分离而受精造成的结果。47,XYY 患者的临床表现个体差异明显,他们可能在智力和体格发育上并无影响或仅有轻微的变化,所以在婴儿期及儿童期,甚至成年期不能给予明确诊断。患者儿童期可能生长较快,成年后身材高大,平均高度常超过 180cm。智力正常或有轻度低下,可能有言语发育迟缓,有性格和行为异常,如性格暴躁或孤僻,好攻击人,易发生攻击性行为。多数 XYY 患者性发育正常,具有生育能力,少数性发育不全,偶可见隐睾、睾丸发育不全。47,XYY 综合征的临床表现缺乏特异性,常被忽视,染色体检查为主要的诊断依据。

（陈　冲）

第四节　睾　丸　炎　症

睾丸炎通常由细菌和病毒引起,临床上可分为急性睾丸炎和慢性睾丸炎。睾丸本身很少发生细菌性感染,由于睾丸有丰富的血液和淋巴液供应,对细菌感染的抵抗力较强。细菌性睾丸炎大多数是由邻近的附睾发炎引起,所以又称为附睾睾丸炎。病毒性睾丸炎是主要由腮腺病毒引起的一种流行性腮腺炎的继发性男性生殖器疾病,多发于儿童及青春期。因不育就诊的患者中,最常见的为腮腺炎后病毒性睾丸炎导致的睾丸萎缩。

一、病毒性睾丸炎

（一）概述

病毒性睾丸炎(viral orchitis)是流行性腮腺炎继发的一种男性生殖器疾病,多由腮腺炎病毒引起,因睾丸与腮腺的基膜相似而继发睾丸自身免疫反应所致。多发于小儿及青少年。多为单侧睾丸受累,双侧同时受累的不足 1/3。肉眼可见睾丸高度肿大并呈蓝色。镜检可见睾丸生精小管有大量分叶核粒细胞、淋巴细胞和巨噬细胞浸润,生精小管有不同程度变性、萎缩。在睾丸炎治愈后,睾丸变小,质软,生精小管严重萎缩,丧失产生精子的能力,但睾丸的间质细胞保存完好,故患者可出现不育,但不影响第二性征发育,也不影响性功能。

（二）临床表现

病毒性睾丸炎急性期临床表现主要在病毒性腮腺炎发病后4~7天出现,少数患者可不伴有腮腺炎症状。随着腮腺肿胀消退而睾丸逐渐肿大疼痛,但不化脓,可再次出现高热、寒战、恶心、呕吐等先兆。慢性期可出现睾丸萎缩并遗留不育症,个别有继发阴茎异常勃起。实验室检查:血常规检查白细胞计数正常或稍低,淋巴细胞增多。

（三）超声检查

急性期超声表现为睾丸普遍性肿大,包膜整齐光滑,回声不均,睾丸血供较丰富,慢性期主要表现为睾丸正常或萎缩,回声强弱不均,以周边回声减低、中央回声增强常见,血流正常或偏少,附睾及输精管往往无异常表现（图 12-4-1、图 12-4-2 ）。

（四）治疗

急性期治疗多采用对症处理、止痛消肿、消炎抗病毒等措施,必要时可用糖皮质激素。

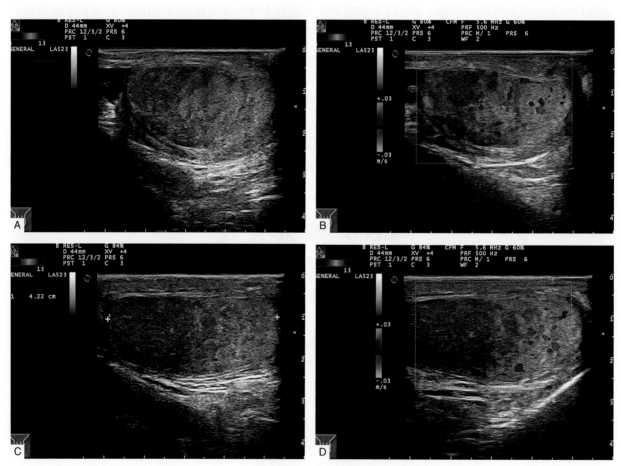

图 12-4-1　病毒性睾丸炎

患者 32 岁,无精子症,既往有腮腺炎病史。A. 右侧睾丸实质呈弥漫性界限不清的不均低回声区,与睾丸中等回声相间;B. 右侧睾丸中等回声区域内血供稍丰富,低回声区域血供明显减少;C. 左侧睾丸实质呈片状回声减低;D. 左侧睾丸内低回声区域内血供明显减少。

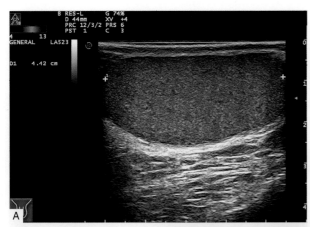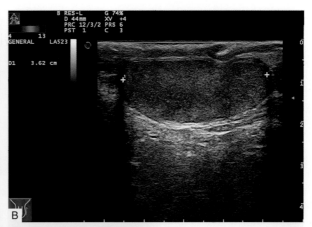

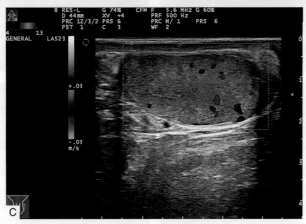

图 12-4-2　病毒性睾丸炎

患者 26 岁,幼时曾患有腮腺炎,重度少弱精子症。A. 右侧睾丸大小正常,回声均匀;B. 左侧睾丸体积偏小,内部回声呈弥漫性减低不均匀;C. 左侧睾丸血供较正常偏少。

二、急性睾丸炎

(一)概述

急性睾丸炎(acute orchitis)常为血源性感染或经淋巴感染而成,常发生在尿道炎、膀胱炎、前列腺摘除术后及长期留置尿管,也可继发于全身其他部位的感染。常见的致病菌有葡萄球菌、链球菌、大肠埃希菌等。病理上表现为睾丸明显充血肿大,张力增高,阴囊壁红肿,膜脏层亦充血红肿,其腔内渗出增多;睾丸实质肿胀更明显,切面可有局灶性坏死,白细胞浸润,生精小管上皮因缺血而损害。如病情加重,可形成睾丸脓肿。

(二)临床表现

急性发作,多为单侧,发病急,多有寒战、高热,体温可高达 40℃。患侧睾丸肿痛并向同侧腹股沟、下腹部放射,并可出现全身不适、胃肠道症状,如恶心、呕吐,重者还有腹痛。如同时有附睾炎者,则二者界线不清,附睾变硬,输精管增粗。形成睾丸脓肿时,叩诊有波动感,全身症状进一步加重。实验室检测血白细胞和中性粒细胞增高。

(三)超声检查

睾丸普遍性肿大,包膜整齐光滑。睾丸实质回声均匀减低或中等回声;彩色多普勒血流成像显示睾丸白膜和实质内极其丰富而且分布规则的血流信号,代表普遍扩张的动静脉及其分支。频谱多普勒:通常显示低阻动脉血流。一旦出现高阻动脉血流,甚至舒张期反向血流,提示睾丸组织水肿引起静脉回流障碍,局部病情比较严重,睾丸需要更为积极地处理。睾丸炎可伴有继发性少许鞘膜积液,表现为睾丸周围新月形无回声区(图12-4-3)。若是产气菌感染引起的化脓性睾丸炎,可见睾丸脓腔或鞘膜腔内坏死组织中出现不规则点状强回声等积气征象。

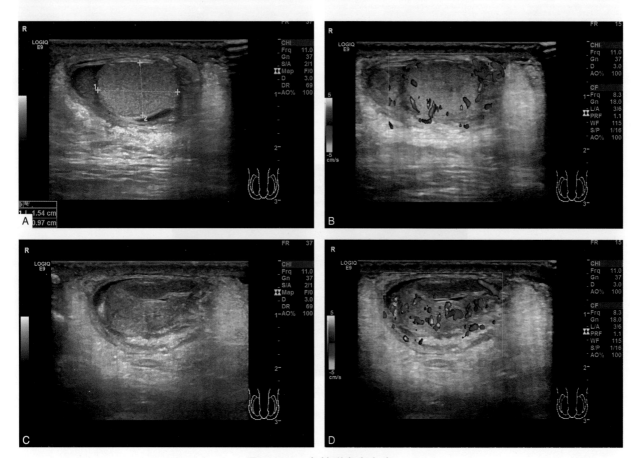

图12-4-3 急性附睾睾丸炎

患儿7岁,右侧阴囊肿胀,触痛明显。A、B. 右侧睾丸稍肿大,回声欠均匀,鞘膜腔内可见新月形暗区,睾丸血供较丰富;C、D. 右侧附睾明显肿大,回声减低,血供丰富。

(四)诊断

根据临床表现及体征,化验检查即可明确诊断。但有时需与下列疾病相鉴别。

1. **急性附睾炎** 急性附睾炎的主要病理变化在附睾,常在附睾尾部发生,继之发展蔓延至整个附睾及睾丸,局部症状明显,全身症状较轻,常有排尿异常症状,尿常规异常,前列腺液培养可有细菌生长。炎症如未控制累及睾丸时,形成急性附睾睾丸炎。

2. **腹股沟斜疝嵌顿** 有阵发性腹痛,恶心、呕吐,局部肿块张力增高,压痛明显,而睾丸无肿胀压痛。

3. **睾丸扭转** 多有剧烈活动史,患侧精索及睾丸疼痛剧烈,可出现休克,睾丸位置可因提肌痉挛及精索缩短而上移。附睾移位于睾丸前侧面或上方,托起阴囊后疼痛并不减轻反而加重。睾丸内血供常减少或消失。

(五)治疗

1. **药物治疗** 主要是使用抗生素治疗。由于产生睾丸炎症临床症状的主要原因可能与睾丸的自身免疫损伤有关,因此建议在有效控制感染,使用静脉途径给予抗生素的情况下,同时少量、短期配合应用糖皮质激素,具有良好的止痛作用,并能有效地控制睾丸的自身免疫性损伤,保护睾丸的生精功能。

2. **手术治疗** 当睾丸形成脓肿时,需要切开引流或清除病灶;睾丸萎缩破坏严重者,可以进行睾丸切除手术。

三、慢性睾丸炎

（一）病因

慢性睾丸炎（chronic orchitis）多由急性睾丸炎治疗不彻底所致。也可因霉菌、螺旋体、寄生虫感染造成，例如睾丸梅毒。既往有睾丸外伤者，可发生肉芽肿性睾丸炎。睾丸局部或全身放射性核素磷照射，也可发生睾丸炎症，破坏睾丸组织。病理观察可以看到睾丸硬化萎缩，生精小管的基底膜呈玻璃样变及退行性变，生精上皮细胞消失。生精小管周围可能有硬化，间质细胞如成纤维细胞，也可形成小的增生灶。

（二）超声检查

慢性睾丸炎超声表现为睾丸萎缩，体积大多小于 $6cm^3$，实质回声减低不均，附睾及输精管无特殊，彩色多普勒血流成像显示睾丸内血供增多、正常或偏少（图 12-4-4）。

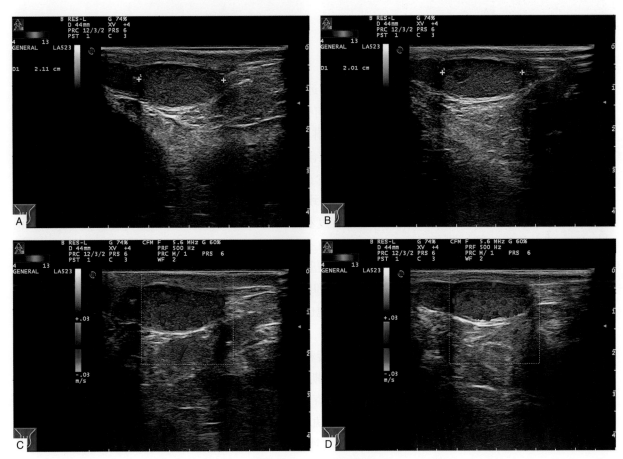

图 12-4-4　慢性睾丸炎

患者 30 岁，无精子症，染色体 46XY，既往有睾丸疼痛病史。A. 右侧睾丸小（体积 2.1cm × 1.4cm × 1.1cm × 0.71=2.3cm³），实质回声欠均匀；B. 左侧睾丸小（体积 2.0cm × 1.3cm × 1.0cm × 0.71=1.8cm³），实质回声不均，内可见低回声结节；C、D. 双侧睾丸内血供均较丰富。

（三）治疗

非特异性慢性睾丸炎，主要是对症治疗，如局部理疗、热敷、精索封闭等，以促进慢性炎症的吸收。

（陈　冲）

第五节　睾　丸　扭　转

一、概述

睾丸扭转(testicular torsion),又称精索扭转(torsion of spermatic cord),是指沿精索纵轴发生的异常扭转,从而引起同侧睾丸和其他阴囊结构发生急性血运障碍,导致阴囊急性疼痛,严重时可以造成睾丸缺血、梗死的病理情况。睾丸扭转在任何年龄均可发病,但以20岁以内者多发,12~18岁者占65%,是青少年急性阴囊疼痛的主要原因,青年及小儿急性阴囊疼痛的患者应首先考虑睾丸扭转。睾丸扭转是泌尿男科的急症,必须及时、准确地诊断和处理,如果治疗不及时将有可能导致受累睾丸坏死。

二、病理和分型

(一)睾丸扭转的病理生理

由于提睾肌的肌纤维呈螺旋状从精索近端向远端延伸并到达睾丸,因此睾丸多由外侧向中线发生扭转,即右侧沿顺时针方向,左侧沿逆时针方向扭转。扭转的程度可以从90°~720°不等,大多为180°~360°。在睾丸扭转后的早期,睾丸的静脉和淋巴首先回流受阻,引起静脉性梗死,导致患侧睾丸、附睾和周围组织的淤血和水肿,睾丸、附睾体积变大,此时睾丸动脉的血供一般不影响。随着扭转时间的延长、精索肿胀程度的加重,睾丸动脉血流逐渐减少直至完全阻断,加之睾丸内小动脉广泛发生栓塞,使得睾丸内压力增加,睾丸出现动脉性梗死,最终将导致患侧睾丸坏死和萎缩。

睾丸扭转的病理改变及预后与扭转的严重程度和扭转后睾丸缺血时间的长短有着重要的关系。正常家兔模型显示:使用彩色多普勒超声检查,当睾丸扭转360°时,睾丸血流减少;持续扭转540°时,睾丸血流消失。睾丸扭转所导致的缺血呈阶段性发展,扭转在2小时以内病变多数仅累及静脉血管,动脉受阻轻微;扭转6小时以后动脉血管受阻逐渐明显,即使复位后血管再通仍然需要较长时间;当扭转超过12小时,动脉受累严重,即使复位睾丸的组织和细胞也难以存活。

(二)睾丸扭转的分型及分期

1. 睾丸扭转根据扭转部位不同分为鞘膜内扭转和鞘膜外扭转。

(1)鞘膜内扭转:鞘膜内睾丸扭转多见于青春期和年龄较大的男性。正常情况下,鞘膜通常覆盖睾丸和附睾的前侧和两侧,而后侧在睾丸系膜附着处存在一个没有睾丸鞘膜覆盖的"裸区"(图12-5-1A)。如果鞘膜发生解剖异常,睾丸裸区面积较小或者睾丸完全被鞘膜包裹,使得睾丸除了上端与精索末端相连之外,其余部分均在鞘膜腔内呈游离状态,又称"钟摆畸形"(图12-5-1B)。在此情况下,睾丸、附睾及精索在鞘膜内发生扭转,扭转的部位通常位于附睾上方与精索末端的连接部,有时附睾与睾丸上段分离,其间只有膜状相连,也是发生鞘膜内扭转的常见部位(图12-5-1D)。

(2)鞘膜外扭转:当睾丸悬挂在鞘膜内,睾丸鞘膜外精索部分发生扭转,及其内含物围绕精索轴缠绕在一起(图12-5-1C)。此型在临床中较为少见,主要见于新生儿和睾丸未降者。

2. 根据其缺血程度分为静脉梗阻期和动脉梗阻期。

(1)静脉梗阻期(不完全扭转):在睾丸发生扭转后的早期,扭转仅仅导致睾丸静脉血液回流障碍,而动脉血液灌注仍然存在。如果此时能及时施行手法复位或者通过探查手术解除梗阻,恢复睾丸血供,睾丸能够得以挽救。

(2)动脉梗阻期(完全扭转):随着梗阻时间的延长和/或梗阻程度的加重,精索高度肿胀压迫睾丸动脉,并且睾丸内小动脉血栓形成,睾丸组织失去血流灌注。进入此期后,除非是在动脉梗阻的早期,睾丸内血管尚未形成血栓时及时解除扭转,有可能得以保存部分睾丸的结构和功能,否则会导致睾丸梗死和功能丧失。

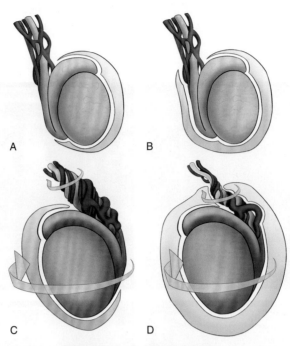

图 12-5-1　睾丸扭转示意图

A. 正常睾丸鞘膜,包裹睾丸和附睾的前侧和两侧,而后侧睾丸系膜附着处没有鞘膜覆盖;B. 鞘膜解剖异常,睾丸和附睾完全被鞘膜包裹,除了上端与精索末端相连之外,其余部分均在鞘膜腔内呈游离状态(钟摆畸形);C. 鞘膜外睾丸扭转,扭转部位位于睾丸鞘膜外的精索部分,主要发生在正常形态的鞘膜;D. 鞘膜内睾丸扭转,扭转部位通常位于附睾上方与精索末端的连接部,主要发生在钟摆畸形的鞘膜。

三、临床表现

睾丸扭转的典型症状为突然发生的单侧睾丸剧烈疼痛。疼痛常发生于剧烈活动后、夜间睡眠或刚起床时。疼痛的部位可以仅局限在阴囊,也可向同侧腹股沟及下腹部放射,可伴有恶心、呕吐及低热等症状。在睾丸扭转后早期可出现患侧睾丸、附睾肿大,阴囊皮肤可以无明显改变。而在数小时后由于淤血、肿胀,导致睾丸、附睾的界限变得模糊不清或者消失,阴囊可以出现红肿。当扭转超过 12 小时,阴囊皮肤可以出现红斑、肿胀或者色泽改变。触诊可发现患侧精索变粗、变短,部分可扪及扭转结节。由于提睾肌痉挛和精索缩短,睾丸向上移位呈横位,位于阴囊根部,少数可升高至皮下环或腹股沟管。睾丸触痛明显,当托起阴囊或移动睾丸时睾丸疼痛不仅不减轻,反而可因扭转程度加重使疼痛明显加剧,即阴囊托举征(Prehn 征)呈现阳性。

四、超声检查

睾丸扭转单凭病史及查体很容易发生误诊和漏诊。当诊断有疑问时,应及时进行影像学检查来协助进行诊断和鉴别诊断。目前,针对睾丸扭转应用最多、最具有诊断价值的影像学检查是超声。

睾丸扭转声像图的改变与扭转的时间长短有密切关系。静脉梗阻期在扭转初始 2~4 小时内,二维灰阶声像图可无变化,睾丸、附睾和阴囊显示为正常声像图,也可表现为睾丸回声强弱不均,在扭转后 4~6 小时,声像图显示睾丸位置抬高,睾丸水肿,形态增大,内部呈低回声,还可出现反应性鞘膜积液（图 12-5-2A）;CDFI 可能出现患侧睾丸血流信号减少或者消失（图 12-5-2B）。扭转部位的精索可出现一个螺旋形状包块,称精索结节,是精索扭转部位的特征性声像图表现,精索结节多位于睾丸上方,也可位于近外环处或睾丸的后方,CDFI 显示局部血流信号减少或消失,与此同时附睾可出现肿大,回声减低（图 12-5-2C、D）。

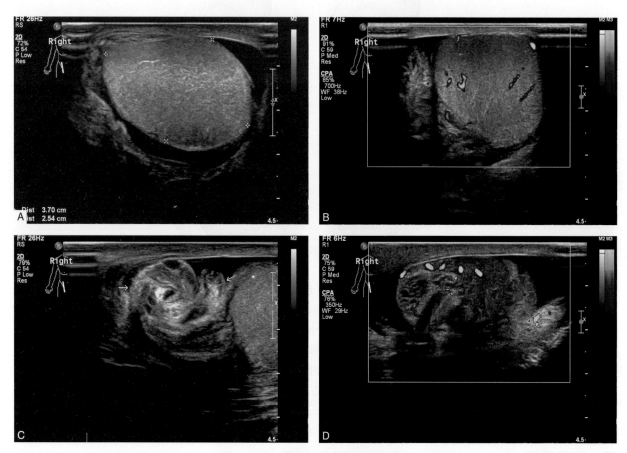

图 12-5-2　睾丸扭转（静脉梗阻期）

患者 12 岁,右阴囊疼痛 5 小时。A. 右侧睾丸饱满,内回声强弱不均,睾丸周围可见少量无回声暗区;B. 彩色多普勒显示右侧睾丸内少量血流信号;C. 精索结节（精索扭曲增粗,呈螺旋状）;D. 彩色多普勒显示精索结节内血流信号减少。

　　随着扭转时间的延长和动脉梗阻,睾丸内部出现水肿、出血、缺血和坏死,睾丸回声显示显著不均匀,可见小片状或斑状低回声,睾丸内未见明显血流信号。精索扭转点以上可测到正常精索血流;在扭转点及以下精索彩色血流信号消失,且精索明显增粗（图 12-5-3、ER 12-5-1）。

　　在扭转 6 小时后,阴囊壁增厚,与对侧阴囊壁比较,增厚明显。睾丸坏死,内部出现众多小片状低回声,很不均匀。如果长此以往,几周后睾丸逐渐缩小,内部呈低回声,成为萎缩的睾丸。

　　应特别注意在新生儿睾丸扭转中,扭转通常发生在出生前或出生期间;因此,睾丸往往已经发生不可逆的缺血性损伤,超声主要可表现为睾丸肿大,内部回声不均匀,周围可能出现高回声,与钙化一致,部分可能出现睾丸萎缩等表现;彩色多普勒超声表现为睾丸内无明显血流信号（图 12-5-4）。

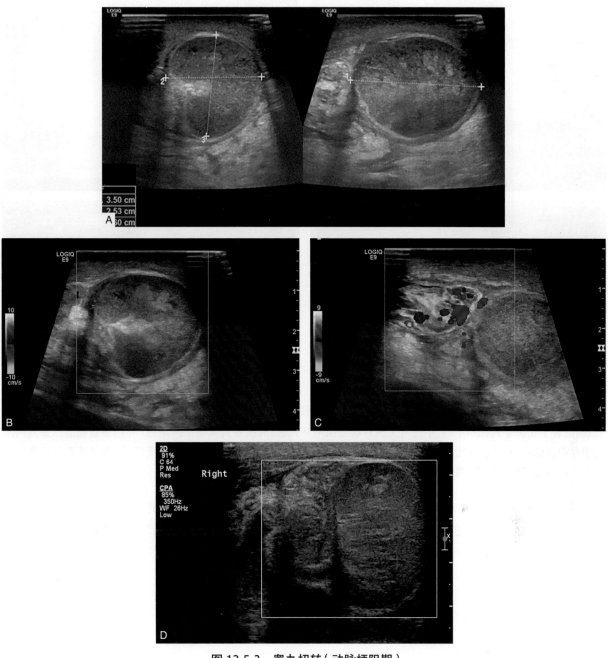

图 12-5-3　睾丸扭转（动脉梗阻期）

患者 12 岁，右阴囊疼痛 6~7 小时。A. 右侧睾丸增大、水肿，内回声不均匀，可见多发斑片状低回声；B. 彩色多普勒显示睾丸内未见明显血流信号；C. 彩色多普勒显示在精索结节以上精索内血流正常；D. 彩色多普勒显示精索结节以下未见血流信号消失。

ER 12-5-1　睾丸扭转手术所见（睾丸扭转 720°）

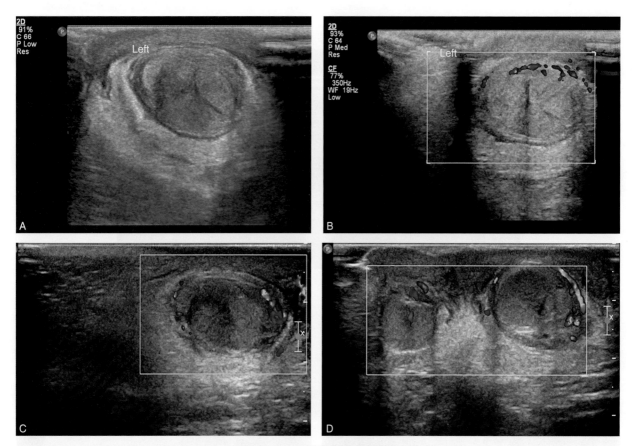

图 12-5-4　新生儿睾丸扭转

A、B. 患者 1 左侧睾丸回声不均,中部可见斑片状低回声坏死区,周围睾丸实质回声增强;彩色多普勒显示睾丸内未见明显血流信号;C、D. 患儿 2 左侧睾丸肿大,回声不均,睾丸内可见斑片状低回声坏死区,彩色多普勒显示患侧睾丸内无明显血流信号,健侧睾丸内可见血流信号。

　　睾丸扭转超声诊断的难点,是睾丸扭转存在不完全扭转和间歇性扭转病例。在不完全扭转时,睾丸肿大,仍可能能探测到彩色血流信号,此时可测量睾丸内血流的阻力指数。若阻力指数明显升高(可与健侧对照),即为睾丸扭转的证据,若其动脉血流在舒张期有倒置现象,诊断或更能确定。在间歇性扭转时,因其扭转后可自动恢复,但不久却又扭转,反复多次,其症状忽显忽消,可在症状明显时探测其血流信号。在以上两种情况下,睾丸声像图的改变与发病时间长短的关系就不会密切,尤其间歇性扭转,发病往往延续一段时间,有时加重,有时缓解。

五、鉴别诊断

　　除睾丸扭转之外,其他一些睾丸、附睾疾病,例如急性附睾睾丸炎、睾丸血肿、睾丸肿瘤等均可引起阴囊疼痛,容易与睾丸扭转相混淆,甚至引起误诊,应注意进行鉴别诊断。在各种阴囊急诊中,尤其应注意与急性附睾睾丸炎进行鉴别诊断。

(一)急性附睾睾丸炎

　　急性附睾睾丸炎患者可以出现附睾肿大,回声减低不均匀,借助彩色多普勒可出现血流信号增多,频谱多普勒示收缩期峰值血流速度则明显增加,与睾丸扭转容易鉴别。而当急性附睾睾丸炎的炎性包块较大时,静脉回流障碍可导致蔓状静脉丛血栓形成,引起严重的精索肿胀,从而压迫睾丸动脉,减少其血流灌注。此外,严重的炎症反应也可引起睾丸组织部分坏死,从而导致血流下降。此时应仔细扫查有无精索结节的存在。

（二）睾丸附件扭转

与睾丸扭转的症状相比,睾丸附件或附睾附件扭转的临床表现较轻。体检时可扪及患侧睾丸顶部变软,有时可在睾丸顶部扪及小(2~3mm)而固定的结节。透过覆盖其表面的皮肤可能看见呈蓝色的扭转并且发生坏疽的附件,即所谓"蓝点征(blue dot sign)"。彩色多普勒超声的鉴别包括以下几点。

1. 直接征象　附件扭转时患侧睾丸大小正常,血流信号增多,流速加快,RI降低。患侧睾丸上极与附睾头之间及两者边缘区显示不均质的高回声结节,结节内多无血流信号。

2. 间接征象　附件扭转时显示睾丸、附睾形态、位置正常,内部回声基本正常,睾丸膜腔内可有少量积液,部分患者的阴囊壁上部可能出现局限性增厚。

（三）睾丸肿瘤

急性的睾丸扭转由于其急性起病的临床特征,与睾丸肿瘤的鉴别诊断多无困难。而慢性睾丸扭转的超声表现与睾丸肿瘤的睾丸回声不均匀以及液化坏死形成的暗区等征象有时不易区分。两者鉴别诊断的主要指标是睾丸肿瘤可见肿块影像,内部血流信号较健侧丰富;而睾丸慢性扭转时则显示睾丸缩小,内部呈现片状弱回声区,血流信号显著减少,甚至消失。基于上述影像学特征,结合病史和查体较容易做出正确的临床诊断。

六、治疗原则

睾丸扭转治疗的目标是力争挽救患侧睾丸。而能否挽救患侧睾丸的关键在于患者从发病到就诊的时间以及医生首诊的诊断准确性。一旦睾丸扭转的诊断确立,就应该尽快采取措施(手法复位或手术复位)解除睾丸的血流梗阻,恢复睾丸的血流供应,这对于提高睾丸结构和功能的挽救率具有至关重要的意义。

（陈　冲）

第六节　睾丸结核

一、概述

单纯睾丸结核在男性生殖器结核病中极为少见,多继发于附睾结核、前列腺结核,以全身乏力、低热、中毒症状、睾丸轻度疼痛、隐痛下坠感等为主要的临床症状,发病初期不具备典型的临床症状,因此不易确诊。睾丸结核与其他部位的结核病一样以干酪样改变、空洞形成和纤维化为主要的病理改变,会对患者睾丸结构造成破坏,损害睾丸间质细胞,从而大大降低了分泌男性激素的功能,病情严重时甚至会出现睾丸萎缩等情况。

二、超声检查

睾丸体积增大,内部回声不均匀,内可见局灶性片状或散在斑点状低回声,或者低回声、混合回声包块,大部分患者累及附睾,使附睾体积增大,回声略低于睾丸,形态呈边缘不规则的局限性结节,可见弥漫分布或局限性分布的点线状强回声光斑或光团,后伴声影,多伴有睾丸鞘膜积液并与阴囊皮肤相连,阴囊壁增厚,严重者睾丸与附睾分界不清,输精管增粗,呈串珠样结节。彩色多普勒显示病灶周边及内部的血流减少。睾丸结核是慢性过程,病理演变过程复杂多样,这就造成睾丸结核在不同时期的声像图的多样,可表现为肿块型、窦道型、弥漫结节型、脓肿液化型、钙化型等。即使在同一患者,双侧睾丸结核,病变发展存在差异,声像图表现存在差异,同侧睾丸不同时期,声像图表现存在差异(图12-6-1)。

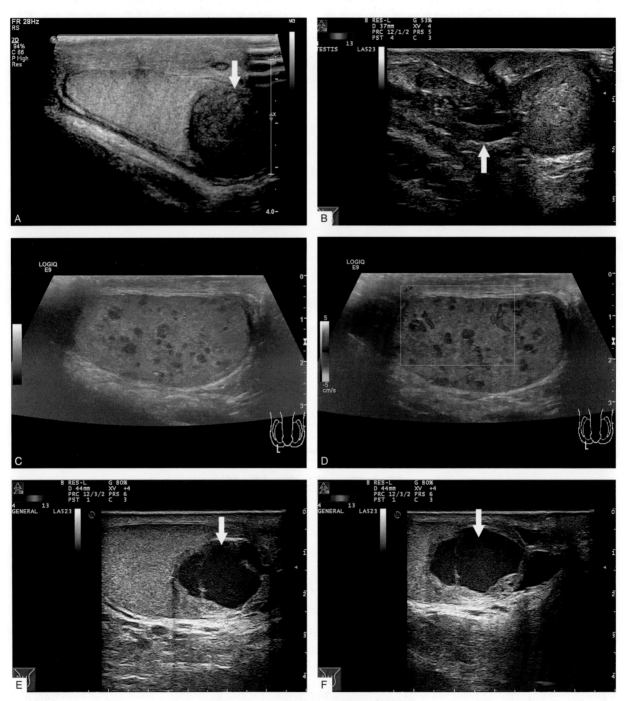

图 12-6-1　睾丸结核不同类型超声表现

A. 肿块型,病变呈单发实性肿块或结节样改变,形态类圆形,边界清楚,边缘不规则,内部回声不均匀(杭州市红十会医院杨高怡、张文智供图);B. 窦道型,睾丸内低回声与附睾内低回声并存,两者相连,内见无回声区,透声差,并突破阴囊壁形成窦道;C、D. 弥漫结节型,睾丸肿大实质回声不均质,其内可见散在之小低回声结节,分布不均匀,彩色多普勒睾丸内血流信号呈点状彩色血流信号;E、F. 脓肿液化型,病灶呈圆形,边界清楚,内壁毛糙,厚薄不均,内透声欠佳,可见密集的点状回声,内见带状分隔,后方回声增强,睾丸鞘膜腔积液,内可见强回声光带与阴囊壁相连。

　　睾丸结核的超声表现缺乏特异性,需结合临床表现及既往是否患有结核病史进行考虑。当成年男性出现睾丸肿大,疼痛明显,既往有结核病史,超声表现睾丸内部可见局灶性片状低回声区,近附睾处明显并累及附睾,彩色多普勒显示血流明显减少时,均应考虑睾丸结核的可能性大。

(陈 冲)

第七节　睾丸微石症

一、概述

　　睾丸微石症(testicular microlithiasis,TM)于1970年由Priebe等率先报道,是弥散分布于睾丸曲精小管内的点状钙化灶形成的综合征,病理上表现为排列在生精小管周围的细胞退化、脱落,并有钙盐沉积在管腔内。睾丸微石症的发病机制至今尚不明确,其意义也尚不明确,有研究表明其可能与男性不育症、萎缩性睾丸、睾丸发育不良、睾丸肿瘤、附睾睾丸炎、睾丸或睾丸附件扭转、精索静脉曲张、神经纤维瘤及一些遗传性疾病有关。临床常无明显症状,多因阴囊其他疾病行超声检查时偶然发现。

二、超声检查

　　睾丸微石症的超声诊断标准:在每个切面都能发现多枚点状强回声,后方无声影,点状强回声相互独立,散在或弥漫分布于睾丸实质内。根据点状强回声的多少,将其分为两种类型:①经典型,即每个切面均能发现≥5枚后方无声影的点状强回声。根据其数量多少还可以将其分为轻、中、重度,轻度经典型睾丸微石症,其每个切面相互独立的点状强回声5~10枚,中度则为10~20枚,重度为>20枚。②限制型,每个超声切面发现<5枚后方无声影的点状强同声(图12-7-1)。

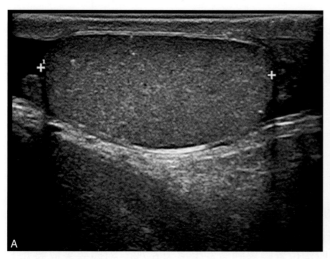
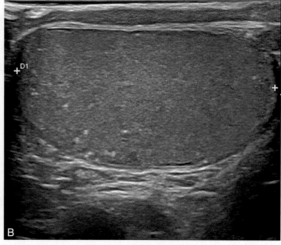

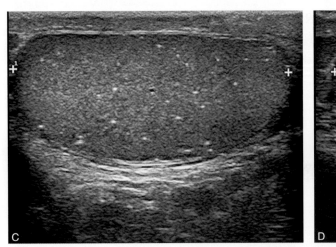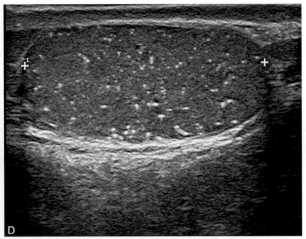

图 12-7-1　睾丸微石症

A. 限制型微石症（同一切面 <5 枚）；B. 轻度经典型微石症（5~10 枚）；C. 中度经典型微石症（10~20 枚）；D. 重度经典型微石症（>20 枚）。

三、治疗

单纯睾丸微石症一般不需要治疗，为了动态观察是否合并其他疾病，一般以每 6~12 个月进行 1 次超声检查为宜。

（陈　冲）

第八节　睾　丸　肿　瘤

一、概述

睾丸肿瘤是泌尿生殖系统中成分最复杂、组织学类型最多最繁杂的肿瘤。其中绝大部分睾丸肿瘤为恶性肿瘤，约占人体恶性肿瘤的 1%，可以分成继发性和原发性两大类，其中原发性肿瘤根据组织学类型不同又分为生殖细胞肿瘤和非生殖细胞肿瘤（表 12-8-1），其中生殖细胞肿瘤占 90%~95%，非生殖细胞肿瘤占 5%~10%。

二、病因

（一）先天因素

1. 人种因素　据报道睾丸肿瘤发生率最高的为高加索人，而黑人中最低。

2. 隐睾　隐睾是睾丸肿瘤发生的主要危险因素之一，隐睾患者发生睾丸肿瘤的概率是正常人的 20~40 倍，腹腔内隐睾肿瘤发生率为 22.7%，而腹股沟位置隐睾肿瘤发生率为 6.7%。对隐睾采取睾丸下降固定术，10 岁前可明显减少肿瘤发生率，3 岁前则可避免发生睾丸肿瘤。

表 12-8-1 睾丸肿瘤的组织学分类

一、原发性肿瘤	（二）非生殖细胞肿瘤
（一）生殖细胞肿瘤（90%~95%）	1. 性腺基质肿瘤（5%~10%）
1. 精原细胞瘤（40%~50%）	（1）间质细胞瘤（1%~2%）
（1）典型精原细胞瘤	（2）支持细胞瘤
（2）间变型精原细胞瘤	（3）颗粒细胞肿瘤
（3）精母细胞性精原细胞瘤	2. 性腺胚细胞瘤
2. 非精原细胞瘤	3. 其他类型肿瘤
（1）胚胎癌（20%~30%）	（1）类癌
（2）畸胎瘤（有无恶性变）（5%~10%）	（2）肾上腺残基瘤
成熟型	（3）睾丸网腺瘤
未成熟型	二、继发性肿瘤
恶性畸胎瘤	转移性肿瘤
（3）绒毛膜上皮癌（2%）	三、睾丸旁肿瘤
（4）卵黄囊肿瘤（内胚窦瘤）	1. 腺瘤样瘤
3. 混合型生殖细胞肿瘤	2. 间皮瘤

3. 染色体基因异常 在所有的生殖细胞肿瘤中发现 12 号染色体短臂（12p）的等染色体。在 66% 的原位生殖细胞瘤病例中发现了 p53 基因的改变。全基因组关联分析（GWAS）揭示了在 15q21 中几种单核苷酸多态性（SNP）与生殖细胞肿瘤发病风险增加相关。

4. 遗传 睾丸肿瘤患者 16% 近亲有相关家族史。

（二）后天因素

1. 生活及环境因素 久坐等不良生活习惯及长期接触毒性物质（比如苯等）容易诱发睾丸肿瘤。

2. 感染 一些病毒（如流行性腮腺炎病毒）和细菌感染可引起睾丸炎，导致睾丸萎缩，细胞变性进而引起睾丸肿瘤。

三、临床表现

睾丸肿瘤因组织学类型差异可有不同的临床表现，通常表现如下。

1. 无痛性单侧睾丸 - 阴囊肿块 绝大多数睾丸肿瘤表现为无痛性阴囊肿块，偶尔由睾丸超声体检发现。

2. 疼痛 阴囊疼痛可能是 20% 病例的第一症状，并且最多 27% 的睾丸生殖细胞肿瘤患者出现阴囊疼痛。7% 的非精原细胞肿瘤病例转移引起的背部和侧面疼痛。约有 10% 的患者因为临床症状与睾丸炎相识，导致延误诊断。

3. 副肿瘤综合征 部分睾丸肿瘤有内分泌功能，尤其是非生殖细胞瘤，发生在成人有 10%~38% 患者有男性乳腺增大，性欲下降，勃起功能障碍。发生在儿童可出现性早熟，第二性征发育。相关实验室检查可出现雄激素、雌激素及促性腺激素升高。

4. 肿瘤转移表现 根据患者病程长短的不同，不同组织学类型的睾丸肿瘤可出现远处转移，根据靶器官的不同，而产生相应症状，比如绒毛膜上皮癌容易肺转移，而引起呼吸困难、咯血等症状。

四、超声检查

针对怀疑阴囊内肿块的患者行超声检查能准确地观察睾丸位置、大小、形态,区别病变性质,是炎性、积液还是肿块。如果发现肿块,超声能观察肿块的位置,是位于睾丸内、附睾内还是阴囊壁上,进而对肿块性质做进一步的判读。通过彩色多普勒及超声造影,可以进一步获得肿块的血供信息,从而进一步鉴别诊断。超声还能很方便地观察肝脏、腹膜后等腹腔内脏器是否有转移的情况。但由于睾丸内病变类型较多,睾丸肿瘤的组织学分类较多,睾丸肿瘤容易误诊。需要检查者密切结合临床病史、相关实验室检查及更多更仔细的超声检查,才能获得可靠的诊断。本节概括归纳了常见睾丸肿瘤不同组织学类型的超声表现,临床病史及鉴别诊断方法。

(一)精原细胞瘤

1. 概况　精原细胞瘤好发于青年男性,一般常见于 20~40 岁,肿瘤标志物中部分可见 β-HCG 升高,但不应超过 $1\mu g/L$,否则应该怀疑是有绒毛膜上皮癌存在。AFP 常阴性,如含量增加则可能合并卵黄囊瘤存在。80% 的晚期精原细胞瘤患者乳酸脱氢酶(LDH)升高,因此可以用作监测肿瘤的指标。

2. 超声表现

(1)睾丸肿大,以睾丸内病变为主,较少累及睾丸包膜并侵犯睾丸外组织,较少合并睾丸鞘膜积液。

(2)典型精原细胞瘤瘤体多呈低回声,与正常睾丸实质间可见模糊分界,内部回声多均匀,肿块较小时少有坏死囊变钙化,但当精原细胞瘤较大时或合并其他组织学类型时可出现坏死囊变。

(3)肿块内血流信号丰富,睾丸内正常结构血管受挤压移位,部分受侵中断。

(4)超声造影呈不均匀高增强,肿瘤较大时可出现坏死无增强区(图 12-8-1)。

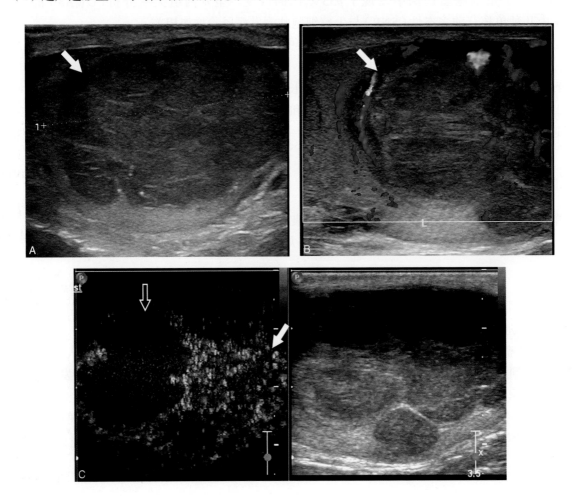

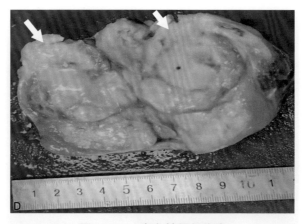

图 12-8-1 睾丸精原细胞瘤

A. 左侧睾丸低回声团,边界尚清,内回声不均;B. CDFI 显示大部分区域较为
丰富的血流信号,部分区域无血流信号;C. 超声造影显示睾丸内肿瘤大部区
域不均匀高增强(实心箭头),部分区域持续无增强(空心箭头);D. 大体病
理剖面显示肿块颜色灰白,与睾丸组织可见分界,内部见白色坏死区域。

(二)胚胎癌

1. 概况 胚胎癌好发于青年男性,多数发生在 20~30 岁,单纯的胚胎癌少见,多与其他组织学类型
合并发生,是一种高度恶性肿瘤,因为其极易早期转移,往往以转移灶相关临床症状就诊,预后差,5 年生
存率仅 20%~30%。

2. 超声表现

(1)睾丸大小多正常或稍增大。

(2)睾丸内占位,多位于邻近包膜位置,且容易早期侵犯睾丸包膜,侵犯附睾,容易坏死、囊性变或钙
化,容易出现睾丸鞘膜积液。

(3)肿块内血流信号丰富,正常睾丸组织内血管受侵中断。

(4)超声造影可见早期不均匀高增强。

(5)早期即可出现腹股沟淋巴结及腹膜后淋巴结转移肿大(图 12-8-2)。

胚胎癌与精原细胞瘤鉴别较为困难,当睾丸内病灶较小即出现远处转移征象时,需考虑胚胎癌或者
合并胚胎癌成分的可能。

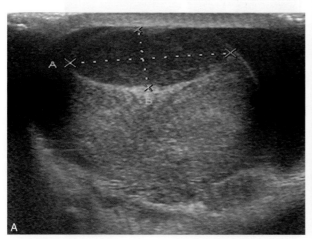

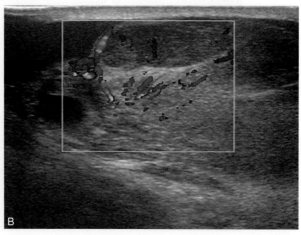

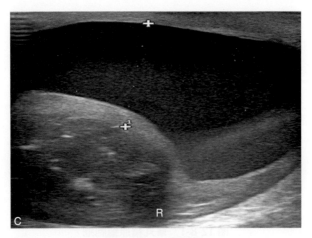

图 12-8-2　胚胎癌

A. 右侧睾丸前缘低回声结节,与睾丸实质分界清晰,包膜连续性中断;B. CDFI 显示
结节内部及结节周边可见较丰富血流信号;C. 该患者同时出现了睾丸鞘膜积液。

(三)畸胎瘤

1. 概况　畸胎瘤多是由两种或两种以上胚层构成,包括内胚层的黏液腺体,中胚层的软骨、骨、肌肉和淋巴组织,以及外胚层的鳞状上皮和神经组织等。表皮样囊肿是一种特殊类型的良性单胚层畸胎瘤,为伴有皮肤附属器结构富含毛发、角化物的囊肿。畸胎瘤根据细胞分化程度不同可以分为成熟型、未成熟型和恶性畸胎瘤 3 种类型,其中成熟型常见于儿童,一般预后良好。未成熟型或恶性畸胎瘤多见于成年人,可出现远处转移。成人睾丸畸胎瘤患者血清甲胎蛋白(AFP)水平与良、恶性相关,一般单纯的畸胎瘤肿瘤标志物无异常升高。

2. 超声表现

(1)睾丸大小多正常或较健侧增大。

(2)畸胎瘤瘤体边界清晰,若出现蛋壳样钙化是特征性的超声征象,内部因其成分不同而有不同表现,如可以出现厚分隔、囊性变、粗大钙化等表现。

(3)成熟型畸胎瘤往往无明显血流信号,超声造影显示无明显增强(图 12-8-3)。未成熟型畸胎瘤实性部分可以有少许血流信号,超声造影可见实性部分不均匀增强。恶性畸胎瘤或者合并其他类型的生殖细胞肿瘤可以表现为富血供(图 12-8-4)。

(4)睾丸表皮样囊肿为睾丸内良性病变,其特征性表现为洋葱皮样钙化,而非蛋壳样粗大钙化(图 12-8-5)。

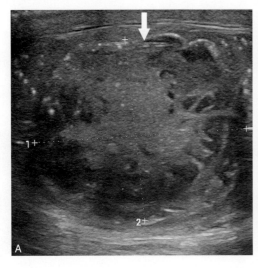
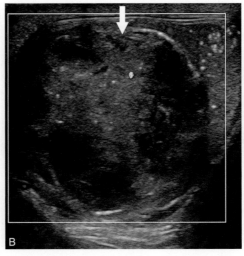

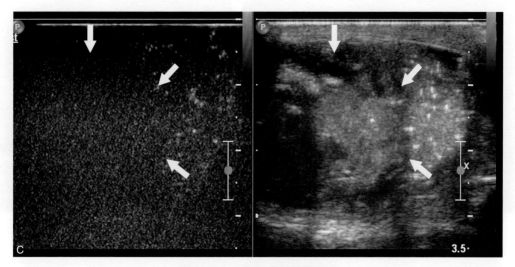

图 12-8-3　睾丸成熟型畸胎瘤

A. 左侧睾丸内不均回声团,边界清,可见包膜,与睾丸实质分界清晰,团块内可见多发较大的暗区及钙化,周边正常睾丸实质可见微石;B. CDFI 显示瘤体内未见血流信号;C. 超声造影显示团块内持续无增强。

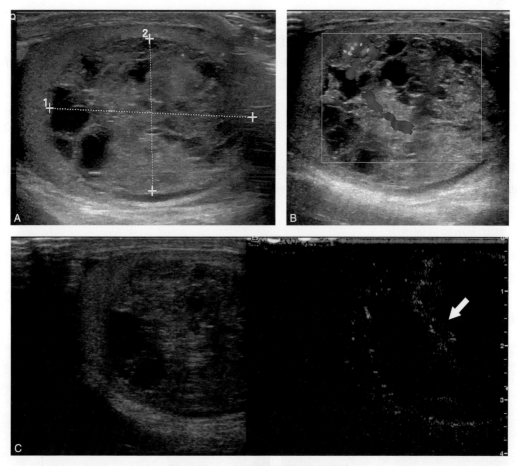

图 12-8-4　未成熟型畸胎瘤伴恶变

A. 左侧睾丸一不均回声团,边界清,可见包膜,与睾丸实质分界清晰,团块内可见多发较大的暗区;B. CDFI 显示内局部区域可见粗大血流信号;C. 超声造影显示团块大部分区域内持续无增强,局部可见不规则高增强区域。

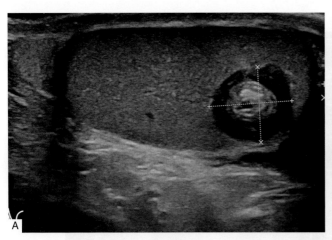
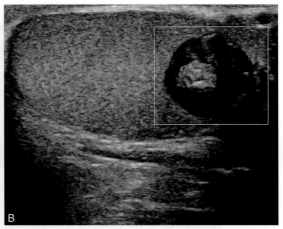

图 12-8-5　睾丸表皮样囊肿

A. 左侧睾丸内一洋葱皮样不均回声团,与睾丸实质分界清晰;B. CDFI 显示内部未见血流信号。

（四）卵黄囊瘤

1. 概况　卵黄囊瘤又称内胚窦瘤,好发于儿童,尤其是 2 周岁以下小儿,是儿童最常见的睾丸肿瘤类型。患儿多表现为患侧睾丸肿大,往往病程进展迅速,可出现似急性睾丸炎样症状。卵黄囊瘤患者肿瘤标志物检查可见 AFP 及 β-HCG 升高,尤其是 AFP 升高是特异性标志物,可以用来辅助诊断及监测肿瘤治疗效果。

2. 超声表现

（1）睾丸大小较健侧增大,甚至患侧睾丸可以整个受侵。

（2）卵黄囊瘤瘤体特征性表现为低回声团块内散在分布小囊状暗区,与正常睾丸组织分界清。

（3）卵黄囊瘤为富血供肿瘤,CDFI 显示内部丰富血流信号,超声造影显示不均匀高增强。

（4）卵黄囊瘤往往进展迅速,所以短期复查可见肿瘤扩大。

（5）卵黄囊瘤也可以合并于睾丸其他生殖细胞肿瘤中,如不成熟畸胎瘤、精原细胞瘤等（图 12-8-6）。

（五）绒毛膜上皮癌

1. 概况　睾丸绒毛膜上皮癌少见,多与胚胎癌、畸胎瘤和精原细胞瘤混合存在,常发生于 10~29 岁,容易早期血行转移至肺,进而引起咯血等相关症状,预后较差。β-HCG 明显升高是特异性肿瘤标志物。

2. 超声表现

（1）睾丸大小较健侧增大。

（2）合并绒毛膜上皮癌的混合性生殖细胞肿瘤生长迅速容易出血坏死,超声多表现为边界不清的不均低回声团,内部可出现坏死的无回声区。

（3）CDFI 显示团块内血流信号常较丰富,坏死区域内无血流信号,超声造影显示团块实性部分不均匀高增强,坏死区域持续无增强。

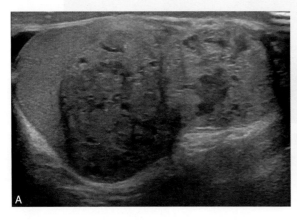
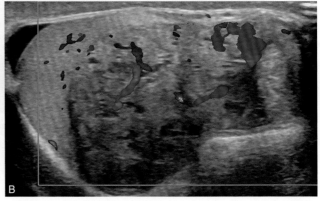

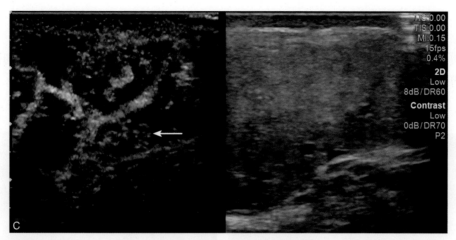

图 12-8-6　混合性生殖细胞肿瘤（患者 23 岁,病例诊断:未成熟性畸胎瘤为主,
20% 卵黄囊瘤, 20% 精原细胞瘤）

A. 左侧睾丸实性为主的不均回声团,边界不清,未见包膜回声,与睾丸实质分界不清晰,团块内可见小暗区;B. CDFI 显示内部血流信号丰富,局部区域可见粗大血管;C. 超声造影显示团块部分区域不规则高增强,并可见粗大肿瘤血管,部分区域内持续无增强。

（六）支持细胞瘤

1. 概况　支持细胞瘤是非生殖细胞瘤,为睾丸支持细胞异常增殖形成的新生物,也可伴有精原细胞癌、绒毛膜上皮癌及畸胎癌成分。临床少见,大多数为良性肿瘤。因肿瘤有分泌雌激素功能,容易导致睾丸萎缩,或出现男性乳房发育等女性化征象,患者常因内分泌异常就诊。

2. 超声表现
（1）睾丸可出现萎缩。
（2）睾丸内低回声结节,一般较小,边界清或不清,形态常规则,内部回声一般较均匀。
（3）结节内血流信号常不明显（图 12-8-7）。

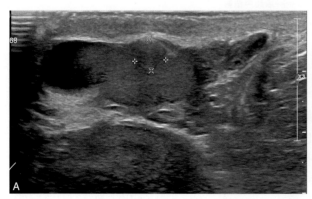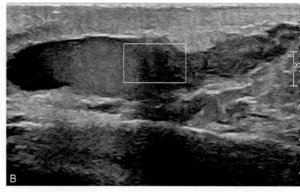

图 12-8-7　睾丸硬化性支持细胞瘤

A. 左侧睾丸缩小,内见一实性偏低回声结节,与睾丸实质分界不清晰,结节内回声较均匀,未见明显暗区及钙化;B. CDFI 显示内部未见血流信号。

（七）间质细胞瘤

1. 概况　由正常发育和演化的间质细胞成分构成的睾丸肿瘤,是最常见的性索 - 间质肿瘤,占睾丸肿瘤的 1%~3%,儿童睾丸间质细胞瘤多为良性,约有 10% 的成人睾丸间质细胞瘤为恶性。

2. 超声表现

（1）睾丸大小较健侧增大。

（2）间质细胞瘤瘤体表现为低回声团块,与正常睾丸组织分界清。

（3）间质细胞瘤为富血供肿瘤,CDFI 多显示丰富血流信号,超声造影显示内部不均匀高增强,有时边缘可见高增强环(图 12-8-8、ER 12-8-1)。

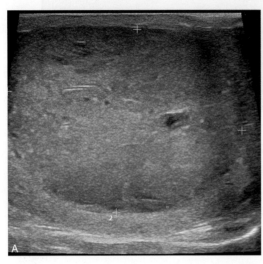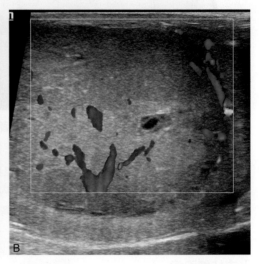

图 12-8-8　睾丸间质细胞瘤

A. 左侧睾丸一实性偏低回声团,边界清,边缘清晰,与睾丸实质分界清晰; B. CDFI 显示周边及内部较丰富血流信号。

ER 12-8-1　睾丸间质细胞肿瘤超声造影

显示睾丸内低回声团早期快速高增强,可见粗大血管影,边缘可见高增强环。

（八）睾丸淋巴瘤

1. 概况　睾丸淋巴瘤较少见,可发生于任何年龄组,可以是原发于睾丸的淋巴瘤,也可以是全身淋巴瘤累及睾丸,几乎都是非霍奇金淋巴瘤,霍奇金淋巴瘤极为罕见。肿瘤细胞多沿生精小管之间浸润性生长,而生精小管的结构保留尚好。患者多为无痛性阴囊肿块就诊,可双侧发病,或者相继发病,约有20% 病例侵犯双侧睾丸。

2. 超声表现

（1）睾丸大小较健侧增大,或者双侧肿大。

（2）睾丸淋巴瘤瘤体多表现为低回声团块,内部回声常均匀一致,与正常睾丸组织分界清,较有特征性的表现是占位感不强,对周围血管挤压不明显。如果累及附睾则引起附睾类似变化。

（3）CDFI 多显示内部丰富血流信号,超声造影显示均匀快速高增强(图 12-8-9)。

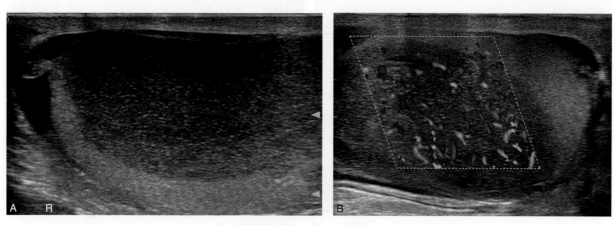

图 12-8-9 睾丸淋巴瘤

A. 右侧睾丸内可见低回声区,边界清,边缘规则,未见包膜回声,与睾丸实质分界尚清晰;B. CDFI 显示内探及丰富血流信号。

(九)睾丸转移瘤

1. 概况 睾丸因为存在血睾屏障,睾丸转移瘤少见,以白血病尤其是急性淋巴细胞白血病转移至睾丸多见,其次是肺小细胞肺癌及泌尿生殖系统肿瘤容易转移至睾丸。

2. 超声表现

(1)睾丸大小较健侧增大,或者双侧肿大。

(2)睾丸转移瘤瘤体多表现为低回声团块,白血病浸润睾丸时多呈浸润性生长,侵犯睾丸间质,超声表现与睾丸淋巴瘤相似,多回声均匀,占位感不强,对周围血管挤压不明显。

(3)睾丸转移瘤多显示丰富血流信号,超声造影显示均匀快速高增强(图 12-8-10、图 12-8-11)。

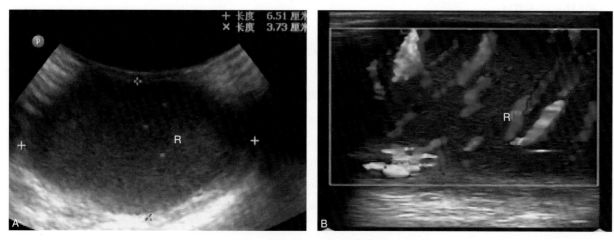

图 12-8-10 急性淋巴细胞白血病睾丸转移

A. 右侧睾丸明显肿大,呈椭圆形低回声团,未见明显正常睾丸实质;B. CDFI 显示内血流信号丰富。

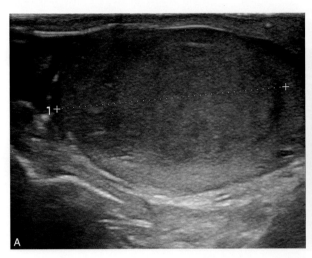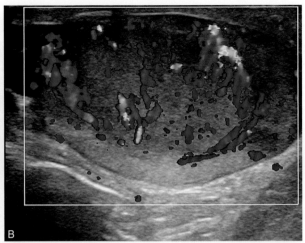

图 12-8-11　右上肺小细胞肺癌睾丸转移

A. 右侧睾丸内可见一实性低回声团,边界不清,边缘规则,未见包膜回声,与睾丸实质分界不清晰;B. CDFI 显示内探及丰富血流信号。

（鲁科峰）

【参考文献】

1. 罗丽兰. 不孕与不育. 2 版. 北京：人民卫生出版社, 2009.

2. TAKIHARA H, SAKATOKU J, FUJII M, et al. Significance of testicular size measurement in andrology. I. A new orchiometer and its clinical application. Fertil Steril, 1983, 39 (6): 836-840.

3. PALTIEL H J, DIAMOND D A, DI CANZIO J, et al. Testicular volume: comparison of orchidometer and US measurements in dogs. Radiology, 2002, 222 (1): 114-119.

4. 郝立宏. 组织学与胚胎学. 2 版. 人民卫生出版社, 2013.

5. HART R J, DOHERTY D A, MCLACHLAN R I, et al. Testicular function in a birth cohort of young men. Hum Reprod, 2015, 30 (12): 2713-2724.

6. SINOPIDIS X, MOURELATOU R, KOSTOPOULOU E, et al. Novel combined insulin-like 3 variations of a single nucleotide in cryptorchidism. J Pediatr Endocrinol Metab, 2019, 32 (9): 987-994.

7. LANE T M, HINES J. The management of mumps orchitis. BJU Int, 2006, 97 (1): 1-2.

8. 曹兴午, 林凯, 李翠英, 等. 腮腺炎睾丸炎对睾丸的损伤及其治疗. 中国男科学杂志, 2011, 25 (11): 64-66.

9. KARAGUZEL E, KADIHASANOGLU M, KUTLU O. Mechanisms of testicular torsion and potential protective agents. Nat Rev Urol, 2014, 11 (7): 391-399.

10. 张际青, 张小东. 睾丸扭转诊治现状. 临床泌尿外科杂志, 2010, 25 (1): 61-64.

11. BASTA A M, COURTIER J, PHELPS A, et al. Scrotal swelling in the neonate. J Ultrasound Med, 2015, 34 (3): 495-505.

12. ZILBERMAN D, INBAR Y, HEYMAN Z, et al. Torsion of the cryptorchid testis—can it be salvaged? J Urol, 2006, 175 (6): 2287-2289.

13. 王浩, 李守林, 周蔚, 等. 新生儿睾丸扭转 12 例临床分析. 中华新生儿科杂志 (中英文), 2019, 34 (5): 372-374.

14. 张文智, 杨高怡, 王大力, 等. 33 例睾丸结核的超声表现分析. 中国超声医学杂志, 2013, 29 (12): 1133-1135.

15. 张波, 南平, 岳振营, 等. 睾丸间质细胞瘤 12 例临床病理学特征分析. 诊断病理学杂志, 2020, 27 (4): 225-228.

16. LIANG Z Y, HE Z W, CHEN C, et al. Microscopic testicular sperm extraction or post-operative sperm reversal in functional

Leydig cell tumor: case report. Transl Androl Urol, 2019, 8（5）: 556-561.

17. RICHIE J P. Re: Testicular Microlithiasis Imaging and Follow-up: Guidelines of the ESUR Scrotal Imaging Subcommittee. J Urol, 2016, 196（3）: 776.

18. 郭应禄, 辛钟成, 金杰. 男性生殖医学. 2 版. 北京: 北京大学出版社, 2016.

19. ALBERS P, ALBRECHT W, ALGABA F, et al. EAU guidelines on testicular cancer: 2011 update. Eur Urol, 2011, 60（2）: 304-319.

20. CHENG L, ALBERS P, BERNEY D M, et al. Testicular cancer. Nat Rev Dis Primers, 2018, 4（1）: 29.

21. STEPHENSON A, EGGENER S E, BASS E B, et al. Diagnosis and Treatment of Early Stage Testicular Cancer: AUA Guideline. J Urol, 2019, 202（2）: 272-281.

第十三章 附睾性不育超声评估

第一节 正 常 附 睾

一、附睾的解剖

附睾为一对细长扁平器官,呈半月形,长 4~6cm,位于睾丸的后上方。附睾分为 3 部分:上端膨大而钝圆的部分为附睾头,中部为附睾体,下端变细为附睾尾。附睾尾急转向后内上方移行为输精管。附睾头由睾丸输出小管盘曲而成,输出小管末端汇成一条附睾管,迂回盘曲构成附睾体和尾(图 11-1-1)。

附睾是精子成熟和贮存的场所。附睾的输出小管及附睾管还具有重吸收和分泌的作用,将流入的睾丸液进行重吸收,并分泌出甘油磷酸胆碱、糖蛋白、固醇和唾液酸等,这些分泌物为精子的成熟、贮存和处理提供了适宜的内环境。

二、附睾的组织学

附睾主要由输出小管和附睾管组成。

(一)输出小管

输出小管起始端与睾丸网相连,远端汇入附睾管;位于睾丸后上方,共 10~15 条,构成附睾头的大部分。管壁上皮由高柱状的纤毛细胞群和矮柱状细胞群相间排列而成,因而管腔面不规则呈波浪形。上皮基膜外有散在平滑肌。低柱状细胞有吸收和消化管腔内物质的作用;高柱状细胞游离面有大量纤毛,纤毛的摆动及平滑肌的节律性收缩,使精子向附睾管方向移动。

(二)附睾管

附睾管长达 5m 左右,极度弯曲,其近端与输出小管相连,远端与输精管相续,构成附睾的体部和尾部。管壁上皮为假复层柱状,由主细胞和基细胞构成;管腔规则、平坦,充满精子和分泌物。主细胞数量多,在附睾头段为高柱状,后渐变矮,至附睾尾段时为立方状;细胞游离面有成簇排列的、粗而长的纤毛,因不运动故称静纤毛。主细胞具有吸收睾丸液、分泌甘油磷酸胆碱、糖蛋白等物质的功能。基细胞矮小,呈锥形,位于上皮深层。上皮基膜外有薄层平滑肌,其节律性收缩产生附睾管的慢蠕动,推动精子缓慢移向附睾尾并贮存于此。人类精子在附睾中运行时间约 2 周。附睾的功能异常可影响到精子的成熟,导致不育。

三、附睾的超声检查方法

1. 仪器条件 采用高分辨力彩色多普勒超声诊断仪,探头选择线阵式高频探头,频率一般 6~15MHz。
2. 房间条件 房间宜尽量保证温暖,使睾丸皮肤呈松弛状态。
3. 检查体位 取仰卧位,嘱患者将阴茎向上提起并固定,探头通过阴囊对附睾头、体、尾部进行多角度扫查。

四、正常附睾声像图

正常附睾头部纵切呈新月形,上下径为 10~12mm,体部前后径为 2~5mm,尾部前后径为 4~5mm。附睾头部附着于睾丸上极,回声与睾丸实质相似,附睾体部多位于睾丸后方,回声稍低于睾丸实质,附睾头部与体部间有一不明显的分界线,回声稍高的为附睾头部,其成分被视作输出小管,回声稍低的为附睾体,内为附睾管。附睾尾部位于睾丸下极,折返后与输精管相连,该段又被称之为附睾尾部 - 输精管环(图 13-1-1)。另有少数人的附睾位置可以倒置,即头部位于睾丸下极,尾部位于睾丸上极。正常附睾内可检测到少许点状、条状彩色多普勒血流信号,频谱多普勒显示为低阻血流。

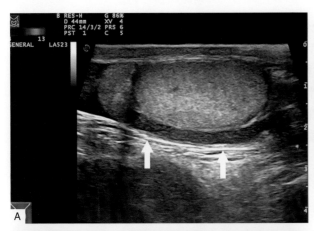
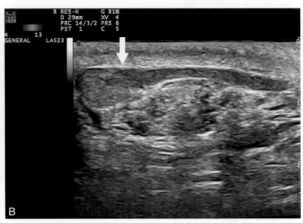
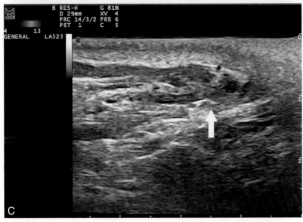

图 13-1-1 正常附睾超声表现

A. 附睾头、体部回声,附睾头部附着于睾丸上极,体部走行于睾丸后方;B. 附睾头部回声稍高,体部回声稍低,其间见有一分界线;C. 附睾尾部及其与输精管移行处。

(杨黎明)

第二节 附睾先天性异常

一、概述

在胚胎期,睾丸的发育起源于生殖嵴,而附睾、输精管、精囊以及射精管都起源于中肾管。中肾管发育异常或者停止发育可导致附睾发育异常甚至附睾缺如。主要表现为附睾发育障碍(附睾缺如等)、附睾附着异常和杨氏综合征,通常合并其他异常,如输精管异常、隐睾、小睾丸、腹股沟斜疝等。

附睾畸形的主要危害在于生育能力下降甚至不育。精子在生精小管内产生,但在附睾内成熟并获能后才具有致孕能力。当附睾缺如时,精子无法在附睾内获能并进入输精管。当附睾与睾丸附着异常时,精子则可能无法进入附睾,即使有一定的连接也可能随着内环境的改变使得精子出现发育成熟障碍,必然导致生育能力下降。附睾与睾丸附着异常时,还容易伴发睾丸扭转,尤其是附睾与睾丸完全分离而其间只有少许睾丸系膜连接,该系膜为扭转的常发部位。

二、附睾先天性异常类型

附睾先天性异常主要表现为附睾缺如、附睾附着异常和杨氏综合征 3 种类型（图 13-2-1）。

（一）附睾缺如

附睾缺如（absence of epididymis）可以分为完全性缺如和部分缺如,完全性缺如即为无附睾症,在单睾症或无睾症中多见;部分缺如有附睾体部缺失或者体尾部缺失。具体可以分为以下四类。

1. 中肾管完全不发育　附睾、输精管、精囊及射精管缺如。
2. 中肾管发育不全　附睾体尾部缺如,可同时伴有输精管缺如。
3. 中肾管未发育成附睾管,而直接衍变成输精管、精囊及射精管　睾丸输出管与输精管相连。
4. 无附睾　输精管不与睾丸连接,其近端呈盲端。

（二）附睾附着异常

附睾附着异常包括附睾与睾丸完全性分离和部分分离,后者指附睾头与睾丸不连接,附睾不附着在睾丸下极等。

（三）杨氏综合征

杨氏综合征（Young's syndrome）是一种与慢性呼吸道感染有关的男性不育症,1970 年 Young 首次对此病进行了描述,以幼年反复发作的鼻窦炎及肺部感染合并双侧附睾渐进性梗阻所致无精子症为特征的疾病。可能与常染色体隐性遗传有关。其主要病理改变之一表现为双侧附睾头增大或呈囊性,多局限在附睾头近端 1.0~1.5cm,而体尾部及输精管无异常,附睾头的扩张实质上是睾丸输出管扩张的结果。

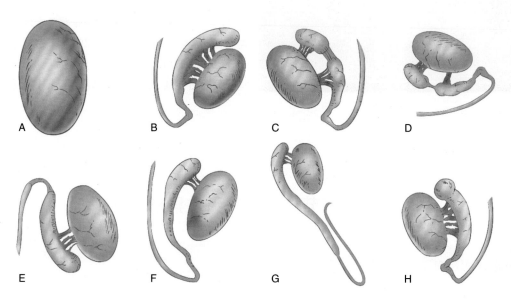

图 13-2-1　附睾先天性异常示意图

A. 中肾管完全不发育（附睾、输精管缺如）；B. 附睾与睾丸附着分离；C、D. 附睾体部发育不全或缺如；
E. 附睾尾部发育不全或缺如；F、G. 附睾和输精管延长或呈环状；H. 附睾头部肿大或囊状（杨氏综合征）。

三、临床表现

附睾先天性畸形一般无任何临床症状,常以男性不育症或体检时发现而就诊。

四、超声检查

根据不同的畸形有不同的声像图表现,主要从附睾是否显示完整、附睾和睾丸的位置关系、附睾大小以及内部管道是否扩张等角度进行观察。附睾缺如根据缺如的不同位置表现为相应的回声缺如或中断,呈现附睾截断征;附睾附着异常表现为附睾和睾丸在附着异常区域呈分离状态;由于附睾先天异常多合并精道不通或梗阻的情况,声像图上常可见附睾显示部分内部扩张的管道状回声(睾丸输出管或附睾管扩张)。杨氏综合征则表现为附睾头增大合并内部睾丸输出管扩张所致的细小扭曲的管道状回声,而附睾体尾部回声常正常(图 13-2-2)。附睾管扩张定义为附睾内多发管状或囊状结构,可表现为<1mm 的细网状扩张,或 1mm 以上的管状扩张,或形成多个囊状、管状结构的囊管状扩张。附睾截断征定义为附睾走行突然变窄中断,无法追踪其远段或近段结构,呈盲端改变。

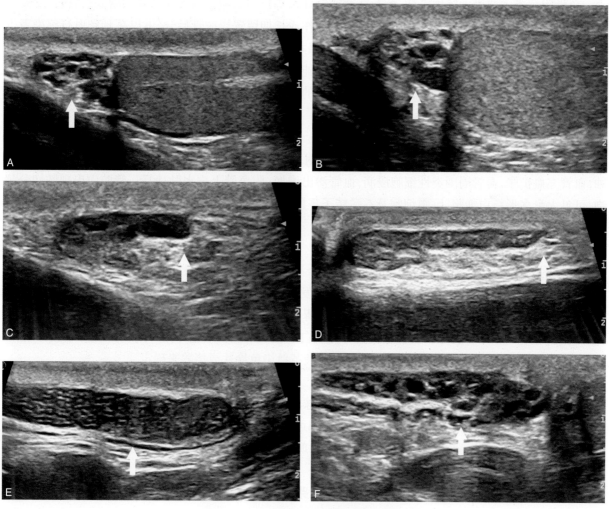

图 13-2-2　附睾先天性畸形超声表现

A、B. 附睾体尾部缺如,附睾头呈囊管状扩张;C. 附睾体上部呈截断征,体尾部缺如;D. 附睾体下部呈截断征,尾部缺如;E. 附睾整体可见,体部呈管状扩张;F. 附睾整体可见,体部呈囊管状扩张。

五、治疗原则

对于附睾先天性缺如目前尚没有特别有效的治疗方法,对于附睾附着异常可不需治疗或行附睾睾丸显微吻合术。附睾先天性异常的治疗最主要是解决生育问题,如果患者睾丸生精功能正常,可以直接在睾丸上获取精子行卵胞质内单精子注射治疗等辅助生殖治疗。

（杨黎明）

第三节　附睾炎症

一、急性附睾炎

（一）概述

急性附睾炎主要由大肠埃希菌、葡萄球菌或链球菌等致病菌经输精管逆行进入附睾引起,多继发于后尿道炎、前列腺炎、精囊炎,或发生于尿道器械操作或长期留置导尿管后,经淋巴蔓延和血行感染者少见。一般为单侧发病。病程进展可同时伴有急性睾丸炎,此时常称之为急性附睾睾丸炎。如治疗及时,病理损害可以完全消失,但附睾精子成熟功能仍可能受到一定影响,导致男性不育。如治疗不及时或治疗不当,炎症可发展形成脓肿,导致附睾、睾丸组织的损害加重,恢复后的纤维化也容易导致附睾管的狭窄或闭塞。

（二）病理

急性附睾炎一般先累及附睾尾部,再进一步沿附睾管向体部和头部蔓延。组织病理上表现为附睾水肿,血管充血扩张,血管周围炎性细胞浸润,血管渗出增加;附睾管上皮水肿、脱屑,管腔内出现脓性分泌物,可见大量多形核白细胞、巨噬细胞及吞噬精子现象,进一步发展可形成脓肿,炎症后期瘢痕形成则可导致附睾管腔的闭塞。

（三）临床表现

急性附睾炎起病急,患者可伴有寒战、高热等全身症状,阴囊可有急性肿胀、皮肤发红、发热和疼痛,并且可伴有精索、下腹部和会阴部放射痛。体检可发现附睾睾丸以及精索均增大增粗,触压痛明显。附睾与睾丸分界在早期可清楚,后期因肿大则分界不清,若有脓肿形成可触及波动感,破溃可形成窦道。可伴有膀胱刺激征、脓尿和血尿。实验室检查可见血白细胞及中性粒细胞计数升高,有核左移现象。急性附睾炎的致病菌可通过中段尿、尿道分泌物或者精液革兰染色涂片或培养来确定。

（四）超声表现

早期急性附睾炎常表现为附睾尾部肿大,呈半球状或类球状,界限不清,内部回声不均匀,CDFI 显示病变区域丰富的血流信号。合并脓肿形成时在内部可出现无回声区（坏死液化区）。病变进一步发展可向附睾体部和头部,甚至睾丸内蔓延,在相应区域出现相应的超声表现（图 13-3-1）。

（五）鉴别诊断

根据临床症状、体检和超声等辅助检查,以及尿路感染、手术、留置导尿管等病史,急性附睾炎一般可明确诊断,但仍需与以下疾病鉴别。

1. 睾丸扭转　睾丸扭转是最主要的鉴别诊断之一。任何急性阴囊疼痛、肿胀首先都应想到睾丸扭转等急症。睾丸上方的"精索结节"回声和睾丸血供减少是睾丸扭转的特征性改变。

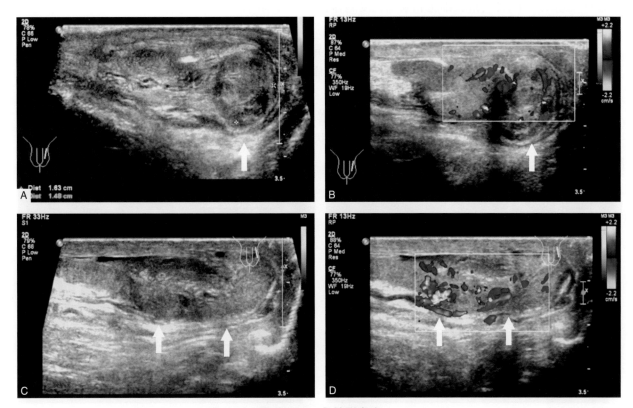

图 13-3-1　急性附睾炎

A. 病变一般首先出现在附睾尾部,表现为附睾尾部明显增大,界限不清,内部回声不均匀;B. CDFI 显示附睾尾部内丰富的血流信号;C. 病变进一步发展可向附睾体部蔓延,表现为体部的增大和回声不均匀;D. CDFI 显示附睾体部丰富的血流信号。

2. 睾丸肿瘤　肿物一般无疼痛,多有沉重感。但在肿瘤内有急性出血、坏死时可引起疼痛,阴囊触诊附睾正常,超声上可见附睾显示完整,与睾丸肿块间可见明显界限。

3. 睾丸附睾损伤　有外阴部外伤史,睾丸肿大,疼痛剧烈,超声上表现为阴囊肿胀明显,睾丸和/或附睾病变区域回声杂乱,界限不清,形成血肿时局部血供减少。

4. 腹股沟疝嵌顿　阴囊内疼痛肿物与睾丸、附睾有明确的界限,向上通向腹股沟管方向并可追踪至腹腔,附睾和睾丸一般不肿大。

(六)治疗

急性附睾炎的基本治疗原则为清除致病菌,改善症状和体征,预防炎症扩散,防止转为慢性附睾炎,减少不育或慢性疼痛等并发症。一般治疗包括卧床休息,暂停性生活,避免剧烈体力活动,抬高阴囊等。根据培养及药敏试验选用敏感抗生素是其主要治疗方式,治疗周期一般为 2~4 周。如一旦形成脓肿则应及时行切开引流术。多数患者经及时有效的治疗,效果良好,一般 1~2 周症状消失,但附睾的大小、硬度需 4~6 周才逐渐恢复正常。

二、慢性附睾炎

(一)概述

慢性附睾炎多由急性附睾炎治疗不彻底而形成,部分患者可无明确的急性期,可伴有慢性前列腺炎。

(二)病理

慢性附睾炎附睾质较硬,由慢性炎症刺激导致纤维组织增生,使附睾增厚并呈结节状,显微镜下可见明显纤维组织增生,伴有淋巴细胞和浆细胞浸润,附睾管可有阻塞。

(三)临床表现

慢性附睾炎除了在急性发作时有症状外常无特异症状,但也可伴有长期疼痛不适感。患者常感一侧阴囊疼痛,并向腹股沟放射,有不定期的附睾肿胀疼痛史,多数在体检或者患者无意中触摸时发现。

(四)超声表现

慢性附睾炎超声上多表现为附睾整条或局部增厚,增厚部位可见附睾管扩张,呈细网状改变,有时在扩张的附睾管内可见到细小的点状回声或斑片状高回声。也可合并一处或多处炎性偏高回声结节(图13-3-2)。

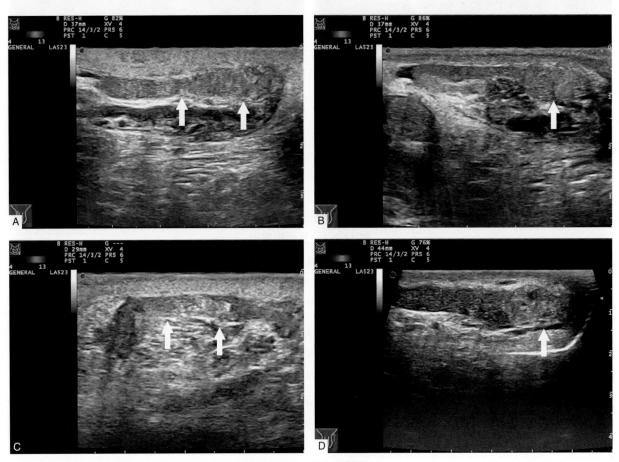

图13-3-2 慢性附睾炎

A、B. 附睾不规则增厚,以体尾部明显,附睾管扩张,呈细网状改变;C. 附睾增厚,体部可见偏高回声区;D. 附睾增厚,尾部可见偏高回声结节。

(五)鉴别诊断

慢性附睾炎诊断应注意与附睾结核相鉴别。一般结核性附睾炎病变多在附睾尾部,呈不规则增大,可与皮肤粘连,甚至破溃形成窦道,输精管呈串珠样改变,可伴有前列腺及精囊结核。

(六)治疗

慢性附睾炎常伴有慢性前列腺炎表现,抬高阴囊,局部热敷、热水坐浴及理疗等可缓解症状。若反复发作、局部疼痛剧烈,严重影响正常生活和工作且已有生育者可考虑行附睾切除。对于有生育要求者,双侧慢性附睾炎导致的无精子症一般要通过体外及胚胎移植的方法解决生育问题。

(杨黎明)

第四节 附睾结核

一、概述

附睾结核是全身结核的一部分,多由结核分枝杆菌侵入附睾而发生,多见于 20~40 岁之间的青壮年。早期约有 70% 为单侧附睾病变,病程达 1 年以上者则多数可发展为双侧病变,常导致患者不育。

二、病理

附睾结核常继发于尿路结核、前列腺或精囊结核,以逆行感染多见,结核分枝杆菌从后尿道沿输精管逆行至附睾,故常在附睾尾部首先形成不规则肿块,再向附睾体部和头部波及。输精管常增粗,呈串珠样。部分可通过血行散播而在附睾头部形成结节。附睾结核病理改变主要是结核肉芽肿、干酪样变、纤维化以及空洞形成。病变可以蔓延到附睾外与阴囊粘连,破溃后形成窦道。

三、临床表现

附睾结核一般发展缓慢,主要表现为附睾逐渐肿大而形成坚硬的肿块,多数不痛或仅有轻微隐痛,常在无意中发现。附睾肿块可与阴囊粘连并发生干酪样变而形成寒性脓肿,若脓肿继发感染可出现局部红肿热痛,脓肿破溃流出脓液及干酪样坏死物后形成窦道,经久不愈。少数患者可急性起病,高热、疼痛、阴囊迅速肿大,类似于急性附睾炎,炎症消失后可留下硬结、阴囊粘连以及窦道形成。附睾结核压痛常不明显,严重者附睾睾丸分界不清,输精管增粗变硬,呈串珠样改变。双侧附睾结核可导致不育。

四、超声表现

附睾结核可分为附睾弥漫肿大型和结节型两种。

(一)弥漫肿大型

附睾体积增大,早期表面光滑,内部回声分布均匀,彩色多普勒血流信号丰富;随着病变组织坏死纤维化,附睾弥漫性肿大、表面不光整,内部回声逐渐不均,可伴有钙化,彩色多普勒血流信号增加较早期有所减少(图 13-4-1)。

(二)结节型

结节可单发或多发,附睾内可见结节状不均匀低回声,结节边界不清,伴有干酪样坏死则回声不均,液化后内部可见不规则无回声,无回声内透声差,内部及壁内均无彩色多普勒血流信号,肉芽肿形成后内部回声呈不均质高回声,钙质沉积时可见强回声斑,彩色多普勒超声在结节内部无明显血流信号显示。附睾结核常向周围组织侵犯,和睾丸、精索分界不清。常伴输精管管壁不规则增厚,管径增宽,可呈"串珠状"改变(图 13-4-2)。

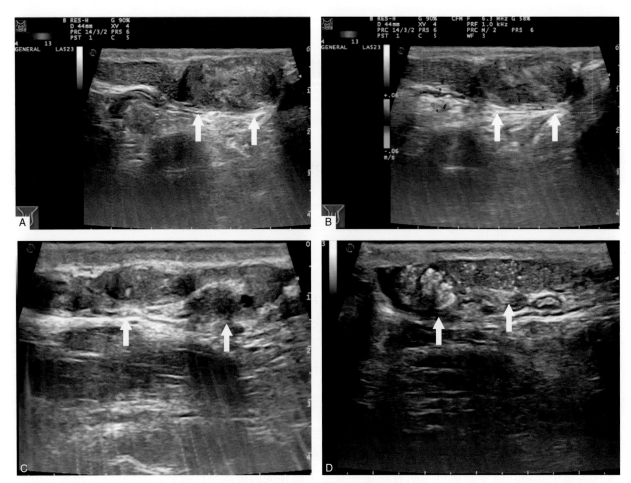

图 13-4-1　弥漫肿大型附睾结核

A. 附睾体积增大,以尾部明显,形态不规则,内部回声分布欠均匀;B. CDFI 显示病变区域少许血流信号;C. 附睾体尾部不规则增厚,内部间有散在钙化灶;D. 附睾头体部不规则增厚,与周围组织界限欠清晰,内部间有多发大小不等的钙化灶。

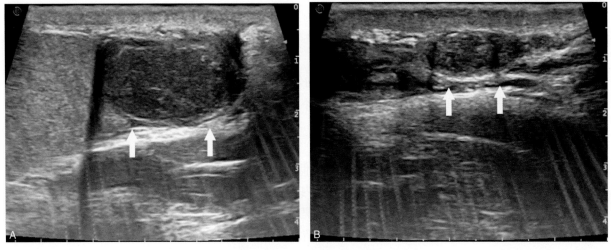

图 13-4-2　结节型附睾结核

A. 附睾尾部可见结节状不均匀低回声,结节边界欠清,内部可见液化,呈稠厚液性回声;B. 附睾体尾部可见结节状不均匀低回声,结节边界欠清。

五、治疗原则

附睾结核多伴有泌尿系结核或其他器官部位的结核，不应仅满足于附睾结核的诊治，应该查找原发病变并给予治疗。

（杨黎明）

───────────────── 【 参考文献 】 ─────────────────

1. 李凤华.男性不育症超声动态图鉴.上海：上海交通大学出版社，2011.

2. 杨建华.现代男性不育诊疗学.上海：上海科学技术文献出版社，2007.

3. 王之倩，李凤华，杜晶，等.梗阻性无精子症附睾超声声像图特征研究.中华男科学杂志，2010，16（11）：984-989.

4. 毓星，万启智，吴东，等.郁积附睾治疗前后的B超测量90例报告.男性学杂志，1990，4（1）：36-37.

5. 杨黎明，李凤华，杜晶，等.经阴囊及经直肠超声对诊断先天性双侧输精管缺如价值的研究.中华生殖与避孕杂志，2008，28（12）：734-738.

6. DU J, LI F H, GUO Y F, et al. Differential diagnosis of azoospermia and etiologic classification of obstructive azoospermia：role of scrotal and transrectal US. Radiology, 2010, 256（2）: 493-503.

7. LIU J, WANG Z Q, ZHOU M Y, et al. Scrotal Ultrasonic Features of Congenital Bilateral Absence of Vas Deferens. Ultrasound Q, 2017, 33（2）: 153-156.

8. 杨黎明，鲁红，王军梅，等.近段输精管道获得性梗阻性无精子症经阴囊超声特征分析.上海交通大学学报（医学版），2011，31（4）：466-469.

9. MADEB R, MARSHALL J, NATIV O, et al. Epididymal tuberculosis：case report and review of the literature. Urology, 2005, 65（4）: 798.

10. CARL P, STARK L. Indications for surgical management of genitourinary tuberculosis. World J Surg, 1997, 21（5）: 505-510.

11. MUTTARAK M, PEH W C, LOJANAPIWAT B, et al. Tuberculous epididymitis and epididymo-orchitis：sonographic appearances. American Journal of Roentgenology, 2001, 176（6）: 1459-1466.

第十四章 输精管道性不育超声评估

第一节 正常输精管

一、概述

输精管是精子由附睾输送到前列腺尿道的通道,管径细小,是排精管道中最长的一段。通常输精管从睾丸下端起自附睾尾,并转向上行,随精索经腹股沟管至盆腔,输精管盆腔段横过输尿管后呈梭形膨大称输精管壶腹部,然后逐渐变细,两侧输精管末端互相靠近,相当于前列腺上缘与精囊的排泄管合并形成射精管,穿过前列腺开口于尿道前列腺部。

二、输精管的胚胎学

人胚在第 6 周时,无论男胎还是女胎都有一对中肾管和一对中肾旁管。中肾旁管又称米勒管,发生于中肾管的外侧,由体腔上皮凹陷形成纵沟,纵沟愈合而成,其头端开口于腹腔,上段位于中肾管的外侧,两管互相平行,中段越过中肾管的腹面弯向内侧,尾端突入尿生殖窦的背侧壁,在窦腔内形成一小隆起,称窦结节,又称米勒结节。如果生殖腺分化为睾丸,间质细胞分泌雄激素,促进中肾管发育为附睾管、输精管和射精管;支持细胞产生抗中肾旁管激素,抑制中肾旁管的发育,使其逐渐退化。

三、输精管的解剖与组织学

输精管为附睾管的直接延续,全长 40~50cm,直径约 3mm。管壁厚,肌层较发达而管腔细小,质韧而硬,活体触摸时呈坚实的圆索状。输精管较长,根据行程可分为 4 部分(图 14-1-1)。

(一)睾丸部
最短,起自附睾尾部,沿睾丸后缘及附睾内侧上行到睾丸上端,移行于皮下精索部。

(二)皮下精索部
介于睾丸上端和腹股沟管外口(浅环)之间。输精管位于精索内各结构的后内侧,此段位置表浅,直接位于皮下,在活体易于触摸,故输精管结扎术常在此部进行。

(三)腹股沟部
位于腹股沟管内,经内口(深环)进入腹腔,移行为盆部。在腹股沟疝修补术时,应注意勿伤及。

(四)盆部
为输精管最长的一段,自腹股沟管内口(深环)起始,沿骨盆侧壁行向后下,经输尿管末端前方达膀胱底后面,两侧输精管逐渐靠近。输精管末段呈梭形膨大形成输精管壶腹,并与精囊管汇合成射精管,开口于前列腺部尿道。

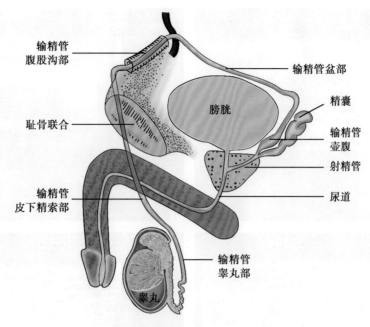

图 14-1-1　男性输精管解剖示意图

　　输精管是附睾管的延续部分,其壁厚腔小,管壁由黏膜、肌层和外膜组成。黏膜表面为较薄的假复层柱状上皮,无黏膜下层;肌层厚,由内纵、中环、外纵的平滑肌组成。射精时肌层强力收缩,有利于精子快速排出。外膜为纤维膜,内有血管和神经。

四、输精管的检查方法

　　首先通过高频探头检测附睾的尾部,探头略向内侧偏转显示输精管起始部,向上移动探头逐一显示输精管的睾丸部、精索部、腹股沟管部。然后嘱患者左侧卧位,应用经直肠腔内探头插入肛门内,横断面显示双侧输精管壶腹部,探头略向内推进,并顺时针旋转,显示左侧输精管壶腹部,略向逆时针方向旋转则可显示右侧输精管壶腹部。

五、输精管的正常声像图

　　正常输精管表现为黏膜层、外膜层高回声,肌层低回声的 3 层结构。睾丸段输精管由附睾尾部延续而来,沿睾丸后缘向上直行至皮下精索段并进入腹股沟管,腹股沟段横切面显示输精管位于精索的外侧,呈圆形的低回声或无回声,此为输精管的厚壁肌层回声。正常输精管腹股沟段内径不超过 1.0mm,外径为 1.8~2.4mm。输精管通过腹股沟内口后进入盆腔,盆腔段内径逐渐增宽,末端为壶腹部,外径可达 10mm,如果 <5.0mm 可诊断输精管发育不良(图 14-1-2)。腹股沟段输精管需与精索血管相鉴别。鉴别方法:输精管横断面上探头加压后输精管内径不变,精索血管可被压闭,叠加彩色多普勒血流后输精管管腔内不显示血流信号,精索血管内可见红蓝血流信号。

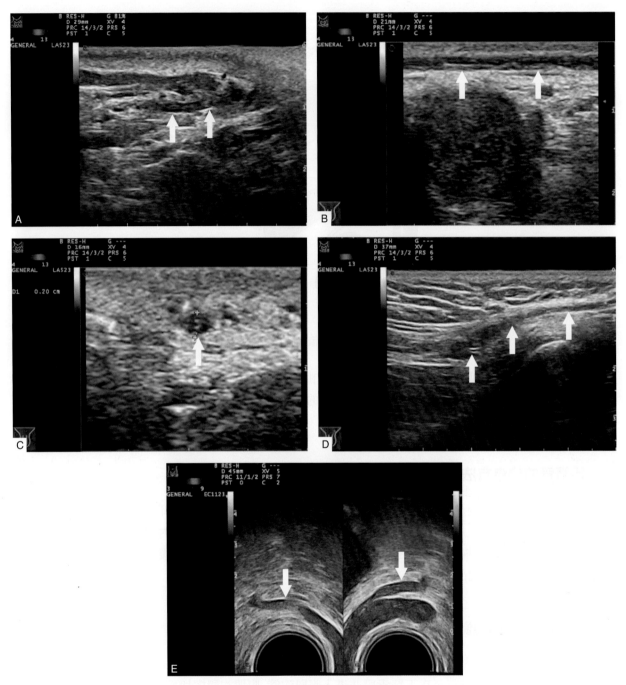

图 14-1-2　输精管正常声像图

A. 附睾尾与输精管移行处,输精管走行欠平直;B. 皮下精索段和腹股沟段输精管走行平直;C. 输精管精索部横切面显示精索呈黏膜层和外膜层高回声、肌层低回声的 3 层结构;D. 输精管腹股沟部,向上经腹股沟内口移行至盆部;E. 经直肠超声显示输精管盆段的壶腹部。

（杨黎明）

第二节　输精管先天异常

一、概述

在梗阻性无精子症患者中,因输精管异常导致的不在少数。由于输精管、附睾、精囊和射精管均由中肾管衍生而来的,临床上单纯性先天性输精管异常的病例比较罕见,仅占男性不育发病率的 1%~2%,往往同时伴有附睾、精囊或者射精管畸形,以输精管异常合并精囊或射精管畸形多见。

二、病理与分型

（一）先天性双侧输精管缺如

先天性双侧输精管缺如(congenital bilateral absence of vas deferens,CBAVD)占男性不育的 1%~2%,占无精子症的 15%~20%,是梗阻性无精子症重要病因之一,也是利用现代生育技术可以有效解决患者生育问题的疾病。研究证实,先天性双侧输精管缺如与囊性纤维化(cystic fibrosis,CF)基因突变有关,被公认为 CF 病的一种临床亚型,是由于囊性纤维化跨膜转运调节因子(cystic fibrosis transmembrane conductance regulator,*CFTR*)基因的突变产生。CF 病在白种人发病率高,约占 1/2 500,而在黄种人发病率极低,约占 1/100 000,中国人 CBAVD 的发病率与国外报道基本一致。

（二）先天性单侧输精管缺如

先天性单侧输精管缺如(congenital unilateral absence of the vas deferens,CUAVD)占男性不育 0.5%~1.0%。可合并肾缺如,发生率 72%~80%,高于先天性双侧输精管缺如(11%~21%),还常合并肾转位不良、肾融合、同侧肾异位,或对侧尿路异常,如输尿管梗阻、膀胱输尿管反流等。80%~91% 的 CUAVD 合并同侧精囊缺如,29% 的 CUAVD 合并对侧精囊缺如。CUAVD 发生不育常常因为合并对侧睾丸损伤或者精道梗阻。囊性纤维化跨膜转运物调节物基因突变和中肾管发育缺陷可能是 CUAVD 发病的主要原因。

（三）输精管发育不良

输精管全部或部分长得纤细或闭锁不通,其病理表现为输精管严重纤维化及组织结构发育不良,引起的病理结果输精管梗阻,临床表现无精子症。

（四）输精管重复

与胚胎中肾管的分化异常有关,分单侧和双侧,发生率为 1/20 000~1/10 000,临床仔细检查在同侧阴囊内触及两条输精管,常合并同侧腹股沟斜疝、隐睾。临床意义在于输精管结扎手术失败时应考虑到存在输精管重复畸形的可能。

（五）输精管异位

输精管异位可以发生在一侧或双侧,表现为输精管位置偏离精索或者开口异常,常伴有其他泌尿生殖器官的异常。

三、临床表现及诊断

（一）先天性双侧输精管缺如

1. 临床表现　大多数患者因不育就诊,少数在体检时偶然发现。可合并肾缺如、精囊缺如或发育不良、射精管缺如、隐睾及腹股沟疝等。

2. 诊断　常规依靠体格检查触诊,并结合精液分析、激素及精浆生化检查。体格检查触诊:附睾头部膨大;多数附睾体、尾部缺失,少数膨大;绝大多数输精管皮下精索段缺如,极少数存在。精液分析:绝大部分精液量 <2.0ml,pH<6.7,果糖定性阴性。性激素 FSH、LH:绝大部分正常。结合精液分析、激素及精浆生化检查,排除其他因素引起的无精子症可能,即可确诊。

(二)先天性单侧输精管缺如

先天性单侧输精管缺如(CUAVD)发生不育多因对侧睾丸受损或精道梗阻所致。患侧的临床触诊同 CBAVD。

四、超声检查

本文仅叙述 CBAVD 及 CUAVD 患侧声像图特征。高频超声显示的睾丸部、精索部、腹股沟管部输精管常表现为缺失、截断、纤细(外径小于 1.8mm)等征象。输精管截断征可以表现为输精管阴囊段远端(附睾端)存在、近端(前列腺端)缺失,也可表现为远端(附睾端)缺失、近端(前列腺端)存在两种情况(图 14-2-1)。

直肠腔内探头显示的输精管壶腹部及其以远端可显示的 40~50mm 部分的盆段输精管,声像图常可表现分为缺如、截断、囊状发育不良等征象(图 14-2-2)。

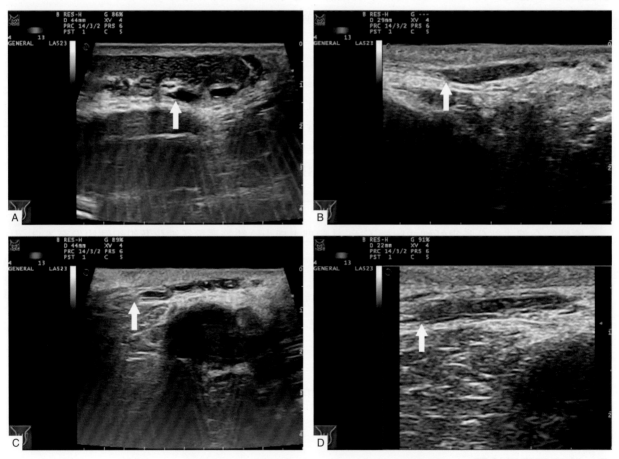

图 14-2-1　高频超声评估睾丸部、精索部、腹股沟管部输精管先天性异常

A. 输精管睾丸段起始部截断,附睾体尾部增厚、附睾管扩张;B. 输精管皮下精索段截断,其远端(附睾端)输精管存在,呈实性粗细不均低回声;C. 输精管腹股沟段截断,其远端输精管不规则扭曲扩张;D. 输精管腹股沟段截断,其远端输精管管状扩张。

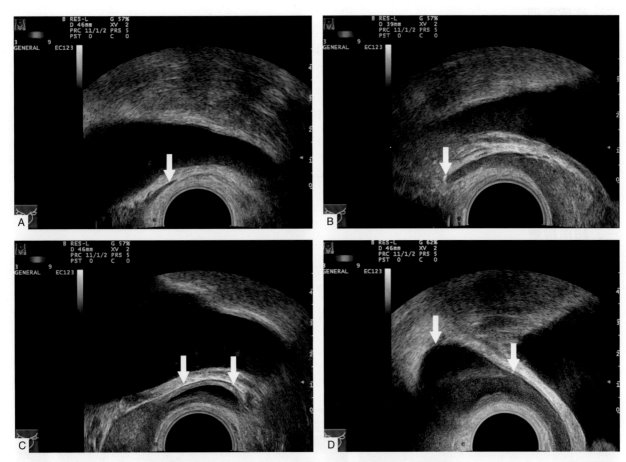

图 14-2-2　直肠腔内超声评估输精管壶腹部先天性异常

A. 输精管壶腹部缺失；B. 输精管壶腹部截断；C. 输精管壶腹部发育不良，呈囊状扩张；D. 输精管壶腹部发育不良，呈明显囊状扩张。

五、治疗

　　单侧输精管缺如或梗阻仍可以正常生育，一般无需治疗。双侧输精管缺如或单侧输精管缺如合并对侧梗阻而有生育要求者，可考虑用睾丸或附睾穿刺抽取精子配合卵胞质内单精子注射（ICSI）以实现生育的目的。

（杨黎明）

第三节　输精管炎症

一、概述

　　输精管的感染性疾病好发于青少年，可单侧，也可双侧同时受累。单纯输精管炎少见，常与附睾炎、睾丸炎同时存在。依据病程可分急性输精管炎和慢性输精管炎两大类。

二、临床表现

1. 急性输精管炎的患侧阴囊坠胀疼痛,皮肤红肿,疼痛放射至腹部及同侧大腿根部,阴囊局部压痛,输精管触痛明显。严重者可伴发热,输精管周围形成化脓性病灶。

2. 慢性输精管炎临床症状较急性输精管炎轻,起病缓慢,且有反复发作史。体检阴囊段输精管增粗变硬,病情严重者输精管与周围粘连,提睾肌紧张,阴囊及睾丸上缩。输精管损伤或施行输精管结扎术后发生的输精管炎结节,以结节为中心向两端发展,输精管增粗或粘连,结节可为痛性结节或无症状性结节。

3. 由于炎症改变导致输精管阻塞,继而可引发不育。

三、超声检查

急性输精管炎时,输精管明显增厚,回声减低,血供丰富,常合并附睾炎症(图 14-3-1)。慢性输精管炎时,输精管外径增宽,管壁增厚,管壁回声增高,管腔扩张,内见细密的点状回声浮动(图 14-3-2)。输精管梗阻的间接表现有附睾体积增大,附睾管扩张呈细网状改变等附睾的病变。

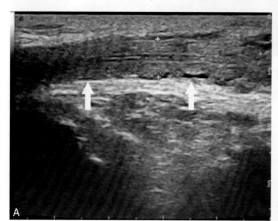
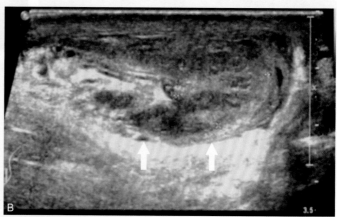
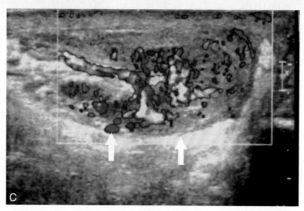

图 14-3-1　急性输精管炎

A. 输精管腹股沟段输精管壁明显增厚,回声减低;B. 输精管起始段明显增粗,回声减低,合并附睾尾部增厚,回声减低;C. 输精管起始段与附睾尾部增厚区域内丰富的血流信号。

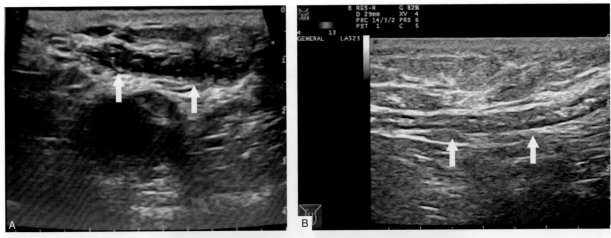

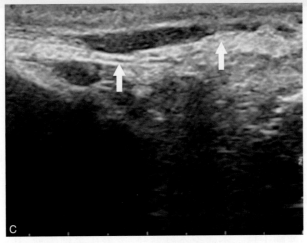

图 14-3-2 慢性输精管炎

A. 阴囊段输精管外径增宽,管壁回声增高,管腔扩张,内见细密的点状回声浮动;B. 腹股沟段输精管外径增宽,管壁回声增高,内见多发细小点状强回声;C. 腹股沟段输精管外径不均匀性增宽。

(杨黎明)

第四节 输精管结核

一、概述

输精管结核是生殖系统结核中最少见的一种,多继发于睾丸、附睾结核,前列腺结核,由于耐药结核菌株的蔓延,泌尿生殖系统结核的发病率也逐渐增高。病理变化与附睾结核类似,主要为干酪样坏死,随病程的进展超声表现各异。

二、超声检查

输精管结核超声主要表现为输精管不同程度的增厚,或呈结节状,常与周围界限不清,常伴有不同程度的点状、短线状、结节状钙化,如果发生干酪样坏死则可表现为液性回声区(图 14-4-1)。根据声像图特征可分为 4 型:弥漫性增粗型、串珠样结节型、结节破溃与脓肿型、混合型。

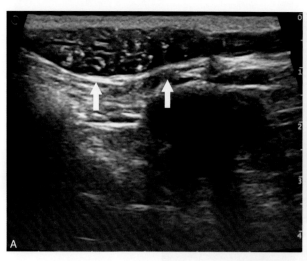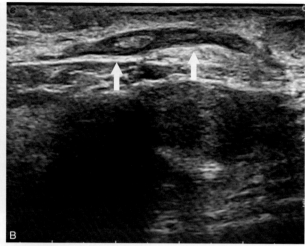

图 14-4-1　输精管结核

A. 输精管腹股沟段不规则增粗,内部见多发点状强回声;B. 输精管腹股沟段局部增厚呈结节状,内壁回声增强,伴点状强回声。

(一)弥漫性增粗型

病变主要发生在输精管睾丸部、皮下精索部和腹股沟部,表现为输精管不同程度增粗,走行僵硬,部分病变输精管管腔内可见细条状无回声区,无回声区不连续,输精管内壁厚薄不均匀,管腔内缘不规则,绝大部分合并附睾结核。极少部分输精管盆腔段亦可表现为增粗。

(二)串珠样结节型

病变输精管稍增粗,局部膨大呈一个或多个结节状,多发生于精索部,其次为腹股沟部,一般较少累及盆腔段。结节大多边界清楚,内部回声欠均匀,部分结节内可见钙化灶,结节远端输精管内可见断续的无回声区,多为管腔堵塞形成。

(三)结节破溃、脓肿型

多由结节型发生干酪样坏死破溃而成或形成局限性的脓肿,病变输精管局部结构消失,管壁不连续,呈膨大的低回声或混合回声结节,内部可见光点飘动,与精索及周边组织分界不清,可见大小不等的钙化灶。

(四)混合型

上述 2~3 种类型的超声表现并存。

（杨黎明）

第五节　输精管结扎与医源性损伤

一、输精管结扎

男性计划生育、前列腺摘除手术、膀胱全切除手术时需对输精管进行结扎。输精管结扎后生精细胞数量虽然减少,但一定程度的生精功能仍在进行,因此附睾容易发生淤积,附睾管扩张、附睾增厚,甚至附睾肉芽肿形成。

（一）临床表现

患者有明确的输精管结扎手术史,需再生育而就诊。体格检查触诊:输精管皮下精索部可触及膨大的结扎部位,输精管睾丸部增粗,附睾增大增粗。精液分析:精液量>2.0ml,pH>7.0,果糖定性阳性。性激素 FSH、LH、PRL、T 一般正常。

（二）超声表现

结扎处输精管可呈低回声结节,境界欠清晰,有的结节较大(>1cm),边缘不规则,考虑是精子肉芽肿形成。有的结扎处呈明显的截断征,截断处断端回声增强。结扎远端的输精管可扩张。双侧附睾可增大,附睾管扩张(图 14-5-1)。

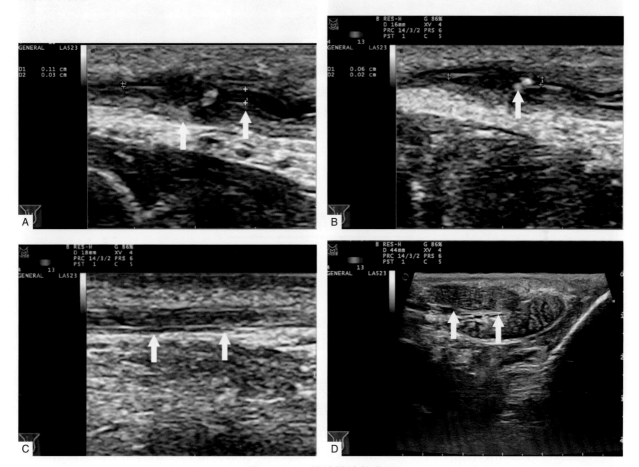

图 14-5-1　输精管结扎术后

A. 结扎处输精管中断,境界欠清晰,边缘不规则,结扎近端的输精管扩张;B. 结扎处输精管可呈低回声结节,内部可见钙化斑;C. 结扎近端的输精管(约皮下精索段)扩张;D. 结扎近端的输精管(睾丸段)扩张,附睾增大,附睾管扩张。

二、输精管医源性损伤

腹股沟斜疝修补术、隐睾下降固定术及精索静脉高位结扎术是引起医源性输精管损伤的主要原因。

（一）临床表现

输精管损伤可表现为不育,精液分析多为少精、弱精,双侧损伤可表现为梗阻性无精子症。血清性激素检查一般均正常。

（二）超声表现

输精管损伤部位多位于腹股沟段,呈局部截断征或局部结节状膨大。其远端输精管常梗阻扩张。附睾增厚,附睾管扩张呈细网状改变(图 14-5-2)。

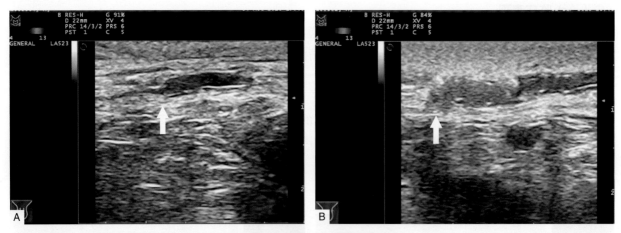

图 14-5-2　输精管医源性损伤

A. 幼年时腹股沟斜疝修补术,腹股沟管中段输精管出现截断征,其远端输精管扩张;B. 幼时腹股沟斜疝修补术,腹股沟管中上段出现截断征,其远端输精管扩张伴管壁点状强回声。

（杨黎明）

第六节　精　囊　异　常

一、精囊解剖与生理

精囊为一对长椭圆形前后略扁的囊状器官,主要由迂曲的小管构成,因而表面凸凹不平,呈结节状。精囊上端游离,较膨大;下端细直为排泄管,与输精管末端合成射精管。精囊位于膀胱底后方,输精管壶腹的外下侧。

精囊的壁由内向外分黏膜层、肌层和外膜。黏膜突向腔内形成皱襞,皱襞分支并交织成网,使管腔呈蜂窝状,由此增大了腺体的分泌面积。上皮为假复层柱状,由主细胞和基底细胞组成。肌层由两层平滑肌组成,其细胞的生长与增殖受雄激素的影响。射精时,平滑肌收缩,将精囊分泌物排入射精管内。

精囊分泌白色或淡黄色液体,含果糖、前列腺素等成分。果糖能被精子利用,为精子运动提供能量。精囊液是精液的主要组成部分,在射出的精液中,约 70% 来自精囊。

二、精囊正常声像图

精囊位于前列腺两侧叶的上后方,呈三角形的回声区。由此向两侧作纵行扫查,低回声区增大呈不规则形态,可显示精囊管腔和精囊壁。精囊管壁回声稍高,壁厚一般约 1mm,管腔呈液性暗区,后方增强效应明显,黏稠时可见细小光点,挤压可见光点飘动(图 14-6-1)。

三、精囊发育不良或缺如

精囊发育不良所致男性不育症常见于 CBAVD 中。精囊发育不良或缺如的患者由于精囊不分泌或少分泌精浆而使精液量明显地减少,一般精液量少于 1ml。另外,由于缺乏精囊分泌物的凝固作用,患者排出精液即呈液化状态,而非正常的胶冻状。而作精浆果糖测定时常常明显减少,甚至无法检测到。

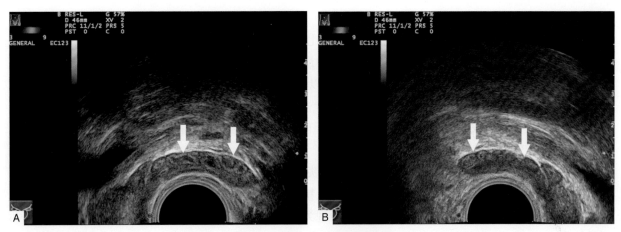

图 14-6-1　正常精囊超声表现

A. 左侧精囊；B. 右侧精囊。

（一）临床表现

多以少弱精或无精子为常见症状，常伴性功能减退。查体：一般情况下体格检查可无明显异常表现，睾丸体积正常，无精索静脉曲张，可触及精囊，男性第二性征表现正常，男性激素水平正常。精液实验室检查：精液量减少及果糖量低于正常，提示精囊存在分泌机能障碍。性激素 FSH、LH、PRL、T：部分正常，部分可表现为 FSH 升高。

（二）超声表现

精囊缺如者在声像图上表现为精囊缺失，发育不良者主要表现为精囊缩小，一般精囊横径小于 7mm 或呈实性结构（图 14-6-2）。

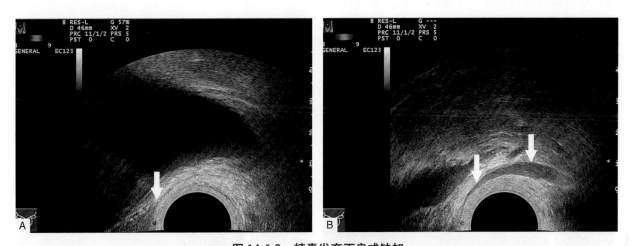

图 14-6-2　精囊发育不良或缺如

A. 左侧精囊缺如；B. 左侧精囊发育不良，呈细小实性结构。

四、精囊炎症

精囊是分泌精浆的主要腺体。大约 2/3 的精浆是由精囊分泌的。精囊炎可导致精囊分泌功能下降，造成精浆 pH 下降，精液量也减少；精囊炎也使果糖浓度下降，精子的营养受到影响。总之，精囊炎是造成临床上精子活动能力下降、死精子症的常见原因之一。另外，由于血精给患者带来沉重的思想负担，精神十分紧张，甚至对性生活、射精产生恐惧感，导致性功能障碍也会影响生育。

（一）急性精囊炎

1. 病因　任何导致前列腺、精囊充血的因素,比如酗酒、受寒、纵欲过度、会阴损伤或长时间受压等都可能诱发急性精囊炎的发生。病原体侵入精囊的最常见的途径是后尿道的直接蔓延,另外还可以是血行感染、淋巴道感染。精囊非特异性感染的病原体以大肠埃希菌为主,还有葡萄球菌、链球菌等。急性精囊炎时局部明显充血、水肿及炎症细胞浸润,腺管上皮细胞有时增生及脱屑。炎症的继续发展使局部的充血水肿加重,甚至形成许多小的局限性脓肿,严重时可以蔓延至整个精囊。精囊的炎症渗出物常不容易引流,容易转变为慢性精囊炎。

2. 临床表现　由于感染途径的不同,急性精囊炎具有不同的临床症状。

（1）血精、会阴部胀痛为常见比较典型的症状,精液呈粉红色、红色或带血丝、血块。

（2）由后尿道感染引起的急性精囊炎可以表现为尿道炎症状,包括尿道灼热、尿频、尿急、尿痛、余沥不尽等。

（3）血行感染引起的急性精囊炎以全身症状为主,包括全身疼痛不适、疲乏、发烧、畏寒、恶心、呕吐等,严重者可有高热、寒战等败血症表现。急性严重感染时可引起射精瞬间的剧痛,影响性功能。

3. 诊断与鉴别诊断　直肠指诊可能触及肿大、疼痛的精囊,直肠 B 超检查有助于诊断。血常规可有白细胞升高。

4. 声像图特征　早期表现为精囊外形增大,精囊壁毛糙,内部透声差,精囊壁及其周围血流信号增多。

（二）慢性精囊炎

1. 病因　多由急性精囊炎迁延所致,少数由前列腺炎上行感染所致。

2. 临床表现　主要是血精、会阴部闷胀感,精液呈粉红色、咖啡色或带血丝、血块。慢性精囊炎的临床症状与慢性前列腺炎不容易区分,两者常同时存在。

3. 诊断　直肠指诊可能触及肿大、变硬的精囊,有不同程度的触痛。可以行直肠 B 超检查以辅助检查。精液常规检查可以发现大量炎性细胞,细菌培养可以发现病原体。精液的 pH 可下降,实验室检查可以发现果糖浓度降低。

4. 声像图特征　表现为精囊外形缩小,囊内光点增多,时间长者可伴发钙化（图 14-6-3）;伴发前列腺炎时可引起射精管口水肿、阻塞及射精管管壁的钙化。

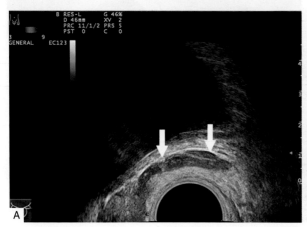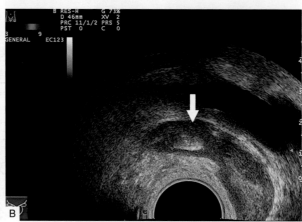

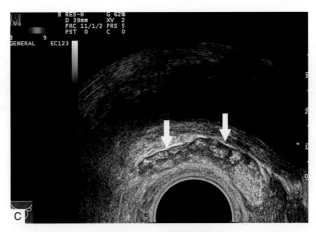

图 14-6-3　慢性精囊炎
A. 精囊体积缩小,内壁回声增强;B. 精囊内壁回声增强,囊内伴片状强回声;C. 精囊体积缩小,囊内伴多发点状强回声。

（杨黎明）

【参考文献】

1. 李凤华.男性不育症超声动态图鉴.上海:上海交通大学出版社,2011.

2. 柏通,孔令堃,陈闯,等.高频超声及腔内超声对正常输精管的检测.中国超声医学杂志,2017,33(9):823-825.

3. 杨建华.现代男性不育诊疗学.上海:上海科学技术文献出版社,2007.

4. 杨黎明,李凤华,杜晶,等.经阴囊及经直肠超声对诊断先天性双侧输精管缺如价值的研究.中华生殖与避孕杂志,2008,28(12):734-738.

5. DU J, LI F H, GUO Y F, et al. Differential diagnosis of azoospermia and etiologic classification of obstructive azoospermia: role of scrotal and transrectal US. Radiology, 2010, 256(2): 493-503.

6. 张文智,杨高怡,王大力,等.输精管结核的超声表现分析.中国超声医学杂志,2014,30(8):737-739.

7. 杨黎明,鲁红,王军梅,等.近段输精管道获得性梗阻性无精子症经阴囊超声特征分析.上海交通大学学报(医学版),2011,31(4):466-469.

8. 李朋,陈慧兴,黄煜华,等.双侧斜疝术后输精管道损伤相关梗阻性无精子症的手术策略分析.中华生殖与避孕杂志,2017,37(4):272-275.

第十五章　前列腺异常超声评估

第一节　正常前列腺

一、前列腺解剖

前列腺位于膀胱下方,包绕尿道起始段,外形如板栗,重量约20g,底部朝上尖部向下,中部稍凹陷。前列腺周围有坚韧的包膜,尿道在前列腺底的前部向下穿入,在前列腺底的后缘有左右射精管穿入,开口于尿道的精阜。正常前列腺底部左右径约4cm,上下径约3cm,前后径约2cm,前列腺组织由30~50个复管泡状腺组成,最后汇成15~30条排泄管开口于精阜的两侧。

前列腺大小和重量随年龄增长而变化,儿童时期前列腺腺体未发育,体积很小;青春期腺体开始发育成熟,腺体之间的纤维结缔组织和平滑肌束大量增加,腺体增大;进入老年后,腺体逐渐退化、萎缩。

前列腺的分叶如下。

1. 传统的分叶法(即解剖学分叶法)　将前列腺分为前叶、中叶、后叶和左右两侧叶。尿道的两侧为左、右侧叶;两侧射精管和尿道之间为中叶;前列腺后部、射精管的后下方为后叶,直肠指检扪及的主要是后叶;尿道的前方、左右侧叶之间为前叶(图15-1-1)。

2. 根据前列腺组织对性激素敏感性进行分区(Franks分区法)　将前列腺分为内腺和外腺。内腺包括尿道黏膜腺和黏膜下腺,为包绕前列腺近膀胱尿道段部分,约占25%,对雄激素敏感,是前列腺增生的好发部位;外腺系前列腺主腺体,约占70%,位于真包膜下大片区域,分泌前列腺液,对雄激素不敏感,是前列腺癌的好发部位。

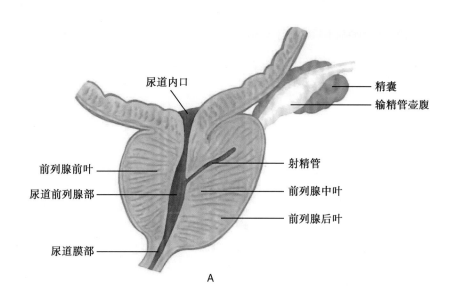

A

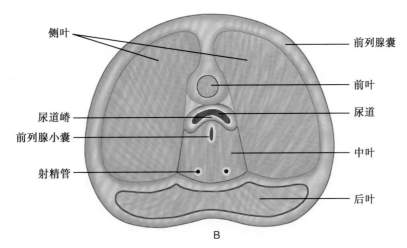

图 15-1-1　前列腺解剖学分叶法示意图

A. 前列腺矢状面；B. 前列腺横断面。

3. 根据前列腺的组织学进行分区（McNeal 分区法）　目前最常采用的方法，将前列腺分为腺体组织和非腺体组织，前者又细分为尿道周围腺组织区、中央区、移行区和外周区，后者即前纤维肌肉基质区。其中，尿道周围腺组织区、移行区和部分中央区相当于 Franks 分区法的内腺，而外周区相当于外腺。前纤维肌肉基质区位于前列腺的腹侧，是一层厚的结缔组织膜，覆盖了前列腺的整个前部；外周区约占整个前列腺腺体部分的 70%，类似于一个漏斗包绕着前列腺的背部和两侧；中央区位于射精管周围，包绕着射精管，占前列腺腺体部分的 25% 左右；移行区位于精阜上方的尿道周围，占腺体部分的 5%~10%；尿道周围区包绕着尿道，约占腺体部分的 1%（图 15-1-2）。

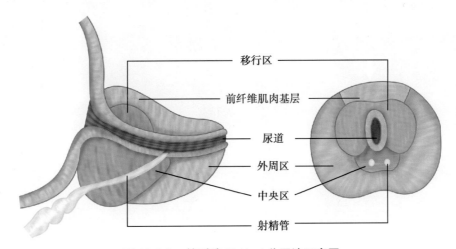

图 15-1-2　前列腺 McNeal 分区法示意图

二、前列腺的扫查方法

（一）仪器

经腹壁扫查前列腺多采用实时凸形扫描仪，探头频率 3.0~3.5MHz。经直肠扫查前列腺需使用专用腔内探头，频率一般为 5.0~7.5MHz。

（二）扫查前准备

经腹壁扫查前列腺需适当充盈膀胱，不要求过分充盈，这样有利于观察前列腺全貌和测量大小，且避免诱发尿潴留。经直肠扫查前应排便或灌肠,扫查时保持膀胱少量充盈即可。

（三）扫查方法

1. 经腹壁法　患者仰卧位,以膀胱为透声窗。横切扫查时探头放置于耻骨上区,向后下方倾斜20°~30°;纵切扫查时将探头上端紧压腹壁,使声束朝向后下,可获得前列腺纵切面图,再将探头向左及右外斜15°~30°,可观察到两侧精囊,扫查时需做到动作连续性,避免出现盲区。

2. 经直肠法　患者采用左侧卧位,髋、膝关节半屈曲。直肠探头外包保险套,涂耦合剂,缓慢插入肛门,同时嘱患者放松、张口呼吸,进入直肠5~8cm,根据需要适当调整探头的深度与方向,探头与直肠壁始终保持紧密接触,可观察前列腺一系列纵横切面。

3. 经尿道法　主要用于检查膀胱内病变,很少用于扫查前列腺,仅在指导经尿道前列腺切除手术和评价手术效果时采用。

三、正常前列腺声像图

（一）经腹壁扫查声像图

正常前列腺左右对称,从下往上横切时,其图像由栗子形转为椭圆形,包膜整齐、完整,内部呈中低回声,回声均匀,内外腺分界隐约可辨,尿道位于中后部,呈点状稍强回声。纵切时,部分受到耻骨的遮挡,需调整声束方向,耻骨上正中切面可显示膀胱一侧稍凹陷的尿道内口,并可见穿行于前列腺中部的后尿道回声,直至前列腺尖部（图15-1-3）。

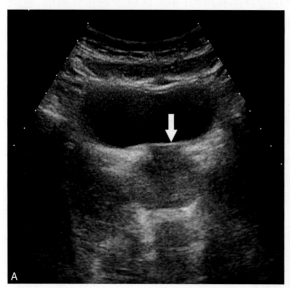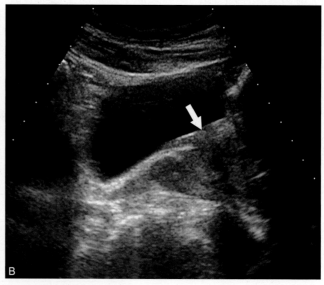

图15-1-3　正常前列腺（经腹壁超声检查）

A. 横切面;B. 纵切面。

（二）经直肠扫查声像图

前列腺横切面呈栗子形或近似三角形,包膜光整连续,内部回声细小均匀,内腺回声（相当于McNeal分区法的外周区）略低于外腺（相当于McNeal分区法的尿道周围腺组织区、移行区和部分中央区）,位于尿道周围,外腺回声稍强,呈半月形环绕内腺,内外腺前后径的比例约1:1。彩色血流图显示前列腺内较多动静脉血流,自后向前,略呈放射状。前列腺纵切面图像呈底在上尖朝下的桃形结构,上端中央稍凹陷是尿道内口,下缘是纤细线状的前列腺部尿道回声,探头向左侧或右侧稍加旋转,即可显示椭圆形的前列腺左、右叶,再向深部、向外可见两侧精囊回声（图15-1-4）。

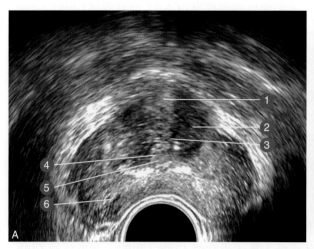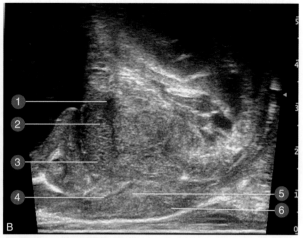

图 15-1-4　正常前列腺（经直肠超声检查）

A. 横切面；B. 纵切面。①前纤维肌肉基层；②移行区；③尿道；④射精管；⑤中央区；⑥外周区。

（项尖尖）

第二节　前列腺炎症

一、概述

前列腺炎（prostatitis）是指前列腺在病原体和 / 或某些非感染因素作用下，患者出现以骨盆区域疼痛或不适、排尿异常等症状为特征的一组疾病。前列腺炎是成年男性常见病之一，它可能严重影响患者的生活质量，并对公共卫生事业造成巨大的经济负担。在亚洲不同国家和地区，20~79 岁的男性中前列腺炎患病率为 2.7%~8.7%。在中国，15~60 岁男性报告前列腺炎症状的比例为 8.4%。

二、病因

对于细菌性前列腺炎，病原体感染是主要致病因素，发病与机体抵抗力以及致病菌毒力有关，主要致病菌为大肠埃希菌、金黄色葡萄球菌等，传播途径包括血行感染和经尿道逆行感染。而前列腺结石和尿液反流可能是慢性反复感染的重要原因。

非细菌性慢性前列腺炎病因十分复杂，存在广泛争议，主要病因可能是病原体感染、炎症和异常的盆底神经肌肉活动以及免疫、心理、神经内分泌异常等共同作用的结果。

前列腺炎发病的重要诱因包括：吸烟、酗酒、嗜辛辣食品、不适当性活动、久坐引起前列腺长时间充血和盆底肌肉长期慢性挤压；受凉、过劳导致机体抵抗力下降或特异体质；导尿等医源性损伤等。

三、分型

（一）传统前列腺炎分类

利用 Meares-Stameyde 的"四杯法"，即比较初始尿液（VB1）、中段尿液（VB2）、前列腺按摩液（EPS）、前列腺按摩后尿液（VB3）"四杯"标本中的白细胞数量和细菌培养结果将前列腺炎分为急性细菌性前列腺炎（ABP）、慢性细菌性前列腺炎（CBP）、慢性非细菌性前列腺炎（CNP）、前列腺痛（PD）。

（二）NIH 前列腺炎分类

1995 年美国国立卫生研究院（NIH）根据当时对前列腺炎的基础和临床研究情况，制定了一种新的分类方法。

Ⅰ型：相当于传统分类方法中的急性细菌性前列腺炎。起病急，可表现为突发的发热性疾病，伴有持续和明显的下尿路感染症状，尿液中白细胞数量升高，血液和 / 或尿液中的细菌培养阳性。

Ⅱ型：相当于传统分类方法中的慢性细菌性前列腺炎。占慢性前列腺炎的 5%~8%，有反复发作的下尿路感染症状，持续时间超过 3 个月，EPS/ 精液 /VB3 中白细胞升高，细菌培养阴性。

Ⅲ型：慢性前列腺炎 / 慢性骨盆疼痛综合征（CP/CPPS），相当于传统分类方法中的慢性非细菌性前列腺炎和前列腺痛，是前列腺炎中最常见的类型，约占慢性前列腺炎的 90% 以上。主要表现为长期、反复的骨盆区域疼痛或不适，持续时间超过 3 个月，可伴有不同程度的排尿症状和性功能障碍，影响患者的生活质量，EPS/ 精液 /VB3 细菌培养阴性。Ⅲ型又可再分为Ⅲa（炎症性 CPPS）和Ⅲb（非炎症性 CPPS）2 种亚型，2 种亚型各占 50%。Ⅲa 患者的 EPS/ 精液 /VB3 白细胞数量升高，Ⅲb 型患者的白细胞在正常范围。

Ⅳ型：无症状性前列腺炎（AIP）。无主观症状，仅在有关前列腺方面的检查（EPS、精液、前列腺组织活检及前列腺切除标本的病理检查等）时发现炎症。

四、超声检查

（一）检查前准备

经腹壁探查前列腺需充盈膀胱，一般以中等充盈为宜，这有利于观察前列腺全貌和大小测量。经直肠探查前，要求患者排便或清洁灌肠，探查时保持膀胱少量充盈，以便显示前列腺底部情况。

观察指标包括：前列腺形态、大小、边界、包膜、左右是否对称、内外腺分界、内部回声、有无结节、有无结石、血流分布情况等。经直肠探查时，探头可轻压前列腺，了解有无触痛，观察局部有无变形，有条件的可作弹性超声检测，以进一步了解前列腺的硬度情况。经直肠超声造影检查，有助于了解前列腺内血流微灌注以及与前列腺癌鉴别。

（二）二维超声

1. Ⅰ型前列腺炎 前列腺外形饱满，体积轻度或中度增大，左右两侧可不完全对称。前列腺包膜完整，边界清晰，内部回声均匀性减低，光点增粗，或出现不规则的低回声区。CDFI（经直肠超声）显示病变区或整个前列腺内血流信号丰富（图 15-2-1）。当出现前列腺脓肿时，其内部可见不规则无回声区，或蜂窝状回声，后方回声可增强。经直肠探查时，探头轻压局部，患者可出现明显疼痛，前列腺内无回声区可见变形，内部可有液体流动征象。CDFI 显示无回声区内部无血流信号，而其周围血流信号丰富（图 15-2-2）。

2. Ⅱ型和Ⅲ型前列腺炎 前列腺大小正常或轻度增大，也可轻度缩小，左右两侧基本对称，包膜可增厚，回声增强，或包膜轻度起伏不平。前列腺内部回声增强、增粗，不均匀，有时可出现高回声结节，内外腺的分界不清晰，在尿道周围或前列腺周边部常可见大小不一的斑片状强回声，为前列腺结石。CDFI 显示前列腺内部血流正常或轻度增多（图 15-2-3）。

3. Ⅳ型前列腺炎 超声声像图与正常无差别。

（三）超声造影

前列腺炎超声造影表现目前尚处于研究阶段，仅对于前列腺脓肿以及与前列腺癌鉴别有一定价值。有研究表明，慢性前列腺炎造影剂灌注特点与正常前列腺有一定的重叠性，临床对诊断慢性前列腺炎及其预后的评价还缺乏可靠的依据。

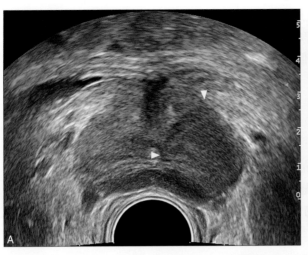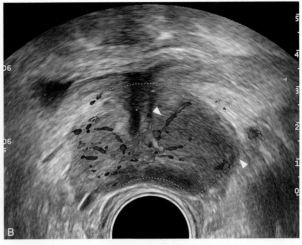

图 15-2-1　急性前列腺炎

A. 前列腺外形饱满,回声不均匀,左侧可见不规则低回声区;B. CDFI 显示前列腺内血流较丰富。

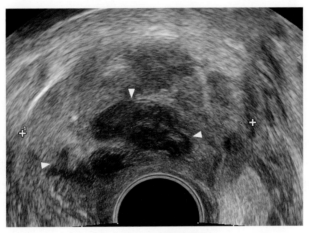

图 15-2-2　前列腺脓肿

箭头所指前列腺内不规则无回声区,透声差,边界欠清楚。

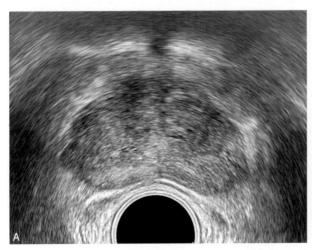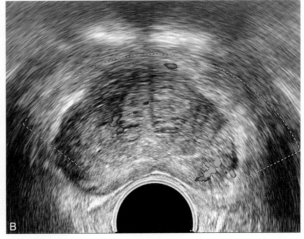

图 15-2-3　慢性前列腺炎

A. 前列腺大小正常,包膜欠光整,内部回声增强、增粗,见斑点状强回声;B. CDFI 显示内部血流稍丰富。

前列腺脓肿的超声造影表现包括脓肿无回声区周边早期快速增强,无回声区内壁可不规整,内部始终无灌注。前列腺炎性结节,无论位于内腺还是外腺区,超声造影表现为与周围腺体同步灌注的均匀增强为主;增强强度与周围腺体基本一致,或稍高、稍低;造影剂后期消退与周围腺体基本同步,或延迟廓清,或稍提前廓清,少部分病例表现为无灌注。

五、治疗原则

前列腺炎应采取综合治疗。Ⅰ型:主要是广谱抗生素、对症治疗和支持治疗。伴前列腺脓肿者可采取外科引流。Ⅱ型:治疗以口服抗生素为主,选择敏感药物,疗程为 4~6 周,同时可选用 α- 受体阻滞剂改善排尿症状和疼痛。Ⅲ型:使用 α- 受体阻滞剂、植物制剂、非甾体抗炎镇痛药和 M- 受体阻滞剂等药物治疗,以改善症状为主,约半数病例需口服抗生素。Ⅳ型:一般无需治疗。其他治疗方法包括前列腺按摩、生物反馈治疗、热疗及手术治疗等。

（项尖尖）

第三节　前列腺结石

一、概述及病因

前列腺结石是在前列腺腺泡及腺管内由浓缩的淀粉样物质钙化形成的真性结石。可单发,也可多发,形态以圆形、椭圆形为主,大小不一。前列腺增生或慢性前列腺炎及前列腺癌常合并结石,腺管堵塞是结石形成的主要因素,根据前列腺结石成分不同又分为内源性结石和外源性结石,前者主要来自前列腺液,后者主要来自尿液。

二、临床表现

前列腺结石一般无症状,当合并前列腺增生、慢性前列腺炎、尿道狭窄时,可出现尿频、尿急、终末血尿、排尿困难等下尿路梗阻的症状,当合并感染时这些症状会加剧,也可出现腰骶部、会阴部不适、性功能障碍等症状。直肠指诊有时可直接触及前列腺结石,有结石摩擦音或捻发音。

三、超声表现

根据前列腺结石的大小、数目及分布情况可分为以下几种类型。

（一）单个大结石型

前列腺内单个斑块状强回声,后方伴声影,一般直径不超过 1cm（图 15-3-1）。

（二）散在小结石型

前列腺内多发散在的细小强回声,一般直径为 1~3mm,后方无声影（图 15-3-2）。

（三）弧形结石型

常合并前列腺增生,结石出现在内外腺交界处,由许多细小强回声排列呈弧形,多无声影（图 15-3-3）。

（四）成堆小结石型

前列腺内多发的小结石聚集成堆,常在前列腺尖部附近出现（图 15-3-4）。

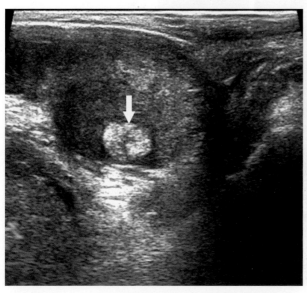

图 15-3-1　前列腺右侧移行区单个斑块状强回声

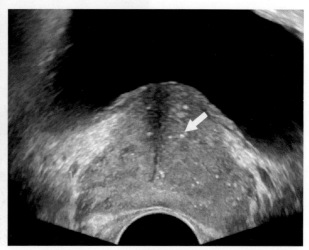

图 15-3-2　前列腺内散在分布细小强光点

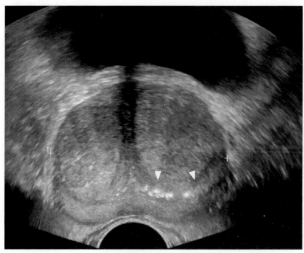

图 15-3-3　在前列腺内外腺交界处可见弧形
排列的强光带

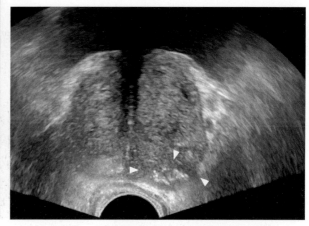

图 15-3-4　经直肠超声可见前列腺左侧外周区
多发细小强光斑聚集成堆

四、鉴别诊断

前列腺结石需与后尿道结石相鉴别。前列腺部尿道结石表现为前列腺正中或尿道内口附近出现的强回声团伴声影,其上方尿道扩张可明确诊断,也可通过排尿相观察,尿道扩张后,可见强回声团位于尿道内(图 15-3-5)。

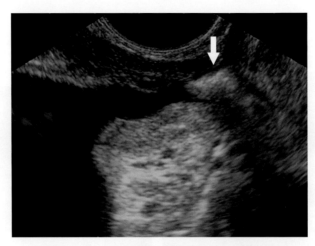

图 15-3-5　前列腺部尿道结石合并尿道扩张

五、治疗原则

前列腺结石一般无需特殊治疗,如合并前列腺炎症或增生时,参见相应疾病的治疗方案。

（项尖尖）

第四节　前列腺增生

一、概述

良性前列腺增生（benign prostatic hyperplasia, BPH）是引起中老年男性排尿障碍最为常见的一种良性疾病,主要表现为组织学上的前列腺间质和腺体成分的增生,解剖学上的前列腺增大,尿动力学上的膀胱出口梗阻和以下尿路症状为主的临床症状。前列腺增生通常发生在 40 岁以后,其发病率随年龄递增,50 岁以上男性约有一半会出现临床症状。

二、病因

目前已知良性前列腺增生必须具备有功能的睾丸和年龄增长两个条件,但病因尚不明确,可能是上皮和间质细胞的增殖和细胞凋亡的平衡性破坏而引起。相关因素有雄激素及其与雌激素的相互作用、前列腺间质 - 腺上皮细胞的相互作用、生长因子、炎症细胞、神经递质及遗传因素等。其他如吸烟、肥胖、酗酒、人种和地理环境等与前列腺增生的发病也具有相关性。

三、病理和病理生理

前列腺增生基本的病理改变是腺体和间质的增生并形成增生结节。McNeal 将前列腺分为外周带、中央带、移行带和尿道周围腺体区,所有增生结节发生于移行带和尿道周围腺体区。

前列腺增生导致后尿道延长、受压变形、狭窄和尿道阻力增加，引起膀胱高压并出现相关排尿期症状。另一方面，前列腺具有坚韧的解剖包膜，它导致增生的腺体受压而向尿道和膀胱膨出，从而加重尿路梗阻。随着膀胱压力的增加，出现膀胱逼尿肌代偿性肥厚、逼尿肌不稳定并引起相关储尿期症状。如梗阻长期未能解除，逼尿肌逐渐失去代偿能力，排尿后膀胱内尿液残留增加，残余尿的存在是发生泌尿系统感染和继发结石的基础。长期膀胱内高压，可致输尿管反流，引起双侧上尿路积水，最终导致肾功能减退。

四、临床表现

前列腺增生的早期由于代偿，症状不典型，随着下尿路梗阻加重，症状逐渐明显，分为储尿期症状、排尿期症状和排尿后症状。储尿期症状包括尿频、尿急、尿失禁以及夜尿增多等。排尿期症状包括尿踌躇、排尿困难以及间断排尿等。排尿后症状包括排尿不尽、尿后滴沥等。

前列腺增生还可出现镜下血尿或肉眼血尿，当继发泌尿系统感染、膀胱结石、急性尿潴留、肾功能损害时，则出现相应的症状。

直肠指诊（DRE）是前列腺增生的常规体格检查，触诊可发现前列腺增大，中央沟变浅或消失，表面光滑，质地均匀，硬度适中，无压痛，与周围组织界限清楚。DRE还可以了解是否存在前列腺癌。

五、超声表现

前列腺增生的超声表现包括二维超声、彩色多普勒超声及超声造影，其中以二维超声最有诊断意义，它包括直接表现与间接表现。

（一）二维超声直接表现

1. 前列腺形态饱满，变胖、变圆，甚至接近球形，各条径线大于正常值，其中以前后径增大更为明显。前列腺的边缘整齐，左右对称，内部回声常均匀（除结节外）。有时增大的解剖中叶或左右侧叶可向膀胱内凸出，呈现单峰或双峰状改变，边缘光整（图15-4-1）。

2. 由于增生主要发生在内腺，内腺明显增大或形成结节，压迫外腺，导致外腺变薄，回声增强，内外腺比例大于1.0，甚至达7.0以上（图15-4-2）。

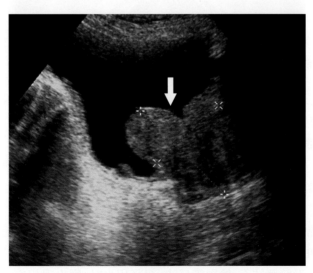

图15-4-1　前列腺增生形态改变
纵切面上见前列腺中叶凸入膀胱，呈单峰状。

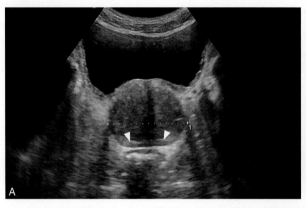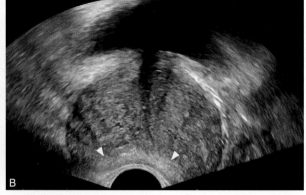

图 15-4-2　前列腺增生内外腺比例失调

前列腺体积增大,径线大于正常值,横切面呈圆形,箭头所指处为外腺,外腺受压变薄,内外腺比例明显增大。A. 经腹扫查;B. 经直肠扫查。

3. 常合并前列腺结石,结石可单个,也可多个,呈斑点状或团状强回声,可伴声影。典型的声像图是在前列腺内、外腺之间呈弧形排列的小结石而形成的强光带。

4. 在内腺区常可出现增生结节,结节形态规则,多呈球形,以强回声多见,可单发,也可多发,大小不一,边界清楚,CDFI 有时可见增生结节旁有动脉血流环绕(图 15-4-3)。

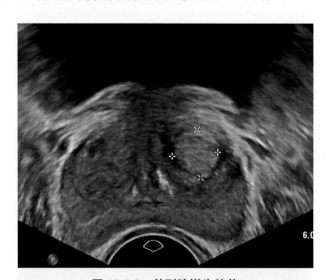

图 15-4-3　前列腺增生结节

前列腺内可见高回声增生结节,位于左侧移行区,呈强回声。

上述直接表现中以内外腺比例增大和出现增生结节为主要诊断指标,而不能单纯地以前列腺各条径线增大作为诊断前列腺增生的依据。

(二)二维超声间接表现

1. 膀胱壁小梁、小房及憩室形成　系膀胱逼尿肌代偿性增生所致,多出现在后壁和两侧壁,表现为膀胱壁增厚、毛糙,呈小梁状突起,小梁之间下凹的腔隙为小房,小房继续扩大,向膀胱外膨出,则形成膀胱憩室。

2. 残余尿增加　正常人残余尿量为 0~5ml,当残余尿量 >40ml 时,提示膀胱逼尿肌处于早期失代偿状态,残余尿量可预测 BPH 的临床进展。

3. 其他合并症　当并发膀胱结石、输尿管反流、双肾积水时,则出现相应的超声表现。

（三）彩色多普勒超声

经直肠超声可显示前列腺内腺血流丰富,呈条状或短棒状,有时可见增生结节内亦有丰富的血流信号,前列腺动脉最大血流速度(Vmax)增快,血管阻力指数(RI)增高,当 RI ≥ 0.7 时具有临床意义。

（四）超声造影

对于前列腺增生,超声造影主要用于鉴别前列腺癌。其表现为:①增强早期结节呈非高增强;②结节与其周围组织呈同步增强;③前列腺内增强早期无不对称血管结构;④前列腺增生一般不出现造影剂快速消退现象。

六、鉴别诊断

（一）前列腺癌

前列腺癌大多位于外腺(约 70%),小病灶表现为低回声结节,边界欠清晰,病灶较大时,呈低回声区,形态不规则,边界模糊,回声不均匀,甚至杂乱,如累及前列腺包膜,可造成包膜扭曲或回声中断,左右不对称,局部血流信号丰富。前列腺癌可侵犯邻近组织如精囊、膀胱、直肠等,出现相应的声像图表现,当发生淋巴结转移时,超声可探及盆腔淋巴结肿大。前列腺癌的另一个特点是病灶质地坚硬,直肠指诊可触及质硬结节,边界不清,可与直肠粘连固定,目前也可通过经直肠超声弹性成像进行鉴别。前列腺癌患者的血清 PSA、血清酸性磷酸酶可显著增高。当前列腺增生和前列腺癌鉴别困难时,可进行超声引导下前列腺穿刺活检,以明确病理性质。

（二）膀胱肿瘤

前列腺增生时中叶或侧叶可从膀胱颈部凸入膀胱腔,形成隆起的结节,需与膀胱肿瘤相鉴别。其鉴别在于结节的外形、边缘、内部回声以及与前列腺的连续性。膀胱肿瘤呈菜花状或乳头状突起,表面不光整,肿瘤内部回声不均匀,与前列腺回声不一致,膀胱肿瘤的基底部可宽、可窄,多数与前列腺之间有清楚的界限,肿瘤内血流丰富,呈树杈状。

七、治疗原则

前列腺增生导致的下尿路症状以及生活质量下降是治疗措施选择的重要依据,包括观察等待、药物治疗和外科治疗。

（一）观察等待

是一种非药物、非手术的治疗措施,包括患者教育、合并用药的指导、生活方式指导、定期监测等。

（二）药物治疗

包括 α- 受体阻滞剂、5α- 还原酶抑制剂、M 受体拮抗剂、植物制剂、中药等。药物治疗的短期目标是缓解患者的下尿路症状,长期目标是延缓疾病的临床进展,预防并发症的发生。

（三）外科治疗

具有中 - 重度下尿路症状并已明显影响生活质量的前列腺增生患者可选择手术及微创治疗,尤其是药物治疗效果不佳或拒绝接受药物治疗的患者。手术方式包括经典的外科手术方法,如经尿道前列腺电切术(TURP)和经尿道前列腺切开术(TUIP)、开放性前列腺摘除术,目前 TURP 仍是 BPH 治疗的"金标准"。其他治疗方式还包括经会阴前列腺射频消融、经尿道微波热疗、经尿道针刺消融术、前列腺支架等。

（项尖尖）

第五节　前　列　腺　癌

一、概述

前列腺癌是男性泌尿生殖系统最常见的恶性肿瘤,主要起源于腺上皮细胞。世界范围内,前列腺癌发病率在男性所有恶性肿瘤中位居第二。近年来,我国前列腺癌发病率呈现逐年增高的趋势。前列腺癌发病与年龄、地域具有相关性,在我国,小于60岁的男性该病发病率处于较低水平,超过60岁发病率明显上升,发达国家该病发病率大于发展中国家,城市大于乡村。根据前列腺癌临床进展程度可分为3型:①潜伏型,病灶小而无症状,长期潜伏,不发生转移,常见于尸检;②临床型,有局部症状,肿瘤侵犯明显,而转移较晚;③隐匿型,原发灶小,不易被发现,而早期多见广泛转移,预后较差。

二、病因

引起前列腺癌的危险因素尚不明确,已经被确认的包括年龄、种族和遗传性。某些外源性因素会影响从潜伏型前列腺癌到临床型前列腺癌的进程,包括环境、生活方式、饮食(高动物脂肪)、炎症、雄激素等。

三、病理

前列腺癌绝大多数为腺癌,少数为鳞状上皮细胞癌、移行上皮癌、未分化癌等。前列腺外周带是癌最常发生部位,约占70%,其次为移行带。有关前列腺癌的病理组织分级有40余种,其中具有代表性和影响较大的有Gleason分级法、WHO分级法、Mostofi分级法和Anderson医院分级法,而以Gleason分级系统在国内外文献上、指南及临床病理上被广泛采用。

Gleason分级系统适用于前列腺腺癌,是根据腺体分化程度按5级评分为基础,对于同一肿瘤不同区域腺癌结构的变异,按其主要和次要分化程度分别评分,以该两项评分相加的总分作为判断预后的标准(例如腺癌主要结构评为2分,次要结构评为4分,则积分为2+4=6分;只有1个结构类型,评分为3分,则积分为3+3=6分;如有3个结构类型以上且最高级别结构数量少时,一般将最高级别作为次要结构类型)。分化最好的癌为1+1=2级,分化最差的癌为5+5=10级,2~4级为高分化腺癌,5~7级为中分化腺癌,8~10级为低分化腺癌。

Gleason分级标准:①Gleason 1级(很少见),一致性规则的大腺体,背靠背密集,形成小结节。②Gleason 2级,较不规则的大腺体,背靠背密集,形成小结节,结节内腺体不融合。③Gleason 3级,浸润性生长的小腺体或腺泡,或小型筛状结构腺体。④Gleason 4级,融合腺体,大型筛状腺体,或呈肾透明细胞癌样。⑤Gleason 5级,实性癌巢(无腺样结构),单个癌细胞浸润,或呈粉刺样癌(癌细胞坏死)。

前列腺癌的转移途径如下。

1. 直接蔓延　肿瘤突破前列腺包膜,浸润邻近组织器官,包括精囊、膀胱、直肠、盆壁组织等。

2. 淋巴道转移　肿瘤细胞沿淋巴管转移至盆腔淋巴结最常见,少数可见腹膜后、纵隔、锁骨上等处淋巴结转移。

3. 血行转移　肿瘤侵入血管,最常见发生骨转移(骨盆、腰椎、肋骨等),少数可致肺、肝、脑、肾上腺等内脏转移。

四、临床表现

（一）下尿路症状

早期前列腺癌通常没有症状,随着肿瘤的生长,可表现为下尿路症状,如尿频、尿急、尿流缓慢、排尿困难,严重者可出现急性尿潴留、血尿、尿失禁等。

（二）骨转移症状

当发生骨转移时,会引起骨骼疼痛、病理性骨折、贫血、脊髓压迫等症状,甚至导致下肢瘫痪。

（三）其他合并症状

局部神经受压可出现腰痛、腿痛;淋巴、静脉回流受阻时可出现下肢水肿;直肠受压可出现排便困难;发生肝转移、肺转移、脑转移时则出现呼吸困难、咳血、贫血、恶病质等。

（四）直肠指检

直肠指检（DRE）对前列腺癌的早期诊断和分期都有重要价值。触及质硬结节是 DRE 最主要表现,早期前列腺癌多为外周带触及结节或表面异常突起,质硬,可多发,大小不一,前列腺中央沟消失,发展到晚期,前列腺多固定,体积增大,质地坚硬,表面高低不平,可与直肠壁粘连,或向骨盆壁扩展。

五、实验室检查

（一）前列腺特异性抗原检查

前列腺特异性抗原（prostate-specific antigen, PSA）作为单一检测指标,PSA 具有较高的前列腺癌阳性诊断预测率。血清总 PSA（tPSA）>4.0ng/ml 为异常。当 tPSA 介于 4~10ng/ml 时,血清游离 PSA（fPSA）水平与前列腺癌的发生率呈负相关,此时血清游离 PSA 与总 PSA 的比值具有诊断意义,fPSA/tPSA>0.16 为正常参考值（或临界值）。

（二）基于 PSA 的衍生指标

PSA 密度（PSAD）是指血清总 PSA 值与前列腺体积的比值,PSAD 正常值 <0.15,PSAD 有助于区分前列腺增生症和前列腺癌造成的 PSA 升高。PSA 速率（PSAV）是指连续观察血清 PSA 水平的变化,前列腺癌的 PSAV 显著高于前列腺增生和正常人,PSAV 正常值为 <0.75ng/（ml·a）。

六、超声表现

（一）二维及彩色多普勒超声

早期前列腺癌二维声像图上较难发现,随着病情的进展,可出现如下表现。

1. 前列腺不同程度增大,左右不对称,包括大小不对称和形态不对称。边缘不规则,高低不平,包膜起伏或回声中断（图 15-5-1）。

2. 前列腺内部发现病灶　小病灶通常为低回声结节,大多数位于周缘区,其次为移行区,可单发,也可多发,结节的形状不规则,边界不整齐（图 15-5-2）。较大病灶可有多种回声类型,仍以低回声为多见,其次为等回声或高回声,边界模糊不清,回声不均匀,部分可见条索状分隔,有的病灶内部可出现簇状、斑块状或团状不规则的强回声,后方可伴或不伴有声影。

3. 直肠超声检查时,对可疑部位用探头轻压,可见病灶组织质硬不变形,有条件可使用超声弹性成像更直观地进行观察或定量诊断。

4. 彩色多普勒（经直肠）超声检查　前列腺内出现血流信号不对称,尤其是外周带。多数前列腺癌的血供丰富,病灶处可见条状、簇状、放射状或环状血流,血流速度增快,阻力指数增高（图 15-5-3）。有学者研究指出,前列腺癌的血供与其病理分化程度有关,分化越低,血供越丰富。

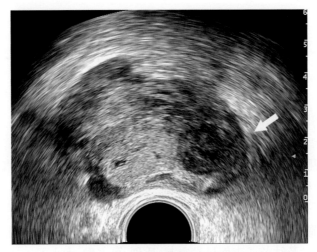

图 15-5-1 前列腺癌形态改变

经直肠超声,前列腺形态不规则,左右失对称,左侧外周
区回声减低不均匀,包膜中断。

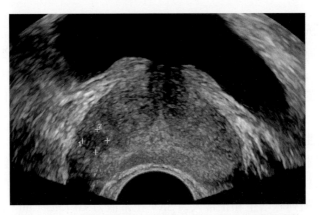

图 15-5-2 经直肠超声,前列腺右侧外周区低回声结节

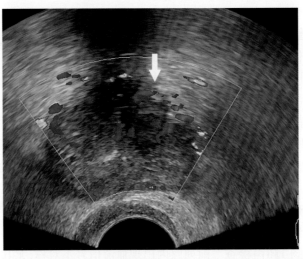

图 15-5-3 前列腺左侧移行区低回声病灶血流信号丰富,呈条状血流

5. 前列腺癌浸润邻近组织时,可在精囊、膀胱颈部或直肠壁等处出现不规则肿块,与前列腺相连。当侵犯输尿管口时则出现肾积水,发生淋巴结转移时,可在盆腔、腹膜后探及肿大的淋巴结。

(二)超声造影

前列腺癌的微血管数量较前列腺良性组织显著增多,超声造影(CEUS)通过显示前列腺内微循环的灌注情况,从而提高前列腺癌诊断的敏感度和特异度,并可引导穿刺活检。前列腺癌超声造影表现为:增强早期病灶呈高增强,病灶开始增强时间早于病灶周围组织,部分前列腺癌病例中增强早期出现不对称血管结构,部分前列腺癌病灶可能出现快速消退现象(图15-5-4)。

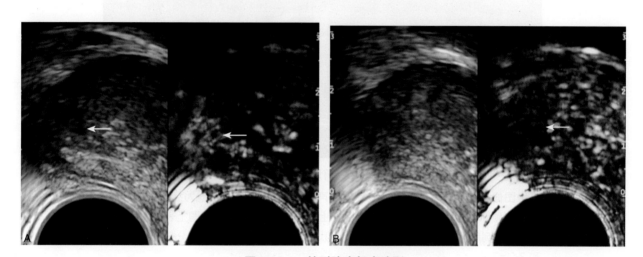

图 15-5-4 前列腺癌超声造影
A. 前列腺右侧外周区病灶(箭头所示)动脉早期快速高增强;B. 动脉晚期快速消退。

(三)超声弹性成像

因前列腺肿瘤组织的早期病理改变多为纤维组织增生,肿瘤细胞增殖加快,与周围组织粘连融合使肿瘤细胞密度增大,肿块硬度相对增高,边界模糊,超声弹性成像能较清晰地显示这些异常图像(图15-5-5)。目前应用于前列腺的超声弹性成像包括:①助力式实时超声弹性成像,其通过对经直肠超声探头手动施压的方式来评价组织弹性,根据图像颜色提示良恶性组织的弹性差异。目前多采用分级或评分来量化病灶性质,分为Ⅰ~Ⅴ级,Ⅰ~Ⅱ级视为良性前列腺病变,Ⅲ级视为可疑恶性,Ⅳ~Ⅴ级视为恶性病灶。②剪切波弹性成像,是通过超声探头的振动对组织施压,通过对组织剪切波的处理分析来量化组织弹性的一种方式,其特点为非人力施压,可重复性高,数据较准确。超声弹性成像应变比通过病灶与正常组织的应变比值量化组织弹性信息,客观反映病灶相对硬度并获取定量及半定量参数。Zhang等利用组织弹性应变指数构建ROC曲线,评估和鉴别前列腺外周带的良恶性肿瘤,发现当病灶局部弹性应变指数的诊断临界点为17.44时,其鉴别良恶性病变的敏感度为74.5%,特异度为83.3%。故超声弹性应变指数可作为超声弹性成像分辨前列腺良恶性病变的一个重要参数。③声辐射力脉冲成像技术,是对组织弹性进行检测及量化的新型超声弹性成像技术。

超声弹性成像较传统肛门指检变成可视、直观的评价,可提供定量、半定量参数,对前列腺病变进行鉴别,同时可实时引导前列腺穿刺活检,进一步提高前列腺癌的检出率。

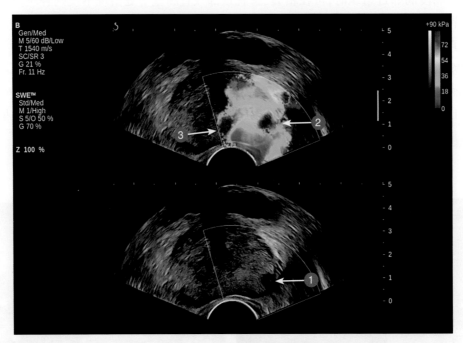

图 15-5-5　剪切波弹性成像

二维图像上前列腺左侧外周区边缘低回声结节①,弹性成像表现为红色区②,提示质地较硬,同时,外周区中部在二维图像上未发现病灶,而在弹性图上表现为红色区③。经前列腺穿刺证实,弹性成像上②、③均为前列腺癌,Gleason 评分分别是 4+3=7 和 3+4=7 分。

七、鉴别诊断

(一)前列腺增生

前列腺增生体积较大,常可凸入膀胱,前列腺包膜光整,左右对称,增生结节多位于内腺区,以中、高回声多见,边界整齐,形态规则,经直肠超声探头加压,组织可变形。前列腺增生病程缓慢,血清 PSA 可正常或轻度增高。对于鉴别困难的病例,进行超声引导下前列腺穿刺活检,可明确病理性质。

(二)急性前列腺炎和前列腺脓肿

急性前列腺炎在未形成脓腔之前,在声像图上表现为低回声区和较丰富的血流信号,同时有 PSA 升高,但其结节软,且局部触痛,前列腺包膜完整,临床上有急性炎症的发热、白细胞增高等表现,可与前列腺癌相鉴别。当形成脓腔时,则可见病灶中央为低回声,甚至无回声,而周边呈高回声,探头压之有"囊性感"。超声造影可帮助鉴别诊断,脓腔内始终无增强。

八、其他影像学检查

(一)磁共振成像

MRI 检查可显示肿瘤的形态、大小、数量、前列腺包膜的完整性,肿瘤是否侵犯前列腺周围组织及器官,同时也可显示盆腔淋巴结受侵犯的情况及骨转移的病灶。典型的前列腺癌表现是 T_2WI 上在前列腺外周带正常高信号的组织中出现单发或多发的结节状的低信号区,或一侧前列腺外周带呈弥漫的低信号影,或前列腺带状结构破坏,外周带与中央带界线消失。MR 弥散加权成像(DWI)上表现为明显的高信号,表观扩散系数(ADC 值)降低,表明肿瘤内水分子扩散呈明显受限。动态增强扫描表现为动态增强早期明显快速强化,边界较清楚,其强化明显早于前列腺外周带,强化程度也明显高于外周带。

(二)全身核素骨显像检查

由于前列腺癌的最常见远处转移部位是骨骼,全身核素骨显像检查(ECT)可以更早地发现骨转移灶,有助于判断前列腺癌的临床分期。

九、超声介入

通过前列腺系统性穿刺活检,取得病理标本,是诊断前列腺癌的"金标准"。使用经直肠超声引导进行前列腺穿刺是目前普遍采用的方法,穿刺路径包括经直肠穿刺和经会阴穿刺。经直肠穿刺是经典前列腺活检方式,使用端射式腔内超声探头,配备穿刺架,穿刺前通常需要预防性口服抗生素3天,并进行肠道准备。经会阴穿刺路径由于术后感染等严重并发症较少,超声显示前列腺内部结构更为清晰,术前无需特别准备等优点,近年来也被广泛使用,其需配备经直肠双平面超声探头。

前列腺穿刺指征包括:①直肠指检发现前列腺结节,任何 PSA 值;②B 超、CT 或 MRI 发现异常影像,任何 PSA 值;③PSA>10ng/ml,任何 f/t PSA 和 PSAD 值;④PSA 4~10ng/ml,f/t PSA 异常或 PSAD 值异常。

关于系统穿刺针数,研究结果表明,10针以上穿刺的诊断阳性率明显高于10针以下,且并不明显增加并发症。近年来多有报道采用靶向穿刺方法,结合超声造影、超声弹性成像的异常信号作为引导,或使用超声、MRI融合导航技术,以增加穿刺阳性率并减少穿刺针数。

前列腺穿刺并发症:感染是经直肠途径穿刺最严重的并发症,甚至可能导致死亡。其他常见并发症包括血尿、血精、排尿障碍以及迷走神经反射等。部分病例在第一次前列腺穿刺显示阴性结果后,需重复穿刺。

十、治疗原则

前列腺癌治疗包括手术治疗、放疗、局部治疗、内分泌治疗、化疗等多种治疗手段。

1. 根治性手术治疗 根治性前列腺切除术是治愈局限性前列腺癌最有效的方法之一。主要术式有传统的开放性经会阴、经耻骨后前列腺癌根治术及近年发展的腹腔镜前列腺癌根治术和机器人辅助腹腔镜前列腺癌根治术。

2. 外放射治疗 外放射治疗(EBRT)也是前列腺癌的根治性治疗手段。它具有疗效好、适应证广、并发症少等优点,适用于各期前列腺癌患者,包括根治性放疗、术后放疗和姑息性放疗。

3. 近距离照射治疗 包括短暂插植治疗和永久粒子种植治疗,后者较为常用,使用超声定位系统将放射性粒子 ^{125} 碘(^{125}I)或 ^{103} 钯(^{103}Pd)植入前列腺内,进行近距离照射,以杀灭肿瘤细胞。

4. 局部治疗 包括前列腺癌冷冻治疗(CSAP)、高能聚焦超声(HIFU)和组织内肿瘤射频消融(RITA)等试验性局部治疗。

5. 内分泌治疗 包括去势(手术或药物去势),阻断雄激素与受体结合,抑制雄激素生物合成,抑制睾酮转化为双氢睾酮等途径以去除雄激素或抑制雄激素活性的治疗方法。

6. 化疗 对去势抵抗前列腺癌(CRPC)、骨转移的患者,采用化疗可以改善症状和延长生存时间,提高生活质量。

(项尖尖)

【参考文献】

1. CENTER M M, JEMAL A, LORTET-TIEULENT J, et al. International variation in prostate cancer incidence and mortality rates. European urology, 2012, 61（6）: 1079-1092.

2. 彭鹏, 龚杨明, 鲍萍萍, 等. 中国 2008 年前列腺癌发病、死亡和患病情况的估计及预测. 中华流行病学杂志, 2012, 33（10）: 1056-1059.

3. 李鸣, 那彦群. 不同水平前列腺特异抗原的前列腺癌诊断率. 中华医学杂志, 2008, 88（1）: 16-18.

4. 李泉水, 李建国. 现代超声显像诊断学. 北京: 科学技术文献出版社, 2011.

5. 唐杰, 吕明德, 张新玲, 等. 前列腺超声造影临床应用指南. 北京: 人民卫生出版社, 2012.

6. AIGNER F, PALLWEIN L, PELZER A, et al. Value of magnetic resonance imaging in prostate cancer diagnosis. World J Urol, 2007, 25（4）: 351-359.

7. IKONEN S, KÄRKÄINEN P, KIVISAARI L, et al. Endorectal magnetic resonance imaging of prostatic cancer: comparison between fat-suppressed T2-weighted fast spin echo and three-dimensional dul-echo, steady-state sequences. Eur Radiol, 2001, 11（2）: 236-241.

8. ZAKIAN K L, EBERHARDT S, HRICAK H, et al. Transition zone prostate cancer: metabolic characteristics at 1H MR spectroscopic imaging-initial results. Radiology, 2003, 229（1）: 241-247.

9. HALL J D, BOYD J C, LIPPERT M C, et al. Why patients choose prostatectomy or brachytherapy for localized prostate cancer: results of a descriptive survey. Urology, 2003, 61（2）: 402-407.

10. BOKHORST L P, ZHU X, BUL M, et al. Positive predictive value of prostate biopsy indicated by prostate-specific-antigen-based prostate cancer screening: trends over time in a European randomized trial. BJU Int, 2012, 110（11）: 1654-1660.

11. ROWHRBORM C G, MCCONNELL J D. Etiology, pathothysiology, epidemiology and natural history of binign prostatic hyperplasia. Campbell's Urology, 2002, 2: 1297-1330.

12. BERRY S J, COFFEY D S, WALSH P C, et al. The development of human benign prostatic hyperplasia with age. J Urol, 1984, 132（3）: 474-479.

13. LIM K B, HO H, FOO K T, et al. Comparison of intravesical prostatic protrusion, prostate volume and serum prostatic-specific antigen in the evaluation of bladder outlet obstruction. J Urol, 2006, 13（12）: 1509-1513.

14. 郭万学, 周永昌. 超声医学. 6 版. 北京: 人民军医出版社, 2011.

15. LOWE F C, BATISTA J, BERGES R, et al. Risk factors for disease progression in patients with lower urinary tract symptoms/benign prostatic hyperplasia（LUTS/BPH）: a systematic analysis of expert opinion. Prostate Cancer and Prostatic Diseases, 2005, 8（3）: 206-209.

16. TRIPP D A, NICKEL J C, LANDIST J R, et al. Predictor of quality of life and pain in chronic prostatitis/ chronic pelvic pain syndrome: findings from the National Institutes of Health Chronic Prostatitis Cohort Study. Br J Urol Int, 2004, 94（9）: 1279-1282.

17. KAMOI K, OKIHARA K, OCHIAI A, et al. The utility of transrectal real-time elastography in the diagnosis of prostate cancer. Ultrasound Med Biol, 2008, 34（7）: 1025-1032.

18. CHEAH P Y, LIONG M L, YUEN K H, et al. Chronic prostatitis: symptoms survey with follow-up clinical evaluation. Urology, 2003, 61（1）: 60-64.

19. REES J, ABRAHAMS M, DOBLE A, et al. Diagnosis and treatment of chronic bacterial prostatitis and chronic prostatitis/ chronic pelvic pain syndrome: a consensus guideline. BJU Int, 2015, 116（4）: 509-525.

20. NIGHTINGALE K, SOO M S, NIGHTINGALE R, et al. Acoustic radiation force impulse imaging: in vivo demonstration of clinical feasibility. Ultrasound Med Biol, 2002, 28 (2): 227-235.

21. ZHANG Y, TANG J, LI Y M, et al. Differentiation of prostate cancer from benign lesions using strain index of transrectal real-time tissue elastography. Eur J Radiol, 2012, 81 (5): 857-862.

第十六章　精索静脉曲张超声评估

精索静脉曲张（varicocele，VC）是男科临床常见疾病之一，为一种血管病变，指精索内蔓状静脉丛的异常扩张、伸长和迂曲，可导致疼痛不适、进行性睾丸功能减退等，是男性不育的常见原因之一。精索静脉曲张按年龄可分为成年型（年龄>18岁）和青少年性（年龄10~18岁）。按病因可分为原发性和继发性。原发性多见于青壮年，病因不明，直立或行走时明显，平卧休息后可缓解；继发性少见，是左肾静脉或下腔静脉病理性阻塞、外在压迫等造成精索静脉回流障碍所致，平卧后不能缓解。精索静脉曲张在普通男性人群中患病率为10%~15%，在原发性男性不育中占30%~40%，在继发性不育中为69%~81%。精索静脉曲张通常见于左侧，占77%~92%，双侧为7%~22%，单纯发生于右侧的少见，仅1%。

一、精索静脉解剖

精索静脉起自睾丸和附睾，全程分3段：阴囊段、腹股沟段、腹膜后段。睾丸及附睾静脉在阴囊内汇集成蔓状静脉丛，一般10~12条不等，可分为前部的精索内静脉，中部的输精管静脉，后部的提睾肌静脉，三部分之间互有交通，并逐渐汇合，在阴囊根部、腹股沟管浅环附近与腹壁下浅、深静脉、阴部内静脉、阴部外浅静脉及旋髂浅静脉间有广泛的吻合支。前部的精索内静脉进入腹股沟管后上行至腹股沟管内环附近逐渐汇为2~3支，出腹股沟内环后则于腹膜后汇为1支上行，左侧精索静脉呈直角汇入左肾静脉，右侧精索静脉多数在右肾静脉下方约5cm处呈锐角直接汇入下腔静脉，少数先汇入右肾静脉（为5%~10%）（图16-0-1）。中部的输精管静脉则汇入髂内静脉，而后部的提睾肌静脉则经过腹壁下静脉，汇入髂外静脉。

二、病因

原发性精索静脉曲张的发生与下列因素有关：①精索静脉瓣缺如或功能不良导致血液反流；②精索静脉壁及周围结缔组织薄弱或提睾肌发育不全；③人的直立姿势影响精索静脉回流。左侧精索静脉曲张较右侧常见，原因可能是：①左侧精索内静脉行程长，呈直角汇入左肾静脉，静脉压力较大；②左肾静脉在肠系膜上动脉与腹主动脉之间受压，影响左侧精索内静脉回流甚至导致反流（"胡桃夹"现象）；③精索内静脉瓣缺如更常见于左侧。

继发性精索静脉曲张可见于左肾静脉或腔静脉瘤栓阻塞、肾肿瘤、腹膜后肿瘤、盆腔肿瘤、巨大肾积水或肾囊肿、异位血管压迫等。

三、病理生理学

目前认为，精索静脉曲张导致男性不育的机制与精子质量异常、睾丸体积缩小、睾丸灌注减少及睾丸功能障碍等方面有关。但引起不育的确切机制迄今尚未完全清楚，一般认为可能与下列因素有关：①睾丸内温度增高；②缺氧；③肾和肾上腺代谢物逆流；④活性氧损伤；⑤睾丸微循环障碍；⑥一氧化氮机制；

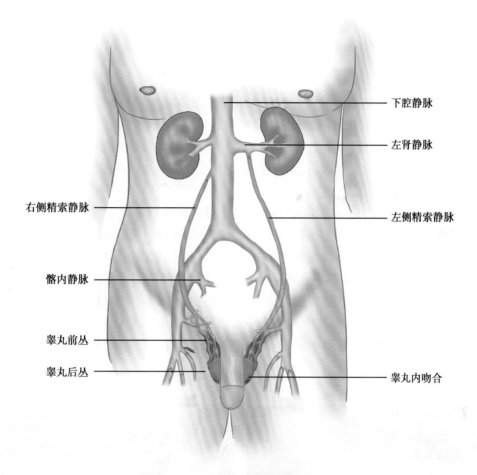

图 16-0-1　精索静脉解剖示意图

⑦其他包括生殖毒素增加、防氧化物水平增高、DNA 聚合酶活性降低、存在精子结合免疫球蛋白、抗精子抗体等综合性病理生理变化。

此外,精索静脉曲张还可能损害附睾功能,影响精液质量。

四、临床表现

(一)病史

精索静脉曲张患者可出现患侧阴囊部持续性或间歇性坠胀感、隐痛和钝痛,站立及行走时明显,平卧休息后减轻。多数患者体检时发现阴囊内无痛性蚯蚓状团块,或因为不育就诊时被发现。对于阴囊疼痛的患者,可用视觉模拟评分表(VAS 评分)或疼痛数字评分等评分量表来进行半定量评估。同时注意询问既往史及婚育史。

(二)体格检查

重点对阴囊及其内容物进行检查,包括站立位和平卧位,并行瓦尔萨尔瓦动作(站立位,深吸气后屏气状态)以了解患者是否存在迂曲、扩张的静脉团。检查内容包括睾丸大小与质地、附睾、输精管、精索及其血管等。睾丸变小变软是睾丸功能不全的征象。

(三)精液检查

对不育患者或有生育要求者可行精液检查,鉴于精液质量存在波动,建议 3 周内连续进行两次精液检查。常规检查项目应包括精液量、液化时间、pH、精子浓度、形态学、活动率等。也可以进一步行精子DNA 碎片、精子功能检测、精浆生化、微量元素(如锌)、中性 α- 葡糖苷酶等检测。

五、影像学检查

（一）超声检查

彩色多普勒超声检查对精索静脉曲张的诊断及分型具有重要价值,其诊断的敏感度及特异度均较高,还可以在不育患者中发现更多的亚临床型精索静脉曲张患者。彩色多普勒超声检查既能了解组织器官的解剖结构,包括精索、睾丸及附睾等;又能了解相应部位的血流状况,清楚地显示静脉内有无血液反流、反流部位、程度及与呼吸、瓦尔萨尔瓦动作的关系等,成为精索静脉曲张的首选辅助检查手段。

1. 检查前准备 超声检查应该在温暖的室内进行,并确保受检者处于放松状态。操作过程中必须避免超声探头过度挤压阴囊,以免影响血管内径及血流动力学指标测量的准确性。中度或重度患者一般采用平卧位检查,对于程度较轻或可疑精索静脉曲张患者,宜采用立位超声检查以提高检出率。

2. 超声声像图特征 二维超声显示阴囊根部或睾丸/附睾周围迂曲的管状结构,或似多数小囊聚集成的蜂窝状结构,管壁薄而清晰,管腔内呈无回声或见烟雾状活动的低回声,平静呼吸时精索静脉最大内径≥1.8mm,瓦尔萨尔瓦动作时精索静脉最大内径≥2.0mm。彩色多普勒超声显示瓦尔萨尔瓦动作时,扩张的蔓状静脉丛内出现反向血流,脉冲多普勒检测到反流血流信号,且反流持续时间≥1秒(图16-0-2)。

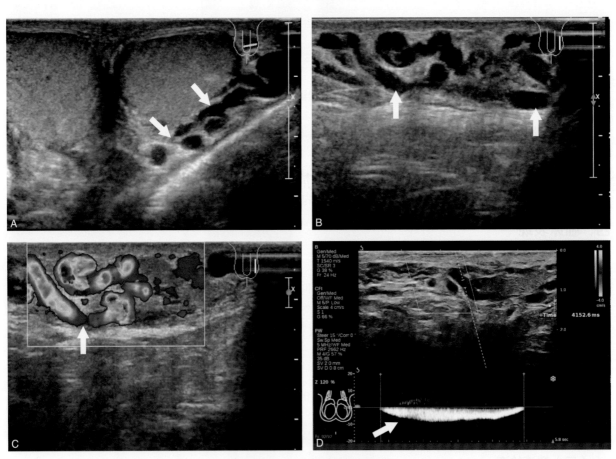

图 16-0-2　左侧精索静脉曲张

A. 阴囊横切面显示左侧睾丸后外侧迂曲扩张的管状结构,右侧睾丸周围未见明显扩张的管状结构;B. 阴囊根部纵切面显示迂曲扩张的管状结构;C. 行瓦尔萨尔瓦动作时,彩色多普勒超声显示管状结构内充满血流信号;D. 行瓦尔萨尔瓦动作时,频谱多普勒超声显示明显的反流血流信号,持续时间≥1秒(箭头所指)。

3. 睾丸功能评价 睾丸的大小可通过彩色多普勒超声（或 Prader 睾丸测量器）测量并计算睾丸萎缩指数（AI）。萎缩指数 =（右侧睾丸容积 – 左侧睾丸容积）/ 右侧睾丸容积 × 100%。一般认为生精功能正常的双侧睾丸超声下总容积至少 20ml 以上，如果睾丸萎缩指数 >15% 可判断睾丸有萎缩。

（二）其他影像学检查

一般不建议 CT、MRI 检查，仅在继发性精索静脉曲张寻找病因及鉴别诊断时予以考虑。为减少高位结扎手术的失败率和分析手术失败原因，可以考虑予以精索内静脉造影。

六、精索静脉曲张的分度

1. 按体格检查分度

（1）临床型I度：阴囊触诊时无异常，但患者屏气增加腹压（瓦尔萨尔瓦动作）时可扪及曲张的精索静脉。

（2）临床型Ⅱ度：阴囊触诊可扪及曲张的精索静脉。

（3）临床型Ⅲ度：视诊可以看见阴囊内曲张静脉团块，阴囊触诊时可扪及明显增大、曲张的静脉团。

2. 彩色多普勒超声分度 结合临床触诊、超声测量的精索静脉内径和瓦尔萨尔瓦动作时的反流持续时间，可将精索静脉曲张分为亚临床型和临床型，其中临床型又进一步分为 I、Ⅱ、Ⅲ度。

（1）亚临床型精索静脉曲张：无论是否做瓦尔萨尔瓦动作，触诊均不能扪及曲张的静脉，超声检查平静呼吸时精索静脉内径为 1.8~2.1mm，但无反流，瓦尔萨尔瓦动作时可出现反流，反流时间持续 1~2 秒。

（2）临床型精索静脉曲张I度：临床触诊阳性，超声检查平静呼吸时精索静脉内径为 2.2~2.7mm，瓦尔萨尔瓦动作时可出现反流，反流持续时间为 2~4 秒（图 16-0-3）。

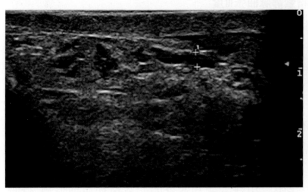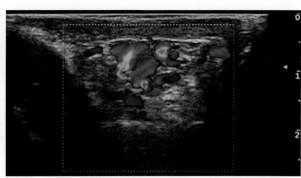

图 16-0-3 临床型精索静脉曲张I度

平静呼吸时精索静脉内径为 2.4mm，反流持续时间为 2~4 秒。

（3）临床型精索静脉曲张Ⅱ度：临床触诊阳性，超声检查平静呼吸时精索静脉内径为 2.8~3.1mm，瓦尔萨尔瓦动作时可出现反流，反流持续时间为 4~6 秒（图 16-0-4）。

（4）临床型精索静脉曲张Ⅲ度：临床触诊阳性，超声检查平静呼吸时精索静脉内径 ≥3.1mm，瓦尔萨尔瓦动作时可出现反流，反流持续时间 >6 秒（图 16-0-5）。

3. 精索内静脉造影分度 根据精索内静脉造影的结果可分为 3 度：①轻度，造影剂在精索内静脉内逆流长度达 5cm；②中度，造影剂逆流至第 4、5 腰椎水平；③重度：造影剂逆流至阴囊内。

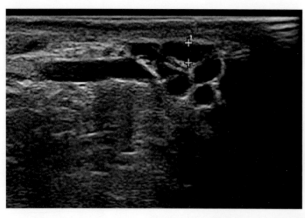
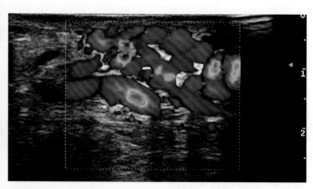

图 16-0-4 临床型精索静脉曲张Ⅱ度
平静呼吸时精索静脉内径为 3.0mm,反流持续时间为 4~6 秒。

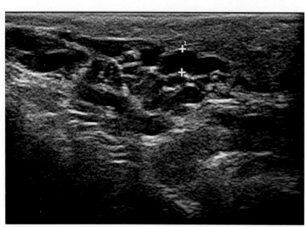
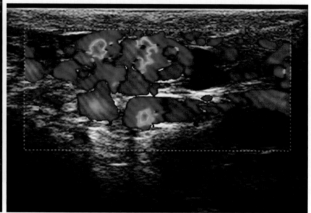

图 16-0-5 临床型精索静脉曲张Ⅲ度
平静呼吸时精索静脉内径为 3.6mm,反流持续时间 >6 秒。

七、治疗

原发性精索静脉曲张的治疗应根据患者是否伴有不育或精液质量异常、有无临床症状、静脉曲张程度及有无其他并发症等情况区别对待。治疗方法包括一般治疗、药物治疗和手术治疗。继发性精索静脉曲张应积极寻找和治疗原发病。

1. 一般治疗 包括生活方式和饮食调节、物理疗法等。生活方式和饮食的调节包括戒烟限酒、饮食清淡、回避增加腹压的运动等,能一定程度上改善精液质量。物理疗法包括降温疗法或阴囊托等。

2. 药物治疗

（1）针对精索静脉曲张的药物:如七叶皂苷类药物具有抗炎、抗渗出、保护静脉壁的胶原纤维作用,可以逐步恢复静脉管壁的弹性和收缩功能,增加静脉血液回流速度,降低静脉压;黄酮类药物具有抗炎、抗氧化作用,可以提高静脉张力,降低毛细血管通透性,提高淋巴回流率,减轻水肿。

（2）改善症状的药物:针对局部疼痛不适可以使用非甾体抗炎药,如布洛芬等。

（3）改善精液治疗的药物:对于合并生殖功能损害且有生育要求的精索静脉曲张患者,可使用促进精子发生、改善精液的药物。

3. 手术治疗 精索静脉曲张在男性不育中的意义、外科治疗的价值、各种治疗方式的优劣尚存异议,但精索静脉曲张的外科治疗仍是目前最常见的男性不育外科治疗手段之一。精索静脉曲张的外科治疗方式包括手术治疗和介入治疗（顺行或逆行）。手术治疗包括传统经腹股沟途径、经腹膜后途经、经腹股沟下途径精索静脉结扎术、显微技术腹股沟途径或者腹股沟下途径精索静脉结扎术，腹腔镜精索静脉结扎术等等。虽然多项荟萃分析显示近年来显微手术越来越受到关注，但是在选择治疗方式的时候应该充分考虑疾病的具体情况、医院的条件、术者的擅长和经验等因素，需要与患者进行充分的沟通并尊重患者的意愿。

（罗佳敏）

---------------------------------- 【参考文献】 ----------------------------------

1. 李凤华 . 男性不育症超声动态图鉴 . 上海：上海交通大学出版社，2011.

2. 邓春华，商学军 . 精索静脉曲张诊断与治疗中国专家共识 . 中华男科学杂志，2015，21（11）：1035-1042.

3. 包凌云，贾凌云，李朝军，等 . 腹部及外周静脉血管超声若干临床常见问题专家共识 . 中国超声医学杂志，2020，36（11）：961-968.

4. FREEMAN S, BERTOLOTTO M, RICHENBERG J, et al. Ultrasound evaluation of varicoceles：guidelines and recommendations of the European Society of Urogenital Radiology Scrotal and Penile Imaging Working Group（ESUR-SPIWG）for detection, classification, and grading. Eur Radiol, 2020, 30（1）: 11-25.

5. JOOB B, WIWANITKIT V. Ultrasound diagnosis of varicocele. Afr J Paediatr Surg, 2014, 11（2）: 199.

第十七章　精液异常超声诊断思路

第一节　精液异常

精液由精子和精浆组成。精子产生于睾丸,在附睾内发育成熟,是男性生殖细胞,占精液的 5% 左右。精浆是由男性附属性腺,如精囊、前列腺、附睾、尿道旁腺、尿道球腺等分泌的混合液,是输送精子的必需介质,并为精子提供营养和能量。精浆的 60% 来自精囊、30% 来自前列腺、5% 来自附睾等其他部位。精液的化学成分复杂,主要包括蛋白类(清蛋白、纤维蛋白原、免疫球蛋白、α2 巨球蛋白等)、酶类(酸性磷酸酶、乳酸脱氢酶 -X、纤溶酶、柠檬酸合酶等)、微量元素(镁、钙、铁、锌等)及激素、果糖等。

一、精液的检查

精液标本采集以手淫法为宜,禁欲 3~5 天后采集,将一次射出的全部精液收入干净的容器内在 1 小时内送检,一般每隔 1~2 周检查 1 次,连续 2~3 次,检查内容包括理学检查、化学检查、免疫学检测和显微镜检查等。

（一）理学检查

1. 外观　正常精液液化前为微浑浊灰白或乳白色,放置一段时间自行液化后为半透明乳白色,久未射精者的精液可略呈浅黄色。如出现黄色脓性精液,常见于精囊炎或前列腺炎。如出现红色或酱油色伴大量红细胞为血精,见于精囊或前列腺炎症、结核、结石或肿瘤等。

2. 精液量　一次排精的精液量为 2.0~5.0ml。若精液量 <1.5ml,视为精液减少,常见于雄激素分泌不足、副性腺感染等;若精液量 <0.5ml 视为无精液症,可能由逆行射精或不射精所致;若精液量超过 6.0ml,视为精液增多症,常见于副性腺功能亢进等。

3. 黏稠度和液化　精液排出后很快呈胶冻状,具有一定的黏稠度,一般在 30 分钟内发生液化,由胶冻状转为流动状。若精液排出后黏稠度低,常见于先天性无精囊、精子浓度低或无精子症,与凝固蛋白分泌减少有关;若液化时间超过 60 分钟,则常见于前列腺炎,与前列腺分泌的纤溶酶减少有关。

4. 酸碱度　精液酸碱度正常为 7.2~7.8。若 <7.2 伴少精子症,常见于输精管阻塞、先天性精囊缺如等;若 >7.8,常见于急性前列腺炎、精囊炎、附睾炎等。

（二）化学检查

1. 精浆果糖　主要由精囊所分泌,精浆果糖减少常见于精囊缺如、精囊炎、精囊阻塞、射精管阻塞等。

2. 精浆锌　为精浆中锌的水平,与前列腺分泌功能有关。精浆锌浓度过低常与前列腺分泌功能低下有关;精浆锌浓度过高则可能与死精子症或者是阻塞性无精子症有关。

3. 精浆中性 α- 葡糖苷酶　是附睾分泌功能的评价指标。附睾炎、不完全射精或射精过频时,精浆中性 α- 葡糖苷酶含量降低;当双侧输精管梗阻或射精管梗阻时,含量极低或无法检测到。

（三）免疫学检查

抗精子抗体检测包括混合抗免疫球蛋白实验（MAR）、免疫珠实验（IBT）等，与免疫颗粒结合的活动精子一般 <50%，当≥50%，常考虑免疫性不育。

（四）显微镜检查

1. 精子总数　正常的精子总数≥39×10^6。

2. 精子存活率　为存活精子的百分率，正常情况一般≥75%。

3. 精子活动率　为有活动能力的精子占全部精子的百分率，正常情况一般≥70%。

4. 精子活动力　精子的活动可分为前向运动型（精子主动地呈直线运动）、非前向运动型（所有其他非前行运动形式的精子，如小圆周泳动，尾部动力不能驱使头部移动，或只能观察到尾部摆动）、完全不动型 3 种类型。正常情况精子前向运动（PR）百分率≥32%，精子前向运动 + 非前向运动百分率（PR+NP）≥40%。

5. 精子形态　正常形态精子百分率≥4%。

二、精液异常

精液异常是男性不育症的重要因素，包括无精子症、少精子症、弱精子症、畸形精子症、单纯性精浆异常等。无精子症指经过连续 2 次或 2 次以上取精，射出的精液离心沉淀后显微镜检均不见精子。少精子症指经过连续 2 次或 2 次以上取精进行精液分析，精子浓度小于 15×10^6/ml 或一次射精精子总数小于 39×10^6，其他精液参数基本正常。在导致男性不育的病症中，少精子症比较常见，并常伴有精子活动率低下和 / 或精子畸形率高，称为少弱精子症或少弱畸精子症。弱精子症指经过连续 2 次或 2 次以上取精进行精液分析，精子前向运动 + 非前向运动百分率 <40%，或者精子前向运动百分率 <32%，其他精液参数基本正常的病症。

引起精液异常常见的原因有生精异常和精道异常两大类。通过对睾丸、附睾、精索、输精管道、精囊、前列腺等的超声检查，可以为生精异常和精道异常提供重要的诊断依据。

（陈　冲）

第二节　生精异常的超声诊断思路

一、生精异常的原因

（一）先天性因素

1. 体细胞染色体异常　在男性不育症中，大约 11% 患者属于特发性不育，多与遗传因素有关，10%~20% 无精子症由遗传缺陷引起。异常类型包括：①染色体数目和结构异常，如克氏综合征（Klinefelter syndrome），核型为 47，XXY；超雄综合征（XYY syndrome）等；②Y 染色体的微缺失，无精子症患者中，约 10%~15% 的患者存在 Y 染色体的 AZF 区域的基因片段缺失。研究发现在 Y 染色体长臂第 5，6 区间存在 3 个与精子生成相关的区域，即 AZFa、AZFb、AZFc，统称无精子症因子（azoospermia factor，AZF）。Y 染色体 AZF 区域的基因片段缺失严重影响了睾丸的生精功能，甚至出现无精子症，导致了男性生殖能力下降。

2. 生精细胞染色体异常　核型正常者，初级精母细胞阶段的生精阻滞多是第一次减数分裂异常引起。第一次减数分裂过程中发生的差错如不联会、同源染色体异常配对、染色体交叉、环状染色体以及染色体数量异常等均会对精子发生产生严重影响。

3. 隐睾 隐睾是生殖系统常见的先天异常之一。单侧隐睾青春期后手术,术后约 83% 的患者出现少精。在青春期前进行睾丸固定术的患者,约 75% 的双侧隐睾和 50% 的单侧隐睾患者可出现少精。

（二）继发性因素

1. 精索静脉曲张 精索静脉曲张是男性少、弱精子症最常见的病因,它对生精功能的影响主要有:①使睾丸局部温度升高;②肾静脉血液反流带来的有毒代谢产物和部分激素;③睾丸微循环障碍引发缺氧,二氧化碳和乳酸等代谢产物堆积,pH 下降等,对生精细胞和 Leydig 细胞产生损害;④血睾屏障破坏,产生抗精子抗体;⑤高浓度的脂质过氧化物可导致睾丸生精细胞及亚细胞膜损伤,生殖细胞凋亡增加;⑥引起精浆中转铁蛋白下降,可能导致生精功能障碍。

2. 感染因素 细菌性附睾睾丸炎可引起生精功能障碍,精子受到精液中细菌的影响而出现死亡和分解。腮腺炎病毒感染可导致睾丸组织不同程度的破坏,约 10% 伴双侧腮腺炎性睾丸炎,导致患者双侧睾丸萎缩,生精功能低下。

3. 免疫因素 抗精子抗体(AsAb)可以与精子尾部结合,使精子运动能力下降。当精子尾部结合了抗精子抗体后,穿透宫颈黏液的能力将明显下降。

4. 化疗 用于肿瘤治疗的化疗药物如烷化剂苯丙氨酸氮芥、环磷酰胺可以抑制精原细胞有丝分裂。而长春新碱、长春碱类能终止细胞增殖于分裂中期。生精功能障碍的严重程度取决于化疗药物的种类、数量、剂量、药物使用时间以及治疗前患者的生育力状态。在肿瘤治疗中大剂量化疗药物和激素的应用,使无精子症的发病率高达 77%~100%。

5. 放疗 放疗引起的生精障碍,其严重程度取决于睾丸受到的照射剂量多少。如少于 1Gy,将在 9~18 个月恢复;2~3Gy,30 个月恢复;4~6Gy,则至少需要 5 年才能恢复。

6. 微量元素 精浆中锌、铁、镁与精液质量有关。精浆锌含量是血浆中锌含量的 100 倍以上。锌可延缓细胞膜的脂质氧化,维持细胞结构的稳定性和通透性,确保精子良好活力。精子活力低下患者精浆中锌、铁、镁的含量显著低于健康成年男子。

7. 温度 睾酮合成的最后步骤为 17-羟黄体酮转化为睾酮需要 17-醛缩酶参与,该酶的活性有温度依赖性,睾丸局部温度的升高可以抑制它的活性。经常蒸桑拿、长期从事厨师、金属冶炼等高温作业的人群可导致精子数量减少,甚至无精。

8. 内分泌 下丘脑、垂体、睾丸组成的性腺轴,在正负调控机制下有序运作。某些内分泌性肿瘤或原发于性腺轴的病变,如肾上腺肿瘤、垂体病变均可干扰睾丸的生精功能。

9. 睾丸因素 睾丸扭转、肿瘤、炎症或受到严重外伤等,可导致生精异常。

二、生精异常的超声诊断思路

睾丸生精功能障碍的超声检查重点是关注睾丸的位置、大小、内部结构以及精索静脉等的变化。单侧或双侧睾丸如果未在正常阴囊内显示,此时需要系统筛查腹股沟、盆腔、腹膜后等区域,以排查有无单侧或双侧隐睾的存在。如果双侧睾丸在阴囊内正常位置,但体积均明显缩小,而内部回声基本均匀,应考虑染色体数目和结构异常的可能,常见的有克氏综合征等(图 17-2-1)。如果双侧睾丸体积正常或缩小,同时内部实质回声减低或呈强弱不均的弥漫性改变,应考虑腮腺炎性睾丸炎等病变的可能(图 17-2-2)。如果单侧睾丸出现体积增大或缩小,同时内部出现局限性或弥漫性的异常回声,应考虑睾丸肿瘤、睾丸炎症、睾丸扭转、睾丸外伤等因素。如果双侧睾丸大小及回声无明显改变,而精索静脉出现扩张、反流等现象,应考虑精索静脉曲张的因素(图 17-2-3)。如果睾丸位置、大小、内部结构以及精索静脉都未见明显异常,则生精异常可能是免疫、内分泌、微量元素、温度等其他因素所致。

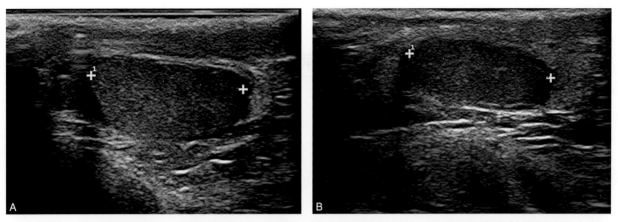

图 17-2-1　育龄期男性,精液检查提示无精子症,染色体检查核型为 47,XXY,临床诊断为克氏综合征

超声表现:A. 右侧睾丸体积小(2.1cm × 1.3cm × 1.0cm × 0.71=1.9cm³) ; B. 左侧睾丸体积小(2.0cm × 1.3cm × 1.2cm × 0.71=2.2cm³)。

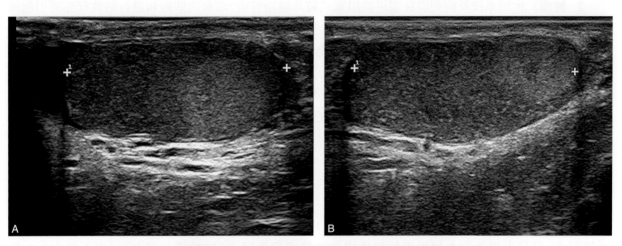

图 17-2-2　育龄期男性,精液检查提示无精子症,染色体检查核型为 46,XY,
幼时曾患有腮腺炎,临床诊断为腮腺炎性睾丸炎

超声表现:右侧睾丸(A)和左侧睾丸(B)偏小,睾丸内部回声强弱不均。

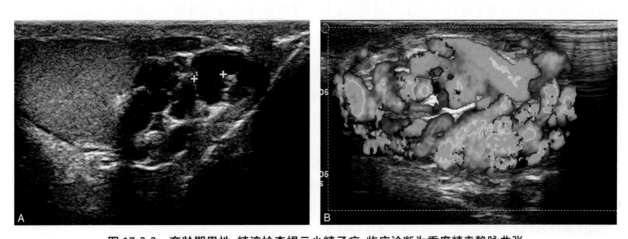

图 17-2-3　育龄期男性,精液检查提示少精子症,临床诊断为重度精索静脉曲张

超声表现:A. 平静状态下精索静脉内径 4.3mm;B. 瓦尔萨尔瓦动作时出现明显反流血流信号,反流时间 >6 秒。

（陈　冲）

第三节　精道异常的超声诊断思路

一、精道异常的原因

（一）先天性因素

输精管道的先天性梗阻可以发生在附睾到射精管的任何部位。主要有附睾及精囊发育不良、先天性输精管缺如（CAVD）、射精管闭锁等。

（二）继发性因素

1. 感染　是最常见因素之一。淋病奈瑟球菌可以累及附睾尾部,造成梗阻;结核分枝杆菌和丝虫病感染累及附睾,也可造成梗阻;精囊及前列腺炎症可造成射精管梗阻。

2. 肿瘤　生殖系统及前列腺肿瘤可能阻塞或破坏输精管道,而对这些疾病进行的放疗亦可引起输精管道的纤维化和粘连。

3. 医源性损伤或创伤　精索静脉曲张手术、隐睾固定术、睾丸鞘膜翻转术、斜疝修补术、外伤等均可能损伤输精管道。

4. 睾丸因素　睾丸内梗阻是由于炎症或外伤等因素导致睾丸纵隔内的睾丸网或睾丸内生精小管受阻,精子无法由睾丸排向附睾,从而导致微细管道的扩张。

二、精道异常的超声诊断思路

（一）正常输精管道超声表现

经体表高频超声检查时,正常睾丸网或睾丸内生精小管、睾丸输出管、附睾管在超声上难以显示管道回声,仅仅表现为睾丸和附睾的整体均匀中等或偏低回声;输精管的睾丸段、皮下精索段和腹股沟段输精管表现为条索状低回声,有时可以在低回声的中央区域显示细管状的结构;经直肠超声检查时,可清晰显示双侧精囊及邻近精囊的输精管末段的壶腹部,均表现为一囊袋状结构,除壶腹部以外的输精管大部分盆段在超声上较难显示;射精管则表现为前列腺侧叶区的条状偏低回声结构（图 17-3-1）。

（二）睾丸内梗阻超声表现

睾丸内发生梗阻时常导致睾丸网发生扩张,表现为睾丸实质内睾丸纵隔邻近区域大小不等的无回声区,呈网格状或囊肿样,其间基本无实性回声,虽然排列杂乱,但大多数管状回声的长径与睾丸纵隔大致平行,周边睾丸实质回声未见明显异常,与病变区域分界清晰（图 17-3-2）。

（三）附睾梗阻超声表现

附睾梗阻声像图特征有整条附睾管扩张、附睾体下段及附睾尾扩张、仅附睾头扩张,部分可合并出现炎性偏高回声结节。在大部分炎性偏高回声结节扩张的附睾管内,常可见到细小点状回声或斑片状强回声,静置观察时可见漂移,这些点状或斑片状强回声可能是由死亡的精子或脱落的上皮细胞积聚而成,钙盐的沉着使其回声明显增强（图 17-3-3、ER 17-3-1）。

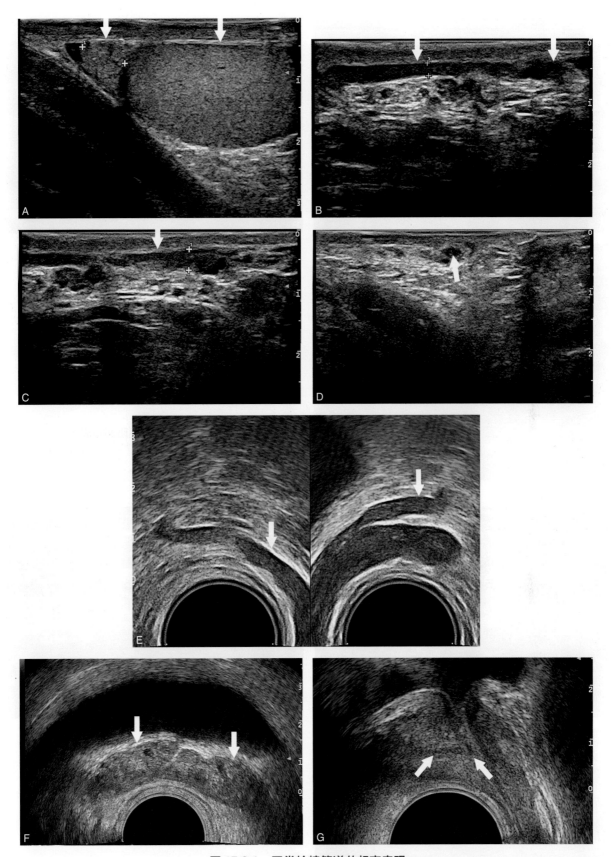

图 17-3-1　正常输精管道的超声表现

A. 经体表高频超声显示正常睾丸和附睾头部为中等实质性回声；B. 经体表高频超声显示正常附睾体部和尾部为均匀低回声；C、D. 经体表高频超声显示皮下精索段输精管的长轴和短轴切面，呈条索状低回声，中央可见细管状高回声结构（箭头所指）；E. 经直肠超声显示双侧输精管壶腹段，表现为邻近精囊的管道状结构（箭头所指）；F. 经直肠超声显示双侧精囊；G. 经直肠超声显示前列腺侧叶内走行的射精管，呈条状偏低回声（箭头所指）。

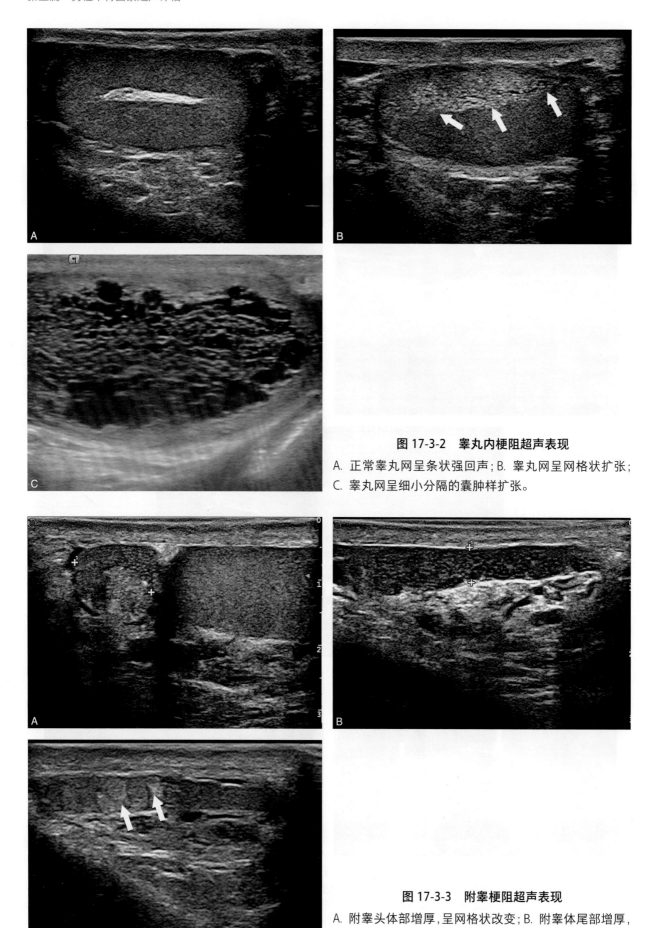

图 17-3-2 睾丸内梗阻超声表现

A. 正常睾丸网呈条状强回声；B. 睾丸网呈网格状扩张；
C. 睾丸网呈细小分隔的囊肿样扩张。

图 17-3-3 附睾梗阻超声表现

A. 附睾头体部增厚，呈网格状改变；B. 附睾体尾部增厚，
呈网格状改变；C. 附睾体部探及结节状偏强回声。

（四）输精管梗阻超声表现

1. 输精管缺如或发育不良　先天性输精管缺如或发育不良主要表现为缺如部分的缺失和残余精道的扩张。根据缺如或发育不良的位置不同,超声可有不同表现,如附睾体尾部、输精管均缺如时,表现为附睾头部囊管状扩张、附睾头部的截断征(图 17-3-4、ER 17-3-2A);输精管和附睾尾部缺如时,表现为附睾头部、体部囊管状扩张、附睾体部的截断征(ER 17-3-2B);输精管及精囊缺如时,表现为附睾头体尾部囊管状扩张、输精管和精囊未显示(ER 17-3-2C)等。

2. 获得性输精管梗阻　输精管的声像图根据不同原因不同的梗阻部位而不同,而附睾一般均呈细网状改变。腹股沟疝手术损伤由于损伤处位于输精管腹股沟管部,位置较深,具体损伤部位不易显示,表现为输精管睾丸段、阴囊段及腹股沟可视段全程扩张;双侧输精管结扎复通失败术后,因结扎及复通部位均位于输精管皮下精索段,超声可以清晰显示损伤部位,近端扩张,远端扩张不明显;输精管炎症导致梗阻表现为梗阻部位输精管不均匀内径扩张或输精管外径增粗,管腔内可见不均匀高回声(图 17-3-5)。

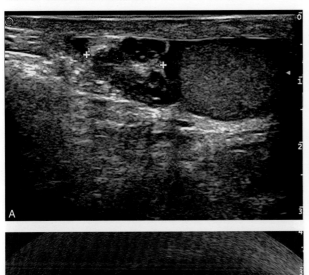

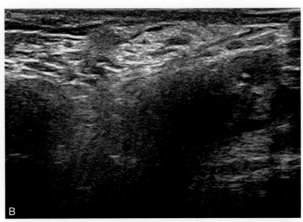

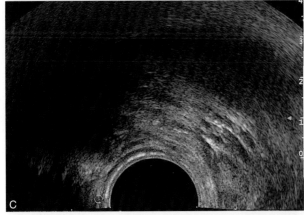

图 17-3-4　先天性输精管缺如超声表现

A. 附睾头部呈囊管状扩扩张,附睾体尾部未探及;B. 输精管阴囊段和腹股沟段均未探及;C. 输精管壶腹段及精囊均未探及。

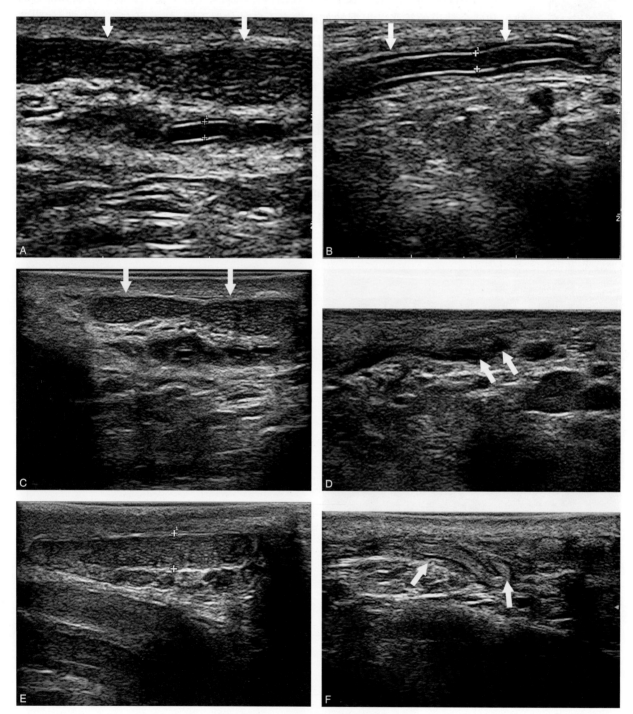

图 17-3-5 输精管梗阻的超声表现

A、B. 腹股沟疝手术所致的输精管医源性梗阻,附睾呈网格状扩张,输精管睾丸段、阴囊段及腹股沟可视段均扩张,未探及输精管损失部位;C、D. 输精管结扎复通失败术后,附睾呈网格状扩张,输精管睾丸段及阴囊段扩张,于输精管腹股沟可视段见输精管吻合口,远端输精管不扩张;E、F. 输精管炎症性梗阻,附睾呈网格状扩张,可见输精管全程扩张,输精管内可见偏强回声充填,腹股沟可视段呈多节段。

（五）射精管梗阻超声表现

射精管梗阻可表现为附睾至精囊全程不同程度的扩张，导致射精管梗阻常见的有射精管囊肿和钙化等（图 17-3-6）。

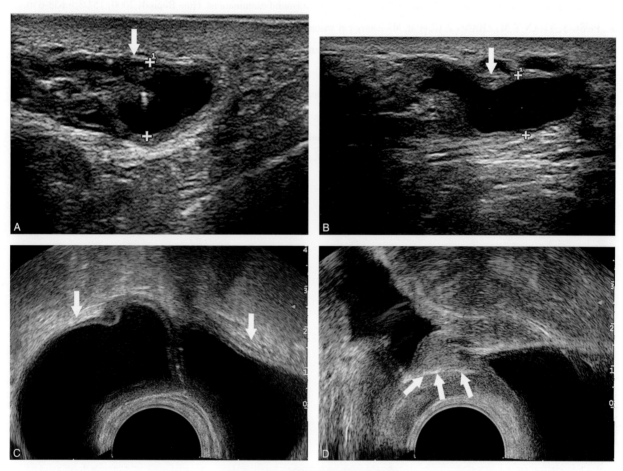

图 17-3-6　射精管梗阻超声表现

A. 附睾尾部呈囊状扩张的暗区；B. 皮下精索段输精管明显扩张；C. 精囊呈显著囊性增大，正常精囊结构消失；D. 射精管显示为条带状强回声。

（陈　冲　王军梅）

────────────────── 【参考文献】 ──────────────────

1. AMBULKAR P S, SIGH R, REDDY M, et al. Genetic Risk of Azoospermia Factor（AZF）Microdeletions in Idiopathic Cases of Azoospermia and Oligozoospermia in Central Indian Population. J Clin Diagn Res, 2014, 8（3）: 88-91.

2. 梁小薇, 卢文红, 陈振文, 等. 过去 25 年中国有生育力男性精液参数变化的回顾性研究. 中华男科学杂志, 2008, 14（9）: 775-778.

3. 吴国柱, 汪东, 红华, 等. 体表高频超声结合经直肠腔内超声对梗阻性无精子症患者诊断的应用价值. 中华医学超声杂志（电子版）, 2017, 14（7）: 554-556.

4. 王磊, 李凤华, 杜晶, 等. 经阴囊及直肠超声在无精子症鉴别诊断中的应用研究. 中国超声医学杂志, 2009, 25（1）: 50-54.

5. 陈冲. 超声对睾丸内梗阻性无精子症的诊断价值. 医药前沿, 2018, 8（20）: 38-39.

6. DU J, LI F H, GUO Y F, et al. Differential diagnosis of azoospermia and etiologic classification of obstructive azoospermia: role of scrotal and transrectal US. Radiology, 2010, 256 (2): 493-503.

7. AMER M, ATEYAH A, HANY R, et al. Prospective comparative study between microsurgical and conventional testicular sperm extraction in non-obstructive azoospermia: follow-up by serial ultrasound examinations. Hum Reprod, 2000, 15 (3): 653-656.

8. PENG J, YUAN Y M, ZHANG Z C, et al. Microsurgical vasoepididymostomy is an effective treatment for azoospermic patients with epididymal obstruction and prior failure to achieve pregnancy by sperm retrieval with intracytoplasmic sperm injection. Hum Reprod, 2014, 29 (1): 1-7.

9. MODGIL V, RAI S, RALPH D J, et al. An update on the diagnosis and management of ejaculatory duct obstruction. Nat Rev Urol, 2016, 13 (1): 13-20.

10. SILBER S J, GROTJAN H E. Microscopic vasectomy reversal 30 years later: a summary of 4010 cases by the same surgeon. J Androl, 2004, 25 (6): 845-859.

第四篇

辅助生殖技术超声监测

第十八章　促排卵超声监测

促排卵技术（卵巢刺激）是治疗排卵障碍性不孕症的重要手段,也是体外受精-胚胎移植过程的重要环节之一。针对排卵障碍的诱导排卵（OI）和适用于体外受精的控制性超促排卵（COH）有不同的卵泡要求,前者诱导不超过2个优势卵泡的发育成熟和排卵,后者常促使多个优势卵泡同步发育,以在一个周期中获取多个卵子,从而获得多个可供移植的胚胎。超声卵泡监测是诱导排卵和控制性超促排卵的必须环节,对决定促排卵的何时启动、何时成熟、何时扳机、何时取卵以及如何取卵都非常重要。

一、促排卵的启动

启动卵巢刺激通常是在月经周期开始的第2~3天。此时卵巢内被募集的卵泡群处于窦卵泡期,直径2~10mm。根据超声监测的窦卵泡个数及均匀程度并结合性激素情况,制订促排卵方案、选择促排卵药物和剂量。

二、促排卵的卵泡发育与成熟

启动促排卵后,超声和性激素监测是评估卵泡发育和调整治疗方案的重要手段。如果在促排卵用药4~5天后,卵泡直径增加不明显,说明治疗方案不合适或药物剂量可能不足,要考虑增加促排卵药物剂量;如果用药后卵泡发育均匀,生长速度一致,同一径线的卵泡个数较多,需警惕卵巢过度刺激综合征（OHSS）的可能性,同样需要根据情况调整药物剂量。一般在促排卵用药4~5天后,开始卵泡超声监测,通常隔日监测卵泡,当出现优势卵泡（直径大于10mm）后,其生长速度常快于自然周期的卵泡,通常是1.7~2mm/d,可据此调整后续卵泡监测的时间。

超声动态监测过程,需动态记录左右侧卵巢的大小、卵泡数目、卵泡大小、卵泡回声结构以及血流的变化（图18-0-1）。二维超声是将其作为平面物体进行测量,当卵泡数目较少、形状呈球形时,这样观察到的卵泡数目、测得的卵泡平均直径、卵巢体积较为准确。但在控制性超促排卵周期中,常多个卵泡同时发育,当多个大的卵泡相互挤压时,其卵泡形状常不规则,此时二维超声对于卵泡数目的计数和大小的测量就较为困难。

随着三维超声技术的成熟,控制性超促排卵过程通过三维超声检查能带来更准确的监测效果。目前用于卵泡监测的三维超声技术主要有虚拟器官计算机辅助分析（virtual organ computer-aided analysis,VOCAL）技术、自动体积测量（sonography-based automated volume calculation,SonoAVC）技术。这两种方法在测量卵泡形状上都表现良好,但SonoAVC的便捷性和可重复性要优于VOCAL。SonoAVC能自动识别卵泡边界,测量卵泡3个维度的最大径线,并通过3D影像处理系统,将所有卵泡重建后以不同的颜色在屏幕上显示出来,同时自动测量并显示每个卵泡3个维度的径线,由体素法测定的卵泡体积,受卵泡形状的影响小,对于控制性超促排卵周期中有多个卵泡同时发育时卵泡的计数和测量有较大的优势（见图4-2-7）。当然,三维超声对于卵泡的识别也有赖于二维图像的清晰程度,并与图像的对比度等条件有关,存在误识别或漏识别的可能性,仍需要结合二维超声进行综合分析判断。同时,由于目前促排卵的卵

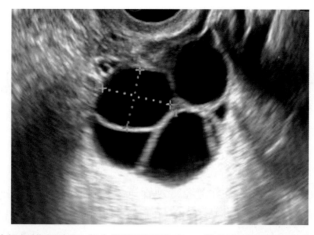

图 18-0-1　控制性超促排卵过程,多个卵泡同时发育,二维超声对卵泡数目和大小的观察和测量

泡监测大部分医院是在生殖中心完成,由于生殖中心超声机器的限制,很少能够实现对卵泡的三维超声监测,因此包括将三维超声测得的卵泡体积作为扳机标准,以及三维超声能否改善 IVF 结局等,仍有待进一步的研究。

三、扳机和取卵的时机

在促排卵周期中,扳机日卵泡大小与卵子质量存在相关性。一般认为,当卵泡直径有 1 个 18mm 以上,2 个 17mm 以上,3 个 16mm 以上时,可用药物诱导卵泡成熟,即扳机。一般在扳机后 32~36 小时进行超声引导下取卵。有多项研究证明卵泡数量和大小是卵子体外受精率和胚胎形态学评分及数目的独立预测因子。在一项纳入了 215 例患者共 2 429 枚卵子的研究中,取卵时卵泡直径在 16mm 是预测卵子受精潜力的最佳指标,高于卵冠丘复合体的预测价值。另一项研究显示,优势卵泡直径大于 20mm 以上时,胚胎种植率更高。另一项包含了 2 934 枚卵子的研究中,从直径大于 18mm 的卵泡中获得的卵子受精率更高,卵泡直径越小,获得成熟卵子概率越低。此外,从直径较小卵泡中获得的卵子多精受精发生率高,胚胎碎片率也更高。还有些研究显示,在直径为 16~22mm 的卵泡里获得的卵子形成的胚胎形态学评分相似。

（姬萌霞　傅晓华）

───────────────────【参考文献】───────────────────

1. 黄荷凤. 实用人类辅助生殖技术. 北京:人民卫生出版社,2018.

2. CAMPBELL S. Ultrasound Evaluation in Female Infertility:Part 1, the Ovary and the Follicle. Obstet Gynecol Clin North Am, 2019, 46（4）:683-696.

3. KLENOV V E, VAN VOORHIS B J. Ultrasound in Infertility Treatments. Clin Obstet Gynecol, 2017, 60（1）:108-120.

4. RE C, RENZINI M M, RODRIGUEZ A, et al. From a circle to a sphere:the ultrasound imaging of ovarian follicle with 2D and 3D technology. Gynecol Endocrinol, 2019, 35（3）:184-189.

5. REVELLI A, MARTINY G, PIANE L D, et al. A critical review of bi-dimensional and three-dimensional ultrasound techniques to monitor follicle growth:do they help improving IVF outcome? Reprod Biol Endocrinol, 2014, 12:107.

第十九章　胚胎移植术中超声监测

　　将体外受精培养形成的胚胎装入移植管经宫颈管送入宫腔的过程称为胚胎移植（embryo transfer，ET）。ET 是 IVF-ET 技术的最后的关键环节。超声在胚胎移植前的评估和移植的实施过程都起着重要作用。

一、胚胎移植过程

　　胚胎移植一般在取卵后的第 3 天进行。患者移植前膀胱适度充盈，取膀胱截石位，铺无菌单，窥阴器暴露宫颈口，拭去宫颈黏液。移植管由内管和外管组成，胚胎装在内管中。将移植管接上 1ml 的注射器，首先向内管吸入 0.5cm 长的空气，再将全部胚胎吸入管内，吸取的含胚胎的液体段长约 1.0cm，再依次吸取约 0.5cm 长的空气和 0.5cm 长的液体。接着将移植外管经阴道、宫颈插到子宫颈内口处，内管经外管缓慢进入子宫腔，确定移植位置后，缓慢推注含胚胎的气液体。注入胚胎后，内管连同外管一同取出，显微镜下观察内管无胚胎残留。术后患者卧床休息 1~6 小时，术后给予黄体酮或 HCG 进行黄体支持。

二、胚胎移植前评估

（一）子宫的评估

　　子宫在胚胎种植中起重要作用，胚胎移植前应进行仔细评估。虽然宫腔镜是评估宫腔病变的"金标准"，但由于是有创检查，且需要在局部麻醉甚至静脉麻醉下进行操作，并没有在广大生殖中心全面开展。超声作为一种无创筛查和评估手段，可以帮助诊断子宫畸形，以及是否合并复杂的生殖道畸形、宫腔是否受压、子宫肌层及浆膜层是否有病变等。如超声检查疑似子宫内膜息肉、黏膜下子宫肌瘤压迫宫腔至内膜扭曲变形、宫腔粘连、纵隔子宫、单角子宫等，建议在胚胎移植前进行宫腔镜检查，以明确病变性质及采取相应的处理措施。与此同时，超声对子宫内膜容受性的评估和对宫颈机能的预判断都是对胚胎移植有着重要的意义。

（二）试移植

　　为了便于在实际胚胎移植时能够将胚胎轻松转移至宫腔，减少因使用宫颈钳、探针等引起的子宫收缩和出血，一般在胚胎移植周期前进行试移植，也称为宫探术，摸索移植外管进入子宫腔的通路。试移植过程也应尽量减少宫颈牵拉，顺应子宫方向进入，如移植管通过宫颈管困难，借助经腹部超声显示子宫方向及其与宫颈管之间的角度关系可引导宫探进行。

三、超声在胚胎移植中的价值

　　目前绝大多数生殖中心采用超声引导下进行胚胎移植，主要引导移植的方向和移植的位置。

（一）超声引导移植管的方向

　　胚胎移植管通过宫颈内口失败的重要原因是胚胎移植管和宫体 - 宫颈管轴未能在同一水平线上，往往在纵切面或水平面上存在拐角。COH 周期中卵巢体积明显增大可顶压子宫改变位置,大量雌激素刺激使宫腔深度增加,这会导致原宫探计划的进管方向和移植深度与实际不符。超声能清楚显示子宫内膜线与宫颈管的关系,指示移植管的前进路线,操作者可及时调整插管方向,避免过度刺激宫颈诱发子宫收缩。超声还可以引导移植深度,直观胚胎推注的全过程,避免移植管刺激宫底损伤内膜,从而提高妊娠率。移植管在超声上表现为"="样高回声,一般移植管外管到达宫颈内口水平(图 19-0-1A),即可指导推进移植内管进入宫腔。

(二)超声引导胚胎移植的位置

当移植内管进入宫腔合适位置后(图 19-0-1B),推出胚胎,宫腔内显示推出的气液滴呈强回声(图 19-0-1C),即代表胚胎的移植泡,并记录移植泡距离宫底的距离。

自然受孕时卵子和精子在输卵管壶腹部结合,沿特定的轨道移至宫腔,受子宫输卵管角度以及重力作用的影响,种植在子宫壁前方或后方。而胚胎移植避开此环节,通过移植管直接将胚胎放置于宫腔中,胚胎放置位置的选择是胚胎移植技术中的关键,对 IVF-ET 的结局有着一定的影响。据统计,94% 的胚胎放置后没有移动,即在原位植入,4% 移动范围不超过 1cm,只有 2% 的胚胎移动范围会超过 4cm。体外受精 - 胚胎移植时,在超声引导下将胚胎放在最佳位置很有必要,但何处是最佳位置,目前意见不一,有以下几个不同观点:①移植胚胎应在子宫腔中上区域,因为随着胚胎到宫底距离的增加,子宫内膜的容受性下降,流产率升高;②胚胎应放在宫腔的中部,根据解剖学和重力的原理,胚胎自然着床位置在宫

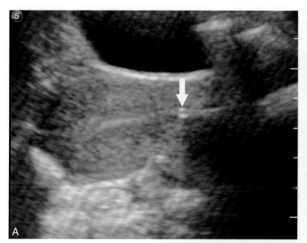
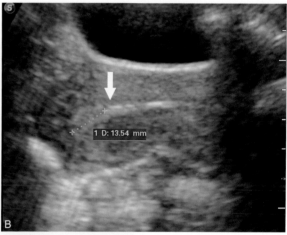
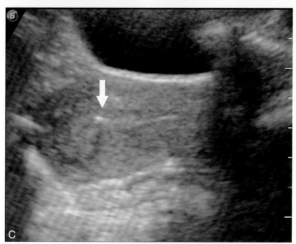

图 19-0-1 超声引导下胚胎移植过程

A. 胚胎移植管外管到达宫颈内口处;B. 胚胎移植管内管进入子宫腔,头端距离宫腔底部 13.54mm;C. 推入的含胚胎的气液移植泡在超声上显示点滴状强回声。

腔内膜中后部,着床窗口期标志性的胞饮突常位于距宫底 2cm 处的内膜区域。Cavagna 等通过分析移植管放置位置与妊娠结局的关系并与自然妊娠状态比较发现,当移植管放置在宫腔中段时胚胎种植率明显提高,且未见异位妊娠。

(黄琼晓)

【参考文献】

1. 罗国群,邓伟芬,张静雯,等 . 胚胎移植的位置与临床结局的关系 . 中国妇幼保健, 2012, 11: 1670-1673.

2. CAVAGNA M, CONTART P, PETERSEN C G, et al. Implantation sites after embryo transfer into the central area of the uterine cavity. Reprod Biomed Online, 2006, 13(4): 541-546.

第二十章 辅助生殖技术相关并发症的超声评估

第一节 卵巢过度刺激综合征

卵巢过度刺激综合征（ovarian hyperstimulation stimulation syndrome, OHSS）是一种人体对促排卵药物产生的过度反应，以双侧卵巢多个卵泡发育、卵巢增大、毛细血管通透性异常、急性体液和蛋白外渗进入人体第三间隙为特征而引起一系列临床症状的并发症。目前，IVF-ET 为增加 ART 的获卵率，提高妊娠率，常规应用控制性卵巢刺激技术。由于应用大量的外源性促性腺激素，导致多个卵泡同时发育，OHSS 是最常见、最具潜在危险的并发症，若不能接受及时、有效的治疗，可出现肝肾功能损伤、呼吸困难、深静脉血栓、卵巢扭转或破裂等并发症。必须引起临床医务工作者的重视，进行准确的诊断、及时有效的治疗，以改善其预后。超声检查在 OHSS 的诊断、治疗及预测中的应用价值很高。

一、诊断与分级

（一）诊断

1. 病史　有促排卵病史。

2. 体征　有不同程度的腹胀、下腹痛、呼吸急促、恶心、呕吐、口渴胃胀、食欲差、非正常的腹围增大、体重增加和尿量减少。

3. 辅助检查　超声检查卵巢增大，腹水、部分可见胸腔积液；实验室检查提示血细胞比容升高，白细胞升高、肌酐升高，电解质紊乱（低钠血症、高钾血症），严重可致内脏器官功能异常，肝肾功能受损、感染、血栓栓塞以及出现成人呼吸窘迫综合征（respiratory distress syndrome, ARDS）等。

（二）分级

关于 OHSS 的分级，有多种标准，包括 Golan、Navot、Risk 和 Aboulghar 及 2004 年国际妇女和儿童健康合作中心分类标准，目前仍存在争议，中华医学会生殖医学分会在 2015 年的《辅助生殖技术并发症诊断及处理共识》中，参考上述分类标准，根据临床表现及实验室指标将 OHSS 分为轻度、中度及重度。

1. 轻度　自觉腹胀、腹部不适，伴轻度恶心、呕吐及腹泻；B 超提示卵巢增大（<8cm）；血细胞比容<0.45，白细胞计数升高（<15×10⁹/L）。

2. 中度　在轻度临床表现基础上，卵巢进一步增大，直径为 8~12cm，B 超证实腹水；血细胞比容<0.45，白细胞计数升高（<15×10⁹/L）。

3. 重度　在中度基础上，恶心、呕吐难以缓解，严重呼吸困难、晕厥、严重腹痛，少尿/无尿；卵巢增大（>12cm），张力性腹水；胸腔积液；快速体质量增加（>1kg/24h）；静脉血栓；血液浓缩（血细胞比容>0.45），白细胞计数 >15×10⁹/L，Cr>1.0g/L，K⁺>5mmol/L，Na⁺<135mmol/L，肝酶升高。

二、超声评估 OHSS 的价值

（一）超声在 OHSS 诊断中的价值

OHSS 属于自限性疾病,因此早期诊断和治疗,对预后具有重要的影响。超声检查能清晰显示卵巢及其周围情况,明确诊断和分级,且具有无创性、可重复性,在诊断 OHSS 中具有较高的应用价值。

卵巢体积增大、卵泡数目增多、增大及胸腹水是 OHSS 诊断的主要指标,其中卵巢体积增大及卵泡数目增多为诊断 OHSS 的基础指标,一旦出现,则提示 OHSS 高风险,若同时合并胸、腹水,即可确诊 OHSS（图 20-1-1）。

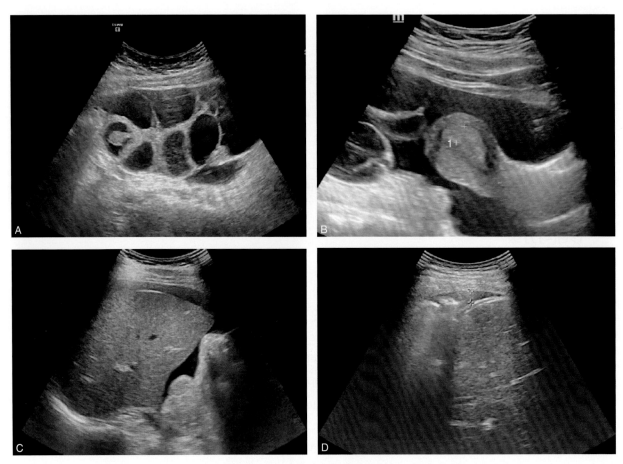

图 20-1-1　卵巢过度刺激综合征
A. 卵巢增大、卵泡增多；B. 盆腔积液；C. 腹水；D. 胸腔少量积液。

经阴道超声和经腹部超声在 OHSS 的诊断中各有优缺点。经腹部超声使用凸阵探头,频率较低,探查深度较深,可明确胸腹腔及卵巢整体情况及其和周围脏器的关系,可获得安全、可靠的卵巢径线。经阴道超声检查探头可以更接近卵巢,探头频率及分辨率高,对观察卵巢内部结构具有更为显著的效果。但经阴道超声对扫描深度在有一定程度的限制,无法观察到增大的卵巢的整体情况及难以显示高位置的卵巢,导致测量卵巢径线的可靠性降低。因此,经腹部和阴道超声检查可实现优势互补,更为全面、准确地显示卵巢直径、卵泡数量等情况,有效提高 OHSS 的检出率,明确疾病分级,减少漏诊及误诊发生。

（二）超声在 OHSS 治疗中的价值

超声引导下经阴道小卵泡抽吸术是一种创伤小、并发症少、值得推广的辅助生殖技术,是治疗轻、中度卵巢过度刺激综合征的安全有效方法。可以通过穿刺抽吸释放出卵泡液、降低卵巢张力、减轻间质水肿、改善血液循环、恢复卵巢功能。同时可以让无效卵泡排出,减少或消除原卵泡中异常激素和因子水平对卵巢功能的影响,减少 OHSS 的发生。

三、治疗

OHSS 是一种自限性疾病,若没有妊娠,其病程约 14 天;未妊娠患者随着月经来潮病情好转,妊娠患者早孕期病情加重。

轻度 OHSS 被认为在控制性超促排卵中不可避免,患者无过多不适,一般不需特殊处理,多数患者可在 1 周内恢复,但需避免剧烈活动,避免卵巢扭转。应作门诊监护,有加剧危险者,应继续观察 4~6 天。

中度 OHSS 也可在门诊观察休息,治疗以休息和补液为主。同时每日检测体重与 24 小时尿量,尿量不应少于 1 000ml/d,如维持在 2 000ml/d 以上最佳。病情完全缓解要到下次月经后。当血细胞比容达到 0.45 时应住院治疗。妊娠后 OHSS 病程较长、病情较严重,可持续达 2~3 个月。

重度 OHSS 患者需住院治疗,治疗的目的在于保持足够血容量,纠正血液浓缩,维持正常尿量,最大程度改善症状,避免严重并发症发生,如休克、血栓栓塞、水电解质平衡紊乱、肝肾功能异常等。

(邢莉莉　吕亚儿)

第二节　卵　巢　扭　转

卵巢扭转又称附件扭转,是指卵巢或附件的血管蒂以其本身为轴,发生部分或完全扭转,可累及同侧输卵管以及其他结构,使血管受压致卵巢实质充血和出血性梗死。通常急性起病可发生于任何年龄和任何时期,以年轻女性居多。卵巢扭转的发生率为 0.13%,导致卵巢扭转原因很多,包括解剖因素、卵巢本身病变及其他外在因素,如卵巢韧带发育不良、输卵管系膜过长、卵巢囊肿块、剧烈颠簸运动、外伤等,尤其好发于 OHSS 周期和妊娠后。控制性超促排卵使得卵巢体积增大,取卵后可能发生部分卵泡内出血,使得增大的卵巢重心偏移,当突然改变体位时卵巢容易发生扭转。若为完全性扭转,首先发生静脉血回流完全受阻,继而动脉血流受阻,可发生卵巢内血管破裂、出血,致使卵巢体积急剧增大甚至破裂。若无法得到及时诊断和治疗,则会增加扭转的度数,加重卵巢动脉缺血,并发生囊肿坏死,需要切除患侧附件。超声是诊断卵巢扭转的常用方法,具有安全无创、诊断效果好等显著特点。

一、诊断

(一)病史

促排卵或经阴道取卵后,若出现严重的一侧下腹部疼痛而其他原因不能解释时,应考虑有卵巢扭转。体位改变过快是诱发卵巢扭转的主要因素。常在大、小便及翻身后一侧下腹部突发疼痛,呈进行性加重。发生不全扭转时,扭转的卵巢可自行复位,腹痛随即缓解。

(二)症状

疼痛可以放射到患侧背部或大腿,伴有恶心、呕吐、便秘等症状。

(三)体征

妇科检查在病变侧多可触及增大疼痛的卵巢,伴有压痛、腹膜刺激症状;少部分患者可以出现低热、肠鸣音减弱等。

二、超声表现

卵巢扭转时超声检查常显示为一侧附件区异常的团块状回声,呈囊性或囊实性包块,形态多规则,边缘尚清晰,内部回声不均匀;同侧附件区可见条索状低回声,多为实性回声,形成一侧附件区囊性和实性双包块的图像,条索状低回声为扭转的蒂部,是将输卵管、阔韧带、血管或肠管等扭转而成,形态欠规则,轮廓欠清晰。通过超声彩色多普勒检查显示扭转的卵巢根部有无血流可判断不全或完全卵巢扭转,对选择治疗方法有重要的意义,可用来判断扭转的卵巢是否可以存活,以决定是否手术切除病变的卵巢。超声检查判断困难而又确需排除卵巢扭转时,可以采取腹腔镜检查(图 20-2-1)。

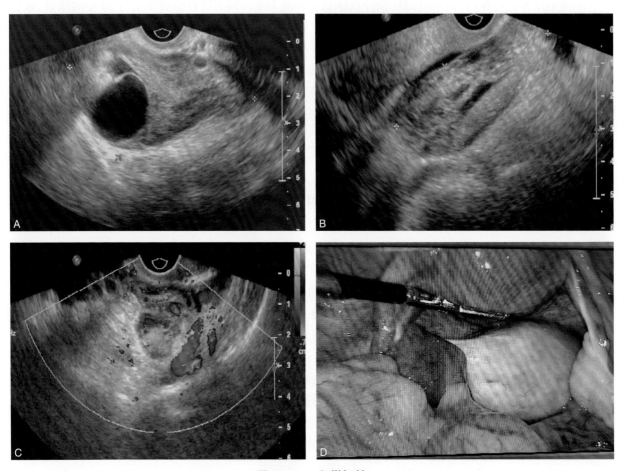

图 20-2-1　卵巢扭转

A. 附件区囊实性团;B. 同侧附件区条索状低回声(扭转的蒂部);C. 蒂部大部区域无血流信号,周边区域少许血流信号;D. 术中增大的卵巢及扭转的蒂部(趋向坏死)。

三、预防和治疗

(一)预防

在辅助生殖过程中,注意控制促排卵的药物使用剂量,避免过多卵泡生长及卵巢体积过度增大、重量过度增加,减少腹水,降低卵巢活动度,尽可能减少 OHSS 的发生。当超声提示卵巢体积明显增大时,嘱患者避免激烈运动,不憋尿,注意休息,体位改变时,要轻柔缓慢,防止卵巢扭转。发生急腹症时要考虑到卵巢扭转的可能,早诊断,早治疗,避免卵巢坏死导致卵巢切除。出现可疑卵巢扭转的症状时,如患者生命体征稳定,可暂时观察,部分卵巢有回转的机会,但观察过程中,要特别注意防止血管栓子脱落,造成肺栓塞及其他重要脏器栓塞。如 1~2 小时疼痛无缓解,腹部压痛和反跳痛有加重趋势,血象升高,应及时进行剖腹探查。

（二）治疗

卵巢扭转的治疗原则是保守处理,对于辅助生殖患者,首先考虑保留卵巢,最大限度地保护卵巢功能。同时应注意保胎。

根据扭转卵巢有无坏死决定手术方式,卵巢部分性扭转、未发生静脉血栓、卵巢无坏死者,如术中发现血液供应尚可,病变组织损害可恢复,应尽量保留卵巢,单纯解除旋转以恢复原有血供,解旋后附件组织基本可以复原。为避免再次复发,可缩短卵巢韧带或将卵巢外极缝合固定于骨盆侧壁或子宫后壁。也可通过高位结扎卵巢动静脉,防止血栓回流,再行扭转复位从而保留卵巢,但这一技术需有经验的妇产科医生依术中情况而定,并且需要仔细权衡利弊。

若已坏死行患侧卵巢切除术,术中应避免感染对侧卵巢。该术式适用于输卵管或卵巢血管已有血栓形成或已发生坏死的病例,可以避免进一步发生肺栓塞。术中不解旋扭转附件,避开输尿管走行,选择扭转部位的近侧端直接钳夹卵巢血管,行附件切除手术。

同时伴有宫内妊娠者,应尽早处理卵巢扭转,防止干扰宫内胎儿,在积极保胎的同时,进行剖腹探查。术中避免对子宫的刺激,术后仍密切观察胎儿情况,肌内注射黄体酮保胎,同时及时预防感染。

（邢莉莉　吕亚儿）

第三节　医源性创伤

辅助生殖过程中,卵母细胞的获取多采用超声引导下的卵泡抽吸术,这属于侵入性操作,阴道超声引导下取卵一般是安全的,但可能损伤邻近肠管、输尿管、膀胱甚至血管,可能导致一些急性并发症如出血等的发生。文献报道腹腔出血的发生率可达 0.2%。导致发生这些并发症的原因有盆腔粘连、穿刺针受力后弯曲改变方向、技术操作不熟练等。如卵巢周围因炎症而粘连,将卵巢粘连于远离阴道壁的位置,取卵时穿刺针必须进入较深的距离,操作者必须注意穿刺针的整个行程,应特别注意避开子宫下段两侧的管道样结构。当必须穿过子宫时,也有可能伤及子宫内膜。最常见的是术后出血,以术后 2 小时内多见;其次为膀胱损伤、肠道等脏器损伤。

一、取卵术后出血

经阴道超声穿刺取卵术具有操作简单、费用低、安全性高的优点而被广泛采用。取卵时穿刺针经过阴道壁及卵巢,还有可能经过宫颈、盆腔静脉丛、膀胱和其他盆腔脏器,从而有可能会导致出血,主要包括阴道出血、卵泡内出血及盆腔内出血两种。取卵时穿刺针伤及宫颈、阴道壁微小血管及盆腔静脉丛可导致阴道出血,主要表现为术后短时间阴道不规则出血,予以纱布填压止血后多数可缓解。卵泡穿刺过程有可能会穿刺到卵泡壁血管到导致卵泡腔内出血,超声表现为卵泡在抽吸皱缩后再次增大,内部充满低回声光点（图 20-3-1A）。这种出血属于自然过程,无需特别处理。如穿刺过程伤及盆腔大血管或者其他盆腔脏器,则可导致盆腔内出血,超声检查见盆腔内可见液性暗区,内见点状及絮状回声（图 20-3-1B）。导致穿刺针误入血管的原因,一方面与技术操作人员的超声诊断学知识不足和技术不够熟练有关,另一方面与患者盆腔内脏器解剖位置变异或严重粘连等因素有关。如术中伤及卵巢动静脉,超声发现有腹腔内出血的情况发生,少量出血,给予止血药,如输注氨甲环酸,嘱患者卧床休息,同时密切观察患者的生命体征,视情况补充血容量,一般很快止血,无需特殊处理;发生大量不可控制的内出血则行手术治疗,并停止本周期的辅助治疗。

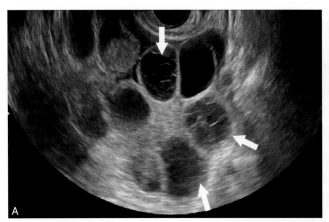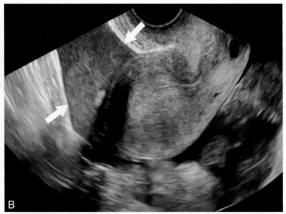

图 20-3-1　取卵术后出血

A. 卵泡内出血;B. 盆腔内子宫周围积血。

二、脏器损伤

脏器损伤的发生率极低,只有膀胱、肠道等脏器损伤的个例报道。伴有脏器损伤的患者多在术后数小时内有临床症状,亦曾有报道术后因间接损伤在数日后被发现,脏器受损的原因与盆腔内脏器解剖位置变异、盆腹腔严重粘连及技术操作不熟练等有关。膀胱损伤临床表现多为取卵术后立即或延迟发生的下腹部、侧腹部或者耻骨弓上的腹部疼痛,有时放射到腰部、发热、排尿困难、血尿、膀胱积血等,并伴有尿道刺激症状,也可有恶心、呕吐的症状。查体可出现腹肌紧张、压痛及反跳痛阳性,导尿见血尿或血块,超声检查可见盆腔、腹腔内积液,膀胱内血凝块,肾积水或输尿管扩张等(图 20-3-2)。肠管损伤主要部位在结肠和直肠,大多数肠道的穿刺损伤较小,可以观察到自然愈合,较大的损伤可能导致严重的并发症。为防止脏器损伤,穿刺前需排空膀胱和直肠,对于经阴道穿刺取卵困难者,可行腹部超声引导下穿刺取卵。

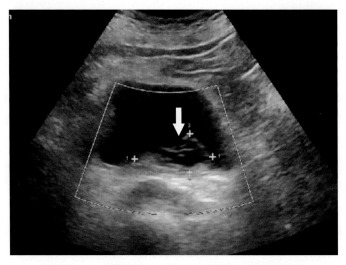

图 20-3-2　膀胱损伤,超声显示膀胱内血凝块形成

三、盆腔感染

部分接受 IVF-ET 的患者中,生殖器官或盆腔可能存在慢性的炎症,经阴道操作使他们重复感染的风险升高。但取卵术后盆腔并发感染少见,主要包括盆腔炎、输卵管炎症、输卵管积脓、输卵管卵巢脓肿等。盆腔感染的发生率达 0.4%~1.3%,主要与一些高危因素,如卵巢子宫内膜异位囊肿、既往有盆腔炎、盆腔粘连和盆腔手术史等密切相关。术后发生感染的时间在数小时至几天不等,脓肿形成则需要更长的时间,一般在 3 周之内,最长的报道为术后 56 天。其可能的病因是穿刺时将阴道的病原菌带入盆腔和卵巢,或曾患未治愈的盆腔炎,或损伤肠管所致的病原菌感染等。

盆腔感染的超声表现因感染的部位、程度而异。如早期仅局部充血水肿,超声上表现为附件区条状及不规则形的低回声区,内部无或有少许液性暗区,彩色多普勒显示血流信号较丰富(图 20-3-3A)。当进一步形成脓肿时,表现为附件区腊肠样、迂曲管状或不规则形的无回声区,边界不清,内为不均匀的云雾状低回声及絮状回声,彩色多普勒显示无回声区部分无血流信号,周边及间隔部分较丰富的血流信号(图 20-3-3B)。在抗炎治疗基础上行超声引导下盆腔脓肿穿刺引流是临床重要的治疗方案(图 20-3-3C)。

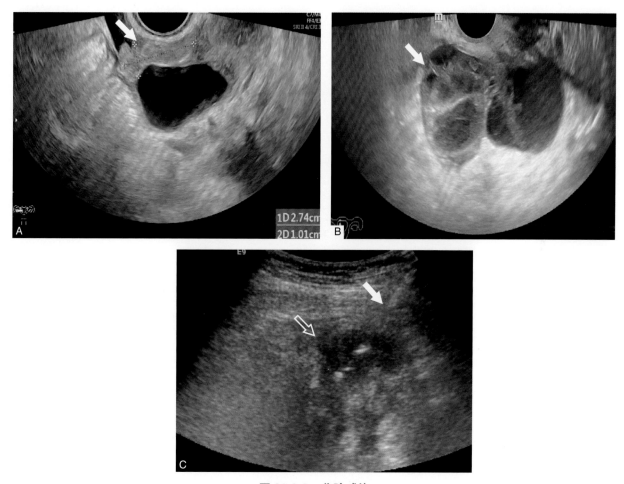

图 20-3-3　盆腔感染

A. 输卵管增粗;B. 盆腔脓肿形成;C. 超声引导下盆腔脓肿穿刺引流(空心箭头:脓肿区域。实心箭头:穿刺针)。

(邢莉莉　吕亚儿)

【参考文献】

1. 刘风华,杨业洲,张松英,等.辅助生殖技术并发症诊断及处理共识.生殖与避孕,2015,35(7):431-439.

2. 中华医学会.临床诊疗指南-辅助生殖技术与精子库分册.北京:人民卫生出版社,2009.

3. EL-SHAWARBY S, MARGARA R, TREW G, et al. A review of complications following transvaginal oocyte retrieval for in-vitro fertilization. Hum Fertil (Camb), 2004, 7 (2): 127-133.

4. ARAGONA C, MOHAMED M A, B ESPINOLA M S, et al. Clinical complications after transvaginal oocyte retrieval in 7, 098 IVF cycles. Fertil Steril, 2011, 95 (1): 293-294.

第五篇

助孕后妊娠期超声评估

第二十一章　宫内早孕超声评估

第一节　正常宫内早孕

一、胚胎发育

在胚胎学中,胎龄应该从受精日算起,一个成熟胎儿的受精龄为 38 周,由于受精日难以明确,因此,临床和超声诊断中以孕妇的末次月经的首日,也就是月经龄,作为孕龄的开始,一个成熟胎儿的月经龄为40 周。

妊娠期是卵子受精至胎儿及其附属物自母体排出的整个过程,妊娠开始至第 13 周末称为早期妊娠。卵子在受精后第 3~4 天到达宫腔时,已经分裂成形如桑葚的实心细胞团,称为桑葚胚。在月经第 23 天,囊胚埋入蜕膜内着床完毕。根据着床的部位,子宫蜕膜可以分为底蜕膜、包蜕膜和真蜕膜,底蜕膜位于囊胚底部,以后发育成胎盘的母体部分,包蜕膜随囊胚的发育突向宫腔,至孕 12 周退化,包蜕膜与真蜕膜逐渐贴近融合,位于宫腔内其他部位的蜕膜为真蜕膜。桑葚胚发育成囊胚时出现一个囊腔,内含少量液体,称为胚外体腔,其外层环绕一层滋养层,与底蜕膜一起发育成胎盘。滋养层内面细胞分裂分化形成卵黄囊、羊膜囊和胚盘,卵黄囊至妊娠 11 周后逐渐萎缩,随着羊膜囊内羊水增加,胚外体腔逐渐缩小,13~16周羊膜与绒毛膜完全融合,胚外体腔消失。胚盘发育成胚胎、胎儿,至受精后第 8 周末为胚胎阶段(月经龄 10 周),是主要器官分化发育时期,也是致畸的敏感阶段,从受精后第 9 周开始为胎儿阶段(月经龄 11周),是各器官进一步发育成熟的时期。

二、检查内容

(一)普通早孕期超声检查

早孕超声检查的重点观察妊娠囊的位置,是否位于子宫腔内或存在宫内外复合妊娠、妊娠囊的形态结构、囊内有无胚胎及是否存活、发育与停经周数是否一致。

1. 子宫内膜增厚　子宫体积增大,内膜增厚,由于囊胚的着床,在早早孕时超声可显示子宫内膜不对称的增厚,在增厚侧内膜回声增强,可以看见局灶性强回声或孕囊(图 21-1-1),其直径为 8~10mm,随着囊胚的生长,宫腔线局部突起变形,称为蜕膜内征,可用于判断早早孕。

2. 妊娠囊　在宫腔内圆形或近似圆形的囊性光环,测量见图 21-1-2,囊壁呈均匀强回声,应用经阴道或经直肠超声检查,可以在 4~4.5 孕周发现孕囊,经腹超声检查要晚 1~2 周。妊娠囊即绒毛膜囊,而非羊膜囊,妊娠囊在早期发育的时候为类圆形,而后逐渐发育成长圆形,在孕 10 周,妊娠囊基本占满宫腔,观察妊娠囊时需要注意的点如下。

(1)妊娠囊位置:妊娠囊应该位于宫体部,如果位于宫体下段,有低位着床的可能,如果位于宫角部,则有宫角妊娠的可能,需要动态观察。

(2)妊娠囊数目:大部分为 1 个,如果显示 1 个以上的妊娠囊,则提示多胎妊娠。

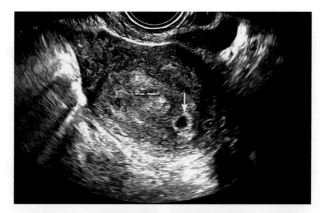

图 21-1-1　子宫内膜增厚,增厚侧内膜内可见孕囊

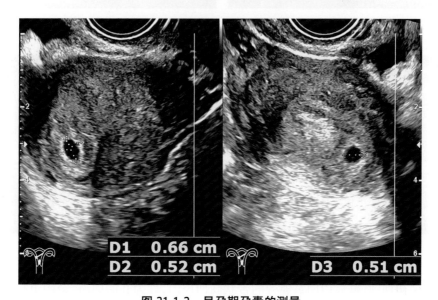

图 21-1-2　早孕期孕囊的测量

D1、D2、D3 为孕囊的前后径、上下径和左右径。

（3）妊娠囊形态：呈圆形或类圆形。

（4）妊娠囊大小：与孕龄相符合。

3. 双环征或双蜕膜征　着床过程中会发生少量出血,使子宫包蜕膜和壁蜕膜分离。妊娠囊周围的高回声绒毛形成内环,其外周低回声外环,形成双环征(图 21-1-3)。据报道,在孕 5~8 周,约 60% 早孕可显示"双环征",在孕 10 周后双环征消失。在宫外孕时,子宫内膜蜕膜反应,在声像图上子宫内出现类似圆形的液性暗区,与妊娠囊相似,称假妊娠囊,假孕囊形态不规则,壁回声没有明显增强,位于宫腔中央,囊内无卵黄囊和胚芽(图 21-1-4),常见于宫腔积血、异位妊娠时宫内蜕膜反应,两者需要鉴别。

4. 卵黄囊　在妊娠囊内显示 1 个小圆形的囊性结构为卵黄囊,正常直径为 3~8mm,多小于 10mm,如果直径大于 10mm 或者小于 3mm 以及形态异常,均提示预后不良,孕 5 周时可以清晰显示,孕 10 周后逐渐消失。卵黄囊早期紧贴在胚胎上,以后以细带状连于胎儿脐部,卵黄囊游离于胚外体腔内(图 21-1-5),超声显示卵黄囊可以肯定为宫内妊娠,提示有胚胎组织存在,这是胚胎发育良好,妊娠预后佳的标志,如果反复扫查,仍不能显示,可能为枯损卵,或者可能伴发畸形。卵黄囊形态或者大小异常,往往是胚胎发生病理发育最早出现的超声征象。

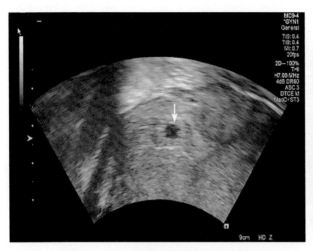

图 21-1-3　早期妊娠双环征声像图

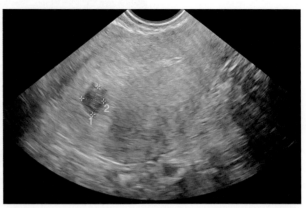

图 21-1-4　早期妊娠宫腔内假孕囊（宫腔积液）声像图

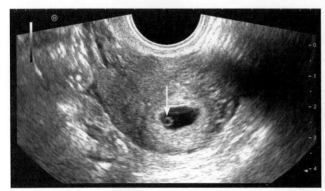

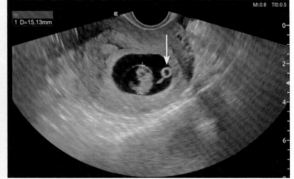

图 21-1-5　早期妊娠卵黄囊声像图

5. 胚胎　妊娠初期，妊娠囊内卵黄囊旁的带状高回声团，称为胚胎回声，经阴道扫查显示早孕期胚胎和胎儿的结构非常清晰，较经腹扫查早 1~2 周，在孕 5 周，胚芽长 2mm 以上，经阴道扫查可以观察到胚芽和原始心管搏动，胚芽长度≥7mm 仍然未见心管搏动，提示胚胎停止发育。如果孕囊直径大于 2cm，不能显示胚胎，提示妊娠预后不良。不同孕周，所显示的结构不同，孕 5 周，可以测量胚芽长度，可显示微弱的原始心管搏动；孕 6 周，清晰显示胚芽和胎心搏动，确诊为正常妊娠；孕 9 周，胚胎声像初具人形，可以分辨胎头和躯干，在胎儿前腹壁可以观察到生理性中肠疝，为位于腹壁脐带附着处的偏高回声（图 21-1-6）。孕 11 周开始，进入胎儿阶段，胎儿的各部分发育逐渐完善，胚胎阶段是畸形发生最敏感时期。

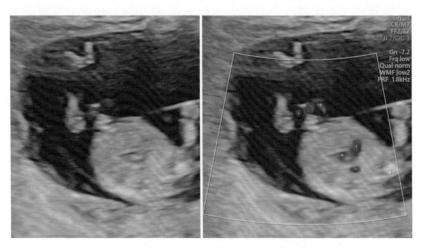

图 21-1-6　胎儿生理性中肠疝声像图

6. 估计孕龄　早孕期估计孕龄主要根据妊娠囊平均直径（MSD）和顶臀长（CRL）估算（图 21-1-7）。CRL 被认为是估算孕龄最可靠的指标。

MSD 由 3 个相交的方向对孕囊内液性腔进行测量所取得的平均值。基本计算公式为：孕龄（天）= MSD（mm）+25。比如超声测得 MSD 为 20mm，那么孕龄为 20+25=45 天（约 6 周 +3 天）。

CRL 需要在胎儿正中矢状切面上测量，取 3 次测量的平均值以减少误差。基本计算公式：孕龄（周）=CRL（cm）+6.5。比如超声测量 CRL 为 4.5cm，孕周为 4.5+6.5=11 周。

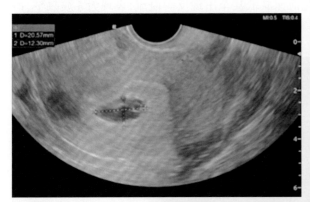
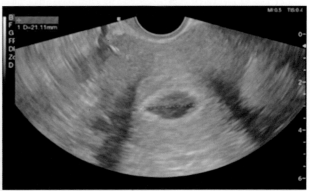
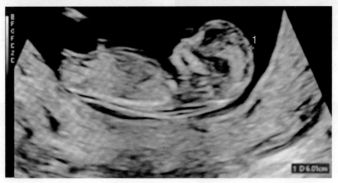

图 21-1-7　通过妊娠囊平均直径和顶臀长估算孕龄

7. 子宫及附件　要观察子宫及双附件区有无异常包块、积液等，如有无合并黄体囊肿、子宫肌瘤等。

（二）妊娠 11~13^{+6} 周超声检查

从孕 11 周开始，胎儿进入胎儿期发育阶段，各器官系统逐渐发育成熟，这个时期超声检查的目的是确定孕龄、多胎的绒毛膜性和羊膜性、结构筛查及胎儿颈后透明层厚度（nuchal translucency, NT）。NT 是评估胎儿染色体异常的软指标，一般不超过 3mm，NT 增厚提示胎儿染色体异常的风险增大。此时期能够发现胎儿严重结构畸形，如无脑儿、单心腔、巨大腹裂畸形等，因此，早期的结构筛查和 NT 测量，对于临床的进一步处理具有重要价值。

1. 适应证　适用于所有孕妇，尤其是存在以下情况的高危妊娠：孕妇年龄≥35 岁，夫妇一方或者双方存在染色体异常；孕妇患有糖尿病、高血压、免疫性疾病等；孕妇早期有病毒感染史、放射性照射史等；或者有不良妊娠史，有遗传病家族史等情况。

2. 检查内容

（1）胎儿数目：如果是多胎妊娠，必须明确绒毛膜数和羊膜囊数。

（2）孕龄的评估：测量顶臀长，在胎儿处于自然姿势的正中矢状切面测量，尽可能放大胎儿，确保头顶和臀部皮肤轮廓显示清晰。

（3）测量 NT：检查时间为妊娠 11~13^{+6} 周，顶臀长为 45~84mm 时测量；放大图像，只显示胎儿头颈部和上胸部（图 21-1-8）；测量平面必须显示鼻骨、鼻骨表面皮肤线、鼻尖呈三条强回声线，颅脑显示丘脑、中脑、脑干、第四脑室和颅后窝,颈背部皮下显示长条状的无回声即为颈后透明层,测量时在最宽处测量,垂直于皮肤强回声带,游标的内侧缘置于无回声带 NT 外侧缘;多次测量取最大值,NT 值随孕周增大而增厚,一般不超过 3mm,NT 增厚提示胎儿染色体异常的风险增大。

（4）脉冲多普勒测量静脉导管血流频谱:在正中矢状切面显示胎儿上腹部,显示脐静脉入肝后连接于下腔静脉之间的静脉导管,采用脉冲多普勒获得静脉导管血流频谱（图 21-1-9）。正常情况下静脉导管血流为前向血流,表现为心室收缩期波（S）,舒张早期波（D）,心房收缩波（a）（图 21-1-10）,当出现胎儿宫内窘迫,血流动力学改变时,静脉导管的前向血流流速减低甚至出现反向血流,表现为 a 波减小,消失,最后反向。

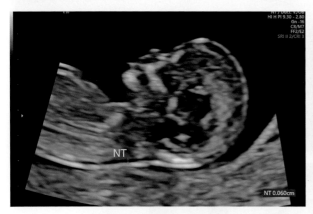

图 21-1-8　NT 的测量

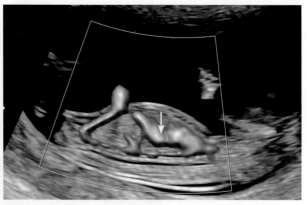

图 21-1-9　CDFI 显示静脉导管血流

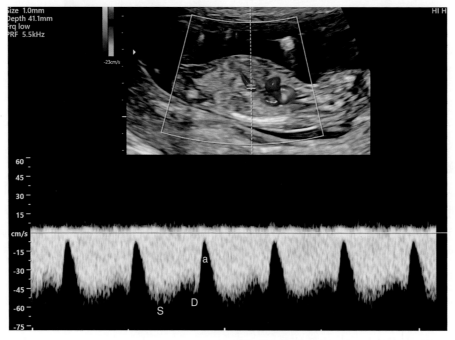

图 21-1-10　静脉导管血流频谱图

（5）胎儿附属物:包括胎盘位置,脐带插入口,羊水量（图 21-1-11）。

（6）孕妇子宫及附件:观察子宫肌瘤大小、位置,宫颈长度及内口情况,附件区有无包块及性质。

（7）胎儿解剖结构检查:从头部到骶尾部多个切面的观察,以横切面为主;四肢切面的观察,以纵切面为主。

1）头面部:颅骨骨化明显,颅内基本结构已形成,如丘脑、中脑、脑干、小脑半球、第三脑室等,小脑蚓部未发育完全,超声显示完整的骨化椭圆形头颅环状强回声,大脑镰居中,侧脑室被高回声的脉络丛充填,双侧脉络丛呈蝴蝶形,鼻骨显示(图 21-1-12)。

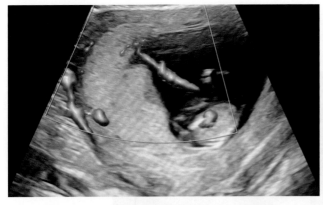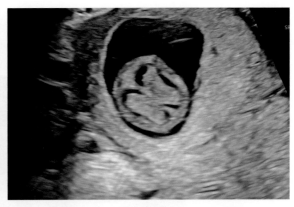

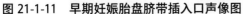

图 21-1-11　早期妊娠胎盘脐带插入口声像图　　　　**图 21-1-12　早孕期胎儿头颅声像图**

2)胸部:观察胎儿心脏位置,以及四腔心、左心室流出道、右心室流出道、三血管切面(图 21-1-13),如果二维图像不清楚时,彩色多普勒超声有助于上述切面的识别。经阴道超声对上述结构的显示明显优于经腹超声检查,如果怀疑心脏异常,建议行经阴道超声检查。

3)腹腔及腹壁:观察胎儿胃泡位于左上腹腔、脐带腹壁插入口、膀胱及两侧的脐动脉(图 21-1-14)。

4)四肢:每个肢体存在三节段(图 21-1-15)。

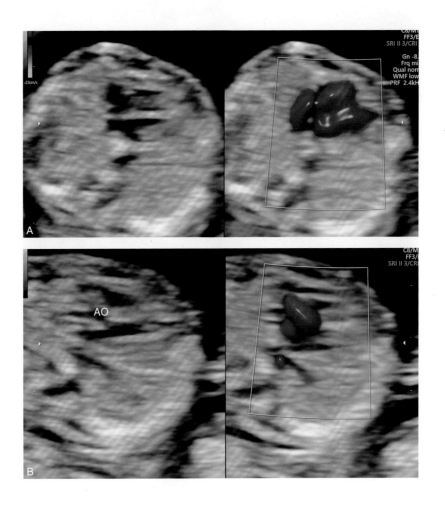

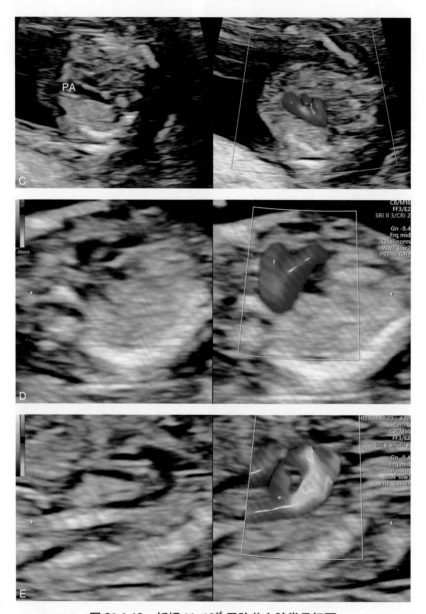

图 21-1-13　妊娠 11~13^{+6} 周胎儿心脏常见切面

A. 四腔心切面；B. 左心室流出道切面；C. 右心室流出道切面；D. 三血管切面；
E. 主动脉弓切面。AO. 主动脉；PA. 肺动脉。

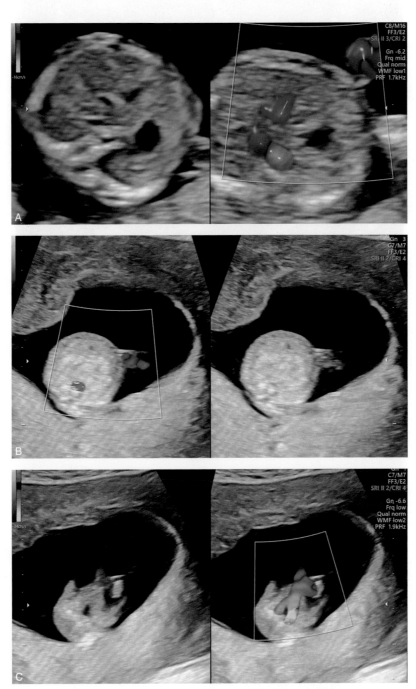

图 21-1-14 妊娠 11~13^{+6} 周胎儿腹部常见切面

A. 胃泡切面；B. 脐带腹壁插入口切面；C. 膀胱切面。

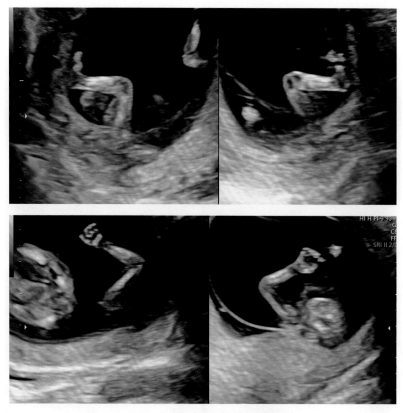

图 21-1-15　胎儿四肢声像图

（潘　美）

第二节　医源性多胎妊娠

正常情况下,人类妊娠单胎比较多,当一次妊娠有 2 个或 2 个以上胎儿称为多胎妊娠,其中以双胎多见,3 胎或 3 胎以上罕见。近年来,随着辅助生殖技术及促排卵药物的应用,多胎妊娠明显增加。多胎妊娠属于高危妊娠,占围产期发病数和死亡数的 10%,病死率较单胎高 4~8 倍,围产期的发病率为单胎的 2 倍,医源性早产率也较单胎明显增加。多胎的并发症主要包括早产、胎儿生长受限(宫内发育迟缓, IUGR)、胎儿畸形等,单绒毛膜囊双胎还可能出现一些特殊的并发症,如双胎输血综合征,无心畸胎、连体双胎、双胎之一死亡等,多胎妊娠母体并发症也增加,如先兆子痫、妊娠高血压综合征、胎盘早剥、宫颈机能不全等,以上病理情况可以通过超声检查协助诊断,为临床治疗提供重要依据。

超声在多胎妊娠的评估主要包括确定绒毛膜性(双胎类型)、羊膜情况、胎盘位置、双胎生长发育情况、胎儿畸形和并发症、母胎多普勒监测等,对临床及时处理非常重要。

一、多胎的胚胎发育和类型

（一）双卵双胎

由两个卵子分别受精形成,占双胎妊娠的 2/3,两个受精卵分别种植在宫腔的不同部位,形成两个独立的胎囊和胎盘,如果两个胎囊位置比较近,两个胎盘可以互相融合,但血液不交通,两个胎囊之间有两层绒毛膜囊和两个羊膜囊,属于双绒毛膜囊双羊膜囊双胎,两个胎儿基因可不同,性别及外貌特征可以不同(图 21-2-1)。

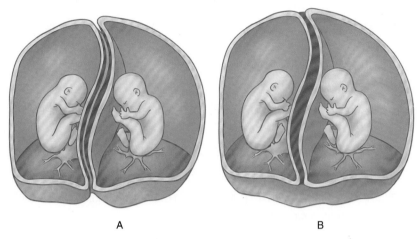

A   B

图 21-2-1　双卵双胎的胚胎示意图

A. 两个独立的胎盘,绒毛膜囊和羊膜囊;B. 两个胎盘融合,两个独立的绒毛膜囊和羊膜囊。

(二)单卵双胎

由一个受精卵分裂形成,占双胎妊娠的 1/3,根据分裂的时间不同,有不同的胎盘和胎膜连接方式。双胎的基因相同,性别相同,外貌特征相似。绒毛膜在受精后第 4 天由全能分化潜能的细胞群分化形成,羊膜在受精后第 8 天分化形成。因此,如果在受精后第 4 天前(桑葚胚期前)细胞群分裂成独立两团,则发育成双绒毛膜囊双羊膜囊双胎,每个胎儿有独立的绒毛膜、胎盘和羊膜,胎囊之间有两层绒毛膜和两层羊膜,与双卵双胎相似。如果在受精后第 4~8 天(囊胚期)细胞群分裂成独立两团,则发育成单绒毛囊双羊膜囊双胎,两个胎儿具有共同的绒毛膜和胎盘,以及各自的羊膜囊,两胎之间分隔为两层羊膜。在受精后第 8 天以后(羊膜形成后)细胞群分裂成独立两团,则发育成单绒毛囊单羊膜囊双胎,两个胎儿具有共同的绒毛膜、羊膜和胎盘,两胎之间没有分隔。卵黄囊分化稍晚于羊膜,因此单绒毛膜囊单羊膜囊双胎,如果分裂发生在羊膜与卵黄囊形成之间,则有 2 个卵黄囊,如果分裂发生在卵黄囊形成之后,则只有 1 个卵黄囊。因此,卵黄囊数与羊膜囊数并不一定相同,取决于分裂的时间(图 21-2-2)。

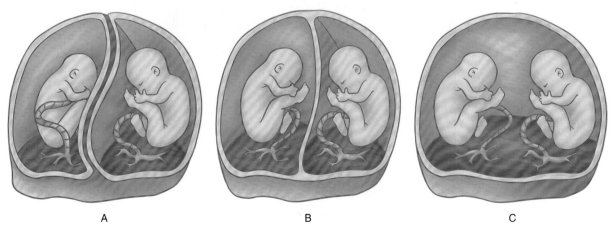

A   B   C

图 21-2-2　单卵双胎的胚胎示意图

A. 双绒毛囊双羊膜囊,发生在桑葚胚期前;B. 单绒毛膜囊双羊膜囊,发生在囊胚期;C. 单绒毛囊单羊膜囊,发生在羊膜囊形成后。

（三）三胎及以上多胎

最常见的是由 3 个或 3 个以上的卵子受精形成,每个胎儿由各自的绒毛膜、胎盘及羊膜。也有双绒毛膜囊形成的三胎,组织发生学比较复杂,需要及早鉴别。

二、多胎妊娠的早期超声评估

多胎妊娠类型的早期确定,对后期超声监测和临床处理具有重要的意义。

（一）单绒毛膜囊单羊膜囊双胎

单卵双胎的一个类型,分裂发生在羊膜形成之后,发生双胎输血综合征、连体畸形等并发症概率较高(图 21-2-3)。

1. 绒毛超声表现　显示一个妊娠囊,如果在羊膜形成后卵黄囊形成前分裂的,超声显示 2 个卵黄囊;如果在卵黄囊形成之后分裂的,超声显示 1 个卵黄囊。

2. 胎盘超声表现　早孕晚期超声显示 1 个胎盘,需关注 2 个胎盘脐带插入口之间距离。

3. 分隔膜的超声特征　两胎之间无羊膜分隔。

4. 胎儿生殖器　两胎性别相同。

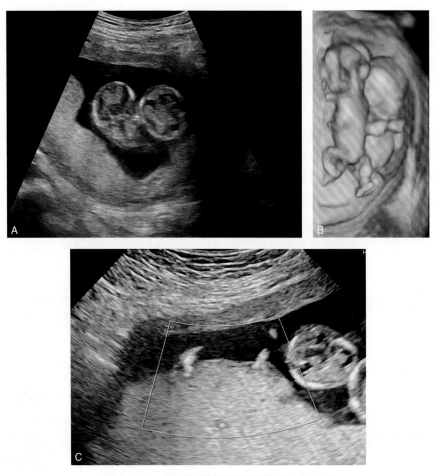

图 21-2-3　单绒毛膜囊单羊膜囊双胎声像图

A. 二维超声显示同一个羊膜腔内 2 个胎儿回声;B. 彩色多普勒超声显示同一个
胎盘上发出 2 根脐带;C. 三维超声显示同一个羊膜腔内 2 个胎儿回声,两胎儿
间无羊膜分隔。

（二）单绒毛膜囊双羊膜囊双胎

单卵双胎的一个类型,分裂发生在囊胚形成之后与羊膜形成之前,形成独立的胚胎,共用 1 个胎盘,有发生双胎输血综合征的可能(图 21-2-4)。

1. 绒毛超声表现　显示 1 个妊娠囊,妊娠囊内可见显示 2 个胚胎或胎儿。

2. 胎盘超声表现　早孕晚期,超声显示 1 个胎盘。

3. 分隔膜的超声特征　两胎之间可见纤细羊膜分隔,可见 2 个羊膜囊。

4. 胎儿生殖器　两胎性别相同。

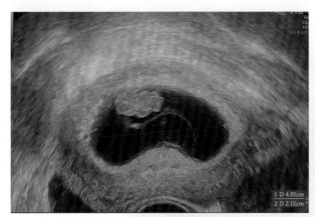
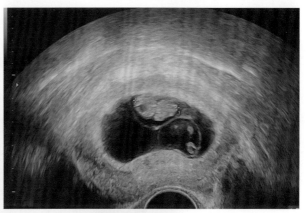
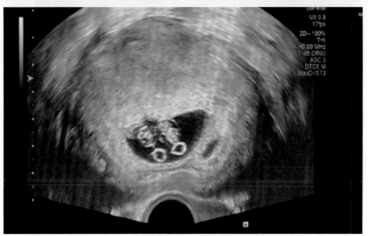

图 21-2-4　单绒毛膜囊双羊膜囊双胎声像图

（三）双绒毛膜囊双羊膜囊双胎

可以是双卵双胎,或者分裂在桑葚胚期前单卵双胎,双胎之间血液循环独立。

1. 绒毛超声表现　早孕早期可以显示两个独立的妊娠囊,可以种植在宫腔不同位置(图 21-2-5A),单卵双胎时,两个妊娠囊紧邻(图 21-2-5B)。

2. 胎盘超声表现　早孕晚期,可以显示两个独立的胎盘,如果两孕囊位置较近,胎盘可以发生融合,呈双胎峰,胎盘实质呈楔形向羊膜腔内突起,超声表现为三角形(图 21-2-6),大部分学者认为双胎峰是双绒毛膜囊双胎胎盘互相融合的特征性征象,孕 10~14 周,双胎峰的显示率极高,可以作为与单绒毛膜囊双胎的鉴别诊断特征之一,中晚孕期双胎峰不明显。

3. 分隔膜的超声特征　早期胎膜隔较厚,中晚孕期逐渐变薄。

4. 胎儿生殖器　双胎若为不同性别,肯定是双卵双绒毛膜囊双胎,如果性别相同,可能是单卵或双卵双绒毛膜囊双胎。

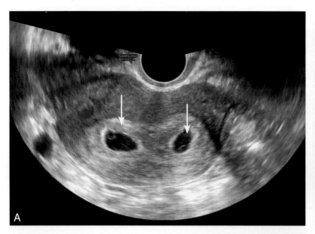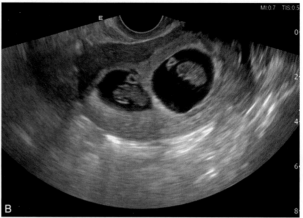

图 21-2-5 双绒毛膜囊双羊膜囊双胎声像图

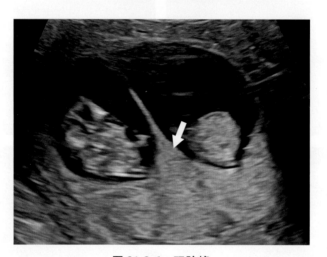

图 21-2-6 双胎峰

（四）少见的多胎妊娠类型

1. 双绒毛膜囊三羊膜囊三胎（图 21-2-7）。

2. 三绒毛膜囊三羊膜囊三胎（图 21-2-8）。

3. 四绒毛膜囊四羊膜囊四胎（图 21-2-9）。

4. 宫内外多胎复合妊娠，详见第二十三章异位妊娠。

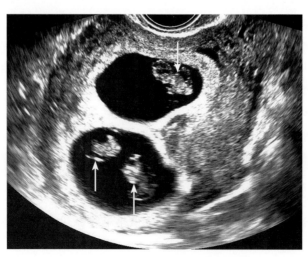

图 21-2-7 双绒毛膜囊三羊膜囊三胎

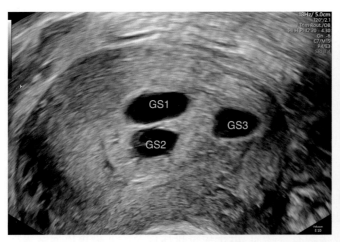
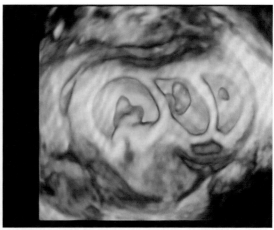

图 21-2-8　三绒毛膜囊三羊膜囊三胎

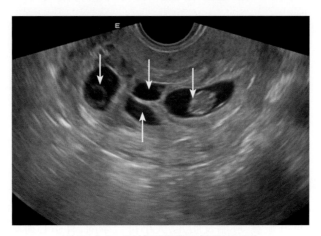

图 21-2-9　四绒毛膜囊四羊膜囊四胎

（潘　美）

【参考文献】

1. 李胜利, 罗国阳. 胎儿畸形产前超声诊断学. 2 版. 北京: 科学出版社, 2019.

2. 谢红宁. 妇产科超声诊断学. 北京: 人民卫生出版社, 2005.

3. BERCEANU C, MEHEDINŢU C, BERCEANU S, et al. Morphological and ultrasound findings in multiple pregnancy placentation. Rom J Morphol Embryol, 2018, 59（2）: 435-453.

4. LU J, CHENG Y K Y, TING Y H, et al. Pitfalls in assessing chorioamnionicity: novel observations and literature review. Am J Obstet Gynecol, 2018, 229（3）: 242-254.

5. BENNASAR M, EIXARCH E, MARTINEZ J M, et al. Selective intrauterine growth restriction in monochorionic diamniotic twin pregnancies. Semin Fetal Neonatal, 2017, 22（6）: 376-382.

6. LIBERMAN R F, GETZ K D, HEINKE D, et al. Assisted Reproductive Technology and Birth Defects: Effects of Subfertility and Multiple Births. Birth Defects Res, 2017, 109（14）: 1144-1153.

7. QIN J, WANG H, SHENG X, et al. Pregnancy-related complications and adverse pregnancy outcomes in multiple pregnancies resulting from assisted reproductive technology: a meta-analysis of cohort studies. Fertil Steril, 2015, 103（6）: 1492-1508.

第二十二章　流产的超声评估

　　各种人工技术辅助受孕后,各种原因导致妊娠不满 28 周而自行终止者,称为自然流产。流产发生在妊娠 12 周以前称为早期流产,发生在妊娠 12~28 周的称为晚期流产。自然流产是人类自然淘汰的一种方式,母体黄体功能不全、子宫畸形、宫内感染或接触有毒物质、母子免疫排斥以及胎儿染色体异常等均是导致流产的主要原因。晚期流产主要是宫颈机能不全,宫腔压力增大,宫口扩张所导致的。本章节主要论述早期流产的超声评估。

第一节　先兆流产

一、概述

　　先兆流产,指孕 28 周前出现流产症状,但宫颈口仍关闭,尚未达到自然流产诊断标准的情况。先兆流产是常见的妊娠并发症,在妊娠总数中占有较高比例,以孕 12 周前早孕期先兆流产常见。在流产症状患者中,超声检查子宫腔内见妊娠囊、胚胎及胎儿,大小符合孕周,有胎心搏动,此时无论临床症状如何,仍为先兆流产。经阴道超声 4~5 周可见孕囊,妊娠 5 周后可见胚芽及原始心管搏动。

二、病因及发病机制

（一）染色体异常
　　染色体异常是主要原因,包括数量异常及结构异常两大类。

（二）母体因素
　　1. 全身性疾病　全身性感染高热时可诱发子宫收缩引起流产;某些已知病原体感染如弓形虫、单纯疱疹、人支原体、解脲支原体、巨细胞病毒与流产有关;孕妇心力衰竭、严重贫血、高血压、慢性肾炎及严重营养不良等缺血缺氧性疾病亦可能引起流产。

　　2. 内分泌异常　如黄体功能不足、甲状腺功能减退、未控制的糖尿病等。

　　3. 免疫功能异常。

　　4. 不良习惯　如吸烟、酗酒、过量饮用咖啡或使用毒品等。

　　5. 环境中不良因素　如甲醛、苯、铅等有害化学物质。

　　6. 子宫缺陷　如先天性子宫畸形、子宫黏膜下肌瘤、宫腔粘连等。

　　7. 创伤　如腹部挤压或快速撞击等。

　　8. 情感创伤　如过度恐惧、忧伤、愤怒等。

三、病理

先兆流产是自然流产的一种,其病理特征是各种原因导致胚胎绒毛与底蜕膜部分分离出血,使血液积聚在绒毛膜与底蜕膜之间,少量绒毛膜下出血可自行吸收,大量绒毛膜下出血可增加不良妊娠发生率。

四、临床表现

阴道流血、轻度腹痛或宫缩,但宫颈口仍关闭。

五、超声表现

(一)检查前准备

患者取仰卧位,进行腹部超声检查,应充分考虑患者孕周的大小适当充盈膀胱。若患者较肥胖或不能充盈膀胱,建议患者进行经阴道超声检查,首先向患者解释经阴道超声检查的必要性,以及需将探头放入阴道内的操作方法,使患者能够理解经阴超检查的过程和作用,取得患者同意。

(二)二维超声

1. 可为正常宫内早孕声像图表现 宫腔内可见孕囊大小与孕周相符,孕囊的位置正常或稍低下,其形态正常或欠规则,可见与孕周相符的胎芽、胚胎及胎心搏动(图 22-1-1)。

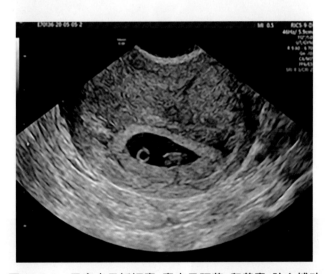

图 22-1-1 子宫内见妊娠囊,囊内见胚芽、卵黄囊、胎心搏动

2. 可伴发以下异常声像图表现

(1)绒毛膜下出血:正常孕囊与宫壁间见云雾状暗区,是绒毛膜从宫壁剥离、局部积血的超声征象(图 22-1-2),其形态表现为新月形、三角形、环形。依胎膜后出血深度、范围可分为轻度和重度:轻度,胎膜后出血暗区深度 <8mm,显示长度 < 孕囊长度的 2/3;重度,胎膜后出血暗区深度 >8mm,显示长度 > 孕囊长度的 2/3,有明显症状者提示预后不良。对胎膜后出血不多的患者,只要胎盘附着处受累不严重,胎心良好,胎囊经过保胎治疗出血可逐渐吸收,多可使妊娠继续。如经保胎治疗后,胎膜后出血区无明显改变,甚至逐渐变大,妊娠囊变形或位置下降,则由先兆流产转为难免流产。

(2)孕囊着床位置低:孕囊位于宫腔中下段,但孕囊大小形态、卵黄囊、胚芽或胎心搏动等与孕周相符,随访观察孕囊位置继续下移(图 22-1-3),提示预后不良。

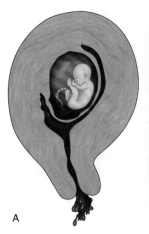
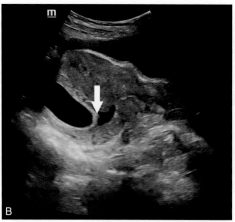
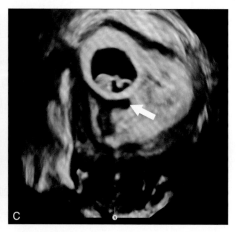

图 22-1-2　绒毛膜下出血

A. 绒毛膜下出血示意图；B. 孕囊与宫壁间不规则形积液；C. 孕囊与宫壁间积液三维超声图。

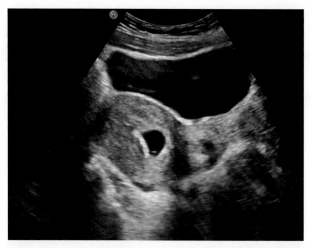

图 22-1-3　孕囊位置稍低，位于宫体部下段

（3）孕囊形态或大小异常：孕囊形态不规则或者孕囊大小小于孕周，但孕囊位置、卵黄囊、胚芽或胎心搏动等其他妊娠相关情况与孕周相符（图 22-1-4）。

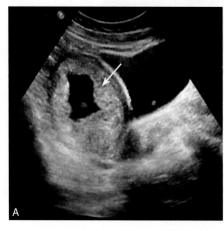
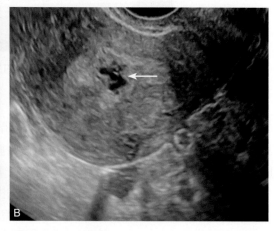

图 22-1-4　孕囊形态或大小异常

A. 图经腹部超声示孕囊形态不规则，但孕囊大小、囊内胚芽、卵黄囊、胎心搏动正常；B. 孕龄约 5 周余，经阴道超声示孕囊形态不规则，但孕囊内见卵黄囊。

（4）卵黄囊偏大：卵黄囊是妊娠囊内经阴道超声能见的第一个解剖学结构，正常直径为 3~7mm，平均 5mm，直径≥10mm 提示预后不良（图 22-1-5）。经阴道超声卵黄囊在孕 5 周余时呈"="状，随孕周增大，呈圆环囊状无回声、壁薄透声好，7 周时显示最清晰，10 周开始缩小，12 周时消失。妊娠囊内有卵黄囊，可肯定是宫内妊娠。

（5）胎儿心动过缓：妊娠 8 周前胚胎原始心管搏动 70~80 次 /min，8 周后 >120 次 /min，若 8 周后低于 85 次 /min 有流产倾向（图 22-1-6），胎心搏动呈闪烁状，建议用 M 型超声观察胎心搏动频率。

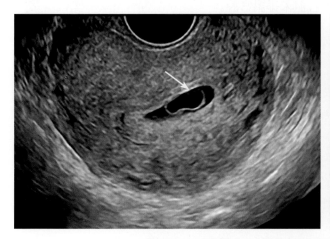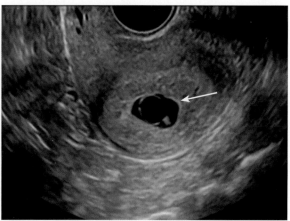

图 22-1-5　孕囊大小、胚芽与孕周相符，但孕囊内卵黄囊异常增大

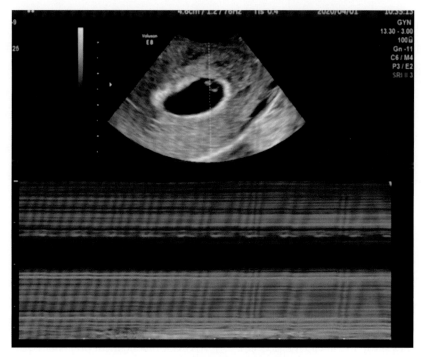

图 22-1-6　M 型超声显示胎心搏动下降

六、其他诊断方法

1. 妊娠试验阳性。

2. 阴道细胞涂片，如角化细胞超过 30%，预后多不良。

3. 早期妊娠测基础体温，有流产先兆而体温不下降者预后良好，基础体温降低者预后不良。

4. 人绒毛膜促性腺激素（HCG）测定,如人绒毛膜促性腺激素水平日趋下降者预后不良。

七、鉴别诊断

（一）难免流产

胚胎停止发育,绒毛膜从宫壁剥离范围进行性增大,流产不可避免,此时孕囊大多由张力良好的圆形或椭圆形变成不规则形,下移至子宫下段或宫颈管内,但未排出宫腔。

（二）稽留流产

子宫小于停经孕周,宫腔内可见孕囊变形、不规则,囊内无正常胚胎,残存的胚胎常呈一高回声团;有时妊娠囊不清,仅残存稍强回声的胎盘绒毛。

（三）不全流产

妊娠物部分排出体外或至宫颈、阴道内,宫腔内见多量残留物,表现为宫腔杂乱回声。

（四）完全流产

子宫大小接近正常,宫腔内膜已呈线状,宫腔内可有少许积血。

（五）瘢痕妊娠

妊娠囊位置偏低,形态不规则,但胎盘及其血管床始终附着于子宫前壁下段切口瘢痕处。

八、治疗原则

对先兆流产的女性,应进行保守治疗,直至其症状消退或进展至难免流产、不全流产或完全流产。建议卧床休息,禁止性交,避免体力活动。治疗药物包括苯巴比妥、黄体酮、维生素、人绒毛膜促性腺激素、子宫松弛药（如抗宫缩剂）及中草药（以补气养血止血、固肾安胎为原则）等。

（王金萍 陈晓艺）

第二节 亚临床流产

一、概述

受精卵一般在受精后第 6~7 天开始着床,滋养外胚层侵入子宫蜕膜层,开始分泌人绒毛膜促性腺激素（human chorionic gonadotropin, HCG）。着床经历定位、附着及植入 3 个阶段,在着床的任何环节出现问题,都可能导致着床最终失败。临床上表现为血清 HCG 大于正常值,但超声检查宫腔内外均未见到孕囊,然后妊娠状态自然终止,通常称为亚临床流产、生化妊娠（biochemical pregnancy）或不明部位妊娠。

二、病因

（一）女性子宫内膜容受性降低

宫腔结构异常、内膜菲薄、宫腔粘连等。

（二）女性激素水平异常

雌二醇过高或者过低、黄体生成素水平低。

（三）受精卵的质量及染色体异常

其种植能力与种植后的发育能力影响妊娠结局。

（四）女性的自身免疫因素

1. 同种免疫　精子、精浆或受精卵是抗原物质，被阴道及子宫上皮吸收后，通过免疫反应产生抗体物质，使精子和卵子不能结合或受精卵不能着床；

2. 自身免疫　女性血清中存在透明带自身抗体，与透明带起反应后可防止精子穿透卵子，阻止受精。

（五）女性、男性年龄和精液质量

三、病理生理

受精卵在受精后第 6~7 天开始着床，大约在第 9 天滋养层细胞分化为细胞滋养细胞和合体滋养细胞，开始分泌人绒毛膜促性腺激素（HCG），第 11~12 天完成着床，在此过程中由于分泌调节功能障碍，特别是孕酮分泌不足时，导致着床不完善，绒毛发育受影响，子宫内膜不能顺利转化为蜕膜，HCG 产生量少，不足以支持黄体及抑制母体的排斥作用，造成流产。

四、临床表现

有或无阴道流血，量常少于月经量，常不伴腹痛症状。

五、生化诊断表现

血或尿妊娠试验阳性，复查血 β-HCG 呈下降趋势或尿妊娠试验转阴。

六、超声表现

宫腔内外未见妊娠囊结构，子宫内膜薄，回声不均匀、偏低（图 22-2-1、图 22-2-2）。

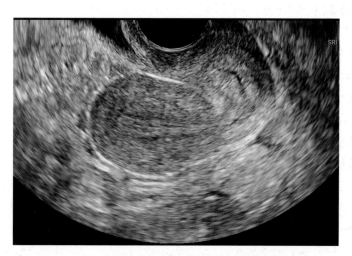

图 22-2-1　宫腔内未见妊娠囊回声，内膜回声不均匀

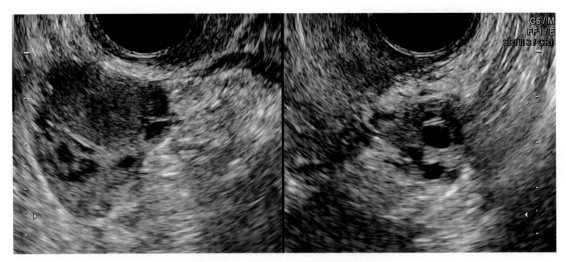

图 22-2-2　宫腔外未见妊娠囊回声

七、鉴别诊断

异位妊娠:典型的超声表现有子宫轻度增大,内膜回声不均匀或宫腔积液,附件区可见环状高回声结构或混合性团块回声,宫腔内未见妊娠囊回声,多伴有盆腔积液。

八、治疗原则

首先最重要的是确保 HCG 水平下降到无法检出的水平以确定排除异位妊娠。处理后必须进行及时的随访,一般亚临床流产不影响再次妊娠。国内学者提出适时选择米非司酮配伍米索前列醇终止生化妊娠是安全的。

（王金萍　陈晓艺）

第三节　胚胎停止发育

一、概述

胚胎停止发育是指在妊娠过程中,胚胎发育到一定阶段发生死亡而停止继续发育的现象,包括胚胎停育和胎儿停育（死胎）。如果在最初的阶段,受精卵发育至胚胎期（即孕 8 周内）出现发育异常而自动终止发育称为胚胎停育;如果胚胎发育为胎儿后停止发育称为胎儿停育或胎死腹中或死胎。胚胎停止发育的发病率为总妊娠的 1%,近些年来有明显上升的趋势;再次胚胎停育的风险随流产次数的增加而增加;胚胎停止发育发生在妊娠早期者占 80%,这一章节我们主要叙述孕早期的胚胎停止发育。

常见的孕早期胚胎停止发育大概可分为 3 类:一是受精卵着床后未发育出胎芽,只见一空（胎）囊;二是受精卵着床后虽然发育出胎芽,但是彩色超声表现为孕 7 周后仍未见原始心管搏动;三是曾有胎芽及原始心管搏动,之后再次检查原始心管搏动消失,即停育死亡。

二、病因和发病机制

胚胎停止发育的病因十分复杂,因胚胎停止发育的时期不同,原因也有所不同。本章节主要重点介绍孕早期(即孕 12 周)的胚胎停止发育的病因及发病机制。胚胎停止发育病因主要包括遗传因素、解剖学异常、感染因素、内分泌异常、免疫异常、血栓前状态(易栓症)、环境因素及心理因素等。除此之外,仍有相当部分胚胎停止发育患者病因不明。对于有危险因素的孕早期妇女及出现先兆流产等临床表现的患者应及早采取相应措施,避免胚胎停止发育的可能。

(一)遗传因素

夫妻双方及胚胎存在染色体数量或结构异常、基因多态性、基因突变、遗传性血栓前状态、内分泌或生殖道结构异常等,均属于遗传异常。染色体异常是导致早孕期胚胎停止发育最常见的原因之一。占导致孕龄 <8 孕周胚胎停育的 50%~60%。16 号染色体臂间倒位亦可引起妊娠早期自然流产或胚胎停止发育。男性的大 Y 染色体是指异染色质区延长使 Y 染色体长度≥ 18 号染色体,患者精子发生各种异常(无精子、少精子、死精子、精子畸形)、不育、生长发育迟缓等。

(二)解剖学异常

早孕期胚胎停止发育的病因包括先天性子宫畸形(如单角子宫、双子宫、纵隔子宫及双角子宫等)、宫腔粘连、子宫肌瘤、子宫腺肌病及子宫内膜息肉等,这些均可影响宫腔内环境和子宫血供,从而影响胚胎着床和发育。

(三)感染因素

导致早孕期胚胎停止发育的感染因素包括全身感染和女性生殖道感染。衣原体及支原体是导致女性生殖道感染的 2 种最主要病原体。可引起宫颈黏膜上皮损伤,造成宫腔内感染,从而损害胎膜完整性而引起胚胎停止发育。

(四)内分泌异常

黄体功能不足(LPD)、催乳素(PRL)升高、多囊卵巢综合征(PCOS)、甲状腺疾病等是引起胚胎停育的重要内分泌因素,可影响下丘脑 - 垂体 - 卵巢轴的功能,主要表现为孕激素及其代谢产物分泌异常,从而引起早期流产。

(五)免疫异常

同种免疫异常系指母胎之间免疫耐受机制发生异常,胚胎受到母体对其进行的免疫应答攻击从而产生排斥反应。受精卵在母体种植可视作是一种半同体异体移植,胚胎和母体通过复杂而特殊的免疫关系,使母体产生免疫耐受,使胚胎不被排斥。研究表明胚胎发育障碍的次数与免疫功能异常呈正相关。

(六)血栓前状态

血栓前状态(易栓症)又称血液高凝状态,指凝血因子浓度升高,或凝血抑制物浓度降低而产生的血液易凝状态,尚未达到生成血栓的程度,或者形成的少量血栓正处于溶解状态。普遍的观点认为高凝状态使子宫胎盘部位血流状态改变,易形成局部微血栓,甚至胎盘梗死,使胎盘血供下降,胚胎或胎儿缺血缺氧,引起胚胎或胎儿发育不良而流产。

(七)环境因素

随着社会和科技的进步环境因素对早孕期胚胎停止发育的影响越来越受到重视。环境影响可损害或干扰生殖功能,导致胚胎停育。既往认为导致早孕期胚胎停育的环境因素主要包括 3 类。

1. 物理性因素 X 射线、微波、噪声、超声及高温等。

2. 化学性因素 化学药物及电离辐射等。

3. 不良生活习惯 酗酒、吸烟、毒品及咖啡等。

（八）心理因素

情绪紧张使机体处于一种应激状态,破坏了原来的稳定状态,使体内神经免疫及内分泌发生紊乱,特别是孕激素的改变。体内孕激素水平下降,胚胎发育不良,造成胎儿停育。

（九）不明原因的胚胎停止发育

研究发现胎盘形成过程中血管机能不全和细胞凋亡,是导致胚胎停止发育的重要因素之一。蜕膜血管生成和血管生成因子如 VEGF、胎盘生长因子、血管生成素、基质金属蛋白酶、Notch 受体蛋白等异常表达,通过一系列级联反应,参与血管的发生,影响胎盘对胚胎的营养,致使胚胎停止发育。

三、临床表现

恶心、呕吐等妊娠反应消失,乳房发胀的感觉也会随之减弱;可能出现阴道流血、下腹坠痛、腰酸、腰痛等先兆流产现象,甚至会有胚胎组织排出。但是临床上,大多数孕妇胎儿停止发育后并无明显症状,只是在进行常规产检时发现胎儿停止发育了,被诊断为胚胎停止发育。

四、超声表现

（一）检查前准备

经腹部超声检查前,应嘱患者保持膀胱适度充盈,仰卧位;如患者较肥胖及不能很好充盈膀胱,建议患者进行经阴道超声检查,首先向患者解释经阴道超声检查的必要性及操作方法,使患者能够理解经阴超检查的过程和作用,能很好地配合检查。

（二）二维超声

1. 经腹部超声

（1）可以发现妊娠囊平均径线≤25mm,未见卵黄囊及胚胎反射,1~2周后复查仍未见卵黄囊及胚胎反射。

（2）妊娠囊平均内径 >25mm,无卵黄囊及胚胎（图 22-3-1A）。

（3）胚胎长度≤9mm,未见原始心管搏动,7~10 天后复查仍未见原始心管搏动。

（4）胚胎长度 >9mm,未见原始心管搏动（图 22-3-1B）。

2. 经阴道超声

（1）可以发现妊娠囊平均内径≤20mm,未见卵黄囊及胚胎,患者于 1~2 周后复查仍未见卵黄囊及胚胎反射。

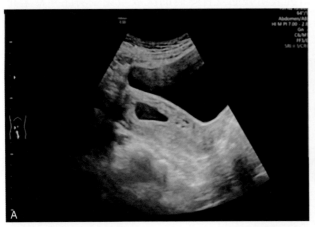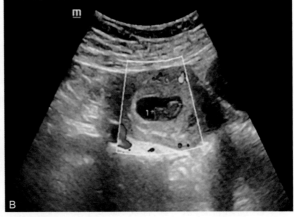

图 22-3-1　胚胎停育

A. 经腹部超声孕囊内未见卵黄囊及胚芽反射;B. 经腹部超声彩色多普勒提示可见胚芽反射,未见胎心搏动。

（2）妊娠囊平均内径 >20mm，无卵黄囊及胚胎反射，提示空囊（图 22-3-2A）。

（3）胚胎长度≤ 5mm 时，未见心管搏动，患者于 7~10 天后复查，仍未见原始心管搏动（图 22-3-2B）。

（4）若胚胎长度 >5mm 时，未见原始心管搏动，同时会伴有妊娠囊的形态会出现塌陷、萎缩、边缘模糊不清，位置下移及宫腔内会出现无回声区等声像图表现，表现为枯萎囊。

3. 彩色多普勒超声　经腹部或经阴道超声 M 超或多普勒超声均未测得胎心搏动率。

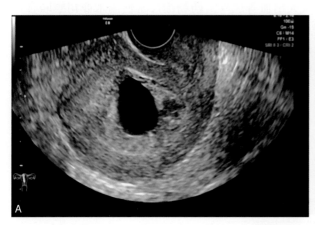 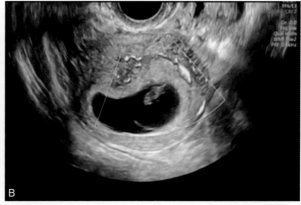

图 22-3-2　胚胎停育

A. 经阴道超声孕囊内未见卵黄囊及胚芽反射；B. 经阴道超声彩色多普勒提示可见胚芽反射，未见胎心搏动。

五、其他诊断方法

人绒毛膜促性腺激素（β-HCG）和孕酮（P）等实验室检查在维持正常妊娠中至关重要，与先兆流产及不良妊娠结局有着密切的关系。因此，胚胎停止发育除了靠超声表现诊断外，还可以依靠 β-HCG 和 P 数值的变化作为参考，如果 β-HCG 和 P 的数值明显低于正常孕周的数值，而且隔天不翻倍，则可作为胚胎停止发育的预测依据。

六、鉴别诊断

胚胎停止发育需要与宫腔积液、滋养细胞疾病、子宫内膜增生过长等鉴别。

（一）宫腔积液

宫腔内出现低回声或无回声结构，其超声诊断比较容易，一般根据病史与胚胎停止发育鉴别诊断难度不大。

（二）滋养细胞疾病

子宫增大且大于停经时间，子宫壁肌层相对较薄，宫腔内可见大量大小不等、形态不规则的无回声区，类似落雪状。滋养细胞疾病血 β-HCG 明显高于正常孕周，可以以此鉴别。

（三）子宫内膜增生过长

如果有不规则阴道出血，内膜层回声往往变得不均匀，局部出现形态不规则的高回声区域，宫腔内的三线结构不清，其诊断主要依靠诊断性刮宫病理诊断，根据病史与胚胎停止发育鉴别诊断难度不大。

七、治疗原则

如果发现胚胎停止发育，一定要积极终止妊娠，建议绒毛或胎皮组织送染色体检查；同时应查找病因,改善精卵质量,以预防胚胎停止发育的再次发生。

胚胎停止发育后如果被母体自我保护性地排出体外称为自然流产,如果排出失败而残留在宫腔内称为稽留流产。如发生稽留流产则需要积极处理,排净胚胎组织,以免发生宫内感染等,影响母体健康和下次孕育。

目前,胚胎停止发育的主要治疗方式有 3 种,即期待治疗、药物治疗和手术治疗。期待治疗的成功率近 80%,合并症风险较小,但是存在计划外手术治疗及大出血等风险。药物治疗常使用米非司酮联合米索前列醇,为非侵入治疗,但出血时间长,需要反复就诊,有失败及宫腔残留可能,有出现严重药物过敏反应的报道。手术治疗是治疗胚胎停止发育的传统方法,操作快捷,术后即可知组织物是否已经清除,疗效达 99%,但是手术治疗为有创治疗,可以发生各种近期和远期并发症,手术方式推荐采用负压吸宫术,避免用刮匙反复搔刮宫腔。

(王金萍　陈晓艺)

第四节　复发性流产

一、概述

关于复发性流产(recurrent spontaneous abortion, RSA)的定义,不同国家在流产次数、流产发生的孕周、流产连续性以及是否为相同性伴侣等方面并不一致。美国生殖医学学会(ASRM)定义为 2 次或 2 次以上妊娠失败;英国皇家妇产科医师协会(Royal College of Obstetricians and Gynecologists, RCOG)定义为与同一性伴侣连续发生 3 次或 3 次以上并于妊娠 23 周前的胎儿丢失;我国通常将 3 次或 3 次以上在妊娠 28 周之前的胎儿丢失称为复发性流产。但大多数专家认为,连续发生 2 次流产即应重视并予评估,因其再次出现流产的风险与 3 次者相近。

二、病因

RSA 的病因十分复杂,主要包括遗传因素、解剖因素、内分泌因素、感染因素、免疫功能异常、血栓前状态、孕妇的全身性疾病及环境因素等。妊娠不同时期的 RSA,其病因有所不同,妊娠 12 周以前的早期流产多由遗传因素、内分泌异常、生殖免疫功能紊乱及血栓前状态等所致;妊娠 12 周至 28 周之间的晚期流产且出现胚胎停止发育者,多见于血栓前状态、感染、妊娠附属物异常(包括羊水、胎盘异常等)、严重的先天性异常(如巴氏胎儿水肿综合征、致死性畸形等);晚期流产但胚胎组织新鲜,甚至娩出胎儿仍有生机者,多数是由于子宫解剖结构异常所致,根据具体情况又可分为两种:一是宫口开大之前或胎膜破裂之前没有明显宫缩,其病因主要为子宫颈机能不全;二是先有宫缩,其后出现宫口开大或胎膜破裂,其病因多为生殖道感染、胎盘后血肿或胎盘剥离等。

(一)流行病学因素

临床上自然流产的发生率为 15%~25%,而其中的 80% 以上发生在妊娠 12 周以前,称为早期流产。RSA 的复发风险随着流产次数的增加而上升,曾有 3 次以上连续自然流产史的患者再次妊娠后胚胎丢失率接近 40%。此外,孕妇的年龄及肥胖也是导致自然流产的高危因素。

(二)解剖结构因素

子宫解剖结构异常包括各种子宫先天性畸形、子宫颈机能不全、宫腔粘连、子宫肌瘤、子宫腺肌病等。

有研究数据显示,RSA患者中子宫异常发生率可达1.8%~37.6%,此外,解剖因素所致的RSA多为晚期流产或早产。

（三）血栓前状态

临床上的血栓前状态包括先天性和获得性两种类型。

（1）先天性血栓前状态:是与凝血和纤溶有关的基因突变所造成,如V因子和Ⅱ因子（血凝素）基因突变、蛋白S缺乏等。

（2）获得性血栓前状态:主要包括抗磷脂综合征、获得性高半胱氨酸血症以及其他各种引起血液高凝状态的疾病。

目前,血栓前状态引起自然流产的具体机制尚未完全明确,普遍认为,妊娠期高凝状态使子宫胎盘部位血流状态改变,易形成局部微血栓甚至引起胎盘梗死,使胎盘组织的血液供应下降,胚胎或胎儿缺血缺氧,最终导致胚胎或胎儿的发育不良而流产。

（四）遗传因素

1. 夫妇染色体异常　有2%~5%的RSA夫妇中至少一方存在染色体结构异常,包括染色体易位、嵌合体、缺失或倒位等,其中以染色体平衡易位和罗伯逊易位最为常见。

2. 胚胎染色体异常　胚胎染色体异常是RSA最常见的原因。根据国内外文献报道,在偶发性早期自然流产中约有半数以上的胚胎存在染色体异常,但随着流产次数的增加,胚胎染色体异常的可能性则随之降低。

（五）内分泌因素

孕妇的内分泌疾病如未控制的糖尿病、甲状腺功能亢进（简称甲亢）、甲状腺功能减退（简称甲减）等均与RSA的发生有关。约28.8%的RSA患者还存在甲状腺自身抗体（甲状腺球蛋白、甲状腺过氧化物酶抗体和抗促甲状腺激素受体抗体）阳性。此外,多囊卵巢综合征（PCOS）可增加自然流产的发生率,虽然PCOS导致RSA的机制尚不完全明确,但有研究认为,此类患者出现RSA可能与胰岛素抵抗、高胰岛素血症及高雄激素血症有关。

（六）感染因素

任何能够造成菌血症或毒血症的严重感染均可以导致偶发性流产,然而生殖道各种病原体感染以及TORCH感染（TORCH:T代表弓形体;O代表其他病原微生物,包括沙眼衣原体、乙型肝炎病毒、柯萨奇病毒、梅毒螺旋体、人类免疫缺陷病毒等;R代表风疹病毒;C代表巨细胞病毒;H代表单纯疱疹病毒）与RSA的发生虽有一定相关性,但不一定存在因果关系。细菌性阴道病是晚期流产及早产的高危因素,但与早期流产的关系仍不明确。

（七）免疫因素

近年来,生殖免疫研究表明,RSA的病因约半数以上与免疫功能紊乱有关。不同因素导致流产的免疫病理变化也不尽相同,可将免疫性流产分为自身免疫型RSA及同种免疫型RSA两种。

（八）其他不良因素

RSA还与许多其他不良因素相关,包括:①不良环境因素,例如有害化学物质的过多接触、放射线的过量暴露等;②不良心理因素,例如妇女精神紧张、情绪消极抑郁以及恐惧、悲伤等,各种不良的心理刺激都可以影响神经内分泌系统,使得机体内环境改变,从而影响胚胎的正常发育;③过重的体力劳动、吸烟、酗酒、饮用过量咖啡、滥用药物及吸毒等不良嗜好。

三、临床表现

RSA的主要临床表现有3次或3次以上妊娠10~12周以前出现阴道不规则出血伴随腰痛、腹痛等先兆流产的症状,部分患者无任何症状出现,超声检查提示胚胎停止发育或胎死腹中;怀孕中晚期,出现腹痛,破水,将胎儿排出的症状。

四、超声表现

复发性流产一般是指孕妇3次及以上的流产发生,具体到每一次的不良妊娠结局,超声检查同本章前三节所述内容,本节不再赘述。超声对于复发性流产的病因诊断方面可以提供一定的依据,比如超声对子宫解剖结构异常包括各种子宫先天性畸形、子宫颈机能不全、宫腔粘连、子宫肌瘤、子宫腺肌病等所导致的RSA有较好的敏感性。超声监测子宫动脉血流阻力在复发性流产中的价值也值得进一步探索。此外,超声也是RSA患者再次妊娠时重要的孕期监测工具。

五、治疗

(一)解剖结构异常

1. 先天性子宫发育异常　对于双角子宫的RSA患者,可行子宫矫形术;纵隔子宫明显者可采用宫腔镜切除纵隔;单角子宫患者无有效的手术纠正措施,应加强孕期监护,及时发现并发症并予以处理。

2. 子宫颈机能不全　子宫颈环扎术是治疗宫颈机能不全的主要手段,可以有效预防妊娠34周前的早产。对存在子宫颈机能不全的RSA患者,在孕13~14周即可采取预防性子宫颈环扎术(图22-4-1)。

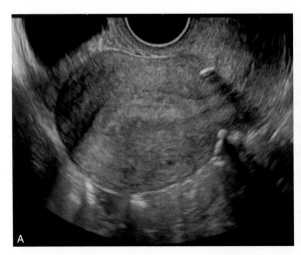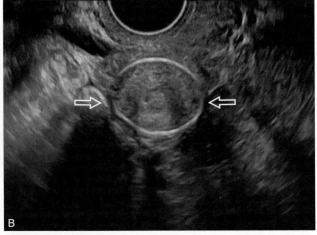

图 22-4-1　宫颈环扎术后超声所见

A. 宫颈长轴切面显示宫颈内口水平前后缘结扎线断面强回声;B. 宫颈短轴切面显示宫颈环扎术后宫颈外缘环形结扎环强回声。

3. 其他的子宫病变　对于宫腔粘连的RSA患者行宫腔镜粘连分离术,术后放置宫内节育器,防止再次粘连,或周期性使用雌激素及人工周期,以促进子宫内膜生长。子宫黏膜下肌瘤患者宜在妊娠前行宫腔镜肌瘤切除术,体积较大的肌壁间肌瘤应行肌瘤剔除术。

(二)血栓前状态

治疗血栓前状态的方法是低分子肝素单独或联合阿司匹林用药。用药时间可从孕早期开始,一般在检测血β-HCG诊断妊娠即开始用药,在治疗过程中如监测胎儿发育良好,血栓前状态相关的异常指标恢复正常即可停药,停药后定期复查血栓前状态的相关指标,同时监测胎儿生长发育情况,如有异常需考虑重新开始用药,必要时治疗可持续至整个孕期,在终止妊娠前 24 小时停止使用。阿司匹林对胎儿的安全性目前尚处于研究之中,建议小剂量阿司匹林于孕前使用,推荐剂量为 50~75mg/d,在治疗过程中要注意监测血小板计数、凝血功能及纤溶指标。

（三）染色体异常

因同源染色体罗伯逊易位患者理论上不能产生正常配子,建议同源染色体罗伯逊易位携带者避孕,以免反复流产或分娩畸形儿,抑或接受供卵或供精通过辅助生殖技术解决生育问题。常染色体平衡易位及非同源染色体罗伯逊易位携带者,有可能分娩染色体核型正常及携带者的子代,妊娠后,应行产前诊断,如发现胎儿存在严重染色体异常或畸形,应考虑终止妊娠。

（四）内分泌异常

甲亢患者一般建议在控制病情后方可受孕,但轻度甲亢患者在孕期应用抗甲状腺药物,如丙硫氧嘧啶（PTU）比较安全,不会增加胎儿畸形的发生率。甲减患者均需接受甲状腺激素治疗,建议当甲状腺功能恢复正常 3 个月后再考虑妊娠,孕期坚持服用甲状腺激素。糖尿病患者建议在血糖未控制之前采取避孕措施,于计划妊娠前 3 个月尽可能将血糖控制在正常范围,并于计划妊娠前 3 个月停用降糖药,改为胰岛素治疗。

（五）感染

存在生殖道感染的 RSA 患者应在孕前根据病原体的类型给予针对性治疗,感染控制后方可受孕,尽量避免在妊娠早期使用全身性抗生素。

（六）免疫功能紊乱

需要根据患者的免疫功能紊乱类型进行有针对性的治疗。

六、妊娠后监测及管理

有 RSA 病史者一旦妊娠要进行严密的监测和适当的处理。

1. 激素水平监测　早孕期 HCG 呈持续低水平或倍增不良或下降则流产的可能性大,孕激素水平明显下降,也提示妊娠结局不良。对 RSA 患者妊娠后定期检测 β-HCG 水平,每周 1~2 次。

2. 超声监测　早孕期超声监测胎心搏动情况对诊断 RSA 有一定的预测价值。在排除受孕延迟后,妊娠 7 周孕囊直径达 20mm 时,如未见到卵黄囊则提示妊娠预后不良;妊娠 8 周时 B 超仍未发现胎心搏动或孕囊较正常小,则预示流产可能性极大。一般在孕 6~7 周行首次 B 超检查,如见异常应每隔 1~2 周定期复查直至可见胎心搏动和胚胎发育情况稳定。

3. 遗传咨询　RSA 患者的胎儿出生缺陷发生率高,孕 12 周后需注意胎儿先天性缺陷的筛查,必要时行产前诊断。有免疫性流产史的患者,孕 38 周可考虑终止妊娠。

（王金萍　陈晓艺）

───────────────── 【参考文献】 ─────────────────

1. 谢红宁. 妇产科超声诊断学. 北京:人民卫生出版社,2005.

2. CALLEN P W. 妇产科超声学. 常才,戴晴,谢晓燕,译. 北京:人民卫生出版社,2009.

3. 龚衍,赵梓琳,刘伟信,等. 体外受精-胚胎移植中与生化妊娠相关因素的分析. 生殖医学杂志,2017,26（9）:896-901.

4. 王锦惠,于子芳,闫芳,等. 阴道二维及三维超声对体外受精-胚胎移植子宫内膜容受性的评估价值. 中华医学超声杂志（电子版）,2015,12（4）:319-324.

5. 辛志敏,杨晓葵,余兰,等. 取卵后第四天或第五天移植对体外受精-胚胎移植妊娠结局的影响. 生殖医学杂志,2019,

28（8）：886-889.

6. HUCHON C, DEFFIEUX X, BEUCHER G, et al. Pregnancy loss：French clinical practice guidelines. Eur J Obstet Gynecol Reprod Biol, 2016, 201：18-26.

7. 中华医学会妇产科学分会产科学组 . 复发性流产诊治的专家共识 . 中华妇产科杂志, 2016, 51（1）: 3-9.

8. MØRK N, LAUSZUS F F, AGHA KROGH R H, et al. Congenital uterine anomalies and their association with fertility and pregnancy outcomes. Ugeskr Laeger, 2018, 180（40）: V02180149.

9. 代会颖, 李泽武, 李瑞梅, 等 . 子宫畸形导致复发性流产的研究现状 . 生殖医学杂志, 2019, 28（7）: 836-840.

第二十三章　异位妊娠超声评估

第一节　输卵管妊娠

受精卵种植于子宫体部宫腔以外部位的妊娠称为异位妊娠,包括输卵管妊娠、卵巢妊娠、腹腔妊娠、残角子宫妊娠、宫颈妊娠等(图23-1-1)。近年来,随着剖宫产率的增加,剖宫产瘢痕处的异位妊娠发生率也在逐渐上升。本节重点讲述输卵管妊娠。

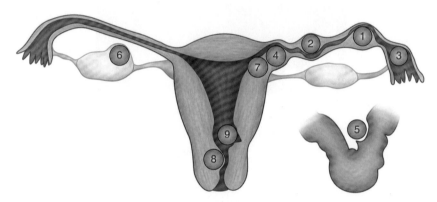

图 23-1-1　异位妊娠常见发生部位
①输卵管壶腹部妊娠;②输卵管峡部妊娠;③输卵管伞部妊娠;④输卵管间质部妊娠;
⑤腹腔妊娠;⑥卵巢妊娠;⑦宫角部妊娠;⑧宫颈妊娠;⑨剖宫产瘢痕处妊娠。

一、概述

输卵管妊娠(tubal pregnancy)是指受精卵着床于输卵管腔内并发育,为最常见的异位妊娠,占95%。可发生在输卵管的任何部位,其中最常见于输卵管壶腹部,占75%~80%,峡部10%,伞部5%,间质部2%~4%。其发生原因常与输卵管炎症、输卵管发育或功能异常、输卵管手术、盆腔子宫内膜异位症、胚胎移植等因素有关。当输卵管妊娠发展到一定时期,可发生流产、破裂或继发性腹腔妊娠等结局。

二、病理

根据输卵管妊娠是否破裂或发生流产,大体形态上分为破裂型、未破裂型、流产型。破裂型因妊娠囊在输卵管内生长,浸润肌层,输卵管壁薄难以承受而发生破裂,盆腔出现较多量积血;未破裂型表现为妊娠囊局限于输卵管内,输卵管壁完整,盆腔无明显积血;流产型表现为妊娠囊发育不良并向腹腔内流产,一般输卵管壁完整,盆腔可有积血(图23-1-2)。

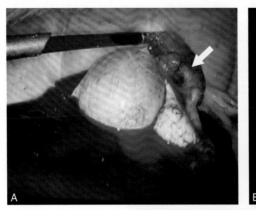
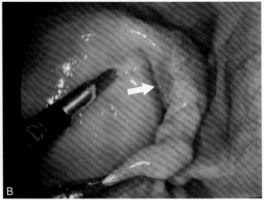
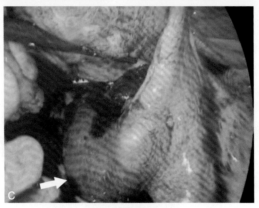

图 23-1-2　输卵管妊娠大体类型

A. 破裂型,输卵管增粗,管壁破裂(箭头所指为破裂口),盆腔积血;B. 未破裂型,输卵管增粗(箭头所指为病灶),管壁完整,盆腔无积血;C. 流产型,输卵管增粗(箭头所指为病灶),管壁完整,盆腔有积血。

三、临床表现

输卵管妊娠的主要临床表现有三大症状,即停经、阴道出血、腹痛。根据妊娠囊着床部位和转归的不同,临床表现也有较大的变化。

1. 停经史　一般患者有 6~8 周停经史,但 20%~30% 患者由于不规则阴道出血被误认为是正常月经而无明显停经史。

2. 阴道出血　60%~80% 患者可出现阴道不规则出血,色暗红或深褐,量少一般不超过月经量,少数患者出血量较多,类似月经。如患者仅少量阴道出血,而临床表现明显腹痛或脸色苍白,甚至晕厥、休克等症状时,应高度怀疑输卵管妊娠伴破裂。

3. 腹痛　未破裂型输卵管妊娠无明显腹痛;流产型则有腹痛但不剧烈;破裂型由于腹腔急性内出血表现为剧烈腹痛,轻者出现晕厥,重者出现失血性休克;陈旧性输卵管妊娠不规则阴道出血时间较长,曾有剧烈腹痛,后呈持续性隐痛。

4. 实验室检查

(1)血清 β-HCG 测定:血清 β-HCG 测定及动态监测对输卵管妊娠早期诊断至关重要。输卵管妊娠患者血 β-HCG 不同程度升高,但大部分低于正常宫内妊娠,并且 β-HCG 的倍增时间相对延长。正常宫内妊娠血 β-HCG 倍增时间一般在 1.2~3.5 天,输卵管妊娠倍增时间常延长至 3~8 天。但需要警惕部分发育良好的输卵管妊娠患者 β-HCG 倍增时间接近正常宫内妊娠。因此,在动态监测 β-HCG 的过程中,β-HCG 倍增时间延长,或虽然 β-HCG 倍增时间正常但宫内未见妊娠囊,或 HCG 达 2 000IU/L 以上,宫内仍未见妊娠囊时,均需警惕输卵管妊娠的可能。

（2）孕酮测定:血清孕酮的测定对判断输卵管妊娠有帮助。一般输卵管妊娠时,血清孕酮水平偏低,多数在 10~25mg/ml 之间,如果血清孕酮 >25mg/ml,异位妊娠概率较小。

四、超声检查

超声检查是输卵管妊娠最重要的影像学诊断手段,可以明确输卵管妊娠的部位、大小、胚胎发育、有无破裂等重要征象。

1. 直接征象　输卵管妊娠的直接征象为子宫旁探及异常回声团块,根据团块的超声表现可分为孕囊型和包块型。

（1）孕囊型:附件区可探及类圆形团块,外形规则,边界清晰,内可见厚壁妊娠囊,部分囊内可探及胚芽及心管搏动,盆腔内有或无积液。包块一般较小,外层是输卵管壁肌层,表现为低回声环,低回声环在输卵管腔内或盆腔积液衬托下易显示,中间层输卵管黏膜绒毛着床部位,表现为高回声环,内层为无回声区,此声像图特征又称 Donut 征或 “甜面圈” 征,彩色多普勒可于团块处探及低阻环状血流（图 23-1-3A）。

（2）包块型:宫旁一侧或盆腔见回声杂乱团块（图 23-1-3B）,未见或可见完整妊娠囊（输卵管破裂不一定伴随妊娠囊塌陷）,形态不规则,与周边组织分界不清,直肠子宫陷凹或子宫周围可见不规则无回声区;严重时腹腔可见大量无回声区,内见较多点状弱回声或絮状高回声漂浮（血凝块）。患侧卵巢因宫旁回声杂乱团块或絮状高回声包裹而显示不清。

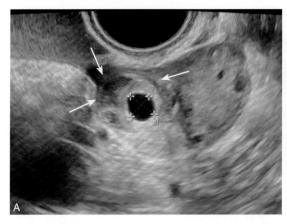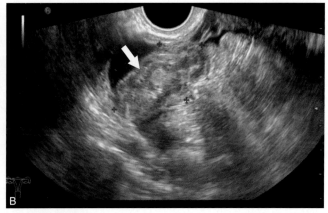

图 23-1-3　输卵管妊娠

A. 孕囊型（箭头所指为输卵管肌壁低回声环）; B. 包块型。

需要注意的是,由于输卵管位置变异较大,同时受周围肠道气体的干扰,容易导致输卵管妊娠的直接征象难以显示。故临床高度怀疑输卵管妊娠时,应结合经阴道超声、经腹部超声仔细扫查帮助寻找输卵管妊娠病灶。此外,卵巢的妊娠黄体在寻找输卵管妊娠病灶中也可作为一个有用的引导指标,70%~85%的卵巢妊娠黄体与输卵管妊娠病灶位于同一侧,对输卵管妊娠病灶有一定的定位作用。

2. 间接征象　输卵管妊娠时,子宫内膜、宫腔、盆腔内均可出现相应的变化。

（1）子宫内膜:由于妊娠后血清 β-HCG、雌二醇和孕酮等激素水平的改变,内膜发生蜕膜化而增厚,但内膜增厚程度较正常宫内妊娠相对薄。

（2）宫腔积液:内膜少量出血形成宫腔局限性积液,与周围包绕的增厚内膜形成类似妊娠囊结构,称为假妊娠囊征（图 23-1-4）。假妊娠囊与真妊娠囊的主要区别点在于前者一般位于宫腔中央,妊娠囊囊壁实为内膜组织,仔细观察可发现囊壁与宫颈内膜相延续,CDFI 显示妊娠囊周围无明显滋养血管;而真妊娠囊表现为环形厚壁,偏心植入一侧内膜,CDFI可探及妊娠囊周围滋养血管。

（3）盆腔积液:输卵管妊娠破裂或流产时,盆腔不同程度的积血,超声显示盆腔无回声区内常可见点样弱回声或絮状高回声,量少时局限于盆腔内,量多时可达上腹部。因此,超声扫查除经阴道检查外,还须经腹全面扫查,观察肝肾隐窝、脾肾隐窝、髂窝等区域的积液情况,初步评估患者的出血量。

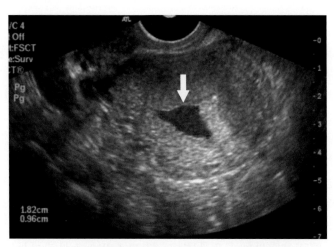

图 23-1-4　输卵管妊娠常合并宫腔积液("假妊娠囊"征)

五、鉴别诊断

（一）妊娠黄体

妊娠黄体较大,可以表现为实性低回声或厚壁无回声团,需要与输卵管妊娠团块进行鉴别。妊娠黄体位于卵巢内,输卵管妊娠团块位于卵巢外;妊娠黄体表现为实性低回声团时,CDFI显示以周边环形供血为主要表现,频谱多普勒显示为低阻力动脉血流频谱,而包块型输卵管妊娠的团块周边无环绕血流信号,内部血流信号稀少,动脉血流阻力高;妊娠黄体表现为厚壁无回声团时,团块周边常表现为低回声环,而妊娠囊型团块周边为高回声环("Donut征")（图 23-1-5）。

（二）黄体破裂

黄体破裂时表现为附件区不规则杂乱回声团块合并盆腔或腹腔游离液性暗区,与输卵管妊娠破裂的声像图表现类似,CDFI显示输卵管妊娠团块因含有绒毛成分,故可及或多或少的血流信号,而黄体破裂团块由血凝块构成,无血流信号显示,但血凝块常将卵巢包裹其中,故可探及来自卵巢的供血血管,需要注意区分（图 23-1-6）;卵巢内可显示或未显示透声差的无回声区（即黄体血肿）;仔细询问病史,黄体破裂表现为腹痛,好发于月经中后期,无明显停经史,一般无月经紊乱或者阴道出血的表现,实验室检查血或尿 β-HCG 均阴性。

（三）附件扭转

主要指的是卵巢或附件区的团块或囊肿蒂部发生扭转,临床表现为突然出现的一侧下腹部剧痛,常伴恶心、呕吐。超声表现为附件区肿块与扭转水肿的蒂部形成的"双肿块征或多肿块征"（图 23-1-7A、ER 23-1-1A）,CDFI显示蒂部漩涡状血流（ER 23-1-1B）,早期扭转附件肿块多普勒显示未见异常,扭转后期肿块内血供消失,甚至蒂部漩涡状血流消失。按照扭转内容物的不同,还可表现囊壁增厚、周围渗液、"滤泡环征"等。滤泡环征指卵巢扭转早期,静脉及淋巴回流受阻,窦状卵泡的毛细血管发生循环障碍,导致卵巢内卵泡及其间质发生水肿充血,卵泡壁增厚（图 23-1-7B）。附件扭转还可导致肿块破裂,表现更复杂。

ER 23-1-1　附件扭转
A. 输卵管系膜巨大囊肿及同侧正常卵巢组织同时扭转,囊肿、增大的卵巢和扭转的蒂部形成多肿块征;
B. 扭转的蒂部可探及漩涡状血流信号。

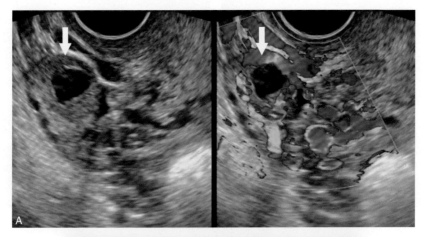

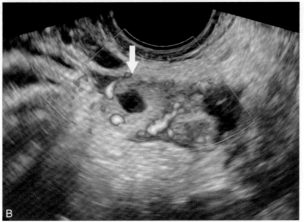

图 23-1-5　输卵管妊娠与妊娠黄体的鉴别

A. 妊娠黄体位于卵巢内,其无回声区周边为低回声环,CDFI 显示周边环形血流;B. 输卵管妊娠的妊娠囊位于卵巢外,其无回声区周边为高回声环,CDFI 显示周边血流断续可见,无环形包绕。

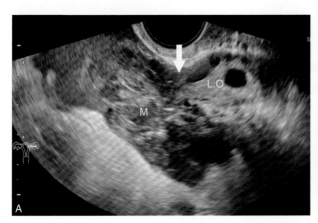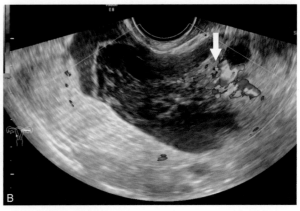

图 23-1-6　黄体破裂(女,40 岁,突发下腹痛 4 天)

A. 附件区团块与左侧卵巢分界不清;B. 团块包绕区域内可探及卵巢内血流信号。

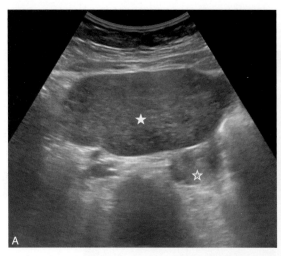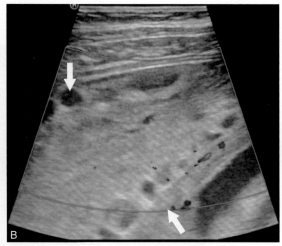

图 23-1-7　附件扭转超声表现

A. 卵巢扭转后肿大的卵巢和扭转蒂部形成的"双肿块征"；B. 卵巢扭转后皮质内可见多个车轮状排列的窦卵泡，壁增厚，厚 1~2mm，回声增强，呈"滤泡环征"。

（四）残角子宫妊娠

残角子宫妊娠的诊断要点如下。

1. 子宫腔形态异常　横切面显示宫底内膜最大径线较短（通常 <1/2 该水平切面的子宫横径），纵切面仅能显示一侧宫角，即通过二维纵、横切面动态观察可以判断为单角子宫，亦可通过宫腔三维成像判断，更加便捷、直观。

2. 附件区见妊娠囊结构，妊娠囊周围包绕肌层（肌层为残角子宫的肌性结构），肌层与子宫壁相延续且回声相同（图 23-1-8）。

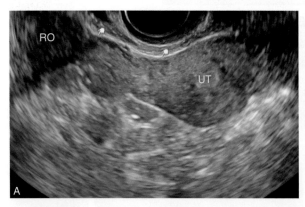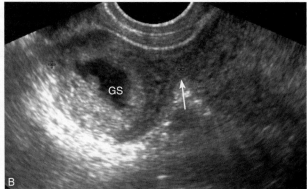

图 23-1-8　残角子宫妊娠

A. 左侧单角子宫，右侧为子宫残角；B. 子宫残角内见妊娠囊，箭头所指为残角与单角子宫肌层延续处。UT. 子宫；RO. 右侧卵巢；GS. 孕囊。

（五）局部增粗的输卵管

输卵管局部增粗或输卵管局部扭曲，在盆腔积液的衬托下容易显示。当患者血 β-HCG 数值较低，宫内未见妊娠囊，局部增粗或扭曲的输卵管似团块样，位于卵巢旁，极容易误诊为输卵管妊娠团块。仔细甄别可发现此团块内部回声均匀一致，多切面扫查可延伸（图 23-1-9），仔细询问病史，因停经时间短，血 β-HCG 低，故宫内妊娠囊还未显示。碰到此类情况，建议短期内复查超声，观察宫内、外情况的变化，追踪血 β-HCG 上升幅度，可以帮助鉴别。

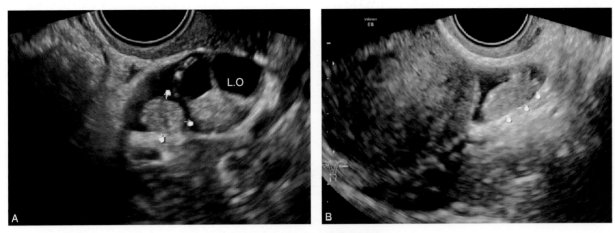

图 23-1-9 输卵管局部增粗

A. 横切面；B. 纵切面。

（六）急性阑尾炎

临床表现右下腹压痛、反跳痛，发热，超声表现为右下腹形态固定的条索状管腔，一侧为盲端，另一侧向上与盲肠相连，典型患者可见管腔内强回声团（粪石），或表现为边界不清的团块样低回声或混合回声，但结合病史及实验室检查不难判断（图 23-1-10）。

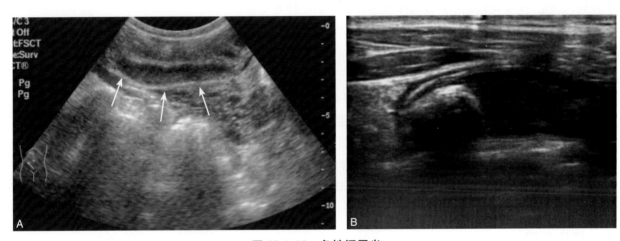

图 23-1-10 急性阑尾炎

A. 经腹部扫查右下腹条索状管腔，透声差；B. 高频探头可显示管腔内强回声团（粪石）。

六、治疗原则

1. 药物治疗 主要适用于早期输卵管妊娠、要求保留生育能力的年轻患者。符合以下条件可采用此法：①无药物治疗的禁忌证；②输卵管妊娠未发生破裂；③妊娠囊直径≤4cm；④血 β-HCG<2 000IU/L；⑤无明显盆腔内出血。可全身或局部用药，全身用药常用氨甲蝶呤（MTX），治疗机制是抑制滋养细胞增生，破坏绒毛，使胚胎组织坏死、脱落、吸收。局部用药采用超声引导下穿刺将药物注入输卵管的妊娠囊内，常用药物为 MTX。

2. 手术治疗 手术治疗适用于：①生命体征不稳定或有腹腔内出血征象者；②诊断不明确者；③异位妊娠有进展者（如血 HCG>3 000IU/L 或持续升高、有胎心搏动、附件区大包块等）；④随诊不配合者；⑤药物治疗禁忌证或无效者。手术治疗分为保守手术和根治手术。保守手术为保留患侧输卵管，行输卵管切开取胚再缝合。近年早期诊断率明显提高,输卵管妊娠在流产或破裂前确诊者增多,采用保守手术明显增多,但存在残留滋养细胞的可能性,再次继续生长,再次出血,称为持续性异位妊娠,故术后须监测HCG,及时给予氨甲蝶呤治疗,必要时需再手术;根治手术为切除患侧输卵管,适用于无生育要求的输卵管妊娠、内出血并发休克的急症患者。

(陈丽霞)

第二节 宫 角 妊 娠

一、概述

宫角妊娠是指胚胎种植在接近子宫与输卵管开口交界处的宫角部的子宫腔内妊娠,是子宫特殊部位妊娠。研究报道宫角妊娠占所有妊娠的 1/76 000,占异位妊娠的 2%~3%。宫角妊娠有 3 种结局:第一种情况为胚胎发育不良,自然流产;第二种情况为妊娠囊向宫腔生长,妊娠或可延至晚期甚至自然分娩;而第三种情况则是妊娠囊向宫腔外扩展生长,使宫角膨胀外凸,宫角部肌层组织逐渐变薄,最终导致血运丰富的宫角部肌层破裂,发生致命的大出血,孕产妇病死率高达 2.0%~2.5%。故早期对宫角妊娠的转归做出预判,对临床医生采用期待疗法或手术治疗方案的选择至关重要。

二、病理与分型

按照妊娠囊生长趋势,宫角妊娠可以分成两种类型:Ⅰ型,妊娠囊绝大部分在宫腔内生长,宫角部外凸不明显,子宫角部肌层破裂风险低,妊娠或可至中晚期;Ⅱ型,妊娠囊主要向宫角外生长,宫角部有明显外凸,子宫角部肌层破裂和大出血风险高。需要注意的是,宫角妊娠与输卵管间质部妊娠几乎在同一区域,主要根据包块与子宫圆韧带的位置关系进行判断,圆韧带位于宫角包块外侧提示宫角妊娠,而圆韧带位于宫角包块内侧则为输卵管间质部妊娠(图 23-2-1)。

三、临床表现

宫角妊娠患者临床表现有停经、伴有或不伴有阴道流血,宫角破裂时可出现剧烈腹痛及休克症状。因其部位近宫腔,空间相对较大,肌层较厚,其妊娠可以维持较长时间,破裂时间可达中孕晚期甚至孕晚期,后者一旦破裂,则会对孕产妇产生更大的生命威胁。

四、超声检查

(一)二维超声

1. 按照宫角部团块的超声特点分为孕囊型或包块型(图 23-2-2),前者妊娠囊可见胚芽或胚胎及心管搏动;后者表现为混合回声团块,多为不均匀高回声,界限尚清或不清,彩色多普勒显示团块内不同丰富程度的血流信号,其中血窦型包块为包块型的特殊表现,团块内部呈蜂窝样改变,血流丰富,可探及高速低阻的血流信号。

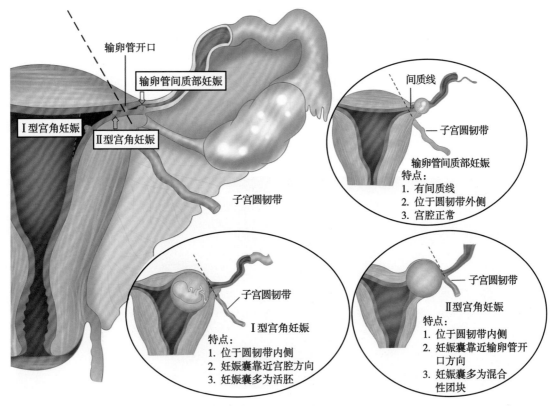

图 23-2-1　宫角妊娠（Ⅰ型、Ⅱ型）及输卵管间质部妊娠示意图

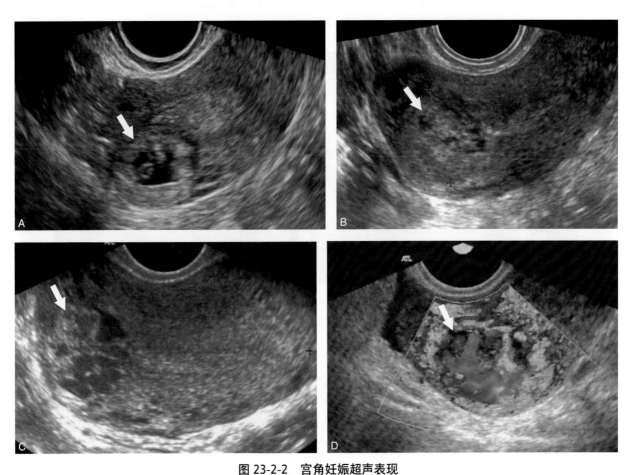

图 23-2-2　宫角妊娠超声表现

A. 孕囊型；B. 包块型；C、D. 包块型（血窦型包块）。

2. 按照妊娠囊或包块在宫角的具体位置及超声特点分为以下几型。

（1）偏宫角处妊娠：又称偏心宫内孕（eccentric intrauterine pregnancy，EIUP），包块或孕囊位于底部宫腔紧贴一侧宫角处，其外上方小部分区域靠近肌壁，此处可无明显内膜组织，除此区域外包块周围均被内膜包绕（图 23-2-3），若内膜厚度较薄时，则可观察内膜基底层连续性。间质线完整存在，间质线在声像图上表现为细线状高或低回声，多为高回声，长短不一，解剖位置即为宫角外上方肌层区域，或称为输卵管壁内段（图 23-2-4）。该型属于宫内孕，虽然妊娠囊着床偏向于一侧宫角，但并不是真正的异位妊娠，与专家共识中描述的 I 型宫角妊娠位置和特点相符。

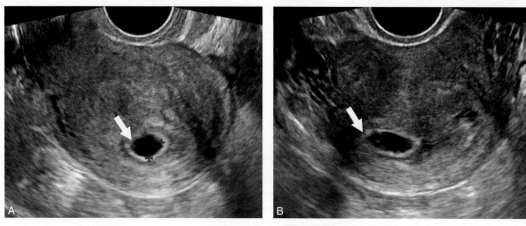

图 23-2-3 偏宫角处妊娠

A. 子宫纵切面底部宫腔见妊娠囊，周边内膜环绕；B. 子宫横切面显示妊娠囊位于底部紧贴右侧宫角处，妊娠囊外侧部分区域没有显示内膜，肌层厚度无变薄。

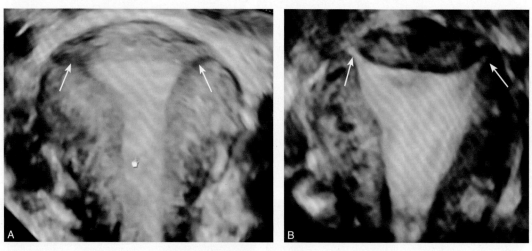

图 23-2-4 间质线

A. 宫角外上方肌层内线样低回声（箭头所指）；B. 宫角外上方肌层内线样高回声。

（2）宫角妊娠：包块或妊娠囊位于宫角处肌壁间，其内侧紧贴宫角处内膜，与宫腔相通，即除外包块或孕囊内侧，周围几乎被肌层包绕，外上方肌层变薄，与专家共识中描述的 II 型宫角妊娠位置和特点相符。若绒毛活性强，包块或妊娠囊可逐渐增大，尤其孕囊型，可向宫内、宫外两个方向发展。宫角妊娠向宫外发展，则表现为宫角部膨隆，子宫呈不对称性增大（图 23-2-5），同时，宫角外上方肌层区域被挤压，输卵管壁内段解剖位置发生改变，超声表现为间质线不可见。

另外，宫角妊娠向宫腔发展，妊娠囊偏于一侧宫腔，子宫不对称增大，宫角处膨隆（图 23-2-6），膨隆程度不及间质部妊娠，妊娠可持续到中晚孕，但宫角处肌层薄弱，胎盘容易植入，子宫破裂的风险增加。

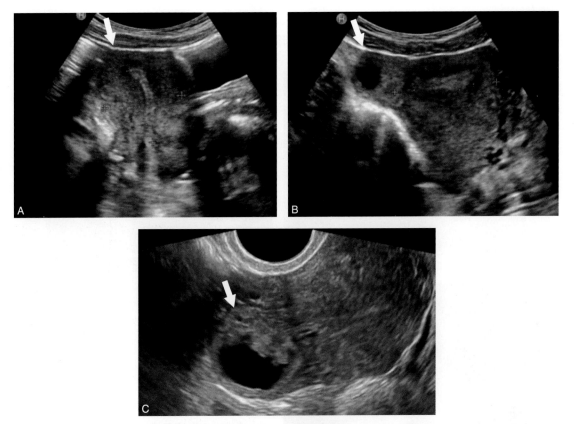

图 23-2-5　宫角妊娠

A. 经腹超声显示子宫腔空虚；B. 经腹超声横切面显示右侧宫角膨隆，外侧肌层菲薄；C. 经阴道超声横切面妊娠囊内侧紧贴内膜，与宫腔相通。

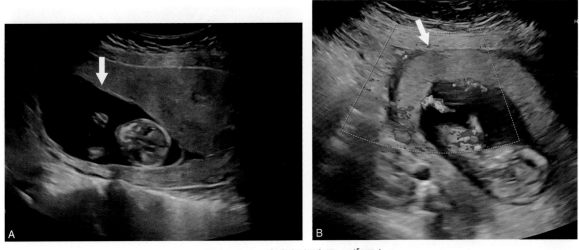

图 23-2-6　宫角妊娠（孕 13^{+5} 周）

A. 宫底横切面显示宫腔右侧见胎儿回声，左侧空虚；B. 右侧宫角肌层明显变薄（胎盘着床处）。

（二）三维超声诊断

三维超声较二维超声的优越性在于可以显示宫腔的全貌以及宫底的形态。直接反映妊娠囊着床部位和宫角及间质部的关系，为间质部妊娠和宫角妊娠提供直观、可靠的诊断依据。

1. 偏宫角处妊娠　子宫不同程度增大，子宫冠状切面上可见妊娠囊或包块位于宫腔内，宫腔形态不完整，包块或妊娠囊外上方肌层厚度正常（图 23-2-7），动态观察间质线存在。

　　2. 宫角妊娠　子宫不同程度增大,宫腔形态完整,子宫冠状切面上可见包块与宫腔相通,包块外上方肌层变薄甚至消失,间质线消失,随着包块增大,子宫形态不对称增大,一侧宫角部向外膨出(图 23-2-8)。

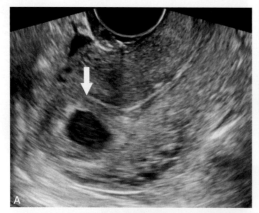
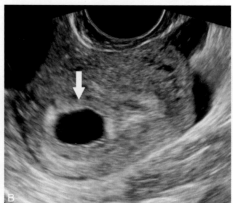
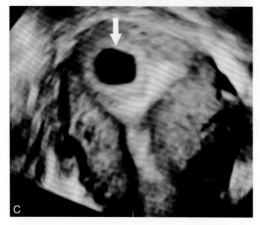

图 23-2-7　偏宫角处妊娠

A. 二维纵切面显示妊娠囊位于宫腔底部;
B. 二维横切面显示妊娠囊位于宫腔底部紧贴右侧宫角处;C. 三维超声显示妊娠囊偏于右侧宫角。

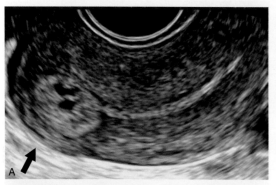
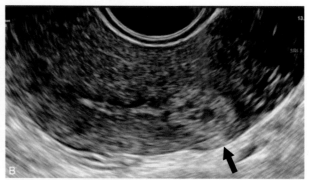
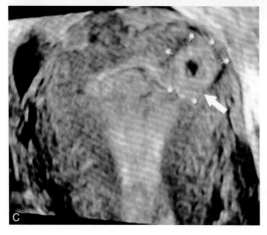

图 23-2-8　宫角妊娠

A. 二维纵切面显示宫角处见妊娠囊,妊娠囊内侧紧贴内膜,外上方肌层变薄;B. 二维横切面显示左侧宫角处见妊娠囊,内侧紧贴内膜,外上方肌层变薄;C. 三维超声显示妊娠囊位于左侧宫角肌壁间,外上方肌层变薄。

五、鉴别诊断

（一）输卵管间质部妊娠

间质部妊娠的二维超声常表现为子宫不对称性增大,一侧宫角部膨隆,妊娠囊或包块的外上方肌层变薄或消失,内部见妊娠囊或不均质包块,与内膜不相连,两者之间见肌层回声,间质线存在(图 23-2-9);三维超声显示子宫冠状切面上可见妊娠囊或包块与宫腔不相通,两者之间可见肌层组织,间质线存在(图 23-2-10)。间质线存在对于鉴别宫角妊娠与间质部妊娠有重要鉴别诊断意义。间质部妊娠随着妊娠囊或包块增大、外凸,易破裂出血,同时其内侧缘亦可靠近宫角处内膜,宫角处内膜受压表现,间质线不可见,此时声像图与Ⅱ型宫角妊娠表现重叠,但间质部妊娠向宫腔内发展而继续妊娠的概率几乎为零。

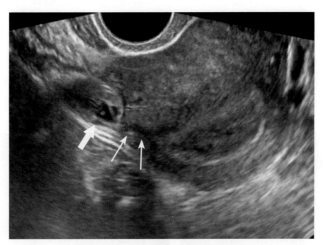

图 23-2-9　输卵管间质部妊娠

妊娠囊(粗箭头)与间质线(细箭头)。

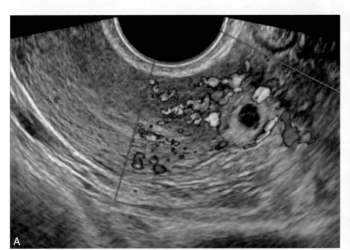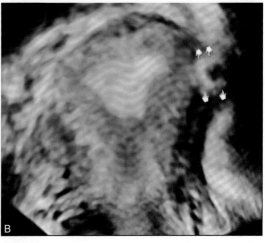

图 23-2-10　输卵管间质部妊娠

A. 二维超声显示妊娠囊位于左侧宫角处,外凸,内侧与内膜不相连,外侧肌层菲薄,CDFI 显示妊娠囊周围丰富血流信号;B. 三维超声显示子宫左侧角膨隆,内见妊娠囊,内侧与宫腔不相通,妊娠囊与内膜之间肌层存在,宫腔形态正常。

输卵管间质部妊娠、宫角妊娠Ⅰ型（相当于超声上所见的偏宫角处妊娠）、宫角妊娠Ⅱ型（相当于超声上所见的宫角妊娠）均位于宫角部或接近宫角部，位置接近，超声表现类似，容易混淆。主要从以下5个方面进行鉴别：①宫角是否膨隆；②宫腔形态是否改变；③与宫腔是否相通；④间质线是否存在；⑤妊娠囊或包块外上方肌层厚度是否变薄（表23-2-1）。其中，妊娠囊或包块外上方最薄处肌层厚度测量、妊娠囊或包块内侧缘与内膜的距离、妊娠囊或包块外突的程度是超声观察和描述的重点，也是鉴别诊断的要点。病灶与内膜的距离决定了宫腔镜下是否可行妊娠组织的清除术，宫角膨出程度则决定了腹腔镜下是否可行宫角切开取胚术或宫角切除术。

表 23-2-1　输卵管间质部妊娠与宫角妊娠、偏宫角处妊娠鉴别要点

不同部位妊娠	宫角膨隆	宫腔形态	宫腔相通	间质线	外上方肌层
偏宫角处妊娠	无	改变	相通	存在	不变
宫角妊娠	可有	不变	相通	消失	变薄
间质部妊娠	可有	不变	不相通	存在	变薄

（二）滋养细胞疾病

宫角妊娠包块型（血窦型）还需与滋养细胞疾病相鉴别。两者声像图类似，均表现为边界不清晰，包块内部呈海绵状或蜂窝状，CDFI显示异常丰富的五彩镶嵌血流信号，可及动静脉瘘频谱。但后者有葡萄胎或绒癌病史，血β-HCG异常升高，结合病史和血β-HCG综合分析，可帮助鉴别（图23-2-11）。

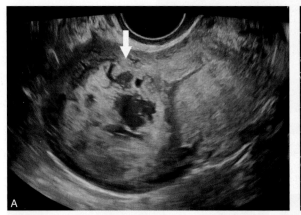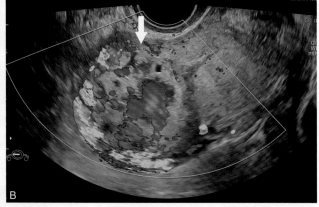

图 23-2-11　宫角滋养细胞疾病（此患者血 HCG 为 162 740IU/L）

A. 右侧宫角不均质回声团，宫角处外侧肌层变薄，内侧与宫腔相通；B. CDFI 显示团块内丰富的血流信号。

六、治疗原则

1. 手术治疗　对于宫角处包块张力大的宫角妊娠或间质部妊娠均可采用腹腔镜下宫角切开取胚或宫角切除术；对于未破裂的张力小的早期宫角妊娠，在超声或宫内可视系统监视下试行"定点清除式"负压吸宫术，必要时可选择在腹腔镜监视下清宫。

2. 保守治疗　全身使用或局部注射氨甲蝶呤（MTX）是一种可行的保守治疗方法，适用于血流动力学稳定、无破裂或即将破裂的迹象、希望避免侵入性手术治疗的患者。局部注射技术有各种方法，包括腹腔镜、宫腔镜和经腹、经阴道超声引导技术。局部注射治疗期间，应该严密监测破裂和/或出血的迹象以及血β-HCG变化情况。

（陈丽霞）

第三节　剖宫产瘢痕妊娠

一、概述

剖宫产瘢痕妊娠（cesarean section pregnancy, CSP）是指受精卵着床于前次剖宫产子宫切口瘢痕处的异位妊娠，是一个限时定义，仅限于早孕期（≤12周）。孕12周以后的中孕期CSP则诊断为"宫内中孕，剖宫产术后子宫瘢痕妊娠，胎盘植入"，如并发有胎盘前置，则诊断为"宫内中孕，剖宫产术后子宫瘢痕妊娠，胎盘植入，胎盘前置状态"。到了中晚孕期则为胎盘植入及前置胎盘，即形成所谓的凶险性前置胎盘。

有报道CSP的发生率为1/2 200~1/800，占剖宫产妇女的1.15%，占有剖宫产史异位妊娠的6.10%。近年来随着剖宫产率的不断增加，瘢痕妊娠成为较常见的剖宫产远期并发症，发生率呈现上升趋势，发现不及时或处理不当，可引起子宫大出血、胎盘植入、子宫破裂，甚至需要全子宫切除，或危及患者生命，超声医生及早做出明确诊断至关重要，因为临床医生的及时治疗，可有效减少并发症的发生，成功保留生育能力。

二、病因

导致受精卵在剖宫产瘢痕位置着床的病因目前还不清楚，涉及各种学说，可能的发病机制如下。

1. 剖宫产术导致瘢痕处子宫内膜间质蜕膜缺乏或有缺陷，受精卵在此着床后，滋养细胞可直接浸入肌层，并不断生长，绒毛与子宫肌层粘连，植入甚至穿透肌层。

2. 剖宫产术切口缝合错位及感染、愈合不良，瘢痕组织形成缝隙或空洞，再次妊娠时孕卵种植于该窦道导致剖宫产瘢痕处妊娠。

3. 子宫内膜炎、子宫蜕膜发育不良，受精卵着床后可能因血供不良，绒毛部分伸展到子宫下段切口瘢痕处。

三、临床诊断

CSP早孕期无特异性的临床表现，或类似先兆流产的表现，如阴道少量流血、轻微下腹痛等。容易误诊为宫内孕先兆流产、流产，后续人工或药物流产失败则可导致大量出血或紧急手术。

超声为CSP的首选诊断方法，经阴道和经腹超声联合检查不仅可以帮助定位妊娠囊，更有利于明确妊娠囊与子宫前壁下段瘢痕及膀胱的关系。

当超声检查无法明确妊娠囊与子宫肌层及膀胱壁的关系时，可进行MRI检查。MRI检查矢状面及横断面的T_1、T_2加权连续扫描均能清晰地显示子宫前壁下段妊娠囊与子宫肌层及膀胱壁的关系。但因为费用较昂贵，所以，MRI检查不作为首选的诊断方法。

血清β-HCG对于CSP的诊断并无特异性，有胎心的CSP血清β-HCG水平可以高达100 000U/L，但异常升高的β-HCG需警惕是否合并妊娠滋养细胞肿瘤。而血清β-HCG在CSP的治疗效果评价中则更具有临床价值。

四、超声检查

（一）超声表现

1. 二维超声表现　1997年Godin等首先提出剖宫产瘢痕妊娠的超声诊断标准：①宫腔内无妊娠囊；②宫颈管内无妊娠囊；③妊娠囊位于子宫前壁下段肌层（原剖宫产切口部位）；④膀胱和妊娠囊之间肌壁明显变薄，甚至消失。后续的诊断标准又增加了1条彩色多普勒的特点，即多普勒显示病灶处记录到滋养血管的高速低阻血流频谱特征。CSP大多数是在妊娠6~8周时诊断。但不是所有的CSP都具有典型的超声表现，故此诊断标准适用范围局限，不适用于包块型CSP、早期着床的CSP及向宫腔发展的CSP。孕囊型和包块型分别有不同的超声特点。

（1）孕囊型CSP：宫腔内未见妊娠囊回声，子宫前壁下段瘢痕处内膜层向肌层呈楔形凹陷缺损，局部呈锐角，妊娠囊附着局限于此处（图23-3-1），或随着孕周增大，孕囊型CSP可向宫腔内生长（图23-3-2），前壁下段瘢痕处肌层变薄或中断，CDFI显示此处可见半环或环状低阻力型动脉血流信号（图23-3-3），甚至前壁下段局部向膀胱方向膨隆。孕囊内可见卵黄囊或者胚芽及心管搏动。宫颈形态正常，内、外口紧闭。

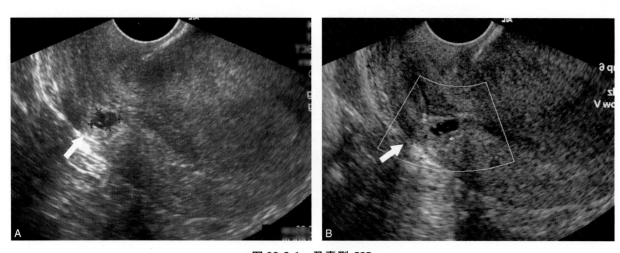

图23-3-1　孕囊型CSP

A. 前壁下段瘢痕处见孕囊，孕囊内见卵黄囊；B. 彩色多普勒显示孕囊周围少许血流信号。

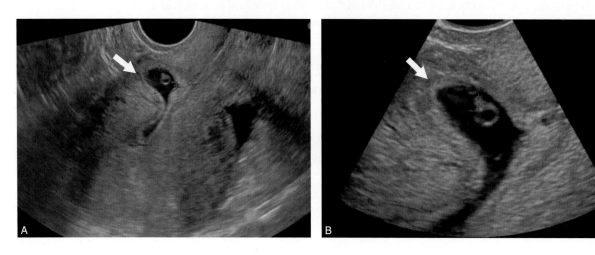

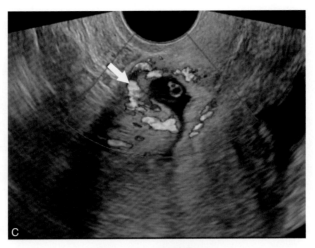

图 23-3-2 孕囊型 CSP

A. 孕囊向宫腔内生长,孕囊下缘位于前壁下段瘢痕处;B. 孕囊内见胚芽及卵黄囊;
C. CDFI 显示前壁下段瘢痕处半环状血流信号。

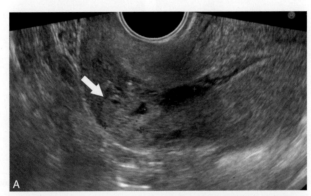

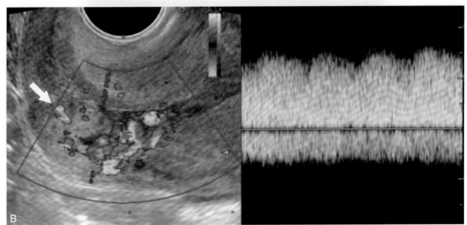

图 23-3-3 孕囊型 CSP

A. 前壁下段瘢痕处见孕囊;B. 多普勒显示孕囊周围肌层内丰富血流信号,频谱显示低
阻力动脉频谱。

（2）包块型 CSP：通常是孕囊型 CSP 清宫不全或不全流产后形成,残留的妊娠组织继续生长,与血凝块形成混合回声团。包块型 CSP 的超声特征:①包块位置相对固定,均位于前壁下段肌层内;②内部回声杂乱;③包块内血流丰富程度不等,可无血流信号(图 23-3-4),或丰富血流信号(图 23-3-5),CDFI常于包块处测及高速低阻的血流频谱,丰富血流信号可因绒毛组织侵袭生长或清宫损伤肌层而形成动静脉瘘形式。

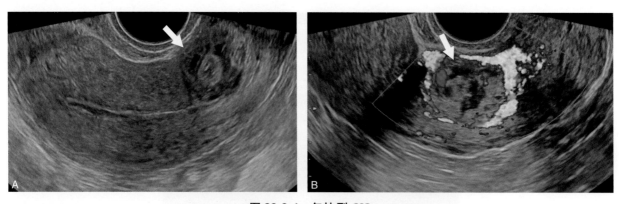

图 23-3-4 包块型 CSP

A. 前壁下段见混合回声团；B. CDFI 示团块周边环绕血流，内部少许血流信号。

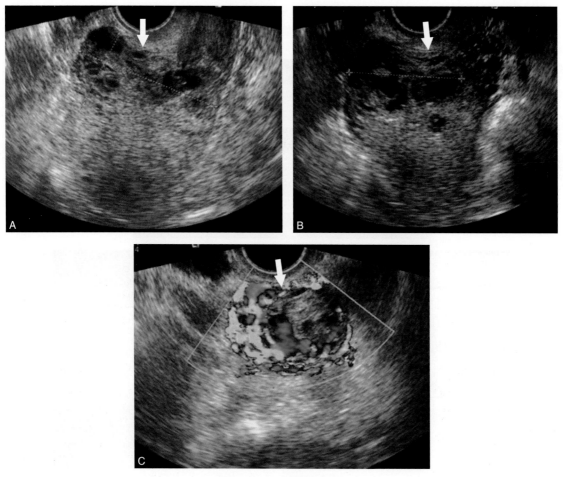

图 23-3-5 包块型 CSP

A、B. 前壁下段混合回声团块（纵、横切面），内见大小不等的无回声区，呈蜂窝样改变；C. 多普勒显示团块血流丰富。

　　根据典型和不典型 CSP 的超声表现，具有以下特点者须高度怀疑 CSP：①剖宫产病史，是确定诊断的必要条件。②子宫形态正常或异常，异常则表现为两端小中间大，中间部分局部膨隆，经腹部检查更易于显示子宫全貌。③孕囊或包块着床位置低，位于子宫前壁下段肌层内；5~7 周的患者 100% 妊娠囊位于子宫前壁下段，但 11~14 周只有 24%，因为妊娠囊向宫腔方向生长，故而增加了大孕周 CSP 的诊断难度。通过观察孕囊着床侧囊壁厚度略厚，与肌层分界欠清晰，有助于判断孕囊着床位置是否为子宫前壁下段。孕龄达 10 周,已经形成原始胎盘则可以观察胎盘位置与前壁下段瘢痕的关系帮助诊断。④瘢痕处肌层厚度随浸润深度的加深而变薄,绝大多数 <5mm,甚至菲薄;但部分剖宫产患者瘢痕愈合不良,二次妊娠前瘢痕处肌层厚度已经较薄,此时须结合瘢痕处是否有局部膨隆及血流信号增多的情况来支持 CSP。⑤前壁下段肌层内可显示扩张的滋养血管。7 周后比较明显,11~14 周几乎达到 90%。

2. 三维超声表现 经阴道三维超声检查能够清晰、准确地显示孕囊或团块与瘢痕的位置关系(图 23-3-6)、血流分布及子宫肌壁等情况,通过图像能够更精准地评估孕囊确切生长的位置及与子宫瘢痕的关系。三维成像可见孕囊位于子宫瘢痕处,冠状切面可见孕囊着床处子宫肌层菲薄。玻璃体成像可清晰显示孕囊周围血管分布情况。

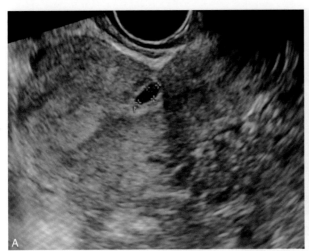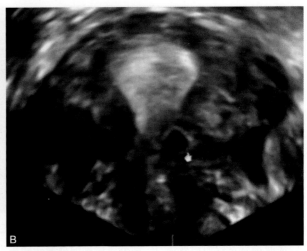

图 23-3-6　CSP 三维超声
A. 二维超声显示子宫前壁下段瘢痕处见孕囊;B. 三维超声显示瘢痕处孕囊。

3. 超声造影 CSP 静脉超声造影声像图特征表现为相对于子宫正常肌层,子宫瘢痕病灶处造影剂呈早增强、高增强和慢消退。早增强、高增强的部位即为妊娠物着床的部位,其形态根据绒毛附着的范围大小可表现为“团块状”或“半环状”,随着造影剂注入,孕囊型 CSP 整个孕囊呈“面包圈”样改变。包块型 CSP 包块周边呈不均匀性强化,内部呈斑片状增强、团块状增强或完全无增强。超声造影中妊娠囊着床处早增强和高增强的特征易于识别(图 23-3-7),对 CSP 的诊断和鉴别诊断都有较高价值。

尽管超声造影微泡通过胎盘影响胎儿可能性不大,但目前 CEUS 仅适用于终止妊娠患者中诊断与鉴别诊断,故研究的样本量相对较小,其价值有待于进一步探索。

(二)CSP 病理生理分型

CSP 病理生理分型方法是 Vival 于 1990 年提出的内生型和外生型两分法,依据胚囊生长的方法进行分型。内生型胚囊种植肌层浅,胚囊向宫腔方向生长,可发展为宫内活胎,甚至足月分娩,但有前置胎盘或胎盘植入的风险。外生型胚囊植入肌层后,胚囊向膀胱方向生长,子宫前壁肌层外凸且菲薄,甚至消失。如继续妊娠可发展为凶险性前置胎盘,甚至子宫破裂。该方法缺乏用于指导临床治疗可以依据的数据及定量指标,不利于实际操作。

(三)CSP 超声分型

2016 年中华医学会妇产科学分会计划生育学组制定的《剖宫产术后子宫瘢痕妊娠诊治专家共识》为了进一步评估手术风险,制订治疗方案,提出了 CSP 新的超声分型法。根据超声检查显示的着床于子宫前壁瘢痕处的妊娠囊的生长方向以及子宫前壁妊娠囊与膀胱间子宫肌层的厚度进行分型,将 CSP 分为Ⅰ、Ⅱ、Ⅲ三种类型以及Ⅲ型中特殊的包块型。

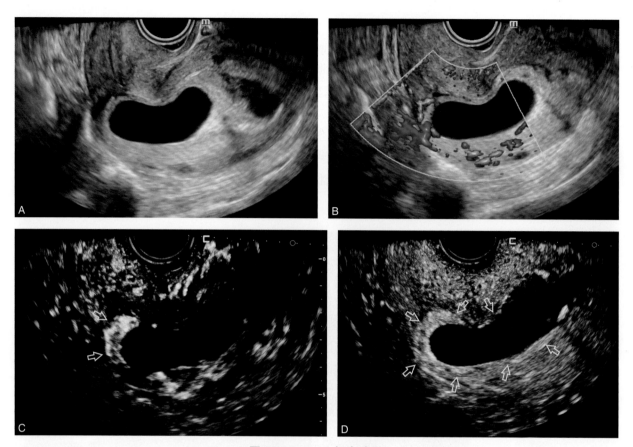

图 23-3-7　CSP 超声造影

A. 子宫前壁下段肌层变薄；B. 前壁下段瘢痕处显示较丰富的血流信号；C. 超声造影显示妊娠囊着床处瘢痕水平先增强；D. 超声造影显示妊娠囊周边成 "面包圈样" 增强。

1. Ⅰ型 CSP（图 23-3-8）

（1）妊娠囊部分着床于子宫瘢痕处，部分或大部分位于宫腔内，少数甚或达宫底部宫腔。

（2）妊娠囊明显变形、拉长、下端成锐角。

（3）妊娠囊与膀胱间子宫肌层变薄，厚度 >3mm。

（4）CDFI：瘢痕处见滋养层血流信号（低阻血流）。

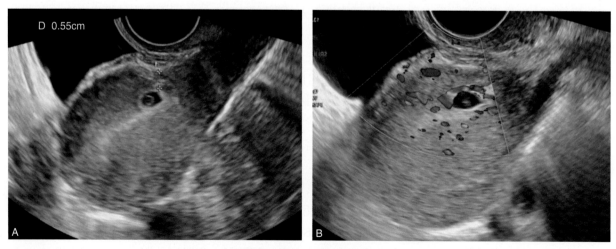

图 23-3-8　Ⅰ型瘢痕妊娠

A. 妊娠囊附着处前壁下段肌层最薄处厚约 0.55cm；B. CDFI 显示前壁下段滋养血管。

2. Ⅱ型 CSP（图 23-3-9）

（1）妊娠囊部分着床于子宫瘢痕处，部分或大部分位于宫腔内，少数甚或达宫底部宫腔。

（2）妊娠囊明显变形、拉长、下端成锐角。

（3）妊娠囊与膀胱间子宫肌层变薄，厚度≤3mm。

（4）CDFI：瘢痕处见滋养层血流信号（低阻血流）。

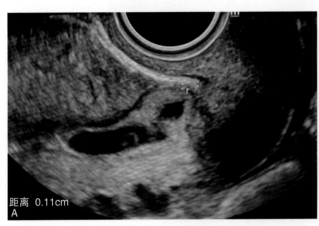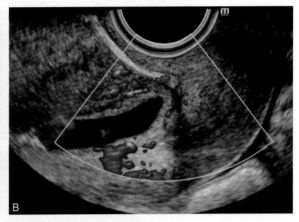

图 23-3-9　Ⅱ型 CSP

A. 妊娠囊附着处前壁下段肌层最薄处约 0.11cm；B. CDFI 显示前壁下段滋养血管。

3. Ⅲ型 CSP（图 23-3-10）

（1）妊娠囊完全着床于子宫瘢痕处肌层并向膀胱方向外凸。

（2）宫腔及子宫颈管内空虚。

（3）妊娠囊与膀胱之间子宫肌层明显变薄，甚至缺失，厚度≤3mm。

（4）CDFI：瘢痕处见滋养层血流信号（低阻血流）。

其中，Ⅲ型中还有 1 种特殊的超声表现，即包块型 CSP（图 23-3-11）：①位于子宫下段瘢痕处的混合回声实性或囊实性包块，包块向膀胱方向隆起；②包块与膀胱间子宫肌层明显变薄，甚至缺失；③CDFI 显示包块周边见较丰富的血流信号，可为低阻血流，少数也可仅见少许血流信号或无血流信号。

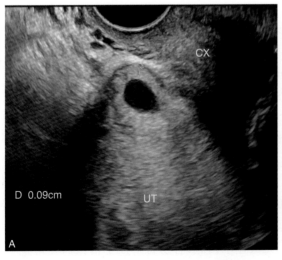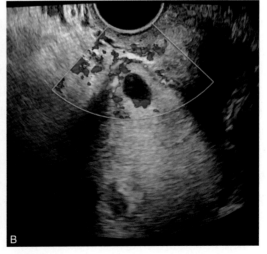

图 23-3-10　Ⅲ型 CSP

A. 妊娠囊附着处子宫前壁下段肌层菲薄并外凸；B. CDFI 显示前壁下段滋养血管。

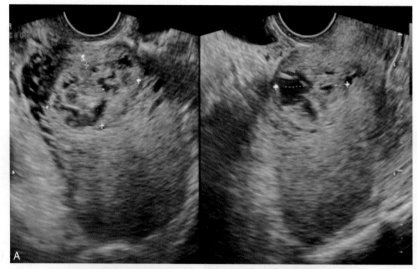

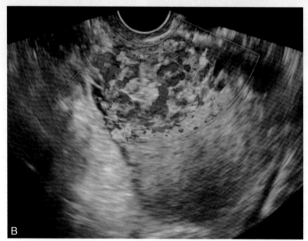

图 23-3-11 Ⅲ型包块型 CSP

A. 前壁下段混合性回声包块,局部外凸;B. CDFI 显示前壁下段包块内丰富血流信号。

（四）超声漏误诊原因分析

1. 宫腔下段妊娠与 CSP 的识别 一方面,妊娠囊实际着床于宫下段宫腔的宫内妊娠易被误认为是 CSP(图 23-3-12);另一方面,向宫腔内生长的内生型 CSP 又易被误认为是宫内妊娠。另外,当 CSP 孕囊植入位置较浅,子宫肌层无明显变薄时,也易将 CSP 误诊为宫腔下段妊娠。对于上述情况,通过经阴道彩色多普勒超声观察妊娠囊周围滋养层的位置和滋养血供是否来源于前壁下段瘢痕处是鉴别的关键。一般来说,CSP 的滋养层位置紧邻前壁下段瘢痕处,血供也以此处最为丰富;如果滋养层位置以后壁为主,则考虑为宫内妊娠。如继续妊娠者,可短期动态复查,观察前壁下段肌层厚度变化及血流分布的情况以进一步明确诊断。

2. 剖宫产切口位置过高 当上一次剖宫产时,由于孕妇产程未发动,子宫下段未拉伸时进行的剖宫产,容易导致剖宫产切口位置偏高,此时 CSP 的着床位置也相应偏高,而易被误认为是宫内孕。孕囊的生长方向及着床处肌层厚度是识别 CSP 的重要依据(图 23-3-13)。

3. 仪器调节失当 阴超检查时深度调节不当,无法显示宫底,容易将下段子宫误认为是整个宫体,将膨大的子宫下段混合回声团误以为宫体腔内妊娠残留,而忽略了整个子宫形态的改变(图 23-3-14)。故在患者出血量较大的情况下,子宫明显增大,一定要注意调节深度,明确子宫底部的位置,经阴道结合经腹壁超声检查可帮助观察子宫全貌,避免误诊。

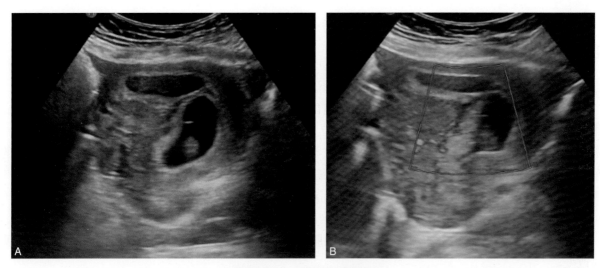

图 23-3-12 宫腔下段妊娠

A. 双胎之一妊娠囊下缘达瘢痕水平；B. 妊娠囊后壁较厚，CDFI 显示后壁血流增多为主。

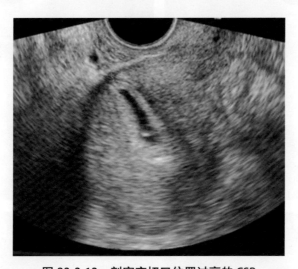

图 23-3-13 剖宫产切口位置过高的 CSP

剖宫产切口位置位于宫体前壁中下段的 CSP，孕囊生长方向与宫腔不一致与着床处肌层厚度是识别要点。

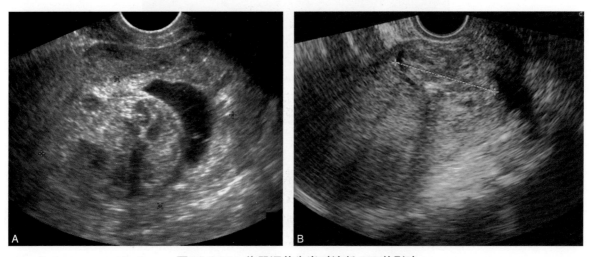

图 23-3-14 仪器调节失当对诊断 CSP 的影响

A. 图像深度调节过浅，未显示子宫全貌，易被误诊为正常宫内妊娠；B. 加大图像深度后显示子宫全貌，明确为 CSP。

五、鉴别诊断

1. 难免流产　难免流产当位置下移到宫腔下段时易与 CSP 混淆，主要鉴别点如下。

（1）临床表现：难免流产临床上表现为阴道出血可伴有疼痛，血 β-HCG 下降，CSP 表现为阴道出血伴或不伴疼痛，若胚胎发育良好，则 β-HCG 升高。

（2）孕囊形态及位置：CSP 的胚囊为圆形或类圆形，着床于子宫前壁下段剖宫产瘢痕处，而流产的孕囊多位于宫腔下段或宫颈管内，且张力低或皱缩，无胎儿心管搏动或无胎儿。

（3）宫颈内口情况：CSP 的宫颈内口闭合，而难免流产宫颈内口可开放。

（4）滑动征：阴道探头在宫颈上加压时，流产的胚囊可移动，而 CSP 的胚囊不移动（图 23-3-15）。

（5）彩色多普勒超声：CSP 妊娠着床处周围肌层血流信号增多，而难免流产时周围肌层血供常无明显改变。

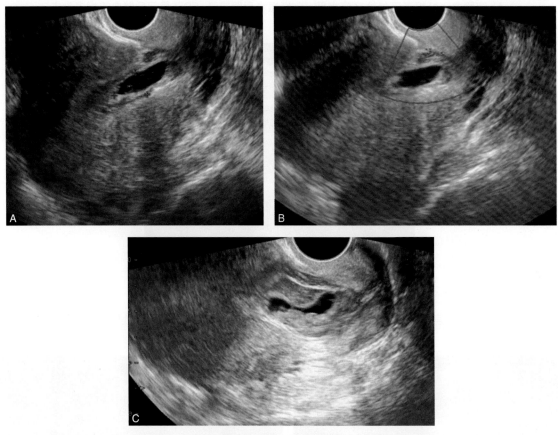

图 23-3-15　难免流产

A. 宫腔下段见孕囊，下缘达瘢痕水平；B. CDFI 显示孕囊周围肌层未见血流增多；C. 探头推压可见孕囊形态改变和位置下移。

2. 宫颈妊娠　宫颈妊娠是指胚胎着床于子宫颈腺体上的妊娠。与 CSP 的鉴别要点主要如下。

（1）病史：CSP 均有剖宫产史，而宫颈妊娠可有或无剖宫产史。

（2）声像图特点：CSP 的妊娠囊位于子宫下段剖宫产切口瘢痕处，宫颈管形态正常，而宫颈妊娠的妊娠囊位置更低，位于宫颈内口水平以下的宫颈管内，宫颈管异常膨大，妊娠囊常偏心植入，植入侧肌层厚度也可变薄，多普勒超声显示妊娠囊周边可探及较丰富的血流信号，可测及高速低阻的动脉血流频谱，但子宫颈内口闭合，胎物上缘不超过内口水平，宫颈外口常部分分离（图 23-3-16）。

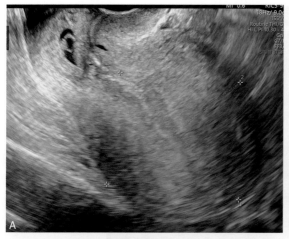
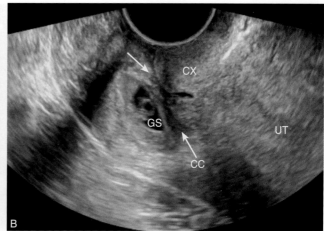
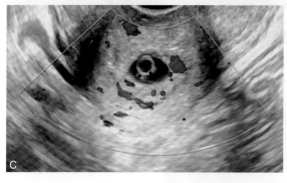

图 23-3-16　宫颈妊娠
A. 子宫腔内未见妊娠囊；B. 宫颈内见妊娠囊，偏心植入一侧宫颈壁；C. 妊娠囊周围肌层局部血流信号增多。CX. 宫颈；UT. 子宫；GS. 孕囊；CC. 宫颈管。

　　宫颈妊娠早孕则超声表现并不典型（图 23-3-17）。早期着床的宫颈妊娠，因孕周过小，妊娠囊内部卵黄囊及胚芽结构均未显示；子宫体形态可正常，宫颈膨大不明显，妊娠囊周围肌层厚度因绒毛浸润深度浅而未见改变，故妊娠囊无明显偏心植入的改变，CDFI 显示妊娠囊周围肌层血流信号丰富或不丰富，因超声表现不典型，为诊断带来困难。但通过仔细观察，以下声像图的改变可以帮助宫颈妊娠早早孕的诊断：①妊娠囊周围肌层的血流信号增多；②宫颈内口闭合，探头加压妊娠囊不可移动，即"滑囊征"阴性；③超声造影示妊娠囊囊壁环形增强。

　　3. 妊娠期滋养细胞疾病　包块型 CSP 易被误诊为滋养细胞疾病，鉴别要点如下。

　　（1）HCG 水平：滋养细胞疾病的血清 HCG 水平常异常升高，而包块型 CSP 的 HCG 水平常明显低于正常妊娠。

　　（2）血供特点：滋养细胞疾病常表现为病灶内部异常丰富的低阻血流信号，而 CSP 常表现为病灶周围的低阻血流为主。

　　需要注意的是，包块型 CSP 基础上也可以发生滋养细胞病变（图 23-3-18）。

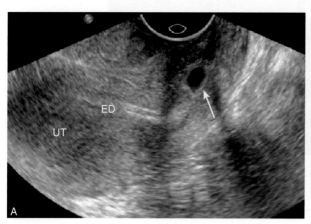
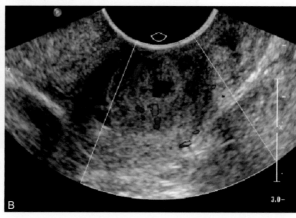

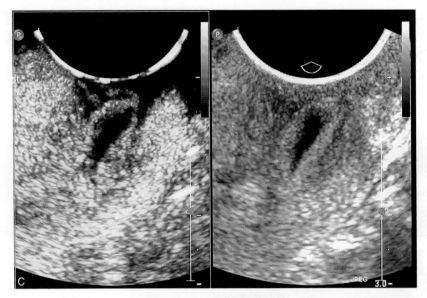

图 23-3-17　早期宫颈妊娠

A. 宫颈管内见妊娠囊,居中;B. 妊娠囊周边肌层局部血流信号增多;C. 妊娠囊囊壁环形增强。

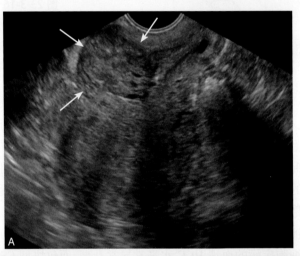

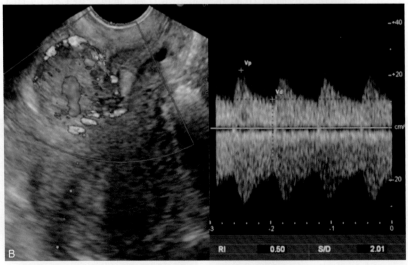

图 23-3-18　CSP 合并滋养细胞病变

A. 子宫前壁下段见不均质回声团;B. CDFI 团块内显示丰富血流信号,低阻
力动脉血流频谱(此患者 HCG 为 267 273IU/L,病理证实为滋养细胞肿瘤)。

六、治疗原则

早孕期 CSP 作为一种特殊类型的异位妊娠,诊治原则是早诊断、早终止、早清除。早诊断是指对有剖宫产史的妇女再次妊娠时应尽早行超声检查排除 CSP。一旦诊断为 CSP 应给出终止妊娠的医学建议,并尽早清除妊娠物。

治疗方法有药物治疗、手术治疗或二者联合。子宫动脉栓塞术(uterine artery embolization, UAE)是用于辅助治疗 CSP 的重要手段,与药物治疗或手术治疗联合可更有效地处理 CSP。近年来,有研究认为超声引导下瘢痕妊娠局部硬化治疗也可以取得与子宫动脉栓塞术类似的效果,同时具有创伤更小,并发症更少,费用更经济等优势,但仍需更多的循证医学证据的支持。

(一)药物治疗

目前,较为公认的治疗药物是氨甲蝶呤(methotrexate, MTX)。MTX 治疗主要适应证:①生命体征平稳,血常规、肝肾功能基本正常;②不愿意或不适合手术治疗的早孕期 CSP 患者,孕周越小、β-HCG 水平越低,成功率越高;③Ⅱ型和Ⅲ型 CSP 患者在行清宫手术或 CSP 妊娠物清除手术前的预处理,可及时阻止妊娠的进一步发展,降低术中出血的风险;④手术治疗后血 β-HCG 水平下降缓慢或再次升高,不适合再次手术的患者,可采用 MTX 保守治疗。

在药物治疗中须采用经阴道彩超监测妊娠囊或包块周围血流信号的变化,定期检测血 β-HCG 水平,评估治疗效果。如血流明显减少甚至消失,包块缩小,每次 β-HCG 下降幅度 >15%,则每周检测 1 次超声,可视为有效,治疗效果满意。如血 β-HCG 下降不满意,或高速低阻血流信号持续存在,提示患者对 MTX 治疗反应差,可 1 周后增加药物治疗次数,或改变治疗方案。应用 MTX 保守治疗的 CSP 患者,在血 β-HCG 下降至 50U/L 或正常后可在 B 超监护下行清宫手术以缩短治疗时间,减少大出血的风险。单纯药物治疗不作为治疗 CSP 的首选方案。

(二)子宫动脉栓塞术

子宫动脉栓塞术(UAE)主要适用于Ⅱ型、Ⅲ型 CSP 以及孕周≥8 周的Ⅰ型 CSP,包块型血液供应丰富者,在手术前预处理行 UAE,以减少清宫手术或 CSP 妊娠物清除手术中的出血风险。同时也适用于 CSP 终止妊娠手术或自然流产时发生大出血需要紧急止血。建议使用新鲜明胶海绵颗粒(直径 1~3mm)栓塞双侧子宫动脉,如有其他髂内动脉分支供血,可栓塞髂内动脉前干。一般在 UAE 后 72 小时内完成清除 CSP 妊娠物的手术清除操作,以免侧支循环建立,降低止血效果。但术后长期效果观察,发现子宫动脉栓塞术会增加宫腔粘连的发生率,且宫腔粘连松解术疗效较手术创伤致宫腔粘连的患者差。

(三)超声引导下 CSP 硬化治疗

在超声引导下,将 18~21G 穿刺针具穿刺到妊娠囊周围绒毛区域,通过注射硬化剂(代表药物为聚桂醇)破坏绒毛血管,达到精准阻断妊娠囊血供的目的。与 UAE 类似,主要适用于Ⅱ型、Ⅲ型 CSP 以及孕周≥8 周的Ⅰ型 CSP,包块型血液供应丰富者,在手术前预处理行 UAE,以减少清宫手术或 CSP 妊娠物清除手术中的出血风险(详见第二十五章第四节)。

(四)手术治疗

手术方法分为清宫手术、妊娠物清除术及子宫瘢痕修补术、子宫切除术。清宫手术包括超声监视下清宫手术、宫腔镜下妊娠物清除术等。妊娠物清除术及子宫瘢痕修补术可通过开腹、腹腔镜(或联合宫腔镜),也有报道可经阴道途径手术。子宫切除术是在紧急情况下为挽救患者生命或患者无生育要求时的选择,可选择开腹或腹腔镜途径。

选择各种手术治疗方法需依据分型、发生出血的危险因素以及患者的生育要求。有出血高风险时可在手术前进行预处理,如 MTX 治疗或 UAE。

1. 超声监视下清宫手术　主要适用于生命体征平稳,孕周 <8 周的Ⅰ型 CSP。Ⅱ型、Ⅲ型 CSP 以及孕

周≥8 周的Ⅰ型 CSP 如行清宫手术前需进行术前预处理,如 UAE 或 MTX 治疗,以减少术中出血。

2. 宫腔镜下 CSP 妊娠物清除术　　对Ⅰ型 CSP 采用宫腔镜下妊娠物清除术,取得了一定的效果,但目前仍缺乏更多的临床数据,同时,宫腔镜对施术者要求高,术中如联合超声监视,可降低手术并发症的风险。Ⅱ型、Ⅲ型 CSP 以及孕周≥8 周的Ⅰ型 CSP 在宫腔镜妊娠物清除术前同样需进行术前预处理,如 UAE 或 MTX 治疗,以减少术中出血。宫腔镜下妊娠物清除术无法修复薄弱的子宫前壁瘢痕处的肌层。

3. CSP 妊娠物清除术及子宫瘢痕修补术　　手术目的是清除妊娠物的同时,切除子宫瘢痕组织,并行子宫前壁修补术,修复薄弱的前壁肌层,恢复正常的解剖结构。手术方式可以通过开腹、腹腔镜,亦有报道可经阴道完成。主要适用于Ⅱ型和Ⅲ型 CSP,特别是Ⅲ型中的包块型,子宫前壁瘢痕处肌层菲薄,血流丰富,有再生育要求并希望同时修补子宫缺损的患者。术前应充分评估术中出血的风险,可行预防性UAE。也可预备 UAE,术中如有难以控制的出血,迅速行宫腔填塞后及时行 UAE,或结扎髂内动脉。如无条件行 UAE,术中发生无法控制的大出血危及生命时,可行子宫切除术。

七、CSP 的随访

患者出院后应定期随访,行超声和血清 β-HCG 检查,直至 β-HCG 正常,局部包块消失。随访时间及频率依据病情变化而定。有生育要求妇女,建议治愈后半年再次妊娠,告知再次妊娠有发生 CSP、妊娠晚期子宫破裂、胎盘植入的风险。无生育要求妇女,应及时落实合适的、高效的避孕措施。月经恢复正常后,推荐使用复方短效口服避孕药、宫内节育器作为避孕方法。

（陈丽霞）

第四节　复合妊娠

一、概述

复合妊娠（heterotopic pregnancy,HP）是指一个或多个妊娠囊在宫腔内发育的同时存在其他 1 个或多个妊娠囊在宫腔外的区域或宫腔特殊位置内发育的多卵多胎妊娠状态。复合妊娠在自然妊娠中较为罕见,其发生率约为 1 : 30 000。随着近年来辅助生殖技术的广泛开展,体外受精和胚胎移植（IVF-ET）、促排卵药物的应用,复合妊娠发生率比普通人群高出 2~3 倍。此外,输卵管和盆腔疾病发病率的增加,异位妊娠以及复合妊娠的发病率也逐渐升高。复合妊娠中宫内妊娠合并输卵管妊娠约占 90%,另外还包括卵巢妊娠、腹腔妊娠、宫角妊娠、宫颈妊娠及输卵管残端妊娠、瘢痕妊娠等。早期诊断和适当的治疗对于消除宫外孕和保留宫内妊娠非常重要。通常早期诊断复合妊娠较为困难,超声是最主要的诊断手段。

二、病因

促排卵药物、胚胎移植技术的应用合并输卵管炎症等基础病变是发生复合妊娠的主要风险因素。

1. 输卵管因素　　输卵管炎症、盆腔手术史、盆腔炎症、子宫内膜异位等导致输卵管管腔狭窄,纤毛破坏等均可影响受精卵在输卵管管腔内的游走过程,从而形成异位妊娠。即使输卵管切除术后,当胚胎移植时,移植入宫腔的胚胎仍有可能逆行到宫角部或输卵管残端附近而发生异位妊娠。

2. 促排卵药物　随着辅助生殖技术促排卵药物的应用改变了自然排卵模式,常在 1 个月经周期内出现多个卵子同时排卵,多胎妊娠和复合妊娠的发生率也随之显著增加。

3. 胚胎移植技术影响　辅助生殖技术伴有较高的复合妊娠率可能与受精卵输卵管内输送、体外受精技术、移植过程中大量移植液、移植管腔深度及冻胚移植有相关性。Knutzen 等在模拟移植试验中发现 40% 患者注入到宫腔内的培养液全部或部分进入输卵管,提示被移入子宫的胚胎在移植过程中可能因流体力学作用使得胚胎及培养液流入输卵管,而输卵管和盆腔的病理改变使得输卵管正常蠕动减慢或消失,阻碍了胚胎反流回宫腔,导致异位妊娠的发生。

三、临床表现

复合妊娠的临床表现兼具宫内孕和异位妊娠的特征。复合妊娠阴道出血较单纯异位妊娠少见,仅约 30% 患者主诉有阴道流血症状,这可能与合并宫内妊娠有关。尽管腹痛在复合妊娠中较异位妊娠常见,但是由于卵巢过度刺激的存在而容易混淆。还有 50% 以上患者可以没有明显的症状。当患者因异位妊娠破裂时,则表现为剧烈下腹痛甚至出现失血性休克。

血清 β-HCG 水平在单纯异位妊娠中往往偏低,升高幅度较慢,但是在复合妊娠患者中由于宫内妊娠的同时存在,多表现为正常或更高水平,对于复合妊娠的预测价值较低。

四、超声表现

超声是诊断复合妊娠的重要手段,在宫腔内和宫腔外出现妊娠囊是最主要的依据。可以在宫腔内外同时出现直接妊娠征象,包括妊娠囊、胚胎和胎心搏动(图 23-4-1、图 22-4-2);也可以在宫腔内出现直接征象,而宫腔外出现间接妊娠征象,如附件包块、盆腔积液等(图 23-4-3)。

促排卵药物应用和多胚胎移植是发生复合妊娠的高危因素。对于促排卵自然妊娠患者或移植胚胎数目 2 个及以上的 IVF-ET 患者,建议妊娠后 5 周内行超声检查并严密随访,以便及时对异位妊娠和复合妊娠进行诊断。在 IVF-ET 后超声随访时须详细询问胚胎种植个数,当宫内妊娠囊数少于胚胎移植数目时,须仔细观察宫角、两侧输卵管、卵巢、剖宫产切口瘢痕等处,以寻找有无其他可疑妊娠囊。一般在初诊确定宫内妊娠而宫外未发现异常征象时,应在 2 周内复查超声以排查复合妊娠的可能。

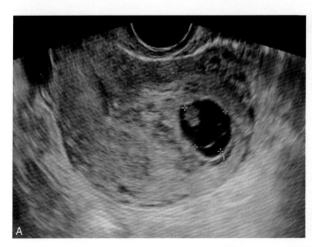
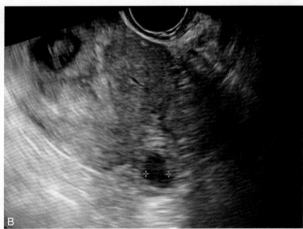

图 23-4-1　宫内孕合并输卵管妊娠
A. 宫内妊娠囊;B. 紧邻左侧宫角处妊娠囊,向宫外突出。

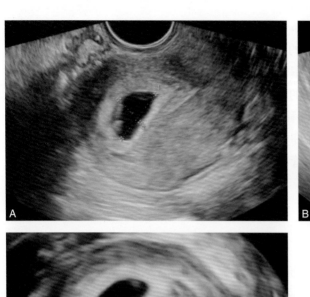

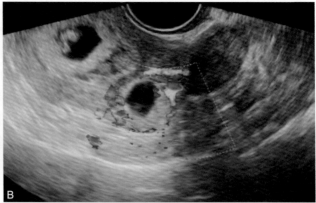

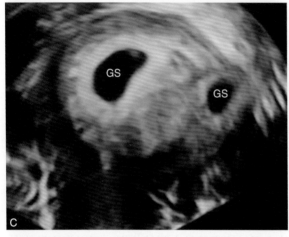

图 23-4-2　宫内孕合并宫角妊娠

A. 宫腔内见妊娠囊；B. 左侧宫角处见妊娠囊，CDFI 显示妊娠囊周边环绕血流；C. 三维超声显示宫腔及左侧宫角处妊娠囊（GS）。

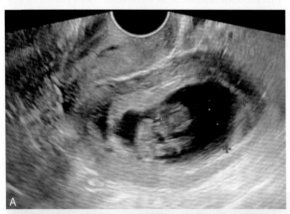

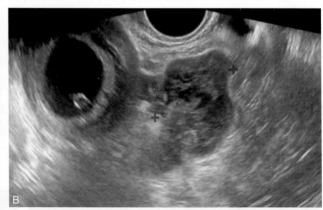

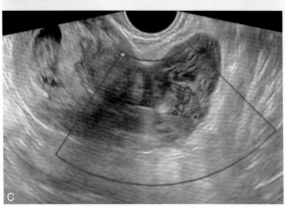

图 23-4-3　宫内孕合并包块型输卵管妊娠

A. 宫腔内见妊娠囊；B. 左侧附件混合回声团；C. CDFI 显示左侧附件区混合回声团内见血流信号。

（陈丽霞）

────────── 【**参考文献**】 ──────────

1. CONDOUS G S. Ultrasound Diagnosis of Ectopic Pregnancy. Semin Reprod Med, 2007, 25（2）: 85-91.

2. KIRK E, BOURNE T. Diagnosis of ectopic pregnancy with ultrasound. Best Pract Res Clin Obstet Gynaecol, 2009, 23（4）: 501-508.

3. VAN MELLO N M, MOL F, ANKUM W M, et al. Ectopic pregnancy: how the diagnostic and therapeutic management has changed. Fertility and Sterility, 2012, 98（5）: 1066-1073.

4. 张蒂荣, 王双双, 陈小敏, 等. 宫外孕与妊娠黄体的经阴道彩色多普勒血流显像及频谱形态分析. 中国超声医学杂志, 2009, 24（1）: 62-64.

5. 谢幸, 苟文丽. 妇产科学. 北京: 人民出版社, 2013.

6. POON L C, EMMANUEL E, ROSS J A, et al. How feasible is expectant management of interstitial ectopic pregnancy? Ultrasound Obstet Gynecol, 2014, 43（3）: 317-321.

7. BOLLIG K J, SCHUST D J. Refining Angular Pregnancy Diagnosis in the First Trimester: A Case Series of Expectant Management. Obstet Gynecol, 2020, 135（1）: 175-184.

8. SRISAJJAKUL S, PRAPAISILP P, BANGCHOKDEE S. Magnetic Resonance Imaging in Tubal and Non-Tubal Ectopic Pregnancy. Eur J Radiol, 2017, 93: 76-89.

9. ARLEO E K, DEFILIPPIS E M. Cornual, interstitial, and angular pregnancies: clarifying the terms and a review of the literature. Clin Imaging, 2014, 38（6）: 763-770.

10. GRANT A, MURJI A, ATRI M. Can the Presence of a Surrounding Endometrium Differentiate Eccentrically Located Intrauterine Pregnancy from Interstitial Ectopic Pregnancy? J Obstet Gynaecol Can, 2017, 39（8）: 627-634.

11. 邓凤莲, 李锐, 段灵敏, 等. 彩色多普勒超声在宫角妊娠诊断中的应用. 中国超声医学杂志, 2012, 28（7）: 639-641.

12. 谢忱忱, 董虹美, 冉素真. 经阴道三维超声自由解剖成像技术在特殊部位异位妊娠诊断中的应用. 中华医学超声杂志（电子版）, 2019, 16（6）: 445-450.

13. 王银, 李谊, 钱隽, 等. 早期宫角妊娠的超声诊断与鉴别诊断. 中国超声医学杂志, 2014, 30（12）: 1117-1119.

14. 李祖玲, 罗晓莉, 江丽, 等. 彩色多普勒超声诊断复合妊娠的临床价值. 中华医学超声杂志（电子版）, 2015, 12（7）: 557-558.

15. LI X H, OUYANG Y, LU G X. Value of Transvaginal Sonography in Diagnosing Heterotopic Pregnancy After In-Vitro Fertilization With Embryo Transfer. Ultrasound Obstet Gynecol, 2013, 41（5）: 563-569.

16. COOKINGHAM L M, GOOSSEN R P, SPARKS A E T, et al. Successful Treatment Algorithm for Evaluation of Early Pregnancy After in Vitro Fertilization. Fertil Steril, 2015, 104（4）: 932-937.

17. REFAAT B, DALTON E, LEDGER W L. Ectopic Pregnancy Secondary to in Vitro Fertilisation-Embryo Transfer: Pathogenic Mechanisms and Management Strategies. Reprod Biol Endocrinol, 2015, 13: 30.

18. WU Z G, ZHANG X M, XU P, et al. Clinical analysis of 50 patients with heterotopic pre-gnancy after ovulation induction or embryo transfer. Eur J Med Res, 2018, 23（1）: 17.

19. NA E D, JUNG I, CHOI D H, et al. The Risk Factors of Miscarriage and Obstetrical Outcomes of Intrauterine Normal Pregnancy Following Heterotopic Pregnancy Management. Medicine（Baltimore）, 2018, 97（37）: e12243.

20. LIN S Y, HSIEH C J, TU Y A, et al. New Ultrasound Grading System for Cesarean Scar Pregnancy and Its Implications for Management Strategies: An Observational Cohort Study. PLoS One, 2018, 13（8）: e0202020.

21. 中华医学会妇产科学分会计划生育学组. 剖宫产术后子宫瘢痕妊娠诊治专家共识（2016）, 全科医学临床与教育, 2017, 15（1）: 5-9.

22. 钱鹭葵, 陈文龙. 经腹和经阴道联合彩超检查对剖宫产子宫瘢痕妊娠的诊断价值. 中国超声医学杂志, 2011, 27（12）:

1138-1141.

23. WU Y, ZHOU L Y, CHEN L, et al. Efficacy of Contrast-Enhanced Ultrasound for Diagnosis of Cesarean Scar Pregnancy Type. Medicine 2019, 98（44）: e17741.

24. 袁岩, 戴晴, 蔡胜, 等. 超声对剖宫产瘢痕妊娠的诊断价值. 中华超声影像学杂志, 2010, 19（4）: 321-324.

25. XIONG X, YAN P, GAO C, et al. The Value of Contrast-Enhanced Ultrasound in the Diagnosis of Cesarean Scar Pregnancy. Biomed Res Int, 2016: 4762785.

26. SELVARAJ L R, ROSE N, RAMACHANDRAN M. Pitfalls in Ultrasound Diagnosis of Cesarean Scar Pregnancy. The Journal of Obstetrics and Gynecology of India, 2018, 68（3）: 164-172.

27. TIMOR-TRITSCH I E, MONTEAGUDO A, CALÌ G, et al. Cesarean scar pregnancy: diagnosis and pathogenesis. Obstet Gynecol Clin North Am, 2019, 46（4）: 797-811.

28. Li H, Liu X, Xie L, et al. Diagnostic accuracy and cut-off of contrast-enhanced ultrasound in caesarean scar pregnancy. Eur J Obstet Gynecol Reprod Biol, 2020, 246: 117-122.

29. GLENN T L, BEMBRY J, FINDLEY A D, et al. Cesarean scar ectopic pregnancy: current management strategies. Obstet Gynecol Surv, 2018, 73（5）: 293-302.

30. GONZALEZ N, TULANDI T. Cesarean scar pregnancy: A systematic review. J Minim Invasive Gynecol, 2017, 24（5）: 731-738.

31. SONG D M, LIU Y H, XIAO Y, et al. A matched cohort study comparing the outcome of intrauterine adhesiolysis for Asherman's syndrome after uterine artery embolization or surgical trauma. J Minim Invasive Gynecol, 2014, 21（6）: 1022-1028.

第二十四章　宫颈机能不全与宫颈环扎术超声评估

第一节　宫颈机能不全

一、概述

宫颈机能不全又称子宫颈内口闭锁不全、子宫颈口松弛症、宫颈功能不全,是指妊娠后,在达到足月妊娠前宫颈展平、变薄,宫颈管扩张、变宽的临床状态,最终导致中期妊娠流产或早产。宫颈机能不全是引起中期妊娠习惯性流产及早产的常见原因,宫颈机能不全占妊娠中期流产的 20%~25%,全部早产的 8%~9%,自然早产的 40%~50%,胎膜早破的 20%~30%,宫颈机能不全患者早产率高出非宫颈机能不全者 3.3 倍。

二、病因

宫颈机能不全可能的机制是宫颈峡部括约肌结构异常和功能缺失,无法承受孕中期及孕后期的宫腔重力,导致宫颈下端延伸、拉长、扩张,最终导致流产或者早产。病因尚不完全明确,可能与以下几个方面的因素有关。

1. 先天性因素　宫颈先天性组织学发育异常主要是子宫颈部结缔组织的主要成分,即胶原纤维减少,或位于宫颈口内的纤维组织出现断裂,造成子宫峡部括约肌作用消失。此类人群常常合并先天性子宫畸形,比如单角或双角子宫、子宫纵隔等。也有研究表明,部分宫颈机能不全属于遗传性疾病,与结缔组织代谢相关的基因多态性有关。

2. 后天性因素　包括:临床上常见人工流产过程中反复机械性宫颈扩张;产程中宫颈扩张过快,分娩、引产过程中引起的宫颈裂伤未能很好修复;宫颈病变后行手术治疗,比如宫颈取活检、宫颈锥切术;微波子宫内膜消融术等均可导致宫颈组织结构的损伤;并且还有文献指出产程中急产、中转剖宫产术等均可使宫颈机能不全发生可能性变大。

3. 药物因素　胎儿时期,己烯雌酚可通过胎盘达到胎儿体内,影响宫颈胶原纤维的构成,因此服用己烯雌酚的孕妇所生女婴宫颈发育异常的风险增高。

4. 其他　近年来认为多囊卵巢综合征患者宫颈机能不全的发病率增加。双胎妊娠发生宫颈机能不全可能与子宫过度增大、宫腔内压增加过多,超过宫颈所能承受的限度,以及生长中的胎儿及附属物使羊膜囊对子宫的牵张力增加有关。

因此,当生育史上出现以下情况会使该病发生概率变大:多次人工流产及晚期流产;早产;宫颈裂伤;涉及宫颈的其他手术(如清宫、取材、锥切、宫腔镜以及其他需要扩张宫颈的手术);多囊卵巢综合征;肥胖等。

三、临床表现

宫颈机能不全的表现有个体化差异,孕早期通常无特殊表现,或者有轻微症状,如腰背酸痛、腹胀及骨盆疼痛等感受,以及阴道分泌物增加,这些症状持续时间长短不一,通常数天或数周。典型症状常于孕14~20周出现,不同的个体有不同的表现。常见的临床特点为妊娠中期出现1次或者1次以上宫颈管异常;无痛性宫口扩张;羊膜囊膨出、胎膜破裂;出现流产和早产的结局,且流产多发生在相同的孕周。查体可见宫颈管缩短、宫口扩张、羊膜囊突出至宫颈外口或阴道内等。

四、诊断

宫颈机能不全的诊断主要依据病史和超声检查。

（一）病史

患者有妊娠中期反复自然流产或早产史,流产多发生在相同的孕周,发病前常仅感盆腔压迫感,黏液分泌增加,无明显腹痛和宫缩,且产程进展很快。如果患者既往的中孕期自然流产或早产是发生在先有胎膜早破,随后是数小时乃至数天后出现规律腹痛的,不能作为宫颈机能不全的病史。

（二）超声检查

超声是目前诊断宫颈机能不全较为可靠的方法,主要根据宫颈的长度和形态,一般有效宫颈长度<30mm且伴宫颈内口扩张即可做出诊断。不同时期宫颈长度不同,非孕期和孕期的宫颈长度也不同,由于目前没有证据表明非孕期的宫颈长度可以预测以后的宫颈机能不全,故一般在非孕期不常规监测宫颈长度。一般情况下,在孕14~28周时,宫颈长度相对固定,可重复性好,而28周之后宫颈长度逐渐缩短是正常现象,因此,宫颈监测一般安排在14~28周这个时间段进行,同时,根据既往有无流产、早产史,制订不同的监测方案。对于既往孕14~27周有流产史者,宫颈长度从孕14周开始监测,每2周监测1次,直到24周结束,正常长度≥30mm;对于既往孕28~36周有早产史者,从孕16周开始监测,每2周1次,直到24周结束,正常长度≥30mm;对于既往没有早产流产史者,在孕18~24周期间监测1次即可。如果在上述监测期间发现宫颈长度和形态异常的,则需缩短监测间隔时间,并延长随访周期,如宫颈管长度在25~29mm者,检查间隔缩短至每周1次。

1. 宫颈形态　超声下根据宫颈内口漏斗的形态将宫颈分为四种类型,分别是T型、Y型、V型和U型。T型是正常形态,此时宫颈内口区域常呈弧形,内口未开,漏斗未形成。当内口分离≥5mm,在宫颈管内形成一个上宽下窄的楔形间隙时,即认为漏斗形成,根据漏斗的宽度和深度进一步分为Y型、V型和U型。Y型:宫颈内口区域显示一小的漏斗,漏斗长度小于宫颈长度20%(宫颈≥25mm),扩张的漏斗和正常闭合的宫颈管形成Y形结构。V型:漏斗在Y型基础上加宽加深,顶部接近宫颈外口,宫颈呈V形结构。U型:漏斗在V型基础上进一步扩大,顶端变圆钝呈U形改变(图24-1-1、图24-1-2)。当宫颈形态从Y型发展为V型再发展为U型时,流产/早产的概率也随之逐渐增加。

2. 宫颈长度　沿宫颈管测量宫颈内外口之间的长度即为宫颈长度,测量方法有直线模式(宫颈是平直的,直接测量内口到外口的距离)、轨迹模式(宫颈管有弯曲时,沿着宫颈管描绘轨迹计算长度)、直线相加模式(宫颈管有弯曲时,以弯曲两段直线相加的方法计算总长度)3种(图24-1-3)。如果宫颈管是闭合的,只需测量宫颈长度这一个参数。如果宫颈内口分离形成漏斗状,需要分别测量宫颈长度(漏斗下缘到宫颈外口的长度,即宫颈闭合部分的长度)、漏斗长度(宫颈打开部分的长度)和漏斗宽度(宫颈内口打开部分的直径),并计算漏斗长度/(漏斗长度+宫颈长度)(图24-1-1)。一般中孕期宫颈长度<25mm,漏斗宽度>15mm,漏斗长度/(漏斗长度+宫颈长度)>25%,发生流产、早产的概率明显升高。

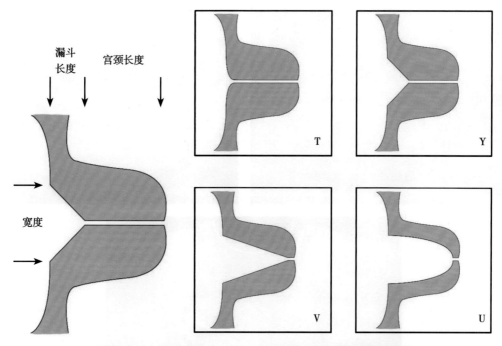

图 24-1-1　宫颈形态（T 型、Y 型、V 型、U 型）及测量示意图

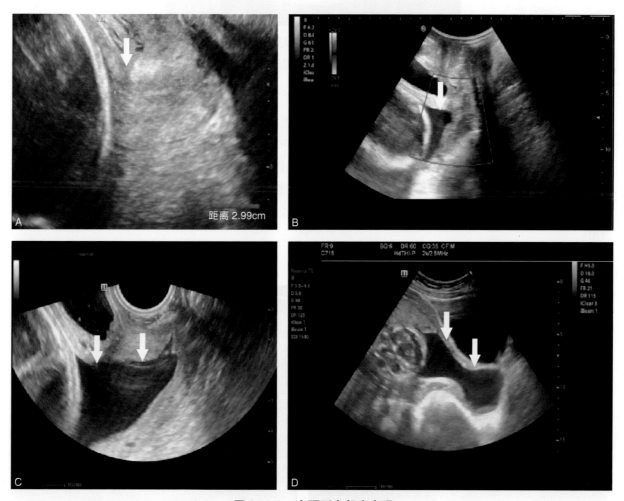

图 24-1-2　宫颈形态超声表现

A. 正常宫颈（T 型）；B. Y 型；C. V 型；D. U 型。

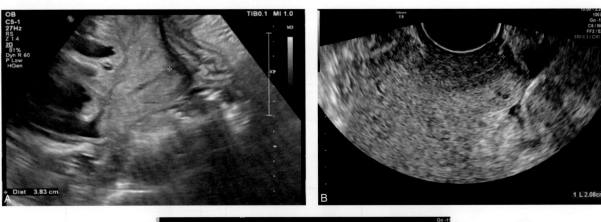

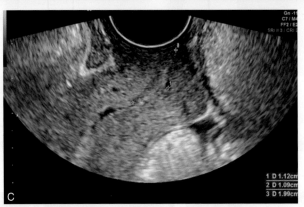

图 24-1-3　宫颈长度的超声测量方法
A. 直线模式；B. 轨迹模式；C. 直线相加模式。

　　测量宫颈有经腹部、经会阴和经阴道 3 种方式（图 24-1-4）。经腹部超声检查前需适度充盈膀胱，故受膀胱充盈程度、腹部脂肪厚度和盆腹腔内肠道积气等情况的影响，准确性欠佳。经会阴超声检查对于中晚孕期的患者心理上比较容易接受，超声图像相对清晰，但经会阴超声也易受相邻直肠气体的干扰而影响宫颈下部及外口的观察。经阴道超声检查由于直接在阴道内对宫颈内外口进行探查，受其他因素干扰少，是宫颈机能不全的首选检查途径，但对于有活动性阴道出血者，经阴道检查需慎重。

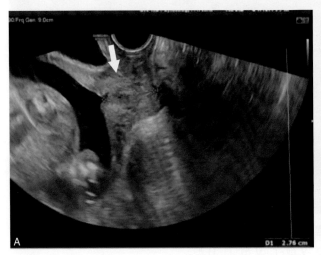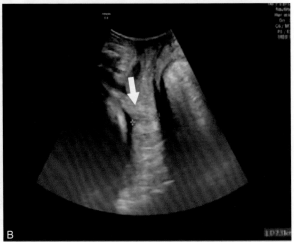

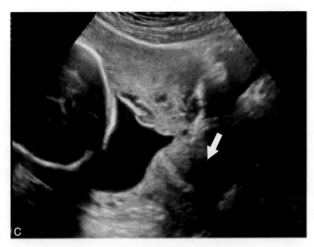

图 24-1-4　宫颈的超声检查途径

A. 经阴道超声检查；B. 经会阴超声检查；C. 经腹部超声检查（箭头所指为宫颈）。

五、治疗

宫颈环扎术是治疗宫颈机能不全最为有效的方法，术式首选经阴道 McDonald 环扎术，其治疗的最佳时机是妊娠 14~16 周。当存在妊娠期宫颈机能不全宫颈基本消失、羊膜囊突入宫颈管、宫缩未能完全抑制、生殖道感染征象、生殖道畸形等手术禁忌证时，可采取保守期待疗法。在保守治疗期间，患者绝对卧床休息，必要时抬高床尾，同时可以应用孕激素以维持子宫静止和松弛状态，防止宫颈扩张。

（俞　玡）

第二节　宫颈环扎术

一、概述

宫颈环扎术是目前治疗宫颈机能不全的唯一术式和有效方法。在 2014 年的《早产临床诊断与治疗指南》中提出宫颈环扎术可减少早产的发生率，为宫颈环扎术应用于治疗早产提供了依据。这一手术的目的是加强宫颈管张力，抑制子宫下段的延伸，增加宫颈内口对妊娠期胎儿及其附属物重力作用的承受力，从而使妊娠继续，并延长孕周，有效提高了胎儿的成活率。

二、手术指征

2004 年美国妇产科医师学会（ACOG）指出，宫颈环扎术既往的手术指征包括：2 次或 2 次以上不明原因中孕期自然流产和早产史；不明原因的胎盘早剥史；无痛性宫颈口扩张史（扩张至 4~6cm）以及明确的宫颈损伤史，如宫颈锥切术、严重的宫颈裂伤等。但根据现有的比较有限的数据显示，择期宫颈环扎术的手术指征应限定于 3 次或 3 次以上不明原因中孕期自然流产和早产史，并需经超声确定胎儿存活且无明显的结构畸形。

如果已明确胎儿有异常，如胎儿致死性畸形、胎死宫内；或有活动性子宫出血、胎盘早剥；或有宫缩及阴道流液等早产症状；或临床考虑有绒毛膜羊膜炎、未足月胎膜早破等情形，则不宜行宫颈环扎术。

三、手术时机

宫颈环扎术的手术时机目前尚无统一标准，根据指征不同将环扎术分为预防性、治疗性和紧急性宫颈环扎术3种。手术时间一般在14~28周。因14周后可排除严重的胎儿畸形，可避免为孕有严重异常胎儿的孕妇手术。而28周内，胎儿早产后尚不能获得较好的结局，予以缝合，可有效延长孕周，提高早产儿存活率和生存质量。

1. 预防性宫颈环扎术 孕期在宫颈尚未发生变化时进行的预防性宫颈环扎术。ACOG推荐3次及以上不能解释的中孕期流产或早产，建议在13~16周进行预防性环扎；对于3次以下的中孕期流产或早产者，循证医学证据不支持预防性环扎，建议先行阴道超声监测宫颈长度和形态。

2. 治疗性宫颈环扎术 在妊娠后超声提示宫颈发生变化，包括颈管缩短、漏斗形成等，但宫口尚未扩张时进行宫颈环扎。一般以单胎妊娠孕24周前宫颈长度缩短<25mm作为手术指征。

3. 紧急宫颈环扎术（也称救援性宫颈环扎术） 当妊娠中期出现无痛性宫口扩张、超声或阴道检查提示羊膜囊脱出至宫颈外口或阴道内时（需排除临产、感染、胎盘早剥等情况），紧急进行的宫颈环扎术。

四、宫颈环扎手术方式

（一）经阴道宫颈环扎术

经阴道宫颈环扎术是临床上治疗宫颈机能不全最有效的方法之一。因其手术时间短、操作简单以及术后恢复快，是最普遍的一种治疗方式。标准术式有改良的McDonald和Shirodkar法。

1. McDonald术 暴露宫颈后不用做切口，不需要上推膀胱，在宫颈与阴道交界处，不切开阴道黏膜，进针直接环扎宫颈（进入至少2/3的肌层，不可穿透宫颈黏膜，避开3点和9点方向的血管丛，环绕宫颈缝4~5针，打结，留尾线3cm，便于拆线）（图24-2-1）。手术方法简单，易于操作，并发症少；但环扎线常不能达到或接近子宫颈内口的高度，而是缝扎在宫颈的中上段，只能将宫颈管下段水平缩窄，当宫腔内压增加时，仍可使宫颈管上段膨胀导致流产。

2. 改良Shirodkar术 经阴道在膀胱下缘1cm处切开宫颈黏膜，游离和上推膀胱，将膀胱推至宫颈内口水平以上。相同方法，在宫颈后方切开，将直肠和道格拉斯窝（直肠子宫陷凹）腹膜向上推至宫颈内

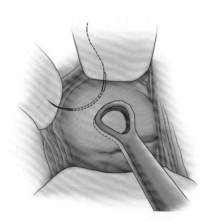
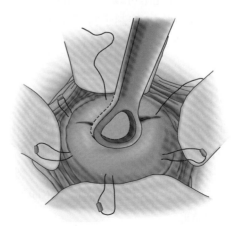

图 24-2-1 宫颈环扎 McDonald 术式

口水平,荷包缝合,打结后前后切口用可吸收线间断缝合(高位环扎)(图24-2-2)。宫颈机能不全是宫颈内口松弛表现,理论上缝线高度以在宫颈内口水平或是越接近内口高度环扎为好,预防性环扎应当首选 Shirodkar 术式,但该术式需切开宫颈阴道部的黏膜,创伤较大、出血较多,操作较为复杂,有一定的操作难度。

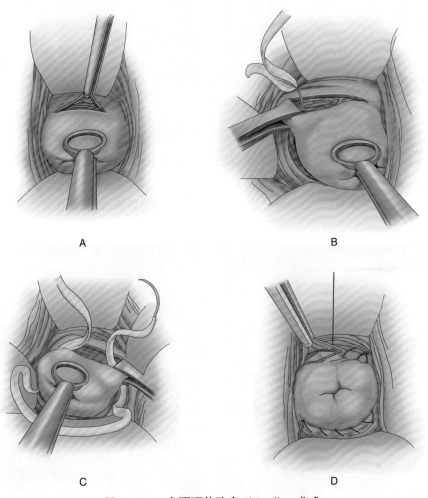

图 24-2-2　宫颈环扎改良 Shirodkar 术式

(二)经腹宫颈环扎术

对于妊娠前已行宫颈切除,或曾经行宫颈预防性环扎失败的患者,可考虑孕前或妊娠早期行经腹或腹腔镜下环扎术。

宫颈环扎术后需定期产检复查,对无合并症的经阴道环扎宫颈缝线可于妊娠 37~38 周或临产前拆除,若环扎术后有临产或有感染迹象者应及时拆线,以免造成宫颈裂伤。

五、宫颈环扎后的超声评估及病例分享

(一)宫颈环扎术后的超声表现

1. 高位宫颈环扎　子宫纵切面显示宫颈内口区域前后缘各见一环扎线点状强回声断面,横切面显示宫颈内口区域环扎线环状强回声带(图24-2-3)。

2. 低位宫颈环扎　子宫纵切面显示阴道穹隆顶端略上方宫颈中段前后缘各见一环扎线点状强回声断面,横切面显示该区域环扎线环状强回声带(图24-2-4)。

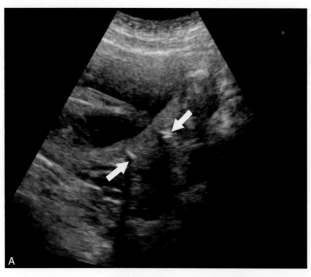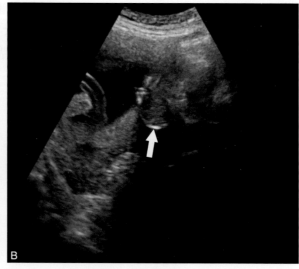

图 24-2-3　宫颈高位环扎术

A. 正中矢状切面显示宫颈内口区域前后缘各见一环扎线点状强回声断面；B. 近横切面显示为环状强回声带。

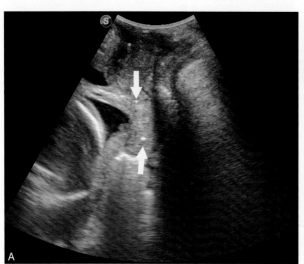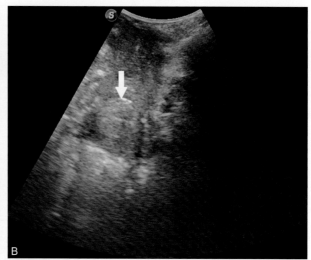

图 24-2-4　宫颈低位环扎术

A. 正中矢状切面显示宫颈中段前后缘各见一环扎线点状强回声断面；B. 横切面显示为环状强回声带。

（二）宫颈环扎术后的超声测量

1. 环扎术后宫颈内口闭合时的测量　测量宫颈总长度、环扎线至宫颈内口的距离、环扎线至宫颈外口的距离（图 24-2-5A）。

2. 环扎术后漏斗型宫颈测量　测量宫颈总长度、环扎线至宫颈内口的距离、环扎线至宫颈外口的距离、漏斗部的长度、漏斗部的宽度（图 24-2-5B）。

（三）宫颈环扎术后病例

1. 病例一　患者女，37 岁，孕 3 产 1，前面一胎于妊娠 23 周时因宫颈机能不全自然流产。本次于妊娠 14 周余进行预防性经阴道宫颈环扎术后定期随访。在孕 24 周时宫颈内口出现开放，经过治疗后内口闭合，于妊娠 38 周时足月拆除宫颈环扎线后自然分娩（图 24-2-6）。

2. 病例二　患者女，30 岁，孕 1 产 0，孕 23⁺²周，试管婴儿，双胎。超声检查时发现宫颈内口"U"形扩张，收治入院完善检查，同时抑制宫缩，于病情稳定后行宫颈紧急环扎术。妊娠 33 周时，宫颈情况良好，于 35 周终止妊娠（图 24-2-7）。

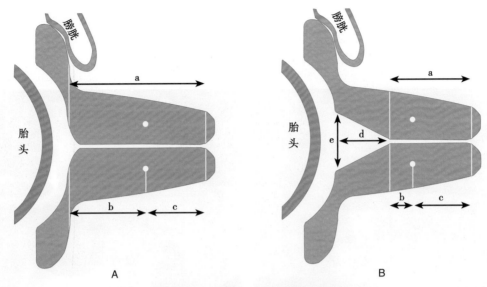

图 24-2-5　宫颈环扎术后的超声测量

A. 宫颈内口闭合时的测量（a. 宫颈长度；b. 环扎线到宫颈内口的距离；c. 环扎线到宫颈外口的距离）；B. 漏斗形宫颈的测量（a. 宫颈长度；b. 环扎线到宫颈内口的距离；c. 环扎线到宫颈外口的距离；d. 漏斗的长度；e. 漏斗的宽度）。

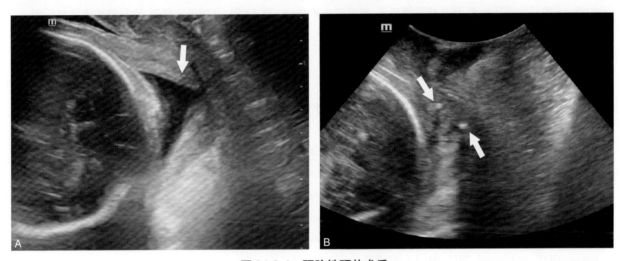

图 24-2-6　预防性环扎术后

A. 孕 24 周时宫颈内口开放；B. 经治疗后宫颈内口闭合（箭头所指为环扎线）。

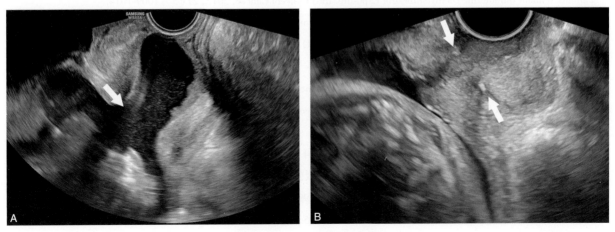

图 24-2-7　紧急环扎术术后

A. 孕 23 周环扎术前宫口扩张；B. 环扎术后孕 33 周检查宫颈呈闭合状态（箭头所指为环扎线位置）。

3. 病例三　患者女,35 岁,孕 3 产 1,孕 16 周余,因"宫颈机能不全"行"宫颈环扎术",术后恢复良好,术后定期产前检查。停经 32 周余,无明显诱因出现宫缩,超声提示宫颈管明显扩张呈"U"形。早产难以避免,紧急行子宫剖宫产术 + 宫颈环扎去除术(图 24-2-8)。

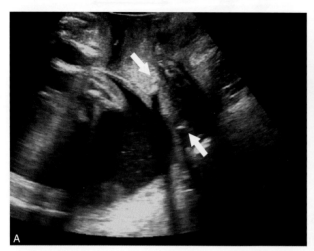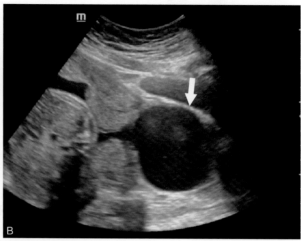

图 24-2-8　环扎术后紧急拆除

A. 孕 16 周行宫颈环扎术,环扎线清晰可见,宫颈管未扩张;B. 孕 32 周,宫缩无法抑制,宫颈管扩张呈"U"形。

(俞　玎)

【参考文献】

1. SLATTERY M M, MORRISON J J. Preterm delivery. Lancet, 2002, 360: 1489-1497.

2. SUNDTOFT I, ULDBJERG N, STEFFENSEN R, et al. Polymorphisms in Genes Coding for Cytokines, Mannose-Binding Lectin, Collagen Metabolism and Thrombophilia in Women with Cervical Insufficiency. Gynecol Obstet Invest, 2016, 81(1): 15-22.

3. BERGHELLA V, CIARDULLI A, RUST O A, et al. Cerclage for sonographic short cervix in singleton gestations without prior spontaneous preterm birth: systematic review and meta-analysis of randomized controlled trials usingindividual patient-level data. Ultrasound Obstet Gynecol, 2017, 50(5): 569-577.

4. YANG L, ZHENG A, ZHANG X, et al. Clear Cell Carcinoma of the Uterine Cervix: A Clinical and Pathological Analysis of 47 Patients Without Intrauterine Diethylstilbestrol Exposure. Int J Gynecol Cancer, 2017, 27(5): 1009-1014.

5. WANG Y, GU X, TAO L, et al. Co-morbidity of cervical incompetence with polycystic ovarian syndrome(PCOS)negatively impacts prognosis: a retrospective analysis of 178 patients. BMC Pregnancy Childbirth, 2016, 16(1): 308.

6. VENKATESH K K, CANTONWINE D E, ZERA C, et al. Is There an Association between Body Mass Index and Cervical Length? Implications for Obesity and Cervical Length Management in Pregnancy. Am J Perinatol, 2017, 34(6): 568-575.

7. BAJPAI N, BHAKTA R, KUMAR P, et al. Manipal Cervical Scoring System by Transvaginal Ultrasound in Predicting Successful Labour Induction. J Clin Diagn Res, 2015, 9(5): QC04-9.

8. 曹泽毅. 中华妇产科学. 2 版. 北京:人民卫生出版社,2004.

9. 吴钟瑜. 实用妇产科超声诊断学. 天津:天津科技翻译出版公司,1995.

10. 曹海根. 实用腹部超声诊断学. 北京:人民卫生出版社,1994.

11. 谢红宁. 妇产科超声诊断学. 北京:人民卫生出版社,2005.

12. ROMERO R, CONDE-AGUDELO A, DA FONSECA E, et al. Vaginal progesterone for preventing preterm birth and adverse perinatal outcomes in singleton gestations with a short cervix: a meta-analysis of individual patient data. Am J Obstet Gynecol,

2018，218：161-180.

13. FONSECA E B，CELIK E，PARRA M，et al. Progesterone and the risk of pretermbirth among women with a short cervix. N Engl J Med，2007，357（5）：462-469.

14. MCINTOSH J，FELTOVICH H，BERGHELLA V，et al. The role of routine cervical length screening in selected high- and low-risk women for preterm birth prevention. Am J Obstet Gynecol，2016，215：B2-B7.

15. SENTILHES L，SENAT M V，ANCEL P Y，et al. Prevention of spontaneous preterm birth：guidelines for clinical practice from the French College of Gynaecologists and Obstetricians（CNGOF）. Eur J Obstet Gynecol Reprod Biol，2017，210：217-224.

16. Crane J M，Hutchens D. Transvaginal sonographic measurement of cervicallength to predict preterm birth in asymptomatic women at increased risk：a systematic review. Ultrasound ObstetGynecol，2008，31（5）：579-587.

第六篇

生殖超声介入应用

第二十五章 生殖超声介入

第一节 超声引导下取卵术

一、引言

IVF-ET 技术的步骤包括促排卵、卵母细胞收集、体外受精、胚胎培养和胚胎移植等。其中卵母细胞收集由两个步骤组成：先是由医生实施超声引导下从患者卵巢抽吸含有卵母细胞的卵泡液（取卵术）；然后由胚胎实验室技术员在解剖显微镜下收集卵冠丘复合体并转移到培养液中（拾卵）。取卵术是 IVF-ET 中的关键步骤，也是容易出现并发症的环节。

二、取卵的时机

控制性超促排卵方案会采用 GnRH 类似物降调节或 GnRH 拮抗剂来抑制自发的 LH 峰，人工控制卵子最后的成熟时机，俗称扳机。控制性超促排卵方案实施后，经超声评估主导卵泡群生长足够充分，一般卵泡直径有 1 个 18mm 以上，2 个 17mm 以上，3 个 16mm 以上，多数卵泡在 14mm 以上时（图 25-1-1），即可注射 HCG 和 / 或短效 GnRH 类似物进行扳机。理想的取卵时机是，卵冠丘复合体略松散，漂浮于卵泡液中，易被抽吸，卵母细胞能顺利进入第二次减数分裂中期等待受精。这一时机一般在扳机后 34~36小时后出现，所以取卵的时间点也基本安排在注射 HCG 和 / 或短效 GnRH 类似物后 32~36 小时。为了方便取卵操作安排在上班时间内进行，一般是在超声评估合格后于当天晚上扳机，然后在第 3 天（后天）早上进行取卵。

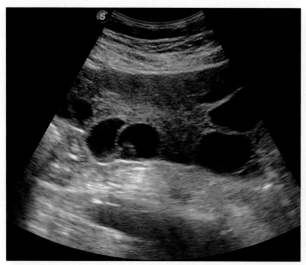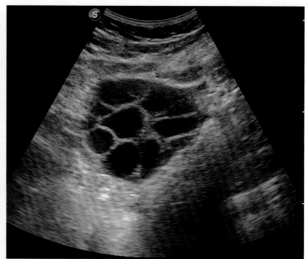

图 25-1-1　控制性超促排卵方案后卵泡群生长充分

扳机的时机非常重要,如扳机过早,卵母细胞胞质尚未成熟,虽然可完成第一次减数分裂,但将缺乏最后成熟阶段合成的重要成分,未能获得正常受精和发育所需的潜能;如扳机过迟,卵母细胞在成熟最后阶段发生染色质凝集时,寿命开始进入倒计时。随着时间的延长,细胞内钙离子信号由激活信号转变为诱发凋亡信号,卵母细胞可能在等待过程中死亡。此外,扳机过迟可能导致卵母细胞发育过熟,卵母细胞超微结构异常,如出现滑面内质网的比率增加,而滑面内质网的形成与妊娠结局呈负相关。

LH 峰或扳机至穿刺取卵的时间间隔也非常重要。取卵操作早了,颗粒细胞尚不够松散,卵冠丘复合体仍黏附于卵泡壁,难以被抽吸出来;取卵操作晚了,会出现提前排卵,或因为卵冠丘复合体彻底散开,卵母细胞不易被捡拾或后期引起胚胎发育结局不良。

三、取卵的设备与流程

取卵时所用到的设备是由超声仪器、穿刺引导架、取卵针、负压吸引器及两者间的负压泵连接管、恒温试管架、一次性无菌试管组成。取卵针可分为单腔或双腔。单腔针仅有吸出道,双腔针分为吸出道和冲洗道。液体在腔道内的流动是单向的,吸出道是将卵巢内的卵泡液吸出,液体从卵泡流向收集试管;而冲洗道是将液体向卵泡内注入并冲洗,液体是从体外的注射器流向卵巢内的卵泡,主要目的是在某个卵泡的吸出物中未获取卵子时,通过液体的冲洗以利于卵冠丘复合体从卵泡壁上分离而被吸出。如卵泡较多,往往采用单腔针缩短取卵操作时间。若卵泡少或预计获卵率低,则宜使用双腔针,通过冲洗道反复灌洗卵泡腔使卵冠丘复合体从卵泡壁上分离而吸出。取卵针的外径一般为17G,过粗的取卵针会增加出血的风险,也增加患者的疼痛感;过细的取卵针则有可能会损伤卵子,并且由于过细而变得柔软也不便于穿刺。

取卵过程是在经阴道超声(或经腹部超声)的引导下,将取卵针经阴道后穹隆(或腹部皮肤)穿刺进入盆腔,准确扎入卵巢内的成熟卵泡,卵泡液由负压抽吸装置吸入置于37℃恒温试管架的无菌试管中(图25-1-2),含卵泡液的试管紧接着转入实验室由技术员在体视镜下识别卵冠丘复合体(图25-1-3、

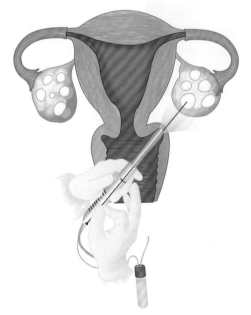

图 25-1-2　超声引导下经阴道取卵术操作示意图

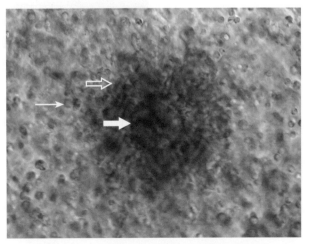

图 25-1-3　取卵术中获得的卵冠丘复合体

实心粗箭头,卵母细胞及其周围的透明带;空心粗箭头,卵冠丘(卵母细胞及放射冠);细箭头,颗粒细胞。

ER 25-1-1 超声引导下取卵术流程

ER 25-1-1）。在实施取卵的过程中，一般不需要麻醉，或仅用镇痛、镇静剂，多数患者仅有轻度疼痛。为减轻患者的恐惧心理或疼痛感，取卵术也可在麻醉下进行，麻醉方法包括局部麻醉（常用利多卡因宫颈旁阻滞）或静脉麻醉（常用异丙酚静脉推注）。

四、取卵术的操作步骤

（一）取卵术过程

1. 患者排空膀胱，取膀胱截石位，聚维酮碘（PVP）消毒，生理盐水冲净阴道及外阴，必要时侧穹隆进行 1% 利多卡因局部麻醉或丙泊酚静脉麻醉。

2. 术者穿戴无粉无菌手套和手术衣，铺巾，安装阴道探头套，穿刺架，生理盐水冲洗探头及穿刺架。

3. 超声检查卵巢位置、卵泡数量及盆腔积液情况。

4. 连接 17G 穿刺针，导管，试管和电动负压吸引器，测试负压（单腔 120~130mmHg，双腔 150~170mmHg）并以卵泡冲洗液冲洗穿刺针内管。

5. 设置穿刺引导线，置入阴道探头，在穹隆部探测卵巢及成熟卵泡，将探头固定于穿刺部位，使成熟卵泡位于穿刺引导线上，穿刺道避开膀胱、子宫壁、子宫内膜、肠道、血管。

6. 在阴道超声引导下，左手固定探头，右手持穿刺针缓慢置入，穿刺针经阴道、穹隆刺向卵泡。从最近卵泡开始穿刺，在穿刺针抵达卵泡表面时，稍停后，应适度加力、加速使穿刺针迅速刺入卵泡腔内（图 25-1-4、ER 25-1-2）。

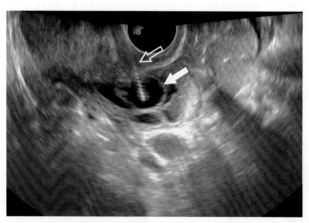

图 25-1-4 经阴道超声引导下取卵术
实心箭头所指为卵泡，空心箭头所指为穿刺针。

ER 25-1-2 经阴道超声引导下取卵过程

7. 确认针尖位于卵泡腔内，将针头置于卵泡中央，开启负压吸引器（如使用单腔取卵针，负压维持 120mmHg，如使用双腔取卵针，负压维持 165mmHg），抽吸卵泡液，随着卵泡塌陷稍微退出针头并转动探头避免卵泡壁塌陷裹住针头，直至卵泡完全塌陷。一个卵泡的卵泡液抽尽后再将取卵针刺入邻近较大的卵泡，依次穿刺直至所有的大卵泡抽吸完毕（ER 25-1-2）。抽吸过程中要尽量减少取卵针进出阴道的次数并避免对卵巢的切割。每一次进入阴道前和迅速取出后，都要用卵泡收集液冲洗取卵针防止血液凝固堵塞针管。如优势卵泡数少于 5 个，或有较多的未成熟卵泡，可用双腔取卵针，必要时可用培养液多次冲洗卵泡腔，抽吸完毕后穿刺针停留在卵泡内，按照卵泡大小往腔内注入器皿冲洗液，充盈卵泡后吸净，直至找到卵子，如冲洗 4 道仍未获卵，可酌情放弃；如优势卵泡数超过 5 个可用单腔取卵针，取卵过程中如发现取出的卵子数少于超声下所见卵泡数，应改用双腔取卵针，以便获取更多的卵子，避免丢失现象。对于卵巢位置比较高或生殖道异常经阴道取卵困难的患者，可以经腹超声引导下穿刺取卵（图 25-1-5、

ER 25-1-3)。经腹途径需很好地辨认卵巢并避开肠管、膀胱、髂部血管等重要脏器组织,因此经腹超声引导下穿刺取卵对于超声知识的要求较经阴道更高,常常需有经验的超声专科医生协助完成定位及评估。

8. 将卵泡液立即送入培养室内检查回收卵母细胞。

9. 穿刺完毕检查陶氏腔内有无新增积液,如积液较多,吸净积液送培养室检查。

10. 穿刺结束时,将取卵针退至体外,超声探头常规扫查盆腔,检查有无可能的内出血或血肿形成。取出探头,置入窥阴器检查穿刺点有无出血。如阴道内有活动性出血且明确非血管搏动性出血,可置无菌纱布压迫止血 2 小时后取出,如有血管搏动性出血,必要时需缝扎止血。

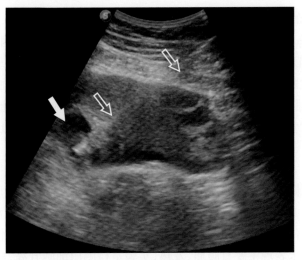

ER 25-1-3　经腹部超声引导下取卵过程

图 25-1-5　经腹超声引导下穿刺取卵
实心箭头所指为卵泡,空心箭头所指为穿刺针。

(二)取卵术中注意事项

1. 术前排空膀胱和直肠,避免这些脏器的损伤。阴道须清洗干净,以免感染或污染培养液。穿刺中注意正确识别血管断面和卵泡,避免误伤盆腔内血管。

2. 术中注意保持抽出的卵泡液保持在 37℃。

3. 尽量减少穿刺进入盆腔的次数,以免增加感染的机会。位于同一穿刺线上的卵泡可由浅至深于一次进针内完成。对不同穿刺线上的卵泡,退针至卵巢表面,但不退出阴道壁,改变穿刺方向再行穿刺。一侧穿刺结束后再行对侧卵巢穿刺。

4. 如卵巢位置在子宫上方,应旋转和改变探头位置,或让助手按压腹部,或改变体位,尽量使卵巢位置下移,经上述方法仍然不能使卵巢位置下移者,可穿过宫颈或部分宫体,尽量避开子宫内膜。如内膜不可避开,可考虑全胚冷冻之后行 FET。或者改行经腹部穿刺取卵。

5. 如输卵管和道格拉斯窝(直肠子宫陷凹)有积液,最后穿刺,术后用抗生素预防感染。

6. 如卵巢有巧克力囊肿,可抽吸巧克力囊肿,术后用抗生素预防感染。

(三)取卵术后处理

1. 术后观察 2~4 小时方可离院以便及早发现膀胱损伤、腹腔内出血等并发症。预防性使用口服抗生素两天(一般在门诊扳机日提前开好)。

2. 如拟定鲜胚移植,次日开始黄体酮 40mg,肌内注射,每日 1 次或地屈孕酮 10mg,口服,每日 3 次,如扳机日血 E_2<600pg/ml,则次日开始戊酸雌二醇 3mg,每日 1 次。取卵后 3 天抽血查 E_2+P,由辅助门诊确定临床能否移植,再至实验室看胚胎情况,决定是否进行鲜胚移植。如拟定全胚冷冻,取卵后 6 天复诊查看胚胎情况。

3. 有 OHSS 高风险(HCG 扳机者若扳机日 E_2>4 000pg/ml 或实际获卵数超过 15 个或预计取卵数大

于 20 个),术后低分子肝素 4 100IU (取卵后 48 小时),共 5 天,预防静脉血栓。同时进行 OHSS 宣教,全胚冷冻。

五、取卵并发症

超声引导下取卵术因为操作简单、超声图像清晰、基本无需麻醉等优点,并发症常少见,常见的有出血、感染、邻近脏器损伤等并发症。

(一)出血

经阴道超声取卵术后的出血主要有阴道出血和盆腹腔内出血。

1. 阴道出血　阴道壁、宫颈穿刺点部位针眼出血是阴道出血最常见原因。阴道少量出血可用纱布压迫止血,2~4 小时内取出观察纱布颜色无新鲜出血即可;出血量多时可用血管钳短时钳夹止血或缝扎。

2. 盆腹腔内出血　盆腹腔内出血最常见的原因为卵巢表面穿刺针眼出血、卵巢内血肿形成、穿刺针划伤卵巢或盆腹腔内其他脏器表层,或穿刺针误穿入血管。少量出血,给予止血药、卧床休息,多数可自行止血,无需特殊处理;大量不可控制的内出血则应立即对症处理,给予输血、扩容等治疗,必要时行开腹或腹腔镜手术止血。

(二)感染

经阴道超声引导下穿刺取卵术后感染主要有输卵管卵巢脓肿、盆腔炎、腹膜炎、术后不明原因发热及骨髓炎等,发生率为 0.4%~1.3%。其中输卵管卵巢脓肿最多见,对不孕症患者危害最严重,主要与以下高危因素密切相关:卵巢子宫内膜异位囊肿,既往有盆腔炎、盆腔粘连和盆腔手术史等。

取卵后感染患者的临床表现主要有腹痛、发热,实验室检测白细胞升高,血沉和 C 反应蛋白升高;超声检查可提示直肠子宫陷凹或附件区包块;伴有急性腹膜炎的症状时则考虑可能出现脓肿破裂;伴有无痛性阴道排液流脓可能是脓肿侵入阴道形成瘘管。并发盆腔感染时一般首先静脉应用抗生素,必要时行盆腔脓肿引流术。

(三)脏器损伤

经阴道超声阴道穿刺取卵术后并发脏器损伤的发生率极低,多为个案报道,包括膀胱损伤、阴道裂伤、输尿管损伤和阑尾穿孔等。脏器受损的原因与盆腔内脏器解剖位置变异、盆腹腔严重粘连及技术操作不熟练等有关。如卵巢周围慢性炎症导致卵巢与子宫的某一部位或盆腔的某个部位致密粘连,取卵时穿刺针无法避开子宫或膀胱才能获取卵子,此时子宫和膀胱受损便不可避免,综合评估患者意愿及获卵数,可适时放弃困难取卵。

(余芝芝)

第二节　超声引导下减胎术

一、多胎妊娠的定义

一次妊娠同时怀有两个或两个以上的胎儿时称为多胎妊娠,其中三胎及以上的妊娠称为高序多胎妊娠(higher-order multifetal gestations)。多胎妊娠是人类妊娠中的一种特殊现象,双胎妊娠最常见约占 98%,三胎妊娠少见,四胎及以上妊娠罕见。近年来,由于促排卵药物的应用及辅助生殖技术的开展,高序多胎妊娠的发生率明显增加。

B 超是目前临床早期诊断多胎妊娠最主要的方法。当孕 6~14 周超声检查发现为多胎妊娠时,应进行绒毛膜性的判断,早孕期所见妊娠囊数目等于绒毛膜数目。绝大多数双卵双胎(两个受精卵分别生长成为两个胎儿)为双绒毛膜双羊膜囊(dichorionic diamniotic,DCDA)双胎,辅助生殖中也可观察到三绒毛膜三羊膜囊三胎的情况(图25-2-1A)。单卵双胎(单个受精卵分裂后生长成为两个胎儿)包括双绒毛膜双羊膜囊(dichorionic diamniotic,DCDA)双胎、单绒毛膜双羊膜囊(monochorionic diamniotic,MCDA)双胎、单绒毛膜单羊膜囊(monochorionic monoamniotic,MCMA)双胎及连体双胎。除此之外,复杂性多胎妊娠还包括单绒毛膜三羊膜囊(monochorionic triamniotic,MCTA)三胎、双绒毛膜三羊膜囊(dichorionic triamniotic,DCTA)三胎(图25-2-1B)等。

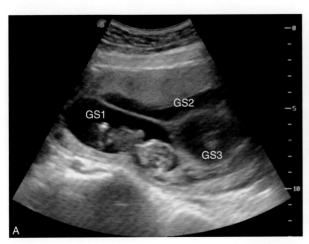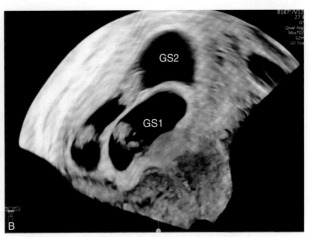

图 25-2-1　多胎妊娠

A. 三绒毛膜三羊膜囊三胎;B. 双绒毛膜三羊膜囊三胎。

二、多胎妊娠的风险和预防

自然妊娠多胎妊娠发生率极低,随着辅助生殖技术的推广,医源性多胎妊娠的比例较以往增加。多胎妊娠对于胎儿、新生儿、婴儿以及母体都有较大的风险。多胎妊娠胎儿的不良结局严重程度与妊娠囊数量高度相关。双胎妊娠围产儿的死亡率较单胎妊娠高4倍,三胎妊娠可高达6倍。在相同年龄段的产妇中,双绒毛膜双胎胎儿结构异常的发生率是单胎胎儿的2倍,而单绒毛膜双胎胎儿畸形的发生率又是双绒毛膜双胎的2倍。多胎妊娠的新生儿和婴儿的发病率显著升高,如胎儿早产、极低体重儿、脑瘫、发育迟缓、学习障碍、慢性肺病和死亡的风险均有所增加。其中早产的风险,多胎妊娠相较于单胎妊娠增加了6倍,32周之前分娩的风险增加了13倍。由于早产,死产的风险随之增加约5倍,新生儿死亡的风险增加约6倍。多胎妊娠母体的并发症也较单胎妊娠显著增加,包括妊娠剧吐、妊娠高血压、妊娠糖尿病、贫血、产后抑郁症等。其中妊娠高血压的发生率与胎儿总数呈正相关,单胎为6.5%,双胎为12.7%,三胎为20%。

医源性多胎妊娠重在预防。严格掌握诱导排卵的适应证和药物的使用,临床上可倾向于选用具有单卵泡发育特点的促排药物;对于有3枚以上优势卵泡(卵泡直径≥14mm)者,建议取消周期,并严格避孕,避免多胎妊娠的发生;严格控制体外受精-胚胎移植的移植胚胎数,建议移植胚胎数目不超过2个,鼓励选择性单胚胎移植。

三、多胎妊娠减胎术

多胎妊娠重在预防,而一旦发生多胎妊娠,减胎术是多胎妊娠的重要补救措施。多胎妊娠减胎术(multifetal pregnancy reduction,MFPR),即在多胎妊娠早期妊娠或中期妊娠过程中减灭1个或多个胚胎或胎儿。减灭的方法有抽吸胚芽、机械绞杀、胎心注药、脐带阻断等。

（一）减胎术指征

1. 适应证　我国卫生部于2003年修订实施的《人类辅助生殖技术规范》（卫科教发［2003］176号）规定：多胎妊娠减胎术必须到具有选择性减胎术条件的机构行选择性减胎术；对于多胎妊娠必须实施减胎术，避免双胎，严禁三胎和三胎以上的妊娠分娩。中华医学会生殖医学分会编写的《多胎妊娠减胎术操作规范（2016）》中明确多胎妊娠减胎术的主要适应证如下。

（1）无论自然妊娠或辅助生殖技术助孕妊娠，孕有三胎及以上的患者必须实施减胎，根据具体情况，可考虑减至单胎或双胎，避免三胎或以上的继续妊娠和分娩。对于双胎妊娠的患者，也应充分告知风险，建议减胎。

（2）产前诊断多胎妊娠中有结构异常、遗传病或染色体病胎儿者必须实施减胎术。

（3）多胎妊娠夫妇一方有染色体异常、先天畸形儿分娩史及孕妇高龄者，可待妊娠中期，根据产前诊断结果再行选择性减胎术。

（4）多胎妊娠孕妇伴有高龄、宫颈机能不全、瘢痕子宫及子宫畸形等，建议减为单胎。

（5）孕妇合并其他疾病，如高血压病、糖尿病等，建议减为单胎。

2. 禁忌证

（1）孕妇存在各器官系统特别是泌尿生殖系统的急性感染。

（2）先兆流产者应谨慎选择减胎的时机。

（3）胎动频繁、胎儿位置、胎盘位置等因素造成穿刺困难者。

（4）母体合并严重的内外科疾病、凝血功能、肝功能等异常者。

（二）减胎时机与减胎方式的选择

1. 减胎时机的选择　临床操作中减胎术在妊娠早、中、晚期均可实施。具体减胎时机的选择要根据临床情况和患者意愿综合决定。减胎技术发展早期，孕妇实施减胎术时孕周越小，操作越容易，对孕妇的刺激越小、残留的坏死组织越少，术后出现并发症的概率越小，因而越安全，妊娠结局越理想。然而由于存在自然减胎、胎儿后期发育异常等情况，孕早期减胎胎儿发育潜力不可预估，剩余胎儿发育异常、自然减胎胎停的可能性较孕中晚期减胎者大。随着减胎操作技术日渐成熟，孕中期实施减胎术的流产率与孕早期相当，对于具有高危因素（反复胚胎停育、遗传病家族史或分娩遗传病胎儿高风险）的多胎妊娠者，可期待至孕中期初步排除胎儿畸形等异常后行选择性多胎妊娠减胎术。然而对于四胎或以上，仍建议孕早期接受减胎术。由于存在自然减胎的可能，可考虑将多胎妊娠减至双胎；但对于高龄孕妇、宫颈机能不全、瘢痕子宫、子宫畸形、三胎妊娠中含有单绒毛膜双胎或孕妇合并其他疾病等，应该减为单胎。

2. 减胎途径的选择　减胎途径包括经阴道、经腹部2种途径。经阴道途径，探头贴近子宫，分辨率较高，穿刺距离短，且阴道具有天然的固定作用，操作精准性高，是早孕期减胎的首选途径，但随着孕周的增大，胎儿随着宫腔上移，经阴道途径常显示较为困难，此时可通过腹部途径减胎。一般孕中期的减胎常用经腹途径。

3. 减胎方法的选择

（1）胚芽抽吸法：多于早孕期（孕6~8周）实施，此时的胚芽组织疏松，易于抽吸，术后残留组织少，局部的炎症反应轻，诱发宫缩引起流产的发生率低。

（2）机械绞杀法：适用于孕8~11周，常配合胚芽抽吸使用。

（3）胎心注药法：常用于孕9周以上，向胎心注射氯化钾、高渗液等。但不适用于单绒毛膜双胎，由于胎盘血管的交通，药物通常会同时引起另一胎儿死亡。

（4）脐带阻断法：适用于孕中晚期的单绒毛膜多胎减胎，阻断方法包括胎儿镜下脐带结扎、双极电凝或射频消融脐带阻断等。

（三）减胎的操作步骤

1. 术前准备

（1）向患者及家属解释手术的必要性、手术方法及其风险以及可能的并发症，并签署知情同意书。

（2）进行血尿常规、肝肾功能、心电图、凝血功能、阴道清洁度和细菌学检查，排除急性炎症，特别是泌尿生殖道急性炎症。

（3）确认手术方式和方法，拟定减灭的目标胚胎、确定保留和减灭的胚胎数，并获得夫妇双方的书面同意。

（4）必要时预防性使用抗生素。

（5）可予硫酸镁静滴预防宫缩，黄体酮肌内注射促使宫颈闭合。

2. 设备及器械　实时超声显像仪、阴道探头或腹部穿刺探头及配套的穿刺架、穿刺针、注射器、负压吸引装置、试管、10% 氯化钾溶液等。有条件的医院选择性地配套射频消融仪或胎儿镜。

3. 镇痛或麻醉　术前可适当使用镇痛、镇静药物；必要时也可在麻醉医生的配合下采用静脉麻醉。注意围术期患者生命体征的监测。

4. 目标胎儿的选择　孕早期发现多胎妊娠时，首先需确定绒毛膜数和羊膜囊数，综合考虑多胎的绒毛膜性、妊娠囊的位置、胚胎发育的一致性等因素选择。一般选择含有最小胚体的妊娠囊或选择最有利于操作的妊娠囊，如最靠近宫颈或阴道壁的妊娠囊；对含有单绒毛膜双胎的高序多胎妊娠者，原则上首选对单绒毛膜双胎行减胎术，保留单绒毛膜单胎，以减少围产期并发症。

孕中期多胎妊娠者需通过超声确定各妊娠囊的位置、胎儿大小及发育情况、胎盘附着部位、脐带附着处及绒毛膜性等。对非选择性多胎者，一般选距腹壁最近或靠近宫底部的胎儿，避免减灭靠近宫颈内口的胎儿，以减少感染的风险；对因产前诊断多胎中具有结构异常、遗传病或染色体病者，选择异常胎儿进行减胎，但应仔细区别异常胎儿与正常胎儿后定位选取最合适的位置。

5. 减胎术操作

（1）经阴道减胎术：超声引导下经阴道途径的减胎术多适用于 7~10 周的早期多胎妊娠，也可应用于个别 11~12 周的多胎妊娠减胎。

1）术前排空膀胱，取截石位，碘伏消毒外阴、阴道、宫颈后生理盐水擦净阴道残液，常规妇科阴道手术铺巾。

2）在腔内超声探头上套无菌橡胶套，安装穿刺导架。

3）B 超扫视观察盆腔，确切记录子宫及各妊娠囊位置及其相互关系，选择拟减灭的妊娠囊。

4）选择 16~18G 穿刺针，在阴道 B 超引导下，由阴道穹隆部进针，进针过程沿穿刺线对准胎心搏动位置，进一步将针尖刺入胚体的胎心搏动点，转动针尖可见胚体联动证实已刺入胚体。

5）减灭胚胎

胚芽抽吸法：对于孕 7~8 周者，确定穿刺针尖位于胚体内后，负压抽吸，若穿刺针管内无任何吸出物，进一步证实针尖位于胚体内，迅速增加负压，抽吸可见胚胎组织突然消失，穿刺针管内有吸出物，并见有白色组织样物混于其中，提示胚胎组织已被吸出，尽量不吸出羊水。将吸出物置于显微镜下观察，可见胚胎的体节结构，表明胚胎已解体且部分或全部被吸出（ER 25-2-1）。

机械绞杀法：对于孕 8~9 周者，稍大的胚胎难以在负压下被吸出，可采用反复穿刺胚胎心脏并抽吸胎心的方法，直到胎心搏动停止。

胎心注药法：对于孕 9~12 周者，由于胚胎较大，可在针尖进入胎心搏动区时，回抽无液体或少许血液，然后注射 0.6~2.0ml 的 10% 氯化钾溶液，超声显示胎心搏动消失，5~10 分钟后再次观察确认无复跳，提示减胎成功。

ER 25-2-1　胚芽抽吸法减胎术操作过程

6）术后观察：再次超声检查宫内妊娠囊情况，注意所减妊娠囊是否从宫壁剥离、有无囊下及其他穿刺位置的活动性出血，并详细记录手术过程、术后观察情况，尤其是所减胚胎的位置、减胎后有无残留的胎体、大小等，以备复查时判定所减胚胎等。

（2）经腹部注射减胎术：主要适用于孕中期非单绒毛膜双胎减胎。

1）术前患者排空膀胱，取平卧位，常规腹部手术野消毒、铺巾。

2）腹部超声穿刺探头置于腹部探测子宫、各妊娠囊及胎儿位置及其相互关系，选择拟穿刺的妊娠囊。

及胎儿。

3）待胎儿处于静息状态时,采用 20~22G PTC 穿刺针在穿刺探头引导下,沿穿刺引导线刺入胎儿心脏或近心脏的胸腔部位。对于胎体活动频繁影响操作的,可先向胎心方向进针至胎体表面,对准胎儿心脏位置再次进针。

4）回抽无液体或少许胎儿血后即可注入 1.5~7.5ml 的 10% 氯化钾溶液,B 超下见胎心搏动消失、胎动停止、胎体张力消失并下沉至妊娠囊底部(图 25-2-2、ER 25-2-2)。

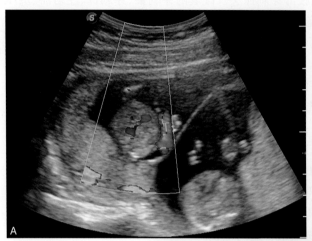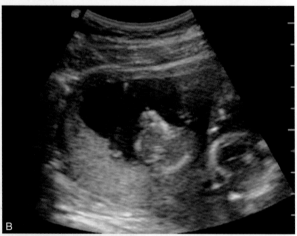

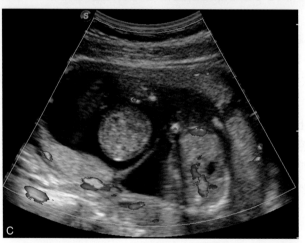

图 25-2-2　经腹部注射减胎术

A. 减胎术前彩色多普勒超声评估胎儿心脏内血流信号;B. 超声引导下将 PTC 穿刺针穿刺到胎儿心脏或近心脏的胸腔部位,注入 10% 氯化钾溶液 1.5~7.5ml;C. 注药后彩色多普勒超声复查被减胎儿心脏区域血流消失。

ER 25-2-2　经腹部注射减胎术胎儿心腔内注药过程

5）观察 5~10 分钟未见胎心搏动恢复,提示减胎成功,拔针。

6）若见胎心恢复,及时用相同方法再次减胎。

7）若孕 11~14 周的多胎妊娠因胎盘位置、胎方位等原因导致穿刺心脏困难时,胎儿头颅相对胎儿心脏是更容易定位的目标,并且氯化钾在颅内的吸收比别的组织快,可行经胎儿颅内药物注射减胎。

（3）经腹部射频消融减胎术:射频消融术是通过高频电流使脐带血流凝固/闭塞从而达到减胎目的的方法。孕 15 周以上的含单绒毛膜多胎的多胎妊娠可通过射频消融减胎,尤其针对单绒毛膜多胎其中一胎出现严重结构异常、严重选择性生长受限(sIUGR)、双胎反向灌注序列征(TRAP)Ib 以上、双胎输血综合征(TTTS)Ⅲ期或Ⅳ期,以及由于单绒毛膜多胎胎盘血管吻合支的存在,毒性物质可对正常胎儿产生影响,传统氯化钾注射法不适用时的减胎。

1）操作时首先需超声引导定位胎盘、拟减目标胎儿及保留胎儿的位置,确定进针部位及方向。

2）于超声引导下将射频消融电极经皮快速刺入胎儿腹部脐带入口处附近的腹腔内,使射频穿刺针针尖位置靠近拟减灭胎儿的脐带附着处（图 25-2-3 ）。

3）展开伞形针芯,超声再次确定穿刺针位置。

4）以 20 周的初始能量发射射频,每分钟增加 5~10 周,达到设定温度（100℃左右）,维持此温度至脐带血流消失,提示手术成功。

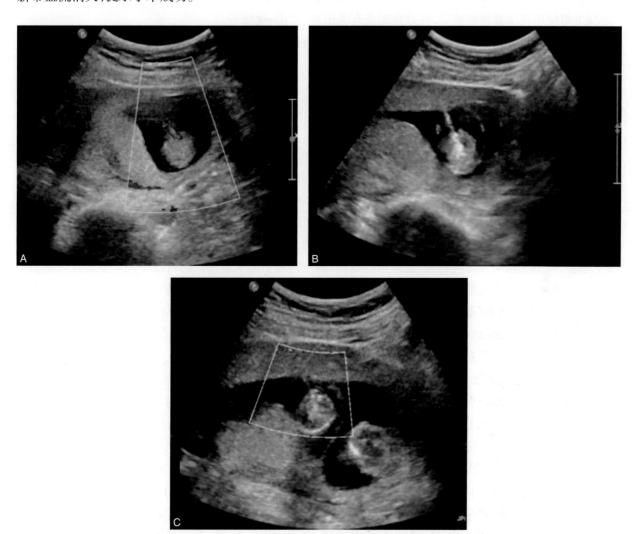

图 25-2-3　超声引导下射频消融减胎术

A. 减胎术前彩色多普勒超声评估胎儿腹部脐带入口血流;B. 超声引导下将消融电极穿刺到胎儿腹部脐带入口处附近的腹腔内并启动消融;C. 消融后彩色多普勒超声复查胎儿腹部脐带入口处血流消失。

（4）其他方法:单绒毛膜双胎除可选择射频消融减胎外,还可通过血管栓塞、单极电凝、胎儿镜下脐带激光凝固术、胎儿镜下脐带血管结扎术、脐带血管双极电凝术等技术阻断脐带血流来完成,但均各有利弊。早期的血管栓塞、单极电凝术因成功率低、风险大已较少应用。胎儿镜下脐带激光凝固术是简单、直接的单通道方法,但需要昂贵的设备来完成,且减胎的成功率与脐带的粗细关系密切,孕周较大脐带较粗时有脐带阻断不完全的可能。胎儿镜下脐带结扎虽然可以达到即刻、完全且永久的脐动静脉血流阻断的目的,不受脐带粗细的影响,但存在胎膜早破的风险,且对操作者的技术要求高,一般不作为首选方法。双极电凝术术中能量输出过大可能导致脐带穿孔,联合胎儿镜可缩短手术时间,但并发症也会相对增加,胎膜早破是其常见并发症。

6. 减胎术后的处理

（1）术后处理

1）监测孕妇生命体征。

2）嘱患者注意卧床休息和外阴清洁,禁止性生活。

3）注意防止早产、胎膜早破、胎盘早剥、羊水渗漏等并发症。早期妊娠减胎术术后可使用孕激素进行保胎;孕中期多胎妊娠减胎术后可给予宫缩抑制剂抑制宫缩。

4）可使用抗生素预防感染,注意穿刺点有无出血、渗出、化脓等。

5）注意腹痛、阴道出血或异常分泌物、发热等,及时随诊。

（2）术后复查

1）术后 24 小时复查,再次确认被减胎儿死亡,并了解保留胎儿及各妊娠囊宫内情况。定期复查超声了解保留胎儿生长发育及被减胎儿的吸收缩小情况,定期检查凝血功能及血常规,注意腹痛、阴道流血及阴道分泌物。

2）术后胎儿监护:常规观察胎动、胎心率,术后 1 周内监测 MCA-PSV（有无存活胎发生急性反向失血变化）、脐动脉血流频谱和羊水量;术后 3~4 周可行磁共振成像检查,评估存活胎儿有无低血压性脑损伤。

3）分娩后处理:检查胎盘、脐带及死胎,确认胎盘绒毛膜性质与手术效果,随访新生儿。

7. 多胎妊娠减胎术结局　多胎妊娠减胎术旨在通过减少胎儿的数目,降低多胎妊娠围产期风险,减少早产和其他新生儿及产科并发症。随着孕周增加,胎儿体积越大,残留坏死组织越多,炎性细胞及炎症因子越多,局部无菌炎性反应越强、感染风险越高,诱发宫缩引起术后流产的可能增加。多胎妊娠减胎术实施时间越早,流产率越低,操作越简单,并发症越少,妊娠结局优于孕中期减胎。但近年来,随着超声技术和微创技术的发展,多胎妊娠减胎术的流产率越来越低。妊娠早、中期实施减胎术的流产率也大致相似:孕 9~12 周为 5.4%,孕 13~18 周为 8.7%,孕 19~24 周为 6.8%,≥25 周为 9.1%。

8. 术后常见并发症的预防及处理

（1）出血:实施减胎术时应在超声引导下尽量避开穿刺线上的血管。术后即刻的出血多数是穿刺针误入血管所致,若超声观察到盆腔积液显著增多,伴血色素显著下降、血细胞比容升高者,扩容、止血药物应用等保守治疗无效时,应立即行腹腔镜或者开腹止血。如术后阴道出血,检查是否为阴道穿刺针孔出血,多数阴道压迫止血可解决。

（2）感染:减胎路径可通过阴道或腹部进入宫腔,尤其是经阴道减胎者,术后出现感染的可能性较经腹减胎高,一旦发生宫内感染可致胎膜早破及妊娠胎儿丢失。在减胎过程中应注意严格无菌操作,围术期合理应用抗生素,特别对术前有阴道出血者应提前应用抗生素预防感染,术后出现阴道出血者需加强管理,密切监测炎症指标,一旦术后出现发热症状,合理应用抗生素。胎膜早破是孕中晚期减胎和单绒毛膜双胎选择性减胎的主要并发症。

（3）流产和早产:随着减胎术操作技术的成熟,早、中孕期减胎术的流产率大致相近,多数是由于所减胎儿坏死物质的释放、感染、多胎妊娠以及患者心理压力等引起。因此术前充分知情同意,术后积极保胎,若出现流产、早产迹象及时对症治疗,有助于提高胎儿存活率。

（4）凝血功能障碍:凝血功能异常可发生在孕中期减胎术后,被减胎儿体积大,释放大量凝血活性物质,导致胎儿血管栓塞综合征从而引起血栓形成及弥散性血管内凝血（DIC）。但与单胎妊娠胎儿死亡不同的是多胎之一胎儿死亡后胎盘血管闭塞,胎盘表面纤维素的沉积可阻止凝血酶的释放,使凝血障碍发生的危险性明显减小。因此,许多减胎病例并无 DIC 的临床和亚临床表现。但仍需定期复查凝血功能及血常规,早期发现和预防 DIC。

（余芝芝）

第三节　超声引导下羊水穿刺术、绒毛活检术、胎儿血取样

一、概述

产前筛查是指在早中孕期通过超声、血清学检测等各种筛查手段来发现患有先天缺陷或遗传性疾病的高风险胎儿。但产前筛查并非确诊实验,如筛查结果阳性,仍需进一步行产前诊断,即通过介入手段获取胎儿成分(主要包括羊水、脐带血、胎儿组织或胎盘组织)并对其遗传物质做出检测。虽然近年来无创产前筛查(non invasive prenatal testing, NIPT)技术的普及使得有创产前诊断的开展相应减少,但从本质上讲,NIPT 仍是一项筛查技术,因此在很多情况下仍需诉诸于有创的介入产前诊断技术以获得切实的诊断效力。现阶段已有多项介入技术可用于获取胎儿细胞,包括羊水穿刺、绒毛活检以及胎儿血取样术等,而这些技术的实施均离不开超声的精准引导。掌握这些有创技术各自的超声下操作要点及适用范围具有重要的临床意义。

二、羊水穿刺

(一)羊水生理及技术原理

羊水即充满于羊膜腔的液体,其来源、量和成分随孕周不同而有所变化,是一个动态平衡的过程。孕早期羊水主要是母亲血清通过胎盘进入羊膜腔的透析液,当胎儿血循环建立以后,胎儿体内水分和小分子经胎儿皮肤渗出构成羊水的一部分,从孕 8 周起羊水量以每周 10ml 左右的速度增加。妊娠 11~14 周后胎儿经肾脏排出的尿液成为羊水的重要来源,孕 21 周左右羊水量每周增加约 60ml,到了晚期妊娠羊水的产生量相对于吸收量有所下降,到孕 33 周左右羊水量达到峰值,足月妊娠正常羊水量为 700~800ml,少于 500ml 即羊水过少,超过 2 500ml 则为羊水过量。虽然羊水中 90% 以上是水分,但也含有矿物质、肌酐、胎儿上皮细胞等其他成分。羊水穿刺最早在 1970 年就被引入临床实践,它是指经腹穿刺子宫腔以抽吸羊水,将其中胎儿来源的细胞成分经离心后置于培养基中进行有丝分裂,将分裂中期的细胞分离出来放入低渗溶液中使得染色体膨胀,进一步固定染色后用于遗传学分析评估胎儿的染色体核型,这也使得对胎儿进行早期遗传性疾病诊断成为可能。传统的细胞培养法约需 1 个月甚至更长时间得到结果,改进技术后可缩短为 2 周左右即可得到核型结果,而荧光原位杂交法 FISH 通过探针检测 13、18、21、X 和 Y 染色体,因无需细胞培养可在 24 小时内对大多数三倍体做出诊断。众多研究支持羊水穿刺在产前细胞遗传学分析中的准确性。研究发现 8~18 周开始羊水中的细胞量迅速上升并达到一个稳定状态,尤其在孕 11 周后因羊水中胎儿来源的细胞进一步增多导致羊水细胞培养和染色体核型分析的成功率明显上升。研究表明羊水细胞培养的成功率在 97%~100%,而通过羊水细胞检测胎儿染色体核型的准确性可达 99%。偶有羊水穿刺结果为假阴性的报道,大多是由于胚胎细胞不分离导致的假嵌合型,通常羊水细胞中的嵌合型不能准确反映胎儿嵌合型,需要对比胎儿血样本的结果才能避免终止一些正常的妊娠。此外,羊水中的生化指标也能为胎儿一些特定疾病的诊断提供依据,例如羊水中的 AFP 是检测胎儿是否具有开放性神经管畸形的重要指标,目前已建立了孕早期羊水中 AFP 含量的正常参考范围。

(二)适应证与禁忌证

1. 适应证

(1)胎儿非整倍体高风险:高风险的提示可来自多个方面,如 NIPT、血清学筛查、异常的超声发现、既往胎儿非整倍体病史或夫妻双方有染色体平衡易位等家族史。值得注意的是,目前已不倾向于将母亲高

龄（>35岁）单独作为有创产前诊断的指征。而辅助生殖技术本身也并不能作为有创产前诊断的指征，但在因少精子症而行卵胞质内单精子注射（ICSI）患者中应告知其男性后代发生非整倍体的风险将增高。

（2）胎儿具有某种已知的遗传病高风险：如已知存在遗传疾病家族史、夫妻双方均为常染色体隐性遗传疾病基因的携带者，或产前检查发现胎儿异常可能是某种基因突变的情形。

（3）为明确母体感染性疾病是否传播至宫内：如弓形虫、巨细胞病毒、风疹病毒的初次感染或血清学转换期。

（4）在某些特殊情况下，孕妇的要求也可作为操作指征：如孕期极度的焦虑，在充分知情同意的情况下可进行有创产前诊断。

2. 禁忌证

（1）羊水过少或极少。

（2）先兆流产有宫缩时。

（3）不明原因阴道流血以及出血倾向。

（4）胎膜早破。

（5）孕妇体温升高，疑有感染存在，尤其是宫腔感染（除外已知感染，为确诊感染原及治疗而穿刺）。

（6）无医疗指征的性别鉴定。

（三）操作时机

传统的羊水穿刺通常在中孕期（15周）左右进行，此时胎儿已较为稳定，羊水量丰富，出具报告的时间也为后续做相应处理预留了空间。而随着超声技术的进步以及早期进行遗传性诊断的要求，羊水穿刺也可在早孕期进行。但与中孕期（15^{+0}至16^{+6}周）羊水穿刺相比，早孕期（11^{+0}至12^{+6}周）的羊水穿刺引发更高比例的流产（7.6% *vs.* 5.9%），胎儿足内翻（1.3% *vs.* 0.1%）以及羊水渗漏（3.5% *vs.* 1.7%），因此仍需有选择地进行。伴随着技术适应证的进一步扩大，近期报道羊水穿刺亦可在孕24^{+0}至38^{+6}周进行，结合染色体微整列分析提高诊断速度，以协助诊断晚孕期间发现的超声异常。

（四）操作前准备

1. 术前告知　临床医生必须详细向患者告知羊膜腔穿刺的指征、操作过程、手术成功率和术后并发症，并让患者签写知情同意书。术前检查需明确孕妇血型，如为Rh阴性者需行抗体筛查，术后行Rh免疫预防。

2. 孕妇准备　穿刺前一天适当休息、充足睡眠、大便通畅。腹壁毛发浓密者备皮。穿刺前嘱孕妇排空膀胱。

3. 穿刺器械准备　穿刺包1个，内含消毒穿刺洞巾1块或治疗巾数块、适量棉球及纱布，穿刺针1支（20~21G），5ml、10ml及20ml注射器各1支，戴套针头1个。

（五）操作步骤

目前超声引导下羊膜腔穿刺有两种方式：一是利用超声探头，在穿刺针旁监视穿刺针的进入（徒手穿刺）；二是利用穿刺架或穿刺探头引导穿刺。前者探头及穿刺针的操作都较为灵活，可以方便地移动或改变穿刺针角度；后者对初学者较易掌握，穿刺针不容易脱离超声平面，但不方便调整角度及方向。目前大多数产前诊断中心采用第一种方式引导。

1. 穿刺点的选择　孕妇应尽可能平躺，超声对孕妇腹壁进行扫查，确认胎儿的存活、胎儿位置、胎盘位置、最大羊水池区域以及胎动情况。寻找无胎盘、无胎儿、羊水最多的区域，穿刺点应避开孕妇膀胱及肠管，避免宫底、侧壁附近的羊水池，尽量远离宫颈，在该区域做体表标记，同时选择在胎动不频繁时穿刺。超声探头应尽量垂直于母体腹壁并尽可能避开胎盘，如为前壁胎盘无法避开时，可经胎盘边缘较薄处进针，但尽量不要经胎盘中央部位穿刺，且穿刺针经过胎盘动作要迅速。穿刺针不必过长，12cm和15cm的长度通常较合适，太长的针在操作过程中容易弯曲或不容易操作。穿刺前操作者可以通过注射器针套、操作者手指压迹等沿超声探头的定位点规划出穿刺针从孕妇皮肤到羊膜腔的大致轨迹。

2. 局部消毒及铺巾 局部消毒与一般手术皮肤消毒相同,酒精或碘伏。较大范围暴露体表标记处区域,保证有足够地方放置超声探头。

3. 超声引导穿刺针进入羊膜腔 在超声探头上涂上耦合剂,并用无菌塑料薄膜或无菌手套覆盖。为提高声波传输,在选定的进针部位用纱布蘸取少许碘伏涂抹。由于胎儿的运动通常是不可控的,穿刺针进入腹壁前应再次评估胎儿体位是否改变,穿刺点是否合适。如不合适,应重新评估穿刺点,或等待合适时机穿刺。在选定的进针部位插入穿刺针,穿刺针与探头成 30°~45° 左右进入为宜,进针角度过大,进针的路径长,角度过小,进针盲区大,整个过程都应在超声监视下进行,屏幕上清晰显示针尖经过皮肤、皮下脂肪、肌层、腹膜外脂肪层、腹膜、子宫壁达羊膜腔(图 25-3-1),当针尖经过腹膜时,患者会有轻微疼痛感,此时进针要快,穿过羊膜时进针也要快,以防针尖不能突破羊膜造成羊膜、绒毛形成 "帐篷样" 隆起,从而导致刺入部位的错位或不能抽到羊水。穿刺阻力第一次消失表示进入腹腔,继而进针又有阻力表示进入宫壁,阻力再次消失表示已达羊膜腔。

4. 抽取羊水 一旦确定穿刺针位于羊膜腔中,拔出针芯,再接上注射器或自动真空抽吸装置,最先抽出的 2ml 羊水应丢弃,因为可能含有母体细胞,接着根据临床检查的目的抽取 20~30ml 的羊水用于检查。

5. 超声引导下退针 抽取规定量的羊水后,将针芯重新插入对合后在超声监视下迅速将穿刺针拔出。注意勿让针尖划到胎体,若胎体距离针尖较近,退针要缓慢。退针后按压穿刺点片刻后,用无菌纱布覆盖固定。再次超声监测胎心、胎盘情况,孕妇有无宫缩及腹壁有无血肿等情况。最后将含有羊水的针筒装上戴套针头核对患者信息后送实验室。

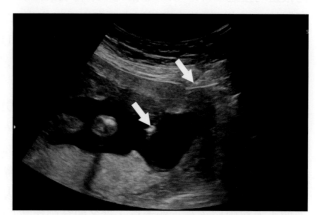

图 25-3-1 羊水穿刺,超声引导下将穿刺针穿刺到羊膜腔内

（六）操作后建议

1. 术后 30 分钟再听胎心。

2. 建议孕妇休息 24 小时,允许个人和室内正常的活动。如出现出血或羊水泄漏、剧烈的腹痛和发热(体温≥38℃),患者应尽快至产科就诊。

3. 1 周后超声随访,确认胎儿的情况和评价穿刺区。

4. 抗生素不需要常规给予。

5. 染色体核型 / 阵列 CGH 分析必须至少获得 10~20ml 的羊水。

6. 通常 QF-PCR/FISH 的结果可在 48 小时内获得,PCR 用于胎儿感染结果可在 1 周内获得,array-CGH 的结果可在 2 周内获得,核型结果可在 3 周内获得。这些结果获得的时间因实验中心而异。

（七）手术技巧及注意事项

1. 严格无菌操作,以防感染。

2. 羊膜腔穿刺术必须由有经验的操作人员进行或监督,以减少并发症的风险。

3. 当穿刺针显示不清时,可轻轻地左右晃动或上下抽动来寻找穿刺针。

4. 进针皮肤速度要快,针尖经过脂肪层和肌层速度可稍慢,此时可调整角度。穿过腹膜及羊膜速度则要快,但不可过深过猛,尽可能一次成功操作,如果 1 次穿刺失败,可以尝试将针头重新定位,时间上不超过 1 分钟,如果尝试仍然失败,则应将穿刺针拔出,选择新的穿刺部位,并更换针头以避免污染。穿刺过程中应避免多次操作。一般最多不超过 2 次。如果在两次尝试穿刺后获得的羊水量很少或分析的质量不满意,则可以在 1 周后再一次尝试穿刺。

5. 有时超声监视针尖已在羊膜腔,却抽不出羊水,一个原因可能是针尖被周围组织如脐带等遮挡,此时,可适当回针;另一原因可能是针尖仍未刺破羊膜,仍在羊膜腔外,需调整穿刺方向和深度。

6. 抽吸羊水过程中,若见胎体移近针尖或碰触针尖时,应暂停抽吸。

7. 如果抽出血液表明穿刺针碰到了血管,出血可来自腹壁、子宫壁、胎盘、胎盘后静脉丛、脐静脉或刺伤胎儿血管等,需重新评估针尖位置后,拔出穿刺针并压迫穿刺点。

8. 与清亮羊水相比,如果出现绿色或褐色羊水往往与随后的自然流产或死胎的风险增加相关。当羊水变色时,染色体异常、细胞培养失败以及羊水微生物(特别是支原体类)污染也更常见。

9. 双胎妊娠时,如果一个穿刺点经过两个羊膜囊,在穿刺羊膜隔时进针速度要快。

(八)并发症

1. **胎儿流产**　与对照相比,既往羊水穿刺继发的流产率报道在 0.1%~1%,且随着技术的普及,近期的报道均接近 0.1%。以上证据大多来自观察性研究,仅丹麦 1986 年的一项在 4 606 名低风险的孕妇中开展的 RCT 提示,羊水穿刺组术后妊娠丢失率为 1.7%,而对照组为 0.7%,因此操作相关风险为 1%。而近期一项 meta 分析则得出结论,操作相关风险仅 0.11%(95% CI: −0.04%~0.26%)。

2. **胎膜破裂/羊水渗漏**　其发生率为 1%~2%,多可自行愈合,且其引发的流产风险显著低于胎膜早破。

3. **胎儿针刺损伤**　极为少见,仅在早期无超声引导下操作时偶见报道。

4. **严重母体并发症**　极为少见,如操作失误进入肠管引起母体脓毒血症乃至死亡。

5. **绒毛膜羊膜炎及宫内感染**　发生率低于 0.1%。

6. **并发症相关高危因素**　有经验的术者可以降低操作相关的妊娠丢失,年操作例数大于 100 例的术者则术后妊娠丢失的风险一般较低。专家意见认为,如果羊水穿刺后妊娠丢失风险超过 4%,那么术者的手术权限应该被重新考核。过多的穿刺次数(3 次或者 3 次以上)亦增加术后妊娠丢失的风险,如果必须要进行 2 次以上的穿刺,建议将操作推迟到 24 小时后进行。胎儿异常本身伴有更高的流产背景风险,羊水穿刺后其风险进一步增高。血性或棕色羊水反映近期羊膜腔内出血,这可能与潜在的胎盘异常有关,因此也被认为与妊娠丢失高风险有关。其他还有一些因素被认为会增加羊水穿刺后的妊娠丢失风险,但仍存在争议,如子宫肌瘤,中肾旁管发育异常,绒毛膜羊膜分离,绒毛膜下血肿,母体既往或现正出血,母体 BMI>40kg/m²,既往多次分娩史(>3 次),明显的阴道感染,3 次或 3 次以上流产史。

7. **穿刺失败**　15~22 周的羊水穿刺成功率为 99.6%。孕周过早或过大穿刺成功率均略微降低。失败原因主要有大面积前壁胎盘,胎体占据了唯一的无胎盘区(此时,可让孕妇走动后再次观察胎体位置是否变动);孕妇肠管与子宫前壁粘连无进针通路等。晚期妊娠还可能因胎儿较大羊水池相对较小而穿刺失败。一次进针未达羊膜腔或抽不出羊水,可进行第二次穿刺,但一般不超过两次。需两次穿刺的约占 2%,与操作者的技术水平及经验密切相关。

三、绒毛活检

(一)胎盘生理及操作原理

人类早期胎盘由母体部分及胎儿部分共同组成。母体部分为蜕膜,由子宫内膜转化而来,包括底蜕膜、包蜕膜以及真蜕膜,底蜕膜位于最深处,与肌层相邻;壁蜕膜为中间层,是最突出的部分,而包蜕膜最浅,邻近孕卵的绒毛膜。胎儿部分由绒毛膜形成。受精后 5~6 天囊胚在子宫内植入着床,滋养细胞团形成囊胚外部的细胞层,并进一步分化成细胞滋养细胞和合体滋养细胞。着床后 7~12 天合体滋养细胞侵袭进入子宫内膜腺体和血管,最终形成绒毛间隙。孕 8 周左右,与包蜕膜相邻的绒毛退化形成绒毛膜,与底蜕膜相邻的绒毛增生形成树枝状结构,即叶状绒毛膜。之后绒毛干继续生长,胎盘不断变厚,叶状绒毛膜的绒毛伸入绒毛间隙,特定的绒毛干定植于基底膜上。母体的动静脉经细胞滋养层的缝隙进入绒毛间隙。自绒毛干进一步发出分支绒毛,作为母胎之间的物质交换场所。在超声下,孕10周左右的胎盘表现为在妊娠囊周围增高的高回声缘,此时绒毛间血流仍不丰富,至孕12~13周时方可在多普勒超声下检出。鉴于胎盘从10周起就含有胚胎来源的滋养细胞,因此从胎盘组织中获取滋养细胞,即绒毛活检(CVS)为胎儿遗传性疾病的早期诊断提供了可能。CVS技术最早在19世纪70年代中期在中国被首次提出,并在19世纪80年代被引入临床实践。

(二)适应证、禁忌证及操作前准备同羊水穿刺

(三)操作时机

由于超声在孕10周左右可以辨认胎盘的位置,因此一般推荐在10~13周行绒毛活检,此时获得有活性的滋养细胞可较羊水穿刺缩短培养时间(5~7天 *vs.*7~14天),在妊娠早期即获得诊断结果,给医患提供更多选择的余地。而在10^{+0}周以前过早进行CVS,胎儿肢体发育不全的发生率高于同期正常人群,因此也不常规采用。

(四)操作过程

术前行超声检查确定孕周,定位胎盘绒毛着床部位。腹部常规消毒,铺巾,在超声探头上涂上耦合剂,并用无菌塑料薄膜或无菌手套覆盖,选择好穿刺点及角度,准确定位,局部注射麻药,采用双针套管技术穿刺活检,在超声引导下,首先将17~20G的单针或者双腔针(17/19G的外套以及19/20G的内芯)经腹壁、子宫壁刺入胎盘绒毛边缘部分,拔出针芯,然后连接含2~4ml 0.9%氯化钠溶液的20ml注射器,以一定的负压上下移动,吸取绒毛组织20~40mg,并置入消毒容器内,确认绒毛后送遗传室作染色体培养制作分析。拔针后常规观察穿刺部位有无出血、胎心搏动有无异常。

CVS在连续的超声引导下进行,穿刺途径可分为经腹及经宫颈两种,RCT证据表明两种方式在流产率及成功率上没有显著差异,因此操作路径的选择主要取决于操作的便利性以及操作者的经验偏好。例如,当胎盘位于后壁且位置较低时,经宫颈操作比较便利,而胎盘位于前壁和宫底则更适合经腹活检,通过指导孕妇调节尿量可以使胎盘处于垂直的位置更便于操作。经腹操作可选择在麻醉下进行,穿刺针可选择17~20G的单针或者双腔针(17/19G的外套以及19/20G的内芯)。当穿刺针进入到胎盘的目标位置后,在保持负压的情况下反复来回运动以抽吸滋养层组织(图25-3-2)。经宫颈操作时,可选择活检钳或者带引导芯的导管,经宫颈管到达胎盘滋养层区域获取组织。一项RCT研究比较了200例在10^{+0}~12^{+6}周进行的绒毛活检,发现使用活检钳或者导管在胎盘损伤及获取组织有效性上没有显著差异。然而,前者更受到操作者及患者的欢迎。获取的绒毛需经肉眼确认,一般能够保证有效检测的最小量是5mg。根据以往报道,操作的失败率在2.5%~4.8%。与羊水穿刺术后注意事项相同,患者需在院观察半小时并经超声确认胎儿存活后离院,出院如有腹痛、阴道流血流液等异常情况需及时就诊。

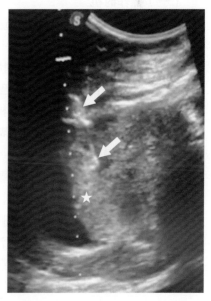

图25-3-2　超声引导下绒毛活检
星号所示为胎盘区域,箭头所指为穿刺针。

(五)并发症

1. 妊娠丢失　由于缺乏前瞻性的RCT研究,关于CSV继发的流产率目前的证据均来自回顾性队列研究。与对照相比,CSV组所附加的流产风险在0.2%~2.0%,且与操作经验有极大的关联。在有经验的中心其发生率为1/500~1/150。据近期的meta分析,CVS后的妊娠丢失率与对照组相比并无显著差异。

2. 阴道流血　阴道流血是术后常见的并发症,发生率在10%左右,且在经宫颈CVS中其发生率可达30%。

3. 罕见并发症　其他还有一些极为罕见的并发症,比如羊水渗漏(<0.5%)、绒毛膜羊膜炎以及宫内

感染(1/3 000~2/3 000),目前尚无 CVS 术后发生感染性休克或孕妇死亡的报道。

4. 与子痫前期及胎儿宫内生长受限之间的关系　一些报道认为 CVS 与孕晚期发生子痫前期有关,可能是由于 CVS 操作造成了胎盘的损伤。但另一些研究并不支持该理论,meta 分析也未能得出阳性结论。同样,也没有足够证据支持 CVS 与胎儿生长受限之间的关联。

5. 并发症的高危因素　如前所述,CVS 相关妊娠丢失与操作经验极其相关。在年 CVS 手术量超过 100 例的中心,其术后妊娠丢失率一般较低。专家观点认为,如果术者 CVS 术后妊娠丢失率超过 8/100 或者活检失败率超过 5/100,那么则应重新考核术者的手术权限。还有一些因素被报道是妊娠丢失的高危因素,如孕妇为非裔美国人、至少 2 次穿刺、术中出血量多、孕妇年龄小于 25 岁、孕周 <10 周以及母亲血清 PAPP-A(妊娠相关血浆蛋白 A)低浓度。另外还有一些因素被提出可能与妊娠丢失有关,但相对证据不足,如子宫肌瘤、孕妇高龄、子宫畸形、绒毛膜羊膜分离、绒毛膜下血肿、母亲既往或现正出血、后位子宫、术后持续性的胎儿心动过缓。

四、胎儿血取样

胎儿血取样(fetal blood sampling, FBS)是指通过穿刺胎儿血管获得胎儿细胞以用于检测遗传物质,目前比较成熟的技术是脐带穿刺。脐带穿刺是指超声引导下穿刺脐静脉从而获取胎儿血样本,既可用于诊断,又可用于治疗(宫内输血或药物灌注)。根据穿刺部位的不同又可进一步细分为脐带游离段穿刺及胎盘脐带插入处穿刺。

(一)操作时机
FBS 需在孕 18^{+0} 周后进行,在这之前操作会增加后续妊娠丢失的风险。

(二)操作指征
FBS 最常见的指征为羊水穿刺后进一步甄别染色体嵌合的情况以及进行胎儿血液学检测,如胎儿贫血的定量检测或者血小板以及淋巴细胞计数。还有一些其他极为少见的情况,目前已基本被 CVS 以及羊水穿刺所取代,如染色体核型分析,血型或血小板抗原检测、基因检测、感染、血浆或血清学检测(如代谢产物、激素检测等)。此外,如孕周已超过了常规行羊水穿刺的时机,也可以考虑行 FBS 以加速诊断。

(三)技术操作
孕妇排空膀胱,取仰卧位(孕周较大不适者稍侧卧位),超声常规检查羊水、胎盘、脐带及胎心情况,寻找脐带合适的位置和走向,对穿刺点进行初步定位。穿刺点通常有胎盘段、游离段、胎儿段 3 种。因胎盘段易受母血污染,且容易有重要脏器如面部接触而有被碰到的机会;胎儿段易受胎体遮挡或伤及胎儿;而游离段可选位置多,不易受母血污染,容易避开胎儿,且比较利于进针及调整角度。因此,一般选择脐带游离段作为首选穿刺点,游离端穿刺困难时,再择机选择胎儿段或胎盘段穿刺。

常规消毒铺巾,局部麻醉,用消毒穿刺探头在初步定位点处,选择一段远离胎儿的脐血管(显示长度不得小于 5~10mm)为穿刺点并固定好穿刺探头,测量腹壁至穿刺点脐血管的距离再加上穿刺探头的厚度为进针深度;沿超声引导线,将 20~22G 的穿刺套针经探头边缘由腹壁及子宫快速刺入脐静脉管腔内,然后轻轻上提穿刺针,见脐带随针上移,证实针已刺中脐血管,超声屏幕上脐静脉管腔内如见一针尖强回声点(图 25-3-3),若针尖穿透脐血管,轻轻旋转上提穿刺针使针尖强回声点上移至脐静脉管腔内后拔出针芯,注意避免进入脐动脉。连接注射器,抽取需要量的脐血,注意需显微镜下评估平均血细胞体积或采用快速酸化试验以确认血样来自胎儿。拔针后立即按压穿刺部位,观察脐带穿刺点有无渗血及渗血时间,记录胎心、胎动情况。若两次穿刺均未刺入脐血管内则为穿刺失败,1 周后重新穿刺;抽出脐血需进行碱变性试验确定为胎儿血后送实验室进行胎儿染色体核型分析、血型测定、采用 EUSA 法进行血清特异性 IgM 抗体测定、PCR 技术进行巨细胞等病毒 DNA 水平诊断。穿刺时保证穿刺针和脐带在同一切面,穿刺速度要快而稳。进针深度宁深勿浅,由于胎儿活动导致的脐带位置变化难以预料,游离脐带随时都可能浮动和变位,故要观察其静止时机,超声定位后应立即快速进针,脐带随着穿刺针往后推移,可以抵住子宫后壁后再进针并适当调节深度。拔针后脐带均有一定的出血现象。持续时间一般在20~30秒,其速度由快变慢而后自行停止,这可能与羊水对脐带有一定压力,羊水中含有促凝物质有关。总之,脐带穿刺有一定的技术难度,穿刺成功需要从术前工作做起,包括患者的心理、适宜的孕龄、穿刺针的准备、穿刺点的选择、探头固定无移动、操作者熟练程度等,通过周密而细致的准备及穿刺技巧的掌握,脐带穿刺术的成功率将会明显提高,使得这一技术更好地应用于临床。

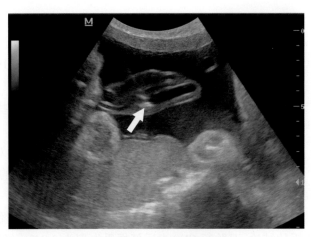

图 25-3-3　脐带穿刺术

显示穿刺针针尖位于脐静脉内。

（四）并发症

FBS 术后主要的并发症为妊娠丢失,其发生率在 1%~2%。一项在 1 821 例孕妇中开展的大型回顾性研究显示,FBS 术后妊娠丢失率为 3.2%,而对照组妊娠丢失率为 1.8%,提示 FBS 相关妊娠丢失率约1.4%。

FBS 术后妊娠丢失的高危因素包括胎儿畸形,IUGR 以及孕周 <24 周。一项大型回顾性研究（$n=$ 1 878）发现,与超声正常的胎儿（1%）相比,严重的 IUGR 及结构异常的胎儿在 FBS 后妊娠丢失率显著增高,分别为 8.9% 及 13.1%。另一项具有 2 010 个样本的回顾性报道也提示,孕 24 周前进行 FBS 的妊娠丢失率显著高于 24 周后（2.7% *vs.* 1.9%）。

另外,操作者的经验也至关重要,但目前尚无相关数据证明术后并发症及采样失败率会随着操作者的经验增加而减少。

五、双胎妊娠中有创产前诊断技术的应用

（一）双胎行羊水穿刺

双胎行羊水穿刺的技术操作需要根据绒毛膜性来确定,因此在术前应行超声检查评估确定胎盘位置以及胎儿性别等。

1. 双绒毛膜性双胎羊水穿刺技术操作　在双绒毛膜性双胎中,一般建议对两个羊膜囊进行分别取样。一种方式是双针分别对两个羊膜囊进行穿刺,这种方式中重复穿刺同一个羊膜囊的风险大约是1.8%。为了克服这种风险,可以在没有把握的病例中用染料注射法（即用 1~3ml 的靛胭脂稀释液）注入首个穿刺的羊膜囊作为标记以区别不同的羊膜囊。另一种方式是单针穿刺首个羊膜囊后经两个羊膜囊间的羊膜继续穿刺第二个羊膜囊。这种方式需弃去穿刺第二个羊膜囊最初的 1~2ml 羊水避免污染。目前的证据显示两种穿刺方式发生妊娠丢失的风险并无显著差异。

2. 单绒毛膜性双胎羊水穿刺技术操作　在孕 14 周前确认为单绒毛膜性双胎并且胎儿生长发育是协调的,一般仅建议穿刺单个羊膜囊,如未能满足以上两个条件则建议分别穿刺两个羊膜囊。如需分别穿刺,一般建议采用双针穿刺法。

3. 双胎羊水穿刺继发妊娠丢失的风险　通常认为双胎妊娠与羊水穿刺操作相关的妊娠丢失风险可能会有所增加,但一些回顾性研究报道了双胎行羊水穿刺后的流产风险,结果不一。相关的 meta 分析总结道,双胎行羊水穿刺后总的妊娠丢失率为 3.07%,24 周前的妊娠丢失率为 2.54%;而来自病例对照研究的证据显示,双胎行羊水穿刺术及对照组的妊娠丢失率分别为 2.59% 及 1.53%,RR:1.81（95% *CI*:1.02~3.19）;单次穿子宫与双次穿子宫之间无显著差异。

（二）双胎行 CVS

1. 双绒毛膜性双胎 CVS 技术操作　双绒毛膜性双胎进行经腹 CVS,可进行两次穿刺分别穿刺两个胎盘,或者单次穿刺,连续穿刺两个胎盘（单根 18~19G 外套针和两根 20G 内芯分别穿刺 2 个胎盘）。经宫颈 CVS 则建议分 2 次对两个胎盘进行分别活检。据报道取样错误率一般为 3%~4%,同一样本中检出不同胎盘组织的交叉污染发生率为 1%。为降低这些不可靠结果的发生率,建议取样位置更靠近脐带插入点。必要时还可选择经腹与经宫颈 CVS 相结合。

2. 单绒毛膜性双胎 CVS 技术操作　单绒毛膜双胎则建议在绒毛膜赤道附近进行单次取样。如为 IVF 后单绒双胎或为不协调性双胎,为避免小概率的异核型风险,则建议改 CVS 为对两个羊膜囊分别进行羊水穿刺。

3. 双胎行 CVS 继发妊娠丢失的风险　关于双胎行 CVS 术后并发症的证据更为有限。根据 meta 分析的结论,双胎行 CVS 术后妊娠丢失率为 3.84%,经腹与经阴道操作、单针与双针系统、单次或双次穿刺经子宫间妊娠丢失率均无显著差异。回顾性研究报道双胎行羊水穿刺及 CVS 两种有创方式,其术后妊娠丢失率并无显著差异。目前尚缺乏比较 CVS 术后及对照间妊娠丢失率差异的相关证据。

（金碧辉　吕亚儿）

第四节　超声引导下剖宫产子宫瘢痕妊娠硬化治疗

一、概述

剖宫产子宫瘢痕妊娠（caesarean scar pregnancy, CSP）是指剖宫产术后再次妊娠,受精卵、滋养细胞种植于前次剖宫产切口瘢痕处,是一种特殊类型的异位妊娠（通常指≤12 周的早期妊娠）,发生率为 1/2 216~1/1 800,是剖宫产后的远期并发症之一。近年来,随着国内剖宫产率不断升高以及二孩、三孩政策的实施,瘢痕妊娠发生率呈逐年上升的趋势。同时,由于现代诊断技术尤其是超声技术的提高,更多的瘢痕妊娠被发现。

CSP 表现为孕囊、绒毛或胎盘着床于子宫切口瘢痕处,由于绒毛种植部位缺乏正常子宫内膜和肌层,且位于子宫动脉主干附近,绒毛可直接侵蚀局部大血管,孕早期极易出现先兆流产症状,如果继续妊娠至中晚期,则发展成胎盘植入、凶险性前置胎盘、子宫破裂大出血的风险大大增加。故 CSP 的诊治原则是早诊断、早终止、早清除,尽量减少损伤,保障患者的安全的同时保留患者的生育能力。

二、病因

目前对于 CSP 的病因还没有统一定论。一些学者认为和剖宫产术后切口修复不全及愈合不良有关,剖宫产术后愈合不良的子宫瘢痕切口,内膜局部发育不良或缺如,可能存在一些微小裂隙或空洞,受精卵通过这些微小裂隙直接侵犯子宫肌层甚至穿透肌层。也有学者认为,滋养细胞侵袭并黏附于剖宫产切口瘢痕处,不排除子宫切口瘢痕部位存在某种慢性炎症因子趋化受精卵在此着床的可能。国外部分文献报道认为还与剖宫产时单层无反转连续缝合技术有关,此类缝合术较双层缝合更容易引起切口的愈合不良。

与 CSP 发病相关的因素有:①臀位剖宫产史,臀位是剖宫产最常见的指征,CSP 的发生与臀位行剖宫产的子宫下段形成不良有关,术后瘢痕部位难以愈合导致孕囊种植其中;②宫腔操作史,有子宫内膜或肌层损伤史的患者,如刮宫、肌瘤切除、宫腔镜手术及手取胎盘等,CSP 的发生率更高。CSP 的发生与末次剖宫产的时间间隔从 3 个月至 25 年不等,其发生率与距前次剖宫产的间隔及剖宫产次数,是否相关暂无明确定论。

三、临床表现与分型

CSP 的临床特征包括:①1 次或多次剖宫产史;②可有停经史,伴有不规则阴道出血;③尿或血 HCG 阳性;④可伴有腹痛或无明显腹痛表现。这些临床特征无明显特异性,但随着妊娠进展,绒毛与子宫肌层粘连、植入或穿透子宫,需进一步行影像学检查排除,忌盲目清宫或继续妊娠导致子宫破裂及大出血的发生。

CSP 的临床表现根据其不同分型而略有差异,合适的分型标准对于疾病程度的评价、治疗方案选择至关重要。2000 年,国外学者 Vial 等依据子宫切口处孕囊种植的深浅程度及孕囊的生长方向,将 CSP 分为内生型和外生型。内生型即表浅植入型,指孕囊种植于瘢痕宫腔侧,突向宫腔方向生长,早期无明显临床症状,可持续妊娠至中晚期,因胎盘植入、前壁薄弱的瘢痕组织伸展变薄而出现子宫破裂、大出血等并发症;外生型即深部植入型,指孕囊种植于瘢痕处的深肌层,向子宫浆膜层、膀胱或腹腔方向生长,早期可有下腹痛、阴道不规则流血,甚至穿透浆膜层导致破裂大出血的可能。此种分类方法难以量化,对实际临床工作指导意义有限。

四、超声诊断及分型

CSP 的影像学检查包括阴道超声和磁共振成像。超声检查是早期诊断 CSP 的有效手段。CSP 的超声诊断标准:①宫腔及宫颈管内未见孕囊,或仅见部分孕囊;②子宫峡部前壁可见完整或部分妊娠物,表现为孕囊或混合回声;③孕囊和膀胱间的正常肌层组织部分或完全缺损,孕囊可侵入膀胱壁或向腹腔内生长;④孕囊血流灌注较好,而流产后到峡部的孕囊血流灌注缺失,通过彩色多普勒超声检查可了解血流的情况;⑤孕囊滑动征阴性,阴道探头在宫颈内口水平轻压时,孕囊不发生移动,动作必须轻柔,以免引起出血或子宫破裂风险。

2016 年,《剖宫产术后子宫瘢痕妊娠诊治专家共识》提出了 CSP 的超声分型法,将 CSP 分为 3 种类型。此方法根据超声检查显示的着床于子宫前壁瘢痕处的妊娠囊的生长方向以及子宫前壁妊娠囊与膀胱间子宫肌层的厚度进行分型,有利于临床的实际操作。

1. Ⅰ型　妊娠囊部分着床于子宫瘢痕处,部分或大部分位于宫腔内,少数甚或达宫底部宫腔;妊娠囊明显变形、拉长、下端呈锐角;妊娠囊与膀胱间子宫肌层变薄,厚度 >3mm;CDFI 显示瘢痕处见滋养层血流信号(低阻血流)。

2. Ⅱ型　妊娠囊部分着床于子宫瘢痕处,部分或大部分位于宫腔内,少数甚或达宫底部宫腔;妊娠囊明显变形、拉长、下端呈锐角;妊娠囊与膀胱间子宫肌层变薄,厚度 ≤3mm;CDFI 显示瘢痕处见滋养层血流信号(低阻血流)。

3. Ⅲ型　妊娠囊完全着床于子宫瘢痕处肌层并向膀胱方向外凸;宫腔及子宫颈管内空虚;妊娠囊与膀胱之间子宫肌层明显变薄,甚或缺失,厚度 ≤3mm;CDFI 显示瘢痕处见滋养层血流信号(低阻血流)。

其中,Ⅲ型中还有 1 种特殊的超声表现 CSP,即包块型,其声像图的特点包括:①位于子宫下段瘢痕处的混合回声(呈囊实性)包块,有时呈类实性;②包块向膀胱方向隆起;③包块与膀胱间子宫肌层明显变薄,甚或缺失;④CDFI 显示包块周边见较丰富的血流信号,可为低阻血流,少数也可仅见少许血流信号或无血流信号。包块型多见于 CSP 流产后(如药物流产后或负压吸引术后)子宫瘢痕处妊娠物残留并出血所致。

　　超声造影是一种新型无创的血流灌注成像技术,能准确分辨孕囊着床的位置,客观反映子宫前峡部肌层及孕囊周围血供情况,有效区分切口妊娠和难免流产孕囊型切口妊娠首先在切口瘢痕处出现早于子宫肌层的增强,逐渐形成典型的"面包圈样"增强(图 25-4-1)。同时,超声造影能勾勒出子宫肌层与浆膜层的形态,判断其连续性及孕囊穿透子宫肌层的程度。超声造影是普通阴道超声检查的有效补充手段,为临床诊断与选择合理的治疗方案提供可靠依据。对于选择超声介入治疗的子宫切口妊娠患者,利用超声造影明确分型尤为重要。

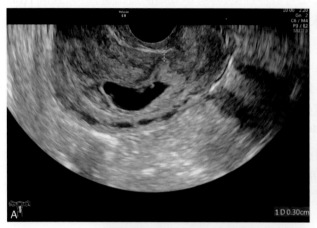
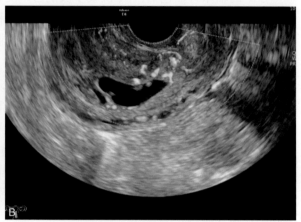

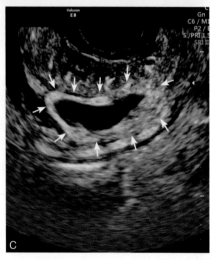

图 25-4-1　剖宫产子宫瘢痕妊娠超声表现
A. 子宫瘢痕处可见孕囊回声,形态拉长,向宫腔内生长,局部前壁残留的子宫肌层厚度为 3mm;B. 孕囊周边显示较丰富的血流;C. 超声造影显示孕囊周边成"面包圈样"增强。

五、治疗

　　1978 年,Larsen 等报道了第 1 例 CSP 经腹子宫楔形切除修补术成功治疗的病例,迄今 CSP 的治疗方法各异,尚未形成公认的诊疗指南,各种治疗方法的适应证及禁忌证尚无明确定论,目前临床上的治疗方法包括期待疗法、药物治疗、子宫动脉栓塞、硬化治疗及手术治疗等,以上方法可单独使用,也可交叉联合运用,最终的目的都是杀灭胚胎、清除妊娠病灶、减少出血,尽量保障女性的生育功能及生命安全。应根据患者的年龄、HCG 浓度、是否有生育要求、超声分型及对孕囊大小、肌层厚度和血流情况等综合评估,制订人性化的治疗方案。一般来说 8 周以内的 Ⅰ 型 CSP 可以直接行清宫处理,而 Ⅱ 型、Ⅲ 型、CSP 以及孕周≥8 周的 Ⅰ 型 CSP 在清宫前需要先行预处理阻断妊娠囊血供,以防止清宫过程的大出血。预处理方式既往主要是 MTX 药物治疗或子宫动脉栓塞术,而近年来超声引导下的 CSP 硬化治疗也体现出了较为明显的优势。而当 CSP 存在穿透前壁浆膜层风险或有子宫破裂大出血等情况时需考虑紧急腹腔镜或开腹手术治疗。

（一）药物治疗

药物治疗适用于生命体征平稳，无明显下腹痛、阴道流血少，孕周<8周，孕囊与膀胱间的肌层、瘢痕组织厚度>2mm，排除子宫破裂等内生型CSP。目前，常用的治疗药物有氨甲蝶呤（methotrexate，MTX）、氟尿嘧啶、米非司酮及天花粉等，其中MTX是一种抗叶酸类的肿瘤药，通过对二氢叶酸还原酶的抑制而干扰DNA合成，阻碍滋养细胞分裂增殖，使胚胎停止发育而死亡，疗效较确切，是CSP治疗的首选用药，主要有全身、局部、全身与局部联合用药3种方案。

药物治疗的缺点是住院时间长，妊娠组织洗后及血β-HCG下降缓慢，若胚胎未被杀灭继续发育，将耽误最佳治疗时机，不能完全避免药物治疗后出现大出血甚至切除子宫的风险。

（二）子宫动脉栓塞术 + 清宫术

子宫动脉栓塞术是指行经股动脉穿刺插入4F或5F的动脉导管经髂外动脉、腹主动脉至髂内动脉，于双侧髂内动脉行DSA造影，根据造影图像进一步选择插管至双侧子宫动脉，沿造影导管缓慢注入吸收性明胶海绵栓塞两侧子宫动脉，从而达到阻断妊娠囊血供的目的。也可在子宫动脉栓塞的同时结合MTX治疗，即在子宫动脉栓塞后将MTX直接灌注于孕囊周边，通过药物的作用以加强治疗效果。一般在子宫动脉栓塞术后24~48小时行超声引导下清宫术或宫腔镜下清宫术以清除妊娠组织。子宫动脉栓塞术是预处理CSP的一种微创、安全、有效、成功率高的治疗方法，也是目前为止最主要的预处理方案。

然而子宫动脉栓塞术也存在一定的弊端。由于子宫动脉栓塞后子宫的收缩，患者常疼痛较明显；而吸收性明胶海绵栓塞颗粒吸收延迟将导致子宫动脉栓塞时间过长，子宫基底层细胞缺血坏死降低子宫内膜再生复原能力，可导致子宫内膜萎缩、宫腔内部炎性组织粘连甚至永久性子宫性闭经。由于子宫动脉分支常同时供应卵巢、阴道、肠道等周围脏器，少数患者栓塞后可出现卵巢功能受损或周围脏器（如直肠、膀胱）缺血坏死，甚至发生直肠阴道瘘等严重不良反应。

（三）超声引导下瘢痕妊娠硬化治疗 + 清宫术

近年来，作为清宫前的有效预处理方案，起源于徐栋教授2010年创立的超声引导下硬化治疗成为新兴的CSP介入治疗方式，在临床上的应用得以逐步普及（详见本节第六点）。

（四）腹腔镜或开腹手术

腹腔镜手术用于病情较稳定，但有穿透前壁浆膜层风险的外生型CSP，术中将妊娠组织沿边缘切除，再缝合子宫，一般出血较少，能保留患者的生育功能，但不能完全排除术中大出血的风险，需做好随时转开腹手术的准备。

开腹手术一般用于胎盘植入明显或子宫破裂大出血等情况的紧急抢救，可选择妊娠病灶切除 + 子宫修补术，但若病灶周边血管怒张，止血困难时，甚至需行子宫切除术得以保证生命安全，此方法创伤大，术后恢复所需时间长。

六、超声引导下子宫瘢痕妊娠硬化治疗

子宫瘢痕妊娠硬化治疗是指在超声引导下，通过将硬化剂注入到妊娠囊绒毛及邻近植入处的子宫肌层内，直接损伤局部肌层及绒毛血管内皮细胞，致内皮细胞水肿，促进血栓形成，继而发生炎性病变和组织纤维化，导致病理性血管闭塞，从而减少CSP在清宫时大出血的风险。

（一）适应证和禁忌证

1. 适应证

（1）常规阴道超声及超声造影检查诊断为CSP，且切口处子宫浆膜层完整，植入绒毛及切口周边肌层内无较大血池。

（2）拒绝子宫动脉栓塞术、外科手术等治疗方式。

（3）患者对超声介入治疗的获益与风险知情并同意。

2. 禁忌证

（1）突破子宫浆膜层形成包裹性包块的切口妊娠类型；或伴有较大血池形成的类型。

（2）腹部及阴超下均无安全穿刺路径，无法避开大血管或肠管等重要脏器。

（3）患者一般情况差，不能配合穿刺治疗者。

（4）有严重的出凝血功能障碍，或长期服用抗凝药期间。

（二）硬化剂及其作用机制

目前的硬化剂包括聚桂醇、聚多卡醇、无水乙醇等，其中常用的是聚桂醇。聚桂醇在临床上主要用于静脉曲张的治疗，以其高效、安全、快捷的特点而被广泛使用，可使局部病灶硬化、萎缩，达到止血及闭合的效果，安全性高，对人体无明显毒副作用。将聚桂醇用于切口妊娠的硬化治疗，在孕囊周边肌层内进行多点注射，尤其是超声造影明确优势血供的位置多点多量注入聚桂醇，达到局部封闭血管、硬化剂止血的目的，使切口妊娠部位呈"帽状"硬化，减少病灶的出血。

根据经验，选择在硬化治疗后 12~24 小时行清宫术，一方面，充分的时间可以提高聚桂醇局部硬化的效果，使妊娠囊的周边肌层硬化、血管闭合，减少出血，保障钳刮清宫术的安全、有效及快速开展；另一方面，时间过长，因聚桂醇封闭的血管会缓慢再通，妊娠囊周边的肌层开始软化恢复，会增加清宫术实施的风险。聚桂醇硬化治疗后能较为快速地采取进一步治疗，减少大出血的风险，同时较少出现子宫动脉栓塞术相关的并发症及副作用。

（三）主要设备、药品及器械

1. 配备具备超声造影功能的超声诊断仪、心电监护仪、急救车、氧气设备等。

2. 备好妇科治疗包　内含卵圆钳、扩阴器、带线棉球、宫颈钳、弯盘、铺巾等。

3. 准备长度≥20cm 的 20G 或 21G PTC 一次性穿刺针。

4. 对于经阴超治疗患者，准备适配的探头穿刺引导架。

5. 药物　利多卡因注射液、聚桂醇注射液、超声造影剂、0.9% 氯化钠注射液。

（四）术前准备

1. 了解详细病史、病情、临床症状、实验室检查情况、影像学检查情况，以及切口妊娠的诊断分型。

2. 完善治疗前的常规检查。

3. 签署知情同意书，向患者详述子宫切口妊娠的优势与不足、预期疗效、潜在并发症等。

4. 术前尽量禁食 4 小时，对于紧急需要治疗者，禁食时间不作为必须条件。

5. 术前 10 分钟排空膀胱。

6. 术前常规超声和超声造影检查　常规二维超声再次观察妊娠囊的位置、大小、形态、内部回声及与周围肌层的关系等，明确 CSP 的分型。彩色多普勒和超声造影进一步确认种植入肌层的血管床范围，确定血供丰富区域所处的位置，这些区域为后续硬化治疗的目标区域（ER 25-4-1A）。同时，确认穿刺路径是否可以避开较大血管或膀胱、肠管。

7. 规划穿刺路径　可选择经腹壁、经阴道两种穿刺路径，但因切口妊娠位置和范围相对局限，应尽量采用经阴道路径的穿刺进针路径，以保证穿刺和空间布针的准确性。对于极少数经阴道路径进针受限的患者，可采用经腹部穿刺路径进行治疗。进针路径应避免损伤肠道、膀胱、周围大血管，最大程度降低出血与脏器损伤风险。

8. 制订布针方案　根据超声造影所显示的绒毛血管种植范围进行空间立体布针方案的制订，原则是从后向前，从一侧向另一侧，立体布局，逐层逐点聚桂醇或无水乙醇药物注射。

（五）治疗操作方法

1. 患者实时心电监护　经阴道途径穿刺取膀胱截石位，常规消毒外阴、阴道、前穹隆、后穹隆与宫颈，铺设消毒洞巾，显露外阴部。经腹部途径穿刺取平卧位消毒、铺巾。

2. 经阴道途径穿刺　将套入一次性消毒避孕套的阴道探头安装适配的无菌穿刺支架，用碘伏对探头和支架进行二次消毒,将安装穿刺架的阴道探头缓慢置入,进行超声扫查,清楚显示子宫切口处位置及植入的绒毛组织等。经腹部途径无需穿刺架引导,常规将腹部超声探头套入一次性无菌探头薄膜套。

3. 经阴道途径穿刺 无需麻醉或采用表面浸润麻醉,持卵圆钳夹利多卡因浸湿的无菌小纱布块,敷在计划穿刺点后穹隆表面 1~2 分钟后取出纱布块。另可采用宫旁神经阻滞的方式进行局部麻醉,用扩阴器打开阴道后暴露宫颈,然后用宫颈钳钳夹宫颈 9 点钟位,取 5ml 浓度为 2% 的利多卡因注射液,在宫颈旁 4 点和 8 点钟处,相当于两侧阔韧带水平,约 35° 角刺入,回抽无血,分别注射 2.5ml。经腹部途径穿刺,需采用 5ml 浓度为 2% 的利多卡因注射液进行局部皮肤麻醉。

4. 采用 20G 或 21G 一次性穿刺针(图 25-4-2),抽取硬化剂 10ml,根据术前制订的方案布针,调出超声穿刺引导线,确认进针路径无肠管、血管及膀胱等重要脏器,经超声实时引导进行穿刺进针。通常第一针的进针位置在种植绒毛血管床处的一侧,向深部略穿过血管床的位置进行硬化剂的注射(图 25-4-2A、ER 25-4-1B),注射造影剂后声像图上表现为由穿刺点向周围快速弥散的强回声(图 25-4-2B、ER 25-4-1C)。穿刺针从后向前,边注射边退针,直至退出子宫,将穿刺针停留在阴道穿刺架内,接着小幅度转动探头至下一层面再次进针进行硬化剂注射,直至所有绒毛种植区域血管床被硬化剂完全覆盖,超声上表现为环状的不均匀强回声(ER 25-4-1D)。每次退针后可用彩色血流信号实时观察血管床血供消失情况,如仍有明显血流信号,需再次进针至此血流丰富区域进行重点区域的硬化剂注射。直至植入的绒毛血管床内无明显彩色血流信号显示,停止注射。采用聚桂醇硬化剂进行治疗,通常用量不宜超过 20ml。采用无水乙醇硬化剂治疗,通常用量不宜超过 10ml。经阴道途径进行硬化治疗时,需施加一定的压力,使阴超探头贴紧阴道内壁,从而使每次穿刺进针位置准确。同时,由于子宫肌层本身具备一定韧性,不宜缓慢进针,可采用顿挫快速进针的方式布针,从而保证布针的精准。

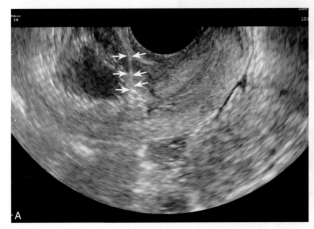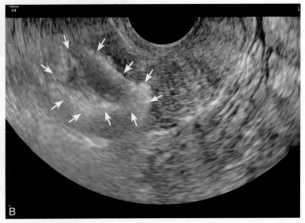

图 25-4-2 超声引导下 CSP 硬化治疗

A. 21G 穿刺针进入绒毛组织区域;B. 注入硬化剂时,呈强回声沿着孕囊周边扩散。

5. 退出穿刺针进行彩色多普勒血流成像(CDFI)和超声造影检查,观察切口处植入的绒毛组织有无血流信号和造影剂增强,若超声造影表现为妊娠囊周围完全无增强,表示硬化彻底(图 25-4-3、ER 25-4-1E);若局部区域仍有造影增强,则针对该区域再次补充硬化剂注射,直至造影检查完全无增强。对于少数二维超声难以准确定位的造影增强区域,可采用超声造影实时引导下进行硬化剂注射,以精准地将硬化剂注入靶目标,以灭活局部血供丰富区域。如造影明确植入绒毛区域已无明显增强,可结束手术。

6. 退针后处理 退针后再次扫查子宫及盆腔,观察是否有异常增多的液性暗区,排除宫内或腹腔出血的可能性。持卵圆钳夹一块经碘伏消毒液浸湿的无菌纱布,置入后穹隆内以适当压力压迫穿刺点 5 分钟后取出纱布块,以经碘伏消毒液浸湿的带线棉球填充至后穹隆压迫止血,嘱患者 6 小时后取出。经腹部穿刺途径患者,治疗结束后可用腹部超声探头于腹部适度加压 3~5 分钟,压迫止血。

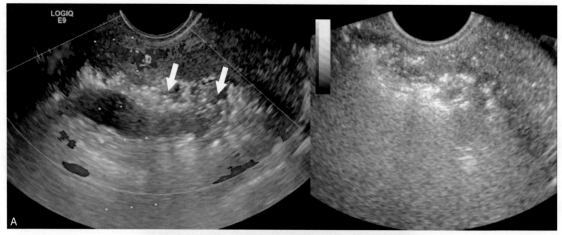

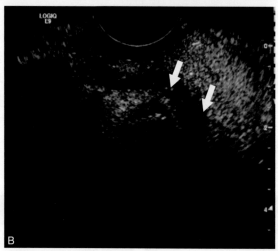

图 25-4-3 超声引导下 CSP 硬化治疗

A. 多点多量注入硬化剂后，CDFI 显示绒毛区域内无明显彩色血流；B. 超声造影显示绒毛区域无明显增强。

ER 25-4-1 超声引导下硬化治疗过程

A. 治疗前超声造影，显示妊娠囊周围环形高增强；B. 超声引导下将穿刺针穿刺到妊娠
囊种植侧绒毛区域的远端；C. 注射硬化剂后显示造影剂快速弥散形成的强回声区域；
D. 治疗结束二维超声显示妊娠囊周围的绒毛区域呈环形不均匀强回声；E. 治疗结束
超声造影显示妊娠囊周围完全无增强。

　　7. 介入治疗后 12~24 小时行胚胎钳刮清宫术。清宫术前可先行超声造影检查，明确孕囊周边血供情况，硬化成功者显示妊娠囊周围完全无增强，呈黑环征。宫腔镜下显示硬化治疗后的胚胎组织糟脆，呈"珊瑚状"，无明显血供，用取物钳夹出妊娠物，并用刮匙轻轻搔刮，出血量少或几乎无出血（图 25-4-4）。在清宫术前和清宫术后 24 小时分别抽血检查血 β-HCG 的变化。

（六）随访和疗效评估

　　超声造影在硬化治疗前、中、后均可发挥关键作用，术前进行明确诊断、临床分型、病灶位置、血供丰富区域的判断，术中实时监测血供灭活情况，并可对二维超声不能清楚显示的位置进行实时引导下穿刺硬化。硬化治疗后，利用超声造影可随访评估硬化治疗的疗效，显示囊壁无明显增强，与术前的环形增强形成鲜明对照，提示孕囊周边的绒毛植入区域血管已被封闭，未见明显血供。

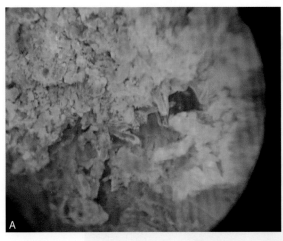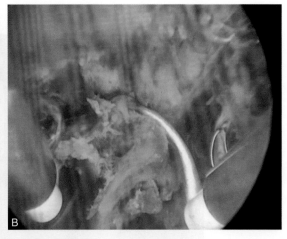

图 25-4-4 CSP 硬化治疗后清宫术

A. 宫腔镜下显示硬化治疗后的胚胎组织糟脆,呈"珊瑚状",无明显血供;B. 用刮匙搔刮妊娠物,几乎无出血。

血 β-HCG 是评估 CSP 疗效直观的生化指标,可在切口妊娠治疗期间反复监测。一般情况,血 β-HCG 达到足够的下降幅度,才能行清宫术,而硬化治疗后,β-HCG 虽略有下降,但足以显著提高清宫术的成功率。这是因为硬化剂只是将孕囊囊壁、周边肌层硬化,使血管封闭,并没有进行杀胚治疗,但却可以确保清宫术更安全地执行。清宫术后 24 小时,β-HCG 降至治疗前的 10% 以下,成为明确疗效的有效指征。

(七)并发症

1. 出血 出血是 CSP 硬化治疗最常见的并发症,CSP 硬化治疗后需要严密观察阴道出血和血压等生命体征。阴道少量出血多为穿刺针损伤周围小血管引起,多可自行吸收,如阴道出血量较多,应排查原因,多由穿刺操作刺激子宫收缩或血管未完全硬化所致。可利用纱布或带线棉球进行压迫,静脉推注凝血酶等药物进行止血。若出血量较多且上述措施仍无法止血者,可再次行硬化治疗,在彩色多普勒或超声造影引导下对出血部位进行硬化剂注射(图 25-4-5)。

2. 感染 少见,对于术前有感染征象的病例,可预防性应用抗生素治疗,术后如出现发热等感染症状,可采用敏感抗生素治疗。

3. 发热 少见患者硬化治疗后,出现 2~3 天低于 38.5℃的发热,可多饮水及物理降温。体温超过 38.5℃者,要注意查明发热原因,必要时,可使用消炎、退热药物治疗。

4. 类人工流产综合反应 子宫切口妊娠囊硬化治疗的患者出现此并发症并不少见。往往出现在硬化治疗结束时,可出现心动过缓、血压下降、面色苍白、出冷汗、头晕、恶心呕吐等症状。其发病机制主要是子宫受到机械性刺激引起迷走神经兴奋所致。另外,患者精神紧张也可导致迷走神经兴奋性增加。

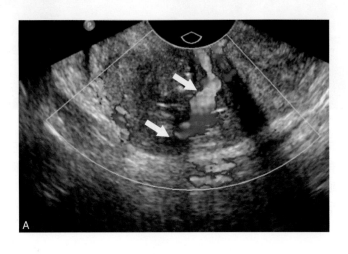

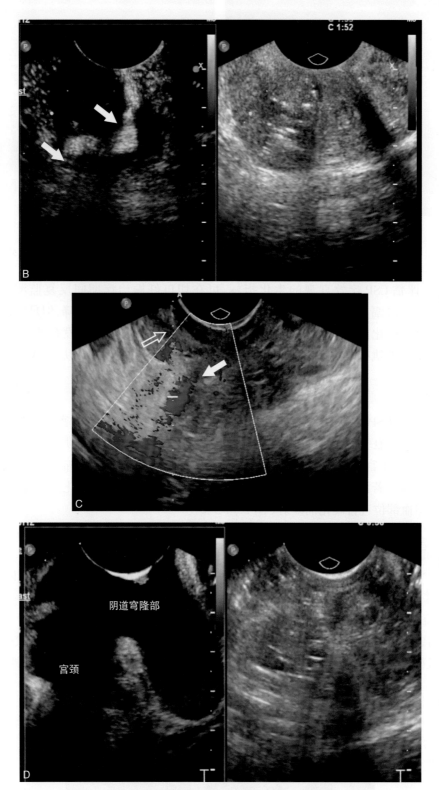

图 25-4-5 CSP 硬化治疗后出血补硬化治疗

A. 患者行硬化治疗后出现明显阴道出血,经纱布压迫无法实现止血,彩色多普勒超声显示原硬化区域明显活动性血流信号;B. 超声造影同样显示原硬化区域一股明显的活动性高增强信号经宫颈进入阴道;C. 在彩色多普勒超声引导下再次将穿刺针穿刺到出血血流的根部区域,注入硬化剂直到彩色血流消失为止(空心箭头所指为穿刺针,实心箭头所指为硬化剂注入所形成的高回声区域);D. 再次超声造影显示宫颈及阴道穹隆部位完全无增强。

因此,治疗结束通常需观察 30~60 分钟。一旦发生此类并发症应立即让患者平卧,头侧转,给予吸氧、监测生命体征等。一般 10~30 分钟内可自行恢复。若血压降低明显,可给予补液,出现心率明显减慢者可静脉注射阿托品,并根据患者的症状采取针对性的处理措施。

5. 腹痛　较常见,一般症状较轻微,无需特殊处理,多为子宫受到机械刺激引起宫缩或硬化剂刺激盆腔内神经引起。个别症状较重的患者,排除其他原因后可给予镇痛处理。

（徐　栋　李明奎　彭成忠）

第五节　超声引导下子宫肌瘤和腺肌病热消融治疗

一、子宫肌瘤热消融治疗

（一）概述

子宫肌瘤是育龄期女性最常见的良性肿瘤,发病率高达 20%~40%。症状性子宫肌瘤无论是传统开放手术还是腔镜下的子宫切除治疗创伤均较大,还可能使部分患者失去生育能力,且越来越多的研究表明子宫切除后卵巢功能会受到一定的影响。患者对保留子宫并得到有效治疗的需求越来越大。患者的需求催生了微创治疗技术在子宫肌瘤治疗方面应用的快速发展。超声引导下子宫肌瘤热消融治疗对患者月经周期及卵巢功能无明显影响,可以保留子宫,并可使子宫肌瘤缩小或消失,是近年逐渐成熟并普及的微创治疗新技术。该技术具有创伤小、疗效可靠、恢复快、费用低等优势,治疗后患者临床症状可得到显著改善。

超声引导子宫肌瘤热消融治疗的基本原理是在超声实时引导下对子宫肌瘤进行精准穿刺,将微波（射频）针准确置入病灶内,利用微波（射频）的局部致热效应,在短时间内使病灶组织温度升高致使组织细胞蛋白质发生凝固性坏死,实现子宫肌瘤组织和细胞原位灭活,达到肌瘤缩小或经自然腔道排出体外完全消失的治疗目的。

（二）适应证与禁忌证

1. 适应证　经 MRI、超声检查明确诊断或通过穿刺活检病理明确诊断的子宫肌瘤,伴有月经过多、继发性贫血或压迫等症状,并符合以下条件。

（1）未生育或已婚已育,强烈要求保留子宫并治疗子宫肌瘤。

（2）患者无围绝经期征象或绝经后肌瘤动态观察有增大。

（3）一般肌瘤大小为 4~8cm;黏膜下肌瘤直径 >2cm;宽蒂浆膜下肌瘤蒂部宽 >4cm。

（4）经其他方法（手术肌瘤剔除、HIFU 等）治疗后肌瘤复发并伴有相关症状,患者拒绝手术切除子宫。

（5）拒绝手术切除子宫,有安全的穿刺路径,自愿选择消融治疗患者。

（6）子宫多发性肌瘤,患者要求控制病灶生长及减轻相关症状的患者。

2. 禁忌证

（1）患有子宫恶性肿瘤病史。

（2）肌瘤紧邻肠管、膀胱、大血管等重要器官,且无法进行有效的隔离。

（3）有未被控制的盆腔及阴道炎症。

（4）患者伴有严重出凝血功能障碍:血小板 $<50 \times 10^9/L$,凝血酶原时间 >25 秒,凝血酶原活动度 <40%。

（5）肝、肾等重要器官功能障碍。

（6）宫颈 TCT（液基薄层细胞学检查）检查发现癌细胞或子宫颈 CIN 3 级以上。

（7）子宫肌瘤短期迅速增大，不能除外恶性。

（三）介入前准备

1. 仪器准备

（1）治疗前检查超声仪器及微波治疗仪（或射频治疗仪）是否处于正常工作状态，备好消融治疗包，根据操作者的操作习惯备用超声探头穿刺架，如果患者需要人工腹水进行隔离，需要准备 18G PTC 针或腹腔引流管等。

（2）备好抢救设施与急救药品。

2. 患者准备

（1）了解患者有无出血史、盆腔手术史、感染史、糖尿病、高血压、服用抗凝药物、心脏起搏器植入、恶性肿瘤等，向患者详细告知微波消融（或射频消融）治疗的优势与不足及替代治疗方案，预期疗效及可能出现的并发症。

（2）完善治疗前常规检查，血常规、尿常规、大小便常规、肝肾功能、凝血功能、术前传染病四项（艾滋病、梅毒、乙肝、丙肝）、胸片、心电图、盆腔超声检查、盆腔 MRI、宫颈 TCT，对于不规则出血且子宫内膜增厚者需要诊断性刮宫。

（3）术前取出宫内节育器，择期避开月经期进行治疗。

（4）询问患者子宫肌瘤及妇科相关的病史，如月经量、血块、痛经等。

（5）患者本人或授权人签署知情同意书，包括微波消融治疗（或射频消融治疗）、超声造影及组织活检知情同意书。

（6）禁食水 8 小时，严重便秘者可服缓泻剂导泻清理肠道以减少肠气干扰。术前半小时插导尿管。

（7）对病变范围较大子宫内膜显示不清或肌瘤部分突入子宫腔的患者，术前可向子宫腔内置入宫腔造影双腔气囊导管，以预防子宫内膜热损伤。患者阴道内填塞浸泡冰盐水的大纱球，预防阴道黏膜热损伤。

（四）介入治疗过程

1. 患者取仰卧位，暴露腹部，上至肋缘下，下至耻骨。若无安全经皮穿刺路径，则选择经阴道途径穿刺，此时患者取截石位，需用扩阴器消毒阴道、后穹隆及子宫颈部。

2. 常规超声扫查，确认所需要治疗的子宫肌瘤位置及大小，确定穿刺点、穿刺路径及布针方案，术前行静脉超声造影，评估肌瘤微循环灌注情况。

3. 常规皮肤消毒、铺无菌洞巾，探头表面涂适量耦合剂，套无菌保护套。全身麻醉或静脉镇静麻醉。

4. 常规超声引导下向病灶内置入微波针（或射频针），可根据肌瘤的大小及针型的特点进行合理的布针，也可采用单针多点多方向的消融。

5. 术中应反复确认针尖位置，确认针尖在预定的区域，消融功率和时间的设置具体依据子宫肌瘤大小、部位及瘤体内血供状况而定。

6. 消融过程中超声实时监测消融区回声变化，高回声覆盖病灶，如病灶周边紧邻重要脏器未做适当隔离时，高回声与重要脏器间要保持适当的安全距离，另外对于有生育需求的患者，注意子宫内膜回声变化，当其出现高回声时立即停止消融，尽量避免内膜的损伤。

7. 消融后即刻行静脉超声造影，观察消融区无造影剂增强范围，判定消融范围，若拟定消融区内仍有造影剂充盈，在保证安全的情况下即刻进行补充消融。

8. 消融结束，对针道进行消融，穿刺点皮肤局部加压包扎。取出宫内导管及阴道内纱球，观察阴道有无出血。

9. 消融结束后，超声全面扫查盆腔，了解有无盆腔内出血或周围脏器损伤的超声征象。

（五）并发症

1. 疼痛　肌瘤消融后可有轻微腹痛,大部分患者可耐受并自行缓解,无须特殊处理。若患者出现较剧烈腹痛,则应行超声检查确认有无周围脏器损伤,对于单纯子宫消融后自主收缩引起的疼痛,可给予止痛药物进行对症处理。

2. 出血　超声检查可显示盆腔积液,少量可进行动态观察;如积液量增多,应进行诊断性穿刺,确认为出血后,静脉给予止血、补液措施;必要时可行消融止血或手术止血。如患者是人工腹水辅助下消融治疗,可在消融后进行超声造影明确是否存在活动性出血,如有活动性出血可行消融止血,如无活动性出血可行动态观察。

3. 发热　少部分患者消融后可出现低热,体温多在 38℃内,为治疗后吸收热,无须特殊处理;超过38.5℃要注意有无感染情况,必要时进行实验室检查明确是否存在感染,并及时对症处理。

4. 阴道排液　黏膜下肌瘤患者消融后可出现阴道排液,呈淡粉色或洗肉水样,应保持清洁,1~2周内症状可自行消失,若流液时间较长或流出的液体有气味,要考虑存在感染可能,需要口服抗生素治疗。

5. 阴道黏膜烫伤　发生率较低,是由消融过程中热气泡流动至阴道内所致。消融前将阴道内填塞浸泡冰盐水的无菌大纱球予以预防。

6. 坏死组织经宫颈排出时受阻造成腹痛　消融后部分或完整的子宫肌瘤坏死组织可经阴道排出,若排出的坏死组织过大堵在宫颈口,可引起类似分娩样剧烈疼痛,可在直视下用宫颈钳夹出坏死组织并口服抗生素预防感染。

7. 恶心　麻醉后极少数患者出现恶心,极个别可出现呕吐。可通过尽量缩短麻醉时间,消融前准备工作充分,于开始治疗前麻醉给药等进行预防。对出现症状者予以对症处理。

8. 尿瘘、子宫穿孔、肠瘘　发生率极低,严格掌握适应证,消融中注意安全边界,邻近重要脏器的子宫肌瘤不追求彻底消融,以缓解临床症状为治疗目的。若发生周围脏器损伤则应立即请相关科室会诊行必要的治疗。对于肌瘤邻近肠管等重要脏器时可采用人工腹水进行适当的隔离,这样既可以保护周围脏器,而且可以使肌瘤消融更彻底。

9. 皮肤灼伤　对于腹壁较薄,而且邻近腹壁的肌瘤,在消融时要重视皮肤的保护,在退针对针道进行消融时,要把握好消融针在皮肤及皮下停留的时间。若发生皮肤灼伤,局部按烫伤处理。

10. 继发感染　严格执行术中无菌操作,消融后阴道排液量大者,给予抗生素治疗,嘱其 2 周内避免性交、盆浴。若发生按感染处理。

（六）效果评估与随访

1. 消融效果评价　术后 1、3、6、12 个月,可行超声造影或增强 MRI 进行随访复查。采用静脉超声造影或增强 MRI 评价消融范围。以造影剂无灌注区为组织消融坏死区,以坏死区占肌瘤百分比评价消融率。

（1）充分消融:消融后 1 天内无灌注区体积占肌瘤总体积 >80%;超声造影肌瘤内完全无增强呈"空洞征"。消融后 3 个月肌瘤体积缩小率 >50%。

（2）大部分消融:消融后无灌注区体积占肌瘤总体积 60%~80%;超声造影显示肌瘤内大部分区域无增强,小部分区域有增强。

（3）部分消融:消融后无灌注区体积占肌瘤总体积 30%~59%;超声造影显示肌瘤内大部分区域有造影剂灌注,仅小部分区域无增强。

2. 临床效果评价　评价指标包括肌瘤体积缩小率、血红蛋白定量、子宫肌瘤相关症状等。

（1）效果非常显著:符合下列条件之一。消融后 3 个月肌瘤体积缩小率 >50%,贫血患者非月经期血红蛋白定量在正常人水平,症状评分下降 > 治疗前分值 50%。

（2）效果显著:消融后 3 个月肌瘤体积缩小率为 20%~49%,贫血患者非月经期血红蛋白定量较治疗

前升高 >3g/L；症状评分较治疗前分值下降 30%~50%。

（3）有效：消融后 3 个月肌瘤体积缩小率为 10%~19%，贫血患者非月经期血红蛋白定量较治疗前升高 2g/L；症状评分较治疗前分值下降 10%~29%。

（4）无效：消融后 3 个月肌瘤体积缩小率 <10%，贫血患者非月经期血红蛋白定量较治疗前无明显变化；症状评分与健康相关生活质量评分较治疗前无变化。

（七）注意事项

1. 技术要点

（1）消融治疗前超声仔细扫查，根据子宫及子宫肌瘤所在部位确定穿刺途径及布针方案，反复确认进针路径中没有肠管及膀胱等重要脏器以防损伤。

（2）穿刺路径须绝对避开膀胱、肠管、大血管等重要脏器；尽量避开子宫内膜，减少内膜不必要的损伤。

（3）对于邻近重要脏器的肌瘤，需采用人工腹水进行必要的隔离。

2. 注意事项

（1）严格掌握适应证。

（2）服用抗凝药物者停用 1 周，血压、血糖控制在合适范围内。

（3）严格掌握操作规范，消融中注意监测消融区声像图回声变化及盆腔内有无出血征象。消融后可行超声造影检查是否存在活动性出血；若有周围脏器热损伤及时发现并处理。

（八）子宫肌瘤消融病例

见图 25-5-1、图 25-5-2。

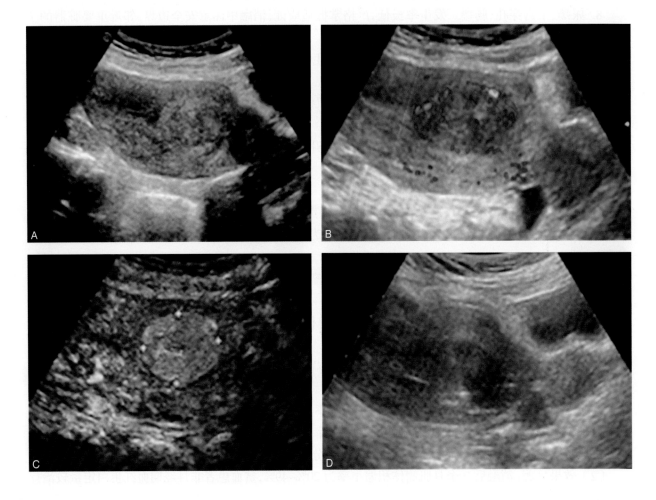

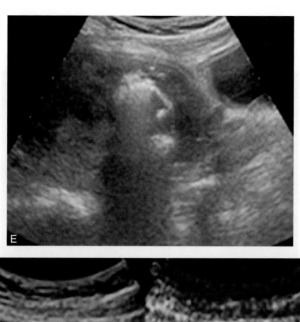

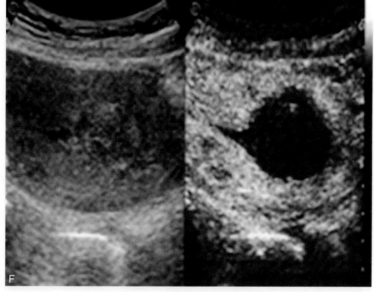

图 25-5-1　子宫肌瘤消融病例 1

患者女,35 岁,因"月经不规则 5 年,经量增多半年"入院。A. 二维超声显示黏膜下肌瘤;B. CDFI 可见周边及内部血流信号;C. 超声造影显示肌瘤呈高增强;D. 消融针准确布入预定位置;E. 肌瘤完全被高回声覆盖;F. 术后超声造影呈"空洞征"。

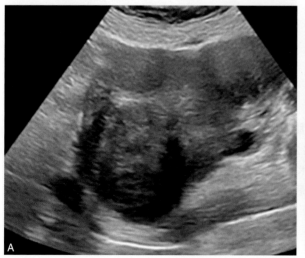

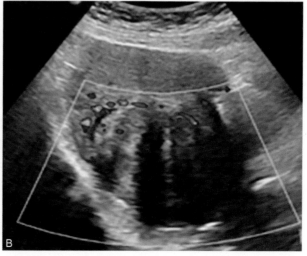

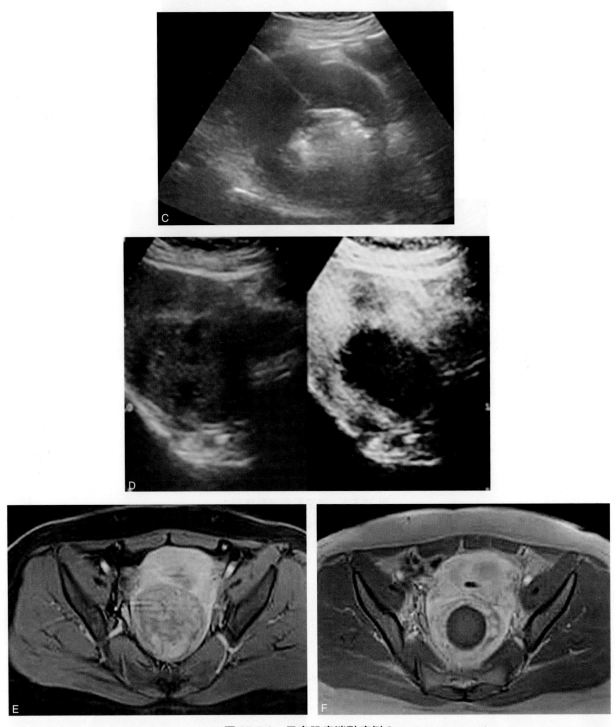

图 25-5-2　子宫肌瘤消融病例 2

患者女,45 岁,因"子宫肌瘤 18 年、便秘 3 年、腹部下坠感 2 年"入院。A. 术前二维灰阶观察瘤体位置;B. CDFI 显示肌瘤内血供情况;C. 消融后高回声完全覆盖病灶;D. 术后超声造影肌瘤大部分被消融;E. 术前 MRI 显示,子宫体壁见多发大小不等结节及团块灶,较大者位于子宫体部后壁;F. 术后 MRI 显示,子宫后壁较大病灶术后中央区大片坏死,坏死区未见明确强化征象。

二、子宫腺肌病热消融治疗

（一）概述

子宫腺肌病是一种子宫内膜腺体和间质侵入子宫肌层内,在激素的影响下发生周期性出血,肌纤维结缔组织增生,形成的弥漫性或局限性病变。以 30~50 岁经产妇多见,据报道发病率高达 10%~65%,近年随着女性生育年龄推迟,未婚女性发病率有增高趋势。子宫腺肌病的主要临床症状为进行性加重的痛经、月经量大、贫血等,症状严重者严重影响生活与工作,使患者生活质量明显下降,需要治疗。

传统的治疗方法为手术切除子宫,但治疗创伤大,使患者失去生育能力,不适用于有生育要求的年轻女性。近年来病灶原位消融治疗逐步在临床得到应用,为子宫腺肌病的治疗提供了又一有效的治疗手段。经皮热消融治疗子宫腺肌病具有操作方便、创伤小、安全、疗效好等优点,已成为临床治疗症状性子宫腺肌病可供选择的有效手段。

其治疗原理是在超声实时引导下,将微波（射频）天线经皮穿刺植入至病灶内,利用微波辐射形成的热能,瞬间造成热场内病灶组织的凝固性坏死,使病灶组织缩小,同时病灶组织在月经期内不再发生出血,痛经症状得到明显改善或完全消除,贫血状况得到有效纠正。超声引导下热消融治疗可以达到在保留子宫的基础上消除病灶组织,缓解痛经症状。

（二）适应证与禁忌证

1. 适应证　经 MRI 明确诊断或经穿刺活检病理证实的子宫腺肌病,伴有进行性加重的痛经或月经过多、贫血或压迫症状,患者未生育或已生育但要求保留子宫,无围绝经期迹象,有安全的穿刺路径,并符合以下条件。

（1）病灶厚度 >30mm。

（2）痛经症状评分 >4（10 分评分法）或血红蛋白值 ≤10g,痛经或贫血症状持续 1 年以上并继续加重。

（3）拒绝手术子宫切除或其他微创治疗方法治疗或药物治疗失败,自愿选择经皮微波（射频）消融治疗。

2. 禁忌证

（1）月经期、怀孕期或哺乳期。

（2）子宫颈 CIN 3 级以上。

（3）伴发子宫内膜重度不典型增生。

（4）有未被控制的急性盆腔炎症。

（5）有严重的出凝血功能障碍。

（6）子宫增大不明显,未经妇科系统治疗,穿刺及消融风险高者。

（三）介入前准备

1. 仪器准备

（1）治疗前检查超声仪器及微波治疗仪（或射频治疗仪）处于正常工作状态,备好消融治疗包、超声探头穿刺架等。

（2）备好抢救设施与急救药品。

2. 患者准备

（1）了解病史:有无阴道不规则出血史、盆腔手术史、感染史、糖尿病、高血压、服用抗凝药物、心脏起搏器植入、恶性肿瘤等病史。

（2）知情告知:向患者详细告知微波消融（或射频消融）治疗的优势与不足,预期疗效、潜在并发症及副作用。患者本人或授权人签署知情同意书,包括微波消融治疗(或射频消融治疗)、超声造影及组织活检知情同意书。

(3)完善相关检查:血常规、尿常规、便常规、肝肾功能、凝血功能、术前传染病四项(乙肝、丙肝、艾滋病、梅毒)、血 CA125 及 CA19-9、胸片、心电图、盆腔超声检查、盆腔 MRI、宫颈 TCT。

(4)取出宫内节育器,择期避开月经期。

(5)评估症状严重程度:增强 MRI 或超声测量子宫体大小及病灶厚度并记录。采用视觉模拟评分法(10 分法)评估痛经程度,采用子宫肌瘤相关症状及健康相关生活质量问卷评价子宫腺肌病相关症状严重程度。进行血红蛋白定量。

(6)禁食水 8 小时,严重便秘者可服缓泻剂导泻清理肠道以减少肠气干扰。术前半小时插导尿管。

(7)对病变范围较大、预计消融时间较长的患者,可于术前 5 分钟向阴道腔内填塞浸泡冰盐水的大纱球 2~3 枚,以预防消融过程中热气泡经宫腔流出至阴道内烫伤阴道黏膜。

(四)介入过程

1. 患者取仰卧位,暴露下腹部。常规超声扫查确定穿刺点、穿刺路径及布针方案。原则上选择皮肤距病灶最近途径并在病灶中心处为进针点。穿刺路径上避开膀胱、肠道、网膜、大血管并尽可能避开子宫内膜,必要时行人工腹水进行充分的隔离。

2. 术前行静脉超声造影,评价病灶血供状态。

3. 静脉镇静麻醉或插管全麻,常规皮肤消毒、铺无菌洞巾,选择合适的穿刺点。

4. 常规超声引导下向病灶内布针,布针达到预定区域后启动消融程序,根据肌瘤的大小位置等具体情况,可采用固定式消融、移动式消融或两者相结合的方法。

5. 术中应反复确认针尖位置,具体依据病灶范围和位置设置消融功率和时间进行消融。

6. 消融过程实时监测消融区内回声变化以及子宫内膜回声变化及宫腔内回声变化,当内膜或宫腔内出现流动的高回声时立即停止消融,以避免子宫内膜不可逆性热损伤。

7. 消融后即刻超声造影大致评估消融范围,消融区无造影剂灌注区为消融后组织凝固坏死区,若预定消融区内仍有较大范围造影剂灌注,应即刻进行补充消融。

8. 消融结束,清理穿刺点皮肤,局部加压。取出阴道内纱球,观察阴道有无出血。观察导尿管流出的尿液颜色,无异常可拔出导尿管。

9. 消融结束后,超声全面扫查盆腔,了解是否存在周围脏器损伤或活动性出血等情况。

(五)并发症

1. 潜在的严重并发症　消融进针过程中可能有损伤肠道、膀胱等脏器的风险;因子宫前方紧邻膀胱;后方紧邻直肠,消融中有热损伤子宫周围脏器的潜在风险。

2. 疼痛　约80%患者,尤其是弥漫性子宫腺肌病患者在治疗后 8 小时内可出现穿刺点或消融部位疼痛,对于疼痛程度较重者需要止痛药物处理;对于轻度疼痛的,无须特殊处理。

3. 出血　腹部超声可显示盆腔积液,少量可进行动态观察;如积液量增大,可行超声造影看是否存在活动性出血,如无活动性出血动态观察。

4. 发热　绝大多数患者体温与治疗前相比无明显变化,部分患者可出现体温轻度升高,37.5~38℃为治疗后吸收热,无须特殊处理;超过 38.5℃注意有无感染情况,如存在感染需要及时对症处理。

5. 阴道排液　严重的弥漫性子宫腺肌病患者消融范围较大,消融后可出现阴道排液,呈淡粉色或洗肉水样,应保持清洁。若流液时间较长或流出的液体有气味,需要考虑存在感染,可口服抗生素治疗。

6. 阴道黏膜烫伤　发生率较低,是由消融过程中热气泡沿子宫腔流动至阴道内所致。消融前将阴道内填塞浸泡冰盐水的无菌大纱球数枚予以预防。

7. 恶心 麻醉后极少数患者出现恶心,极个别可出现呕吐。可通过尽量缩短麻醉时间,消融前准备工作充分,于开始微波辐射前麻醉给药等进行预防。对出现症状者予以对症处理。

8. 子宫内膜大面积热损伤 对于无生育要求且有大量出血造成严重贫血的患者可适当消融部分子宫内膜,但对于有生育要求的患者应该避免子宫内膜损伤。

9. 继发感染 严格执行术中无菌操作,消融后阴道排液量大者,给予抗生素治疗,嘱其2周内避免性交、盆浴。若发生按感染处理。

（六）效果评估与随访

1. 消融效果评价 采用静脉超声造影或增强 MRI 评价消融范围。以造影剂无灌注区为组织消融坏死区,以坏死区占病灶百分比评价消融率。原则上做到消融率 >70%。

2. 临床效果评价 指标包括治疗前后子宫体积缩小率、血红蛋白定量、痛经程度评价、血 CA125 定量、疾病相关症状与健康相关生活质量评价。

（1）效果非常显著:符合下列条件之一。弥漫性子宫腺肌病消融后3个月肌瘤体积缩小率 >50%,局灶性子宫腺肌病或子宫腺肌瘤治疗后病灶缩小 >50%;痛经评分较治疗前下降 >4 分;贫血患者非月经期血红蛋白定量达正常人水平或较治疗前上升 >3g/L;症状评分下降 > 治疗前分值 50%,与健康相关生活质量评分升高 > 治疗前分值 50%。

（2）效果显著:消融后3个月子宫体积缩小率 20%~49%,贫血患者非月经期血红蛋白定量较治疗前升高 >2g/L;症状评分较治疗前分值下降 30%~50%,健康相关生活质量评分较治疗前分值升高 30%~50%。

（3）有效:消融后3个月子宫体积缩小率 10%~19%,贫血患者非月经期血红蛋白定量较治疗前升高 1g/L;症状评分较治疗前分值下降 10%~29%,健康相关生活质量评分较治疗前分值升高 10%~29%。

（4）无效:消融后3个月子宫体积缩小率 <10%,贫血患者非月经期血红蛋白定量较治疗前无明显变化;症状评分与健康相关生活质量评分较治疗前无变化。

（七）注意事项

1. 严格把握适应证,消融前需要进行组织活检。

2. 治疗过程中超声实时密切观察治疗区,治疗后密切观察患者反应,若怀疑有子宫周围脏器热损伤征象及时发现并处理。

3. 消融针穿刺未达到预定部位时,应对针道消融后再拔出消融针重新穿刺,消融结束后退出电极时消融针道,避免针道种植。

（八）子宫腺肌病消融病例

见图 25-5-3~ 图 25-5-5。

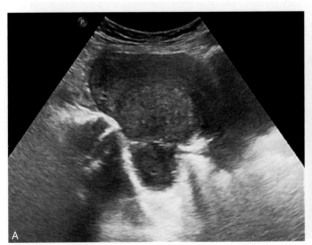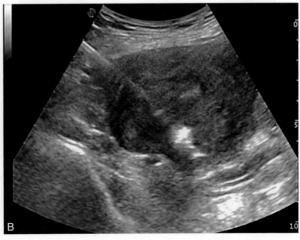

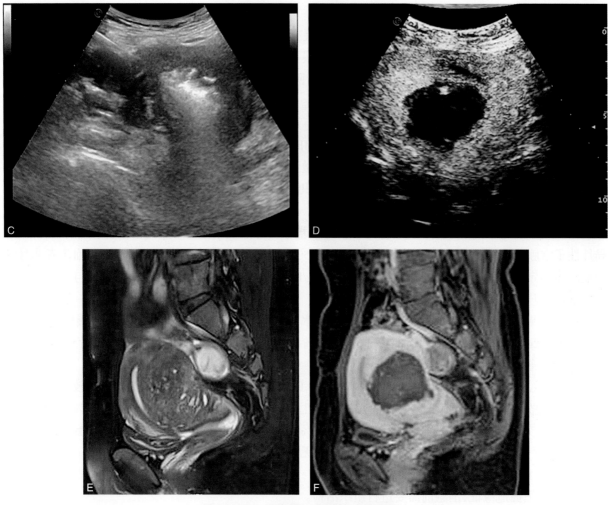

图 25-5-3 子宫腺肌病微波消融病例 1

患者女,36 岁,因"痛经持续性加重 7 年余"入院。A. 子宫后壁增厚,局部不均质回声团;B. 超声引导下将消融针穿刺到达子宫后壁病变区域,启动消融,超声显示消融区域因高温汽化产生的高回声区域;C. 高回声完全覆盖病灶;D. 消融术后超声造影呈空洞征;E. 术前 MRI 显示子宫呈前倾前屈位,外形增大呈球形,病灶境界欠清;F. 术后 3 天 MRI 显示消融灶范围,病灶境界显示清晰。

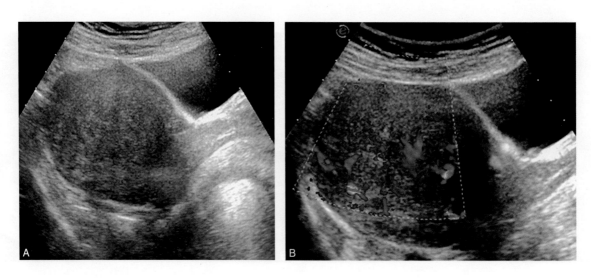

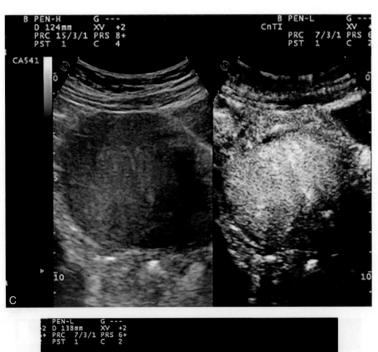

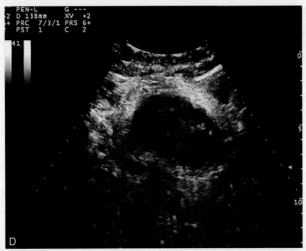

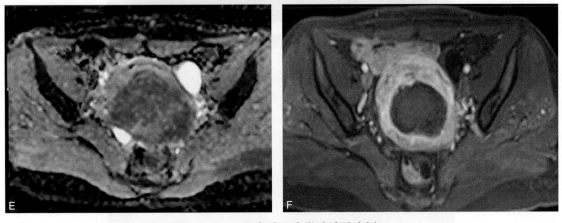

图 25-5-4　子宫腺肌病微波消融病例 2

患者女,40 岁,因"进行性加重痛经 2 年"入院。A. 超声示:子宫体积增大,肌层回声增粗,分布不均匀,呈球样改变,病灶范围可辨,但与周围肌层之间无清晰界限,病灶内部回声不均;B. CDFI 示病灶内部血供较丰富;C. 术前超声造影:子宫后壁肌层弥漫性高增强,边界不清;D. 超声造影显示消融区未见明显造影剂增强,范围约 8.3cm × 5.0cm × 3.7cm;E. 术前 MRI,后壁外肌层见团块状短 T₂ 信号影,内部见多发点状高信号,分界欠清,增强后明显强化;F. 术后 MRI,病灶中央呈囊状无强化区,病灶大小约 5.3cm × 8.1cm × 5.3cm。

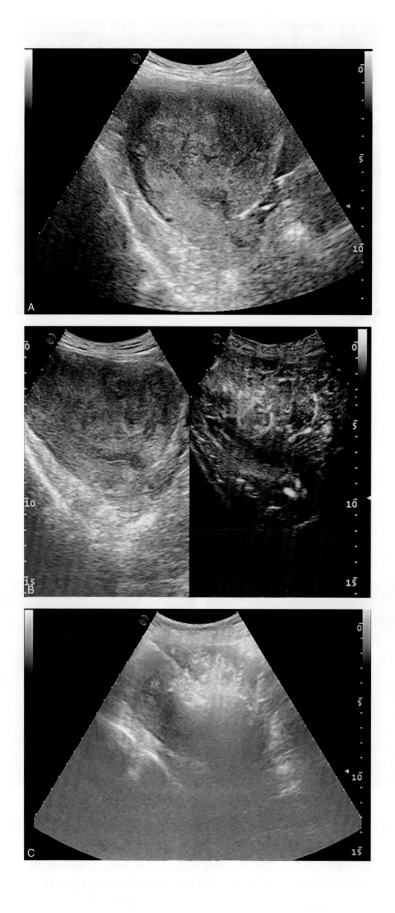

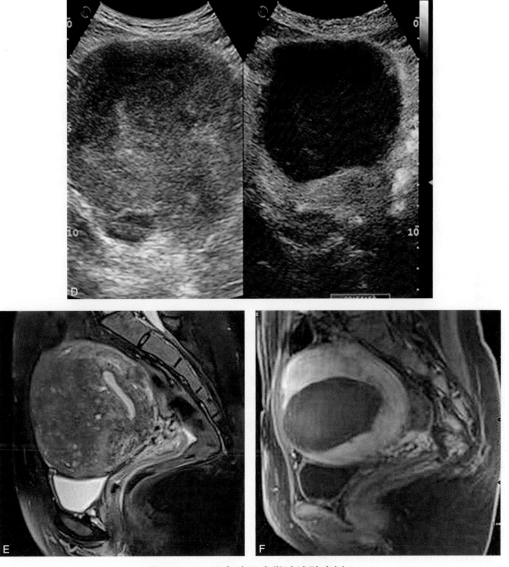

图 25-5-5　子宫腺肌病微波消融病例 3

患者女,34 岁,因"痛经 7 年,症状加重 2 周"入院。A. 术前超声显示子宫前壁腺肌病;B. 超声造影显示瘤体内呈不均匀高增强;C. 消融过程病灶消融区被高回声覆盖;D. 消融后超声造影病灶呈"空洞征";E. 术前 MRI 子宫前壁团块样;F. 消融术后 3 天 MRI 显示消融灶无增强。

（雷志锴）

第六节　超声引导下子宫肌瘤聚桂醇硬化治疗

一、概述

　　子宫肌瘤是女性生殖系统最常见的良性肿瘤,其主要症状是月经多和继发性贫血。目前,对于症状性多发性子宫肌瘤临床治疗方法仍然是子宫切除术但该手术不仅创伤大而且患者还失去了生育能力。随着医学水平的提高,越来越多的患者希望在保留子宫的基础上得到有效微创治疗。近年来,超声引导下热消融术如射频消融、高强度聚焦、微波消融等治疗子宫肌瘤均取得一定的疗效,但热消融术操作要求高,常发生疼痛、阴道排液、阴道黏膜烫伤、皮肤灼伤、肠穿孔等并发症,超声引导下子宫肌瘤聚桂醇硬化治疗是一种新的微创精准治疗方法,将聚桂醇硬化剂注入瘤体包膜或瘤体内,产生化学性炎症,损伤肌瘤血管内皮,促进血管纤维化,导致血栓形成,阻塞血管造成血管永久性闭塞,从而阻断肌瘤血供,使肌瘤逐渐缩小至消失。子宫肌瘤硬化治疗操作简便、无创伤、安全、临床疗效显著、副作用小,能保留子宫。经过10年的临床研究,该项技术已成为症状性子宫肌瘤微创治疗的有效方法。

二、适应证与禁忌证

（一）适应证

1. 症状性子宫肌瘤,有月经过多,继发性贫血,腹痛等症状。
2. 强烈要求保留子宫,拒绝手术切除。
3. 浆膜下或肌壁肌瘤直径 >4cm 且 <10cm,黏膜下肌瘤直径 >2cm,带蒂的浆膜下肌瘤蒂宽 >1cm。
4. 经其他方法（手术剔除肌瘤、HIFU 微波、射频自凝刀等）治疗后肌瘤及其相关症状复发。
5. 自愿选择聚桂醇硬化治疗子宫肌瘤,拒绝手术切除子宫或其他保守治疗方法。

（二）禁忌证

1. 孕期、月经期、哺乳期。
2. 细蒂浆膜下子宫肌瘤。
3. 严重的凝血功能障碍及心、肝、肾功能不全。
4. 妇科内外生殖器炎症。
5. 宫颈 TCT 检查发现癌细胞或子宫颈 CIN 3 级以上。
6. 肌瘤短期内迅速增大或肌瘤包膜不完整及其血流信号紊乱,不能除外肌瘤恶变。

三、治疗前准备

（一）患者准备

1. 了解病史　有无阴道流血史、盆腔炎史、盆腔手术史及服用抗凝药物史。
2. 知情告知　向患者详细介绍聚桂醇硬化治疗子宫肌瘤的优势与不足、预期疗效、潜在并发症及副作用,术后有可能会发生药物过敏反应、腹痛、不规则阴道流血等症状,患者本人或授权人签署知情同意书。
3. 完善治疗前常规检查、血常规、出凝血时间、肝肾功能、胸片、宫颈 TCT、白带常规及盆腔超声检查等。
4. 经阴道途径硬化治疗的患者,术前必须排空膀胱;经腹途径硬化治疗的患者,术前必须保持中等程度膀胱充盈。

5. 填写子宫肌瘤相关症状及健康相关生活质量问卷表。

（二）介入治疗室、治疗包、器械及药物准备

1. 介入治疗室层流或紫外线照射 12 小时消毒。

2. 超声仪器处于正常状态。

3. 备好治疗包、超声探头穿刺引导装置、无菌探头套、无菌手术衣、18~21G PTC 针。

4. 备好抢救设施（氧气及急救药物）。

5. 备好聚桂醇注射液,医用透明质酸钠凝胶、20ml 注射器 3 支、三通阀 1 只。

（三）确定硬化治疗方案

1. 根据肌瘤大小、数目、位置、类型确定硬化治疗途径。

（1）经腹途径:适用于前位或中位子宫,肌瘤位于前壁或宫底部。

（2）经阴道途径:适用于后位或中位子宫,肌瘤位于后壁或宫底部。

2. 确定布针方法 根据不同类型的肌瘤,可采用 4 种布针方法注射聚桂醇。

（1）包膜注射法:适用于子宫肌壁间肌瘤或浆膜下肌。在超声引导下将穿刺针刺入瘤体包膜下,缓慢推注聚桂醇原液或聚桂醇泡沫剂,使药物在包膜下逐渐弥散,形成环状高回声覆盖整个瘤体（图 25-6-1）。

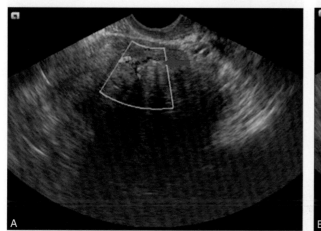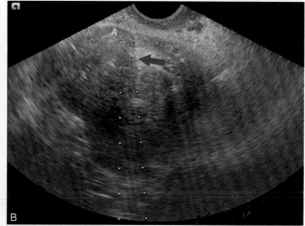
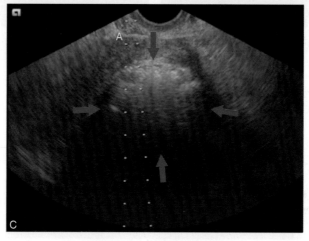

图 25-6-1 包膜注射法

A. CDFI 显示肌瘤包膜滋养血管;B. 经阴道途径将穿刺针刺入肌瘤包膜;C. 推注聚桂醇硬化剂,包膜周边形成环状高回声覆盖整个瘤体。

（2）瘤内注射法：适用于子宫肌壁间浆膜下肌瘤或黏膜下肌瘤。在超声引导下将穿刺针刺入瘤体深部，一边推注聚桂醇原液或聚桂醇泡沫硬化剂，一边退针，直至药液在瘤体内均匀弥散，形成均匀雾状高回声覆盖整个瘤体（图 25-6-2）。

（3）蒂部注射法：适用于蒂部宽度 >1cm 的带蒂浆膜下子宫肌瘤。在超声引导下将穿刺针刺入瘤体蒂部，缓慢推注聚桂醇原液，使蒂部形成雾状高回声覆盖整个蒂部（图 25-6-3）。

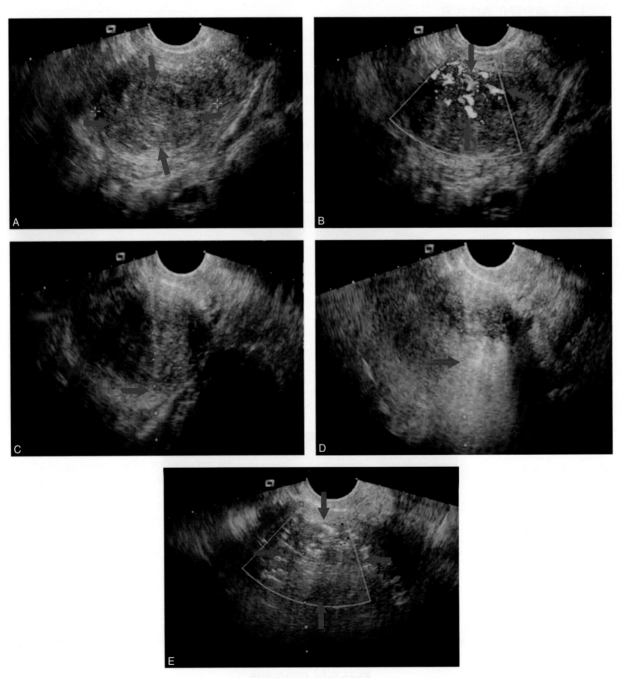

图 25-6-2 瘤内注射法

A. 肌瘤二维声像图表现；B. CDFI 显示瘤体丰富的血流信号；C. 穿刺针刺入瘤体深部；D. 瘤体深部推注聚桂醇即刻形成高回声区；E. 一边推注聚桂醇一边退针至瘤体边缘，高回声区覆盖整个瘤体。

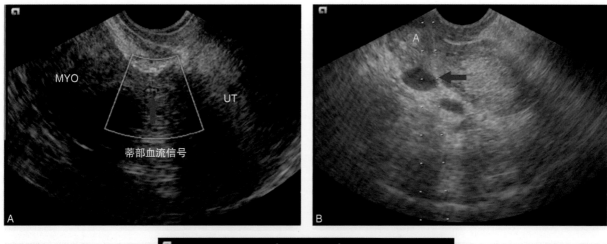

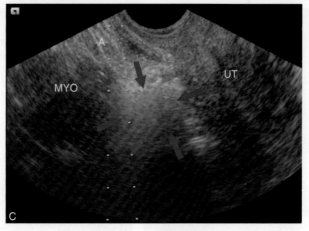

图 25-6-3　蒂部注射法

A. CDFI 显示瘤体蒂部滋养血管；B. 穿刺针刺入蒂部；C. 蒂部推注聚桂醇，高回声区覆盖蒂部。MYO. 肌瘤；UT. 子宫。

（4）改良宫腔声学造影+瘤内注射二步法：适用于黏膜下肌瘤。第一步作介入诊断术，在超声引导下经阴道后穹隆穿刺，将穿刺针刺入宫腔，缓慢推注温生理盐水，膨胀宫腔，可清晰显示肌瘤在宫腔的位置、大小、形态及其与宫壁的关系，首先排除子宫内膜肿瘤及内膜息肉。第二步行介入治疗术，将穿刺针刺入瘤体深部，一边缓慢推注聚桂醇原液，一边退针，使雾状高回声覆盖整个瘤体（图 25-6-4）。

3. 确定注射聚桂醇的方法　注射聚桂醇的方法有 2 种，即聚桂醇原液注射法及聚桂醇泡沫剂注射法。前者适用于黏膜下肌瘤、浆膜下肌瘤（含带蒂的浆膜下肌瘤）、肌壁间肌瘤；后者适用于浆膜下肌瘤、肌壁间肌瘤。

4. 聚桂醇泡沫剂的制作方法　采用 Tessari 法取 2 个 20ml 一次性注射器分别抽取 1% 聚桂醇原液和空气，液气比例为 1∶2 或 1∶3；将两个注射器端口与三通旋塞阀连接并来回推注 10 次后，注射器内充满细小均匀泡沫液，即制作完成。该混悬液静置时间一般不超过 2 分钟，若超过 2 分钟必须重新制作。

5. 聚桂醇用量

（1）聚桂醇原液用量

1）蒂部注射法：即使宽蒂，聚桂醇原液用量亦不多，要求雾状高回声覆盖蒂部即可，一般聚桂醇原液用量为 1.0~1.5ml。

2）瘤内注射法：根据不同大小的黏膜下肌瘤、肌壁间肌瘤或浆膜下肌瘤决定聚桂醇原液用量。一般直径≤3cm 的肌瘤，聚桂醇原液用量为 5ml；3< 直径≤5cm 的肌瘤，聚桂醇原液用量为 5~10ml；5< 直径≤7cm 的肌瘤，聚桂醇原液用量为 10~15ml；直径 >7cm 的肌瘤，聚桂醇原液用量为 15~20ml。

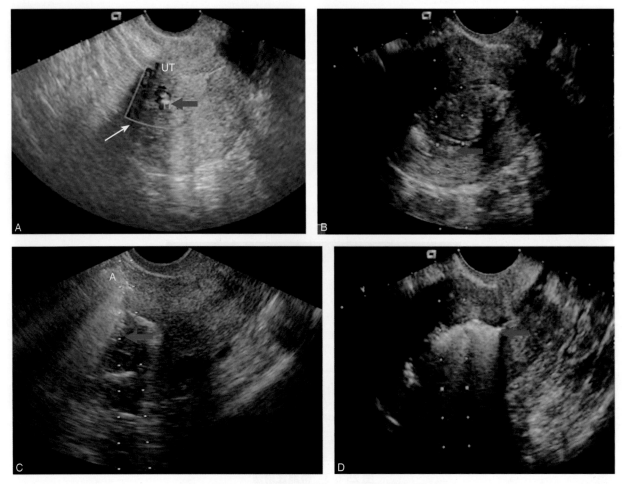

图 25-6-4　改良宫腔声学造影 + 瘤内注射二步法

A. CDFI 显示黏膜下肌瘤滋养血管；B. 穿刺针刺入宫腔推注生理盐水，清晰显示瘤体、无回声区、宫壁三者关系；
C. 穿刺针刺入瘤体；D. 黏膜下肌瘤推注聚桂醇，高回声覆盖整个瘤体。

（2）聚桂醇泡沫剂用量：包膜注射法，根据不同大小肌壁间肌瘤或浆膜下肌瘤，决定聚桂醇泡沫剂用量。直径 ≤3cm 的肌瘤，聚桂醇泡沫剂用量为 20ml；3< 直径 ≤5cm 的肌瘤，聚桂醇泡沫剂用量为 20~40ml；5< 直径 ≤7cm 的肌瘤，聚桂醇泡沫剂用量为 40~50ml；直径 >7cm 的肌瘤，聚桂醇泡沫剂用量为 50~60ml。

四、介入治疗过程

（一）经腹途径

治疗前需中等程度膀胱充盈，患者取平卧位，常规消毒下腹部、铺单，探头置于一次性消毒套后，安装无菌穿刺架，调出超声穿刺引导线，首先进行超声检测，确认进针路径无肠管、血管及膀胱等重要脏器，进针点局麻，在超声引导下将穿刺针沿着穿刺架进针，刺入肌瘤包膜、瘤内或蒂部，拔出针芯，注射器回抽无血液回流，则先注射 2% 利多卡因 0.5ml，观察药液在靶目（包膜、瘤内或蒂部）弥散时，根据不同大小、不同类型的肌瘤推注聚桂醇原液或聚桂醇泡沫剂，在推注过程中呈现雾状高回声区逐渐增大，最终均匀弥散覆盖整个靶目标，推注结束后一边退针一边推注医用透明质酸钠凝胶，以封堵针道，避免聚桂醇外溢，继后拔出穿刺针。再次消毒穿刺点，最后用无菌纱布覆盖穿刺点。

（二）经阴道途径

治疗前排空膀胱，患者取膀胱截石位，常规消毒外阴、阴道，将阴道探头置于一次性无菌套后，安装无菌阴道探头穿刺架,调出超声穿刺引导线,确认进针路径无肠管、血管及膀胱等重要脏器,在超声引导下,经阴道后穹隆途径将穿刺针沿着穿刺架穿刺进针,刺入肌瘤包膜、瘤内或蒂部,拨出针芯,推注聚桂醇方法同经腹途径,最后再次消毒阴道。

五、并发症

1. 腹痛　部分患者在介入治疗后 1 小时内可出现下腹部轻度疼痛,大多能耐受,1 小时后可自行缓解,无需特殊治疗。中度或重度疼痛不能耐受者,予以对症处理。

2. 阴道流血或少量阴道排液　常发生于黏膜下肌瘤患者介入治疗后出现少量阴道流血或阴道排液,多在 1~2 周内此症状自行消失,术后予以抗生素预防感染。还见于经阴道途径介入治疗患者术后即刻出现阴道流血,多见于阴道后穹隆穿刺点出血,即刻用碘伏纱布擦洗阴道,并阴道内填塞纱布 1~2 块,纱布末端暴露在阴道外,1 小时后患者自行取出,可达到止血目的。

3. 恶心、呕吐　较大肌瘤患者介入治疗后出现恶心、呕吐症状,仅需对症处理。

4. 低热　聚桂醇硬化治疗后短期内出现低热,体温 37.5~38.0℃,为吸收热,一般血常规正常,无需处理。当体温超过 38.5℃,必须严防感染。需检测血常规有无异常,盆腔脏器有无压痛,必要时抗炎治疗。

六、效果评价

（一）评价指标

评价指标包括肌瘤缩小率、肌瘤血流评分、肌瘤弹性评分、超声造影变化、肌瘤相关临床症状与健康相关生活质量调查问卷评分、血红蛋白定量等。

（二）治疗效果分级

1. 治疗效果非常显著　聚桂醇硬化治疗术后 3 个月复查,常规超声显示子宫肌瘤体积缩小率 >50%,肌瘤血流信号基本消失,弹性评分升高达 4~5 分,超声造影肌瘤基本无灌注,相关症状评分升高大于治疗前分值 50%,贫血患者非月经期血红蛋白定量上升达正常人水平。

2. 治疗效果显著　聚桂醇硬化治疗术后 3 个月复查,常规超声显示子宫肌瘤体积缩小率 <49% 且 >20%,肌瘤血流信号Ⅰ级,弹性评分 3~4 分,超声造影肌瘤大部分无灌注,相关症状评分升高大于治疗前分值 30%~49%,贫血患者非月经期血红蛋白定量较治疗前升高 3g/L。

3. 治疗有效　聚桂醇硬化治疗术后 3 个月复查,常规超声显示子宫肌瘤体积缩小率 <20% 且 >10%,肌瘤血流信号Ⅱ级,弹性评分 2~3 分,超声造影肌瘤部分有灌注,部分无灌注,相关症状评分升高大于治疗前分值 10% 且小于治疗前分值 29%,贫血患者非月经期血红蛋白定量较治疗前升高 2g/L。

4. 治疗无效　聚桂醇硬化治疗术后 3 个月复查,常规超声显示子宫肌瘤体积缩小率 <10%,肌瘤血流信号丰富为Ⅲ级,弹性评分 1~2 分,超声造影肌瘤呈均匀灌注,相关症状评分与治疗前相比无变化,贫血患者非月经期血红蛋白定量与治疗前相比无变化。

七、注意事项

1. 选择最短的穿刺途径,最安全的穿刺入路。
2. 在经腹或经阴道途径穿刺均可行的情况下,优先选择经阴道途径。
3. 聚桂醇用量要根据肌瘤大小确定,不宜过多或过少。
4. 聚桂醇推注过程中既要缓慢,又要在靶目标均匀弥散。

5. 浆膜下或肌壁间肌瘤最佳选择为包膜注射法,有利于聚桂醇泡沫剂在包膜下均匀弥散,直接作用于肌瘤新生血管网。

6. 切忌将聚桂醇注入宫腔或盆腔,尤其是黏膜下肌瘤或带蒂的浆膜下肌瘤布针点必须精准,一旦聚桂醇注入宫腔或盆腔,必须在超声引导下即刻将穿刺针刺入盆腔或宫腔,用适量生理盐水反复冲洗。

(谢阳桂)

第七节　超声引导下子宫内膜异位囊肿硬化治疗

一、概述

子宫内膜异位症(endometriosis)是子宫内膜腺体和间质在子宫腔以外的部位浸润、生长、反复出血,继而引发疼痛、不孕及盆腔结节或包块等的一种临床综合征。好发于生育期女性,发病率约 10%,全球近 2 亿人患病。子宫内膜异位症病灶广泛、形态多样、富侵袭性,可累及全身多个脏器,其中以卵巢、子宫骶韧带最常见。同时,该疾病具有显著雌激素依赖性、复发率高,在女性生育期内可反复发病,因而应将子宫内膜异位症当作一种慢性病来看待与管理,近年来逐渐成为领域内共识。子宫内膜异位症根据病变累及部位又可分为卵巢型、腹膜型、深部浸润型及其他部位型。其中卵巢型子宫内膜异位症又称为卵巢子宫内膜异位囊肿(ovarian endometriosis cysts, OEC),约占子宫内膜异位症的 40%,常称巧克力囊肿。

子宫内膜异位囊肿的大体病理特点:棕色或黄色的纤维性囊壁,囊内包含半流体或巧克力色浓稠液体,通常致密的黏附于卵巢窝的腹膜,周围的纤维化可累及输卵管、肠管。镜下病理特点:囊内壁约 70% 的区域覆盖有子宫内膜异位上皮或基质细胞(图 25-7-1),大部分异位的内膜腺体无活动或轻度增生,很少是内分泌性的,通常缺乏周期性变化,组织学表现与月经周期不符。CD10 染色有助于发现微灶型基质型子宫内膜异位灶,常见于腹膜型子宫内膜异位症。

子宫内膜异位囊肿可引起疼痛、不孕、盆腔包块及远处脏器子宫内膜异位症引起的相应症状等。对于病灶较小的无症状子宫内膜异位囊肿患者,可动态观察、随访。对于有症状或囊肿持续大于 4cm 的子宫内膜异位囊肿患者,应进行积极干预处理。治疗方法包括手术治疗、药物治疗、介入治疗、中药治疗及辅助生殖技术治疗等。在治疗决策中,应结合患者的年龄、症状、既往史、生育需求、术前评估病变严重程度、患者本人的治疗意愿等多方面因素来制订个体化治疗方案。

有手术指征的子宫内膜异位囊肿,外科手术为根治性治疗方法,包括腹腔镜或开腹囊肿剥离术,但治疗创伤大、术后卵巢组织丢失不利于生育。另外,既往文献报道子宫内膜异位囊肿外科手术后 5 年内 15%~38% 的患者复发,反复手术治疗不利于患者身心与生殖健康。领域内专家逐渐注意到,子宫内膜异位囊肿治疗的未来改进方向应秉承慢性疾病管理理念,以最小损伤和代价达到有效消除囊肿、缓解疼痛、促进生育、改善患者生活质量的目的,体现对生命、器官、生育、个体的尊重。超声引导下卵巢囊肿穿刺硬化术,作为一种新型的微创介入治疗方法,用于治疗子宫内膜异位囊肿有效、安全、创伤小、恢复快、经济成本低,可最大程度保留卵巢储备功能。1988 年由日本学者首次报道了使用无水乙醇的穿刺硬化治疗可有效治疗子宫内膜异位囊肿。余松远等首次报道将聚桂醇用于治疗子宫内膜异位囊肿可在保证与无水乙醇等效的前提下有效降低并发症。随着该微创治疗方法在临床上应用越来越多,其疗效与价值逐渐被临床医生、患者认可。2015 年由中华医学会妇产科学分会子宫内膜异位症协作组发表的《子宫内膜异

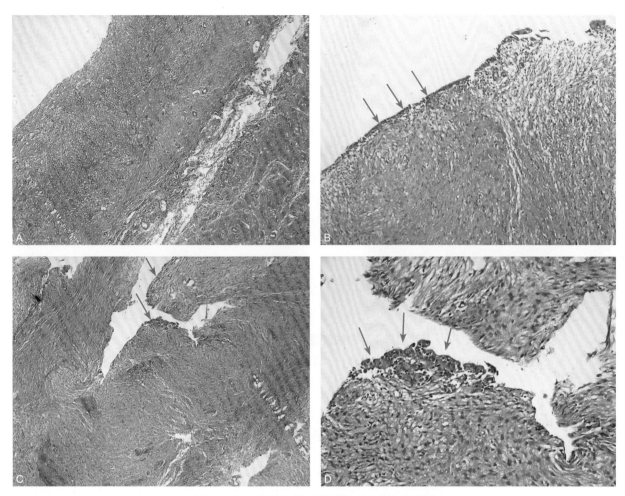

图 25-7-1　子宫内膜异位囊肿 HE 染色示意图

A. 50 倍高倍镜视野见纤维囊壁组织,表面被覆少量细胞,囊壁可见卵巢间质,局灶含铁血黄素沉积;B. 100 倍高倍镜视野示囊壁被覆一层立方 / 柱状上皮细胞,含有少量纤毛（箭头）,其下见少量子宫内膜间质细胞;C. 50 倍高倍镜视野示囊腔局部皱褶处囊壁被覆子宫内膜上皮细胞（箭头）,及少量子宫内膜间质,纤维组织间伴出血;D. 200 倍高倍镜视野见局部子宫内膜上皮（箭头）,其下少量子宫内膜间质,囊壁以纤维组织为主。

位症诊治指南》中将该治疗方法纳入腹腔镜剥离术后复发的子宫内膜异位囊肿的治疗方法之一。2020 年由国内介入超声专家起草的《卵巢子宫内膜异位囊肿超声引导穿刺硬化治疗专家共识》发表,对该治疗方法的主要工作原理、临床适用范围、标准操作步骤、并发症防治、疗效评级与术后随访管理提供了详细的指导意见。2021 年由中华医学会超声医学分会介入超声学组发表的《多脏器囊肿硬化治疗中国专家共识（2021 版）》中亦对子宫内膜异位囊肿的硬化治疗进行了阐述与梳理。

超声引导下子宫内膜异位囊肿硬化治疗的基本方式是在超声实时引导下,将穿刺针经腹壁或经阴道穿刺进入病灶内（图 25-7-2）,将囊内容物抽净后注入硬化剂冲洗囊壁,使囊内壁上的异位内膜腺体与间质组织脱水、坏死,进一步发生无菌性炎症、纤维化,从而使囊肿在硬化术后 3~6 个月内显著缩小甚至消失。该治疗方法在最大限度地保留正常卵巢组织的基础上,消除囊肿、有效缓解盆腔压迫症状。对于合并不孕的患者,可为后续自然怀孕、人工助孕的促排卵、胚胎移植等辅助生殖技术打下基础,针对促排卵药物治疗期间复发的患者可反复治疗。

临床实践中曾用于囊肿的硬化治疗的硬化剂包括聚桂醇注射液、聚多卡醇、无水乙醇、平阳霉素、冰醋酸等。鉴于聚桂醇为目前临床上应用最为广泛的囊肿硬化剂,以下部分内容均以该硬化剂为代表进行陈述。

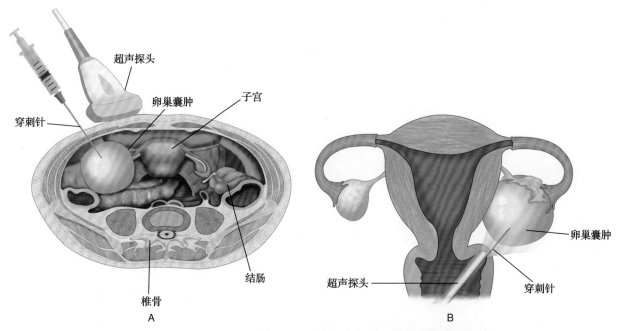

图 25-7-2　超声引导下穿刺抽液硬化治疗子宫内膜异位囊肿示意图
A. 腹部超声引导下经腹壁将穿刺针置入囊肿；B. 经阴道超声引导下经后穹隆将穿刺针穿刺置入囊肿。

二、适应证与禁忌证

（一）适应证

MRI 与超声同时诊断为子宫内膜异位囊肿，超声评估有安全的穿刺路径者，并符合以下条件。

1. 囊肿直径 >4cm。

2. 囊肿直径未达到 4cm，但合并不孕、后续需要进行促排卵治疗者。

3. 拒绝外科手术。

4. 患者对囊肿穿刺硬化治疗的获益与风险知情并同意者。

（二）禁忌证

1. 疑似伴有肿瘤性病变者，CA125 ≥200U/ml，HE4 异常升高。

2. 无安全穿刺路径，采取辅助措施后仍不能避开大血管、肠管等重要脏器者。

3. 患者一般状况差，不能配合完成穿刺过程者。

4. 月经期或妊娠期。

5. 计划经阴道穿刺者白带清洁度Ⅲ度以上。

6. 有严重的出凝血功能障碍，或长期服用抗凝药期间。

三、治疗前准备

（一）患者准备

1. 了解病史　病程、症状和体征变化、诊疗过程、生育情况，以及既往治疗史、家族史、过敏史、是否服用抗凝血药物等、有无其他基础疾病等。

2. 临床症状评估　采用视觉模拟评分法（visual analogue scales，VAS）评估痛经（图 25-7-3）、肛门坠痛、慢性盆腔痛等疼痛的程度，子宫内膜异位症生活质量评分表（SF-36）评价患者的生活质量（表 25-7-1）。

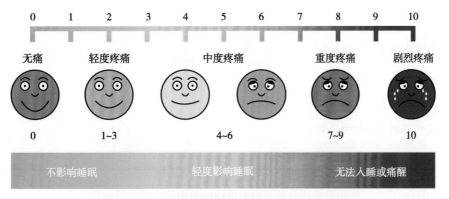

图 25-7-3　视觉模拟评分法(VAS)评估疼痛程度

表 25-7-1　子宫内膜异位症生活质量评分(SF-36)

姓名:	填表日期:

□术前　□术后 3 个月　□术后 6 个月　□术后 1 年　□术后 2 年　□术后 3 年　□术后 5 年

1. 总体来讲,您的健康状况是:

□非常好	□很好	□好	□一般	□差
1	2	3	4	5

2. 跟 1 年以前比您觉得自己的健康状况是:

□好多了	□好一些	□差不多	□差一些	□差很多
1	2	3	4	5

3. 以下这些问题都和日常活动有关。请您想一想,您的健康状况是否限制了这些活动? 如果有限制,程度如何?

您的健康状况对日常活动的限制程度	限制很大	有些限制	毫无限制
1. 重体力活动: 跑步、举重物或剧烈运动	□1	□2	□3
2. 中体力活动: 移桌椅、扫地、打太极拳等	□1	□2	□3
3. 轻体力活动: 买菜、购物等	□1	□2	□3
4. 上数层楼梯	□1	□2	□3
5. 上一层楼梯	□1	□2	□3
6. 弯腰、屈膝、下蹲	□1	□2	□3
7. 步行 1 500 米以上路程	□1	□2	□3
8. 步行 800 米路程	□1	□2	□3
9. 步行 100 米路程	□1	□2	□3
10. 自己洗澡、穿衣	□1	□2	□3

续表

4. 在过去 1 个月里,您的工作和日常活动有无因为身体健康的原因而出现以下这些问题?

您的工作和日常活动是否受到身体健康影响	是	不是
1. 减少了工作或其他活动时间	☐1	☐2
2. 想做的事情只能完成一部分	☐1	☐2
3. 想做的工作或活动种类受限制	☐1	☐2
4. 完成工作或其他活动困难增多,需要额外努力	☐1	☐2

5. 在过去 1 个月中,您的工作和日常活动有无因为情绪的原因而出现以下问题?

您的工作和日常活动是否受到情绪影响	是	不是
1. 减少了工作或其他活动时间	☐1	☐2
2. 想做的事情只能完成一部分	☐1	☐2
3. 做事不如平时仔细	☐1	☐2

6. 在过去 1 个月中,您的健康或情绪不好在何种程度上影响了您与他人的正常社会交往?

☐完全无影响	☐有一点影响	☐中等影响	☐影响很大	☐影响非常大
1	2	3	4	5

7. 在过去的 1 个月里,您有身体疼痛吗?

☐完全无疼痛	☐有一点疼痛	☐中等疼痛	☐较严重疼痛	☐严重疼痛	☐很严重疼痛
1	2	3	4	5	6

8. 在过去的 1 个月里,您的身体疼痛影响了您的工作和家务吗?

☐完全无影响	☐有一点影响	☐中等影响	☐影响很大	☐影响非常大
1	2	3	4	5

9. 在过去 1 个月里,对于自身的感觉,您的情况如何?

	所有时间	大部分时间	比较多时间	一部分时间	小部分时间	没有这种感觉
您觉得生活充实	☐1	☐2	☐3	☐4	☐5	☐6
您是一个敏感的人	☐1	☐2	☐3	☐4	☐5	☐6
您的情绪十分不好 什么事都高兴不起来	☐1	☐2	☐3	☐4	☐5	☐6
您的心里很平静	☐1	☐2	☐3	☐4	☐5	☐6
您做事精力充沛	☐1	☐2	☐3	☐4	☐5	☐6
您的情绪低落	☐1	☐2	☐3	☐4	☐5	☐6

续表

	所有时间	大部分时间	比较多时间	一部分时间	小部分时间	没有这种感觉
您觉得精疲力尽	☐1	☐2	☐3	☑4	☐5	☐6
您是一个快乐的人	☐1	☐2	☐3	☐4	☐5	☐6
您觉得厌烦	☐1	☐2	☐3	☐4	☐5	☐6

10. 在过去的 1 个月里,不健康影响了您的社会活动(如走亲访友):

☐ 所有的时间	☐ 大部分时间	☐ 比较多时间	☐ 一部分时间	☐ 小部分时间	☐ 从未有过
1	2	3	4	5	6

11. 总体健康状况

哪种最符合?	绝对正确	大部分正确	不能肯定	大部分错误	绝对错误
我好像比别人容易生病	☐1	☐2	☐3	☐4	☐5
我跟周围人一样健康	☐1	☐2	☐3	☐4	☐5
我认为我的健康状况在变坏	☐1	☐2	☐3	☐4	☐5
我的健康状况非常好	☐1	☐2	☐3	☐4	☐5

关于您的疼痛情况,请选择最合适的一项

痛经	性交痛	盆腔痛
☐无	☐无	☐无
☐轻度(工作受到轻度影响)	☐轻度(可承受范围内的不适)	☐轻度(偶尔盆腔不适)
☐中度(需卧床数小时,工作受到一定影响)	☐中度(过程中产生疼痛而终止)	☐中度(大多数月经周期都有明显不适)
☐重度(需一直卧床,无法正常工作)	☐重度(因疼痛而恐惧,逃避)	☐重度(非月经期也有持续疼痛,需药物缓解)

3. 完善治疗前检查　常规检查包括血常规、尿常规、出凝血时间、肝肾功能、传染病四项(乙肝、丙肝、艾滋病、梅毒)、性激素、人绒毛膜促性腺激素(human chorionic gonadotropin, HCG)、肿瘤标志物(CA125、CA19-9、HE4)、抗米勒管激素(anti Mullerian hormone, AMH)、胸片、心电图、盆腔超声检查与增强磁共振检查等。计划经阴道穿刺者,需同时查白带清洁度。合并不孕或有生育需求者,可在与患者达成共识的前提下,行宫腔、输卵管与盆腔水造影超声检查以明确不孕的原因或排除可能导致不孕的解剖学因素。

4. 知情同意　向患者详细介绍聚桂醇硬化治疗子宫内膜异位囊肿的优势与不足、预期疗效、潜在并发症,术后有可能会出现过敏、腹痛、发热等症状,患者本人或授权人签署知情同意书。

5. 所有患者均需避开月经期　选用经腹壁穿刺途径进行硬化治疗者,术前 1 天忌食大豆、牛奶、酸奶、香蕉等易产气或增加肠道蠕动的食物,术前 4 小时禁食,术前 10 分钟须排空膀胱。

（二）介入治疗室、治疗包、器械及药物准备

1. 治疗室层流或紫外线照射 12 小时消毒、抢救设施（氧气及急救药物）。

2. 超声仪器（配备腔内探头、凸阵探头、含超声造影功能）、心电监护仪、有条件者可配备电动抽吸囊液装置。

3. 备好治疗包、无菌探头套、无菌手套、16~18G PTC 针、超声探头穿刺引导架（经阴道穿刺者推荐使用）。

4. 药物　利多卡因 5~10ml、聚桂醇注射液数支、声诺维超声造影剂 1 支。

5. 其他　20ml 注射器 3 支、60ml 注射器 1 支、5ml 注射器 1~2 支、三通阀 1~2 只。

（三）术前超声造影与穿刺路径规划

1. 术前超声造影

（1）明确囊肿分型：一般情况下以 B 型超声成像特点进行分型，根据单房、多房以及有无实性结构，分为Ⅰ型、Ⅱ型、Ⅲ型（图 25-7-4），部分病例 B 型超声成像上囊内分隔不显示，需借助超声造影进行明确（图 25-7-5）。

（2）观察正常卵巢组织的位置：超声造影可更好地明确卵巢组织和囊肿之间的关系（图 25-7-6），穿刺路径规划时应尽量避开正常卵巢组织。

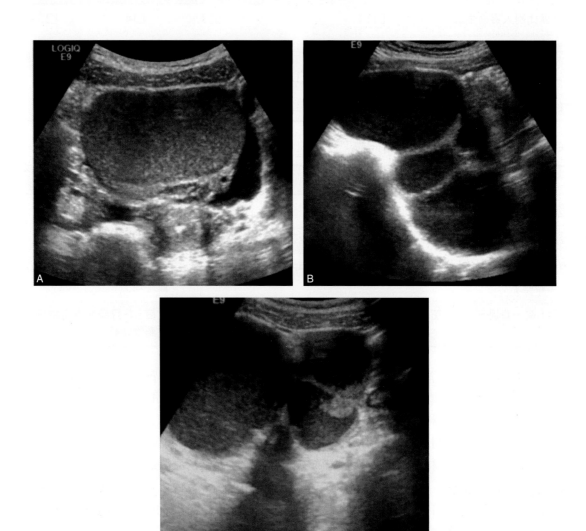

图 25-7-4　囊肿分型

A. Ⅰ型，单房囊性病变；B. Ⅱ型，多房囊性病变；C. Ⅲ型，囊实性病变。

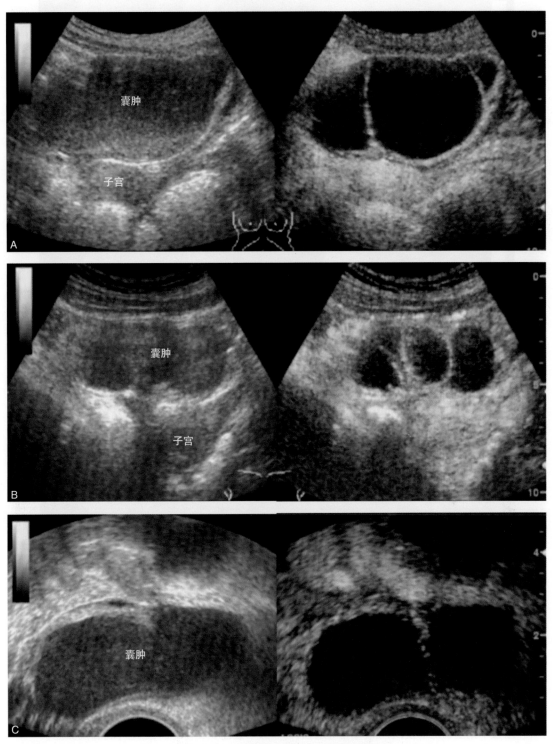

图 25-7-5　超声造影鉴别Ⅰ型与Ⅱ型囊肿

A. 经腹 B 型超声成像显示为Ⅰ型囊肿，超声造影显示为Ⅱ型囊肿；B. 经腹 B 型超声成像显示囊腔内容物回声不均匀、未见分隔，超声造影显示为Ⅱ型多房囊肿；C. 经阴道超声成像显示为Ⅰ型囊肿、局部囊壁有皱褶，超声造影显示为Ⅱ型囊肿、囊内有分隔。

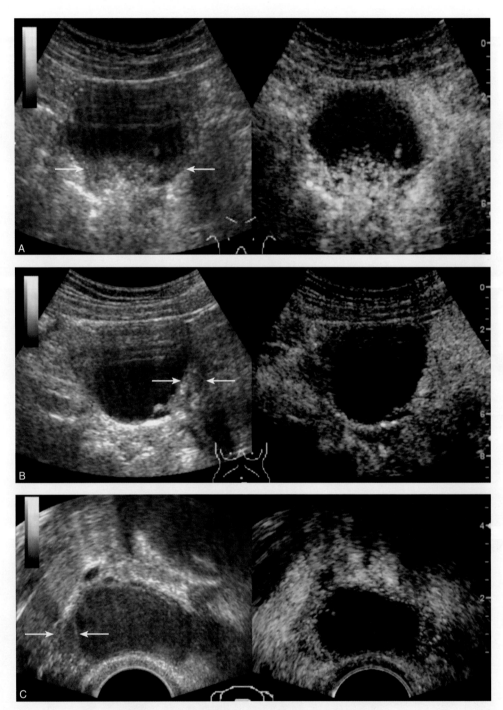

图 25-7-6　超声造影鉴别囊肿周边正常卵巢组织

A. 经腹 B 型超声成像显示囊肿后壁上方团块状等回声区（箭头），超声造影显示该区域呈增强早期呈稍低增强、增强晚期呈等增强，内有数个直径 2~3mm 不增强区（符合窦卵泡表现），提示该区域为正常卵巢组织；B. 经腹 B 型超声成像显示囊肿侧壁上团块状等回声区（箭头），无法区分为血块或卵巢组织，超声造影示内部均匀增强，提示为卵巢组织；C. 经阴道 B 型超声成像显示远端见少量受挤压的卵巢组织（内见卵泡回声）、囊肿侧壁局部不均匀增厚（箭头，囊壁与卵巢组织无法鉴别），超声造影显示该区域增强程度与远端卵巢组织一致，提示该区域亦为受挤压的卵巢组织。

（3）超声造影辅助确定Ⅱ型囊肿内分隔与囊腔的数量、观察囊腔是否相通（图25-7-7），以便规划最佳穿刺路径及抽吸布针点。

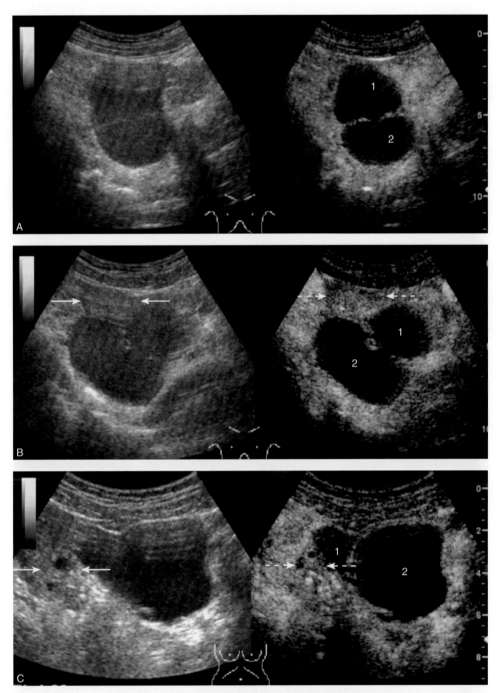

图 25-7-7　超声造影明确囊肿囊腔数量与分隔交通口

A. 经腹 B 型超声成像隐约可见囊肿内有条状高回声（无法确定囊内是否有分隔），超声造影显示囊内横向分隔，中央区连续性中断 5mm；B. B 型超声成像显示单房囊肿，超声造影清晰显示为Ⅱ型囊肿、分隔连续性中断 <1cm，囊肿上方等回声区显示为等增强，考虑为正常卵巢组织（箭头）；C. B 型超声成像显示为Ⅰ型囊肿，超声造影显示囊腔数量为 2 个，1 号囊腔与 2 号囊腔不相通，而侧方实性团块为正常卵巢组织（箭头）。

（4）明确Ⅲ型囊肿实性部分的血流灌注情况（图25-7-8）、Ⅰ与Ⅱ型囊肿内是否有异常结节状增强。囊内若有异常结节状增强，结合术前增强MRI成像不能排除肿瘤性病变者，应首选外科手术明确病变性质。

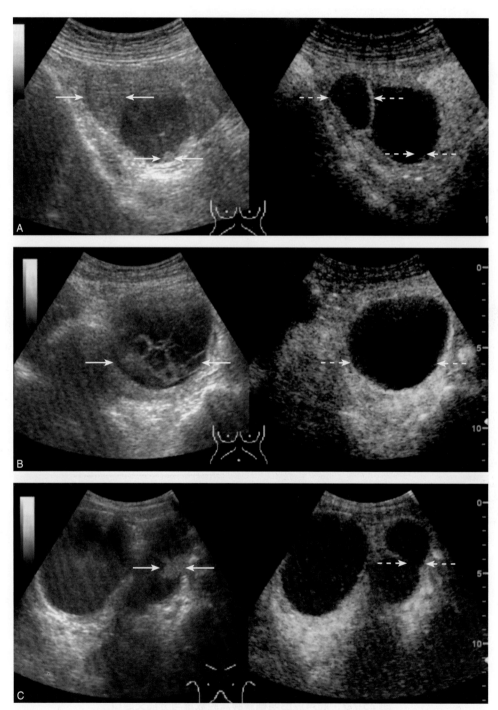

图25-7-8 超声造影鉴别Ⅲ型囊肿囊内实性成分示意图

A. 经腹B型超声成像显示囊肿侧方等回声区、后壁等回声结节（实线箭头），超声造影显示侧壁等回声区无增强（虚线箭头），提示为一个内含黏稠囊液的囊腔，另超声造影显示后壁结节无增强（虚线箭头），提示为陈旧性血块；B. 经腹B型超声成像显示囊肿深面不规则团块状混合回声区（实线箭头），无法区分为血块或不规则分隔，超声造影示该区域始终无增强（虚线箭头），提示为陈旧性凝血块；C. 经腹B型超声成像显示侧壁等回声团块（实线箭头），超声造影显示该团块始终无增强（虚线箭头），提示为血块。

2. 规划穿刺路径

（1）规划原则

1）穿刺路径可选择经腹壁、经阴道两种（图 25-7-9A、B），应根据病灶位置与大小、是否有性生活史、阴道分泌物清洁度等综合评估后决定穿刺路径。

2）进针切面以病灶显示清晰、穿刺路径短为主要原则。

3）避免损伤肠道、膀胱、卵巢组织、周围血管，最大限度降低出血与脏器损伤风险。

4）多房囊肿应尽量争取一个穿刺路径完成多个囊腔的穿刺或改变角度刺破多个分隔，避免多点穿刺。规划穿刺路径时可将囊腔标号并计划好穿刺顺序。一般情况下，标记浅部主囊肿为 1 号，周围囊肿依次编为 2、3 号。抽净 1 号囊肿并冲洗至冲洗液清亮后，注入生理盐水充盈囊腔容积的 2/3；再以 1 号囊肿为声窗，经囊间隔穿刺入 2 号囊肿，抽吸囊液和冲刷冲洗，冲洗液清亮后抽净，硬化剂处理；回退穿刺针到 1 号囊肿内，同法穿刺 3 号囊肿，硬化剂处理。最后抽净 1 号囊肿内生理盐水，进行硬化剂处理（图 25-7-9C）。

（2）辅助穿刺措施：由于病灶位置不佳导致穿刺路径不佳的患者，可利用其他方法建立安全穿刺通道后进行穿刺抽液。

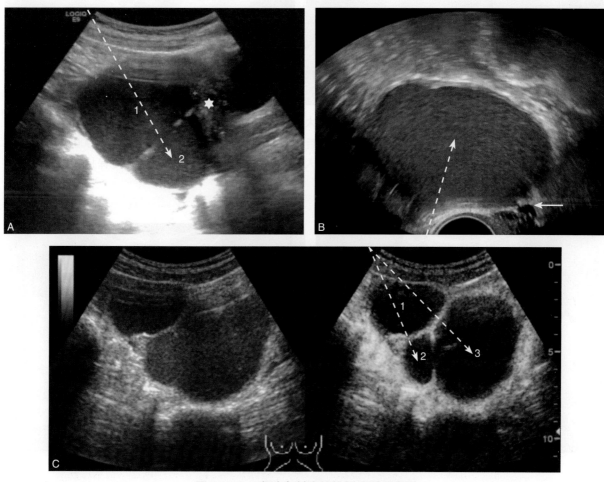

图 25-7-9　囊肿穿刺路径规划原则示意图

A. 经腹部穿刺路径：多房囊肿应争取一个穿刺路径（虚线）完成多个囊腔的穿刺；B. 经阴道穿刺路径：调整切面至囊肿最大面，避开血管丰富的区域（实线箭头）进行穿刺（虚线）；C. B 型超声成像与超声造影显示囊内分隔不吻合时，应以超声造影成像显示结果为基础进行穿刺路径规划（虚线）。

　　1）人工腹水法：穿刺针经皮穿刺入盆腔，注入足量生理盐水（一般 500~2 000ml）后，探头加压后再寻找安全穿刺路径（图 25-7-10）。

　　2）腹膜肿胀法：穿刺针经皮穿刺进入壁腹膜与其前方肌肉组织之间，注入 50~100ml 生理盐水使腹膜肿胀，间接使肠道、网膜组织移位（图 25-7-11），建立安全经腹壁穿刺路径。

　　3）层层进入法：部分患者盆腔粘连明显，人工腹水注入生理盐水后网膜组织无法有效避开，可在粘连点附近调整穿刺针方向后，以注水为前进冲击力试探加压注水可有效分离的区域，再以有效分离点为出发点层层递进，最终穿刺入深部病灶内。穿刺过程中注意观察周边，避免损伤血管、肠道等重要结构。

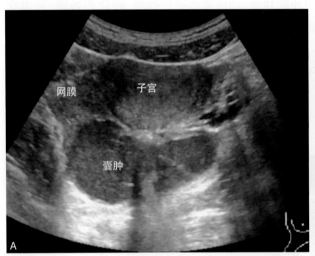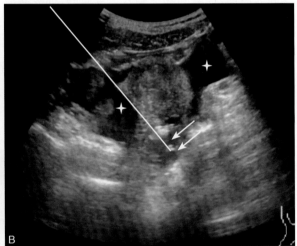

图 25-7-10　大量人工腹水法

A. 术前超声显示囊肿位于盆腔深部区域，探头加压后无有效穿刺路径；B. 向盆腔内注入 1 000ml 生理盐水（星号）后，探头适当加压使网膜推开，将穿刺针穿刺入深部囊肿内抽吸囊液，过程中始终保持针尖清晰显示（箭头）。

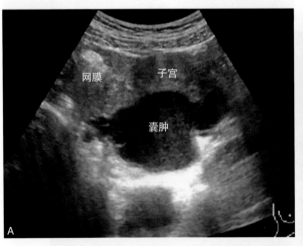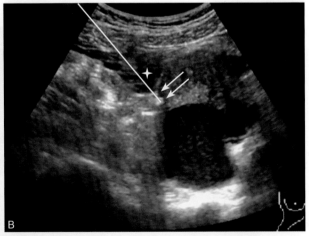

图 25-7-11　腹壁肿胀法

A. 术前超声显示病灶位置较深，无安全穿刺路径；B. 向壁腹膜与其前方肌肉间隙内注入 100ml 生理盐水（星号）使腹膜肿胀，间接使网膜移位，建立安全穿刺路径后，清晰显示针尖（箭头）后穿刺入囊肿内。

四、介入治疗流程

（一）经腹穿刺路径

1. 穿刺路径规划　超声扫查盆腔、进行超声造影检查，并规划穿刺路径。

2. 消毒铺巾　患者取平卧位，暴露患者下腹部至耻骨联合，1% 碘伏消毒皮肤 3 遍，铺无菌单，中间留 10cm × 20cm 术野。

3. 探头无菌包裹隔离　探头用无菌保护套包裹隔离，加适量灭菌耦合剂使之紧密接触，两者间平整无间隙，并用橡皮筋绑紧固定。

4. 局部麻醉　使用 1%~2% 利多卡因依次注射至皮下 - 浅筋膜 - 下腹部肌肉、壁腹膜 - 囊肿外壁等穿刺路径全程。注射麻醉剂前应排空针管内气体，避免针管内气体注射到腹壁各层和囊壁前方，干扰超声对穿刺针的观察。

5. 穿刺布针　超声引导下将穿刺针沿着预定穿刺路径，穿刺入囊肿内，调整穿刺针位置使针尖位于囊肿内（ER 25-7-1）。这里的穿刺进针可选择徒手穿刺法或借助穿刺引导架进行穿刺操作。穿刺引导架有利于初学者顺利完成操作，针对单房、形态为规则圆形的囊肿，可考虑安装穿刺架引导穿刺操作。但使用穿刺引导架，在抽液与冲洗过程中不利于动态扫查囊壁回缩情况、不便于实时调整穿刺针角度，因而针对多房或形态不规则的囊肿，抽液过程中常需要多次调整穿刺针方向，推荐经验较为丰富的介入医生以自由穿刺角度进行徒手穿刺。

ER 25-7-1 经腹壁穿刺路径——超声引导下穿刺针进针

将穿刺针置入囊肿内之后，需左右侧动探头扫并微微调整穿刺针方向，使针尖位于囊肿的几何中心点。若囊肿形态不规则，则应将针尖置于几何中心切面的较深部位，同时注意减慢抽液速度，以保证囊液可顺利抽出而针尖不吸壁；若囊内有不全分隔而囊腔之间有通道，可调整针尖至通道口附近，同时在抽液过程中观察囊壁回缩的情况，并根据实际情况调整针尖位置。

6. 抽液　拔出针芯，接上连接管和注射器，抽吸囊液并记录抽吸的囊液量。留置囊液标本作常规、生化、脱落细胞学等检查，有条件者可送液基 DNA 检测。

对于囊液黏稠但抽吸较慢的病例，可选择抽液与生理盐水交替注入 - 抽出的方式置换法，直至囊液清亮后全部抽出，过程中应注意保证囊内液体量明显小于抽吸前液体量，以防止囊液因囊内压高而渗漏。对于囊腔内容物极为干稠，人工抽吸与电动抽吸均无法抽出的病例，可先注入 1~2ml 聚桂醇原液或尿激酶稀释液（尿激酶 1 万单位溶于 5ml 生理盐水）作为囊内容物的溶媒注入囊腔中心点，反复冲刷至囊内黏稠物被有效溶解、冲散后逐渐抽出，再注入 2ml 上述溶媒重复此过程 2~3 次，直至囊内容物被有效冲散、稀释后完全抽出。

对于直径超过 10cm 的巨大囊肿，常需多次硬化治疗；可考虑使用 5~7F 猪尾巴引流管进行穿刺，在进行常规的穿刺 - 抽液 - 冲洗 - 硬化后，保留外面的软管，以便隔日重复注入硬化剂。置管引流管时要注意将引流管上的所有侧孔均置入囊肿内，以避免囊液经引流管侧孔漏入盆腔。

7. 冲洗囊腔　完全抽净囊液后，向囊腔内注入不超过所抽囊液 2/3 量的生理盐水，反复向囊壁各方向冲刷后抽出，再反复以生理盐水进行置换至冲洗液清亮后完全抽出（ER 25-7-2）。冲洗过程中应注意仔细计算抽出囊液量，避免注入过多的生理盐水。过多的冲洗液可使囊腔内压力增大，造成冲洗液溢漏至盆腔。当冲洗液仍为红褐色（内混有含铁血黄素、蛋白质等陈旧性血液）时，表明尚未冲洗干净。囊液溢漏至盆腔的囊液可引起腹膜刺激反应，患者表现为急腹痛、腹肌紧张。

8. 硬化囊壁　待冲洗液清亮后抽净所有囊液，注入适量 1% 聚桂醇注射液（用量必须少于抽出的囊液总量），反复冲刷时间 >3 分钟后抽出（ER 25-7-3）。若聚桂醇冲洗液呈清亮的酒红色，视为冲洗液颜色满意(图25-7-12),则抽出大部分冲洗液后,于囊内保留适量(一般为囊液抽出量的1/10~1/5,总量不超过20ml)聚桂醇后出针。若聚桂醇冲洗液较为混浊,则全部抽出后弃掉,重新注入1/10~1/5量的聚桂醇原液保留。硬化过程中,应注意避免硬化剂外溢。

ER 25-7-2 经腹壁穿刺路径——生理盐水冲洗囊肿内壁&冲洗液抽吸

ER 25-7-3 经腹壁穿刺路径——硬化剂冲洗囊肿内壁

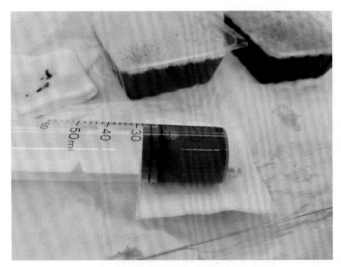

图25-7-12 硬化剂冲洗囊内壁效果理想者

冲洗液呈酒红色。

9. 退针后处理 再次消毒穿刺点,用无菌纱布或敷贴覆盖穿刺点。经腹部超声扫查盆腔观察治疗囊肿内部及周围情况,无出血等异常征象后结束操作。

(二)经阴道穿刺路径

1. 穿刺点规划 使用腔内探头扫查盆腔,观察子宫与拟穿刺囊肿的位置关系;进行超声造影检查,并进行穿刺路径规划。

2. 消毒铺巾 治疗前排空膀胱,患者取膀胱截石位,常规消毒外阴、阴道、前穹隆、后穹隆与宫颈。

3. 表面麻醉与镇静 确定穿刺点后,持卵圆钳夹利多卡因浸湿的无菌小纱布块,敷在计划穿刺点后穹隆表面1~2分钟后取出纱布块。对经阴道穿刺操作较为恐惧、紧张的患者,可予以咪达唑仑5mg溶于5ml生理盐水混匀后缓慢静脉推注,使患者的紧张情绪得以有效缓解,同时音乐或语言安抚患者、以利于后续穿刺操作。

4. 探头无菌包裹隔离 将阴道探头置于一次性无菌套后,安装无菌阴道探头穿刺引导架。

5. 穿刺布针 将阴道探头置于阴道穹隆后,调整扫查方向寻找并显示囊肿最大切面;调出超声穿刺引导线,确认进针路径无肠管、血管及膀胱等重要脏器。探头适当加压使之尽量贴近囊肿壁,穿刺路径避开血供丰富区,穿刺针沿穿刺引导线方向快速进针到囊肿中央。

6. 抽液-冲洗-硬化 同经腹部穿刺路径操作步骤(ER 24-7-4~ER 24-7-7)。

7. 退针后处理 退针后再次扫查盆腔(ER 25-7-8),观察是否有异常增多的液性暗区,排除盆腔内出血、硬化剂渗漏。持卵圆钳夹 1 块经碘伏消毒液浸湿的无菌纱布,置入后穹隆内以适当压力压迫穿刺点 5 分钟后取出纱布块。

ER 25-7-4　经阴道
穿刺路径——超声
引导下抽吸囊液

ER 25-7-5　经阴道穿
刺路径——注入生理
盐水后冲洗囊内壁

ER 25-7-6　经阴道穿
刺路径——注入聚桂
醇原液冲洗囊内壁

ER 25-7-7　经阴道穿刺路
径——聚桂醇原液保留法
(保留适量硬化剂后出针)

ER 25-7-8　经阴道穿
刺路径——硬化治疗
后超声扫查盆腔

(三)特殊病例处理原则

1. 卵巢子宫内膜异位囊肿破裂

(1)诊断:患者常于月经期、剧烈运动或外力挤压后,突然下腹持续性疼痛,继之出现发热、里急后重、腹肌紧张、腹部压痛及反跳痛、白细胞增多等急性腹膜炎临床表现,生命体征平稳,红细胞和血红蛋白无明显降低。超声检查可见子宫内膜异位囊肿局部囊壁塌陷、囊肿较前缩小、囊内壁附着高回声团块(血块)、囊肿周围有游离弱回声区且回声性质与子宫内膜异位囊肿囊液类似(图 25-7-13)。少部分患者术前 B 型超声成像或超声造影可显示破裂口,腹盆腔出现积液且与囊肿内回声一致,穿刺术中可观察到冲洗液扩散至囊外游离液性暗区内(ER 25-7-9)。超声引导腹水穿刺可抽出与内膜异位囊肿内囊液性状相似的液体。

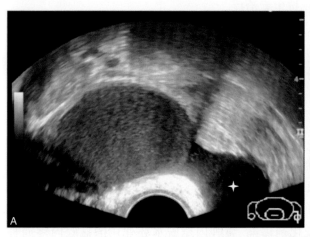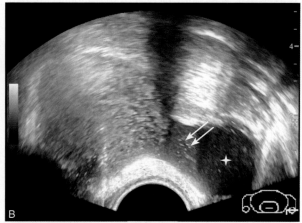

图 25-7-13　子宫内膜异位囊肿囊壁破裂实例图

患者女,32 岁,因"月经期第一天左下腹剧烈疼痛 2 个月"入院。A. 术前超声扫查发现盆腔内游离液性暗区(星号),液体回声性质与囊内容物类似,结合病史考虑既往腹痛发作为巧克力囊肿破裂所致;B. 固定此切面穿刺进针,抽净囊液后注入生理盐水冲洗囊壁,观察到冲洗液少量扩散至盆腔内(箭头),与游离液性暗区(星号)相通,支持囊肿破裂的诊断。将此囊肿硬化后,再次用穿刺针穿刺进入盆腔游离液性区域,抽出巧克力色液体,证实囊肿破裂。

ER 25-7-9 子宫内膜异位囊肿硬化术中见囊内冲洗液
通过破口扩散至盆腔

（2）处理：将囊液从腹腔和囊肿腔内抽出，用生理盐水反复冲洗，减轻囊液对腹膜的刺激，缓解腹膜炎症状，防止合并腹腔感染。同时留置腹腔引流管，持续引流并反复注入生理盐水冲洗，反复操作 2~3 天后观察引流液颜色。待患者病情稳定、引流液颜色清亮后，拔除引流管。待囊肿复现，择期再行囊肿穿刺硬化治疗。

2. 卵巢子宫内膜异位囊肿合并妊娠

（1）诊断：妊娠诊断明确。超声提示卵巢子宫内膜异位囊肿。囊肿较大时，妊娠子宫受压移位。

（2）处理：囊肿挤压妊娠子宫和膀胱、结肠，引起大小便不适等症状，可能影响胎儿生长空间，可在严密监测胎儿情况下，实行单纯穿刺抽液冲洗，不予硬化治疗。

囊液抽出后，囊腔内注入不超过所抽囊液 2/3 量的生理盐水冲洗。注意严禁注入过多的生理盐水，防止囊腔内压力增大，造成冲洗液渗漏至盆腔。尤其是冲洗液仍为红褐色（内混有含铁血黄素、蛋白质等陈旧性血液）时，易引起腹膜刺激反应，患者表现为急腹痛、腹肌紧张。

五、并发症

（一）出血

少见，为穿刺针尖刺伤囊壁血管引起。经硬化剂治疗，出血一般即可停止，大量出血可用按压、凝血酶等止血措施。

（二）感染

卵巢子宫内膜异位囊肿可合并盆腔炎、盆腔脓肿等。如消毒不严格，囊肿穿刺可诱发或加重感染。对有感染征象的囊肿，应在充分引流的同时，选用敏感抗生素治疗。

（三）发热

少数患者硬化治疗后，出现 2~3 天低于 38.5℃ 的发热，可多饮水及物理降温。体温超过 38.5℃ 者，要注意查明发热原因，必要时，可使用退热药，如双氯酚酸钠栓剂。

（四）恶心呕吐

较为少见，必要时对症处理。

（五）聚桂醇相关不良反应

极少数患者聚桂醇治疗后可伴有肌肉痛、口腔金属味、舌麻等特殊表现。聚桂醇不良反应可能与剂量有关，建议囊内聚桂醇保留剂量以不超过 40ml 为宜。

（六）疼痛

部分患者术后出现下腹痛。原因包括出血、硬化剂渗漏、囊肿内壁脱水坏死刺激盆腔内疼痛神经、患者自身的应激反应等。处理：①评估疼痛的部位、程度、性质，鉴别可能的疼痛原因；②若疼痛 VAS 评分小于 4 分，可继续观察，必要时给予镇痛药对症处理；③若患者表现为剧烈疼痛、VAS 评估为 5~10 分，则应复查盆腹腔超声，结合患者体征、实验室检查等结果，排除盆腔出血、硬化剂渗漏等不良事件。

若术中硬化剂误注入盆腔，特别是使用无水乙醇进行硬化治疗时，无水乙醇渗出至盆腔会导致剧烈腹痛、腹肌紧张，严重者出现血压降低甚至休克等表现。处理措施：硬化剂少许渗漏引起的急性腹痛，可采取就地平卧、镇痛、扩充血容量、持续心电监护等措施，一般情况下，通过及时的支持对症治疗，患者可快速好转；对较多量硬化剂及囊液流、注入盆腔者，会引起严重的腹痛甚至休克，术者应迅速判断，明确诊断后，尽快向盆腔注入生理盐水 300~500ml 以稀释刺激物，同时经冲洗、置换、抽出，必要时盆腔置管引流以排出积液，每天经引流管置注入生理盐水冲洗、置换 1~2 次，持续 3 天左右，病情好转后拔管。

（七）低血压

原因主要有：①对醇类药物耐受性低，造成相对低血容量性低血压；②盆腔操作刺激腹膜，引起腹膜迷走神经反射；③穿刺较大囊肿后，打破腹腔压力平衡，反射性引起低血压反应。处理措施：平卧、补液扩容等对症治疗后一般可有效缓解。

六、子宫内膜异位囊肿硬化术后联合药物治疗

近年来，超声引导下子宫内膜异位囊肿硬化治疗在临床上应用越来越多，其疗效受到越来越多的患者与专家认可。对于介入医生而言，应充分了解子宫内膜异位症的发病机制、高危因素、不同治疗手段的适应证与优缺点、有创手术或介入治疗后的序贯辅助药物治疗、合并不孕或有生育需求的子宫内膜异位症患者的系统管理等，并在良好把握硬化治疗适应证的基础上，发挥介入医生的技术优势，为患者提供更好的服务。

子宫内膜异位症成因复杂、临床表现多种多样，病灶累及范围可十分广泛。目前公认的临床分期方法 ASRM 分期（见第二篇第九章），根据腹腔镜术中探查所见腹膜、卵巢病变的大小、深浅，输卵管、卵巢的范围与程度，直肠子宫陷凹封闭的程度评分综合计算而出。囊肿的硬化治疗可以最小的代价来破坏囊肿型病灶，但无法像腹腔镜手术中探查那样对盆腔内其他部位的微小异位内膜病灶进行评估与治疗。而子宫内膜异位症由于其疾病本身特点，不管什么方法均难完全清除病灶和根治，治疗后极易复发，即使外科切除术病灶后，也需要联合 3~6 个月的药物治疗才能有效降低囊肿复发率、延长复发时间间隔。因而，囊肿硬化治疗也非"一穿了之"，往往需要进一步联合药物治疗来巩固疗效、缓解症状、促进生育、防止复发，秉持慢病管理的理念来管理子宫内膜异位症，这点普遍被介入医生忽略，在未来工作中应引起重视。可选择的常用药物如下。

（一）一线药物

1. 短效避孕药　作用机制为抑制卵巢排卵；可周期性或长期连续用药，如去氧孕烯炔雌醇、屈螺酮炔雌醇、屈螺酮炔雌醇片（Ⅱ）等。副作用少见，偶有消化道症状、肝肾功能异常。

2. 高效孕激素　作用机制为引起子宫内膜蜕膜样改变，致使子宫内膜萎缩，同时负反馈抑制下丘脑 - 垂体 - 卵巢轴；可长期服用，如地诺孕素。副作用主要有突破性出血、乳房胀痛、体质量增加、消化道症状及肝功能异常。

（二）二线药物

1. 促性腺激素释放激素激动剂（gonadotropin releasing hormone agonist, GnRH-a）　主要作用机制为下调垂体功能，造成暂时性药物去势及体内低雌激素状态。皮下注射或肌内注射，每 28 天 1 次，连续使用 3~6 个月，如亮丙瑞林、曲普瑞林等。副作用主要是低雌激素血症引起的围绝经期症状，如潮热、阴道干燥、性欲下降、失眠及抑郁等。

2. GnRH 受体拮抗剂　作用机制与 GnRH-a 类似，目前国内该药物还未上市。该药物是用于治疗中重度子宫内膜异位症相关疼痛的口服制剂，据研究可以弥补目前药物和手术治疗的缺陷，没有 GnRH-a 首次给药引起短暂刺激垂体细胞的反跳作用，即"触发效应（flare-up）"。

卵巢子宫内膜异位囊肿穿刺硬化术后联合内分泌药物治疗,以上药物疗效大致相似,但副作用存在个体差异,无统一标准。药物的选择可根据患者自身需求、经济条件等选择性服用。一般情况下,一线口服治疗药物可长期服用,但需要定期检测副作用。一般每天定时口服 3~6 个月后评估疗效与副作用,疗效不佳或出现明显副作用不耐受时,可换用其他一线药物或二线药物。长期应用 GnRH-a 有骨质丢失的可能,患者可出现骨痛,一般连续使用不超过 6 个月。

七、子宫内膜异位囊肿硬化与促进生育

卵巢子宫内膜异位囊肿合并不孕者占 40%~50%,成功妊娠不仅是卵巢子宫内膜异位囊肿合并不孕的治疗目标,也是控制子宫内膜异位症进展、防治囊肿复发的有效措施。而卵巢子宫内膜异位囊肿合并不孕经穿刺硬化治疗和药物治疗的自然怀孕率近 20%,该治疗方法简单、治疗成本低,可用于胚胎移植前或促排卵前对较大囊肿进行减灭性局部处理。合并不孕症的卵巢内膜异位囊肿患者,超声引导下硬化术后的后续处理,需由生殖科医生结合患者的生殖力评估结果、相应的促进妊娠方案、患者个人的意愿等综合考虑。

八、术后随访与疗效评价

卵巢子宫内膜异位囊肿硬化治疗后应分别于 1、3、6、12 个月复查超声,3、6、12 个月时加查盆腔平扫 MRI 及 CA125;联合内分泌药物治疗者定期监测肝肾功能、血脂,合并不孕者查性激素六项及 AMH、超声卵泡监测,评估卵巢功能及妊娠力。

（一）评价指标
评价指标包括囊肿缩小率、疼痛评分、血清 CA125 水平。

（二）治疗效果分级
1. 治疗效果非常显著　痛经消失,CA125 下降至正常范围;常规超声检查与 MRI 均显示已治疗囊肿消失、无新发囊肿。
2. 治疗效果显著　痛经较前缓解但未消失,CA125 明显下降但仍高于正常水平;常规超声与 MRI 显示囊肿缩小率大于 70%。
3. 治疗有效　痛经轻微缓解,CA125 轻微下降,常规超声与 MRI 显示囊肿缩小率为 30%~69%。
4. 治疗无效　痛经未缓解,CA125 未下降;常规超声与 MRI 显示囊肿体积无明显变化或缩小率小于 29%。
5. 疾病进展　常规超声与 MRI 检查显示有新发病灶;CA125 进一步上升;疼痛加重。
对于硬化术后 6 个月囊肿最大径仍 >5cm 的患者,可再次穿刺硬化治疗,反复硬化 3 次效果仍不佳者,应考虑腹腔镜等其他治疗方法。对于疾病进展的患者,可考虑调整药物治疗方案,若新发病灶长大至最大径大于 5cm 时,可再次硬化治疗。对于硬化术后囊肿显著缩小、疼痛无明显缓解且药物治疗无效者,应进一步进行疼痛定位诊断,必要时选取外科手术或其他治疗方法。

九、卵巢子宫内膜异位囊肿硬化治疗实例

见图 25-7-14、图 25-7-15。

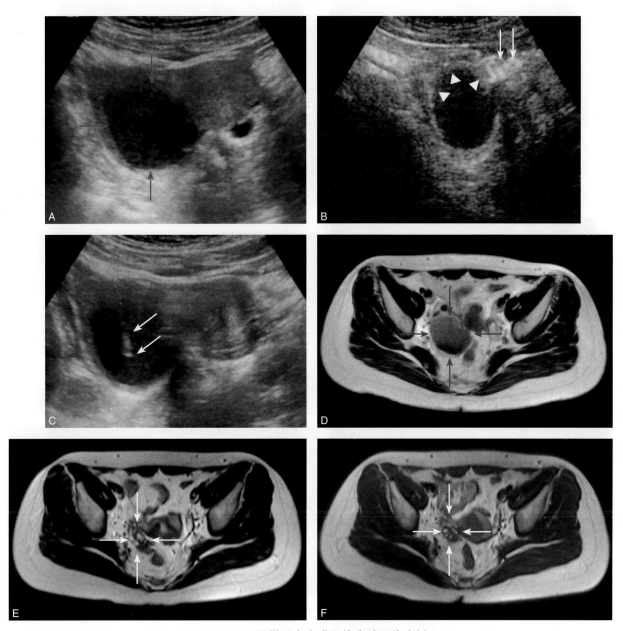

图 25-7-14 卵巢子宫内膜异位囊肿硬化病例 1

患者女,24 岁,因"触及右侧下腹部无痛性包块 1 个月"入院。A. 超声示:右侧附件区囊性结构(红色箭头),形态规则,内侧边界不清,与子宫粘连固定,囊内容物呈弱回声,外侧与前方见菲薄卵巢组织回声;B. CEUS 示增强早期囊壁呈均匀高增强,开始灌注晚于子宫动脉(箭头)、早于周边受挤压的卵巢组织,囊内壁面见不均匀"苔藓样"增强,前壁后方明显(白色小箭头,提示异位的子宫内膜组织主要位于前壁囊皮下方);C. 超声引导下经腹壁穿刺抽液硬化治疗,穿刺针尖置于囊肿中下 1/3 位置(白色箭头);D. 术前 MRI-T$_2$WI 示右侧附件区低信号肿物;E. 术后 3 个月 MRI-T$_2$WI 示右侧附件区已治疗囊肿消失,右卵巢形态恢复正常(白色箭头),疗效评价为非常显著;F. 术后 24 个月 MRI-T$_2$WI 示右卵巢形态正常,无病灶复发,其他区域无新发病灶,疗效评价仍为非常显著。

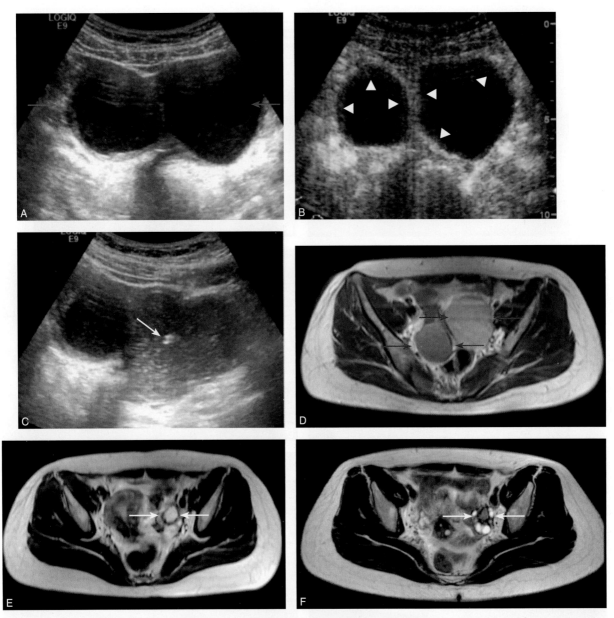

图 25-7-15　卵巢子宫内膜异位囊肿硬化病例 2

患者女，32 岁，因 "痛经半年" 入院。A. 超声示：盆腔内两个囊性结构（红色箭头），形态规则，边界清，囊内容物呈弱回声；B. CEUS 示增强早期囊壁呈均匀高增强，两枚囊肿的囊内壁均见不均匀厚度的 "苔藓样" 低增强，右侧附件区囊肿前方、双侧壁明显（白色小箭头），左侧附件区囊肿以前方、内侧壁明显（白色小箭头）；C. 超声引导下经腹壁穿刺抽液硬化治疗，穿刺针尖置于囊肿中央位置（白色箭头）；D. 术前 MRI-T$_2$WI 示右侧附件区稍低信号囊肿、左侧附件区稍高信号囊肿；E. 术后 3 个月 MRI-T$_2$WI 示右侧附件区已治疗囊肿消失，左侧附件区囊肿明显缩小，直径 <2cm（白色箭头），痛经完全缓解，疗效评价为显著；F. 术后 12 个月 MRI-T$_2$WI 示右卵巢形态正常，无病灶复发；左侧附件区囊肿仍存在，较前进一步缩小，无新发病灶，疗效评价仍为显著。

（张会丽　余松远）

────────── 【参考文献】 ──────────

1. 刘风华,杨业洲,张松英,等.辅助生殖技术并发症诊断及处理共识.生殖与避孕,2015,35(7):431-439.

2. 胡琳莉,黄国宁,孙海翔,等.多胎妊娠减胎术操作规范(2016).生殖医学杂志,2017,26(3):193-198.

3. AGARWAL K, ALFIREVIC Z. Pregnancy loss after chorionic villus sampling and genetic amniocentesis in twin pregnancies: a systematic review. Ultrasound in obstetrics & gynecology, 2012, 40(2): 128-134.

4. AKOLEKAR R, BETA J, PICCIARELLI G, et al. Procedure-related risk of miscarriage following amniocentesis and chorionic villus sampling: a systematic review and meta-analysis. Ultrasound in Obstetrics and Gynecology, 2015, 45(1): 16-26.

5. BAKKER M, BIRNIE E, DE MEDINA P R, et al. Total pregnancy loss after chorionic villus sampling and amniocentesis: a cohort study. Ultrasound in Obstetrics and Gynecology, 2017, 49(5): 599-606.

6. BETA J, LESMES-HEREDIA C, BEDETTI C, et al. Risk of miscarriage following amniocentesis and chorionic villus sampling: a systematic review of the literature. Minerva ginecologica, 2018, 70(2): 215-219.

7. DAUM H, BEN DAVID A, NADJARI M, et al. Role of late amniocentesis in the era of modern genomic technologies. Ultrasound in Obstetrics and Gynecology, 2019, 53(5): 676-685.

8. LEFEVRE N M, SUNDERMEYER R L. Fetal Aneuploidy: Screening and Diagnostic Testing. American family physician, 2020, 101(8): 481-488.

9. SARTO G E. Prenatal diagnosis of genetic disorders by amniocentesis. Wisconsin medical journal, 1970, 69(12): 255-260.

10. SIMONAZZI G, CURTI A, FARINA A, et al. Amniocentesis and chorionic villus sampling in twin gestations: which is the best sampling technique? American journal of obstetrics and gynecology, 2010, 202(4): 365. e1-e5.

11. SPERLING J D, ZLATNIK M G, NORTON M E, et al. Pregnancy loss after amniocentesis in monochorionic and dichorionic twin pregnancies: Results from a large population-based dataset. Prenatal diagnosis, 2019, 39(10): 896-900.

12. TABOR A, PHILIP J, MADSEN M, et al. Randomised controlled trial of genetic amniocentesis in 4606 low-risk women. Lancet, 1986, 1(8493): 1287-1293.

13. TONGSONG T, WANAPIRAK C, KUNAVIKATIKUL C, et al. Fetal loss rate associated with cordocentesis at midgestation. American journal of obstetrics and gynecology, 2001, 184(4): 719-723.

14. ULUDAG S, AYDIN Y, IBRAHIMOVA F, et al. Comparison of complications in second trimester amniocentesis performed with 20G, 21G and 22G needles. Journal of perinatal medicine, 2010, 38(6): 597-600.

15. Wilson R D, Davies G, Gagnon A, et al. RETIRED: Amended Canadian guideline for prenatal diagnosis(2005)change to 2005-techniques for prenatal diagnosis. Journal of obstetrics and gynaecology Canada, 2005, 27(11): 1048-1062.

16. YOUNG C, VON DADELSZEN P, ALFIREVIC Z. Instruments for chorionic villus sampling for prenatal diagnosis. The Cochrane database of systematic reviews, 2013, 2013(1): Cd000114.

17. Evan M I, Johnson M P, Yaron Y,等著.产前诊断.段涛,胡娅莉,吕时铭,译.北京:人民卫生出版社,2010.

18. 丰有吉.妇产科学.北京:人民卫生出版社,2010.

19. 谢幸,孔北华,段涛.妇产科学.9版.北京:人民卫生出版社,2018.

20. 严英榴.产前超声诊断学.北京:人民卫生出版社,2013.

21. BIRCH P K, HOFFMANN E, RIFBJERG L C, et al. Cesarean scar pregnancy: a systematic review of treatment studies. Fertil Steril, 2016, 105(4): 958-967.

22. 徐栋,李明奎,徐加英,等.超声造影指导下聚桂醇硬化治疗子宫切口妊娠的临床价值.中华超声影像学杂志,2014,23(2): 162-164.

23. 张晶,关铮,钱林学,等.超声引导经皮微波消融治疗子宫肌瘤临床应用的指南建议.中华医学超声杂志(电子版),2015,12(05): 353-356.

24. 刘慧, 张晶, 张冰松, 等. 超声引导经皮微波消融子宫肌瘤及腺肌病治疗中及远期超声声像图表现. 中华医学超声杂志（电子版）, 2016, 13（2）: 113-116.

25. 中华医学会妇产科学分会子宫内膜异位症协作组. 子宫内膜异位症的诊断与治疗规范. 中华妇产科杂志, 2007, 42（9）: 645-648.

26. PAVONE D, CLEMENZA S, SORBI F, et al. Epidemiology and Risk Factors of Uterine Fibroids. Best Practice & Research Clinical Obstetrics and Gynaecology, 2018, 46: 3-11.

27. MUNRO M G, CRITCHLEY H O, FRASER I S. The FIGO classification of causes of abnormal uterine bleeding in the reproductive years. Fertil Steril, 2011, 95（7）: 2204-2208.

28. 周霞, 谢阳桂, 崔琪, 等. 超声引导下聚桂醇硬化治疗子宫肌瘤的疗效观察. 中华医学杂志, 2014, 94（28）: 2204-2206.

29. RABE E, BREU F X, CAVEZZI A, et al. European guidelines for sclerotherapy in chronic venous disorders. Phlebology, 2013, 29（6）: 338-354.

30. FALCONE T, FLYCKT R. Clinical Management of Endometriosis. Obstet Gynecol, 2018, 131（3）: 557-571.

31. PSAROUDAKIS D, HIRSCH M, DAVIS C. Review of the management of ovarian endometriosis. Curr Opin Obstet Gynecol, 2014, 26（4）: 266-274.

32. CORTE L D, DI FILIPPO C, GABRIELLI O, et al. The burden of endometriosis on women's lifespan: A narrative overview on quality of life and psychosocial wellbeing. Int J Environ Res Public Health, 2020, 17（13）: 1-17.

33. VERCELLINI P, FACCHIN F, BUGGIO L, et al. Management of Endometriosis: Toward Value-Based, Cost-Effective, Affordable Care. J Obstet Gynaecol Canada, 2018, 40（6）: 726-749.

34. 许芙蓉, 余松远. 超声引导穿刺注入聚桂醇治疗子宫内膜异位囊肿的临床研究. 中华临床医师杂志（电子版）, 2013, 14: 6738-6739.

35. COHEN A, ALMOG B, TULANDI T. Sclerotherapy in the management of ovarian endometrioma: systematic review and meta-analysis. Fertil Steril, 2017, 108（1）: 117-124.

36. 中华医学会妇产科学分会子宫内膜异位症协作组. 子宫内膜异位症的诊治指南. 中华妇产科杂志, 2015, 50（3）: 161-169.

37. 国家放射与治疗临床医学研究中心, 中华医学会超声分会超声介入学组, 中国医师协会介入医师分会超声介入委员会, 等. 卵巢子宫内膜异位囊肿超声引导穿刺硬化治疗专家共识. 中华超声影像学杂志, 2020, 29（12）: 1013-1024.

38. 中华医学会超声医学分会介入超声学组. 多脏器囊肿硬化治疗中国专家共识（2021版）. 中华超声影像学杂志, 2021, 30（8）: 645-654.

39. GATTA G, PARLATO V, DI GREZIA G, et al. Ultrasound-guided aspiration and ethanol sclerotherapy for treating endometrial cysts. Radiol Med, 2010, 115（8）: 1330-133.

登录中华临床影像库步骤

公众号登录 >>

扫描二维码
关注"临床影像库"公众号

点击"影像库"菜单
进入中华临床影像库首页

临床影像库
中华临床影像库内容涵盖国内近百家大
型三甲医院临床影像诊断中所能见... ∨

7位朋友关注

关注公众号

影像库

网站登录 >>

输入网址 medbooks.ipmph.com/yx
进入中华临床影像库首页

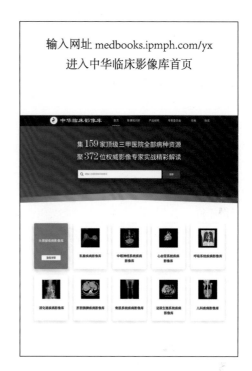

进入中华临床影像库首页

. . . .

注册或登录

PC 端点击首页"兑换"按钮
移动端在首页菜单中选择"兑换"按钮

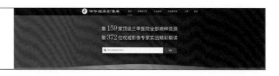

输入兑换码,点击"激活"按钮
开通中华临床影像库的使用权限

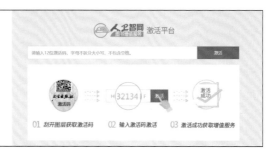